肝胆胰疾病诊断与药物治疗

GAN DAN YI JIBING ZHENDUAN YU YAOWU ZHILIAO

主　编　戴德银　皮儒先　王　江
主　审　李　健　冉崇福　张永超

河南科学技术出版社
·郑州·

内容提要

本书论述了40余种肝胆胰疾病的病因病理、临床表现、诊断与鉴别诊断、治疗措施与用药等。对于发病率高的乙型肝炎、糖尿病,危害性大、病死率高的肿瘤(癌)等统筹大病,还专门论述了治疗目标、发病机制、治疗程序、治疗终点、相关文献治疗经验参考等。药物治疗是本书的重点,详细介绍了肝胆胰疾病常用中成药和西药,包括每种药物的作用、适应证、用法用量、不良反应和注意事项等。本书资料翔实,内容实用,主要供消化科、普外科医师和基层全科医师阅读参考。

图书在版编目(CIP)数据

肝胆胰疾病诊断与药物治疗/戴德银,皮儒先,王江主编. —郑州:河南科学技术出版社,2019.8
ISBN 978-7-5349-9498-2

Ⅰ.①肝… Ⅱ.①戴… ②皮… ③王… Ⅲ.①肝疾病—诊疗 ②胆道疾病—诊疗 ③胰腺疾病—诊疗 Ⅳ.①R57

中国版本图书馆 CIP 数据核字(2019)第 102348 号

出版发行:河南科学技术出版社
　　　　　北京名医世纪文化传媒有限公司
　　　　　地址:北京市丰台区万丰路 316 号万开基地 B 座 1-114　　邮编:100161
　　　　　电话:010-63863186　010-63863168
策划编辑:杨磊石
文字编辑:刘　佳　陈　卓
责任审读:周晓洲
责任校对:龚利霞
封面设计:吴朝洪
版式设计:崔刚工作室
责任印制:陈震财
印　　刷:北京盛通印刷股份有限公司
经　　销:全国新华书店、医学书店、网店
开　　本:787 mm×1092 mm　1/16　　印张:24.75·彩页 1 面　　字数:576 千字
版　　次:2019 年 8 月第 1 版　　　2019 年 8 月第 1 次印刷
定　　价:120.00 元

如发现印、装质量问题,影响阅读,请与出版社联系并调换

主编简介

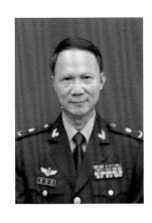

　　戴德银　解放军西部战区空军医院主任药师,成都医学院兼职教授。1965 年就读于原华西医科大学。在从事医药卫生工作 50 余年的实践中,一直注重知识更新,力求精益求精,尤其致力于常见病防治与合理用药。先后获得军队医学科技(进步)成果奖 9 项,全军医学科技大会奖 1 项,荣获三等军功 1 次。主编医药专著,如《实用新药特药手册(第 1～6 版)》《新编简明中成药手册(第 1～4 版)》《常见病诊断与用药(第 1～3 版)》《糖尿病食疗与用药(第 1～3 版)》《高血压食疗与用药(第 1～3 版)》《高血压食疗用药一本通》《全科医生诊疗与处方手册》《临床抗感染药物手册》《老年病防治与用药手册》《神经病治疗与用药指南》《实用急诊医师手册》,以及妇科病、心脏病、高血压病、风湿病、胃肠病、精神病等医药保健图书计 40 余部,在医药专业期刊上发表论文 200 余篇。

编者名单

主　　编　戴德银　皮儒先　王　江

主　　审　李　健　冉崇福　张永超

副 主 编　刘云杰　李　鹏　罗利琴　刘亚红

编　　者（以姓氏笔画为序）

于新玉	王　江	王　奎	王　皓	王小莲
王军武	王雪燕	亓占中	龙　君	卢海波
皮儒先	刘　芳	刘　英	刘　洋	刘云杰
刘丛丛	刘亚红	刘晓轩	汤　敏	许群芬
李　红	李　青	李　卓	何珍菊	何恩福
张小玉	张德云	陈　贤	林芸竹	罗　飞
罗　敏	周　铣	郑　雪	赵　艳	赵祝英
胡晓允	钟国成	贺美兰	顾明忠	钱亚玲
席洁琳	唐　超	唐文艳	黄　琳	曹亚玲
梁　超	彭德仁	敬新蓉	焦大鹏	曾　琳
廖　琦	谭　惠	薛　峰	戴德银	魏　婕

学术秘书　代升平

前　言

　　肝是人体内最大的腺体,肝内有 700 多种酶,在肝内的生化反应达 500 种以上,故肝是新陈代谢最旺盛的器官。肝内富含吞噬细胞,能吞噬和清除血中的异物,是机体防御系统的最重要实质性器官。此外,胚胎时期的肝还有造血功能,正常成人的肝虽不参与造血,但仍具有这种潜在能力,在某些病理状态下可恢复一定的造血功能。肝部疾病是一个全球性的问题,仅乙型肝炎病毒表面抗原(HBsAg)阳性率就达 2%～20%(中国人为 9%～12%)。全世界约有 1/3 人口即 20亿人有既往或持续感染乙肝病毒(HBV)的血清学证据。全球有 3.5 亿慢性 HBV 感染者,其中15%～25%将死于 HBV 相关的终末期肝硬化或肝癌;而肝癌也是我国常见的恶性肿瘤之一。

　　胆囊、胆管及胆汁、胆汁酸、胆色素、胆红素等在生理生化和新陈代谢中都发挥着重要且不可或缺的作用。胆囊炎,胆结石伴感染、梗阻及胆系肿瘤也是威胁人类健康的常见病之一。

　　胰腺是人体的第二大消化腺,分为外分泌腺和内分泌腺两部分。内分泌腺是由散在于外分泌腺之间大小不同的细胞团,即胰岛所组成。胰岛主要由 4 种细胞组成,A 细胞(α 细胞)、B细胞(β 细胞)、D 细胞、PP 细胞。A 细胞分泌胰高血糖素,升高血糖。B 细胞分泌胰岛素,直接进入血液和淋巴,主要参与调节糖代谢,降低血糖;胰岛素分泌不足,可引起糖尿病。D 细胞分泌生长抑素,以旁分泌的方式抑制 A、B 细胞的分泌。PP 细胞分泌胰多肽,抑制胃肠运动、胰液分泌和胆囊收缩。与胰腺相关的常见疾病有胰腺炎、糖尿病和胰腺癌。急性胰腺炎是门诊急症危重病例,若不及时正确抢救可危及生命。患有糖尿病者在中国已超过 1.2 亿人,大多需要终身治疗,不仅影响患者自身健康,也给家庭和国家带来沉重的医疗经济负担。胰腺癌也是威胁人类健康的危重疾病,许多临床领域的研究尚未阐明,病死率较高。

　　然而,国内城乡社区和工矿企事业单位医疗设备及服务水平均有限,正确诊疗用药和处理肝胆胰疾病还有待提高。为此,笔者特组织实践经验丰富的临床医药工作者,从临床实用的角度编写了这本《肝胆胰疾病诊断与药物治疗》。本书对肝胆胰疾病的病因、病理、临床表现、临床检查、诊断、治疗,以及常用中西药物做了详细介绍;对于发病率高的乙型肝炎,以及危害性大、病死率高的肿瘤(癌)等统筹大病,还论述了治疗目标、发病机制、治疗程序、治疗终点、相关文献治疗经验参考等。

　　书中使用的各种治疗药物绝大多数为《国家基本医疗保险、工伤保险、生育保险药品目录》《国家药典》及药典编委会编写的《临床用药须知》,或《国家基本药品目录》所收载的品种;极少数为临床经验治疗或验方、单方,确保临床用药安全有效,合理经济且可控,有利于提高疗效。

　　由于我们水平和经验有限,书中如有错漏不当之处,欢迎专家和读者批评指正。

戴德银

2019 年 2 月 16 日于成都

目　录

第1章

肝胆胰结构与生理

第一节　肝的基本形态、位置、结构及生理功能

一、肝基本形态

肝一般呈红褐色,质地柔软。成人肝重量相当于体重的 2%,新生儿肝重量占体重的 5%。中国成年男性肝重相当于体重的 2%(平均约 1154g),女性平均约 1053g;最重的肝可达 2000g,胎儿和新生儿肝体积相对较大,可占据腹腔容积的一半以上。肝绝对重量以 26—40 岁者最重,以后逐渐减轻。中国人平均肝的径线为长 25.8cm,宽 15.2cm,厚 5.8cm。肝胆胰的基本形态参见图 1-1 至图 1-11。

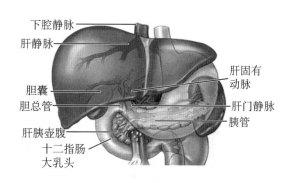

图 1-2　肝胆胰的解剖结构

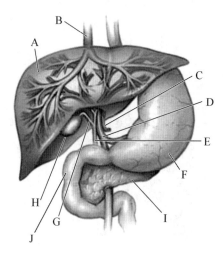

图 1-1　肝胆胃胰位置图

A. 肝;B、D. 腹下腔静脉;C. 肝动脉;E. 胆总管;F:胃;G. 胆囊管;H. 胆囊;I. 胰腺;J. 十二指肠

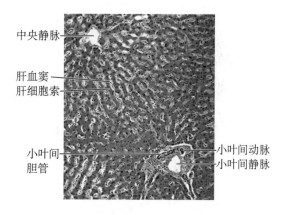

图 1-3　肝的切面(肝小叶结构)

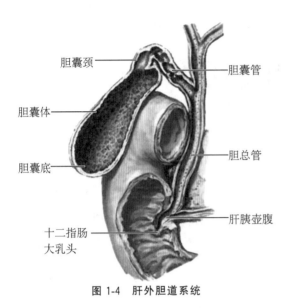

图 1-4　肝外胆道系统

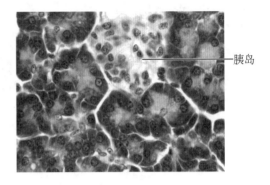

图 1-7　胰腺的结构

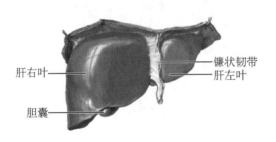

图 1-5　肝的前面观

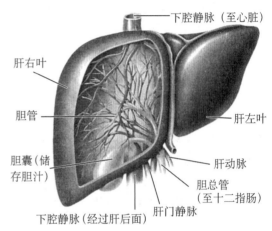

图 1-8　肝血管

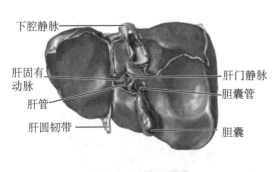

图 1-6　肝的下面观

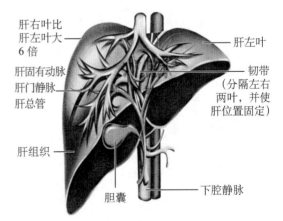

图 1-9　肝胆形态及动静脉

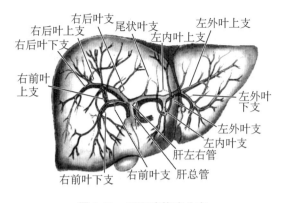

图 1-10　肝胆动静脉分布

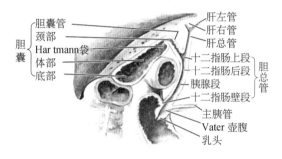

图 1-11　肝、胆、十二指肠、横结肠纵解剖图

二、肝位置

肝主要位于右季肋区和腹上区,小部分在左季肋区。肝大部分为肋弓所覆盖,仅在腹上区右(左)肋弓间露出并直接接触腹前壁。当腹上区或右季肋区遭遇暴力打击或肋骨骨折时,可引起肝破裂。肝的位置会随呼吸运动而改变,平静呼吸时升降范围为2～3cm,女性及儿童的肝略低;站立及吸气时肝稍下降,仰卧或呼气时则肝稍上升。深呼吸或腹式呼吸时肝升降变化会更明显。

成人肝上界位置正常情况下,如在肋弓下触及,可认为是病理性肝增大;幼儿肝下缘位置较低,露出到右肋下一般属正常情况,但应排除有无其他病变或疾病因素。

三、肝基本结构及其生理功能

肝(liver)是人体最大的腺体,血管极为丰富。肝的主要功能是分泌胆汁,还具有物质代谢、解毒等功能。在活体,肝呈红褐色,质地软而脆,主要位于右季肋区和腹上区,大部分被肋弓所覆盖。肝的上面隆凸,与膈相贴,又称膈面,被镰状韧带分为左、右两叶。左叶小而薄,右叶大而厚。肝的下面凹凸不平为脏面。脏面中间的横沟是肝门,有肝管、肝固有动脉和肝门静脉、神经、淋巴管等出入的部位。肝门的右前方有胆囊,右后方有下腔静脉。肝的表面包有一层浆膜,常称为被膜。被膜的疏松结缔组织深入肝的实质,将肝分隔成几十万个结构相同的肝小叶。肝小叶是肝的结构和功能的基本单位。肝小叶中央贯穿的小静脉称为中央静脉,肝细胞以中央静脉为中心,呈放射状排列称为肝细胞索,肝细胞索之间的空隙称为肝血窦,窦壁有库普弗细胞,能吞噬异物。肝血窦互相吻合,并与中央静脉相通。相邻两条肝细胞索之间的间隙形成的小管称为毛细胆管。肝门静脉、肝动脉和肝管三者由肝门入肝后均分支伴行于肝小叶之间,分别称为小叶间静脉、小叶间动脉和小叶间胆管,它们所在的区域称为门管区。

通过肝动脉流入肝的动脉血(富含氧气)以及通过肝门静脉流入肝的静脉血(富含营养物质),分别经过小叶间动脉和小叶间静脉流入肝血窦,这两种血液在此与肝细胞进行物质交换,入中央静脉,最后汇合成肝静脉,出肝后入下腔静脉。

肝细胞不断分泌胆汁,汇入毛细胆管,经小叶间胆管流向肝左右管,再经过肝总管入胆总管。空腹时由胆总管、胆囊管入胆囊贮存和浓缩。进食后,胆囊收缩,肝胰壶腹括约肌舒张,贮存于胆囊内的胆汁由胆囊管、胆总管排入十二指肠有助于食物的消化和吸收。

四、肝血管

肝血管包括入肝血管和出肝血管。入肝血管又称为肝门血管系,包括肝固有动脉和门静脉;出肝血管称为肝静脉系。

五、肝管系统

肝管系统分为肝内和肝外两部分。肝内部分起自肝小叶内相邻细胞的毛细胆管,亦称为毛细肝管,依次汇合成小叶间胆管、肝段肝管、肝叶胆管。肝外部分包括肝左、右管,肝总管,胆囊,胆囊管和胆总管。胆总管止于肝胰壶腹(Vater 壶腹),与胰管共同汇合开口于十二指肠降部。

六、肝淋巴管与肝淋巴结

肝内淋巴来源于肝内组织间隙,由小叶间的毛细淋巴管吸收成为淋巴,肝内淋巴中会有大量的蛋白质。胸导管内的淋巴有 1/5～1/2 来自肝。

肝淋巴管一般分为浅、深两层。

肝中重要淋巴管有肝膈面淋巴管、肝脏面浅淋巴管和肝脏面深层淋巴管。

七、肝神经支配与肝血流情况

肝的神经来自腹腔交感神经的分支及右膈神经,通常肝胆系统接受交感神经与副交感神经双重支配,肝血管则由交感神经支配其收缩,以调节血流量。故肝与胆囊病变引起的右肩部放射性疼痛一般认为是右膈神经传入的。切割、穿刺、烧灼肝并不因此产生疼痛感觉,而肝增大或牵拉肝(纤维囊)或腹膜形式的韧带,则可引起肝区疼痛。

肝血供量大,相当于人体总血量的 14% 左右。成人肝每分钟血流量 1500～2000ml。

门静脉是肝的功能性血管,占肝血供的 3/4。肝动脉是肝的营养性血管,占肝血供的 1/4,其压力较门静脉高 30～40 倍。相对而言,门静脉对维持肝功能的作用比肝动脉更为重要。

八、肝功能

肝是人体最大的腺体,具有导管系统,可将其分泌物排出,故又称为外分泌腺。同时肝又具有内分泌腺的性质,富含血窦,肝细胞产生的许多物质直接释放入血液,影响和调节机体的代谢与生理功能(活动)。肝细胞一面紧邻毛细胆管,另一面紧邻血窦,不论毛细胆管和血窦,均为长而有腔的管道系统。肝是新陈代谢最旺盛的器官,在肝内的生化反应达 500种以上,主要是由于肝内有 700 多种酶。肝内富含吞噬细胞,能吞噬和清除血液中的异物,是机体防御系统的主要组成部分。此外,胚胎时期肝还有造血功能,正常成人肝虽不参与造血,但仍具有这种潜在能力,在某些病理状态下肝可恢复一定的造血功能。

九、肝的脂蛋白与胆固醇代谢

包括肝在内的血浆中脂类(质)有三酰甘油(俗称甘油三酯,TG)、磷脂(PL)、胆固醇(Ch)、游离脂肪酸(FFA)。血浆中的胆固醇又分游离胆固醇(FC)和胆固醇酯(CE)两种,习称血浆胆固醇为总胆固醇。现将血液中脂类(质)及其代谢物正常参考值(由于仪器及试剂和检查方法的差异,可能有一定的波动范围)简介如下,供参考(表 1-1)。

表 1-1　正常人空腹血脂水平参考值

项目	平均值/[mmol/L(mg/dl)]	平均值波动范围(5%～95%)/[mmol/L(mg/dl)]
三酰甘油(甘油三酯,TG)	1.30(115.0)	0.64～2.58(57.0～228.0)
总胆固醇(TC)	4.01(155.0)	2.93～5.23(113.0～202.0)
低密度脂蛋白胆固醇(LDL-C)	2.46(95.0)	1.58～3.52(61.0～136.0)
高密度脂蛋白胆固醇(HDL-C)	1.41(54.5)	0.83～1.84(32.0～71.0)
极低密度脂蛋白胆固醇(VLDL-C)	0.28(11.0)	0.08～0.67(3.0～26.0)
磷脂(PL)	2.64±0.02(204.8±1.86)	
游离脂肪酸	605.0±190(μmol/L)	

血浆脂蛋白：脂类不溶于水,肠道消化吸收的脂类,必须以可溶解的形式才能转运给各组织、器官利用和储存,这种可溶的形式就是脂蛋白。脂蛋白由非极性三酰甘油(TG)、胆固醇酯（CE）、两性分子磷脂(LC)、胆固醇(Ch)和蛋白质组成。各种血浆脂蛋白都含有这些成分,但含量和组分却有所不同。

第二节　胆囊的基本形态、位置、结构及生理功能

一、胆的基本形态、位置、结构

胆囊(gall bladder)呈长梨形,位于肝右叶下面的胆囊窝内,有贮存、浓缩胆汁的作用,容量 40～60ml。胆囊似长茄形,可分为底、体、颈、管 4 部分。前端的膨大部分称胆囊底,中间为胆囊体和后端狭细的胆囊颈,颈部移行形于胆囊管,管长 3～4cm。胆囊壁由黏膜、肌层和外膜三层组成。胆囊内面衬以黏膜,其中胆囊底和体的黏膜呈蜂窝状。胆囊颈和胆囊管的黏膜呈螺旋状突入腔内,形成螺旋襞,可控制胆囊汁的进出,胆囊结石易嵌顿于此。胆囊底露于肝前缘与腹前壁相贴,其体表投影在右锁骨中线与右肋弓相交处。胆囊炎时此处常出现明显压痛,是临床上检查胆囊的触诊部位。参见图 1-1,图 1-4。

二、胆的生理功能

1. 贮存胆汁　胆汁贮存在胆囊内,当消化需要时,则由胆囊排出,所以胆囊被称为"胆汁仓库"。同时又可以起到缓冲胆道压力的作用。

2. 浓缩胆汁　金黄色碱性肝胆汁中的大部分水和电解质,由胆囊黏膜吸收返回到血液,留下胆汁中有效成分贮存在胆囊内,即呈棕黄色或墨绿色的弱酸性的胆囊胆汁。

3. 分泌黏液　胆囊黏膜每天能分泌稠厚的黏液 20ml,保护胆道黏膜不受浓缩胆汁的侵蚀和溶解。

4. 排空　进食 3～5min 后,食物经十二指肠,刺激十二指肠黏膜,产生缩胆囊素,使胆囊收缩,胆囊内胆汁排入十二指肠,以助脂肪的消化和吸收。在排出胆汁的同时,也将胆道内的细菌一起排出体外。一般来讲,进食脂肪 0.5h,胆囊即可排空。

三、胆汁

胆汁是由肝分泌的一种液体,沿肝内胆道系统流出贮存于胆囊,再经胆总管排入十二指肠。成人每天平均分泌胆汁 300～700ml。

四、胆汁酸

1. 胆汁酸的种类

(1)按结构：分为游离胆汁酸和结合胆汁酸。胆汁中所含的胆汁酸主要是结合胆汁酸。在结合胆汁酸中,与甘氨酸结合者同与牛磺酸结合者含量之比约为 3:1。

(2)按来源：分为初级胆汁酸(由肝细胞合成)和次级胆汁酸(由初级胆汁酸在肠道细菌作用下转变而来)。

2. 胆汁酸的代谢与生理功能　胆汁酸的代谢：胆汁酸是以胆固醇为原料合成的,所以胆汁酸合成的增加,大大降低了血浆胆固醇的含量。由此可见,胆汁酸的代谢过程对体内胆固醇的代谢具有重要的调控作用。胆汁酸可经过肝肠循环多次反复利用。

胆汁酸的功能：促进脂类的消化、吸收。未转化为胆汁酸的胆固醇随胆汁进入胆囊,胆汁浓缩后沉淀析出,在胆汁酸盐和磷脂的作用下可溶化,所以胆汁酸有阻止胆固醇从胆汁中析出沉淀的作用。当胆囊中胆固醇过高或胆汁酸的合成能力下降、肝肠循环减少、胆汁酸在消化道内丢失过多,以及胆汁中的

胆汁酸盐和卵磷脂与胆固醇的比例下降（小于 10:1），就会出现胆结石。

五、胆色素

胆色素包括胆红素、胆绿素、胆素原和胆素等，主要是胆红素（呈金黄色或橙黄色，是胆汁中的主要色素）。

1. 胆红素代谢生理

（1）胆红素的代谢：正常人每天产生 250～350mg 主要是由衰老的红细胞破坏释放的血红蛋白分解、转换所产生。

（2）胆红素的转运：胆红素亲脂疏水，与血浆清蛋白亲和力极高，入血后主要形成胆红素-清蛋白复合物，这种复合物既便于胆红素在血浆中运输，又限制其自由通过细胞膜，从而抑制了其对组织的毒性，这种限制同样使胆红素不能通过肾小球滤过膜，因此尿中不会出现。清蛋白的含量下降、胆红素与清蛋白的结合力下降或外来物质竞争性的与清蛋白结合，促使游离胆红素从血浆中向组织中转移，对组织细胞产生毒性作用。与脑部基底核脂类结合干扰脑的正常功能，称为胆红素脑病或核黄疸。

2. 胆红素在肝细胞内的代谢

主要是进行摄取、转化和排泄。胆红素-清蛋白复合物进入肝内分离，胆红素会与 Y 蛋白、Z 蛋白结合形成胆红素-Y、胆红素-Z。主要结合为胆红素-Y，而 Y 蛋白也易与其他物质结合，从而减少与胆红素结合。新生儿 Y 蛋白少，易出现生理性新生儿非溶血性黄疸。临床上苯巴比妥可诱导 Y 蛋白的生成。胆红素-Y、Z 到滑面内质网后，经过转化形成结合胆红素，形成于肝，又称肝胆红素，其水溶性强，有利于从胆汁中排出。

3. 在肝外代谢

结合胆红素随胆汁进入肠道，在细菌的作用下还原成尿胆原和粪胆原。胆素原在肠道下段与空气接触后氧化成黄褐色的粪胆素，是粪便的主要颜色，胆道完全梗阻时，粪便颜色为灰白色。小部分胆素原重新吸收回到肝，其中大部分进入肝肠循环，小部分进入人体循环，随尿液排出，氧化为尿胆素。肝处理胆红素的能力极高，所以健康人血清中胆红素的浓度极低，为 0.1～1.0mg/dl。

4. 胆红素的异常代谢——黄疸

主要是血液中胆红素的含量增多。

溶血性黄疸：又称肝前性黄疸，各种原因使红细胞破坏增多释放大量血红蛋白，致使未结合胆红素产生过多，而结合胆红素未增多，超过了肝的转换能力。

肝细胞性黄疸：又称肝源性黄疸。肝本身功能衰退使其对未结合胆红素转化成结合胆红素的能力下降，使血液中的未结合胆红素含量增加。病变导致肝细胞肿胀，压迫毛细胆管或造成肝内毛细胆管阻塞，使已生成的部分结合胆红素返回入血，所以血液中两种胆红素含量均增加。

阻塞性黄疸：又称肝后性黄疸。各种原因导致胆管堵塞，使胆小管、毛细胆管压力增加、破裂，使已结合胆红素入血造成血中结合胆红素的增加。

第三节　胰腺的基本形态、位置、结构及生理功能

一、胰腺在人体内的位置与基本形态

胰（pancreas）是人体的消化腺，呈长条形，质软，色灰红，在第 1 腰椎、第 2 腰椎水平横贴于腹后壁。胰重 80～110g，可分为头、体、尾三部。胰头较膨大，位于第 2 腰椎右侧，被十二指肠包绕。胰头后方有胆总管和肝门静脉通过，因此胰头癌或慢性胰腺炎时常压迫胆总管而出现阻塞性黄疸，如压迫肝门静脉，可引起肝门静脉系淤血、腹水等症

状。胰体为胰的中间部,横跨第1腰椎前面,向左逐渐变细,移行于胰尾,胰尾向左达脾门。胰有许多分泌胰液的腺泡,腺泡的导管汇入一条横贯胰腺全长的胰管,胰管经胰头穿出,与胆总管汇合成肝胰壶腹,开口于十二指肠大乳头,分泌的胰液由此流入肠腔。

胰实质分成很多小叶,腺泡之间有淡染的细胞团,即胰岛。腺泡是由锥形细胞构成,胞核圆形,位于细胞中央稍偏基部。可分泌胰液。

二、胰腺的主要生理功能

胰腺分为外分泌腺和内分泌腺两部分。

内分泌腺是由散在于外分泌腺之间大小不同的细胞团——胰岛所组成。胰岛主要由4种细胞组成:A细胞、B细胞、D细胞、PP细胞。A细胞分泌胰高血糖素,升高血糖。B细胞分泌胰岛素,直接进入血液和淋巴,主要参与调节糖代谢,降低血糖;胰岛素分泌不足,可引起糖尿病。D细胞分泌生长抑素,以旁分泌的方式抑制A、B细胞的分泌。PP细胞分泌胰多肽,抑制胃肠运动、胰液分泌和胆囊收缩。

胰的外分泌:在哺乳动物,胰的外分泌部分分泌胰液,主要在消化期分泌。胰液中含水、无机物和有机物。人胰液中碳酸氢盐的最高浓度为140mmol/L。在生理限度内,胰液中碳酸氢根离子(HCO_3^-)的浓度随着分泌速度加快而增加。HCO_3^-浓度升高时,氯离子(Cl^-)浓度将相应地下降,因此,胰液中的负离子的总浓度相对恒定,几乎与血浆等渗。碳酸氢盐不仅能中和胃酸,以保护肠黏膜免受强酸侵蚀;还可使肠内处于适宜的pH环境,保证胰液和肠液中的许多酶在碱性环境中发挥作用。

胰液中有机成分主要有白蛋白、球蛋白和酶蛋白等。蛋白质浓度介于0.1%~10%。当胰酶分泌增加时,胰液中蛋白质浓度就升高。胰液含有消化糖、脂类、蛋白质三

种主要营养物的酶,绝大多数以酶原形式分泌,需有激活物使其转变成酶,才能对底物发挥作用。所以,一般在正常情况下,胰蛋白酶不会消化胰组织本身。空腹时胰液不分泌。进食才引起胰液分泌,胰液分泌受神经和激素的调节。①神经调节:食物的色、香、味、形态和容积等刺激机体感受器,可反射性地引起胰液分泌。支配胰腺的神经为迷走神经和内脏神经。②激素调节:刺激胰液分泌的主要胃肠激素有促胰液素和促胰酶素。促胰液素可刺激肠黏膜内的S细胞,分泌促胰液素,此激素通过血液循环可以刺激胰液分泌,也能刺激腺泡细胞分泌少量胰酶。促胰酶素可刺激肠黏膜内的Ⅰ内分泌细胞,释放胆囊收缩素-促胰酶素(CCK-P2),此激素经血液循环,刺激胰腺,分泌胰酶和促使胆囊收缩。

三、胰腺分泌激素的主要作用

胰的内分泌部为大小不等、形状不一的细胞团,称为胰岛,主要分泌多种激素。最主要的两种是胰岛素和胰高血糖素。

1. 胰岛素 胰岛的B细胞分泌胰岛素。它的效应是降低血糖,这是胰岛素对糖代谢多方面影响的结果,如促进葡萄糖的载体转运过程,使糖易于通过细胞膜;提高己糖激酶或葡萄糖激酶的活性;促进6-磷酸葡萄糖的进一步氧化,从而加强糖的利用;增加糖原的合成;抑制糖原异生。此外,胰岛素能抑制脂肪组织释放自由脂肪酸,并促进脂肪合成,还能促进蛋白质和核酸的合成。

胰岛素必须与细胞膜受体结合才能发挥作用。体内大多数细胞,如肝、脂肪细胞、骨骼肌、心肌、淋巴细胞、脑、肾上腺、卵巢、子宫细胞等都有胰岛素受体。在不同情况下,靶细胞上胰岛素受体的数量与亲和力可有明显改变。如进食后胰岛素分泌增加,其受体数量与亲和力降低,而禁食后受体的数量及亲和力又恢复正常。

在无任何外来刺激时,胰岛素仍不断地

分泌。葡萄糖就是最重要和经常发生的一种刺激。给予葡萄糖后,在数分钟内胰岛素分泌量达高峰,停止给予葡萄糖,胰岛素迅速恢复到正常水平。假饲能引起胰岛素分泌,并可形成条件反射。胰岛素的分泌需要钙离子,当细胞内 Ca^{2+} 增加时,胰岛素分泌就增加。

2. 胰高血糖素　亦称胰增血糖素或抗胰岛素或胰岛素 B。它是伴随胰岛素由脊椎动物胰脏的胰岛 A 细胞分泌的一种激素。与胰岛素相对抗,起着增加血糖的作用。于1953 年,被分离沉淀而取得结晶。它是以N-末端组氨酸为起点,C-末端苏氨酸为终点的 29 个氨基酸残基组成的一条单链肽(分子量约为 3500),分子内不具有 S—S 键,这完全不同于胰岛素。该化合物的结构已由最近的化学合成所肯定。胰高血糖素的作用初期过程是与存在于靶细胞细胞膜上的受体进行特异性结合,将腺苷酸环化酶活化,环式AMP 成为第二信使活化磷酸化酶,促进糖原分解。人胰高血糖是由 29 个氨基酸组成的直链多肽,分子量为 3485,它也是由一个大分子的前体裂解而来。胰高血糖在血清中的浓度为 $50\sim100ng/L$,在血浆中的半衰期为 $5\sim10min$,主要在肝灭活,肾对其也有降解作用。

胰高血糖作用与胰岛素的作用相反,胰高血糖素是一种促进分解代谢的激素。胰高血糖素具有很强的促进糖原分解和糖异生作用,使血糖明显升高,$1mol/L$ 的激素可使 $3\times10^6mol/L$ 的葡萄糖迅速从糖原分解出来。胰高血糖素通过 cAMP-PK 系统,激活肝细胞的磷酸化酶,加速糖原分解。糖异生增强是因为激素加速氨基酸进入肝细胞,并激活糖异生过程有关的酶系。胰高血糖素还

可激活脂肪酶,促进脂肪分解,同时又能加强脂肪酸氧化,使酮体生成增多。胰高血糖素产生上述代谢效应的靶器官是肝,切除肝或阻断肝血流,这些作用便消失。

另外,胰高血糖素可促进胰岛素和胰岛生长抑素的分泌。药理剂量的胰高血糖素可使心肌细胞内 cAMP 含量增加,心肌收缩增强。

影响胰高血糖素分泌的因素很多,血糖浓度是重要的因素。血糖降低时,胰高血糖素胰分泌增加;血糖升高时,则胰高血糖素分泌减少。氨基酸的作用与葡萄糖相反,能促进胰高血糖素的分泌。蛋白餐或静脉注入各种氨基酸均可使胰高血糖素分泌增多。血中氨基酸增多一方面促进胰岛素释放,可使血糖降低,另一方面还能同时刺激胰高血糖素分泌,这对防止低血糖有一定的生理意义。

胰岛素可通过降低血糖间接刺激胰高血糖素的分泌。B 细胞分泌的胰岛素和 D 细胞分泌的生长抑素可直接作用于邻近的 A 细胞,抑制胰高血糖素的分泌。

胰岛素与胰高血糖素是一对作用相反的激素,它们都与血糖水平之间构成负反馈调节环路。因此,当机体处于不同的功能状态时,血中胰岛素与胰高血糖素的摩尔比值(I/G)也是不同的。一般在隔夜空腹条件下,I/G 比值为 2.3,但当饥饿或长时间运动时,比例可降至 0.5 以下。比例变小同胰岛素分泌减少与胰高血糖素分泌增多相关,这有利于糖原分解和糖异生,维持血糖水平,适应心、脑对葡萄糖的需要,并有利于脂肪分解,增强脂肪酸氧化供能。相反,在摄食或糖负荷后,比值可升至 10 以上,这是由于胰岛素分泌增加而胰高血糖素分泌减少所致。在这种情况下,胰岛素的作用占优势。

第2章

肝感染性疾病

第一节　病毒性肝炎概述

病毒性肝炎是由一组性质不同的肝炎病毒所致,是我国最常见的传染病。目前已发现 7 种肝炎病毒所致的肝炎,分别称之为:甲型病毒性肝炎,简称甲肝,其病原为甲肝病毒(HAV);乙型病毒性肝炎,简称乙肝,其病原为乙肝病毒(HBV);丙型病毒性肝炎,简称丙肝,其病原为丙肝病毒(HCV);丁型病毒性肝炎,简称丁肝,其病原为丁肝病毒(HDV);戊型病毒性肝炎,简称戊肝,其病原为戊肝病毒(HEV);己型病毒性肝炎,简称己肝,其病原为己肝病毒(HFV);庚型病毒性肝炎,简称庚肝,其病原为庚肝病毒(HGV)。

上述病毒性肝炎中,甲肝和戊肝多为急性发病,经及时而有效的治疗,一般可在 7 周至 4 个月内治愈。其他多为慢性发病,或不易早期发现、早期诊断和治疗。乙肝发病初(早)期若未被发现、诊断和及时有效地治疗,病程迁延反复,可导致肝硬化,也是肝癌最常见的原发病变。我国以乙型肝炎发病率最高(约 1.2 亿例),约占全世界发病总例数(3.5亿)的 1/3。

【临床表现】

据临床观察,病毒性肝炎除急性发病者出现乏力、黄疸、胃肠不适、低热症状外,慢性病例早期常无特殊症状。因此,每年一次健康体检和病毒学血清标志物检测十分重要,有助于早期诊断、及时有效治疗和评估病情进展情况。

【诊断要点】

1. 甲型肝炎　急性肝炎患者血清抗 HAV-IgM 阳性,可确诊为 HAV 近期感染。在慢性乙型肝炎患者血清中检测抗 HAV-IgM 阳性,可能为重叠感染。慢性乙肝或自身免疫性肝病患者血清中抗 HAV-IgM 阳性时,诊断重叠感染应慎重。须排除类风湿因子及其他病因引起的假阳性。

2. 乙型肝炎　以下任何一项阳性,可诊断为现症 HBV 感染:①血清 HBsAg 阳性;②血清 HBV-DNA 或 HBV-DNA 聚合酶阳性;③血清抗 HBc-IgM 阳性;④肝活检组织学 HBeAg、HBsAg 或 HBV-DNA 阳性。

急性乙型肝炎诊断应与慢性乙型肝炎急性发作鉴别,可参考以下动态指标:① HBsAg 滴度由高到低,消失后抗 HBs 阳转;②急性期抗 HBc-IgM 滴度高,抗 HBc-IgG 阳转或低水平。

慢性乙型肝炎 HBsAg 携带者诊断:无任何临床症状和体征,肝功能正常,HBsAg 阳性持续半年以上者。

慢性乙型肝炎诊断:临床符合慢性肝炎,并有一种以上现症 HBV 感染标志阳性;可无临床症状,肝功能可正常,HBsAg 持续阳性半年以上者。

3. 丙型肝炎 下列任何一项阳性,即可诊断:①血清 HCV-RNA 阳性;②HCV 阳性;③肝活检免疫组化 HCAg 阳性;④HCV-RNA 阳性。

4. 丁型肝炎 HDV 为缺陷病毒,依赖 HBsAg 才能复制,表现为 HDV-HBV 同时或重叠感染。HDV 感染标志阳性者,血清抗 HDV-IgM 阳性,抗 HD-IgG 阳性,血清和(或)肝内 HDV-Ag,HDV-RNA 阳性,符合丁型肝炎诊断。

5. 戊型肝炎 急性肝炎患者血清抗 HEV 阳转或滴度由低到高;血清抗 HEV 阳性高于 1:2;或斑点杂交法、PCR 检测血清和(或)粪便 HEV-RNA 阳性。

6. 己型肝炎 血清 HFV-RNA 阳性或 HFV 阳性。

7. 庚型肝炎 血清 HGV-RNA 阳性或抗 HGV 阳性。

【临床治疗】

依据病毒性肝炎的类型选择治疗方法。不同类型病毒性肝炎的临床经过及转归各异,在决定治疗策略及治疗方案时也应加以区别。

1. 急性肝炎 对症和支持治疗。

急性乙型肝炎患者的治疗主要是对症、支持治疗,通常不需要抗病毒治疗。抗病毒治疗的唯一指征是急性 HBV 感染导致的暴发性肝衰竭。暴发性肝衰竭患者可使用拉米夫定、替比夫定或恩替卡韦,可短期使用 4 周。但阿德福韦酯和替诺福韦因有潜在的肾毒性而不建议使用,干扰素是禁忌使用的。

2. 慢性乙型肝炎 初治、无重叠感染、无并发症、非妊娠者,可选用干扰素或核苷(酸)类似物抗病毒治疗。

普通干扰素、聚乙二醇干扰素和核苷(酸)类似物均可用于慢性乙肝的治疗。治疗 HBV 感染的核苷(酸)类似物有三类:①L-核

苷类,拉米夫定、替比夫定和恩曲他滨;②脱氧鸟苷类似物,恩替卡韦;③开环磷酸核苷类似物,阿德福韦酯和替诺福韦。拉米夫定、阿德福韦酯、恩替卡韦、替比夫定和替诺福韦已被欧盟批准用于治疗乙型肝炎。

对于初治、无重叠感染、无并发症的慢性乙型肝炎一般不主张以上药物的联合治疗。已有 5 项临床试验证实,普通干扰素或聚乙二醇干扰素与拉米夫定联合治疗比拉米夫定单药治疗,除了拉米夫定耐药的发生率降低以外,没有更多的益处。核苷(酸)类似物联合治疗初治、无重叠感染、无并发症的慢性乙型肝炎的临床研究较少,其益处有待进一步证实。

【预防】

1. 控制传染源 应按《病毒性肝炎的防治方案》(试行)规定内容和消化道传染病隔离至病后 3 周。患者的粪便和排泄物应予以严格消毒。发现肝炎患者立即进行隔离治疗。急性肝炎患者待临床症状消失、肝功能正常后可恢复不接触食品、食具或幼儿的工作;痊愈后观察半年,半年后无明显临床症状,每 3 个月做肝功能检查 1 次,连续 3 次均为正常时,方可恢复原工作。患慢性活动性肝炎或慢性迁延性肝炎者,一律调离直接接触入口食品、食具或幼儿工作。疑似肝炎病例未确诊或排除前,应暂时停止原工作。上述范围的新增员工,在参加工作前必须进行体格健康检查。对生产经营食品的人员和餐饮业员工应定期体格检查。

2. 切断传播途径 ①提高个人卫生水平。②加强饮食、饮水、环境卫生管理。③加强托幼卫生管理。④加强服务餐饮业卫生安全管理。⑤加强防止医源性传播的措施落实。⑥开设专科肝炎门诊和病房。⑦加强阻断母婴传播工作,对 HBsAg 阳性尤其是 HBeAg 也呈阳性的母亲所生婴儿,应用乙型肝炎免疫球蛋白(HBIG)和乙肝疫苗或单用乙肝疫苗加以阻断,方法和剂量参考有关规

定。HBsAg 阴性的母亲所生新生儿也最好进行乙肝疫苗注射。有乳头病损的 HBsAg 阳性产妇,应暂停哺乳。对 HBsAg 阳性尤其是 HBeAg 也呈阳性者,应设专床分娩。⑧加强血液制品的管理。

3. 保护易感人群　①主动免疫:幼儿、儿童和血清抗 HAV-IgG 阴性者等易感人群,均可接种甲型肝炎减毒活疫苗或灭活疫苗。方法和剂量参考有关规定。②被动免疫:乙型肝炎意外感染人群、HBsAg 阳性和(或)HBeAg 抗原双阳性者注射免疫球蛋白常用量 0.02ml/kg,肌内注射,保护率可达 85%。丙种球蛋白对甲型肝炎接触者有一定保护作用。尤其适用于易感儿童。乙肝免疫球蛋白(HBIG)主要用于阻断乙肝病毒母婴传播和意外事故的被动免疫。免疫血清球蛋白(ISG)对丙型肝炎保护率为 50%～80%,输血前后立即肌内注射 3～5ml,可降低发病率。

4. 中医预防病毒性肝炎　①茵栀甘草预黄汤:茵陈 30g,栀子 10g,甘草 5g,水煎服,每日 1 剂,连服 3～7d。②贯众浸泡预防汤:贯众 500g,浸泡于能溶两担水的水缸内,饮服其水,连服 1 周。③河车公英甘草汤:草河车 15g,蒲公英 30g,甘草 5g,水煎服,每日 1 剂,连服 3～7d。④板蓝根颗粒:每日 3 次,每次 1 袋,连服 5～7d,用于预防甲型肝炎。

⑤乙肝预防丸:板蓝根、地丁、茵陈、夏枯草各 30g,甘草 5g,黄芪、黄芩、柴胡各 10g,共烘干碾末为蜜丸,每丸 9g,每次 1 丸,每日 2 次,连服 10d。亦可煎汤服用,剂量为上述量的 1/3。

【急性肝炎预后】

各型病毒性肝炎均可呈急性经过。甲型及戊型肝炎仅呈自限性一过性感染,不形成慢性化或病毒携带状态。因在急性期中和抗体已出现,病毒逐渐被清除,疾病自限,预后良好。虽有少数病例病程迁延或复发,但一般病情轻并最后终能痊愈而不致转成慢性。仅少数病例急性期症状加重,发展成重型肝炎,多见于妊娠晚期感染戊型肝炎的情况,应该密切观察病情,及时按重型肝炎采取综合治疗措施。

因甲型或戊型肝炎常为一过性感染,故其治疗原则以支持疗法及对症疗法为主。在急性期不能进食,可输葡萄糖液及维生素类数日以维持营养。频繁呕吐可给予甲氧氯普胺(灭吐灵);出现黄疸可使用中医中药清热利湿,如茵陈蒿汤方剂或使用栀黄注射液或口服剂治疗。当病程迁延、复发或病情增重时,应密切观察病情,必要时可用利巴韦林(病毒唑)。普通型病人对症治疗,一般不需多用药物。

第二节　甲型病毒性肝炎

甲型病毒性肝炎,简称甲型肝炎、甲肝,是由甲型肝炎病毒(HAV)引起的,以肝炎症病变为主的传染病,主要通过粪-口途径传播。临床上以疲乏、食欲缺乏、肝增大、肝功能异常为主要表现,部分病例出现黄疸,主要表现为急性肝炎,无症状感染者常见。任何年龄均可患本病,但主要见于儿童和青少年。成人甲肝的临床症状一般较儿童为重。冬、春季节常是甲肝发病的高峰期。本病病程呈自限性,无慢性化,引起急性重型肝炎者极为

少见,随着灭活疫苗在全世界的使用,甲型肝炎的流行已得到有效的控制。

甲型肝炎病毒 HAV 是小核糖核酸病毒科的一员,为嗜肝 RNA 病毒属病毒,侵犯的主要器官是肝,咽部和扁桃体可能是 HAV 肝外繁殖的部位。HAV 引起肝细胞损伤的机制尚未明确,一般认为 HAV 不直接引起肝细胞病变,肝损害是 HAV 感染肝细胞的免疫病理反应所引起的。HAV 经口进入体内,经肠道进入血流,引起病毒血症,约过一

周后到达肝,随后通过胆汁排入肠道并出现于粪便中。粪便排毒能维持1～2周。

【病原病因】

1. 传染源 甲型肝炎患者和无症状感染者为传染源。血液中HAV主要出现在黄疸发生前14～21d,此期间患者的血液有传染性。有报道通过输血传播,但黄疸发生后患者血液通常无传染性。患者在起病前2周和起病后1周从粪便中排出HAV的数量最多,此时传染性最强。但至起病后30d仍有少部分患者从粪便中排出HAV。

2. 传播途径 甲型肝炎以粪-口途径为主要传播途径。粪-口传播的方式是多样的,一般情况下,日常生活接触传播是散发性发病的主要传播方式,因此在集体单位如托幼机构、学校和部队中甲型肝炎发病率高。水和食物的传播,特别是水生贝类(如毛蚶等)是甲型肝炎暴发流行的主要传播方式。

3. 易感性与免疫力 人群未注射甲肝疫苗者对HAV普遍易感,患过甲型肝炎或感染过甲型肝炎病毒的人可以获得持久的免疫力。

【临床表现】

甲型肝炎病初,患者会出现疲乏无力、不思饮食,小便颜色加深,有时伴有发热等症状,严重时巩膜、皮肤发黄。临床分为显性感染和无临床症状的隐性感染两种类型。成人感染后多表现为显性感染,而儿童和老年人感染后易表现为隐性感染。

1. 急性黄疸型

(1)潜伏期:甲型肝炎潜伏期为15～45d,平均持续30d。患者在此期常无自觉症状,但在潜伏期后期,大约感染25d以后,粪便中有大量的HAV排出,潜伏期的患者的传染性最强。

(2)黄疸前期:起病急,急数患者有发热、畏寒,体温在38～39℃。平均热程3d,少数达5d。表现为全身乏力、食欲缺乏、厌油、恶心、呕吐、上腹部饱胀感或轻度腹泻。少数患者以上呼吸道感染症状为主要表现,尿色逐渐加深呈浓茶色。本期持续5～7d。

(3)黄疸期:自觉症状好转,热退后黄疸出现,可见巩膜、皮肤不同程度黄染,肝区痛,肝增大,有压痛和叩痛,部分患者有脾增大。本期可有短期大便颜色变浅,皮肤瘙痒。肝功能明显异常。持续2～6周。

(4)恢复期:黄疸逐渐消退,症状好转以至消失,肝脾回缩到正常,肝功能逐渐恢复正常,IgG介导的免疫系统建立。本期持续2周至4个月,平均1个月。

2. 急性无黄疸型 较黄疸型少见。起病较缓,临床症状较轻,仅表现为乏力、食欲缺乏、肝区痛和腹胀等。体征多有肝增大、有轻压痛和叩痛,脾增大少见。转氨酶升高。一般在3个月内恢复。

3. 瘀胆型 称毛细胆管性肝炎,现证明其原发病变在肝细胞泌胆机制而不在毛细胆管,故不再用原称病名。主要是急性甲型肝炎引起的肝细胞裂解导致胆汁分泌下降,血液中胆红素水平上升和胆酸浓度增加,引起黄疸和全身皮肤瘙痒。起病类似急性黄疸型肝炎,但消化道症状较轻。该病病程较长,黄疸持续2～4个月。

本型为黄疸型的一种特殊表现,临床特点是胃肠道症状较轻,发热时间较长,肝内梗阻性黄疸持续较久(数周至数月),可有腹胀、皮肤瘙痒、一过性大便颜色变浅,尿色深呈浓茶色,肝增大、有压痛。需与其他肝内、外梗阻性黄疸鉴别。

4. 亚临床型 部分患者无明显临床症状,但肝功能轻度异常。

5. 重型肝炎 较少见。成人感染HAV者年龄越大,重型肝炎发病的比例越高。

6. 暴发型 本型占全部病例的0.1%～0.8%,但病死率甚高,达50%。本型起病甚急,可有发热、食欲缺乏、恶心、频繁呕吐、极度乏力等明显的消化道及全身中毒症状;黄疸逐渐加深,肝进行性缩小,有出血倾向,中毒性鼓肠,以及肝臭、腹水、急性肾衰竭和不同程度的肝性脑病表现,直至出现深度昏迷、抽搐。患者多因脑水肿、脑疝、消化道出血、肝肾衰竭等死亡,病程不超过 3 周。

【临床检查】

1. 实验室检查

(1)血尿常规:外周血常规白细胞计数一般减少或在正常范围,可伴有轻度淋巴细胞或单核细胞比例增高;病程早期尿中尿胆原增加,黄疸期尿胆红素及尿胆原均增加。

(2)肝功能检查:以血清 ALT、AST、总胆红素水平检测最为有用,有研究显示甲型肝炎患者的 ALT 平均峰值可达 1952U/L,AST 可达 1442U/L,多数显性感染者伴有血清总胆红素水平的升高。

2. 甲型肝炎病毒学指标

(1)抗 HAV-IgM:发病后 1 周左右即可在血清中测出。其出现与临床症状及化验指标异常的时间一致,第 2 周达高峰。一般持续 8 周,少数患者可达 6 个月以上。但个别患者病初阴性,2～3 周后方检出阳性。所以临床疑诊甲型肝炎,而抗 HAV-IgM 阴性,应重复检测 1～2 次,以免漏诊。当前,抗 HAV-IgM 是早期诊断甲型肝炎的特异性较高的指标,且具有简便、快速的优点。

(2)抗 HAV-IgG:是既往感染的指标,因其是保护性抗体,可保护人体避免再次感染故可作为流行病学调查,了解易感人群。

(3)抗 HAV-IgA:IgA 型抗体又称分泌型抗体,主要存在于眼泪、唾液、尿液、胃液、乳汁、鼻腔分泌物中。胃液中的 IgA 可排入粪便中,故在甲型肝炎患者粪便提取液中可测得抗 HAV-IgA。可作为甲型肝炎的辅助诊断。此外,粪便中 HAV 的检测和血清甲肝核糖核酸(HAVRNA)亦有诊断价值,但需要一定的设备和技术,不作为常规检查项目。

总之,对有典型症状的可疑甲型肝炎患者,伴转氨酶明显增高,进一步查抗 HAV-IgM 即可明确诊断是否患有甲型肝炎。

【临床诊断】

依据流行病学史、临床表现及实验室检查肝功能异常有助于甲型肝炎的诊断。确诊甲型肝炎应根据病毒学指标。

【鉴别诊断】

1. 其他各型病毒性肝炎　乙型、丙型、丁型、戊型肝炎,EBV 性肝炎、CMV 性肝炎,均可出现急性肝炎的临床表现。鉴别诊断主要依据特异性血清学检查,特别是戊型肝炎和甲型肝炎极相似,更需要行特异性血清学检查以进行鉴别。

2. 中毒性肝炎　各种全身性感染均有可能出现肝增大、黄疸、肝功能异常等。但均有原发疾病的临床表现及实验室证据,且随原发病痊愈而恢复,血清抗 HAV-IgM 阴性等特点可鉴别。

【治疗】

甲型肝炎是自限性疾病,治疗以一般治疗及支持治疗为主,辅以适当药物,避免饮酒、疲劳和使用损肝药物。强调早期卧床休息,至症状明显减退,可逐步增加活动,以不感到疲劳为原则。急性黄疸型甲型肝炎宜住院隔离治疗,隔离期(起病后 3 周)满,临床症状消失,血清总胆红素在 17.1μmol/L 以下,ALT 在正常值 2 倍以下时可以出院,但出院后仍应休息 1～3 个月,恢复工作后应定期复查半年至 1 年。

【预后】

甲型肝炎以急性肝炎为主,无慢性化,预后好。同时感染或重叠感染其他嗜肝病毒时,病情可加重甚至可以发生重型肝炎。重型肝炎占全部甲肝病例的 0.2%～0.4%,病死率高。患过甲肝或隐性感染者,可获得持久的免疫力。

【注意事项】

1. 养成良好的卫生习惯,食品要高温加热,一般情况下,加热 100℃ 1min 就可使甲肝病毒失去活性。

2. 对一些自身易携带致病菌的食物,如螺蛳、贝壳、螃蟹,以及毛蚶等海、水产品,食用时一定要煮熟蒸透,杜绝生吃、半生吃以及腌制后直接食用等不良饮食习惯。

3. 接种甲肝疫苗,可以提高人群免疫力,预防甲肝的发生和暴发流行。

4. 对密切接触者,包括当传染源已明确(如食物或水)的所有已暴露者,已流行甲肝的学校、医院、家庭或其他单位中的成员,可及时给予丙种球蛋白注射。注射时间越早越好,最迟不宜超过接触感染后 7～10d,免疫效果可以维持 35d。对密切接触者应进行医学观察 45d。

5. 食源性感染应检查厨师的抗HAV-IgM,确诊后应隔离治疗。

6. 发现甲肝患者应及时报告当地的疾病预防控制中心,采取有效措施隔离传染源,切断传播途径,保护易感人群,控制传染病的流行。早期报告对控制疫情具有非常重要的意义。

第三节　乙型病毒性肝炎

【病原病因】

乙型病毒性肝炎(乙型肝炎,乙肝),又称为血清性肝炎,是由乙型肝炎病毒(HBV)引起的传染病,以肝炎性病变为主,并可引起多器官损害的一种疾病。通过血液与体液传播,具有慢性携带状态。因其可能通过性生活传播,国际上将其列入性传播疾病。乙肝广泛流行于世界各国,主要侵犯儿童及青壮年,少数患者可转化为肝硬化或肝癌。因此,它已成为严重威胁人类健康的世界性疾病,也是我国当前流行最为广泛、危害性最严重的一种疾病。乙型病毒性肝炎无一定的流行期,一年四季均可发病,但多属散发。近年来乙肝发病率呈明显增高的趋势。

【临床表现】

1. 全身症状　肝会影响人体全身,因肝功能受损,乙肝患者常有乏力、体力不支、下肢或全身水肿,以及失眠、多梦等表现。少数人还会有类似感冒的乙肝表现。

2. 消化道症状　肝是人体重要的消化器官,患者因胆汁分泌减少,常出现食欲缺乏、恶心、厌油、上腹部不适、腹胀等明显的乙肝症状。

3. 黄疸　肝是胆红素代谢的中枢,乙肝患者血液中胆红素浓度增高,会出现黄疸,皮肤、小便发黄,小便呈浓茶色等表现。

4. 肝区疼痛　肝一般不会感觉疼痛,但肝表面的肝包膜上有痛觉神经分布,当乙肝病情恶化时,患者常出现右上腹、右季肋部不适、隐痛等表现。

5. 肝脾增大　乙肝患者由于炎症、充血、水肿、胆汁淤积,常有肝增大等表现。

6. 手掌表现　不少乙肝患者会出现肝掌等乙肝症状。乙肝患者的手掌表面会充血性发红,两手环指第二指关节掌面有明显的压痛感等表现。

7. 皮肤表现　不少慢性肝炎患者特别是肝硬化患者面色晦暗或黧黑,称肝病面容,这可能是由于内分泌失调所致。同时,乙肝患者的皮肤还会出现蜘蛛痣等表现。

【临床检查】

1. 肝功能检查:包括胆红素、麝香草酚浊度试验、AST、ALT、A/G、凝血酶原时间、血清蛋白电泳等。

2. 特异血清病原学检查:包括 HBsAg、抗 HBs、HBeAg、抗 HBe、抗 HBc、抗HBc-IgM。有条件可检测 HBV DNA,DNA-p、Pre-S1、Pre-S2 等,还可采用原位杂交技术检测肝内 HBV-DNA。

3. 肝活检(肝穿刺检查)。

4. 血糖、尿糖、尿常规检查等。

【鉴别诊断】

1. **药物性肝炎** ①既往有用药史,已知有多种药物可引起不同程度肝损害,如异烟肼、利福平可致与病毒性肝炎相似的临床表现;长期服用双醋酚汀、甲基多巴等可致慢性活动性肝炎;氯丙嗪、甲睾酮(甲基睾丸素)、砷、锑剂、酮康唑等可致淤胆型肝炎。②临床症状轻,单项 ALT 升高,嗜酸性粒细胞增高。③停药后症状逐渐好转,ALT 恢复正常。

2. **胆石症** 既往有胆绞痛史,高热寒战,右上腹痛,墨菲征(Murphy 征)阳性,白细胞增高,中性粒细胞增高。

3. **原发性单发性肝硬化特点** ①中年女性多见;②黄疸持续显著,皮肤瘙痒,常有黄色瘤,肝脾增大明显,ALP 显著升高,大多数抗线粒体抗体阳性;③肝功能损害较轻;④乙肝标志物阴性。

4. **肝豆状核变性(Wilson 病)** 常有家族史,多表现有肢体粗大、震颤,肌张力增高,眼角膜边缘有棕绿色色素环(K-F 环),血铜和血浆铜蓝蛋白降低,尿铜增高,而慢性活动性肝炎血铜和铜蓝蛋白明显升高。

5. **肝外梗阻性黄疸** 需与胰腺癌、胆总管癌、慢性胰腺炎等鉴别。

【治疗】

应根据临床类型、病原学的不同型别采取不同的治疗措施。总原则:以适当休息、合理营养为主,选择性使用药物为辅;应忌酒、防止过劳及避免应用损肝药物;用药要掌握宜简不宜繁。

1. **急性肝炎**

(1)早期严格卧床休息最为重要,症状明显好转可逐渐增加活动量,以不感到疲劳为原则,治疗至症状消失、隔离期满、肝功能正常可出院。经 1～3 个月休息,逐步恢复工作。

(2)急性乙肝最有效的治疗就是抗病毒治疗,并辅以适当休息和合理营养,根据不同病情给予适当的药物辅助治疗,同时避免饮酒、使用肝毒性药物及其他对肝不利的因素。

(3)中药治疗:采用中草药治疗或中药方剂辨证治疗。急性肝炎的治疗应清热利湿、芳香化浊、调气活血。热偏重者可用茵陈蒿汤、栀子柏皮汤加减,或龙胆草、板蓝根、金钱草、金银花等煎服;湿偏重者可用茵陈四苓散、三仁汤加减。

(4)饮食应以易消化、清淡为主,应含多种维生素,适量蛋白质,热量摄入不宜过高(以防发生脂肪肝)也不宜食过量的糖(以免导致糖尿病)。

(5)抗病毒药物治疗

①α-干扰素(Interferon,α-IFN):能阻止病毒在宿主肝细胞内复制,且具有免疫调节作用,但停药后部分病例的血清指标可逆转。早期、大剂量、长疗程干扰素治疗可提高疗效。不良反应有发热、低血压、恶心、腹泻、肌痛乏力等,可在治疗初期出现,亦可发生暂时性脱发、粒细胞减少、血小板减少、贫血等,但停药后可迅速恢复。

②干扰素诱导剂:聚肌苷酸(聚肌胞)在体内可通过诱生干扰素而阻断病毒复制,但诱生干扰素的能力较低。近又合成新药 Amplige,是一种作用较聚肌苷酸强大的干扰素诱生剂。

2. **慢性肝炎的治疗** 提高生活品质是乙肝治疗的终极目标。众所周知,乙肝病毒很难被彻底消灭。无论是干扰素还是核苷酸类似物都只能抑制乙肝病毒的复制,短期治疗(≤1 年)停药后,患者的 HBV-DNA 水平可能会出现大幅度反弹,导致乙肝复发。乙肝抗病毒最忌讳早停药,擅自停药或换药很可能会造成病情恶化,最终造成疗效不佳,加重疾病进展。因此,大家在治疗期间一定要做到长期用药、规范用药。

慢性乙型肝炎治疗一般流程见图 2-1。

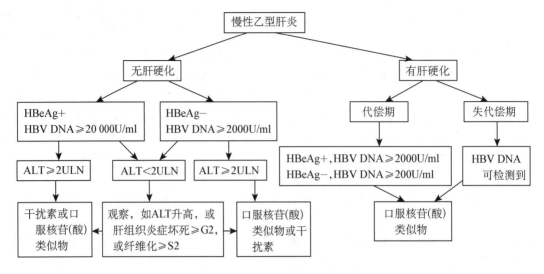

图 2-1　慢性乙型肝炎治疗一般流程

中华医学会肝病分会推荐对于慢性乙型肝炎的治疗方案如下。

(1)肝功能较好、无并发症的乙型肝炎肝硬化患者。HBeAg 阳性者的治疗指征为：HBV DNA≥10^4 copies/ml，HBeAg 阴性者为 HBV DNA≥10^3 copies/ml，ALT 正常或升高。治疗目标是延缓和降低肝功能失代偿和 HCC 的发生。①拉米夫定：100mg，每日 1 次，口服，无固定疗程，需长期应用。②阿德福韦酯：对出现 YMDD 变异后病情加重的患者有较好效果，每日 1 次，10mg 口服，无固定疗程，需长期应用。③干扰素：因其有导致肝功能失代偿等并发症的可能，应十分慎重。如认为有必要，宜从小剂量开始，根据患者的耐受情况逐渐增加到预定的治疗剂量。

(2)肝功能失代偿乙型肝炎肝硬化患者：治疗指征为 HBV DNA 阳性，ALT 正常或升高。治疗目标是通过抑制病毒复制，改善肝功能，以延缓或减少肝移植的需求。抗病毒治疗只能延缓疾病进展，但本身不能改变终末期肝硬化的最终结局。干扰素治疗可导致肝衰竭，因此，肝功能失代偿患者禁忌使用。对于病毒复制活跃和炎症活动的肝功能

失代偿肝硬化患者，在其知情同意的基础上，可给予拉米夫定治疗，以改善肝功能，但不可随意停药。一旦发生耐药变异，应及时加用其他能治疗耐药变异病毒的核苷（酸）类似物。

3.重型肝炎的治疗　及早发现、及早治疗具有再恢复的可能，但相当数量的患者预后不良。患者应绝对卧床，避免并去除诱发肝性脑病（肝昏迷）的诱因，预防和控制感染，及时救治出血，加强对症支持疗法。有条件者应考虑肝移植手术。

4.无症状 HBsAg 携带者的治疗　凡有 HBV 复制指标阳性者，适用抗病毒药物治疗，首选 α-IFN。

5.治疗目标及相关临床资料参考

(1)急性肝炎：急性肝炎的治疗原则是抗炎保肝治疗、支持治疗和对症治疗，其目的是改善肝炎急性期症状，促进肝损害修复，一般不需要抗病毒治疗。急性或亚急性重症肝炎除抗炎保肝治疗、支持治疗和对症治疗外，还应该考虑使用核苷（酸）类似物治疗，必要时应采用人工肝，甚至肝移植。

(2)慢性肝炎：我国 2010 年《慢性乙型肝炎防治指南》中慢性乙型肝炎治疗的总体目

标是最大限度地长期抑制 HBV,减轻肝细胞炎症坏死及肝纤维化,延缓和减少肝失代偿、肝硬化、肝细胞癌(HCC)及其并发症的发生,从而改善患者生活质量和延长存活时间。慢性乙型肝炎治疗主要包括抗病毒、免疫调节、抗炎和抗氧化、抗纤维化和对症治疗,其中抗病毒治疗是关键,只要有适应证,且条件允许,就应进行规范的抗病毒治疗。

美国肝病研究学会(AASLD)2007 年《乙型肝炎指南》指出慢性乙型肝炎治疗目标是持续抑制 HBV 复制,减轻肝病,最终目标是预防肝硬化、肝衰竭和肝细胞癌 HCC。

美国 Keeffe 等 2008 年《慢性 HBV 感染治疗流程》中表述的慢性乙型肝炎治疗目标:消除或明显抑制 HBV 复制,预防肝病进展为肝硬化、肝衰竭或 HCC 及最终导致的死亡或肝移植。

2008 年亚太地区肝脏研究学会(APASL)《慢性乙型肝炎诊断指南》中的治疗目标分主要目标、近期目标和远期目标。主要目标是消除或永久地抑制 HBV,从而降低致病性和传染性,阻止或减少肝的炎症坏死。在临床上,治疗近期目标是确保 HBV DNA 被持续抑制,ALT 复常,预防发生失代偿(初始应答);在治疗过程中和治疗后,减少肝炎症坏死和肝纤维化(维持和持续应答)。治疗的远期目标是预防肝失代偿,减少或预防进展为肝硬化和(或)HCC,延长生存期(持久应答)。

欧洲肝脏研究协会(EASL)2009 年《慢性乙型肝炎临床诊治指南》:乙型肝炎的治疗目标是阻止疾病向肝硬化、失代偿性肝硬化、终末期肝病、肝癌、死亡的进展,提高患者生活质量,延长生存期。

(3)代偿期乙型肝炎肝硬化:与慢性肝炎基本相同,治疗目标是延缓和降低肝功能失代偿和 HCC 的发生,提高患者生活质量,延长生存期。

(4)失代偿期乙型肝炎肝硬化:治疗目标是通过抑制病毒复制,改善肝功能,以延缓或减少肝移植的需求。

【用药参考】

1. 慢性乙型肝炎 初治、无重叠感染、无并发症、非妊娠患者首要治疗方法多选用干扰素或核苷(酸)类似物抗病毒治疗。目前临床上多用以下几种药物用于慢性乙肝的治疗:普通干扰素、聚乙二醇干扰素和核苷(酸)类似物等。其中,治疗 HBV 感染的核苷(酸)类似物有以下三类。①L-核苷类:拉米夫定、替比夫定和恩曲他滨。②脱氧鸟苷类似物:恩替卡韦。③开环磷酸核苷类似物:阿德福韦酯和替诺福韦。拉米夫定、阿德福韦酯、恩替卡韦、替比夫定和替诺福韦已被欧盟批准用于治疗乙型肝炎。

对于初治、无重叠感染、无并发症的慢性乙型肝炎一般不主张以上药物的联合治疗。已有 5 项临床试验证实,普通干扰素或聚乙二醇干扰素与拉米夫定联合治疗比拉米夫定单药治疗,除了拉米夫定耐药的发生率降低以外,没有更多的益处。核苷(酸)类似物联合治疗初治、无重叠感染、无并发症的慢性乙型肝炎的临床研究较少,其益处有待进一步证实。

一般适应证:① HBeAg 阳性者,HBV DNA $\geq 10^5$ copies/ml(相当于 2000U/ml);HBeAg 阴性者,HBV DNA $\geq 10^4$ 拷贝/毫升(相当于 2000U/ml)。② ALT $\geq 2 \times$ ULN。如用 IFN 治疗,ALT 应 $\leq 10 \times$ ULN,血清总胆红素应 $< 2 \times$ ULN。③ ALT $< 2 \times$ ULN,但肝组织学显示 Knodell HAI ≥ 4,或炎症坏死 $\geq$ G2,或纤维化 $\geq$ S2。

对持续 HBV DNA 阳性、达不到上述治疗标准,但有以下情形之一者,亦应考虑给予抗病毒治疗。①对 ALT 大于正常上限且年龄 > 40 岁者,也应考虑抗病毒治疗(Ⅲ)。②对 ALT 持续正常但年龄较大者(> 40 岁),应密切随访,最好进行肝活检;如果肝组织学显示 Knodell HAI ≥ 4,或炎症坏死 $\geq$ G2,或纤维化 $\geq$ S2,应积极给予抗病毒治疗。

③动态观察发现有疾病进展的证据(如脾脏增大)者,建议行肝组织学检查,必要时给予抗病毒治疗。

在开始治疗前应排除由药物、酒精或其他因素所致的 ALT 升高,也应排除应用降酶药物后 ALT 暂时性正常。在一些特殊病例,如肝硬化或服用联苯结构衍生物类药物者,其 AST 水平可高于 ALT,此时可将 AST 水平作为主要指标。

2. 代偿期乙肝肝硬化治疗用药参考 选用核苷(酸)类似物或干扰素抗病毒治疗。可选用核苷(酸)类似物治疗,但无固定疗程,需长期应用。干扰素因其有导致肝功能失代偿等并发症的可能,应十分慎重。由于肝硬化患者耐药发生后可能导致肝失代偿,因此,2009 年欧洲肝脏研究协会推荐这类患者选用耐药发生率较低的恩替卡韦或替诺福韦;如果治疗 48 周,HBV DNA 仍没有降低到可检测下限,应加用另一种没有交叉耐药性的药物联合治疗;如果首选拉米夫定治疗,建议与阿德福韦酯或者替诺福韦联合治疗。

核苷(酸)类似物的适应证:代偿期肝硬化:如果检测到 HBV DNA,即使 ALT 水平正常和(或)HBV DNA 水平低于 2000U/ml,应考虑治疗。临床可联合用药治疗乙肝,如拉米夫定＋阿德福韦酯或恩替卡韦,或替诺福韦,或干扰素,见表 2-1。

拉米夫定的疗效与证据:一项包括 651 例患者参加的双盲对照研究证实,对于 HBeAg 阳性的代偿期肝硬化患者,接受拉米夫定治疗者与安慰剂组患者比较,疾病的预后明显改善。拉米夫定治疗的患者 CTP (Child-Turcotte-Pugh score)评分、肝失代偿和肝细胞癌的发生都明显减少。拉米夫定与阿德福韦酯联合治疗可减少 HBV 对拉米夫定的耐药发生率,但目前有关初始联合治疗代偿期肝硬化的临床研究较少。可试用以下 3 种抗病毒药物。

表 2-1　拉米夫定与阿德福韦酯联合应用抗乙肝病毒的用法与剂量参考

联合治疗药物	拉米夫定	＋	阿德福韦酯
剂量	每次 100 mg		每次 10 mg
给药途径	口服		口服
给药频率	每日 1 次		每日 1 次
疗程	无固定疗程		无固定疗程
禁忌证	无		无

3. 失代偿期肝硬化治疗用药参考 选用核苷(酸)类似物抗病毒治疗＋支持和对症治疗。

失代偿期肝硬化需要紧急抗病毒治疗。可选用核苷(酸)类似物治疗,干扰素属于禁忌。我国 2010 年版《慢性乙型肝炎防治指南》中推荐:对于失代偿期肝硬化患者,只要能检出 HBV DNA,不论 ALT 或 AST 是否升高,建议在知情同意的基础上,及时应用核苷(酸)类药物抗病毒治疗,以改善肝功能并延缓或减少肝移植的需求。因需要长期治疗,最好选用耐药发生率低的核苷(酸)类药物治疗,不能随意停药,一旦发生耐药变异,应及时加用其他已批准的能治疗耐药变异的核苷(酸)类药物。

支持与对症治疗包括:纠正低蛋白血症,使用利尿药减轻腹水症状,补充支链氨基酸预防和治疗肝性脑病,补充凝血因子和止血,利用手术缓解或纠正门静脉高压和脾功能亢进等。临床症状的显著改善与抗病毒治疗后病毒复制得到控制密切相关,甚至可以减少或延缓肝移植手术的实施,但不能改变终末期肝硬化的最终结局。

核苷（酸）类似物的适应证：所有与乙型肝炎病毒感染相关的失代偿期肝硬化，无论其 HBV DNA 和 ALT 水平高低均迫切需要抗病毒治疗，在肝移植的患者中使用抗病毒药物可预防肝移植术后的复发性乙型肝炎。

辅助治疗方法：肝移植。若极晚期肝病患者可能不会从治疗中受益，可考虑进行肝移植。

4. HBV/HIV 共感染（HIV 感染不需要治疗）用药参考　首选不用于艾滋病治疗，或仅能作用于 HBV 的抗病毒药物。

目前认为，在 CD4$^+$ T 细胞数量正常的情况下，如果需要抗 HBV 治疗，抗 HBV 治疗开始越早，有效率越高。这类患者应首先选择干扰素 α 和阿德福韦酯治疗。阿德福韦酯 10 mg/d 对 HBV 感染有效，且对 HIV 的作用可忽略不计，又与拉米夫定无交叉耐药性，因此可用于 HBV/HIV 共感染而 HIV 感染不需要治疗的患者。

5. HBV 与 HIV 共感染（HIV 感染需要治疗）用药参考　选用含有抗 HBV 核苷（酸）类似物的高效抗逆转录病毒治疗药物。

这类患者应该选择含有双重抗病毒活性药物加入高效抗逆转录病毒治疗药物（highly active antiretroviral therapy，HAART）中，以达到治疗艾滋病的同时抑制乙肝病毒复制的目的。拉米夫定、恩曲他滨和替诺福韦既有抗 HBV 作用，又有抗 HIV 作用，其中拉米夫定是 HAART 方案中最常见的药物之一。但是，在 HIV/HBV 重叠感染者中，由于长期 HAART 治疗，常常导致 HBV 耐药出现。拉米夫定耐药后，HBV DNA 反弹，肝病加重，也会同时影响 HAART 的疗效。恩曲他滨的作用及耐药情况与拉米夫定相似。替诺福韦对拉米夫定耐药的病毒有效，且有较强的抗 HBV 和抗 HIV 作用，因此替诺福韦＋拉米夫定或替诺福韦＋恩曲他滨，常作为 HBV/HIV 共感染且 HIV 感染需要治疗的患者高效抗逆转录病毒治疗药物（HAART）中的组合成分。有文献报道，拉米夫定与替诺福韦联用效果较好（表 2-2）。其他联用药参考表 2-3 和表 2-4。

6. HBV 与 HCV 共感染用药参考　见表 2-5 和表 2-6。

表 2-2　拉米夫定、替诺福韦用法用量参考

联合治疗药物	拉米夫定	＋	替诺福韦
剂量	每次 150 mg		每次 300 mg
给药途径	口服		口服
给药频率	每日 2 次		每日 1 次
疗程	无固定疗程		无固定疗程
禁忌证	无		无
药品说明书链接	益平维		Viread

表 2-3　恩曲他滨与替诺福韦联用参考

联合治疗药物	恩曲他滨	＋	替诺福韦
剂量	每次 200 mg		每次 300 mg
给药途径	口服		口服
给药频率	每日 1 次		每日 1 次
疗程	无固定疗程		无固定疗程
禁忌证	无		无
可参考相关药品说明书	Emtriva		Viread

表 2-4　恩替卡韦与替诺福韦联用参考

联合治疗药物	恩替卡韦	+	替诺福韦
剂量	每次 1 mg		每次 300 mg
给药途径	口服		口服
给药频率	每日 1 次		每日 1 次
疗程	无固定疗程		无固定疗程
禁忌证	无		无
可参考相关药品说明书	博路定		Viread

表 2-5　HBV 与 HCV 共感染用聚乙二醇干扰素 α-2a 与利巴韦林的剂量参考

联合治疗药物	聚乙二醇干扰素 α-2a	+	利巴韦林
剂量	每次 180 μg		每次 300～400 mg
给药途径	皮下注射		口服
给药频率	每周 1 次		每日 3 次
疗程	48 周		

表 2-6　普通干扰素 α 与利巴韦林联用参考

联合治疗药物	普通干扰素 α	+	利巴韦林
剂量	每次 500 万 U		每次 300～400 mg
给药途径	皮下注射		口服
给药频率	隔日 1 次		每日 3 次
疗程	48 周		

7. **HBV 与 HDV 共感染用药参考**　选用大剂量干扰素治疗。只有干扰素被批准用于治疗丁型肝炎,拉米夫定对丁型肝炎无效,与干扰素联合治疗也未提高干扰素的疗效。因此,如果发现 HDV 感染,且有 HDV 复制的证据,应首先使用干扰素治疗。干扰素兼有抗 HBV 和 HDV 双重作用,如果经过干扰素 α 治疗后,仍存在乙型肝炎活动的指征(HBV DNA 阳性,ALT 异常)可再使用核苷(酸)类药物治疗乙型肝炎。适用于 HBV/HDV 共感染,HDV RNA(+),ALT 异常。

8. **慢性乙型肝炎妊娠妇女用药参考**　选用妊娠期安全程度 B 级的核苷(酸)类似物。

美国 FDA 根据妊娠期间药物的安全程度把药物分为五类。A 类:动物实验和临床观察未发现对胎儿有损害。B 类:动物实验证实对胚胎没有危害,但临床研究未能证实或无临床验证资料。C 类:仅在动物实验证实对胚胎有致畸或杀胚胎作用,但人类缺乏研究资料证实。D 类:临床有资料证实对胎儿有危害,但治疗孕妇疾病的疗效肯定,又无代替药物,权衡利弊后再用。X 类:证实对胎儿有危害,妊娠期禁用。在最近召开的美国慢性乙型肝炎治疗研讨会纪要中,将拉米夫定、替比夫定、恩曲他滨和替诺福韦归入 B 类,提示在动物实验中未证实致畸作用,但在人类还缺乏足够的评估或正在进行的一些研究包含的妊娠病例太少不能提供可靠的临床证据。如果考虑到这些药物的应用对于母亲和胎儿所带来的收益超过风险,可以应用这些药物。但是,替诺福韦对骨密度存在可能的影响,因此不建议妊娠和哺乳期妇女使用。

恩替卡韦和阿德福韦被归入 C 类,提示在动物实验中证实有胚胎和胎儿毒性,妊娠期间慎用。而 IFN 和 PEG-IFN 由于具有抗增殖作用,故在妊娠期间禁忌应用。因此,感染 HBV 且需要抗病毒治疗的妊娠妇女只能选择拉米夫定和替比夫定治疗。适应证为 HBV 感染的妊娠妇女,HBV DNA $\geqslant$ 10^5 copies/ml(HBeAg 阴性者为 $\geqslant$ 10^4 copies/ml),且 ALT$\geqslant$2×ULN。在治疗前就与病人及其家属签署《妊娠妇女用药知情同意书》。

9. 接受化疗或免疫抑制药治疗的 HBV 感染用药参考　首选核苷(酸)类似物治疗。

使用免疫抑制药和肿瘤化疗的 HBV 携带者 20%～50% 会出现乙型肝炎的再活动,严重者可发生黄疸,甚至肝衰竭。核苷(酸)类似物可有效地抑制化疗后乙肝病毒感染者体内乙肝病毒的再活动,起到预防乙肝复发的作用,使化疗和免疫抑制药的治疗得以顺利进行。因此,对于因其他疾病而接受化疗、免疫抑制药(特别是肾上腺糖皮质激素)治疗的 HBsAg 阳性者,即使 HBV DNA 阴性和 ALT 正常,也应在治疗前 1 周开始预防性给予核苷(酸)类似物抗 HBV 治疗,并且化疗和免疫抑制药治疗停止后,应根据患者病情决定停药时间。核苷(酸)类似物停用后可出现复发,甚至病情恶化,应十分注意。

目前认为,对于治疗前 HBV DNA> 2000U/ml 的患者,化疗和免疫抑制药治疗停止后仍应继续服用抗病毒药物,直至达到抗病毒治疗的终点目标。拉米夫定、替比夫定和恩替卡韦均可作为使用免疫抑制药和肿瘤化疗 HBV 感染者的治疗药物。但由于拉米夫定和替比夫定导致病毒耐药的发生率较高,在需要长期使用免疫抑制药和肿瘤化疗药物治疗的病人及 HBV DNA>2000U/ml 的病人,应考虑选择抗病毒作用较强、不易发生耐药,且没有肾毒性的恩替卡韦和替诺福韦治疗。阿德福韦酯因有潜在的肾毒性,与具有肾毒性的化疗药物同时使用可能使肾毒性加重,应慎用;而干扰素对骨髓有抑制作用,且有导致肝衰竭的风险故不宜选用。适应证:接受化疗或免疫抑制药治疗的 HBV 感染者,HBV DNA 阴性或阳性,ALT 正常或异常。

10. 对干扰素无应答的慢性乙型肝炎用药参考　首选核苷(酸)类似物治疗。

有 60%～70% 的患者对干扰素应答不佳或无应答,这类患者可以换用核苷(酸)类似物治疗。适应证为对干扰素应答不佳或无应答的 HBV 感染者,HBV DNA $\geqslant$ 10^5 copies/ml(HBeAg 阴性者为 $\geqslant$ 10^4 copies/ml),且 ALT$\geqslant$2×ULN。

11. 拉米夫定耐药或无效的慢性乙型肝炎用药参考　选用无交叉耐药的核苷(酸)类似物单药或联合治疗。

拉米夫定耐药或无效的慢性乙型肝炎或肝硬化患者应及时加用或换用没有交叉耐药的核苷(酸)类似物治疗。但这类患者有可能对其他抗病毒药物的反应也减弱,目前多主张联合用药治疗。拉米夫定耐药后可改用阿德福韦酯,或加用阿德福韦酯联合治疗,或改用替诺福韦治疗。由于拉米夫定与恩替卡韦有部分交叉耐药性,在拉米夫定耐药后改用恩替卡韦需加量至 1 mg/d,但治疗 1 年末 7% 的病人出现恩替卡韦耐药,2 年末耐药病人为 16%,3 年末为 35%,4 年末为 43%。因此,2009 年美国肝病年会更新的《指南》不推荐拉米夫定耐药后改用恩替卡韦治疗。拉米夫定与替比夫定有交叉耐药性,因此拉米夫定耐药后,一般不建议改用替比夫定治疗。

适应证:拉米夫定治疗 6 个月,HBV DNA 未降至可检测值下限;或在治疗过程中 HBV DNA 反弹>1 $\log_{10}$ copies/ml 者。拉米夫定与拉米夫定联用实施细则,参见表 2-7。

表 2-7　拉米夫定与拉米夫定联用实施细则

联合治疗药物	拉米夫定	＋	拉米夫定
剂量	每次 100 mg		每次 10 mg
给药途径	口服		口服
给药频率	每日 1 次		每日 1 次
疗程	无固定疗程		无固定疗程
禁忌证	无		无
药品说明书链接	贺普丁		贺维力

替诺福韦（Viread）口服：每次 300 mg，每日 1 次。疗程视病情而定。在 HIV/HBV 共感染或 HBV 单一感染的患者中，有几项研究证实替诺福韦比阿德福韦酯有更强的抑制 HBV DNA 的作用，可以用于治疗对拉米夫定耐药的慢性 HBV 感染（表 2-8）。

表 2-8　拉米夫定与替诺福韦联用参考

联合治疗药物	拉米夫定	＋	替诺福韦
剂量	每次 100 mg		每次 300 mg
给药途径	口服		口服
给药频率	每日 1 次		每日 1 次
疗程	无固定疗程		无固定疗程
禁忌证	无		无
参阅相关药品说明书	贺普丁		Viread

12. 阿德福韦酯耐药或无效的慢性乙型肝炎用药参考　选用无交叉耐药的核苷（酸）类似物单药或联合治疗。

阿德福韦酯与替诺福韦有交叉耐药性。体外研究显示，阿德福韦酯耐药后对替诺福韦的敏感性降低 3～4 倍。临床研究也证实，替诺福韦单药治疗阿德福韦酯耐药的患者疗效有限，主张替诺福韦与其他无交叉耐药性的抗 HBV 药物联合应用。体外研究显示，恩替卡韦和替比夫定对阿德福韦酯耐药的 HBV 仍有较强的抑制作用。因此，在阿德福韦酯耐药后可以换用恩替卡韦单药治疗。拉米夫定和替比夫定因容易导致耐药发生，建议与阿德福韦酯或替诺福韦联合治疗。

适应证：阿德福韦酯治疗 12 个月，HBV DNA 未降至可检测值下限；或在治疗过程中 HBV DNA 反弹 >1 $\log_{10}$ copies/ml 者。用药参考见表 2-9 和表 2-10。

表 2-9　阿德福韦酯与拉米夫定联用实施细则

联合治疗药物	阿德福韦酯	＋	拉米夫定
剂量	每次 10 mg		每次 100 mg
给药途径	口服		口服
给药频率	每日 1 次		每日 1 次
疗程	无固定疗程		无固定疗程
禁忌证	无		无
药品说明书链接	贺维力		贺普丁

表 2-10　替诺福韦与拉米夫定联用参考

联合治疗药物	替诺福韦	＋	拉米夫定
剂量	每次 300 mg		每次 100 mg
给药途径	口服		口服
给药频率	每日 1 次		每日 1 次
疗程	无固定疗程		无固定疗程
禁忌证	无		无
药品说明书链接	Viread		贺普丁

13. 恩替卡韦耐药或无效的慢性乙型肝炎参考　选用无交叉耐药的核苷(酸)类似物单药或联合治疗。

阿德福韦酯和替诺福韦与恩替卡韦无交叉耐药位点,恩替卡韦耐药后需要与阿德福韦酯或替比夫定联用,参见表 2-11 和表 2-12。

表 2-11　恩替卡韦与阿德福韦酯联用参考

联合治疗药物	恩替卡韦	＋	阿德福韦酯
剂量	每次 0.5 mg		每次 10 mg
给药途径	口服		口服
给药频率	每日 1 次		每日 1 次
疗程	无固定疗程		无固定疗程
禁忌证	无		无
药品说明书链接	博路定		贺维力

表 2-12　恩替卡韦与替比夫定联用参考

联合治疗药物	恩替卡韦	＋	替比夫定
剂量	每次 0.5 mg		每次 300 mg
给药途径	口服		口服
给药频率	每日 1 次		每日 1 次
疗程	无固定疗程		无固定疗程
禁忌证	无		无
选用相关药品	博路定		Viread

适应证:恩替卡韦治疗 6 个月,HBV DNA 未降至可检测值下限;或在治疗过程中 HBV DNA 反弹＞1 $\log_{10}$ copies/ml 者。

14. 替比夫定耐药或无效的慢性乙型肝炎用药参考　选用阿德福韦酯和替诺福韦与替比夫定无交叉耐药位点,因此,替比夫定耐药后需要与阿德福韦酯或替诺福韦联合应用。

适应证:替比夫定治疗 6 个月,HBV DNA 未降至可检测值下限;或在治疗过程中 HBV DNA 反弹＞1 $\log_{10}$ copies/ml 者。参见表 2-13 和表 2-14。

15. 高病毒复制水平的妊娠妇女用药参考　选用妊娠期安全程度 B 级的核苷(酸)

表 2-13　替比夫定与阿德福韦酯联用参考

联合治疗药物	替比夫定	＋	阿德福韦酯
剂量	每次 600 mg		每次 10 mg
给药途径	口服		口服
给药频率	每日 1 次		每日 1 次
疗程	无固定疗程		无固定疗程
禁忌证	无		无
参阅药品说明书	素比伏		贺维力

表 2-14　替比夫定与替诺福韦联用参考

联合治疗药物	替比夫定	＋	替诺福韦
剂量	每次 600 mg		每次 300 mg
给药途径	口服		口服
给药频率	每日 1 次		每日 1 次
疗程	无固定疗程		无固定疗程
禁忌证	无		无
参阅相关药品说明书	素比伏		Viread

类似物母婴阻断。

HBV 的母婴传播概率与母亲体内 HBV 复制状况有密切关系。有研究显示，HBeAg 和 HBV DNA 双阳性的妊娠妇女引产胎儿 54.5% 发生宫内感染；而 HBeAg 和 HBV DNA 阴性、HBeAb 阳性的妊娠妇女胎儿宫内感染概率仅为 4.2%～10%。当妊娠妇女 HBV DNA $< 1 \times 10^6$ copies/ml 时，将减少 30%HBV 母婴传播的危险。因此，有效地抑制 HBV 复制，母婴传播阻断的成功率将会大大提高。

对于 HBV DNA $\geqslant 10^7$ copies/ml 的女性，出于阻断 HBV 母婴传播的目的，在感染者及其家属知情同意的情况下，可于妊娠 28 周以后服用拉米夫定或替比夫定治疗，可于分娩后 1 个月内停用或继续治疗。但要告知感染者及家属停药后反弹和携带者继续治疗疗效差及病毒耐药的可能性，服药期间禁止哺乳。

【治疗终点】

所谓治疗终点是指为达到上述治疗目标时的停药标准。干扰素类药物疗程固定，一般为 6 个月至 1 年，也有延长至 2 年。核苷（酸）类似物抑制 HBV 效果显著，且较为安全，但其疗程较长，不易停药。因此，停药标准主要是针对核苷（酸）类似物的。

我国 2005 年《慢性乙型肝炎防治指南》：对 HBeAg 阳性患者，治疗至 HBV DNA 检测不到（PCR 法）或低于检测下限，ALT 复常，HBeAg 转阴但未出现抗-HBe 抗体者，则建议继续用药，直至 HBeAg 血清学转换，经检测 2 次（每次至少间隔 6 个月），仍保持不变者可以停药，但停药后需密切监测肝生化学和病毒学指标。对 HBeAg 阴性患者，治疗至 HBV DNA 检测不到（PCR 法）或低于检测下限，ALT 复常，经检测 3 次（每次至少间隔 6 个月）HBV DNA 仍检测不到（PCR 法）或低于检测下限和 ALT 正常时可停药。

美国肝病研究学会（AASLD）2007 年《乙型肝炎指南》：如果 HBeAg 阳性患者达到 HBeAg 血清学转换后停止核苷类药物治疗，50%～90% 患者可持续应答。HBeAg 阴性患者即使 HBV DNA 已被抑制到聚合酶链反应法（PCR）检测不到水平，仍经常复发,因此其治疗终点目前尚不清楚。

2008 年亚太地区肝脏研究学会(APASL)《慢性乙型肝炎诊断指南》:HBeAg 阳性患者达到 HBeAg 血清学转换,且 HBV DNA 用灵敏的定量 PCR 法检测不到,如检测 2 次,每次间隔 6 个月,仍检测不到,则建议停药。对 HBeAg 阴性患者最佳疗程尚不清楚,应根据临床应答和现行肝病的严重程度做出停药决定。

美国 Keeffe 等 2008 年《慢性 HBV 感染治疗流程》:HBeAg 阳性患者在 HBeAg 血清学转换后须继续治疗至 HBV DNA 降至用 PCR 法检测不到,然后再继续治疗 12 个月。对 HBeAg 阴性患者,核苷(酸)类似物应长期治疗,由于缺乏该类药物治疗后持久病毒学应答的资料,其治疗终点尚难确定。

欧洲肝脏研究协会(EASL)2009 年《慢性乙型肝炎临床诊治指南》:HBeAg 阳性和阴性患者理想的治疗终点是持久的 HBsAg 消失,有或无抗-HBs 抗体血清学转换。该治疗终点与慢性乙型肝炎活动性完全缓解和长期预后改善有关。HBeAg 阳性患者持久 HBeAg 血清学转换是满意的治疗终点,因证明其与预后改善有关。HBeAg 阴性患者或 HBeAg 阳性但未达到 HBeAg 血清学转换的患者,在核苷类药物治疗期间,或在干扰素治疗后,HBV DNA 持续检测不到,这是其次最希望的终点。

2009 年 EASL《慢性乙型肝炎临床诊治指南》:肝硬化患者使用核苷(酸)类似物治疗停药后反弹可能造成严重的失代偿性肝病,因此目前主张终身服药,无治疗终点。

【预防】

应采取以疫苗接种和切断传播途径为重点的综合性措施。

1. 乙肝疫苗和乙肝免疫球蛋白(HBIG)的应用　在目前 HBsAg 携带者广泛存在,在传染源管理十分困难的情况下,控制和预防乙型肝炎,关键性措施是用乙肝疫苗预防。

2. 切断传播途径　重点在于防止通过血液和体液传播。

具体措施:①注射器、针头、针灸针、采血针等应高压蒸汽消毒或煮沸 20min;②预防接种或注射药物要 1 人 1 针 1 筒,使用 1 次性注射器;③严格筛选和管理供血员,采用敏感的检测方法;④严格掌握输血和血制品。

【预后】

慢性乙型肝炎经过规范的抗病毒治疗后,预后明显改善。干扰素治疗后,HBsAg 的清除率可达到 3%～7%;成功的核苷(酸)类似物治疗可延缓肝纤维化的发展速度,甚至可逆转肝硬化,改善病人的生存率。口服核苷和核苷酸类似物的问世已挽救了很多 HBV 感染病人的生命,使美国每年等待肝移植的病人数减少了 30%(2000 年等待肝移植的病人有 586 例,2006 年降至 406 例)。

第四节　丙型病毒性肝炎

丙型病毒性肝炎(丙型肝炎,丙肝),是一种由丙型肝炎病毒(HCV)感染引起的病毒性肝炎,主要经输血、针刺、吸毒等传播。

据世界卫生组织统计,全球 HCV 的感染率约为 3%,估计约 1.85 亿人感染了 HCV,其中约有 1000 万人生活在中国;每年新发丙型肝炎病例约 3.5 万例。丙型肝炎可导致肝慢性炎症坏死和纤维化,部分患者可发展为肝硬化甚至肝细胞癌(HCC)。未来 20 年内与 HCV 感染相关的病死率(肝衰竭及肝细胞癌导致的死亡)将继续增加,对患者的健康和生命危害极大,已成为严重的社会和公共卫生问题。

丙肝早期症状不明显,体内潜伏期长达

10～20 年,易误诊。大众对丙肝的认知率仅为 25%,自主筛查率不足 20%,诊断率仅为 2%。贻误治疗的后果是 55%～85% 的急性丙肝会发展成慢性丙肝,而这其中的 15%～30% 在 20 年内有发展成肝硬化的危险,大大增加了罹患肝癌的风险。2013 年的国内肝癌死亡人数约 36 万人,其中丙肝继发肝癌死亡占 37.48%,呈快速上升趋势,足见其危害性。

【病原病因】

丙型肝炎病毒感染是致病根本原因,在外界因素的影响下,如饮酒、劳累、长期服用有肝毒性的药物等,可促进病情的发展。丙肝的病理改变与乙肝极为相似,以肝细胞坏死和淋巴细胞浸润为主。慢性肝炎可出现汇管区纤维组织增生,严重者可以形成假小叶即成为肝硬化。

HCV 感染的发病机制主要包括免疫介导和 HCV 直接损伤两种,病毒因素包括病毒的基因型、复制能力、病毒多肽的免疫原性等;宿主因素包括人体的先天性免疫反应、体液免疫和细胞免疫反应等。饮酒、免疫抑制药的使用等因素对 HCV 的感染病程也有影响。

接吻、拥抱、喷嚏、咳嗽、食物、饮水、共用餐具和水杯,若无皮肤破损及其他无血液暴露的接触一般不传播 HCV。HCV 主要通过以下途径传播。

1. 血液传播 ①经输血和血制品传播:由于抗-HCV 存在窗口期、抗-HCV 检测试剂的质量不稳定及少数感染者不产生抗-HCV,因此,无法完全筛出 HCV 阳性者,大量输血和血液透析仍有可能感染 HCV。②经破损的皮肤和黏膜传播:这是目前最主要的传播方式。在某些地区,因静脉注射毒品导致 HCV 传播占 60%～90%。使用非一次性注射器和针头、未经严格消毒的牙科器械、内镜、侵袭性操作和针刺等也是经皮传播的重要途径。另外,一些可能导致皮肤破损

和血液暴露的传统医疗方法也与 HCV 传播有关,共用剃须刀、牙刷、文身和穿耳环孔等也是 HCV 潜在的经血传播方式。

2. 性传播

3. 母婴传播 抗-HCV 阳性母亲将 HCV 传播给新生儿的危险性为 2%,若母亲在分娩时 HCV RNA 阳性,则传播的危险性可高达 4%～7%;合并 HIV 感染时,传播的危险性增至 20%。HCV 病毒高载量可能增加传播的危险性。

4. 其他途径 尚有 15%～30% 的散发性丙型肝炎,其传播途径不明。

【临床表现】

1. 急性丙型病毒性肝炎 成人急性丙型肝炎病情相对较轻,多数为急性无黄疸型肝炎(ALT 升高为主),少数为急性黄疸型肝炎(黄疸为轻度或中度升高)。可出现恶心、食欲下降、全身无力、尿黄、眼黄等表现。单纯丙肝病毒感染极少引起肝衰竭。在自然状态下,其中仅有 15% 的患者能够自发清除 HCV 达到痊愈,在不进行抗病毒治疗干预的情况下,85% 的患者则发展为慢性丙型肝炎;儿童急性感染丙型肝炎病毒后,50% 可自发性清除 HCV。

2. 慢性丙型病毒性肝炎 症状较轻,表现为肝炎常见症状,如容易疲劳、食欲欠佳、腹胀等,也可以无任何自觉症状。化验 ALT 反复波动,HCV RNA 持续阳性。有 1/3 的慢性 HCV 感染者肝功能一直正常,抗 HCV 和 HCV RNA 持续阳性,肝活检可见慢性肝炎表现,甚至可发现肝硬化。

3. 肝硬化 感染 HCV20～30 年有 10%～20% 患者可发展为肝硬化,1%～5% 患者会发生肝细胞癌(HCC)导致死亡。肝硬化一旦出现失代偿情况,如出现黄疸、腹水、静脉曲张破裂出血、肝性脑病等,其生存率则急剧下降。

【临床检查】

1. 肝功能 包括血清 ALT、AST,总胆

红素、直接胆红素、间接胆红素,白蛋白、球蛋白、胆碱酯酶、碱性磷酸酶、转肽酶等。

2. 丙肝病毒抗体　抗 HCV。

3. 丙肝病毒定量　血清 HCV RNA,了解丙肝病毒复制的活跃程度。

4. 影像学　腹部超声检查了解肝有无慢性损伤。必要时行腹部增强 CT 或 MRI 检查,以了解病情损伤程度。

5. 肝瞬时弹性波扫描　是一种无创检查,可用于慢性丙型肝炎患者肝纤维化程度评估。丙型肝炎患者评估肝纤维化程度对于确定治疗方案非常重要。

6. 肝组织活检　是评估患者肝炎症分级与纤维化分期的金标准。

【临床诊断】

1. 抗 HCV　即丙肝抗体,是目前诊断丙型病毒性肝炎的主要指标。但因感染 HCV 后抗 HCV 出现较慢,一般在发病后 2～6 个月,甚至 1 年才转阳,故不能作为早期诊断的方法。而且 1 次阴性,也不能直接否定诊断。当各型病毒性肝炎特异性标志检测阴性,临床症状及单项 ALT 升高,提示急性病毒性肝炎时,应考虑是否为丙型病毒性肝炎。

2. HCV RNA　即丙型肝炎病毒的核糖核酸,是 HCV 的遗传物质,是表示体内感染 HCV 的直接指标。目前用 PCR 方法可以直接检测血中的 HCV RNA,可用于 HCV 感染的早期诊断。因其较丙型肝炎抗体出现早,故是丙型肝炎病原学诊断和判断传染性的一项有用的指标。

总之,对有典型临床表现且其发病与输血及血制品密切相关,已排除其他肝炎的可疑丙型病毒性肝炎患者,可进一步查 HCV RNA 及抗 HCV,如 HCV RNA 及抗 HCV 均阳性或 HCV RNA 单独阳性即可确诊为丙型病毒性肝炎。

【鉴别诊断】

主要鉴别疾病包括:其他各型病毒性肝炎,乙型、丁型、戊型肝炎、EBV 性肝炎、CMV 性肝炎。鉴别诊断主要依据特异性血清学检查。

【治疗】

由于中国丙肝感染大多数发生在 20 世纪 80 年代末、90 年代初,如果这些患者不积极治疗,则有可能导致丙肝肝硬化、肝癌,所以积极防治丙肝很重要。

1. 抗病毒治疗方案　在治疗前应明确患者的肝部疾病是否由 HCV 感染引起,只有确诊为血清 HCV RNA 阳性的丙型病毒性肝炎患者才需要抗病毒治疗。抗病毒治疗目前得到公认的最有效的方案是:长效干扰素聚乙二醇(PEG)干扰素 α(PEG-IFNα)联合应用利巴韦林,也是现在 EASL 已批准的慢性丙型病毒性肝炎治疗的标准方案(SOC)。其次是普通 IFNα 或复合 IFN 与利巴韦林联合疗法。均优于单用 IFNα。PEG-IFNα 是在 IFNα 分子上交联无活性、无毒性的 PEG 分子,延缓 IFNα 注射后的吸收和体内清除过程,其半衰期较长,每周 1 次给药即可维持有效血药浓度。

直接作用抗病毒药物(DAA)蛋白酶抑制药博赛匹韦(BOC)或特拉匹韦(TVR)与干扰素联合利巴韦林的三联治疗,2011 年 5 月在美国开始批准用于临床,推荐用于基因型为 1 型的 HCV 感染者,可提高治愈率。博赛匹韦(BOC)饭后服用,每天 3 次(每 7～9 小时服 1 次),或特拉匹韦(TVR)饭后(非低脂饮食)服用,每日 3 次(每 7～9 小时服 1 次)。期间应密切监测 HCV RNA,若发生病毒学突破(血清 HCV RNA 在最低值后上升 >1log),应停用蛋白酶抑制药。

2017 年 4 月 28 日,作为首个全口服直接抗丙肝病毒联合治疗方案,盐酸达拉他韦片和阿舒瑞韦胶囊联合方案正式获得国家市场监督管理总局(原国家食品药品监督管理总局)(CFDA)批准,加入 DAA 行列。

2016 年 11 月在美国波士顿举行的第 67 届美国肝病研究学会(AASLD)年会上,两项针对超过 700 名来自中国大陆、中国台湾和韩国的奥比帕利＋达塞布韦±利巴韦林治疗基因 1b 型慢性丙型肝炎（以下简称丙肝）患者的Ⅲ期临床研究数据由国际生物制药艾伯维公布。数据显示，无论患者以往是否接受过干扰素抗病毒治疗、是否合并代偿性肝硬化，在接受为期 12 周的奥比帕利＋达塞布韦±利巴韦林治疗后持续病毒学应答（SVR12）为 99.5%～100%，实现临床治愈，耐受性好，没有患者因不良反应停药。

奥比帕利＋达塞布韦最新治疗丙肝方案是首个获得 FDA 批准的包括三种不同作用靶位直接抗病毒的慢性丙肝治疗方案，于 2014 年 12 月获 FDA 批准上市，适用于 1 型 HCV 感染者、HCV/HIV-1 合并感染者和肝移植患者。上述研究结果表示：奥比帕利＋达塞布韦方案对于中国患者不仅治愈率高、安全性高、复发率低，且口服给药的形式方便、治疗周期短，有利于提升患者用药依从性，改善患者生活质量。

奥比帕利片（维健乐）联合达塞布韦钠片（易奇瑞）方案是一种全口服、无干扰素的治疗方案，用于治疗无肝硬化的或伴代偿期肝硬化的基因 1 型慢性丙肝，疗程可短至 12 周。该方案包含 3 种直接抗病毒药，即 NS5B 抑制药、NS3/4 蛋白酶抑制药和 NS5B 聚合酶非核苷类似物抑制药，可针对丙肝病毒生命周期的 3 个主要靶点，抑制丙肝病毒的复制。其持续病毒学应答（SVR12）为 99.5%～100%，显示该方案不受 NS5A 基线影响，使用前无需检测基线耐药；也明显优于干扰素/利巴韦林联合用药方案，且不良反应相对少而轻。

有研究者纳入 2014—2015 年接受无干扰素的奥比帕利±达塞布韦±利巴韦林治疗的 HCV 感染者，共 209 例，多数为肝硬化（61%），HCV 基因 1b 型（84%）。此次中期分析对可获得的 183 名（88%）患者的 2 年随访数据进行分析。170 例在 2 年随访时可获

得 HCV RNA 检测结果，其中 168 例获得 SVR12 和 SVR96，仅有 2 例无应答，但也成功接受了替代方案治疗。

AMBER 研究纳入了首组全球临床试验外接受奥比帕利±达塞布韦±利巴韦林方案治疗的 HCV 感染者的长期随访数据。168 例达到 SVR96，可见持续病毒学应答（SVR）持久。84% 的患者为 HCV1b 型，这与我国 HCV 感染者以 1b 型为主（56.8%）一致。另外，此次公布的 2 年随访分析表明，获得治愈的 HCV 感染者，包括代偿期肝硬化患者，在随访期间可进一步获得肝功能改善；治愈患者的肝硬度有降低趋势，但正如作者所述，仍需要在更多患者中和更长的随访时间内进一步验证。

美国马萨诸塞州总医院 Tracey G. Simon 在会上报告了 DAA 方案对 HCV 感染者的肝纤维化进展、肝硬化和肝功能失代偿发生的影响，结果显示：奥比帕利＋达塞布韦（3D）方案治疗与肝纤维化进展减轻、延缓肝硬化发生和降低肝失代偿风险相关。

另有研究者纳入 HCV 感染的退伍军人电子检索队列（ERCHIVES）中接受奥比帕利＋达塞布韦方案（$n=1437$）或来迪派韦索磷布韦（$n=5497$）治疗的 HCV 感染者，并与倾向得分匹配的未治疗 HCV 感染者（1473，5497）进行对照。奥比帕利＋达塞布韦组的 SVR 率为 94%，来迪派韦索磷布韦组的 SVR 率为 90.8%。相比于对照组，2241 人 1 年随访后两治疗组患者的中位数 FIB-4 评分随时间进展显著降低，肝硬化发生风险降低，出现首次肝功能失代偿事件的时间延迟。

艾伯维奥比帕利联合达塞布韦（3D）方案于 2017 年 9 月 20 日在我国获批，用于治疗成人基因 1b 型慢性丙型肝炎，包括无肝硬化或代偿期肝硬化患者。此次 AASLD 年会公布的数据验证了其在临床实际应用中的疗效和安全性，同时这些长达 2 年的随访数据弥补了既往对病毒清除后的长期获益不了解

的空白,亦说明了奥比帕利＋达塞布韦方案在改善患者远期预后方面的优势,为丙型肝炎患者获得治愈提供了多重保障。

奥比帕利＋达塞布韦(Viekira Pak)方案在内的多个直接作用抗病毒药物将陆续在中国上市,这预示着我国丙肝治疗效果和方案将发生极大改变。

2. 一般丙型病毒性肝炎患者的治疗

(1)急性丙型病毒性肝炎:有确切证据提示干扰素治疗能够降低急性丙型病毒性肝炎的慢性化比率,可在 HCV 感染急性肝炎发作后 8～12 周进行,疗程为 12～24 周。最佳治疗方案尚未最终确定,但早期治疗对于基因 1 型高病毒载量(＞800 000logU/ml)的患者更为有效。慢性丙型肝炎(CHC)是临床常见慢性严重传染性疾病,随着病情的进展逐渐发展为肝硬化、肝癌。此前国内对 CHC 标准治疗是聚乙二醇干扰素 α 联合利巴韦林(RBV)的方案。该方案疗程长,不良反应大,很多患者难以忍受,治疗依从性不高。即使坚持 48 周治疗的 1b 患者,病毒应达率仅为 62.4%,即仍有 37.6% 的患者在经过治疗后未痊愈。对于这类患者,可选用盐酸达拉他韦片和阿舒瑞韦胶囊联合方案。此方案是一种不含有干扰素给药的完全口服给药方案,适用于治疗基因 1b 型慢性丙型肝炎(CHC)代偿性肝病成人患者,包括对单独应用干扰素治疗或干扰素联合应用利巴韦林治疗不适合或不耐受的患者。

(2)慢性丙型病毒性肝炎:应在治疗前评估患者肝部疾病的严重程度,肝功能反复异常者或肝穿组织学有明显炎症坏死(G≥2)或中度以上纤维化(S≥2)者,易进展为肝硬化,应给予抗病毒治疗。

(3)丙型病毒性肝炎肝硬化:①代偿期肝硬化(Child-PughA 级)患者,尽管对治疗的耐受性和效果有所降低,但为使病情稳定、延缓或阻止肝衰竭和 HCC 等并发症的发生,建议在严密观察下给予抗病毒治疗;②失代偿期肝硬化患者,多难以耐受 IFNα 治疗的不良反应,有条件者应行肝移植术。

3. 特殊丙型病毒性肝炎患者的治疗

(1)儿童和老年人:有关儿童慢性丙型病毒性肝炎的治疗经验尚不充分。初步临床研究结果显示,IFNα 单一治疗的 SVR 率似高于成人,对药物的耐受性也较好。65 岁或 70 岁以上的老年患者原则上也应进行抗病毒治疗,但一般对治疗的耐受性较差。因此,应根据患者的年龄、对药物的耐受性、并发症(如高血压、冠心病等)及患者的意愿等因素全面衡量是否给予抗病毒治疗。

(2)酗酒及吸毒:慢性酒精中毒及吸毒可能促进 HCV 复制,加剧肝损害,从而加速发展为肝硬化甚至 HCC 的进程。由于酗酒及吸毒患者对于抗病毒治疗的依从性、耐受性和 SVR 率均较低,因此,治疗丙型肝炎必须同时戒酒、戒毒。

(3)合并 HBV 或 HIV 感染者

①合并 HBV 感染会加速慢性丙型病毒性肝炎向肝硬化或 HCC 的进展。对于 HCV RNA 阳性/HBV DNA 阴性者,先给予抗 HCV 治疗;对于两种病毒均呈活动性复制者,建议首先以 IFNα 加利巴韦林清除 HCV,对于治疗后 HBV DNA 仍持续阳性者可再给予抗 HBV 治疗。对此类患者的治疗尚需进行深入研究,以确定最佳治疗方案。

②合并 HIV 感染也可加速慢性丙型病毒性肝炎的进展,抗 HCV 治疗主要取决于患者的 $CD4^+$ 细胞计数和肝组织的纤维化分期。免疫功能正常、尚无即刻进行高活性抗逆转录病毒治疗(HAART)指征者,应首先治疗 HCV 感染;正在接受 HAART 治疗、肝纤维化呈 S2 或 S3 的患者,须同时给予抗 HCV 治疗;但要特别注意观察利巴韦林与抗 HIV 核苷(酸)类似物相互作用的可能性,包括乳酸酸中毒等。对于严重免疫抑制者($CD4^+$ 阳性,淋巴细胞＜$2×10^8$/L),应首先给予抗 HIV 治疗,待免疫功能重建后,再考

虑抗 HCV 治疗。

（4）慢性肾衰竭：对于慢性丙型病毒性肝炎伴有肾衰竭且未接受透析者，不应进行抗病毒治疗。已接受透析且组织病理学上尚无肝硬化的患者（特别是准备行肾移植的患者），可单用 IFNα 治疗（应注意在透析后给药）。由于肾功能不全的患者可发生严重溶血，因此一般不应用利巴韦林联合治疗。

（5）肝移植后丙型病毒性肝炎复发：HCV 相关的肝硬化或 HCC 患者经肝移植后，HCV 感染复发率很高。IFNα 治疗对此类患者有效，但有促进对移植肝排异反应的可能，可在有经验的专科医师指导和严密观察下进行抗病毒治疗。

丙型病毒性肝炎抗病毒治疗疗程长，不良反应较大，需要在有经验的专家评估指导下安全用药；在治疗期间需及时评估疗效，根据应答指导治疗，并同时密切监控药物的不良反应，尽量避免严重不良反应的发生。

4. 抗病毒治疗的禁忌证

（1）干扰素

①绝对禁忌证：妊娠、精神病史（如严重抑郁症）、未能控制的癫痫、未戒断的酗酒或吸毒者、未经控制的自身免疫性疾病、失代偿期肝硬化、有症状的心脏病、治疗前粒细胞 $< 1.0 \times 10^9/L$、治疗前血小板 $< 50 \times 10^9/L$、器官移植者急性期（肝移植除外）。

②相对禁忌证：甲状腺疾病、视网膜病、银屑病、既往抑郁病史、未控制的糖尿病、未控制的高血压。

（2）利巴韦林

①绝对禁忌证：妊娠、严重心脏病、肾功能不全、血红蛋白病，HB $< 80g/L$。

②相对禁忌证：未控制的高血压、未控制的冠心病，HB $< 100g/L$。

5. 慢性丙型肝炎推荐治疗方案参考

积极抗病毒治疗可以减轻肝损害，延缓肝硬化的发展。

（1）肝功能代偿的肝硬化（Child-Pugh A 级）患者，尽管对治疗的耐受性和效果有所降低，但为使病情稳定、延缓或阻止肝衰竭和 HCC 等并发症的发生，建议在严密观察下给予抗病毒治疗。方案如下。

①PEG-IFNα 联合利巴韦林治疗方案：PEG-IFNα 180μg，每周 1 次，皮下注射，联合口服利巴韦林 1000mg/d，至 12 周时检测 HCV RNA。如 HCV RNA 下降幅度 < 2 个对数级，则考虑停药；如 HCV RNA 定性检测为阴转，或低于定量法的最低检测界限，继续治疗至 48 周；如 HCV RNA 未转阴，但下降 $\geqslant 2$ 个对数级，则继续治疗到 24 周。如 24 周时 HCV RNA 转阴，可继续治疗到 48 周；如果 24 周时仍未转阴，则停药观察。

②普通干扰素联合利巴韦林治疗方案：IFNα3～5MU，隔日 1 次肌内或皮下注射，联合口服利巴韦林 1000mg/d，建议治疗 48 周。

③不能耐受利巴韦林不良反应者的治疗方案：可单用普通 IFNα、复合 IFNα 或 PEG-IFN。方法同上。

（2）肝功能失代偿肝硬化患者，多难以耐受 IFNα 治疗的不良反应，有条件者应行肝移植术。

【预后】

急性丙型病毒性肝炎干扰素抗病毒效果好，90% 患者可获得完全应答而彻底痊愈；慢性丙型病毒性肝炎病情相对较乙型病毒性肝炎为轻，经标准抗病毒方案治疗，有机会清除病毒获得痊愈。部分患者感染 20～30 年后可出现肝硬化或肝癌。如正规防治，则预后良好。

第五节　丁型病毒性肝炎

丁型病毒性肝炎(丁型肝炎,丁肝)是由丁型肝炎病毒(HDV)与乙型肝炎病毒等嗜肝 DNA 病毒共同引起的传染病。本病呈全世界性分布,尤其意大利南部呈高度地方性流行,发展中国家 HBsAg 携带率较高,有引起 HDV 感染的基础。我国调查报告提示有地方性流行,各地 HBsAg 阳性者 HDV 感染率为 0～32%,总的看,北方偏低,南方偏高。重型肝炎和慢性肝病者 HDV 感染率明显高于无症状 HBsAg 携带者。HDV 与 HBV 重叠感染后,可促使肝损害加重,并易发展为慢性活动性肝炎、肝硬化和重型肝炎。

【病原病因】

HDV 为一有缺陷的单股负链 RNA 病毒,必需依赖 HBV 等嗜肝 DNA 病毒为其提供外壳,才能进行复制。HDV 存在于 HBsAg 阳性的 HDV 感染者的肝细胞核内和血清中,主要在肝细胞内复制。HDV 易发生变异。人感染 HDV 后可明显抑制 HBV DNA 的合成,丁型肝炎抗原(HDAg)出现与血清中 HBV DNA 减少相一致,随着 HDAg 转阴和丁型肝炎病毒抗体(抗-HD)出现,HBV DNA 又恢复到原水平。主要通过输血和血制品传播,与乙型肝炎的传播方式相似,HDV 感染大多见于 HBV 感染者,也可见散发性 HDV 感染者。

【临床表现】

人感染 HDV 后,其临床表现取决于原有 HBV 感染状态。潜伏期 4～20 周。有下列两种类型。

1. HDV 与 HBV 同时感染　见于既往无 HDV 感染,同时感染 HDV 与 HBV,表现为急性丁型肝炎。其临床症状与急性乙型肝炎相似,在病程中可见两次胆红素和 ALT 升高。血清中 HBsAg 先出现,然后肝内 HDAg 阳性。急性期患者,血清中 HDAg 阳

性持续数日即转阴,继而抗 HDV-IgM 阳性,持续时间短,滴度低。抗 HDV-IgG 则为阴性。

2. HDV 与 HBV 重叠感染　临床表现多样,可似急性肝炎,也可为慢性肝炎、重型肝炎。多见于慢性 HBV 感染者,其症状主要取决于 HDV 感染前是慢性 HBsAg 携带者,抑或是 HBV 慢性肝病者。如为 HBsAg 携带者,感染 HDV 后则表现似急性 HBsAg 阳性肝炎,但抗-HBVIgM 阴性,较单纯 HBV 感染重。如为 HBV 慢性肝病,由于 HBV 持续感染,HDV 不断复制,使已有肝组织病变加重,可表现为肝炎急性发作,或加速向慢活肝和肝硬化发展。因此,凡遇慢性乙型肝炎,原病情稳定,突然症状恶化,甚至发生肝衰竭,颇似重型肝炎,应考虑为重叠感染 HDV 的可能。

【临床检查】

1. 血清检查　血清中丁型肝炎病毒抗原(HDAg)和丁型肝炎病毒抗体(抗-HD)。

2. 肝功能检查　包括胆红素、麝香草酚浊度试验、AST、ALT、A/G、凝血酶原时间、血清蛋白电泳等。

3. 特异血清病原学检查　包括 HBsAg、抗-HBs、HBeAg、抗-HBe、抗-HBc、抗-HBcIgM。有条件可检测 HBV DNA,DNA-p,Pre-S1、Pre-S2 等。

4. 其他　血清学检测可检出部分 HDV 感染的患者,尚有相当一部分患者只有从肝组织检测 HDAg 才能确诊。

【临床诊断】

HDV 流行区内 HBsAg 携带者发生的肝炎;急性乙型肝炎出现双峰性血清 ALT 和胆红素浓度波动;病情已趋稳定的非活动性病例突然出现肝炎活动,或慢性乙型肝炎病程中表现进行性恶化;HBV 复制指标本已

降低或消失,而临床表现反见恶化的病例。确诊则取决于 HDV 血清学标志的检测。血清学诊断:HDV 抗原、抗体可同时存在于血清。筛检中,常以抗-HD 检测为第一步骤。抗-HD 检测有放射免疫法(RIA)和酶吸附法(EIA)。

抗-HDIgM 在临床发病的急性早期便可出现,持续 3～9 周,于恢复期消失;倘若转为持续感染状态,则可持续阳性,且以 7S 型为主,而在病情反复活动时可有 19S 型出现。因此,可作为同时感染和重叠感染急性发病的鉴别。急性发病时,在抗-HDIgM 滴度开始下降之后,抗-HDIgG 滴度显示上升,但亦有限,并于 2～18 个月内消失。持续高滴度抗-HDIgG 的存在是慢性持续性 HDV 感染的主要血清学标志。

组织学诊断:肝活检标本肝细胞核内 HDV(HDAg 或 HDV RNA)组织染色为确诊手段。小儿丁型病毒性肝炎,系患慢性乙型肝炎病人或慢性 HBsAg 携带者,血清 HDV RNA 和(或)HDAg 阳性;或抗-HDIgM 和抗-HDIgG 高滴度阳性;或肝细胞内 HDV RNA 和(或)HDAg 阳性,即可诊断为乙肝病毒和丁肝病毒重叠感染。

【治疗】

对 HDV 感染尚无有效的治疗方法,关键在于预防。临床以护肝对症治疗为主。抗病毒药物如干扰素等主要是干扰 HBV DNA 的合成,对 HDV RNA 的合成则无抑制作用。有人认为,小儿丁型病毒性肝炎治疗:患

儿若属 HBV、HCV 同时感染时,表现为急性肝炎,病程多为自限性经过,不需特殊治疗。患儿保证休息,给予高蛋白、高维生素、低脂肪食物,保肝药物及中药治疗。

【预防】

①严格筛选献血员,保证血液和血制品质量,是降低输血后丁型肝炎发病率的有效方法。②对 HBV 易感者广泛接种乙肝疫苗,是最终消灭 HBsAg 携带状态的有力措施,也是控制 HDV 感染切实可行的方法。③严格执行消毒隔离制度,无菌技术操作,对针刺和注射实行一次性医疗用具,或一用一消毒,防止医源性传播。④小儿丁型病毒性肝炎多由多种肝炎病毒引起,是以肝炎症和坏死病变为主的一组传染病。主要通过粪-口、血液或体液传播。指导意见:加强饮食、卫生管理,水源保护、环境卫生管理,以及粪便无害化处理,提高个人卫生水平。加强各种医疗器械的消毒处理,注射实行一人一管,或使用一次性注射器,医疗器械实行一人一用一消毒。⑤防止垂直传播:丁肝抗体阳性的孕妇,所有乙肝 e 抗原或乙肝 e 抗体阳性母亲所生婴儿,都应接种乙肝疫苗,以防止丁型肝炎的母婴垂直传播。⑥防止性传播:丁肝病毒感染率在性工作者和性滥交者中较高。目前亦已肯定丁型肝炎属于性传播性疾病,因此预防和杜绝性滥交,积极防治性病亦是预防丁型肝炎的措施之一。⑦国外已注意对静脉内药瘾者的丁肝抗体普查工作。

第六节　戊型病毒性肝炎

戊型病毒性肝炎(戊型肝炎、戊肝、HEV)主要见于亚洲和非洲的一些发展中国家。一般在发达国家以散发病例为主,发展中国家以流行为主。戊型病毒性肝炎流行特点似甲型肝炎,经粪-口途径传播。以水型流行最常见,少数为食物型暴发或日常生活接

触传播。具有明显季节性,多见于雨季或洪水之后;发病人群以青壮年为主,孕妇易感性较高,病情重且病死率高;无家庭聚集现象。21 世纪初,南京地区戊型肝炎发病数逐年增加,而甲型肝炎发病数逐年减少。其中 2002 年和 2003 年,戊肝发病数均比上一年有显著增

加,而甲肝发病数则分别下降了 14% 和 51%。

【病原病因】

戊型肝炎的病原为戊型病毒性肝炎病毒(HED),其传播途径如下。①食物污染,导致此病暴发,我国曾报道因为食物受污染而导致戊肝暴发。②多经粪-口渠道传播,因为水源被粪便污染所导致,发病高峰多于雨季或者洪水后,其流行规模视水源污染程度而异。③平时生活接触传播。④输血渠道研究表明,通过静脉输入含戊肝病毒血液或血浆,也会使受血者发生 HEV 感染。

【临床表现】

①潜伏期 10～60d,平均 40d。②根据临床表现,戊型肝炎一般可分为急性黄疸型、急性无黄疸型、急性重型和瘀胆型四种。③戊型肝炎除了乏力、食欲缺乏、恶心、呕吐外,急性黄疸型患者还有尿黄表现,一般起病急,黄疸多见。半数有发热,伴有乏力、恶心、呕吐、肝区痛,约 1/3 有关节痛。常见胆汁淤积状,如皮肤瘙痒、大便色变浅(较甲型肝炎明显)。多数肝大,脾大较少见。大多数病人黄疸于 2 周左右消退,病程 6～8 周,一般不发展为慢性。孕妇感染 HEV 病情重,易发生肝衰竭,尤其妊娠晚期病死率高,可见流产与死胎,其原因可能与血清免疫球蛋白水平低下有关。HBsAg 阳性者重叠感染 HEV,病情加重,易发展为急性重型肝炎。

【临床检查】

特异血清病原学检查是确诊的依据。①酶联免疫试验(ELISA),检测血清中抗 HEV-IgM,为确诊急性戊型肝炎的指标。②蛋白吸印试验(WB)法,较 ELISA 灵敏和特异,但操作方法较复杂,检测所需时间较长。③聚合酶链反应(PCR)用以检测戊型肝炎患者血清和粪便中 HEV RNA,本法灵敏度高,特异性强,但在操作过程中易发生实验室污染而出现假阳性。④免疫电镜技术(IEM)和免疫荧光法(IF),用以检测戊型肝炎患者粪便、胆汁和肝组织中 HEV 颗粒和

HEV 抗原(HEAg)。但此两种方法均需特殊设备和技术,且 HEV 在肝组织、胆汁和粪便中存在时间较短,阳性率较低,不宜作为常规检查。

【临床诊断】

应根据临床特点、肝功能检查,参考流行病学资料。排除 HAV、HBV、HCV 感染和其他原因引起的急性肝损害。

1. 急性戊型肝炎的诊断(黄疸型/无黄疸型)

(1)病人接触史或高发区居留史:发病前 2～6 周内接触过肝炎病人或饮用过被污染的水、外出用餐、到过戊肝高发区和流行区。

(2)持续一周以上乏力、食欲缺乏或其他消化道症状,肝大,伴叩击痛。

(3)血清转氨酶明显升高。

(4)血清病原学检验排除急性甲、乙、丙、庚型肝炎。

(5)皮肤巩膜黄染,血清胆红素大于 $17.1\mu mol/L$,尿胆红素阳性并排除其他疾病所致的黄疸。

(6)血清学检验抗 HEV-IgM 阳性,抗 HEV-IgG 由阴转阳或抗体滴度由低转高 4 倍以上。

2. 急性重型戊型肝炎

(1)符合急性黄疸型戊型肝炎的诊断标准。

(2)起病 10d 出现精神、神经症状(指肝性脑病)。

(3)黄疸迅速加深,血清胆红素大于 $171\mu mol/L$。

(4)凝血酶原时间延长,凝血酶原活动度低于 40%。

3. 亚急性重型戊型肝炎

(1)符合急性黄疸型肝炎的诊断标准。

(2)起病后 10d 以上出现以下情况者:①高度乏力和明显食欲不振,恶心,呕吐,皮肤巩膜黄染,重度腹胀或腹水;②血清胆红素上升＞$171\mu mol/L$ 或每日升高值大于 $17.1\mu mol/L$;

③血清凝血酶原时间显著延长,凝血酶原活度低于40%;④意识障碍。

【鉴别诊断】

戊型肝炎和甲型肝炎都是经粪-口途径传播,戊肝与甲肝相比,具有以下几个突出特征。

1. 多发于高温多雨季节,尤其在洪涝灾害造成粪便对水源广泛污染的地区。

2. 潜伏期较长:多在2~9周之间,平均为6周,较甲肝为长。

3. 患者发病年龄较大:以20岁以上的青壮年人发病率最高,在儿童中可能为临床感染,而甲型肝炎以15岁以下的少年儿童多见。

4. 患者早期粪便中可以检查出戊型肝炎病毒颗粒,但很快会自行消失。

5. 其他:戊型肝炎多数病例症状较轻,黄疸不很严重。

【治疗】

适当休息、合理营养为主,选择性使用药物为辅。应忌酒、防止过劳及避免应用损肝药物。

1. 一般治疗

(1)休息:早期严格卧床休息最为重要,症状明显好转可逐渐增加活动量,以不感到疲劳为原则,治疗至症状消失,隔离期满。经1~3个月休息,逐步恢复工作。

(2)饮食:以合乎患者口味、易消化的清淡食物为宜。应含多种维生素,有足够的热量及适量的蛋白质,脂肪不宜限制过严。

(3)如进食少或有呕吐者,应用10%葡萄糖液1000~1500ml加入维生素C 3g、葡醛内酯(肝泰乐)、普通胰岛素,静脉滴注,每日1次。也可加入能量合剂及10%氯化钾。热重者可用茵陈胃苓汤加减;湿热并重者用茵陈蒿汤和胃苓合方加减;肝气郁结者用逍遥散;脾虚湿困者用平胃散。有主张黄疸深者重用赤芍有效。一般急性肝炎可治愈。

2. 其他治疗

(1)在一个地区发生1次流行后,隔若干年才发生再次流行,未发现有再次发病者。

(2)在地方性流行地区,新近从其他地区迁入的居民,尤其是经济水平较高的人群,因从未感染过本病,缺乏免疫力,故发病率较当地人群为高。

(3)从被感染的人和动物血清中,可检测到戊型肝炎病毒抗体。戊型肝炎属自限性疾病,休息好,加强营养,即可痊愈。戊型肝炎不会转变为慢性肝炎。少数患者会有胆汁阻塞,眼和皮肤黄色及皮肤瘙痒迟迟不退,但最多半年就也可以复原。一般患者病死率极低,但孕妇例外,可有高达20%的病死率,目前仍未清楚孕妇为什么是高危群体。

【预防】

与甲型肝炎相同,主要采取以切断传播途径为主的综合性措施。具体措施如下。① 加强水源管理,严防水源及食品被粪便污染,改善供水条件,保证安全用水。广泛宣传喝开水,不喝生水。②改善卫生设施,提高环境卫生水平,加强食品卫生监督和养成良好的个人卫生习惯。未被HEV感染过的人都有可能被感染,因而各年龄组都有发病机会。儿童感染HEV后,症状较显著,成人则表现为临床性感染,人群易感性随着年龄增长而下降。但抗HEV-IgG在血循环中维持时间仅1年,而且人胎盘免疫球蛋白预防戊型肝炎无效,提示病后免疫不持久。虽然目前还没有戊型肝炎疫苗用于临床预防,但戊肝病毒遗传因子的纯株已培养成功,正在积极加强本病疫苗的研制工作。

第七节　己型病毒性肝炎

1994年,国外一些研究人员用一个不明原因的肝病病人的粪便提取物感染恒河猴,使其发生了肝炎。在该病人的粪便、肝中及感染动物的粪便里提取出了同一种病毒,称其为己肝病毒(HFV)。己型病毒性肝炎(己型肝炎,己肝)的病原尚未确定和公认,缺乏特异性诊断方法,主要采取排除法。临床上排除甲型至庚型 6 种肝炎病毒及巨细胞病毒(CMV)、EB 病毒感染的情况下方可考虑己肝的诊断。

【临床表现】

己肝病毒的特征和引起的肝炎症状还有待进一步观察和研究。潜伏期较丙型肝炎长,平均 61d,有明显亚临床感染,病情及慢性化程度较丙型肝炎轻。HFV 的分离未获成功,目前缺乏特异诊断方法。

目前,对己肝的具体传播途径还没有一致公认的看法,一般认为粪-口途径和血液传播的可能性都存在。按照以切断传播途径为主的综合防治措施考虑,既要加强切断粪-口途径,又要加强切断经血液和注射传播途径,以达到预防的目的。

【治疗】

因临床少见,己肝的治疗主要是根据其临床表现类型,采用中西医结合的方法对症和综合治疗。力争做到早发现、早诊断、早隔离、早报告、早治疗,并及早处理好发病地点,防止扩散。

【预防】

妥善处理疾病流行区域,隔离患者,采用对已知肝炎病毒有效的处理方法,加强对餐饮、幼托保育行业的管理,对献血人员严格检测,严格控制任何可能的传染源。在生活中要加强饮食卫生,严防粪便对生活用水的污染,还要加强对血液及其血液制品的生产、供销管理,对服务行业的公用茶具、食具、面巾,以及理发、刮脸、修足用具和牙科器材均应做好消毒处理。提倡采用一次性注射器,一人一针一管。对实验室的采血针、手术器械、划痕针、探针、内镜、针灸针均应实行一人一用一消毒,严防医源性感染。阻断母婴传播途径。教育全民增强体质,提高抗病力,养成人人讲卫生的习惯,饭前便后用流动水洗净双手,不喝生水,不生食水产品,不吃不洁及过期食品。切实做好易感人群的自身防护工作。

第八节　庚型病毒性肝炎

庚型病毒性肝炎(庚型肝炎,庚肝)是由于感染庚型肝炎病毒(HGV)引起的,传播途径已被证实为肠外途径(血源性)。易感者包括接受血液透析者以及接触血源的医务人员。此外,静脉注射毒品是另一重要途径。静脉注射毒品的患者中,血清庚型病毒性肝炎病毒 RNA 检出率达 11.6%;妊娠妇女感染了庚型肝炎病毒,母婴传播率最高可达 33%。庚型肝炎的预防重点是把好输血关;早期检测,早期防治。

【病原病因】

1. 通过血液、血制品、性传播及母婴垂直感染。与艾滋病有类似传播模式,艾滋病患者中常见 GBV-C 感染,GBV-C 病毒携带率在 14%～43%。

2. 免疫系统正常的人感染 GBV-C 后,大多在几年的时间内能清除体内该病毒颗粒(血浆中 GBV-C RNA 检测不到)。有些感染者的体内病毒可以保持几十年。

3. 大约 2% 的健康美国献血者检出了 GBV-C 颗粒。最高 13% 的美国献血者 E2 蛋白抗体阳性,表明早先有过感染。

【临床表现】

庚型肝炎临床表现与急性肝炎相似;也可在暴发型肝炎中流行。其临床表现缺乏明显特异性,有一般病毒性肝炎的症状和体征,例如纳差、恶心、右上腹部不适、疼痛、黄疸、肝增大、肝区压痛等。庚型肝炎主要有三种亚型:①GBV-c,可见于非洲、北美、亚洲及欧洲;②新组,主要见于亚洲及欧洲;③HGV,主要见于欧洲、亚洲及北美。

【临床检查】

1. 肝功能常规检查。

2. 反转录聚合酶链反应法(RT-PCR),检测血清中 HGV RNA。人感染庚型肝炎病毒后 1 周左右,血清中可检测到 HGV RNA。RT-PCR 法可作为庚型肝炎病毒感染的早期诊断。

3. 酶联免疫试验(EIA),检测血清中抗 HGV 抗体。一般于感染 3 周才出现抗 HGV 抗体阳性。

国外报道 EIA 法与 RT-PCR 法的阳性符合率仅为 3％～18％,不宜作为 HGV 感染的实验室诊断,但最近我国自行研制的抗 HGV EIA 法与 RT-PCR 法的阳性符合率可高达 60％,可望用于 HGV 感染的筛查。

【临床诊断】

确诊主要依靠临床表现和实验室检查。

【治疗】

对症、保肝和降酶药物均有助于轻型庚型病毒性肝炎病情恢复,促进肝修复。干扰素治疗慢性庚肝与乙肝或丙肝病毒合并存在的病例有一定效果。血清学免疫抗体治疗是目前的有效方法之一。

【预防】

切断经血传播途径、筛选献血员及血液制品,是减少和预防庚型病毒性肝炎最关键的措施。

【预后】

庚肝病毒感染后临床上可能有以下转归。

①一过性的病毒血症,病毒很快被人体清除,称为隐性感染。

②出现急性肝炎表现。单纯庚肝病毒感染的 ALT 增高程度及黄疸深度可能比急性丙型肝炎轻,但临床上常与丙型肝炎,甚至乙型肝炎合并感染,多数患者很快康复。

③病毒持续存在,部分患者始终处于低滴度状态,少部分血清里含有中到高滴度的 HGV,但均无临床症状,为无症状病毒携带者。

④转氨酶随血中病毒滴度的波动而出现间歇性增高。

⑤少数病情迁延,反复发作成为慢性肝炎。

⑥可能引起暴发型肝炎,以亚急性重型肝炎多见。

⑦庚型肝炎慢性感染到发生肝硬化需较长时间,但一旦发生肝硬化,病情急转直下,进展极快。

⑧庚型肝炎是肝细胞癌的相关因素,但大多数情况下,肝癌的发生可能是乙肝或丙肝病毒与庚肝病毒的协同作用。

第3章

肝部其他感染性相关疾病

第一节 急性重型肝炎（急性肝衰竭）

在1978年以前，急性暴发性肝炎又叫急性坏死型肝炎，临床上亦称急性重型肝炎。其发病初期多与急性黄疸型肝炎相似，但病情迅速恶化，肝进行性缩小，黄疸迅速加深。随着医学的进步与发展，在1978年后，临床上已经不再以暴发性肝炎作为临床用名，临床病例上的标准名称为急性重型肝炎或急性肝衰竭。

【临床表现与诊断要点】

1. 病程在10d以内。

2. 伴有牙龈出血、鼻出血、皮下瘀点、呕血、便血等出血征象。

3. 起病急骤伴严重中毒症状。

4. 肝进行性缩小，伴肝臭和进行性黄疸加深。

5. 出血倾向伴凝血酶原时间延长、活动度锐减。

6. 短期内出现腹水征。

7. 精神神经突然错乱，狂躁后昏迷。

8. 肝功能试验及转氨酶明显异常，时见酶胆分离特征。

9. 尿少或无尿。

10. 白细胞正常或稍增高，血清胆红素多在171μmol/L以上，肝功能损害严重。

诊断本病时应与中毒性肝坏死、妊娠脂肪肝和严重的胆管感染等疾病鉴别。

【治疗】

1. 白蛋白及新鲜血浆　补充白蛋白，有利于防治腹水和肝性脑病，维持血容量。新鲜血浆内有大量凝血因子、血小板及免疫活性物质，有利于防治出血及促进肝细胞再生，每日输入100～200ml是支持疗法中最重要的措施。

2. 支链氨基酸　有助于提高支链氨基酸及纠正支/芳比例，对改善肝功能及防治肝性脑病有一定效果。

3. 促肝细胞生长因子（HGF）　用于重型肝炎治疗，可提高成活率。据报道：综合治疗后病死率是44%～47%，在此基础上加用HGF，病死率下降至37.5%，早中期疗效优于晚期。用法：可每日1～2次静脉滴注。必要时促肝细胞生长素每次160mg，或用与促肝细胞生长素作用相似的肝乐宁80mg加入5%葡萄糖注射液150ml中静脉滴注，每日1次。

4. 前列腺素E_1（PGE_1）　重型肝炎协作组报道，在综合治疗基础上加用PGE_1，其病死率为33.3%，类似HGF，现认为PGE_1有如下作用。①肝细胞膜上有PGE_1受体，可与PGE_1结合，PGE_1可通过降低肝细胞内cAMF浓度而减少肝糖原分解及肝细胞分解代谢，PGE_1有强的血管扩张作用，改善血循环从而促进肝细胞再生及保护肝细胞。②可防治肝细胞内蛋白、脂肪代谢紊乱及促进蛋白的合成。③保护毛细胆管且有利胆作用。④改善微循环,抑制血小板凝集而防治DIC及出血。⑤对肾素、血管紧张素醛固酮系统有拮抗作用,并且利钠利尿。⑥可对抗糖皮质激素引起的胃酸分泌过多及消化溃疡的形成。

用法:PGE$_1$ 100～200μg加入葡萄糖液内缓慢静脉滴注。可有高热等不良反应。

小牛血去蛋白也有类似疗效,且无明显不良反应,可酌情代替前列腺素E$_1$。

5. 免疫调控 胸腺肽每日10～20mg,大剂量可用至100mg,有利于纠正重型肝炎患者的免疫功能低下,减少并发症,提高存活率。

6. 抗病毒治疗 在病情稳定和情况许可时考虑抗病毒治疗,可用苦参素注射液或拉米夫定,一般不用干扰素。因重型肝炎在某种意义上是对HBV的大量清除反应,所以许多患者重型肝炎时HBV DNA即转阴,已无须抗病毒治疗。

血制品、PGE$_1$疗法、支链氨基酸及胸腺肽治疗为重型肝炎患者基础综合治疗的主要内容,也可配合应用肝得健。

第二节 慢性迁延性肝炎

慢性迁延性肝炎是指病程超过半年,仍然迁延不愈,症状、体征和肝功能异常较轻,无自身免疫系统及其他系统表现的肝炎。病人经常出现轻度乏力、肝区痛、食欲差、腹胀等,亦可无明显症状。常伴有肝稍大,脾有时亦可增大,但无进行性增大。一般无黄疸,转氨酶持续或间歇升高,血浆白蛋白与球蛋白数值基本正常,硫酸锌浊度正常。

急性黄疸型及无黄疸型肝炎,均可转为迁延性肝炎。如经化验及临床检查仍不能确诊,必要时可做肝活检,以助诊断。此型肝炎预后良好,经过适当休息和治疗,一般都可恢复健康。

【临床表现】

主要症状为口苦咽干,两胁疼痛,失眠多梦,疲乏无力,这些症状与肝功能损害程度往往无一致性关系。体格检查肝有轻度增大或不大,一般无脾大。病程经过一般无黄疸出现,肝功能检查多以单项谷丙转氨酶升高为主,间有出现轻度蛋白代谢功能异常,多呈阳性,病程经过虽较长,但病情稳定,不易发展为肝硬化,预后较好。

【治疗】

简述中医方剂如下。

1. 组方1 药物组成:柴胡、芍药、枳实、甘草。用法用量:上药各等分研细末,温开水调和,每服3～6g,也可改用饮片水煎服,每日一剂。方解:方用柴胡疏泄肝气,芍药养血柔肝,理气而不伤阴,柔肝有助疏泄,为其配伍特点。方剂来源:《伤寒论》四逆散。

2. 组方2 药物组成:白术90g,白芍60g,陈皮45g,防风60g。用法用量:水煎服,每日一剂。方解:方用白术、陈皮健脾,和中燥湿;白芍抑肝,并能缓急镇痛;防风散肝舒脾。补中寓疏,为其配伍特点。方剂来源:《景岳全书》痛泻要方。

3. 组方3 药物组成:北柴胡9g,白术12g,香附9g,党参15g,制首乌、丹参各12g、泽泻9g,三七粉3g(2次冲服量)。用法:水煎服,2次分服。方解:方用柴胡疏肝解郁,白术健脾除湿,共为主药;香附理气疏肝,首乌补血养肝,党参健脾益气,均为辅药,丹参、三七活血化瘀;泽泻渗湿利水兼能清热,为之佐使。诸药配合,具有疏肝理脾,活血化瘀之效。

第三节　肝脓肿

肝脓肿是细菌、真菌或溶组织阿米巴原虫等多种微生物引起的肝化脓性病变,若不积极治疗,病死率可高达 10%～30%。肝内管道系统丰富,包括胆道系统、门脉系统、肝动静脉系统及淋巴系统,大大增加了微生物寄生、感染的概率。肝脓肿分为三种类型,其中细菌性肝脓肿常为多种细菌所致的混合感染,约为 80%,阿米巴性肝脓肿约为 10%,而真菌性肝脓肿低于 10%。

一、细菌性肝脓肿

细菌性肝脓肿多为混合性感染,往往同时检出多种细菌,以内源性细菌为主。60%以上为肠道革兰阴性杆菌,以往最常见的是大肠埃希菌,晚近克雷伯杆菌已上升至首位。最常见的阳性球菌为金黄色葡萄球菌。克雷伯杆菌、变形杆菌和铜绿假单胞菌是长期住院和使用抗生素治疗的患者产生脓肿的重要致病菌。约半数肝脓肿患者脓液中可检出厌氧菌,最常分离出的厌氧菌为脆弱类杆菌、巨核梭形杆菌等。胆源性肝脓肿与门脉血行感染性肝脓肿的病原菌以大肠埃希菌为主,肝动脉血行感染性肝脓肿的病原菌以金黄色葡萄球菌为主。

【临床表现】

细菌性肝脓肿多无典型临床表现,急性炎症期常被原发病所掩盖。本病一般起病较急,由于肝血供丰富,一旦发生化脓性感染后,大量毒素进入血循环,引起全身脓毒性反应。临床上常继某种先驱性疾病(如胆道蛔虫病)以后突然寒战、高热和肝区疼痛等。主要临床表现如下。

1. 寒战和高热　多为最早症状,也是最常见的症状。病人在发病初期骤感寒战,继而高热,发热多呈弛张型,体温在 38～40℃,最高可达 41℃。

2. 肝区疼痛　炎症引起肝增大,导致肝被膜急性膨胀,肝区出现持续性钝痛。

3. 脓毒反应　由于伴有全身性毒性反应及持续消耗,乏力、食欲差、恶心和呕吐等消化道症状较为常见。少数病人在短期内表现为精神萎靡等较严重病态,也有少数病人出现腹泻、腹胀或较顽固性的呃逆等症状。

4. 体征　肝区压痛和肝大最常见;右下胸部和肝区有叩击痛;有时出现右侧反应性胸膜炎或胸腔积液;如脓肿位于肝表面,其相应部位的肋间皮肤呈红肿、饱满、触压痛及凹陷性水肿;如脓肿位于右下部,常见有右季肋部或右上腹部饱满,甚至可见局限性隆起,常能触及增大的肝脏或波动性肿块,并有明显的触痛和腹肌紧张等;左肝脓肿时,上述体征则局限在剑突下。晚期病人可出现腹水,这可能是由于门静脉炎以及周围脓肿的压迫影响门静脉循环及肝功能受损伤,长期消耗致营养不良和低蛋白所致。

【临床检查】

1. 实验室检查

(1)血白细胞总数及中性粒细胞计数增高,50%有贫血,90%以上有红细胞沉降率加速。肝功能有一定损害,大部分患者碱性磷酸酶明显升高,转氨酶仅中度升高,约半数胆红素升高,低蛋白血症明显者预后欠佳。

(2)肝穿刺及培养:可在触痛点最明显的肋间穿刺将抽取的脓液做细菌培养(阳性率高)。需要时做血培养,但阳性率低。

(3)肝脓液培养:细菌检出率为 20%～50%。

2. 辅助检查

(1)X 线检查:X 线检查可发现肝脏阴影增大,如果脓肿位于右肝叶,可观察到膈肌抬高、运动受限、肋膈角模糊或胸腔少量积液、右下肺炎症或肺不张等。有时在脓肿部位可出现气液平面,多提示脓肿由产气细菌感染所致。肝左叶的脓肿可出现胃贲门和胃小弯受压现象。膈肌运动受限、肋膈角消失、胸腔少量积液等情况时,还要考虑到有无膈下脓肿存在。

(2)超声检查:可发现脓肿部位有典型的液性回声暗区或脓肿内液平面。该检查除能协助临床诊断外,还可以帮助了解脓腔的部位、大小及距体表的深度,以便确定脓肿的最佳穿刺点和进针方向与深度,或为手术引流提供入路选择。但超声对小于1cm的多发性肝脓肿,往往难以发现,临床诊断时应予注意。

(3)CT检查:CT检查可发现脓肿的大小及形态,显示脓肿在肝脏中的确切部位,为临床医师行脓肿穿刺及手术引流提供清晰、直观的影像资料。主要表现为肝内出现低密度区,CT值略高于肝囊肿,边界多数不太清晰,有时低密度区内可出现块状影。注射造影剂后其外围增强明显,边界更加清楚。增强扫描的典型表现是脓肿壁的环状增强(靶征),出现"靶"征提示脓肿已形成。

(4)MRI检查:肝脓肿早期因水肿存在,故在MRI检查时具有长 T_1 和 T_2 弛豫时间特点。在 T_1 权重像上表现为边界不清的低信号强度区,而在 T_2 权重像上信号强度增高。当脓肿形成后,则脓肿在 T_1 权重像上为低强度信号区;脓肿壁系炎症肉芽结缔组织,其信号强度也较低,但稍高于脓肿部;脓肿壁周围的炎症水肿肝组织形成稍低于脓肿壁环状信号强度灶。在 T_2 权重像上,脓肿和水肿的组织信号强度增高明显,在其间存在稍低信号强度的环状脓肿壁。

【鉴别诊断】

1. 胆囊和胆道疾病 胆囊和胆道疾病常有急性发作史。急性胆囊炎常有明显的局部疼痛和压痛,且常能扪得增大的胆囊;而肝脓肿则主要表现为肝之向上增大,胆囊不能触及。胆总管结石伴有严重胆管炎者,临床

上有时与肝脓肿甚相似,但胆管结石常伴有恶心呕吐及黄疸,在早期肝的增大和触痛常不明显,横膈也无升高。

2. 膈下脓肿 一般单纯的膈下脓肿在前后位X线片上可见肋膈角模糊,侧位X线片上可见后侧的肋膈角模糊,而肝脓肿并有膈下脓肿者,在前后位X线片中可见心膈角模糊,侧位X线片上可见前面的肋膈角模糊。鉴别困难时,还可行B型超声检查、CT扫描,甚至磁共振冠状面图像。

3. 阿米巴性肝脓肿 阿米巴性肝脓肿常有阿米巴性肠炎和脓血便病史,如在患者大便中找到阿米巴滋养体,更具有诊断意义。此外,阿米巴性肝脓肿的症状较轻,白细胞增加不显著,且以嗜酸性粒细胞为多,病程较长,但贫血较明显,肝大明显,肋间水肿,局部隆起及压痛较明显。根据穿刺脓液的性质及细菌检查结果,可得到鉴别结果。

【治疗】

1. 药物治疗:对急性期但尚未局限的肝脓肿和多发性小脓肿,宜采用此疗法。即在治疗原发病灶的同时,使用大剂量有效抗生素和全身支持疗法,以控制炎症,促使脓肿吸收自愈。由于细菌性肝脓肿病人中毒症状严重,全身状况差,故在应用大剂量抗生素控制感染的同时,应积极补液,纠正水与电解质紊乱,给予维生素B、维生素C、维生素K,必要时可反复多次输入小剂量新鲜血液和血浆,以纠正低蛋白血症,改善肝功能和输注免疫球蛋白。目前多主张有计划地联合应用抗生素,如先选用对需氧菌和厌氧菌均有效的药物,待细菌培养和药敏结果再选用敏感抗生素对症选用敏感或相宜的抗菌药物,参见第12章。一般在上述方法治疗的同时,加用中医中药治疗,多数病人可望治愈。

2. B超引导下经皮穿刺抽脓或置管引流。

3. 手术疗法:主要有脓肿切开引流术及肝叶切除术,前者适用于脓肿较大或经上述

治疗后全身中毒症状仍较严重或出现并发症，如脓肿穿透胸腔、穿入腹腔引起腹膜炎或穿入胆道等时；后者适用于慢性肝脓肿，因其壁厚难以用非手术疗法治疗且局限于一个肝叶者。

【预后】

细菌性肝脓肿患者的预后与其年龄、体质、原发病、脓肿数目、治疗开始的早晚、治疗的彻底性和有无并发症等密切相关。年幼及老年患者的预后较青壮年者差，病死率也高。多发性肝脓肿的病死率明显高于单发性肝脓肿。有人统计，140 例多发性肝脓肿中死亡 106 例（75.7%），而 117 例单发性肝脓肿中死亡仅 28 例（23.9%）。病菌的种类与毒性对肝脓肿的预后也有密切关系。由大肠埃希菌、葡萄球菌、链球菌、铜绿假单胞菌等细菌引起的肝脓肿病死率较高，对多种药物不敏感的菌种感染者预后也差。全身情况较差和营养不良及有明显肝功能损害者，如低蛋白质血症和高胆红素血症时，病死率更高。有并发症的肝脓肿，如膈下脓肿、脓肿破入腹腔导致弥漫性腹膜炎、胆道出血，或合并脓胸或肺脓肿时，病死率增高。相反，单发性脓肿症状轻微无并发症者，预后良好。因此，对细菌性肝脓肿治疗的要求是早期诊断，早期治疗，及时应用有效的抗生素，有效的排脓，彻底处理原发病灶以及加强全身支持治疗等，可大大降低病死率。近年来由于医学科学技术的飞速发展，诊断和治疗水平不断提高，细菌性肝脓肿的发病率及病死率已有明显下降。

【预防】

1. 提高机体的健康素质，增强机体的防病抗病能力，同时应尽可能避免诱发机体抵抗力降低的因素，如大剂量化疗、放疗及长期使用免疫抑制药。

2. 对容易诱发细菌性肝脓肿的疾病应积极治疗，如肝胆管结石、急性化脓性梗阻性胆管炎、腹腔感染、肠道感染等。

二、阿米巴肝脓肿

阿米巴肝脓肿（amebic liver absces）是由于溶组织阿米巴滋养体从肠道病变处经血流进入肝，使肝发生坏死而形成，实为阿米巴结肠炎的并发症。根据住院病人统计，阿米巴肝脓肿病人为阿米巴结肠炎病人的 40% 左右。由患结肠炎到出现肝脓肿的时间，短者 10d，长者可 20 多年。有人统计，60% 发生在 4 年之内。由于时间较长，加以许多人患肠炎时症状不重，故阿米巴肝脓肿病人，只有 50% 甚至更少的人能回忆起腹泻史。据核素研究证明，肠系膜上静脉的血多回到肝右叶，肠系膜下静脉的血多回到肝左叶。回盲部和升结肠为阿米巴结肠炎的好发部位，该处原虫可随肠系膜上静脉回到肝右叶，加以肝右叶比左叶大，回血也多，因此临床上的病人，脓肿 90% 多在右叶，而且多在顶部。

【病原病因】

溶组织内阿米巴有滋养体及包囊两期。以往将滋养体分为小滋养体与大滋养体，前者寄生于肠腔中，称为肠腔共栖型滋养体，在某种因素影响下，可使其侵入肠壁，吞噬红细胞转变为后者，称为组织型滋养体。近年来，分子分类学研究证实，两类虫株的基因型和表现型各具有明显的特异性。1993 年 WHO 根据其同工酶谱、膜抗原与毒力蛋白及编码基因存在的明显差异，正式将非致病性虫株命名为迪斯帕内阿米巴（Entamoeba dispar），而将致病性虫株仍称为溶组织内阿米巴（Entamoeba histolytica）。因此，认为存在肠腔的大部分滋养体为迪斯帕内阿米巴滋养体，为肠腔共栖生物，并不侵入肠壁。溶组织内阿米巴的滋养体不论其大小，均具有侵袭性，随时可吞噬红细胞，故将这种吞噬红细胞或不吞噬红细胞的溶组织内阿米巴滋养体均称为滋养体。滋养体在患者新鲜黏液血便或肝脓肿穿刺液中，均活动活泼，$5\mu m/s$，以二分裂法增生，形态变化较大。当其在有症状病人组织中,常含有摄入的红细胞,大小常在 $20\sim40\mu m$,甚至 $50\mu m$,但在肠腔非腹泻粪便中或有菌培养基中,则大小为 $10\sim30\mu m$,不含红细胞。滋养体内、外质分界极为明显,借助单一定向的伪足运动。内质内有一个泡状核,呈球形,直径 $4\sim7\mu m$,核膜边缘有单层均匀分布、大小一致的核周染色质粒(chromatin granule)。核仁小(仅 $0.5\mu m$),常居中,周围为纤细丝状结构。包囊是滋养体在肠腔内形成,但在肠腔以外的脏器或外界不能成囊。在肠腔内滋养体逐渐缩小,停止活动,变成近似球形的包囊前期,以后变成一核包囊,并进行二分裂增生,发育成为四个核的成熟包囊,直径为 $10\sim16\mu m$,壁厚 $125\sim150nm$。溶组织内阿米巴滋养体的形态,通过扫描电镜或透视电镜的观察,发现其细胞膜厚约 $10nm$,外皮为一层绒毛状的糖萼(glycocalyx),胞质内含有无数糖原颗粒和螺旋状排列的核糖体,无典型的线粒体、粗面内质网和高尔基复合体。滋养体表膜上分布有许多丝状突起,有直径 $0.2\sim0.4\mu m$ 的圆形孔,与微胞饮作用(micropinocytosis)有关,在伪足和微饮管口则无这类小孔,此为溶组织内阿米巴滋养体的特征之一。溶组织内阿米巴的体外培养已从单种培养(xenic culture)进入单栖培养(monoxenic culture),现已发展到纯性培养(axenic cultivation)及近在软琼脂培养基中的克隆化培养。无生物培养的成功,提供了对阿米巴深入研究的条件,解决了纯抗原的制备问题。阿米巴肝脓肿发展缓慢,距肠阿米巴病或阿米巴感染后有较长的隐匿期。暴饮暴食足以引起肠道炎症,易于使阿米巴感染变为活动;酗酒以及其他足以使人体抵抗力降低等情况,都可为肝脓肿发生的诱因。阿米巴原虫的再感染可以激发原已存在的感染而引起肝脓肿;肾上腺皮质激素的应用,也能诱发肝脓肿的发生。

【发病机制】

结肠溃疡中阿米巴滋养体借其侵袭力进入门静脉系统,到达肝;但亦可通过肠壁直接侵入肝,或经淋巴系统到达肝内。大多数原虫抵达肝后即被消灭,仅少数可存活并在肝内进行繁殖。阿米巴滋养体在肝组织门静脉内因栓塞、溶组织及分裂作用,造成局部液化性坏死而形成脓肿。自原虫侵入至脓肿形成,平均需时 1 个月以上。脓肿所在部位深浅不定,以大的单个为多见,约 80% 位于肝右叶,尤以右叶顶部居多。因原虫经门静脉血行扩散,故早期以多发性小脓肿较为常见,以后才互相融合而形成单个大脓肿。脓肿中央为一大片坏死区,其脓液为液化的肝组织,呈巧克力酱样,质黏稠或稀薄,有肝腥味,含有溶解和坏死的肝细胞、红细胞、白细胞、脂肪、夏-雷晶体及残余组织。滋养体常聚集在脓腔壁,约 $1/3$ 病例在脓液中可找到滋养体,但从未发现有包囊。脓肿可因不断扩大,逐渐浅表化,以至于向邻近体腔或脏器穿破。慢性脓肿可招致细菌继发感染,如大肠埃希菌、葡萄球菌、变形杆菌、产气杆菌及产碱杆菌等。细菌感染后,脓液失去其典型特征,呈黄色或黄绿色,有臭味,并有大量脓细胞,临床上可出现毒血症表现。

【临床表现】

本病的发展过程一般比较缓慢,急性阿米巴肝炎期较短暂,如不及时治疗,继之为较长时期的慢性期。其发病可在肠阿米巴发病数周至数年后,甚至可长达 30 年后才出现阿米巴性肝脓肿的报道。过去病史中约有 60% 以上的病人有脓血便等痢疾病可查。

1. **急性肝炎期** 在肠阿米巴过程中,可出现肝区疼痛、肝增大、压痛明显、体温升高(体温持续在 $38\sim39\text{℃}$)、脉速和大量出汗等症状,此时如能及时正确治疗,炎症可得到控制,避免脓肿形成。

2. **肝脓肿期** 临床表现取决于脓肿的大小、部位、病程长短及有无并发症等,但大多数病人起病较缓慢,病程较长,此期间主要表现为发热、肝区疼痛、肝增大等。

(1)发热:大多数起病缓慢,持续发热,体温在 38～39℃,常以弛张热或间歇热居多。慢性肝脓肿者体温可正常或仅为低热;如继发细菌感染或其他并发症时,体温可高达 40℃以上,常伴有畏寒或寒战。体温大多上午低,午后上升,病人多有食欲缺乏、腹胀、恶心、呕吐,甚至腹泻、痢疾等症状。体重减轻、虚弱乏力、消瘦、精神不振、贫血等亦常见。

(2)肝区疼痛:肝区持续性疼痛,偶有刺痛或剧烈疼痛,疼痛可随深呼吸、咳嗽或体位变动而加剧。如脓肿位于右膈顶部,疼痛可放射至右肩胛部或右腰背等处;也可因压迫或炎症刺激右膈肌及右下肺而导致右下肺炎、胸膜炎,此时除发热和疼痛外,尚有气急、咳嗽及肺底湿啰音等。

(3)局部水肿和压痛:较大的脓肿可出现右下胸、上腹部膨隆,肋间饱满,局部皮肤水肿发亮,肋间隙可增宽,局部压痛或肝区叩击痛明显,右上腹部可有压痛及肌紧张,有时可扪及增大的肝或肿块。

(4)肝增大:肝往往呈弥漫性增大,病变所在部位有明显的局限性压痛及叩击痛。增大的肝在右肋缘下扪及,肝下缘钝圆有充实感,质中,触痛明显,且多伴腹肌紧张。有些病人可出现右侧胸腔积液。

(5)慢性病例:慢性期病例可延迟数月甚至 1～2 年。病人呈消瘦、贫血、营养不良性水肿甚至胸腔积液和腹水;上腹可扪及肿大坚硬的包块,易误诊为肝癌。如不伴继发细菌感染、发热多不明显。

【临床检查】

1. 实验室检查

(1)血象检查:白细胞总数在早期多数增加[(13～16)×10^9/L],至后期常降至正常以下,中性粒细胞在 80%左右,有继发感染时更高。血红蛋白降低,红细胞沉降率可增快。

(2)大便及十二指肠液检查:少数患者大便中可找到溶组织内阿米巴。十二指肠引流液、胆汁液中有时也能找到滋养体。

(3)肝功能检查:ALT 及其他项目多数正常范围,但血清胆碱酯酶活力降低较为突出。

(4)血清学检查:应用阿米巴纯培养抗原作血清学反应,其特异性甚高,如间接血凝试验、间接荧光抗体试验及 ELISA 试验等阳性率可达 95%～100%。因而对阿米巴肝脓肿有较大的辅助诊断价值,阴性者基本可以排除本病。

(5)基因检测:用溶组织内阿米巴分子量为 30×10^3 蛋白编码基因引物,以 PCR 法可从脓液中检测到其基因片段,敏感性和特异性均为 100%。

2. 辅助检查

(1)超声检查:B 型超声显像的诊断正确率可达 90%以上,显示肝区液性暗区,同时能了解脓肿的大小、范围、数目,有助于引导穿刺定性诊断与治疗。

(2)X 线检查:右膈肌抬高、运动受限、局部隆起;有时可见胸膜反应或积液,右下肺炎或盘状肺不张等;偶可见 X 线片上显示脓腔内有气-液面;肝区不规则透光液气影,则具有特殊征性诊断意义,注入造影剂可显示脓腔大小。

(3)CT 肝脓肿区域呈不均或均匀低密度区,造影剂强化后脓肿周围呈环形密度增高带影,脓腔内可有气-液面。

(4)放射性核素扫描:可见肝内有占位性病变,即放射性缺损区,但直径小于 2cm 的脓肿或多发性小脓肿易被漏诊或误诊为转移瘤或囊肿,因此仅对定位诊断有帮助。

(5)诊断性肝穿刺:可抽得巧克力样咖啡色无臭、黏稠的脓液,离心沉淀物内可能找到阿米巴滋养体,但因阿米巴多存在于脓腔壁上,阳性率较低,若将脓液按每毫升加入链激酶 10U,在 37℃条件下孵育 30min 后检查,可提高阳性率。

【鉴别诊断】

1. 原发性肝癌　一般无明显发热、肝大

迅速,质硬而表面不平,甲胎蛋白阳性。B型超声、CT扫描、肝动脉造影、磁共振检查及肝穿刺活组织检查均有诊断价值。

2. 细菌性肝脓肿 鉴别要点见前文所述。

3. 膈下脓肿 常发生于腹腔化脓性感染,如溃疡病穿孔,阑尾炎穿孔或腹部手术之后。本病特征是全身症状明显,但腹部体征轻;X线检查横膈普遍抬高和活动受限,但无局限性隆起,可见膈下有气-液面;B超提示膈下液性暗区而肝内则无液性区;核素肝扫描不显示肝内有缺损区;MRI检查时,在冠状切面上能显示位于膈与肝间隙内有液性区,而肝内正常。

4. 局限性脓胸 不同点是本病曾有肺感染或胸腔损伤之病史,语音或触觉性震颤减低或消失,患部叩诊呈实音。肝不增大,但可能稍向下移位亦无触痛。胸部X线检查可见膈肌未升高。胸腔穿刺可抽出脓液,并可查到病菌。

5. 胰腺脓肿 本病早期为急性胰腺炎病症,脓毒症状之外可有胰腺功能不良,如糖尿、大便有未分解的脂肪和未消化的纤维。肝如增大亦甚轻,无触痛。胰腺脓肿时膨胀的胃在病变部前面。肝扫描无异常所见。如有条件CT可帮助定位。

6. 肝棘球蚴病 本病合并感染可误诊为细菌性肝脓肿,应详细询问病史,如畜牧地区或畜牧业。病人先有腹部肿块而后出现脓毒症状,X线摄片或可见钙化囊壁。棘球蚴皮内试验阳性。

【并发症】

主要并发症为脓肿向周围脏器穿破及继发细菌感染。脓肿可穿破膈肌形成脓胸或肺脓肿,再穿破支气管造成胸膜-肺-支气管瘘;穿破至心包或腹腔时引起心包炎或腹膜炎;亦可穿破至胃、大肠、肾盂等处,造成各脏器的阿米巴病。在这种情况下,继发细菌感染极易发生。穿刺抽脓有时也可导致继发感染。阿米巴肝脓肿经血流可引起脑脓肿,较

为少见。

【治疗】

阿米巴性肝脓肿病程较长,患者全身情况较差,常有贫血和营养不良,应加强营养和全身支持疗法,给予高碳水化合物、高蛋白质、高维生素和低脂肪饮食,必要时可补充血浆及清蛋白,同时给予抗生素治疗。主要治疗措施:应用抗阿米巴药物,辅以穿刺抽脓,必要时采用外科治疗。

1. 药物治疗

(1)甲硝唑:为首选药物,疗效高,毒性小,疗程短。除妊娠早期外,对儿童、孕妇及体弱者均可适用,治愈率为70%～100%。成人每次口服400～800mg,每日3次,7～10d为1个疗程。病情重者每天50mg/kg,分3次口服,连服7d。如手术病例不能口服者,以甲硝唑1.0g加5%葡萄糖液,静脉滴注,24h后重复1次,共10d。服药期间忌酒。偶有恶心、头晕、食欲减退等不良反应,多不需处理,停药即好转。次选药为替硝唑、奥硝唑。

(2)氯喹:毒性小,吸收后在肝、肺、肾的浓度高于血液200～700倍,疗效佳。成人口服第1、2天每天0.6g,以后每天服0.3g,3～4周为1个疗程,偶有胃肠道反应、头痛和皮肤瘙痒。

(3)依米丁(吐根碱):或去氢依米丁(去氢吐根碱):成人按1mg/(kg·d),每天不超过0.06g,分1～2次行深部肌内注射,连续6d,总量不超过10mg/kg。本品毒性大,用药患者必须卧床,并用心脏监护仪。当发现心跳过速、心律失常、血压下降、肌无力、明显胃肠道反应,应立即停药。伴心、肝、肾疾病者及年老、体弱、幼儿与孕妇等忌用,目前本品已少用。

为根治肠内阿米巴慢性感染,在上述疗程结束后,应常规服抗肠内阿米巴药物,如二氯散糖酸脂、双碘喹啉等。在治疗过程中,多宜同时应用两种药物。

2. 穿刺抽脓　穿刺抽脓及引流经药物治疗症状无明显改善者,或脓腔大或合并细菌感染病情严重者,应在抗阿米巴药物应用的同时,进行穿刺抽脓。在 B 超引导和局麻下取距脓腔最近部位进针,严格无菌操作。每次尽量吸尽脓液,可每隔 3~5d 重复穿刺。如有混合感染,在吸净脓液后注入抗生素。若脓液黏稠,则可用生理盐水冲洗,术毕在脓腔内注入盐酸依米丁 0.03g 可增强疗效。近年也有脓腔留置引流管的做法,收效好,但如无继发细菌感染者,以不置管为好。患者体温正常,脓腔缩小至仅能抽出 5~10ml 脓液时,可停止穿刺抽脓治疗。

3. 手术治疗　在药物治疗阿米巴肝脓肿的同时,如有下列情况可考虑手术引流:①经抗阿米巴药物治疗及穿刺排脓后症状无改善者;②脓肿伴继发细菌感染,经综合治疗不能奏效者;③脓肿深在或由于位置不好不宜穿刺排脓治疗者;④脓肿穿入胸腔或腹腔,并发脓胸或腹膜炎者;⑤肝左外叶脓肿经抗阿米巴药物治疗不见效,穿刺又可能损伤腹腔脏器或污染腹腔者。脓肿切开排脓后,脓腔内应置多根引流管或双套管持续负压吸引,待无脓液吸出后拔管。对慢性厚壁脓肿,单纯引流脓液治疗后,遗留难以闭合的较大残腔或窦道,应做肝叶切除术。术后应继续抗阿米巴药物治疗。

4. 其他　①休息,高蛋白和高热量饮食,供给足够的维生素 C 和 B 族维生素,输血或血浆、白蛋白及复方氨基酸。肝脓肿也是肝脏疾病的其中一种,因此,养肝、护肝也是保健措施之一。多食用谷类食物,如糯米、黑米、高粱、黍米;其次为大枣、桂圆、核桃、栗子;还有肉、鱼类,如牛肉、猪肚、鲫鱼等也对肝有保健作用。②注意个人卫生及饮食卫生。饭前、便后洗手,饮用白开水,生食蔬菜、瓜果必须洗干净,并做适当消毒处理,如用食醋或高锰酸钾浸泡。加强身体锻炼,改善饮食结构,增强机体抗病能力。③已发现患有阿米巴痢疾的患者应尽早诊治,服用有抗虫作用的药物,如甲硝唑和盐酸吐根碱等,预防阿米巴肝脓肿的发生。中药鸦胆子和白头翁对急慢性阿米巴肠病也有防治效果。对进入流行区内的人员,必要时可服用下列药物之一:甲硝唑 0.2~0.4g,三氯散 0.5g,双碘喹啉 0.6g,每日 1~2 次。

【预后】

阿米巴肝脓肿自 1913 年应用依米丁治疗后,病死率在 10% 左右,但儿童仍高达 20%。近来由于甲硝唑及其衍生物的应用,病死率已下降到 2% 以下。溶组织内阿米巴破坏的肝组织病变,其最明显的特征是很少见到纤维组织增生,故在阿米巴肝脓肿治愈后,在解剖上和功能上往往能达到完全恢复。

第四节　肝片吸虫病

肝片吸虫病(fascioliasis)是由肝片形吸虫(fasciola hepatica)和巨片形吸虫(fasciola gigantica)寄生于草食性哺乳动物的肝胆管内,或人体而引起人畜共患寄生虫病,是牛、羊等动物严重的寄生虫病之一,感染率高达 20%~60%,严重危害畜牧业发展。对终宿主选择不严格,人体并非其适宜宿主,故异位寄生较多。临床表现较为复杂多样,并较为严重,主要是童虫在腹腔及肝所造成的急性期表现及由成虫所致胆管炎症和增生为主的慢性期表现。

【病原病因】

肝片形吸虫在终宿主肝胆管内成虫产卵,随胆汁进入肠道,混于粪便中排出体外,在 22~26℃ 水中,经 9~14d 发育为含毛蚴卵,并迅速钻入锥实螺,在螺体内经胞蚴和雷蚴两代发育成尾蚴,其后从螺体逸出,在水面下浮游,当接触动物体(植物或腐生物)后脱去尾部,形成囊蚴,附于水中物体上(如水草),其体形颇似草帽状。当宿主生食含有囊蚴的水生植物后,囊蚴经小肠消化液脱囊后,逸出后成为尾蚴,经肠壁进入腹腔发育为童虫。在腹腔约48h,童虫钻破肝被膜进入肝实质中,以肝组织为营养继续发育,在肝内游走约6周后最终进入肝胆管中寄生,约经4周发育为成虫。自感染囊蚴到粪便中找到虫卵,最短10~11周,每条成虫每天可产卵约20 000个。成虫在人体内寿命可达12年。

【发病机制】

肝片吸虫对人体的损伤大致可分为童虫和成虫两方面。早期童虫穿过肠壁进入腹腔,在此过程中可破坏组织,在虫道上留有出血灶。童虫在肝实质中移行时,以肝细胞为食,损伤肝组织。随着童虫的发育,肝损伤更为广泛,可出现纤维蛋白性腹膜炎。肉眼可见肝明显充血,其间布满乳白花纹(硬结部分)。镜检可见肝损伤处充满肝细胞残片,以及嗜酸性粒细胞、中性粒细胞、淋巴细胞和巨噬细胞。肝组织表面偶有小脓肿,脓肿内充满嗜酸性粒细胞及大量的夏-雷结晶。童虫在肝内游走约6周后进入胆管中寄生并发育为成虫。成虫寄生在胆管内,使管腔明显增大,突出于表面。虫体的吸盘及皮棘等机械性刺激,可引起炎症性改变,并易致继发性感染而引起细胞性胆管炎或肝脓肿。虫体能产生大量的脯氨酸,可诱发胆管上皮增生,因此成虫引起的主要病变是胆管炎症及上皮增生,致使胆管管腔变窄,管壁增厚,胆管周围亦有纤维组织增生。严重者可见较大的胆管也有慢性阻塞及胆汁淤积,从而发生胆汁性肝硬化。

【临床表现】

本病潜伏期长短不一,可数天至2~3个月。临床可分为急性期、慢性期和异位损害。

1. 急性期 主要由童虫在腹腔及肝移行所产生的症状,如合并有细菌感染可导致严重的后果。此期症状体征并不完全相同,主要有不规则发热(38~40℃)、右下腹痛、食欲缺乏、腹胀、腹泻或便秘。尚可有咳嗽、胸痛、右胸闻及湿性啰音及胸膜摩擦音等。多数有肝大,少数伴有脾大及腹水。上述症状可持续4个月左右而消退,并逐渐进入慢性期。

2. 慢性期 当急性症状消退后,可数月或数年无明显不适,亦可在此期某些症状再次出现。如腹痛、腹泻、不规则发热,以及反复荨麻疹、黄疸、贫血、低清蛋白、高免疫球蛋白血症。后两者是因虫体寄生的胆管上皮损伤、糜烂及成虫食血(每条使宿主失血约0.5ml/d所致)。成虫引起胆管慢性炎症和增生,造成胆管纤维化以致肝硬化。亦可因成虫或胆管结石形成,使胆管阻塞引起阻塞性黄疸,进而发展成为胆汁性肝硬化。

3. 异位损害 又称肝外肝片吸虫病。童虫在腹腔中移行穿入或被血流带至肝以外的脏器和组织,如腹壁肌肉等引起病变。中东个别地区人群有吃生羊肝的习惯,寄生在羊肝胆管的虫体可侵入人的咽部,引起局部水肿及充血,出现吞咽及呼吸困难、耳聋及窒息等,即咽部肝片吸虫病。

【临床检查】

1. 实验室检查

(1)血常规:白细胞和嗜酸性粒细胞明显增多,尤以急性期为甚。白细胞通常在(10~43)×10⁹/L,嗜酸性粒细胞最高可达0.79。红细胞沉降率加快,最快达164mm/h。血红蛋白多为70~110g/L,亦可更低。

(2)肝功能检查:急性期肝功能有不同程度异常,ALT、AST升高。慢性期血清胆红素增高,清蛋白降低,球蛋白可增高至51~81g/L,清蛋白/球蛋白(A/G)比值倒置,IgG和IgM升高,而IgA正常。

(3)病原学检查:病原学检查结果阳性是确诊的依据,但急性期的早期往往查不到虫卵,一般要在感染后2~3个月方可查到。可采用水洗沉淀法、改良加藤法或汞-醛碘浓集法从粪便中查虫卵。对十二指肠引流液沉淀或者离心后检查,阳性率高。

(4)免疫学检查:可用虫体可溶性蛋白抗原进行血清免疫学检查,可选用酶联免疫吸附试验(ELISA)、间接荧光抗体试验(IFA)、间接血凝试验(IHA)、对流免疫电泳(CIE)等方法。血清学检测结果与其他吸虫感染有交叉反应,但在感染早期检查不到虫卵时,仍具有十分重要的辅助诊断意义。如检测血清中肝片吸虫的循环抗原,较检测抗体价值更大。检测病人大便中肝片吸虫抗原,在感染后第6周即为阳性,具有早期诊断意义。

(5)腹水检查:腹水为草黄色,细胞数在 1000×10^6/L 以上,主要为嗜酸性粒细胞。

2. 剖腹探查　在胆管中发现成虫或虫卵,腹腔镜活组织检查或其他组织病理检查中发现虫体或虫卵都可作为确诊依据。

3. 影像学检查及其他

(1)超声检查:肝超声检查见胆道中肝片吸虫为 0.3～0.5cm 圆形阴影,似"奥林匹克环",腹部扣诊时,该阴影能活动。

(2)CT 检查:可出现"假性肝肿瘤"。

(3)胆道造影:胆道造影时不同角度可见虫体阴影不同,侧面观为细长卷曲绳索状,其他角度可见狭长的圆形阴影或假性壁层消失缺损。

【临床诊断】

肝片吸虫病要与华支睾吸虫病、后睾吸虫病、姜片虫病、并殖吸虫病、阿米巴或细菌性肝脓肿、肝棘球蚴病、各种原因所致的胆囊炎、胆管炎和胆石病(胆石症)、肝癌等肝胆疾病鉴别。

【并发症】

虫体的阻塞致胆汁淤积,出现黄疸、胆绞痛;扩大的胆管压迫可引起肝组织萎缩、坏死,进一步发生肝硬化。在慢性重症病人,长期慢性感染可出现严重的贫血。

【治疗】

1. 药物

硫氯酚　治疗肝片吸虫病常用药物,剂量 40～60mg/d,分 3 次口服,隔日给药,10～15d 为 1 个疗程,间隔 5～7d 后再给第 2 个疗程。一般用药第 3 天即见疗效,3～6d 内体温降至正常,临床症状随之减轻,增大的肝逐渐缩小。

吡喹酮　治疗肝片吸虫病的剂量为 60mg/(kg·d),连服 3d。本品的优点是患者耐受性好,疗程短。但有人认为疗效不显著(采文菊,1986),甚至无效。马晓星等(1993)通过扫描电镜观察,发现吡喹酮可使肝片形吸虫皮层产生损害,因本虫皮层肥厚,提示临床用药加大剂量和延长疗程可望获得好的效果,此尚待研究。

三氯苯达唑　治疗肝片吸虫病的剂量为 10mg/kg,顿服。1989 年首次应用于人体,1997 年 WHO 推荐为使用药品。本品在埃及应用较多,国内尚未见有报道。

2. 饮食保健　根据不同的症状,有不同情况的饮食要求,针对具体的病症制定不同的饮食标准。饮食宜清淡而均衡营养,忌辛辣肥甘,忌烟戒酒。

3. 其他　本病除病原体治疗外还应辅以其他手段,如选用敏感的抗生素治疗合并细菌感染,手术治疗阻塞性黄疸等。

【预后】

一般良好。急性期可因大量童虫移行,使肝广泛性出血,常因误诊不及时救治而死亡。慢性可并发细菌性胆道感染而使病情恶化。

【预防】

加强家畜管理,划区放牧,避免污染水源,饮用水(包括牲畜)与一般用水分开,饮用水宜定期消毒。加强卫生宣教,不喝或不吃可能遭受污染的生水和水生植物,以切断传播途径。

第4章

非感染性肝病

第一节　肝硬化概述

　　肝硬化(liver cirrhosis)是一种慢性进行性消化系统常见病。由不同病因引起的慢性、进行性、弥漫性肝细胞变性、坏死,肝细胞结节性再生,结缔组织增生及纤维隔形成,导致肝小叶结构破坏和假小叶形成的肝结构紊乱,使肝逐渐变形、变硬而致肝硬化。在我国本病患者以 20-50 岁男性多见,青壮年患者的发病多与病毒性肝炎有关。患者多有乙型、丙型或丁型肝炎病史,或有长期酗酒、血吸虫病、长期营养不良、长期肝淤血、肝豆状核变性、肝外胆管梗阻、肝内小胆管非化脓性病变等病史。肝硬化的起病和病程一般渐缓,可能隐伏数年至十数年之久(平均 3～5年)。早期由于肝代偿功能较强可无明显症状,后期则以肝功能损害和门脉高压为主要表现,并有多系统受累,晚期常出现上消化道出血、肝性脑病、继发感染、脾功能亢进、腹水、癌变等并发症。以是否出现上述表现将肝硬化划分为失代偿期和代偿期。

　　肝硬化病变逐渐(已观察病程超过 60 岁以上)进展,晚期出现肝衰竭、门静脉高压和多种并发症。目前被认为是一种严重的不可逆的肝疾病。我国城市 50-60 岁年龄组男性肝硬化病死率为 112/10 万。

　　【病原病因】
　　引起肝硬化的病因很多,可分为病毒性

肝炎肝硬化、酒精性肝硬化、代谢性肝硬化、胆汁淤积性肝硬化、肝静脉回流受阻性肝硬化、自身免疫性肝硬化、毒物和药物性肝硬化、营养不良性肝硬化、隐源性肝硬化等。①病毒性肝炎:目前在中国,病毒性肝炎尤其是慢性乙型、丙型肝炎,是引起门静脉性肝硬化的主要因素。②酒精中毒:长期大量酗酒,是引起肝硬化的因素之一。③营养障碍:多数学者承认营养不良可降低肝细胞对有毒和传染因素的抵抗力,而成为肝硬化的间接病因。④工业毒物或药物:长期或反复地接触含砷杀虫剂、四氯化碳、黄磷、氯仿等,或长期使用某些药物如双醋酚汀、异烟肼、辛可芬、四环素、氨甲蝶呤、甲基多巴,可产生中毒性或药物性肝炎,进而导致肝硬化。黄曲霉素也可使肝细胞发生中毒损害,引起肝硬化。⑤循环障碍:慢性充血性心力衰竭、慢性缩窄性心包炎可使肝内长期淤血缺氧,引起肝细胞坏死和纤维化,称淤血性肝硬化,也称为心源性肝硬化。⑥代谢障碍:如血色病和肝豆状核变性(亦称 Wilson 病)等。⑦胆汁淤积:肝外胆管阻塞或肝内胆汁淤积时高浓度的胆红素对肝细胞有损害作用,久之可发生肝硬化。肝内胆汁淤积所致者称原发胆汁性肝硬化,由肝外胆管阻塞所致者称继发性胆汁性肝硬化。⑧血吸虫病:血吸虫病时由于虫卵在汇管区刺激结缔组织增生成为血吸虫病性肝纤维化，可引起显著的门静脉高压，亦称为血吸虫病性肝硬化。⑨原因不明：部分肝硬化原因不明，称为隐源性肝硬化。

【分类】

1. 按病理形态分类

（1）小结节性肝硬化（micronodular cirrhosis）：其特征是结节大小相等，结节直径＜3mm，结节失去正常肝小叶结构，周围被纤维包围。纤维间隔较窄，均匀。

（2）大结节性肝硬化（macronodular cirrhosis）：结节大小不一，直径＞3mm，也可达数厘米，纤维间隔粗细不等，一般较宽。大结节内可包含正常肝小叶。

（3）大小结节混合性肝硬化（mixed micronodular andmacronodular cirrhosis）：为上述两项的混合。

2. 按病因分类 引起肝硬化的原因很多，在国内以乙型病毒性肝炎所致的肝硬化最为常见。在国外，特别是北美、西欧则以酒精（乙醇）中毒最多见。

（1）病毒性肝炎：乙型与丙型、丁型病毒性肝炎可以发展成肝硬化。急性或亚急性肝炎如有大量肝细胞坏死和纤维化可以直接演变为肝硬化，但更重要的演变方式是经过慢性肝炎的阶段。病毒的持续存在是演变为肝硬化的主要原因。从病毒性肝炎发展至肝硬化的病程，可短至数月，长达 20～30 年。乙型和丙型肝炎的重叠感染常可加速肝硬化的发展。

（2）慢性酒精中毒：在欧美国家，酒精肝硬化占全部肝硬化的 50％～90％，我国近年来有上升趋势，占同期住院肝硬化总数10％左右。其发病机制主要是酒精中间代谢产物乙醛对肝的直接损害。乙醇转变为乙醛过程中，辅酶Ⅰ（NAD）与还原型辅酶Ⅰ（NADH）比例下降，减少乙酰辅酶 A 形成，抑制三羧酸循环，脂肪氧化减弱、肝内脂肪酸合成增多，形成脂肪肝、酒精性肝炎，严重时

发展为酒精性肝硬化。一般而言，每日摄入乙醇 50g，10 年以上者 8％～15％可导致肝硬化。在我国，酒精可加速乙型肝炎肝硬化的进展。

（3）非酒精性脂肪性肝炎（nonalcoholic steatohepatitis，NASH）：是仅次于上述两种病因的最为常见的肝硬化前期病变。危险因素有肥胖、糖尿病、高三酰甘油血症、空回肠分流术、药物、全胃肠外营养、体重极度下降等。

（4）化学毒物或药物：长期服用某些药物如双醋酚酊、甲基多巴、四环素等，或长期反复接触某些化学毒物如磷、砷、四氯化碳等，均可引起中毒性肝炎，最后演变为肝硬化。

（5）长期胆汁淤积：包括原发性和继发性。

（6）遗传和代谢疾病：由遗传性和代谢性疾病的肝病变逐渐发展而成的肝硬化，称为代谢性肝硬化。在我国，以肝豆状核变性最多见。

肝豆状核变性（hepatolenticular degeneration，Wilson disease）：多见于青少年，由先天性铜代谢异常，铜沉积于肝、脑等组织而引起的疾病，其主要病变为双侧脑基底核变性和肝硬化。临床上出现精神障碍，锥体外系症状和肝硬化症状，并伴有血浆铜蓝蛋白降低，铜代谢障碍和氨基酸尿等。

血色病（hemochromatosis）：系由铁代谢障碍，过多的铁质在肝组织中沉着所引起的肝硬化。多数病例呈小结节性肝硬化，晚期病例亦可表现为大结节性肝硬化。临床上主要有肝硬化、糖尿病、皮肤色素沉着及性腺萎缩等表现，均系含铁血黄素沉着于脏器和组织所致。

半乳糖血症（galactosemia）：为婴幼儿及少年期疾病。由于肝细胞和红细胞内缺乏半乳糖代谢所需的半乳糖-1-磷酸-尿苷酸转换酶，以致大量半乳糖-1-磷酸和半乳糖堆积在肝细胞，造成肝损害，并可致肝硬化。其临床

表现为呕吐、腹泻、营养不良、黄疸、腹水、白内障、智力迟钝、半乳糖血症、半乳糖尿和氨基酸尿等。

α_1-抗胰蛋白酶缺乏症（α_1-antitrypsin deficiency）：α_1-抗胰蛋白酶（α_1-AT）是由肝合成的低分子糖蛋白，占血清 α_1-球蛋白 80%～90%，有抑制胰蛋白酶和其他蛋白酶如弹力蛋白酶的作用。α_1-AT 基因位于第 14 对染色体上，基因异常导致 α_1-AT 缺乏或产生异常的 α_1-AT，在肝堆积，导致肝硬化。

糖原贮积病（glycogenoses）：只有第 4 型糖原贮积症（又名 Andersen 病）伴有肝硬化，多见于儿童。由于缺乏淀粉（1,4,1,6）-转葡萄糖苷酶而致肝细胞内有大量糖原贮积。临床表现肝呈大结节状进行性增大，常伴有脾大、黄疸和腹水，因肝硬化病变呈进行性加重，最后可有肝衰竭。

酪氨酸代谢紊乱症：或称酪氨酸血症（tyrosinemia），是由酪氨酸代谢紊乱所引起。肝硬化，低磷酸血症引起的佝偻病，多发性肾小管回吸收缺陷，血和尿中酪氨酸浓度增高为其临床特征。

肝淤血：慢性充血性心力衰竭、慢性缩窄性心包炎和各种病因引起的肝静脉阻塞综合征（Budd-Chiarisyndrome）和肝小静脉闭塞病（venoocclusive disease，VOD），均可使肝内长期淤血、缺氧，从而导致肝小叶中心区肝细胞坏死、萎缩和消失，网状支架塌陷和星芒状纤维化，称淤血性肝硬化。由心脏引起的肝硬化也称为心源性肝硬化。

免疫紊乱：自身免疫性慢性肝炎最终可发展为肝硬化。根据患者体内循环自身抗体的不同，可分为Ⅰ型（狼疮样）、Ⅱa 和Ⅱb 型。

隐源性：所谓隐源性肝硬化不是一种特殊的类型，而是由于病史不详，组织病理辨认困难、缺乏特异性的诊断标准等未能查出病因的肝硬化，占 5%～10%。其他可能的病因包括营养不良、血吸虫病、肉芽肿性肝损伤、感染等。

【临床表现】

1. 常见表现

（1）一般症状：包括食欲减退、乏力和体重减轻。前者常伴恶心、呕吐，多由于胃肠淤血、胃肠道分泌与吸收功能紊乱所致。腹水形成、消化道出血和肝衰竭可加重症状。由于进食、吸收消化功能障碍引起体重减轻。有时由于腹水和水肿体重减轻并不明显，但可见患者有明显的肌肉萎缩。乏力常与肝病活动程度一致，除由于摄入热量不足外还与肝功能损害导致胆碱酯酶减少影响神经肌肉正常功能，以及乳酸转化为肝糖原过程障碍，肌肉活动时乳酸蓄积有关。

（2）腹水：患者主诉腹胀，少量腹水常由超声或 CT 诊断，中等以上腹水在临床检查时可发现，后者常伴下肢水肿。5%～10%腹水者可出现肝性胸腔积液，常见于右侧（占70%），但也有双侧甚至仅为左侧胸腔积液者。这是由于胸腔负压导致腹水经过膈肌缺损处进入胸腔所致。偶尔当腹水形成率等于其进入胸腔的速率时，患者可仅有胸腔积液而无腹水。

（3）黄疸：巩膜皮肤黄染、尿色深、胆红素尿，常由于肝细胞排泌胆红素功能衰竭，是严重肝功能不全的表现。引起黄疸的其他因素还有：①溶血，以非结合胆红素升高为主；②肝肾综合征，胆红素在肾排出受阻，以结合胆红素升高为主；③细菌感染（自发性腹膜炎、尿路感染），导致胆汁淤积，结合胆红素升高为主。如短期内出现深度黄疸，酒精性肝硬化者要考虑合并酒精性肝炎；其他患者排除合并急性病毒性肝炎、胆总管结石和肿瘤引起的胆管梗阻。

（4）发热：常为持续性低热，体温在 38～38.5℃，除在酒精性肝硬化患者要考虑酒精性肝炎外，其余均应鉴别发热是由于肝硬化本身（对致热性激素灭活降低）还是细菌感染引起。

（5）贫血与出血倾向：患者可有不同程度

的贫血,黏膜、指甲苍白或指甲呈匙状,并有头晕、乏力等表现。凝血功能障碍可导致患者有出血倾向,常出现牙龈、鼻腔出血,皮肤和黏膜有瘀点、瘀斑和新鲜出血点。

(6)女性化和性功能减退:前者表现为男性乳房发育、蜘蛛痣、肝掌和体毛分布改变,这是由于外周组织雄激素转化为雌激素加快所致。口服螺内酯降低血浆中睾酮浓度和肝雄激素受体活性也可引起男性乳房发育。性功能减退表现为阳痿、闭经和不育。

(7)腹部检查:除腹水外尚可见腹壁静脉和胸壁静脉显露及怒张,血流以脐为中心向四周流向,偶可见脐周围静脉突起形成水母头状的静脉曲张以及在腹壁曲张静脉上有连续的静脉杂音。脾一般为中度肿大,有时为巨脾。肝早期增大,晚期缩小、坚硬,表面呈结节状,一般无压痛。胆汁淤积和静脉回流障碍引起的肝硬化晚期仍有肝大。

(8)晚期:肝缩小、坚硬,表面呈结节状,一般无压痛。肝硬化属胆汁淤积和静脉回流障碍者,在晚期仍有肝增大。可出现上消化道大出血、原发性腹膜炎、肝性脑病、肝肾综合征、原发性肝癌、门静脉血栓形成和感染(支气管、肺炎、结核性腹膜炎、胆道感染)等并发症。

2. 代偿期与非代偿期表现

(1)代偿期肝硬化:无上述临床表现。无症状者代偿期(一般属 Child-Pugh A 级),占 30%~40%,常在体格检查或因其他疾病行剖腹术时才被发现。其他一部分患者症状无特异性,症状较轻,可有肝炎临床表现,亦可隐匿起病;或有轻度乏力、饮食不振、恶心、腹胀、肝脾轻度增大、大便不成形及肝区隐痛、消瘦等症状;轻度黄疸,肝掌、蜘蛛痣;肝轻度增大,质地偏硬,表面光滑,脾轻中度增大,肝功能正常或轻度异常。部分慢性肝炎患者行肝活检时诊断此病。

(2)失代偿期肝硬化:失代偿期的症状、体征、化验皆有较显著的表现(一般属

Child-Pugh B、C 级),有肝功损害及门脉高压症候群:如腹水、食管静脉曲张。还可见明显脾增大。①全身症状:乏力、消瘦、面色晦暗,尿少,下肢水肿。②消化道症状:食欲减退、腹胀、胃肠功能紊乱甚至吸收不良综合征,肝源性糖尿病,可出现多尿、多食等症状。③出血倾向及贫血:齿龈出血、鼻衄、紫癜、贫血。④内分泌障碍:蜘蛛痣、肝掌、皮肤色素沉着、女性月经失调、男性乳房发育、腮腺肿大。⑤低蛋白血症:双下肢水肿、尿少、腹水、肝源性胸腔积液。⑥门脉高压:腹水、胸腔积液、脾大、脾功能亢进、门脉侧支循环建立、食管-胃底静脉曲张,腹壁静脉曲张。⑦有脾功能亢进及各项肝功能检查异常等比较容易明确诊断,但有时需与其他疾病鉴别。

【临床检查】

1. 实验室检查

(1)血常规:如血红蛋白(血色素)、血小板、白细胞数降低等。

(2)肝功能实验:代偿期轻度异常,失代偿期血清蛋白降低,球蛋白升高,A/G 倒置。凝血酶原时间延长,凝血酶原活动下降。转氨酶、胆红素升高。总胆固醇及胆固醇脂下降,血氨可升高。氨基酸代谢紊乱,支/芳比例失调。尿素氮、肌酐升高。电解质紊乱:低钠、低钾。

(3)病原学检查:HBV-M 或 HCV-M 或 HDV-M 阳性。

(4)免疫学检查:①免疫球蛋白,IgA、IgG、IgM 可升高;②自身抗体,抗核抗体、抗线粒体抗体、抗平滑肌抗体、抗肝脂蛋白膜抗体可阳性;③其他免疫学检查,补体减少、CD8(Ts)细胞减少,功能下降。

(5)纤维化检查:PⅢP 值上升,脯氨酰羟化酶(PHO)上升,单胺氧化酶(MAO)上升,血清板层素(LM)上升。

(6)腹水检查:新近出现腹水者、原有腹水迅速增加原因未明者应做腹腔穿刺,抽腹

水做常规检查、腺苷脱氨酶（ADA）测定、细菌培养及细胞学检查。为提高培养阳性率，腹水培养取样操作应在床边进行。

2.影像学检查

（1）X线检查：食管-胃底钡剂造影，可见食管-胃底静脉出现虫蚀样或蚯蚓样静脉曲张变化。

（2）B型及彩色多普勒超声检查：肝被膜增厚，肝表面不光滑，肝实质回声增强，粗糙不匀称，门脉直径增宽，脾大，腹水。

（3）CT检查：肝各叶比例失常，密度降低，呈结节样改变，肝门增宽、脾大、腹水。

3.内镜检查 可确定有无食管-胃底静脉曲张，阳性率较钡剂X线检查为高，尚可了解静脉曲张的程度，并对其出血的风险性进行评估。食管-胃底静脉曲张是诊断门静脉高压的最可靠指标。在并发上消化道出血时，急诊胃镜检查可判明出血部位和病因，并进行止血治疗。

4.肝活检检查 肝穿刺活检可确诊。

5.腹腔镜检查 能直接观察肝、脾等腹腔脏器及组织，并可在直视下取活检，对诊断有困难者有价值。

6.门静脉压力测定 经颈静脉插管测定肝静脉楔入压与游离压，二者之差为肝静脉压力梯度（HVPG），反映门静脉压力。正常多小于5mmHg，大于10mmHg则为门脉高压症。

【临床诊断】

失代偿期肝硬化诊断不难，肝硬化的早期诊断较困难。

1.代偿期 慢性肝炎病史及症状可供参考。如有典型蜘蛛痣、肝掌应高度怀疑。肝质地较硬或不平滑和（或）脾大＞2cm，质硬，而无其他原因解释，是诊断早期肝硬化的依据。肝功能可以正常。蛋白电泳或可异常，单氨氧化酶、血清PⅢP升高有助诊断。必要时肝穿病理检查或腹腔镜检查以利确诊。

2.失代偿期 症状、体征、化验皆有较显著的表现，如腹水、食管静脉曲张。明显脾增大有脾功能亢进及各项肝功能检查异常等，不难诊断。但有时需与其他疾病鉴别。

【鉴别诊断】

1.肝脾增大 如血液病、代谢性疾病引起的肝脾增大，必要时可做肝穿刺活检。

2.腹水 腹腔积液有多种病因，如结核性腹膜炎、缩窄性心包炎、慢性肾小球肾炎等。根据病史及临床表现、有关检查及腹水检查，与肝硬化腹水鉴别并不困难，必要时做腹腔镜检查常可确诊。

3.肝硬化并发症 如上消化道出血、肝性脑病、肝肾综合征等的鉴别诊断。

【并发症】

肝硬化的并发症包括上消化道出血、肝性脑病、感染肝炎、原发性肝癌、肝肾综合征、门静脉血栓形成、呼吸系统损伤、腹水等。肝硬化往往因引起并发症而死亡，上消化道出血为肝硬化最常见的并发症，而肝性脑病是肝硬化最常见的死亡原因。

【治疗】

目前尚无根治办法。主要在于早期发现和阻止病程进展。临床主要是对症用药，保肝降酶治疗。若合并腹水者可给予利尿药；并发原发性腹膜炎者经验应用敏感的抗菌药物，并根据药敏试验结果及时调整用药；出现低蛋白血者可以静脉滴注白蛋白，肝性脑病者给予谷氨酸钠或谷氨酸钾、精氨酸等治疗；食管静脉曲张破裂大出血者，可用双囊三腔管压迫止血，内镜下注射硬化剂、内镜下套扎术及组织胶注射等。

1.药物治疗

（1）抗纤维化药物：可选用原型药物。

秋水仙碱 成人口服1mg/d，每周服5d，主要用于痛风；临床也试用于血吸虫病引起的肝硬化。其作用机制是抑制胶原聚合。

肾上腺皮质激素（如泼尼松、布地奈德等） 仅用于自身免疫性慢性肝炎，或伴有严重支气管痉挛、哮喘的重症患者，应在有经验的专科医师指导下权衡利弊慎用。

门冬酸鸟氨酸（鸟氨酸天门冬氨酸）、**谷氨酸钠、谷氨酸钾、腺苷甲硫氨酸**（腺苷蛋氨酸）　可作为备选辅助治疗药。

中成药如舟车丸、肝达康颗粒（片）、肝宁片、护肝片、金水宝胶囊（片）、肝脾康胶囊、中满分消丸、和络舒肝胶囊、中华肝灵胶囊、慢肝养阴胶囊等用于早期肝硬化治疗，据研究报道有一定抗纤维化作用。

（2）保护肝细胞（膜）药物：用于有转氨酶及胆红素升高的肝硬化患者。

熊去氧胆酸　成人口服 250mg，每日 2 次，连服 1～3 个月。

甘草酸二铵　成人常用量为口服 150mg（3 粒胶囊），每日 2～3 次。或静脉滴注 150mg，每日 1 次，用 5% 或 10% 葡萄糖注射液 250ml 稀释后缓慢滴注。有抗炎、免疫调节、抗纤维化、保护肝细胞膜作用；不良反应为水钠潴留，宜用于早期肝硬化患者。此外，甘草酸二钾与本品作用相似，不但不影响血氨水平，还可补钾，对心脏有益。其用法用量见说明书，遵医嘱。

甘草甜素（甘草酸，甘草皂苷）　有甘草酸二铵的效果，但几乎无皮质激素的不良反应。成人每人口服 0.1～0.2g，每日 3 次；儿童酌减。也可肌内注射或静脉注射，0.1～0.2g，每日 1～2 次。

还原型谷胱甘肽　0.6～1.2g 加入 5% 或 10% 葡萄糖注射液 250ml 中稀释溶解后静脉滴注，每日 1 次；或肌内注射 0.6g/d，每日 1 次。均可连用 2～4 周。主要提供巯基解毒。

B 族维生素　有防止脂肪肝和保护肝的作用。可选用酵母片、复合维生素 B 等。口服 2 片，每日 3 次。

维生素 C　有促进代谢和解毒作用。口服 0.2g，每日 3 次。

此外，慢性营养不良者可适当补充维生素 B_{12} 和叶酸。疑有凝血障碍者可注射适量维生素 K_1，或口服维生素 K_3。维生素 E 有抗氧化和保护肝细胞作用，适用于酒精性肝硬化的治疗。

（3）口服降低门脉压力的药物

①普萘洛尔：应从小量开始，递增给药。

②硝酸酯类：如吲哚美辛。

③钙通道阻滞药：如硝苯地平，急症给药可舌下含服。

④补充 B 族维生素和消化酶：如维康福、达吉等。

⑤脾功能亢进的治疗：可服用升白细胞和血小板的药物（如利血生、鲨肝醇、氨肽素等），必要时可行脾切除术或脾动脉栓塞术治疗。

2. 支持治疗　静脉输入高渗葡萄糖液以补充热量，输液中可加入维生素 C、胰岛素、氯化钾等。注意维持水、电解质、酸碱平衡。病情较重者可输入白蛋白、新鲜血浆。

3. 肝炎活动期治疗　可给予保肝、降酶、退黄等：如肝泰乐（葡醛内酯）、维生素 C。必要时静脉输液治疗，如促肝细胞生长素，还原型谷胱甘肽、甘草酸类制剂等。

4. 乙肝肝硬化的抗病毒治疗　治疗药物包括干扰素（普通干扰素、长效干扰素）和核苷（酸）类似物（拉米夫定、阿德福韦酯、替比夫定、恩替卡韦、替诺福韦、克拉夫定等）。

（1）一般适应证：包括如下内容。① HBeAg 阳性者，HBV-DNA ≥ 105copies/ml（相当于 20 000U/ml）；HBeAg 阴性者，HBV DNA ≥ 104copies/ml（相当于 2000U/ml）。② ALT ≥ 2×ULN；如用 IFN 治疗，ALT 应 ≤ 10×ULN，血清总胆红素应 < 2×ULN。③ ALT < 2×ULN，但肝组织学显示 KnodellHAI ≥ 4，或炎性坏死 ≥ G2，或纤维化 ≥ S2。

（2）对持续 HBV DNA 阳性、达不到上述治疗标准，但有以下情形之一者，亦应考虑给予抗病毒治疗。①对 ALT 大于 ULN 且年龄＞40岁者,应考虑抗病毒治疗(Ⅲ)。②对 ALT 持续正常但年龄较大者(＞40岁),应密切随访,最好进行肝组织活检;如果肝组织学显示 KnodellHAI≥4,或炎性坏死≥G2,或纤维化≥S2,应积极给予抗病毒治疗(Ⅱ)。③动态观察发现有疾病进展的证据(如脾增大)者,建议行肝组织学检查,必要时给予抗病毒治疗(Ⅲ)。

5.腹水的治疗

(1)一般治疗:包括卧床休息,限制水、钠摄入。

(2)利尿药治疗:如氢氯噻嗪(双氢克尿噻),隔日或每周1～2次服用。氨苯蝶啶,饭后服用。还可应用螺内酯(安体舒通)和呋塞米。如利尿效果不明显,可逐渐加量。利尿治疗以每天减轻体重不超过 0.5kg 为宜,以免诱发肝性脑病、肝肾综合征。腹水渐消退者,可将利尿药逐渐减量。

(3)反复大量放腹水加静脉输注白蛋白:用于治疗难治性腹水。每日或每周3次放腹水,同时静脉输注白蛋白。

(4)提高血浆胶体渗透压:每周定期少量、多次静脉输注血浆或白蛋白。

(5)腹水浓缩回输:用于治疗难治性腹水,或伴有低血容量状态、低钠血症、低蛋白血症和肝肾综合征病人,以及各种原因所致大量腹水急需缓解症状病人。

(6)腹腔-颈静脉引流术:即 PVS 术,是有效的处理肝硬化、腹水的方法。但由于其有较多的并发症,如发热、细菌感染、肺水肿等,故应用受到很大限制。

(7)经颈静脉肝内门体分流术(TIPS):能有效降低门静脉压力,创伤小,安全性高。适用于食管静脉曲张大出血和难治性腹水,但易诱发肝性脑病。

6.门静脉高压症的外科治疗　适应证为食管-胃底静脉曲张破裂出血,经非手术治疗无效;巨脾伴脾功能亢进;食管静脉曲张出血高危患者。包括门-腔静脉分流术,门-奇静脉分流术和脾切除术等。

7.肝移植手术　适用于常规内外科治疗无效的终末期肝病。包括难以逆转的腹水;门脉高压症,并出现上消化道出血;严重的肝功能损害(Child 分级 C 级);出现肝肾综合征;出现进行性加重的肝性脑病;肝硬化基础上并发肝癌。

8.并发症的治疗

(1)自发性腹膜炎:选用主要针对革兰阴性杆菌并兼顾革兰阳性球菌的抗菌药物。如三代头孢、环丙沙星等。根据药敏结果和病人对治疗的反应调整抗菌药物。用药时间1～2周。

(2)肝肾综合征:肾功能的改善有赖于肝功能的好转,故治疗重在肝原发病的治疗。①迅速控制上消化道大出血、感染等诱发因素。②控制输液量,维持水、电解质及酸、碱平衡。③扩容治疗,选用右旋糖酐、白蛋白、血浆、全血及自身腹水浓缩回输等,少用或不用盐水。可与利尿药及小剂量强心药联用。④血管活性药物的应用,如多巴胺、前列腺素 E_2 可改善肾血流,增加肾小球滤过率。⑤透析治疗,包括血液透析和腹膜透析,适用于急性病例,有肝再生可能者,或有可能做肝移植者。否则只是延长患者的死亡过程而已。⑥外科治疗与肝移植,经颈静脉肝内门体分流术适用于肝硬化伴有顽固性腹水并发肝肾综合征者。但效果尚不能令人满意。术后仍需辅以透析治疗。肝移植术是目前公认的疗效最好的治疗方法。⑦其他治疗,避免强烈利尿、单纯大量放腹水及使用损害肾功能的药物。

(3)肝性脑病:①消除诱因、低蛋白饮食;②纠正氨中毒,口服乳果糖,乳果糖可酸化肠道、保持大便通畅、改变肠道 pH,使肠道产氨及吸收氨量减少,并能减少内毒素血症及其他毒性物质吸收。一般与谷氨酸钠合并使用可抵消副作用,增强疗效。门冬氨酸钾镁,有与氨结合形成天门冬酰胺而有去氨作用；③支链氨基酸治疗、拮抗相关性毒素；④积极防止脑水肿；⑤各种顽固、严重的肝性脑病、终末期肝病可行人工肝、肝移植术。

（4）食管-胃底静脉曲张破裂出血：如不及时抢救，可危及生命。建立血流动力学监护、扩容、输血、降低门脉压（生长抑素、奥曲肽、硝酸甘油＋垂体后叶素）、止血、抑酸、三腔管压迫止血、内镜治疗、胃冠状静脉栓塞、外科手术、经颈静脉肝内门体静脉支架分流术。

（5）原发性肝癌的治疗：目前可应用手术、介入（血管栓塞＋CT 导引局部消融）、局部放疗（γ 刀、直线加速器、三维适形放疗）等治疗手段个体化治疗肝癌。利卡汀、索拉菲尼、基因治疗、生物治疗可防止复发。

9. 其他治疗

（1）免疫调节治疗：胸腺肽和 α 胸腺素在急慢性乙肝中常用，可调节机体免疫。

（2）中药及中药制剂治疗：保肝治疗对于改善临床症状和肝功能指标有一定效果。

（3）科学饮食，低脂低盐，高蛋白，易消化食品，均衡营养，品种多样，适量食用洋葱等。

【预后】

肝硬化的预后与病因、肝功能代偿程度及并发症有关。酒精性肝硬化、胆汁性肝硬化、肝淤血等引起的肝硬化，病因如能在肝硬化未进展至失代偿期前予以消除，则病变可趋静止，相对于病毒性肝炎肝硬化和隐源性肝硬化好。Child-Pugh 分级与预后密切相关，A 级最好，C 级最差。死亡原因常为肝性脑病、肝肾综合征、食管-胃底静脉曲张破裂出血等并发症。肝移植的开展已明显改善了肝硬化患者的预后。

【预防】

预防本病首先要重视病毒性肝炎的防治。早期发现和隔离病人并给予积极治疗。注意饮食，合理营养，节制饮酒，加强劳动保健，避免各种慢性化学中毒也是预防的积极措施。对于有上述病因而疑有肝硬化者应及时进行全面体检及有关实验室检查，争取在代偿期得到合理积极治疗，防止向失代偿期发展。定期体格检查，同时避免各种诱因，预防和治疗可能出现的并发症。

第二节　门脉性肝硬化

门脉性肝硬化（portal cirrhosis）为各型肝硬化中最常见者。病毒性肝炎，慢性酒精中毒，营养失调，肠道感染，药物或工业毒物中毒及慢性心功能不全等病因均可引起，但本病在欧美因长期酗酒者引起多见（酒精性肝硬化），在中国及日本，病毒性肝炎则可能是其主要原因（肝炎后肝硬化）。癌变率低。

【病因病机】

1. 病因

（1）病毒性肝炎：这是中国肝硬化的主要原因，尤其是乙型慢性肝炎与肝硬化的发生有密切关系。这无论在流行病学、临床、还是病理形态等方面都有很多令人信服的资料，值得重视。

（2）慢性酒精中毒：长期酗酒是引起肝硬化的另一个重要因素，这在欧美一些国家更为突出。由于酒精（乙醇）在体内代谢过程中产生的乙醛对肝细胞有直接毒害作用，使肝细胞发生脂肪变性而逐渐进展为肝硬化。

（3）营养不良：如食物中长期缺乏蛋氨酸或胆碱类物质时，使肝合成磷脂障碍而经过脂肪肝渐发展为肝硬化。

（4）有毒物质的损伤作用：许多化学物质可以损伤肝细胞，例如四氯化碳、辛可芬等，如长期作用可致肝损伤而引起肝硬化。

2. 病机　①门脉高压症；②慢性淤血性

脾增大；③腹水；④侧支循环形成；⑤胃肠淤血、水肿；⑥蛋白质合成障碍；⑦出血倾向；⑧胆色素代谢障碍；⑨对激素的灭活作用减弱；⑩肝性脑病（肝昏迷）；⑪分流术与脾功能亢进（简称脾亢）。

【病理】

1. 肉眼观　早、中期肝体积正常或略增大，质地正常或稍硬。后期肝体积缩小，重量减轻，由正常的 1500g 减至 1000g 以下。肝硬度增加，表面呈颗粒状或小结节状，大小相仿，最大结节直径不超过 1.0cm。

2. 切面　见小结节周围为纤维组织条索包绕。结节呈黄褐色（脂肪变）或黄绿色（淤胆）弥漫分布于全肝。假小叶结构、大小基本一致，见肝细胞变性和点、灶状坏死的基础病变。

【临床表现】

门脉高压症出现早且重，晚期出现肝功能障碍。①慢性淤血性脾大：脾大后引起脾功能障碍。②腹水。③侧支循环：形成胃底与食管下段静脉丛曲张，甚至破裂发生致命性大出血，为肝硬化患者常见死亡原因；直肠静脉丛曲张，形成痔核，破裂便血；脐周浅静脉高度扩张，海蛇头等。④胃肠淤血、水肿。

【治疗措施与用药】

治疗目标：本病目前无特效治疗，关键在于早期诊断，针对病因给予相应处理，阻止肝硬化进一步发展，后期积极防治并发症，终末期则肝移植。

1. 一般疗法

（1）休息：代偿期患者可参加轻工作，失代偿期尤其出现并发症患者应卧床休息。

（2）饮食：肝硬化是一种慢性消耗性疾病，营养疗法对于肝硬化患者特别是营养不良者降低病残率及病死率有作用。应给予高维生素、易消化的食物，严禁饮酒。钠（盐）和水的摄入应根据患者水、电解质情况进行调整，食管静脉曲张者应禁食坚硬粗糙食物。

（3）支持疗法：病情重、进食少、营养状况

差的患者，可通过静脉纠正水、电解质平衡，适当补充营养，视情况输注白蛋白或血浆。

2. 抗纤维化治疗：尽管对抗纤维化进行了大量研究，但目前尚无有肯定作用的药物。事实上，治疗原发病，防止起始病因所致的肝炎症坏死，即可一定程度上起到防止肝纤维化发展的作用。对病毒复制活跃的病毒性肝炎、肝硬化患者可予抗病毒治疗。早期减少活动，晚期卧床休息。饮食以高蛋白、高碳水化合物，低脂肪为原则，有腹水、水肿等应忌盐，经常食用豆浆或豆制食品，可有较好效果。一般可服用酵母片、复方维生素 B 片、维生素 C 片等。腹胀可服乳酶生，或肠道微生态调节剂，如双歧杆菌制剂（思连康、金三歧、丽珠肠乐）、乳酸菌素、酪酸杆菌制剂等。

3. 食欲不好，消化不良者可服胃蛋白酶合剂，每次 10ml，每日 3 次。有出血倾向者可口服或皮下注射维生素 K。一般情况差者可肌内注射苯丙酸诺尼，每次 25mg，每周 2 次（亦可口服 1 片，每日 3 次）。

4. 禁用酒类及吗啡、巴比妥类药物。另外，服用的药物者为片剂，应研碎（肠溶剂、控释剂、缓释剂除外），以免吞服时引起曲张的食管静脉破裂出血。

5. 积极治疗并发症，包括腹水、水肿，食管静脉破裂出血、肝性脑病等。

6. 中医药治疗参考

（1）早期肝硬化：宜健脾理气，化瘀软坚。党参 15g，茯苓 15g，白术 15g，香附 10g，郁金 10g，当归 10g，白芍 10g，桃仁 10g，红花 10g，鳖甲 15g，生牡蛎 15g，鸡内金 12g。

（2）晚期肝硬化伴腹水，治宜补气利水。生黄芪 15g，茯苓 50g，白术 15g，山药 15g，木香 8g，大腹皮 50g，车前子 20g，泽泻 15g，猪苓 15g，甘草 8g。腹水严重可配舟车丸，每服 3g，每日 1 次，不宜久服。腹水消减后仍宜补养扶正，化瘀软坚，可服用早期肝硬化方。也可选用肝达康颗粒（片）、肝宁片、护肝片、金水宝胶囊（片）、肝脾康胶囊、中满分消丸、和

络舒肝胶囊、中华肝灵胶囊、慢肝养阴胶囊等,不良反应少,疗效较好。

(3)治肝脾增大验方:炒山甲(代)15g,炙鳖甲 15g,丹参 12g,红花 12g,三棱 8g,莪术 10g,黄芪 10g,陈皮 12g,共研细末,冲服,每服 3~6g,每日 3 次。

(4)治腹水外敷方:甘遂 15g,研末,用温水调成糊状,敷在脐部下 3 寸处,并水煎甘草 8g 服用,待大便泻水后去除敷药。

【并发症的治疗】

1. 食管胃底静脉曲张破裂出血

(1)急性出血的治疗:病死率高,急救措施包括防治失血性休克、积极的止血措施、预防感染和肝性脑病等。

(2)预防首次出血:对中重度静脉曲张伴有红色征的患者,需采取措施预防首次出血。普萘洛尔是目前最佳选择之一,普萘洛尔治疗的目的是降低肝静脉压力梯度至 < 12mmHg。如果普萘洛尔无效、不能耐受或有禁忌证者,可以慎重考虑采取内镜下食管曲张静脉套扎术或硬化剂注射治疗。

(3)预防再次出血:在第一次出血后,70% 患者会再次出血,且病死率高,因此在急性出血控制后,应采取措施预防再出血。在控制活动性曲张静脉出血后,可以在内镜下对曲张静脉进行套扎。如果无条件做套扎,可以使用硬化剂注射。对胃底静脉曲张宜采用组织胶注射治疗。也可根据设备条件和医师经验联合使用上述内镜治疗方法。没有条件的地方可采用药物预防再出血。首选药物为 β 阻滞药普萘洛尔,该药通过收缩内脏血管,降低门静脉血流而降低门静脉压力。普萘洛尔由 10mg/d 开始,逐日加 10mg,逐渐加量至静息心率降为基础心率 75% 左右,或心率不低于 55/min。普萘洛尔合用 5-单硝酸异山梨醇酯类可能更好降低门静脉压力。

2. 静脉高压症的手术治疗　手术治疗的目的主要是切断或减少曲张静脉的血流来源、降低门静脉压力和消除脾功能亢进,一般

用于食管胃底静脉曲张破裂大出血各种治疗无效而危及生命者,或食管胃底静脉曲张破裂大出血后用于预防再出血特别是伴有严重脾功能亢进者。有各种断流、分流术和脾切除术等,手术预后与慎重选择病例和手术时机密切相关。在无黄疸或腹水、肝功能损害较轻者,手术预后较好;大出血时急诊手术、机体一般状况差、肝功能损害显著者,手术预后差、病死率高。

3. 腹水　治疗腹水不但可减轻症状,且可防止在腹水基础上发展的系列并发症如 SBP、肝肾综合征等。

(1)限制钠和水的摄入:钠摄入量限制在 60~90 mmol/d(相当于食盐 1.5~2g/d)。限钠饮食和卧床休息是腹水的基础治疗,部分轻、中度腹水患者经此治疗可发生自发性利尿,腹水消退。应用利尿药时,可适当放宽钠摄入量。有稀释性低钠血症 < 125mmol/L 者,应同时限制水摄入,摄入水量在 500~1000 ml/d。

(2)利尿药:对上述基础治疗无效或腹水较大量者应使用利尿药。临床常用的利尿药为螺内酯(安体舒通)和呋塞米。前者为潴钾利尿药,单独长期大量使用可发生高钾血症;后者为排钾利尿药,单独应用应同时补钾。目前主张两药合用,既可加强疗效,又可减少不良反应。先用螺内酯 40~80mg/d,4~5d 后视利尿效果加用呋塞米 20~40mg/d,以后再视利尿效果分别逐步加大两药剂量(最大剂量螺内酯 400mg/d,呋塞米 160mg/d)。理想的利尿效果为每天体重减轻 0.3~0.5kg(无水肿者)或 0.8~1kg(有下肢水肿者)。剂量过大的利尿会导致水、电解质紊乱,严重者甚至诱发肝性脑病和肝肾综合征。因此,使用利尿药时应监测体重变化及血生化。

(3)提高血浆胶体渗透压:对低蛋白血症患者,每周定期输注白蛋白或血浆,提高肢体渗透压促进腹水消退。

（4）难治性腹水的治疗：难治性腹水（refractory ascites）为使用最大剂量利尿药（螺内酯 400mg/d 加上呋塞米 160mg/d）而腹水仍无减退。对于利尿药使用虽未达最大剂量，腹水无减退且反复诱发肝性脑病、低钠血症、高钾血症或高氮质血症者亦被视为难治性腹水。

①大量排放腹水加输注白蛋白：在 1～2h 内放腹水 4～6L，同时输注白蛋白 8～10 g/L 腹水，继续使用适量利尿药。可重复进行。此法对大量腹水患者，疗效比单纯加大利尿药药量效果要好，对部分难治性腹水患者有效。但应注意不宜用于有严重凝血障碍、肝性脑病、上消化道出血等情况的患者。

②自身腹水浓缩回输：将抽出腹水经浓缩处理（超滤或透析）后再经静脉回输，起到消除腹水，保留蛋白，增加有效血容量的作用。对难治性腹水有一定疗效。在经济不富裕地区，此法用于治疗较大量的腹水可减少输注白蛋白的费用。但应注意，使用该法前必须对腹水进行常规、细菌培养和内毒素检查，感染性或癌性腹水不能回输。不良反应包括发热、感染、DIC 等。

③经颈静脉肝内门体分流术（TIPS）：是一种以血管介入的方法在肝内的门静脉分支与肝静脉分支间建立分流通道。该法能有效降低门静脉压，可用于治疗门静脉压增高明显的难治性腹水，但易诱发肝性脑病，故不宜作为治疗的首选。

④肝移植：顽固性腹水是肝移植优先考虑的适应证。

【肝移植】

是对晚期肝硬化治疗的最佳选择，掌握手术时机及尽可能充分做好术前准备可提高手术存活率。[参考文献：中华医学会肝病学分会，中华医学会感染病学会分会.2010 版.慢性乙型肝炎防治指南.临床肝胆病杂志，2011,27（1）]

【预防】

1. 饮食预防　预防肝硬化的发生，在饮食上，应该以进食低脂肪、高蛋白、高维生素和易于消化食物为主。健康合理饮食，对于肝硬化的预防有着重要的作用。同时，在饮食上，还要做到定时、定量、有节制。并且，食物不宜粗糙。

2. 戒烟忌酒　戒烟忌酒，做到这一点可以充分地预防肝硬化的发生，酒能助火动血，长期饮酒，尤其是烈性酒，可导致酒精性肝硬化。除此以外，饮酒可使慢性肝病患者病情加重，从而引发肝硬化的发生。长期吸烟不利于肝病的稳定和恢复，可加快肝硬化的进程，有促发肝癌的危险。所以说戒烟忌酒是预防肝硬化的措施之一。

3. 用药从简　预防肝硬化的发生，还要对于药物有选择合理的运用。如果因为生病而盲目过多地滥用一般性药物，会加重肝脏负担，且不利于病情恢复。预防肝硬化的发生还要对肝脏有害的药物如异烟肼、巴比妥类应慎用或忌用。

4. 情绪稳定　这也是肝硬化的预防措施之一。肝脏与精神情志的关系非常密切。情绪不佳，精神抑郁，暴怒激动均可影响肝的功能，加速病变的发展。树立坚强意志，心情开朗，振作精神，有利于预防肝硬化的发生。

【预后】

肝硬化的预后受多方面因素影响，如病因、病理类型、肝功能状态及并发症等。

1. 病因明确，能在肝硬化未进展至失代偿期前予以消除，预后较好。如酒精性肝硬化严格戒酒后，可长期存活，或维持在代偿阶段。

2. 肝增大者要比肝缩小者预后好。

3. 腹水一旦形成，常提示预后差。

4. 黄疸急剧出现或重度者预后不良，轻微黄疸对预后无大影响。

5. 食管-胃底静脉曲张程度越重，出血的概率越高，预后越差。

6. 肝性脑病的出现提示预后不良,特别是无明显诱因者。

7. Child-Pugh 分级与预后密切相关。A 级最好,C 级最差。

8. 死亡原因常为肝性脑病、肝肾综合征、食管-胃底静脉曲张破裂出血等并发症。

9. 肝移植的开展已明显改善了肝硬化患者的预后。

第三节 胆汁性肝硬化

胆汁性肝硬化的发生与肝内胆汁淤积和肝外胆管长期梗阻有一定关系,故可分为肝内胆汁淤积性和肝外胆管梗阻性两种。肝内胆汁淤积性肝硬化是由肝内细小胆管疾病引起胆汁淤积所致,其中与自身免疫有关者,称为原发性胆汁性肝硬化(PBC);继发于肝外胆管阻塞者称为继发性胆汁性肝硬化。

一、原发性胆汁性肝硬化

【临床表现与诊断要点】

1. 多见于 35—65 岁女性,男女比例约为 1:9。起病隐匿,早期症状较轻微,患者一般情况良好,食欲和体重多无明显下降。约 10% 的患者可无任何症状。本病病程进展缓慢,已观察到 50 年以上成活的患者。部分患者在早期稍后出现乏力,皮肤瘙痒,脂溶性维生素(维生素 A 和维生素 E)缺乏的表现,或自身免疫性疾病的表现。如类风湿关节炎、系统性红斑狼疮和干燥综合征等。晚期主要表现有慢性阻塞性黄疸、肝脾增大、皮肤色素沉着、黄色瘤,以及腹水、肝性脑病和消化道出血等症状。

2. 实验室检查 ①重要特征是 90%～95% 的患者血清线粒体抗体(AMA)阳性,特别是 M_2 型是诊断本病的重要依据;②血清 ALP、γ-GT、胆固醇和 IgM 可升高;③抗平滑肌抗体(SMA)或抗核抗体(ANA)也可阳性;④经皮肝穿刺活检,肝组织病理学有典型组织学改变有助于诊断。

【防治措施与用药】

原发性胆汁性肝硬化的治疗目标:改善生化学指标,延缓肝组织学进展,减少肝硬化及其并发症的发生。改善乏力、皮肤瘙痒等症状,提高患者的生活质量。对于 PBC 患者,建议低脂饮食、避免过度酒精(乙醇)摄入、戒烟。已经进展为肝硬化的患者建议避免饱餐、进食坚硬食物、用力排便和情绪激动,以预防上消化道出血。

1. 对症支持治疗 ①饮食以低脂、高碳水化合物和高蛋白饮食为主,脂肪摄入量低于 40～50g/d;②补充脂溶性维生素及钙剂,可肌内注射维生素 A、维生素 D、维生素 K,口服维生素 E、多维钙剂,遵医嘱用。

2. 对症酌情选用药物

熊去氧胆酸(UDCA) 适用于胆汁淤积性肝病、慢性肝病及肝内胆汁淤积。早期患者,不伴瘙痒症状,首要治疗方法:口服熊去氧胆酸,8～10mg(kg·d),进食时分 2～3 次服用;大剂量可增至 13～15 mg/(kg·d),或遵医嘱。应用本品治疗 PBC 患者不仅能改善生化学指标,并且可以延缓组织学进展,提高生存率。疗程:长期服用或遵医嘱。禁忌证:肝内外胆管梗阻,妊娠、哺乳期妇女。注意:服用本品后可有恶心、呕吐、上腹不适、头晕、腹泻、皮肤瘙痒加重等不良反应,缓慢加量并分次口服可提高患者耐受性;如需同时应用胆酸螯合剂,两种药物需间隔 2～4h 应用。疗效与证据:应用 UDCA 治疗 PBC 不仅能改善生化学指标,并且可以延缓患者肝组织学进展,提高生存率。研究表明应用 UDCA[13～15mg/(kg·d)]治疗后 10 年和 20 年的生存率分别是 84% 和 66%。在早期接受治疗的患者中,10 年和 20 年后接受肝移植或者死亡的比例分别是 6% 和 22%,这部分人群的生存率和对照人群相似。而对于疾病晚期才接受治疗的患者,接受肝移植和死亡的可能性明显增加。口服:8～15mg/(kg·d)。片剂,50mg;胶囊剂,250mg。

考来烯胺(消胆胺) 为阴离子交换树脂,口服后与肠道的胆酸结合,阻碍胆酸被吸收入血,使血中胆酸减少,因而使血中胆固醇向胆酸转化,起降胆固醇的作用。故用于Ⅱ型高脂血症、动脉粥样硬化、肝硬化、胆石病引起的痉挛。常用量,可有约2%的患者出现恶心、便秘或腹泻等胃肠道反应。用于止痒,开始量6～10g/d,维持量3g/d,于餐前分3次服用。服用本品,应适当补充维生素A、维生素D、维生素K等脂溶性维生素及钙盐。

腺苷蛋氨酸(丁二磺酸腺苷蛋氨酸,思美泰) 适用于肝硬化前和肝硬化所致肝内胆汁淤积。也适用于妊娠期肝内胆汁淤积。初始治疗:使用注射用于二磺酸腺苷蛋氨酸,每天500～1000mg,肌内或静脉注射,共2周。持续治疗:使用丁二磺酸腺苷蛋氨酸肠溶片,每天1000～2000mg,口服。片剂,0.5g(以腺苷蛋氨酸计);注射用粉针剂,500mg(附有专用溶媒)。

备选辅助治疗药:还原型谷胱甘肽、硫辛酸、促肝细胞生长素、甘草酸二铵、硫普罗宁、葡醛内酯、水飞蓟宾、异甘草酸镁、苦参素、复方甘草酸苷注射液等。

3. 抗炎症抗纤维化制剂 可选用加巴喷丁、舍曲林;或莫达非尼,为中枢兴奋药物,可缓解伴有嗜睡的乏力症状。

4. 疗效判定 UDCA治疗1年后生化应答良好定义为:血清胆红素≤1mg/dl(17μmol/L),ALP≤3倍正常值上限,AST≤2倍正常值上限(巴黎标准)或降低40%或ALP复常(巴塞罗那标准)。

【随访要点】

PBC患者应监测以下各项指标:①肝生化指标,包括ALT、AST、ALP、GGT、白蛋白、总胆红素;②凝血功能指标,包括凝血酶原时间、凝血酶原活动度;③免疫学指标,包括免疫球蛋白IgG;④肿瘤标记物,如甲胎蛋白;⑤影像学检查,如腹部B超,腹部CT;⑥其他检查,如胃镜、骨密度等。其中,白蛋白、凝血酶原活动度下降伴总胆红素水平上升反映肝合成能力下降,提示肝损伤加重,有向肝纤维化、肝硬化进展的趋势。

【预后】

从出现症状到死亡平均8～10年。终末期肝病持续约1年,黄疸迅速加深,出现腹水、肝性脑病、上消化道出血、继发感染等多种并发症。

二、继发性胆汁性肝硬化

本病多由肝外胆管长期梗阻所致,故又称为肝外梗阻性胆汁性肝硬化。引起发病的因素如先天性肝外胆道闭塞或缺如、胆总管结石、胆囊切除术后胆管狭窄、胰头癌、壶腹癌及胰腺囊肿等,均可导致胆汁性肝硬化。

【临床表现与诊断要点】

1. 临床表现与诊断要点(包括实验室检查结果)与原发性胆汁性肝硬化相似。

2. 发病年龄与原发病有关,如小儿肝硬化可能是先天性胆道闭锁;中年多由于结石病;老年者可能患肿瘤等。

3. 由肿瘤、慢性胰腺炎产生的胆汁性肝硬化,可扪及膨胀的、平滑的、可移动的胆囊。

4. 线粒体抗体的阳性率远低于原发性胆汁性肝硬化。

【防治措施与用药】

1. 首要治疗方法:健康宣传教育,改变生活方式;控制体重,减少腰围;改善胰岛素抵抗,纠正代谢紊乱;保肝抗炎药物防治肝炎和纤维化。

通过健康宣教纠正不良生活方式和行为,合并肥胖的患者如果改变生活方式6～12个月体质量未能降低5%以上,建议谨慎选用二甲双胍、奥利司他等药物进行治疗。

根据临床需要,可采用相关药物治疗代谢危险因素及其并发症。在基础治疗的前提下,可适当应用保肝抗炎药物。

2. 针对原发病治疗,本病有治愈的可能性。包括对结石、肿瘤等及时手术等综合或专科治疗(包内镜治疗),则预后良好。

3. 不能施行手术治疗的病例,参阅"原发性胆汁性肝硬化"治疗。

4. 治疗用药参考:可选用天晴甘平、多烯磷脂酰胆碱、水飞蓟宾、双环醇、熊去氧胆酸、二甲双胍、罗格列酮、辛伐他汀、奥利司他等。

天晴甘平　本品是中药甘草有效成分的第三代提取物,具有较强的抗炎、保护肝细胞膜及改善肝功能的作用。本品适用于伴有谷丙氨基转移酶升高的急、慢性肝炎的治疗。用法用量:口服,一次 150mg(一次 3 粒),每日 3 次。疗程:通常需要 6～12 个月以上。不良反应:主要有纳差、恶心、呕吐、腹胀,以及皮肤瘙痒、荨麻疹、口干和水肿,心脑血管系统有头痛、头晕、胸闷、心悸及血压升高,以上症状一般较轻,不必停药。禁忌:对本品过敏者禁用;严重低钾血症、高钠血症、高血压、心力衰竭、肾衰竭患者禁用。注意事项:治疗过程中应定期测血压和血清钾、钠浓度,如出现高血压、血钠潴留、低血钾等情况应停药或适当减量。孕妇及哺乳期妇女用药:孕妇不宜使用。儿童用药:新生儿、婴幼儿的用药剂量和不良反应尚未确定,暂不用。药物相互作用:尚不明确。胶囊剂:50mg。

甘草酸二铵　成人常用量为口服 150mg(3 粒胶囊),每日 2～3 次。或静脉滴注 150mg,每日 1 次,用 5% 或 10% 葡萄糖注射液 250ml 稀释后缓慢滴注。有抗炎、免疫调节、抗纤维化、保护肝细胞膜作用。不良反应为水钠潴留,宜用于早期肝硬化患者。此外,甘草酸二钾与本品作用相似,不但不影响血氨水平,还可补钾,对心脏有益。其用法用量见说明书,遵医嘱。

甘草甜素(甘草酸,甘草皂苷)　有甘草酸二铵的效果,但几乎无皮质激素的不良反应。成人每次口服 0.1～0.2g,每日 3 次;儿童酌减;也可肌内注射或静脉注射,0.1～0.2g,每日 1～2 次。

多烯磷脂酰胆碱　口服剂量:开始时每日 3 次,每次 2 粒(456mg)。每日服用量最大不能超过 1368mg(6 粒胶囊)。一段时间后,剂量可减至每日 3 次,每次 1 粒(228mg)维持剂量。通常需要 6～12 个月以上。禁忌证:对本药所含的任何一种成分过敏者。

水飞蓟宾　口服剂量:每次 2～4 粒。每日 3 次。通常需要 6～12 个月以上。禁忌证:对本品过敏者禁用。

双环醇(百塞诺,Bicycloi)　能降低升高的转氨酶,减轻肝组织病理形态学损伤程度,抑制鸭乙型肝炎病毒 DNA 复制,显著 HBeAg 和 HBsAg 复制;能持续使慢性乙肝患者 HBeAg 和 HBV DNA 转阴,对转氨酶越高的患者,HBeAg 转阴率越高。尚能使相关临床症状明显改善。保肝降酶,复发率低。通常一次服用 25～50mg,每日 3 次。疗程:6 个月,或遵医嘱。不良反应:偶有头晕,皮疹等。肝功能失代偿者如胆红素明显升高、低蛋白血症、肝硬化腹水、食管-静脉曲张出血、肝性脑病、肝肾综合征均慎用。片剂:25mg。

熊去氧胆酸　成人口服 250mg,每日 2 次,连服 1～3 个月。

还原型谷胱甘肽　以 0.6～1.2g 加入 5% 或 10% 葡萄糖注射液 250ml 中稀释溶解后静脉滴注,每日 1 次;或肌内注射 0.6g/d,每日 1 次。均可连用 2～4 周。主要提供巯基解毒。

腺苷蛋氨酸(丁二磺酸腺苷蛋氨酸,思美泰)　见"原发性胆汁性肝硬化的治疗"所述。

B 族维生素　有防止脂肪肝和保护肝的作用。可选用酵母片、复合维生素 B 等。口服 2 片,每日 3 次。

维生素 C　有促进代谢和解毒作用。口服,每日 0.2g,每日 3 次。必要时可静脉滴注用药,每次 1～3g。

5. 继发性胆汁性肝硬化伴糖尿病、脂肪肝患者用药参考。

二甲双胍(立克糖) 适用于伴有糖尿病的患者。口服,每次 0.5～1.0g,每日 1～3 次。最大剂量 3.0g/d。最好随餐或餐后服用;疗程遵医嘱。

罗格列酮(文迪雅) 适用于伴有糖尿病的患者。口服,每次 4mg,每天 1 次;或一次 2mg,每日 2 次;餐时或餐间服用。疗程应遵医嘱。

辛伐他汀 适用于高脂血症。口服,一次 10～20mg,每日 2 次。或遵医嘱。

奥利司他(奥利司他、塞尼特,Orlist) 减肥药,须遵医嘱用。口服,一次 120mg,每日 3 次,与食物同服。

第四节 脂 肪 肝

脂肪肝,是指由于各种原因引起的肝细胞内脂肪堆积过多的病变。肝内脂肪沉积含量超过肝实重的 5%,或光镜下每单位面积含有脂肪滴的肝细胞超过 5% 时称为脂肪肝。脂肪性肝病正严重威胁我国人民的健康,成为仅次于病毒性肝炎的第二大肝病。脂肪肝是一种常见的临床现象,而非一种独立的疾病。一般而言,脂肪肝属可逆性疾病,早期诊断并及时治疗常可恢复正常。

脂肪肝按病因可分为酒精性和非酒精性两类。非酒精性脂肪肝多与肥胖、糖尿病、药物、遗传性疾病(如家族性脂肪肝变性、遗传性果糖不耐受症等)有关。

【病因与分型】

1. **肥胖性脂肪肝** 肝内脂肪堆积的程度与体重成正比。30%～50% 的肥胖症合并脂肪肝,重度肥胖者脂肪肝病变率高达 61%～94%。肥胖者体重得到控制后,其脂肪浸润亦减少或消失。

2. **酒精性脂肪肝** 长期嗜酒者行肝穿刺活检,发现 75%～95% 有脂肪浸润。还有人观察,每天饮酒超过 80～160g 则酒精性脂肪肝的发生率增长 5～25 倍。

3. **快速减肥性脂肪肝** 禁食、过分节食或其他快速减轻体重的措施可引起脂肪分解短期内大量增加,消耗肝内谷胱甘肽(GSH),使肝内丙二醛和脂质过氧化物大量增加,损伤肝细胞,导致脂肪肝。

4. **营养不良性脂肪肝** 营养不良导致蛋白质缺乏是引起脂肪肝的重要原因,多见于摄食不足或消化障碍,不能合成载脂蛋白,以致三酰甘油积存肝内,形成脂肪肝。

5. **糖尿病脂肪肝** 糖尿病患者中约 50% 可发生脂肪肝,其中以成年病人为多。因为成年后患糖尿病者有 50%～80% 是肥胖者,其血浆胰岛素水平与血浆脂肪酸增高,脂肪肝变既与肥胖程度有关,又与进食脂肪或糖过多有关。

6. **药物性脂肪肝** 某些药物或化学毒物通过抑制蛋白质的合成而致脂肪肝,如四环素、肾上腺皮质激素、嘌呤霉素、环己胺、吐根碱(依米丁),以及砷、铅、银、汞等。降脂药也可通过干扰脂蛋白的代谢而形成脂肪肝。

7. **妊娠脂肪肝** 多在第一胎妊娠 34～40 周时发病,病情严重,预后不佳,母婴死亡率分别达 80% 与 70%。

8. **其他疾病引起的脂肪肝** 结核、细菌性肺炎及败血症等感染时也可发生脂肪肝;病毒性肝炎病人若过分限制活动,加上摄入高糖、高热量饮食,肝细胞脂肪易堆积;还有胃肠外高营养性脂肪肝、中毒性脂肪肝、遗传性疾病引起的脂肪肝等。

【临床表现】

脂肪肝的临床表现多样,多数患者有肥

胖、酗酒、长期服药、糖尿病、高脂血症等相关病史。约半数患者无症状,部分患者有肝区胀痛、上腹部不适、腹胀、乏力等;可有恶心、呕吐、食欲缺乏、消瘦等症状;极少数甚至出现肝硬化相应表现。

体格检查可发现肝增大。轻度脂肪肝多无临床症状,仅有疲乏感,多于体检时偶然发现。多数脂肪肝病人较肥胖。中、重度脂肪肝有类似慢性肝炎的表现,可有食欲缺乏、疲倦乏力、恶心、呕吐、肝区或右上腹隐痛等。肝轻度增大可有触痛,质地稍韧、边缘钝、表面光滑,少数病人可有脾增大和肝掌。当肝内脂肪沉积过多时,可使肝被膜膨胀、肝韧带牵拉,而引起右上腹剧烈疼痛或压痛,以及发热、白细胞计数增多,误诊为急腹症而行剖腹手术。此外,脂肪肝病人也常有舌炎、口角炎、皮肤瘀斑、四肢麻木、四肢感觉异常等末梢神经炎的改变。少数病人也可有消化道出血、牙龈出血、鼻出血等。重度脂肪肝病人可以有腹水和下肢水肿、电解质紊乱如低钠、低钾血症等,脂肪肝表现多样,遇有诊断困难时,可做肝活检确诊。

【临床诊断】

1. 无饮酒史,或饮酒折合乙醇量男性每周<140g,女性每周 70g。

2. 排除病毒性肝炎、药物性肝病、全胃肠外营养、肝豆状核变性等可导致脂肪肝的特定疾病。

3. 除原发疾病临床表现外,有乏力、消化不良、肝区隐痛、肝脾增大等非特异性症状及体征。

4. 可有超重/内脏性肥胖、空腹血糖增高、血脂紊乱、高血压等代谢综合征。

5. 血清转氨酶和谷氨酰胺转肽酶水平可由轻至中度增高,通常以丙氨酸氨基转移酶升高为主。

6. 肝影像学表现符合弥漫性脂肪肝的影像学诊断标准。

7. 肝活检组织学改变符合脂肪性肝病的病理学诊断标准。

8. 实验室检查　可见血清丙氨酸转氨酶(ALT)、天冬氨酸转氨酶(谷草转氨酶)(AST)、γ-谷氨酰转胺酶(γ-GT)轻度升高。

9. 影像学检查①首选 B 超检查可确诊;②B 超引导下肝细针穿刺活检,是确诊脂肪肝和局灶性脂肪肝、肝癌鉴别的最特异、最敏感的方法;③CT 扫描或磁共振检查(MRI)有助于诊断。

凡具备上述第 1~5 项和第 6 或第 7 项中任何一项者即可诊断为脂肪肝。

【并发症】

脂肪肝可以是一个独立的疾病也可以是某些全身性疾病的并发表现。

1. 常并发有酒精中毒的其他表现　如酒精依赖、胰腺炎、周围神经炎、贫血舌炎、酒精性肝炎、肝硬化等。

2. 营养过剩型脂肪肝　如肥胖症、糖尿病、高脂血症、高血压、冠状动脉粥样硬化性心脏病(简称冠心病)、痛风、胆石症等。

3. 营养不良性脂肪肝常与慢性消耗性疾病并存　如结核病、溃疡性结肠炎等。

4. 妊娠急性脂肪肝　常并发有肾衰竭、低血糖、胰腺炎、败血症、弥散性血管内凝血(DIC)等。

5. 重症脂肪肝者　可以有腹水和下肢水肿,其他还可有蜘蛛痣,男性乳房发育、睾丸萎缩、阳痿,女性有闭经、不孕等。

【治疗】

首要治疗方法:健康宣传教育,改变生活方式;控制体重,减少腰围;改善胰岛素抵抗,纠正代谢紊乱;保肝抗炎药物防治肝炎和纤维化。通过健康宣教纠正不良生活方式和行为,合并肥胖的患者如果改变生活方式 6~12 个月体质量未能降低 5% 以上,建议谨慎选用二甲双胍、奥利司他等药物进行治疗。根据临床需要,可采用相关药物治疗代谢危险因素及其合并症。在基础治疗的前提下,可适当应用保肝抗炎药物。

1. 一般治疗　改善生活方式适用于所有脂肪肝患者；二甲双胍、奥利司他等药物治疗适用于无肝衰竭，无中重度食管胃底静脉曲张患者；相关药物治疗代谢危险因素及其合并症适用于无明显的肝损害（血清转氨酶小于 3 倍正常值上限）、无肝功能不全及未合并失代偿肝硬化患者。

（1）保肝抗炎药物：①肝组织学确诊的 NASH 患者；②临床特征、实验室改变以及影像学检查提示可能存在明显肝损伤和（或）进展性肝纤维化者，例如合并血清转氨酶升高、代谢综合征、非胰岛素依赖型（2 型糖尿病）的 NAFLD 患者；③拟用其他药物因有可能诱发肝损伤而影响基础治疗方案实施者，或基础治疗过程中出现血清转氨酶增高者；④合并嗜肝病毒现症感染或其他肝病者。

（2）找出病因：有的放矢采取措施。如长期大量饮酒者应戒酒。营养过剩、肥胖者应严格控制饮食，使体能恢复正常。有脂肪肝的糖尿病患者应积极有效地控制血糖。营养不良性脂肪肝患者应适当增加营养，特别是蛋白质和维生素的摄入。总之，去除病因才有利于治愈脂肪肝。

（3）调整饮食结构：提倡高蛋白质、高维生素、低糖、低脂肪饮食。不吃或少吃动物性脂肪、甜食（包括含糖饮料）。多吃青菜、水果和富含纤维素的食物，以及高蛋白质的瘦肉、河鱼、豆制品等，不吃零食，睡前不加餐。

（4）适当增加运动：促进体内脂肪消耗。行走、仰卧起坐或健身器械锻炼都是很有益的。

（5）补硒：能让肝中谷胱甘肽过氧化物酶的活性达到正常水平，对养肝护肝起到良好作用，以硒麦芽粉、五味子为主要原料制成的养肝片，具有免疫调节的保健功能，对化学性肝损伤有辅助保护作用。

2. 对症治疗

（1）患者应戒酒，宜进食低脂饮食，忌用动物油、椰子油，忌油炸食品；多食新鲜蔬菜、鲜水果、山药、白薯、芋头，以及燕麦、小米等粗粮，保持每日食物的多样性；适当提高鱼类、豆类及其制品的摄入量，控制脂肪和胆固醇的摄入量。

（2）有肝功能异常者，可给予保肝降酶的药物治疗，服用降脂药物要谨慎。

3. 用药参考

硫普罗宁　用于脂肪肝，成人饭后口服，每次 100～200mg，每日 3 次，疗程 2～3 个月，停药 3 个月后继续下 1 个疗程。或遵医嘱。孕妇、哺乳期妇女、儿童禁用。注射用药遵医嘱。

必需磷脂酰胆碱（易善力、肝得健）　用于不同原因引起的脂肪肝。成人常用量每次 3 粒，每日 3 次；1 日服药量最多不得超过 6 粒，维持剂量减为每次服 1～2 粒，每日 3 次。儿童用量酌减，或遵医嘱。应在餐中用足量液体（如温热的菜汤）整粒送服，不可咀嚼胶囊。每粒胶囊剂含必需磷脂 228mg。注射剂遵医嘱。

腺苷蛋氨酸（丁二磺酸腺苷蛋氨酸，思美泰）　见本草"第三节一、原发性胆汁性肝硬化"所述。

三七脂肪肝颗粒　健脾化浊，祛痰软坚。用于脂肪肝、高脂血症属肝郁脾虚证者。成人用开水冲服每次 5g，每日 3 次；或遵医嘱。孕妇禁用。

【预防】

①合理膳食：每日三餐膳食要调配合理，做到粗细搭配营养平衡，足量的蛋白质能清除肝内脂肪。②适当运动：每天坚持体育锻炼，可视自己体质选择适宜的运动项目，如慢跑、打乒乓球和羽毛球等运动。运动量应循序渐进，逐步达到适当的运动量，以加强体内脂肪的消耗。③慎用药物：任何药物进入体内都要经过肝解毒，在选用药物时更要慎重，谨防药物的毒副作用，特别对肝有损害的药物绝对不能用，避免进一步加重肝的损害。④心情开朗，不暴怒、少气恼、注意劳逸结合等也是相当重要的。

第五节　非酒精性脂肪性肝病

非酒精性脂肪性肝病(NAFLD)是指除外酒精和其他明确的损肝因素所致的,以弥漫性肝细胞大泡性脂肪变为主要特征的临床病理综合征,包括单纯性脂肪肝以及由其演变的脂肪性肝炎(NASH)和肝硬化。

【病理病因】

NAFLD 分原发性和继发性两大类,前者与胰岛素抵抗和遗传易感性有关,而后者则由某些特殊原因所致。营养过剩所致体重增长过快和体重过重,肥胖,糖尿病,高脂血症等代谢综合征相关脂肪肝,以及隐源性脂肪肝均属于原发性 NAFLD 范畴;营养不良,全胃肠外营养,减肥、手术后体重急剧下降,药物/环境和工业毒物中毒等所致脂肪肝则属于继发性 NAFLD 范畴。

【临床检查】

1. 影像学检查　超声,CT 和 MRI 都是诊断脂肪肝的有效工具,其中敏感性高的是 B 超,特异性强的是 CT,而对局灶性脂肪肝与肝内占位性病变鉴别价值大的是 MRI,并且 CT 和 MRI 还可半定量分析肝内脂肪含量,但是现有影像学检查不能反映脂肪肝时炎症和纤维化的有无,且无法准确判断肝功能受损的严重情况及其病因,因此,影像学检查不能对 NAFLD 进行临床病理分型。

2. 组织病理学检查　能对 NAFLD 进行临床病理分型。

3. 血清学检查　有利于防治参考。

【临床表现与诊断要点】

1. 临床诊断标准　凡具备下列第 1～5 项和第 6 或第 7 项中任何一项者即可诊断为 NAFLD。①无饮酒史或饮酒折合乙醇量男性每周<140g,女性每周<70g。②除外病毒性肝炎、药物性肝病、全胃肠外营养、肝豆状核变性等可导致脂肪肝的特定疾病。③除

原发疾病临床表现外,可有乏力、消化不良、肝区隐痛、肝脾增大等非特异性症状及体征。④可有体重超重和(或)内脏性肥胖,空腹血糖增高,血脂紊乱,高血压等代谢综合征相关组分。⑤血清转氨酶和 γ-谷氨酰胺转肽酶水平可有轻至中度增高(小于 5 倍正常值上限),通常以丙氨酸氨基转移酶(ALT)增高为主。⑥肝影像学表现符合弥漫性脂肪肝的影像学诊断标准。⑦肝活体组织检查组织学改变符合脂肪性肝病的病理学诊断标准。

2. 影像学诊断　影像学检查用于反映肝脂肪浸润的分布类型,粗略判断弥漫性脂肪肝的程度,提示是否存在显性肝硬化,但其不能区分单纯性脂肪肝与 NASH,且难以检出<33%的肝细胞脂肪变,应注意弥漫性肝回声增强以及密度降低也可见于肝硬化等慢性肝病。

(1)B 超诊断:①肝区近场回声弥漫性增强(强于肾和脾),远场回声逐渐衰减。②肝内管道结构显示不清。③肝轻至中度增大,边缘角圆钝。④彩色多普勒血流显示肝内彩色血流信号减少或不易显示,但肝内血管走向正常。⑤肝右叶包膜及横膈回声显示不清或不完整。具备上述第 1 项及第 2～4 项中一项者为轻度脂肪肝;具备上述第 1 项及第 2～4 项中两项者为中度脂肪肝;具备上述第 1 项以及第 2～4 项中两项和第 5 项者为重度脂肪肝。

(2)CT 诊断:弥漫性肝密度降低,肝/脾 CT 比值≤1.0 但>0.7 者为轻度;肝/脾 CT 比值≤0.7 但>0.5 为中度;肝/脾 CT 比值≤0.5 为重度。

3. 组织病理学诊断　依据病变肝组织是否伴有炎症反应和纤维化,NAFLD 可分为:单纯性脂肪肝、NASH、HASH 相关性肝

硬化。

（1）单纯性脂肪肝：依据肝细胞脂肪变性占据所获取肝组织标本量的范围，分为F0～F4度。F0，＜5％肝细胞脂肪变；F1，5％～30％肝细胞脂肪变；F2，31％～50％肝细胞脂肪变；F3，51％～75％肝细胞脂肪变；F4，75％以上肝细胞脂肪变。

（2）NASH：NASH的脂肪肝程度与单纯性脂肪肝一致，分为F0～F4度。依据炎症程度把NASH分为G0～G3级，G0，无炎症；G1，腺泡3带呈现少数气球样肝细胞，腺泡内散在个别点灶状坏死；G2，腺泡3带明显气球样肝细胞，腺泡内点灶状坏死增多，门管区轻至中度炎症；G3，腺泡3带广泛的气球样肝细胞，腺泡内点灶状坏死明显，门管区轻至中度炎症伴（或）门管区周围炎症。依据纤维化的范围和形态，把NASH肝纤维化分为S0～S4期；S0，无纤维化；S1，腺泡3带局灶性或广泛的窦周/细胞周纤维化；S2，纤维化扩展到门管区，局灶性或广泛的门管区星芒状纤维化；S3，纤维化扩展到门管区周围，局灶性或广泛的桥接纤维化；S4，肝硬化。NASH组织病理学诊断报告：NASA-F（0～4）G（0～3）S（0～4），其中，F为脂肪肝分度，G为炎症分级，S为纤维化分期。

儿童NASH组织学特点，小叶内炎症轻微，门管区炎症重于小叶内炎症，很少气球样变，小叶内窦周纤维化不明显，门管区及其周围纤维化明显，可能为隐源性肝硬化的重要原因。

肝细胞核糖原化是"静态性NASH"的组织学特点。

4. 常见并发症　①高脂血症；②高黏血症；③肝纤维化与肝硬化，代谢综合征；④动脉粥样硬化。

5. 相关疾病　①暴发性肝衰竭；非寄生虫性肝囊肿；②肝硬化；③肝棘球蚴病；④肝性脑病、脂肪肝；⑤酒精性肝病。

【治疗目标】

鉴于非酒精性脂肪性肝病为代谢综合征

的重要组分，并且大多数患者肝组织学改变处于单纯性脂肪肝阶段，治疗的首要目标是改善胰岛素抵抗，防治代谢综合征及其相关终末期器官病变，从而改善患者生活质量和延长存活时间；次要目标为减少肝脂肪沉积并避免因"二次打击"而导致NASH和肝功能失代偿，NASH患者则需阻止肝病进展，减少或防止肝硬化、肝癌及其并发症的发生。减肥，降血糖，科学饮食，适量运动是预防的关键。

【治疗】

减肥，降血糖，科学饮食，适量运动是预防的关键。首要治疗方法是健康宣传教育，改变生活方式；控制体重，减少腰围；改善胰岛素抵抗，纠正代谢紊乱；保肝抗炎药物防治肝炎和纤维化。通过健康宣教纠正不良生活方式和行为，合并肥胖的患者如果改变生活方式6～12个月体质量未能降低5％以上，建议谨慎选用二甲双胍、奥利司他等药物进行治疗。根据临床需要，可采用相关药物治疗代谢危险因素及其并发症。在基础治疗的前提下，可适当应用保肝抗炎药物。

1. 一般治疗　改变生活方式适用于所有非酒精性脂肪肝患者；二甲双胍、奥利司他等药物治疗适用于无肝衰竭，无中重度食管胃底静脉曲张患者；相关药物治疗代谢危险因素及其并发症适用于无明显的肝损害（血清转氨酶小于3倍正常值上限）、无肝功能不全及未合并失代偿肝硬化患者。

保肝抗炎药物用于以下情况：①肝组织学确诊的NASH患者；②临床特征、实验室改变以及影像学检查提示可能存在明显肝损伤和（或）进展性肝纤维化者，例如合并血清转氨酶升高、代谢综合征、非胰岛依赖型糖尿病的NAFLD患者；③拟用其他药物因有可能诱发肝损伤而影响基础治疗方案实施者，或基础治疗过程中出现血清转氨酶增高者；④合并嗜肝病毒现症感染或其他肝病者。

2. 主要治疗措施　①防治原发病或相

关危险因素。②基础治疗:制订合理的能量摄入以及饮食结构调整、中等量有氧运动、纠正不良生活方式和行为(Ⅲ)。③避免加重肝损害:防止体重急剧下降、滥用药物及其他可能诱发肝病恶化的因素。④减肥:所有体重超重、内脏性肥胖以及短期内体重增长迅速的 NAFLD 患者,都需通过改变生活方式控制体重、减少腰围。基础治疗 6 个月体重下降每个月<0.45 kg,或体重指数(BMI)>27 kg/m² 合并血脂、血糖、血压等两项以上指标异常者,可考虑加用西布曲明或奥利司他等减肥药物,每周体重下降不宜超过 1.2kg(儿童每周不超过 0.5kg);BMI>40 kg/m² 或 BMI>35 kg/m² 合并睡眠呼吸暂停综合征等肥胖相关疾病者,可考虑近端胃旁路手术减肥(Ⅱ-1,Ⅱ-2,Ⅱ-3,Ⅲ)。⑤胰岛素增敏剂:合并非胰岛素依赖型糖尿病、糖耐量损害、空腹血糖增高以及内脏性肥胖者,可考虑应用二甲双胍和噻唑烷二酮类药物,以期改善胰岛素抵抗和控制血糖(Ⅱ-1,Ⅱ-2,Ⅱ-3)。⑥降血脂药:血脂紊乱经基础治疗和(或)应用减肥降糖药物 3～6 个月以上,仍呈混合性高脂血症或高脂血症合并 2 个以上危险因素者,需考虑加用贝特类、他汀类或普罗布考等降血脂药物(Ⅱ-1,Ⅱ-2,Ⅱ-3)。⑦针对肝病的药物:NAFLD 伴肝功能异常、代谢综合征、经基础治疗 3～6 个月仍无效,以及肝活体组织检查证实为 NASH 和病程呈慢性进展性经过者,可采用针对肝病的药物辅助治疗,以抗氧化、抗炎、抗纤维化,可依药物性能以及疾病活动度和病期合理选用多烯磷脂酰胆碱、维生素 E、水飞蓟素(水飞蓟宾)以及熊去氧胆酸等相关药物(Ⅱ-1,Ⅱ-2,Ⅱ-3,Ⅲ),但不宜同时应用多种药物。⑧肝移植:主要用于 NASH 相关终末期肝病和部分隐源性肝硬化肝功能失代偿患者的治疗,肝移植前应筛查代谢情况(Ⅲ)。BMI>40 kg/m² 为肝移植的禁忌证(Ⅲ)。

3.治疗的监测　①自我验效及监测,设置能让患者就自己的饮食、运动、睡眠、体重及与生活质量相关的观察指标,例如做简单的图表化记录,以供评估(Ⅲ)。②原发疾病和肝病相关临床症状和体征的评估,需警惕体重下降过快(每月体重下降大于 5kg)导致亚急性 NASH 和肝衰竭的可能(Ⅲ)。③代谢综合征的组分及其程度的实用目标及治疗控制目标的观察(Ⅲ)。④肝酶学和肝功能储备的评估,后者可采用 Child-Pugh 分级和(或)MELD 评分系统。⑤影像学评估肝脂肪浸润的程度及分布类型(Ⅲ)。⑥肝炎症和进展性纤维化非创伤性指标的动态观察,包括血清纤维化标记物以及其他相关实验室指标(Ⅲ)。

4.肝活体组织检查评估　肝脂肪变、炎症和纤维化的改变,监测治疗的效果、安全性及评估预后。

【用药参考】

1.非酒精性脂肪性肝病　可选用多烯磷脂酰胆碱、水飞蓟宾、天晴甘平、双环醇、熊去氧胆酸、二甲双胍、罗格列酮、辛伐他汀、奥利司他等。

多烯磷脂酰胆碱　口服,开始时每日 3 次,每次 2 粒(456mg)。每日服用量最大不能超过 1368mg(6 粒胶囊)。一段时间后,剂量可减至每日 3 次,每次 1 粒(228mg)维持剂量。通常需要 6～12 个月以上。禁忌证:对本药所含的任何一种成分过敏者。

水飞蓟宾　为以大蓟为主要成分的提取物,有保肝护肝作用。剂量:每次 2～4 粒。口服:每日 3 次。通常需要 6～12 个月以上。禁忌证:对本品过敏者禁用。

腺苷蛋氨酸(丁二磺酸腺苷蛋氨酸,思美泰)　见本章"第三节一、原发性胆汁性肝硬化"所述。

天晴甘平　本品是中药甘草有效成分的第三代提取物,具有较强的抗炎、保护肝细胞膜及改善肝功能的作用。本品适用于伴有谷丙氨基转移酶升高的急、慢性肝炎的治疗。

用法用量:口服,每次 150mg(每次 3 粒),每日 3 次。疗程:通常需要 6～12 个月以上。不良反应:主要有纳差、恶心、呕吐、腹胀,以及皮肤瘙痒、荨麻疹、口干和水肿,心脑血管系统有头痛、头晕、胸闷、心悸及血压升高,以上症状一般较轻,不必停药。禁忌:对本品过敏者禁用;严重低钾血症、高钠血症、高血压、心力衰竭、肾衰竭患者禁用。注意事项:治疗过程中应定期测血压和血清钾、钠浓度,如出现高血压、血钠潴留、低钾血症等情况应停药或适当减量。孕妇及哺乳期妇女用药:孕妇不宜使用。儿童用药:新生儿、婴幼儿的用药剂量和不良反应尚未确定,暂不用。药物相互作用:甘草甜素、甘草酸二铵、甘草酸二钾属同类药物,不宜重复或同时联用。胶囊剂:50mg。

双环醇 双环醇为联苯结构衍生物。动物实验结果发现:双环醇对四氯化碳、D-氨基半乳糖、对乙酰氨基酚(扑热息痛)引起的小鼠急性肝损伤的氨基转移酶升高、小鼠免疫型肝炎的氨基转移酶升高有降低作用,肝组织病理形态学损害有不同程度的减轻。体外实验结果显示双环醇对肝癌细胞转染人乙肝病毒的 2.2.15 细胞株具有抑制 HBeAg、HBV DNA、HBsAg 分泌的作用。本品适用于治疗慢性肝炎所致的氨基转移酶升高。口服,成人常用剂量每次 25mg(1 片),必要时可增至 50mg(2 片),每日 3 次,最少服用 6 个月或遵医嘱,应逐渐减量。服用本药后,个别患者可能出现的不良反应均为轻度或中度,一般无需停药,或短暂停药、对症治疗即可缓解。1416 例临床研究中未见严重不良反应,偶见(发生率<0.5%)头晕、皮疹、腹胀、睡眠障碍以及血红蛋白和白细胞计数异常、总胆红素和转氨酶升高、血小板下降,另有极个别(发生率<0.1%)患者出现头痛、恶心、胃部不适、一过性血糖血肌酐升高。可视具体临床情况而采取相应措施。片剂:25mg。

熊去氧胆酸 降血脂降血压药,成人常用剂量每日 8～15mg/kg。口服:早、晚进餐时分次给予。通常需要 6～12 个月以上。胆道完全梗阻和严重肝功能减退者禁用。

2. 非酒精性脂肪性肝病伴糖尿病

二甲双胍 降血糖药,应从小剂量开始使用,根据病人状况,逐渐增加剂量。通常本品(盐酸二甲双胍片)的起始剂量为 0.5g,每日 2 次;或 0.85g,每日 1 次;随餐服用。可每周增加 0.5g,或每 2 周增加 0.85g,逐渐加至每日 2g,分次服用。成人最大推荐剂量为每日 2550mg。对需进一步控制血糖患者,剂量可以加至每日 2550mg(即每次 0.85g,每天口服 3 次):随三餐分次服用。疗程应根据疗效而定。禁忌证:①肾脏疾病或下列情况禁用本品,心力衰竭(休克)、急性心肌梗死和败血症等引起的肾功能障碍[血清肌酐水平≥1.5mg/dl(男性),≥1.4mg/dl(女性)或肌酐清除异常];②需要药物治疗的充血性心力衰竭,和其他严重心、肺疾病;③严重感染和外伤,外科大手术,临床有低血压和缺氧等;④已知对盐酸二甲双胍过敏;⑤急性或慢性代谢性酸中毒,包括有或无昏迷的糖尿病酮症酸中毒和糖尿病酮症酸中毒需要用胰岛素治疗;⑥酗酒者;⑦接受血管内注射碘化造影剂者,可以暂时停用本品;⑧维生素 B_{12}、叶酸缺乏未纠正者。

罗格列酮 降血糖药,起始用量为每日 4mg,每日 1 次,每次 4mg。经 12 周的治疗后,若空腹血糖控制不理想,可加量至每日 8mg,每日 1 次或分 2 次服用(早、晚各 1 次)。疗程:根据疗效而定。禁忌证:对本品过敏者、肝肾功能不全者、妊娠、哺乳期妇女以及 18 岁以下患者禁用。同类药物吡格列酮因心血管病事件在中国和欧美已退市,应警惕。

辛伐他汀 降脂药,一般起始剂量为每天 10mg,晚间顿服。对于胆固醇水平轻-中度升高的患者,起始剂量为每天 5mg。若需调整剂量,应间隔 4 周以上,最大剂量为每天 40mg,晚间顿服。应定期监测胆固醇水平,如果胆固醇水平明显低于目标范围,应考虑减少辛伐他汀的剂量。疗程:根据疗效而定。禁忌证:对本品任何成分过敏者;活动性肝病或无法解释的血清转氨酶持续升高者;怀孕及哺乳期妇女。

　　奥利司他　减肥药,推荐剂量在餐时或餐后 1h 内服 0.12g 胶囊一粒。如果有一餐未进或食物中不含脂肪,则可省略一次服药。

一般每日口服 3 次。疗程:根据疗效而定。禁忌证:患慢性吸收不良综合征或胆汁淤积症及对奥利司他或药物制剂中任何一种其他成分过敏的患者禁用。

　　【并发症】
1. 高脂血症。
2. 高黏血症。
3. 肝纤维化与肝硬化。
4. 代谢综合征。
5. 动脉粥样硬化。

第六节　非酒精性终末期相关肝硬化

　　【治疗程序】
　　①健康宣传教育,改变生活方式;②控制体质量,减少腰围;③改善胰岛素抵抗,纠正代谢紊乱;④减少附加打击以免加重肝损害;⑤保肝抗炎药物防治肝炎和纤维化;⑥积极处理肝硬化的并发症。

　　【治疗进展】
　　①肠促胰岛素(incretin)类似物(如沙格列汀、利格列汀、维格列汀、阿格列汀等及利拉鲁肽、阿必鲁泰、度拉鲁肽等):一组目前已用于治疗糖尿病的药物,可促进胰岛素分泌、减慢胃排空、增加饱腹感。在动物及人的某些病例中的研究显示了令人振奋的治疗效果(戴德银.实用新药特药手册.6 版.北京:科学出版社,2016:1179-1183)。②氯沙坦(Losartan):血管紧张素 Ⅱ 与肝纤维化的发病有关并可增强胰岛素抵抗。一项研究应用氯沙坦(一种血管紧张素 Ⅱ 受体阻滞药)治疗 7 例 NASH 患者。结果表明可使肝功能好转、肝纤维化血清标记物好转,但仍需进一步的大型随机对照临床研究来验证。

　　【随访要点】
　　推荐 NAFLD 患者每半年测量体质量、腰围、血压、肝功能、血脂和血糖,每年做包括肝、胆囊和脾在内的上腹部超声检查。建议根据患者实际情况并参照有关诊疗指南,筛查恶性肿瘤、代谢综合征相关终末期器官病变以及肝硬化的并发症。

　　【首要治疗方法】
　　根据临床需要采取相关措施,防治肝硬化门脉高压等并发症。NASH 并发肝衰竭、失代偿期肝硬化以及 NAFLD 并发肝细胞癌患者可考虑肝移植手术。

　　【肝移植实施细则】
　　1. 肝移植手术　由 NASH 所导致的终末期肝病是肝脏移植的适应证。年龄＞60 岁、BMI＞30 kg/m^2、移植前合并糖尿病及高血压的 NASH 患者是高危人群,1 年病死率达 50％。BMI＞40 kg/m^2 是肝移植的禁忌证。

　　2. TIPS　经颈静脉肝内门体分流术是治疗顽固性腹水及食管静脉曲张出血但无法行内镜治疗患者的有效治疗方法。对肝性胸腔积液及胃底静脉曲张出血也有治疗价值。

　　【疗效判定】
　　①疗效判断需综合评估代谢综合征各组分、血清酶谱和肝影像学的变化,以便及时启动和调整药物治疗方案。动态肝组织学检查仅用于临床试验和某些特殊的患者。②不良反应的管理:在治疗过程中应关注保肝抗炎药物、二甲双胍、奥利司他等药物及治疗代谢

危险因素及其合并症药物的不良反应。定期于专科门诊就诊及复查,监测 BMI、腰围、血压、肝功能、血脂和血糖等。③治疗终点:非酒精性脂肪性肝病无明确的治疗终点,其中保肝抗炎药物的应用通常需要 6～12 个月以上。如进展至终末期肝病需长期治疗、随访。代谢危险因素及其合并症的治疗需要长期甚至终身治疗。

【预后】

NAFLD 患者预后与初次肝活检组织学类型有关,单纯性脂肪肝预后较好,大部分患者病情终身稳定,而 NASH 被认为是 NAFLD 的进展型。纤维化进展的独立预测因子包括糖尿病、初始纤维化分期、更高的 BMI。NASH 患者总体病死率增加。

【患者教育】

通过健康宣教加强自我监督,设置能让患者针对自己的饮食、运动、体质量、腰围及与生活质量相关观察指标进行自我记录的图表,以供医患沟通以及完善个体化的饮食和锻炼计划。

第七节　肝内胆汁淤积

肝内胆汁淤积是指由于肝内原因导致胆流障碍,胆汁不能正常地流入十二指肠,从而反流入循环血液,造成一系列病理生理改变。致病因素有肝炎、妊娠、药物、饮酒史、胆系或胰腺的手术史、细菌感染、伴有其他相关疾病如自身免疫性疾病,如合并艾滋病毒(HIV)感染、静脉高营养等。

【临床表现与诊断要点】

1. 临床表现:因基础疾病不同而差异很大,患者可出现黄疸、皮肤瘙痒、尿色变深、大便颜色变浅、肝增大、脂肪吸收不良的相关症状(脂肪泻、黄色瘤)、肝性骨营养不良、铜代谢异常等。本病多进展缓慢。

2. 实验室检查:①血清胆红素异常;②多种酶升高,如血清碱性磷酸酶(ALP)、γ-谷氨酰转氨肽酶(γ-GT)和 5 核苷酸酶(5-NT)等,可提示胆汁淤积程度。

3. 经皮肝穿刺活检,可提供评价肝小叶间胆管的情况,在排除肝外胆管梗阻后,经检查确认有肝内胆汁淤积存在,需患者本人或直属亲属同意权衡利弊后才考虑施行。但仍有病因诊断不明的可能。

4. 影像学检查:内镜逆行胰胆管造影(ERCP),磁共振胆管成像术(MRCP)检查,可明晰胰胆管结构,适用于肝外梗阻者的确诊。

【防治措施与用药】

1. 积极治疗原发疾病、解除淤胆病因。以低胆固醇、低脂肪、高蛋白、高碳水化合物、高维生素(蔬菜、鲜水果)的饮食为主。

2. 对症选用以下利胆药物

熊去氧胆酸　适用于胆汁淤积性肝病伴肝内胆汁淤积,成人利胆按体重 8～10mg/(kg·d),分 2～3 次在进餐时服用;或 1 次 50mg,每日 150mg,早中晚进餐时分次给予。疗程最短为 6 个月,6 个月后超声检查胆囊及胆囊造影无改善者可停药。口服避孕药可增加胆汁饱和度,用本品治疗时应采取其他节育措施,以免影响疗效。

腺苷蛋氨酸(思美泰)　治疗肝内胆汁淤积,成人常用量:①初始治疗,每日 500～1000mg,肌内注射或静脉缓慢注射,共 2 周;②维持治疗,口服,每日 500～1000mg,酌情可增至每日 1000～2000mg,片剂为肠溶性,最好整片吞服,不得嚼碎。

第八节　酒精性肝病

酒精性肝病（alcoholic liver disease, ALD）是长期大量饮酒所致的一种肝疾病，初期常表现为脂肪肝，可进展为酒精性肝炎、酒精性肝纤维化和酒精性肝硬化，严重酗酒者可诱发广泛肝细胞坏死甚或肝衰竭。本病在我国常见，严重危害人民健康。

【发病机制】

近年证明乙醇（酒精）和乙醛可以改变肝细胞膜抗原，并非由乙醛的毒性直接作用于肝细胞膜。酒精性脂肪肝的发病机制已证明与下述因素有关：①游离脂酸进入血中过多；②肝内脂肪酸的新合成增加；③肝内脂肪酸的氧化减少；④三酰甘油合成过多；⑤肝细胞内脂蛋白释出障碍；⑥酒精对肝细胞的直接毒性作用是脂肪肝的主要原因；⑦酒精性肝炎的发病机制近年证明有免疫因素参与，且有重要意义；⑧肿大的肝细胞不能排出微丝（filaments）且在肝细胞内聚积形成酒精性透明小体，并引起透明小体的抗体产生。自身肝抗原和分离的酒精透明小体，可以刺激病人淋巴细胞转化和游走移动抑制因子（MIF）活力；⑨酒精性肝硬化可以查出自身免疫性特征的天然 DNA 抗体，和肝细胞膜产生 IgG 和 IgA 抗体，这些抗体能被肝浸液吸附；⑩其他。

【病理病因】

1. 酒精 80％～90％ 在肝代谢。经过肝细胞质内的乙醇脱氢酶的催化，氧化为乙醛，再经乙醛脱氢酶催化转成乙酸，最终形成二氧化碳。在乙醇氧化过程中脱下大量的氢离子与辅酶Ⅰ结合。辅酶Ⅰ被还原成为还原型辅酶Ⅰ，则使其与辅酶Ⅰ的比值上升，从而使细胞的氧化、还原反应发生变化，导致依赖于还原型辅酶Ⅰ/辅酶Ⅰ的物质代谢发生改变，而成为代谢紊乱和致病的基础。

2. 乙醛对肝细胞有直接毒性作用。乙醛为高活性化合物，能干扰肝细胞多方面的功能，如影响线粒体对 ATP 的产生、蛋白质的生物合成和排泌、损害微管使蛋白、脂肪排泌障碍而在肝细胞内蓄积，引起细胞渗透性膨胀乃至崩溃。

3. 由于酒精被氧化时，产生大量的还原型辅酶Ⅰ，而成为合成脂肪酸的原料，从而促进脂肪的合成。乙醛和大量还原型辅酶Ⅰ可以抑制线粒体的功能使脂肪酸氧化发生障碍，导致脂肪肝的形成。

4. 酒精引起高乳酸血症，通过刺激脯氨酸羟化酶的活性和抑制脯氨酸的氧化，而使脯氨酸增加，从而使肝内胶原形成增加，加速肝硬化过程。并认为高乳酸血症和高脯氨酸血症，是可作为酒精性肝病肝纤维化生成的标志。

【临床分期与表现】

酒精性肝病临床分 3 型：脂肪肝、肝炎、肝硬化。此三者常混合存在。肝病的发生与饮酒时间长短、饮量多少及营养状态优劣呈正相关；饮酒量每天 80g 以下，肝受损害较少，160g/d 持续 11 年，25％ 发生肝硬化；210g/d 持续 20 年，50％ 发生肝硬化。遗传形成个体对酒精有不同的敏感性，因此发生酒精性肝炎和肝硬化者，以 HLA-B8、B40 者较多见。

1. 脂肪肝　一次饮酒量接近酩醉，几小时后即可发生肝脂肪变化。此类病人多为中等肥胖，症状隐匿，呈类似肝炎的消化道症状，如肝区疼痛、上腹不适、腹痛等。少数有黄疸，水肿，维生素缺乏。肝大，触诊柔软，光滑边钝，有弹性感或压痛，脾增大较少。由于肝细胞肿胀和中央静脉周围硬化或静脉栓塞，可造成门静脉高压表现有腹水发生，但无硬化。严重者可因低血糖、脂肪栓塞而死亡。

2. 酒精性肝炎　消化道症状较重可有

恶心,呕吐,食欲缺乏,乏力,消瘦,肝区疼痛加重等。严重者呈急性重型肝炎或肝衰竭。

3. 酒精性肝硬化 多在 50 岁左右出现,80％有 5～10 年较大量的饮酒史,除一般肝硬化症状外,还有营养不良、贫血、蜘蛛痣、肝掌、神经炎、肌萎缩、腮腺肿大、男乳女化、睾丸萎缩等症状较肝炎后肝硬化多见,并可见 Dupuytren 掌挛缩、舌炎,腮腺肿大时可伴胰腺炎。早期肝大,晚期肝缩小,脾大不如肝炎后肝硬化多见。腹水出现较早,常合并溃疡病。

【临床检查】

1. 实验室检查

(1)血象:可有贫血,肝硬化时常有白细胞及血小板减少。

(2)谷草转氨酶(AST)及丙氨酸氨基转移酶(ALT),在酒精性肝炎及活动性酒精性肝硬化时增高,但 AST 增高明显,ALT 增高不明显,AST/ALT 之比大于 2 时,对前述两病有诊断意义。

(3)γ-谷氨酰转移酶(γ-GTP),分布在肝细胞质和毛细胆管内皮中。酒精损伤肝细胞微粒体时升高较灵敏。

(4)氨基酸谱中 α-氨基丁酸和亮氨酸成比例的增高。

(5)靛氰绿滞留试验异常为早期酒精性肝病指标。

(6)血清内特异性,酒精性透明小体、抗原抗体阳性;重症时抗原抗体均阳性;恢复期抗原阴性,抗体仍短时间阳性。若抗原抗体阳性表明病情进展。血清 IgA 升高、并有低锌血症,高锌尿症。故肝病时肾锌清除率有助病因诊断。

(7)血三酰甘油及胆固醇增高有助于脂肪肝之诊断。白蛋白降低、球蛋白增高,凝血酶原时间延长有助于肝硬化诊断。

2. 其他辅助检查

(1)B 型超声检查

①脂肪肝:显示肝体积增大,实质出现均匀一致的细小回声,并有细小光点密集,声束衰减增强的"明亮肝"。

②酒精性肝硬化中见脾增大。肝实质回声增强,尾叶相对增大。脾静脉及门静脉直径明显超过正常(前者正常 1.0cm,后者为 1.5cm)。

(2)CT 检查

①脂肪肝:其特点为全肝、肝叶或局部密度低于脾的改变。增强扫描时正常肝区及脾明显强化,与脂肪肝区的低密度对比更明显。

②肝硬化:其特点为肝裂增宽,肝叶各叶比例失调,尾叶相对增大,肝有变形,脾增大,大于 5 个肋单元。

(3)肝活组织检查:可确定有无脂肪肝、酒精性肝炎、肝硬化,并可通过组织学检查与其他病毒性肝炎鉴别。

①脂肪肝:肝病变的主体约 1/3 以上肝小叶(全部肝细胞 1/3 以上)脂肪化可确诊。

②酒精性肝炎:其组织特点有酒精性透明小体(Mallory 小体);伴有嗜中性粒细胞浸润的细胞坏死;肝细胞的气球样变。

③酒精性肝硬化:典型的肝硬化呈小结节性。结节内不含有汇管区和中央静脉,结节的大小相似,并被纤维隔所包围,结节直径常小于 3mm,一般不超过 1cm。随着病理的演变可形成大结节或坏死后性肝硬化。

【鉴别诊断】

1. 酒精性脂肪肝应与肥胖、药物性、营养不良性脂肪肝等鉴别。糖尿病及 Reye 征常合并脂肪肝。

2. 与病毒性肝炎鉴别。有饮酒史、酗酒,嗜酒成瘾,长期饮酒者与酒精性肝炎密切相关;据流行病学史、AST/ALT 比值＞1、特异的血清学、肝组织学检查可资鉴别。

3. 淤胆型酒精性肝病应与外科急腹症鉴别:前者常有血清 γ-GTP 升高,AKP 升高。停止饮酒后增大的肝可以明显回缩。

4. 肝大与肝癌鉴别:可查胎甲球蛋白(AFP)或 B 超、CT 等。

【治疗目标】

酒精性肝病的治疗原则因人而异,具体方法取决于其临床病理类型。治疗措施包括戒酒、营养支持,减轻酒精性肝病的严重程度;对症治疗酒精性肝炎和肝硬化相关并发症;肝移植治疗终末期肝病。所有这些措施的起效均需以成功戒酒为基本前提。

1. 首要治疗方法

(1)戒酒:尽管无明确的进展至 AH 的剂量-效应数据,但超过 40g/d 被认为是发展为 AH 风险的阈值。然而一旦发生 AH,就没有一个推荐的安全的酒精(乙醇)摄入量。彻底的戒酒是一个合适的终生推荐意见,因为继续饮酒的患者(尤其是女性)肝硬化的风险显著升高。

(2)营养支持治疗:严重的蛋白质-热量营养不良的表现在 AH 的患者中很常见,常伴有多种维生素、微量元素的缺乏,包括维生素 A、维生素 D、硫胺素(维生素 B_1)、叶酸、吡多辛(维生素 B_6)、锌。营养不良的严重程度和疾病的严重程度及预后相关。高热量饮食可减少酒精性肝炎的死亡率,所以营养治疗对酒精性肝病的治疗很重要。除有禁忌证(肝性脑病、腹水、水肿等)外均给予高蛋白(100g/d)、高热量(2500~3000kcal/d)饮食。

(3)适当补充维生素 B 及肠道微生态益生菌:酒精性肝病患者均有不同程度的 B 族维生素(维生素 B_1、叶酸盐、维生素 B_6 和维生素 B_2)缺乏,严重时可合并 Wernicke 脑脊髓病。非肠道给予 B 族维生素有改善因酒精中毒或营养不良所致的经口吸收障碍,维生素 B_2 缺乏往往比低血糖发生的早和重,不仅可引起严重营养不良,而且可导致 Wernicke 脑脊髓病。调整饮食构成有可能减轻酒精性肝病的病变,如通过饮食含乳酸杆菌食物,改善肠黏膜的屏障功能、抑制肠道细菌过度生长以减少内毒素的生成等措施,均能明显减轻实验性酒精性肝病的严重程度。

(4)保肝药物

S-腺苷蛋氨酸(思美泰)　作为甲基的供体参与甲基化反应,促进谷胱甘肽的合成,从而起到抗氧化的作用,同时通过转硫基反应促进胆红素代谢,在肝内淤胆型的 ALD 治疗中具有重要的作用。酒精性肝硬化患者体内 S-腺苷甲硫氨酸和半胱氨酸都缺乏,所以补充外源性 S-腺苷蛋氨酸可部分纠正和减轻酒精性肝病的肝损害。临床用于治疗肝内胆汁淤积或酒精性肝病,成人常用量:①初始治疗,每日 500~1000mg,肌内注射或静脉缓慢注射,共 2 周;②维持治疗,口服,每日 500~1000mg,酌情可增至每日 1000~2000mg,片剂为肠溶性,最好整片吞服,不得嚼碎。

甘草酸制剂　如甘草酸二铵有不同程度的抗氧化、抗炎、抗过敏、保护肝细胞膜的稳定性等作用,以及有免疫调节、抗纤维化作用,从而减轻肝损伤。临床应用可改善肝生物化学指标。成人常用量为口服 150mg(3 粒胶囊),每日 2~3 次。或静脉滴注 150mg,每日 1 次,用 5% 或 10% 葡萄糖注射液 250ml 稀释后缓慢滴注。不良反应为水钠潴留,宜用于早期肝硬化患者。此外,甘草酸二钾与本品作用相似,不但不影响血氨水平,还可补钾,对心脏有益。其用法用量见说明书,遵医嘱。

甘草甜素(甘草酸,甘草皂苷)　有甘草酸二铵的效果,但几乎无皮质激素的不良反应。成人每人口服 0.1~0.2g,每日 3 次;儿童酌减;也可肌内注射或静脉注射。每次 0.1~0.2g,每日 1~2 次。

水飞蓟素类　如水飞蓟宾为重要的抗氧化剂,具有保护细胞膜及其他生物膜的稳定性、清除自由基、抑制肝纤维化、刺激蛋白质合成和抑制 TNF-α 的产生等作用。常用剂量:每次 2~4 粒。口服,每日 3 次。通常需要 6~12 个月以上。禁忌证:对本品过敏者禁用。

还原型谷胱甘肽(泰特、TAD)　还原型

的谷胱甘肽所含的硫氢基团（—SH）与众多有毒化学物质及其他代谢物质结合起解毒作用。本品有一定抗氧化、抗炎、保护肝细胞膜及细胞器等作用，临床主要提供硫基解毒并改善肝生物化学指标。可用于酒精中毒、药物中毒及其他化学中毒。静脉滴注：取本品 $0.6\sim1.2g$ 加入 5% 或 10% 葡萄糖注射液 250ml 中稀释溶解后静脉滴注，每日 1 次；或肌内注射，每日 $0.3\sim0.6g$，每日 1 次。均可连用 $2\sim4$ 周。或 $300\sim600mg$ 小壶内加入，每日 $1\sim2$ 次，依据病情而定。但不要放在葡萄糖液瓶内静点，防止氧化失效。不良反应：偶有皮疹，停药后消失。

多烯磷脂酰胆碱 主要成分为必需磷脂，可以矫正乙醇（酒精）所导致的肝磷脂缺失，减轻酒精致肝细胞的损伤，增加肝细胞修复和再生能力，并改善肝纤维化，可延缓酒精性肝病患者的组织学恶化趋势。临床常用剂量：开始时每日 3 次，每次两粒（456mg）。每日服用量最大不能超过 1368mg（6 粒胶囊）。一段时间后，剂量可减至每日 3 次，每次 1 粒（228mg）维持剂量。通常需要 $6\sim12$ 个月以上。禁忌证：对本药所含的任何一种成分过敏者。必要时还可静脉滴注给药。

双环醇 治疗也可改善酒精性肝损伤；但不宜同时应用多种抗炎保肝药物，以免加重肝负担及因药物间相互作用而引起不良反应。通常常用口服剂量：成人常用剂量每次 25mg（1 片），必要时可增至 50mg（2 片）。每日 3 次。疗程应根据病情遵医嘱。禁忌证：对本品和本品中其他成分过敏者禁用。

2. 次要治疗方法

（1）糖皮质激素的应用：对于 Maddrey 辨别函数（maddrey discriminant function，MDF）评分<32、没有肝性脑病或者低的终末期肝病模型（model for end-stage liver disease，MELD）评分（例如 MELD<18）、AH 的 Glasgow 评分（Glasgow alcoholic hepatitis score，GAHS）<8 的 AH 患者，发生并发

症的风险较低，不需要考虑紧急治疗，戒酒和单独支持治疗也可使患者住院期间肝评分改善，总胆红素下降。

糖皮质激素能抑制乙醛所引起的免疫损伤，改善重症酒精性肝炎（有脑病者或 Maddrey 指数>32）患者的生存率，特别是合并有严重的肝性脑病、凝血障碍、白细胞增多、高胆红素血症及腹水等，但其远期疗效及对发展至肝硬化的预防作用等尚不清楚。如果患者有上消化道出血、急性感染、胰腺炎或糖尿病等，则禁止使用糖皮质激素。激素使用的阈值（MDF 评分≥32 定义为高风险病死率患者）可能存在一个最大限度，超过这个阈值，以减少炎症级联反应的内科治疗可能弊大于利。当 MDF>54 的患者比起不处置的患者，使用激素有更高的病死率。应用激素治疗的剂量和疗程在临床试验中是多变的。

（2）其他治疗：氧自由基引起的氧应激是酒精性肝病发生的重要因素，应用抗氧化剂如锌、硒、维生素 E 能够有效治疗酒精性肝病，降低病死率。纳洛酮通过有效地对抗因酗酒引起的 β-内啡肽明显升高所导致的一系列病理生理改变，可有效清除氧自由基，减轻脂质过氧化损伤，提高三磷酸腺苷酶的活性，增加肝的能量供应，有效清除各种有害物质在肝的蓄积，从而防止酒精性脂肪肝的形成。此外，胆碱、蛋氨酸对肝功恢复有帮助。维生素 B_1、维生素 B_6、维生素 B_{12}、叶酸、锌等补充，可使被抑制的肝细胞活性恢复，刺激核酸合成和细胞再生，锌可以促酶活性，改善对酒精（乙醇）的代谢。尚可治疗对维生素 A 无效的夜盲症。

（3）辅助用药：失调的细胞因子包括肿瘤坏死因子 α（TNF-α）以及一系列下游细胞因子在 AH 的病理生理中起重要作用。一些用来影响体内的免疫环境，尤其特异性靶向调节细胞因子（特别是 TNF-α）的药物受到重视。

己酮可可碱 己酮可可碱是一种口服的

磷酸二酯酶抑制药,在调节其他细胞因子的同时也抑制 TNF-α 的产生。在严重 AH 患者中,己酮可可碱组患者的住院病死率比安慰剂组低 40%,明显降低发展为肝肾综合征的可能性。对病情严重(MDF 评分≥32)的患者。可考虑给予己酮可可碱治疗(400mg,口服,每日 3 次,连续 4 周),尤其是有糖皮质激素治疗禁忌证的患者。

美他多辛 美他多辛能增加酒精代谢相关酶类的活性,加速酒精的代谢清除,防止酒精引起的肝脂肪变、细胞膜脂质成分改变、氧化还原系统失衡,有助于改善酒精中毒症状和行为异常,适用于急慢性酒精中毒、酒精性肝病、戒酒综合征。推荐剂量为 1.5g/d,分 3 次餐后服用。

丹参及其复方制剂 对肝纤维化有明显的防治作用,且作用强度随丹参素浓度的增大而增大,在丹参素浓度为 200mg/L 时呈炎性状态的肝细胞几乎全部被抑制,而且对正常状态的肝细胞有明显的保护作用。

注射用丹参多酚酸盐(百通美、多普赛) 由丹参多酚酸盐组成。能活血、化瘀、通脉。用于冠心病稳定型心绞痛Ⅰ级、Ⅱ级;心绞痛症状为轻、中度;中医辨证为心血瘀阻者,症见胸痛、胸闷、心悸。静脉滴注,每次 200mg,用 5%葡萄糖注射液或 0.9%氯化钠注射液 250~500ml 溶解后使用,每日 1 次。疗程 2 周。或遵医嘱。临床已有试验用于酒精性肝炎(AH)的报道。本品禁忌与其他药品混合配伍使用。少见头痛、头晕、头胀痛,尤其在滴速过快时易出现。偶见肝酶异常,血谷丙转氨酶升高。有出血倾向者、孕妇、哺乳妇均慎用。联用其他药物时应注意与本品使用间隔及权衡利弊。注射液:每 100ml 含丹参乙酸镁 80mg;或每装 50mg(含丹参乙酸镁 40mg)。

丹参酮ⅡA磺酸钠 系从丹参中分离的二萜醌类化合物丹参酮ⅡA经磺化后之水溶性物质组成。能增加冠状动脉血流量,改善缺氧后引起的心肌代谢紊乱,从而提高心肌耐缺氧力;有强力保护红细胞膜效应,可改善心肌梗死,强心而毒性小。用于冠心病、心绞痛、胸闷及心肌梗死,对室性期前收缩也可使用;对冠心病患者的疗效与复方丹参注射液相似。肌内注射、静脉滴注:每日 1 次,本品 40~80mg,注射用 25%葡萄糖注射液 20ml 稀释;滴注用 5%葡萄糖注射液 250~500ml 稀释。临床已有试验用于酒精性肝炎(AH)的报道。疗程应根据病情遵医嘱。部分肌内注射患者有疼痛、皮疹,停药后可消失。孕妇(尤其是最初 3 个月)、哺乳妇应忌用。注射液:10mg/2ml。

托尼奈酸(肝胆能) 由对-甲基苯甲醇烟酸酯及 α-萘乙酸组成的复方制剂,作用是促进胆汁分泌、护肝、抗炎,并能抑制酒精中毒时对肝细胞的破坏作用。不良反应轻微,个别出现轻度腹泻。一般在餐前口服复方片剂 1~2 片,每日 3 次。复方托尼奈酸(肝胆能)片:每片含对-甲基苯甲醇烟酸酯 37.5mg,α-萘乙酸 75mg。

美他多辛胶囊(片) 用于酒精性肝病。口服,每次 0.5g,每日 2 次。或肌内注射每日 0.3~0.6g。其不良反应是,长期服用本品或大量服药,偶尔可使少数病人发生周围神经疾病,暂停服药后多可自然减退。已知对本品过敏者、支气管哮喘患者禁用。本品可以拮抗左旋多巴的药效,应用左旋多巴治疗帕金森病的患者应特别注意。此外,本品可能增加末梢左旋多巴的脱羧基,而减弱其功效。胶囊(片)剂,0.5g;注射剂,0.3g。

氯贝丁酯(安妥明) 去脂药,可以减少三酰甘油的合成,并经酶的诱导氧化长链脂肪酸。辅助用于治疗酒精性肝病,饭前口服,每次 0.25~0.5g,每日 3 次。疗程遵医嘱。

三磷酸腺苷(ATP) 可减少急性酒精损害后肝内三酰甘油的增加,刺激线粒体氧化脂肪酸的作用。大量 ATP(可分解为腺苷)也有上述同样作用。肌内注射或静脉滴

注：每次 20mg，每日 1～3 次。注射液溶媒可选用 5% 或 10% 葡萄糖注射液。

注射用辅酶Ⅰ 系自新鲜面包的鲜酵母中提取物，内含烟酰胺、腺嘌呤、二核苷酸等，平均含量 73.32%。本品为生物体内必需的一种辅酶，可使半年 γ-GTP 升高者，经半个月治疗而下降。肝细胞氧化还原作用改善。男性激素可以促进蛋白合成、肾上腺皮质激素可以抑制胶原形成和免疫反应。肌内注射：每日 1 次 5mg，溶于 0.9% 氯化钠 2ml，14d 为 1 个疗程。大多应用 2 个疗程。注射剂：5mg/支。

丙硫氧嘧啶 由于酒精性肝病多因代谢旺盛而缺氧，加拿大有学者报道用丙硫氧嘧啶短期治疗，每天 300mg 有保肝作用。可降低酒精性肝病的病死率。累积死亡 0.13%，对照组为 0.2%。可用于重症酒精性肝病和肝硬化。剂量应个体化，每日剂量分次服，间隔时间应尽可能平均。宜从每日 50mg 开始，每日 1～3 次。或遵医嘱。片剂：50mg，100mg。

九味肝泰胶囊 能化瘀通络，疏肝健脾。用于气滞血瘀兼肝郁脾虚所致的胁肋痛或刺痛，抑郁烦闷，食欲不振，食后腹胀脘痞，大便不调，或胁下痞块等。口服，每次 4 粒，每日 3 次；或遵医嘱。规格：胶囊剂，0.35g × 36 粒。

3. 酒精性肝硬化的治疗

(1)首要治疗方法：①戒酒；②营养支持治疗；③应用保肝、降酶药物。

(2)次要治疗方法：①在肝硬化的基础上再次出现酒精性肝炎的发作，必要时应用糖皮质激素、己酮可可碱及美他多辛等药物；②抗肝纤维化治疗；③积极处理酒精性肝硬化的并发症（如门静脉高压、食管胃底静脉曲张、自发性细菌性腹膜炎、肝性脑病和肝细胞肝癌等）；④严重酒精性肝硬化患者可考虑肝移植，但要求患者肝移植前戒酒 6 个月，并且无其他脏器的严重、酒精性损害。

(3)管理与监护

①单纯性酒精性脂肪肝：治疗有效。持续戒酒，腹部 B 超、腹部 CT 等影像学检查，脂肪肝的改变消失，如果治疗前有右上腹部胀痛不适等症状，治疗后消失。

②酒精性肝炎：治疗有效。持续戒酒，肝功能、肝的影像学检查明显好转，长期随访观察未出现病情反复。

③酒精性肝纤维化及酒精性肝硬化：治疗有效。持续戒酒，肝功能好转，长期随访观察肝的影像学检查及组织学检查未见进展或有一定程度的好转。

(4)随访要点：①患者是否持续戒酒及在戒酒过程中有无戒断综合征等的出现；②定期门诊复查肝功能、肝的影像学检查；③酒精性肝炎、酒精肝纤维化及酒精性肝硬化的患者是否规律应用药物；④酒精性肝硬化的患者有无相关肝硬化并发症出现及出现的频率、病情轻重情况。

(5)抗肝纤维化治疗：参阅肝硬化的治疗。

青霉胺 可以抑制胶原分子的交联，减少胶原生成，但不改善肝功能及生存率。解毒剂量通常 0.5～1.5g/d，分 4 次口服，5～7d 为 1 个疗程，停药 2 日后开始下一疗程，可用 1～3 个疗程；或遵医嘱。

秋水仙碱 口服：0.6mg，每日 2 次，作用较小或疗效有待观察。

此外，叶绿素铜钠、胆碱、腺苷蛋氨酸、芝糖肽、肝水解肽、甲硫酸维生素 B_1、还原型谷胱甘肽、复方二氯醋酸二异丙胺（利肝能）等对肝功能恢复有帮助。也可应用维生素 B_1、维生素 B_6、维生素 B_{12}、叶酸、锌等补充治疗。

4. 人工肝、肝移植 须由临床专家制订方案，患者签字同意后施行。

戒酒后 10d 左右肝内脂肪可明显改善，部分肝功异常者戒酒后反应较好。

管理与监护：①单纯性酒精性脂肪肝：治疗有效。持续戒酒，腹部 B 超、腹部 CT 等影像学检查,脂肪肝的改变消失,如果治疗前有右上腹部胀痛、不适等症状,治疗后消失。②酒精性肝炎:治疗有效。持续戒酒,肝功能、肝的影像学检查明显好转,长期随访观察未出现病情反复。③酒精性肝纤维化及酒精性肝硬化:治疗有效:持续戒酒,肝功能好转,长期随访观察肝的影像学检查及组织学检查未见进展或有一定程度的好转。

5. 中医保健

(1)当归郁金楂橘饮:当归、郁金各 12g,山楂、橘饼各 25g。将上述 4 味同加水煎煮取汁。分 2～3 次饮服。

(2)白术枣:白术、车前草、郁金各 12g,大枣 120g。将白术、车前草、郁金纱布包好,加水与枣共煮,尽可能使枣吸干药液,去渣食枣。

(3)红花山楂橘皮饮:红花 10g,山楂 50g,橘皮 12g。将上述 3 味加水煎煮。

【预后】

有关预后评估的方法主要是针对 AH。指南主要推荐的评估方法是 Maddrey 辨别函数 (maddrey discriminant function,MDF),MDF = 4.6×(患者的凝血酶原时间－对照凝血酶原时间)＋总胆红素(mg/dl)。患者的 MDF 评分≥32,处于死亡的高风险,1 个月内的病死率高达 30％～50％,尤其合并有肝性脑病者将处于更高的风险。这是评估患者预后的一个动态模型,它随时间的推移实验室结果将发生变化,包括入院后第一周胆红素的变化,与用氢化泼尼松(泼尼松龙)治疗 AH 患者的预后有明显相关。

推荐的其他常用的评分系统包括MELD 评分、Glasgow AH 评分(GAHS)、CTP 评分和 Lille model-PT 模型,一些调查者推荐这些指数的判断界值,包括 MDF ≥32、MELD 评分＞11、GAHS 评分＞8,提示患者预后不良。作为预后不良高风险患者早期诊断的目标,需要一个敏感性最大的测试评分系统,使用 MDF[截断值为 32 和(或)肝性脑病的出现]选择患者的治疗似乎比较合理。

轻症 ALD 预后良好,如能戒酒,肝病理改变可恢复。酒精性肝硬化患者多在 40 岁以后发病,预后较其他肝硬化稍佳,如戒酒其预后优于继续饮酒者,5 年生存率大约 50％,死亡原因多数肝衰竭,出血感染和多脏器功能衰竭。

【预防】

1. 一级预防　不饮用含有酒精的饮料是预防酒精性肝病的根本。在饮酒前后及时补充高蛋白、高维生素饮食,并服用解酒药物,如葛根制剂、甘蔗汁等。但最好禁止饮酒或不饮酒。

2. 二级预防　对有大量饮酒及(或)长期饮酒的患者,应予以定期检查肝功能,必要时行肝穿刺组织活检,早期发现酒精性肝病,并确定其发展的程度。目前尚缺乏诊断酒精性肝病的特异的、灵敏的指标,有待于进一步研究。酒精性肝病的早期治疗包括:①终身禁酒;②高蛋白、高维生素饮食,尤其 B 族维生素,维生素 A、维生素 C、维生素 K 等,应予大量叶酸;③有报道认为肾上腺皮质激素对脂肪肝、活动性酒精性肝炎可能有效,但也有报道认为效果能肯定。

第九节　药物性肝病

药物性肝病或药物性肝损害(drug-induced liver injury,DILI)是临床常见的肝疾病之一,简称药肝。是指由于药物和(或)其代谢产物引起的肝损害。药物性肝损害分为可预测性和不可预测性两种。可预测性药物性肝损害主要是药物的直接毒性作用所致,具有一定规律,常可预测,毒性与剂量成正比,自暴露于药物到出现肝损害之间潜伏期通常较短,诊断相对容易。而大多数药物性肝损害系不可预测性,本类药物性肝损伤与剂量无关、不可预测、潜伏期不定、诊断较困难。

药物性肝病可以发生在以往没有肝病史的健康者或原来就有严重疾病的病人,在使用某种药物后发生程度不同的肝损害,均称药肝。目前至少有 600 多种药物可引起药肝,包括长期接触或食用含有农药残留的食品,治疗某些慢性疾病药物使用不当,或长期接触某些化学物等,均可使这些药物在体内不断蓄积,对人体健康构成潜在威胁,即慢性中毒,可影响神经系统,破坏肝功能,造成生理障碍,甚至影响生殖系统。其表现与人类各种肝病的表现相同,可以表现为肝细胞坏死、胆汁淤积、细胞内微脂滴沉积或慢性肝炎、肝硬化等。

【发病机制】

药物在肝内进行代谢,通过肝细胞光面内质网上的微粒体内一系列的药物代谢酶(简称药酶),包括细胞色素 P-450,单氧化酶,细胞色素 C 还原酶等)以及胞质中的辅酶Ⅱ(还原型 NADPH),经过氧化或还原或水解形成相应的中间代谢产物(第Ⅰ相反应),再与葡萄糖醛酸或其他氨基酸结合(第Ⅱ相反应,即药物的生物转化),形成水溶性的最终产物,排出体外。最终代谢产物的分子量大于 200 的经胆系从肠道排出,其余的则经肾泌出。

药物引起肝损伤的机制可能为:①药物及其中间代谢产物对肝的直接毒性作用,这类药可以预知;②机体对药物的变态反应或对药物特异质反应(idiosyncracy)生成的中间代谢产物的过敏反应。是机体对药物及代谢产物或对药物及代谢产物与肝内大分子共价结合的复合物产生的免疫反应。这类药是不可预知的。

药肝的发病机制可通过改变肝细胞膜的物理特性(黏滞度)和化学特性(胆固醇/磷脂化),抑制细胞膜上的 Na^+-K^+-ATP 酶、干扰肝细胞的摄取过程、破坏细胞骨架功能、在胆汁中形成不可溶性的复合物等途径直接导致肝损伤,也可选择性破坏细胞成分,与关键分子共价结合,干扰特殊代谢途径或结构过程,间接地引起肝损伤。

【临床分型】

1. 混合型:病理以肝实质损害为主伴轻度淤胆,还可有肝外表现,如发热、皮疹、淋巴结增大、心肌炎、间质性肾炎等。此类变化大多是机体对药物过敏,由免疫机制引起,常见药物为苯妥英钠、奎尼丁、别嘌醇、呋喃妥英,在过敏反应性肝损害中,药物以半抗原复合物的形式获得抗原性,致敏 T 细胞,产生 T 杀伤细胞和抗体依赖性细胞介导的细胞毒(ADCC)作用,也可能是带有亲电子基工自由基的代谢产物与肝细胞的蛋白质结合,形成新抗原,诱导免疫反应。

2. 慢性肝炎:引起慢性肝炎的药物已证实有双醋酚汀(出现肝损伤后继续使用,可进展到肝硬化)、甲基多巴、呋喃坦啶(呋喃妥因)、丹曲林(骨骼松弛药)、异烟肼、丙硫氧嘧啶、磺胺、氟烷。组织学变化与自身免疫性慢性肝炎或慢性病毒性肝炎相同,包括门脉周围单个核细胞浸润及多小叶坏死。

3. 有的药物如氯化铵、利尿药中的双氢克尿噻(氢氯噻嗪)、镇静药,可使血氨升高,电解质紊乱,以及加重肝细胞的损害而引起肝性脑病。

4. 其他少见的肝损害:在病理上药肝还包括下列少见的肝损害。①血管病变:肝窦扩张和肝性紫癜、肝静脉和门静脉阻塞(性激素);②硬化性胆管炎(肝动脉内灌注细胞毒药物如 5-氟脱拉尿苷 FUDR);③诱发肝肿瘤(性激素、达那唑)。

【诊断】

由于药物性肝病发病时间存在很大差异,临床表现与用药的关系也常较隐蔽,容易被患者和临床医师所忽视。当前在无特异性诊断标志的情况下,诊断主要依靠临床详细的病史和认真的分析与逻辑推理:①明确的相关用药史(先用药后发病);②肝细胞损害和(或)胆汁淤积的生化特征;③停药后肝损害减轻(但胆汁淤积型损害可能恢复较慢);④排除其他病因,如病毒性肝炎、酒精性肝病等;⑤必要时进行肝活检以助诊断。

【治疗原则】

1. 停用可疑药物　轻度肝损害多数能在停药后短期内康复。仅有轻度肝化验检查异常(单纯 AST、ALP 或 TBIL≥2×ULN 或 ALT、AST、ALP 和 TBIL 升高介于 1～2 ULN)的患者可立即停用可疑药物,无须特殊治疗。

2. 加速药物排泄　对误食、误服大量致肝损害的药物者 6h 内可通过洗胃、导泻、加用活性炭吸附剂等清除胃肠残留的药物。也可采用利尿、血液透析、血液超滤等方法促进药物的排泄和清除。

3. 解毒治疗　某些特殊药物中毒的患者可用相应的解毒药物治疗。

4. 抗氧化剂治疗　谷胱甘肽。

5. 保肝护肝治疗　甘草酸制剂。

6. 促进胆红素代谢及胆汁排泄　腺苷蛋氨酸、消胆胺(考来烯胺)、熊去氧胆酸、皮质激素、门冬氨酸钾镁、苯巴比妥等。

7. 支持治疗　休息,给予对症支持治疗,以维持内环境的稳定,维护重要器官的功能,促进肝细胞的再生,必要时可应用白蛋白或输新鲜冰冻血浆,严重肝衰竭者可给予人工肝支持治疗。

8. 肝移植　重症患者导致肝衰竭、重度胆汁淤积和慢性肝损伤进展到肝硬化时,可考虑肝移植。

【主要治疗措施】

立即停用有关药物和可疑药物,可选用解毒保肝治疗。

1. 降低转氨酶　口服联苯双酯 25mg,一日 3 次。不良反应轻微,个别病例可出现轻度恶心。有报道本品治疗过程中出现黄疸及病情恶化,应引起注意。对于病程长、肝功能异常时间较长者易于反跳,应逐渐减量。

2. 改善黄疸　口服熊去氧胆酸 50～200mg,每日 3 次。(不良反应主要为腹泻,发生率约 2%,其他罕见不良反应有便秘、变态反应、瘙痒、头痛、头晕、胃痛、胰腺炎和心动过缓。胆道完全梗阻和严重肝功能减退者禁用;孕妇不宜服用。

3. 临床常用解毒保肝药　以下任选 1～2 种合并使用。

还原型谷胱甘肽(阿拓莫兰、古拉定、绿汀诺)　注射用还原型谷胱甘肽钠,适应证:①化疗患者,包括用顺氯铵铂、环磷酰胺、阿霉素、柔红霉素、博来霉素化疗,尤其是大剂量化疗时;②放射治疗患者;③各种低氧血症,如急性贫血、成人呼吸窘迫综合征、败血症等;④肝脏疾病,包括病毒性、药物毒性、酒精毒性及其他化学物质毒性引起的肝损害;⑤亦可用于有机磷、胺基或硝基化合物中毒的辅助治疗;⑥伴有丙氨酸氨基转移酶升高(ALT)升高(ALT≥2 ULN,或 ALT/ALP≥5)的药物性肝病患者。用法用量:0.6～1.2g 每日 1 次(是治疗重症药物性肝损害的首选药物)。疗程:4～8 周;或遵医嘱。给药途径:将之溶解于注射用水后,加入 100ml、250～500ml 生理盐水或 5% 葡萄糖注射液中静脉滴注,或加入少于 20ml 的生理盐水中缓慢静脉注射;或将之溶解于注射用水后肌内注射。尽管试验研究没有证据表明谷胱甘肽对胚胎有毒性作用,但孕妇只有在必要情况和医疗监护下才能使用此药。本品不得与维生素 B_{12}、甲萘醌、泛酸钙、乳清酸、抗组胺制剂、磺胺药及四环素等混合使用。不良反应:少见恶心、呕吐和头痛,罕见皮疹发生,停药后皮疹会消失。注射剂:0.6g。

葡醛内酯(维福佳、肝泰乐)　本品进入机体后可与含有羟基或羧基的毒物结合,形成低毒或无毒结合物由尿排出,有保护肝及解毒作用。另外,葡萄糖醛酸可使肝糖原含量增加,脂肪储量减少。适用于急慢性肝炎的辅助治疗。辅料为:微晶纤维素、硬脂酸镁。用于急慢性肝炎的辅助治疗。口服。成人一次2～4片(或口服200mg),每日3次。5岁以下小儿一次1片;5岁以上一次2片,一日3次或遵医嘱。或成人静脉注射,一日1次400～600mg。疗程应根据病情而定。片剂,50mg、100mg;注射剂,0.1g。

多烯磷脂酰胆碱 临床用于各种类型的肝病,如肝炎、慢性肝炎、肝坏死、肝硬化、肝性脑病(包括前驱肝性脑病)、脂肪肝(也见于糖尿病患者)、胆汁阻塞,也可用于中毒、预防胆结石复发、手术前后的治疗,尤其是肝胆手术,还可用于妊娠中毒(包括呕吐)、银屑病、神经性皮炎、放射综合征。一般用法用量为:胶囊,成人开始每次2粒(456 mg),每日3次,最大服用量每日不得超过6粒(1368 mg)。服药一段时间后,剂量可减至每次1粒(228 mg),每日3次维持剂量。应餐后用足量液体整粒吞服。儿童用量酌减。口服胶囊,如果忘记了一次剂量,可在下次服用时将剂量加倍。然而,如果忘服了一整天的剂量,不需再补服已漏服的胶囊,应服第2天的剂量。多烯磷脂酰胆碱注射液,每安瓿5ml,既可静脉注射也可静脉输注。静脉注射:除了医生处方外,成人和青少年一般每日缓慢静脉注射1～2安瓿,严重病例每日注射2～4安瓿。一次可同时注射两安瓿的量,只可使用澄清的溶液,不可与其他任何注射液混合注射。静脉输注:除了医生处方外,严重病例每天输注2～4安瓿。如需要,每天剂量可增加至6～8安瓿。严禁用电解质溶液(生理氯化钠溶液,林格液等)稀释。若要配制静脉输液,只能用不含电解质的葡萄糖溶液稀释(如:5%、10%葡萄糖溶液;5%木糖醇溶液)。若用其他输液配制,混合液pH不得低于

7.5,配制好的溶液在输注过程中保持澄清。只可使用澄清的溶液。在进行静脉注射或静脉输注治疗时,建议尽早用口服多烯磷脂酰胆碱胶囊进行治疗。迄今为止无药物相互作用的报道。不良反应:极少数患者可能对本品中所含的苯甲醇产生变态反应。禁忌证:由于本品中含有苯甲醇,新生儿和早产儿禁用。

腺苷蛋氨酸(丁二磺酸腺苷蛋氨酸,思美泰) 见"原发性胆汁性肝硬化的治疗"所述。临床双盲、多中心试验及Meta分析证实,该药对各种原因引起的肝内胆汁淤积都有作用,可缓解瘙痒、提高生活质量和改善生化指标。

双环醇 双环醇为联苯结构衍生物。动物实验结果发现:双环醇对四氯化碳、D-氨基半乳糖、对乙酰氨基酚引起的小鼠急性肝损伤的氨基转移酶升高、小鼠免疫型肝炎的氨基转移酶升高有降低作用,肝组织病理形态学损害有不同程度的减轻。体外实验结果显示双环醇对肝癌细胞转染人乙肝病毒的2.2.15细胞株具有抑制HBeAg、HBV DNA、HBsAg分泌的作用。成人口服25mg,每日1次(不宜与联苯双酯同时应用);必要时可增至50mg(2片),每日3次,最少服用6个月或遵医嘱,应逐渐减量。不良反应:服用本药后,个别患者可能出现的不良反应均为轻度或中度,一般无需停药、或短暂停药、或对症治疗即可缓解。1416例临床研究中未见严重不良反应,偶见(发生率<0.5%)头晕、皮疹、腹胀、睡眠障碍,以及血红蛋白和白细胞计数异常、总胆红素和转氨酶升高、血小板下降,另有极个别(发生率<0.1%)患者出现头痛、恶心、胃部不适、一过性血糖血肌酐升高。可视具体临床情况而采取相应措施。在用药期间应密切观察病人临床症状、体征和肝功能变化,疗程结束后也应加强随访;有肝功能失代偿,如胆红素明显升高、低白蛋白血症、肝硬化腹水、食管静

脉曲张出血、肝性脑病,以及严重心、脑、肾器质性病变及骨髓抑制的患者,谨遵医嘱。片剂:25mg。

甘草酸二铵(钾)(甘利欣)　适用于伴有丙氨酸氨基转移酶升高(ALT)升高(ALT≥2 ULN,或 ALT/ALP≥5)的急、慢性病毒性肝炎。用法用量:150mg 口服,每日 1 次;或 150mg 入 10% 葡萄糖注射液 250ml 静脉注射,每日 1 次(不宜与联苯双酯同时应用);静脉滴注,每次 0.15g(一次 1 瓶),用注射用水溶解后,再以 10% 葡萄糖注射液 250ml 稀释后缓慢滴注,每日 1 次。疗程:4～8 周,或遵医嘱。不良反应:①消化系统,可出现纳差、恶心、呕吐、腹胀;②心脑血管系统,可出现头痛、头晕、胸闷、心悸及血压增高;③其他,可出现皮肤瘙痒、荨麻疹、口干和水肿。以上症状一般较轻,不影响治疗。禁忌证:对甘草酸制剂过敏者、严重低钾血症、高钠血症、高血压、心力衰竭、肾功能衰竭患者禁用。注射剂:150mg。

复方甘草酸苷注射液(美能)　作用特点与用途类似甘草酸二铵(钾)。静脉滴注剂量:每次 40～60 ml,每日 1 次,加入葡萄糖注射液 250ml 中静脉滴注。疗程:4～8 周。禁忌证:对甘草酸制剂过敏者、醛固酮症患者、低钾血症患者(可加重低血钾症和高血压症)禁用。

硫普罗宁　适用于脂肪肝、酒精肝、药物性肝损伤的治疗及重金属的解毒;并可降低放化疗的毒性反应,可预防放化疗所致的外周白细胞减少和二次肿瘤的发生;也对老年性早期白内障和玻璃体浑浊有显著的治疗作用。用法用量:口服,每次 0.1～0.2g,每日 3 次;静脉滴注,每次 0.2g,每日 1 次,连续 4 周。配制方法:临用前溶于 5%～10% 的葡萄糖注射液或生理盐水 250～500ml 中,按常规静脉滴注。不良反应及注意事项、禁忌证参见相关章节。硫普罗宁肠溶片(凯西莱)0.1g×12 片。冻干粉针剂:0.1g,0.2g。

二硫基丙醇(二筑丙醇、巴尔、Dimercaprolum/BAL、Dicapotol)　本品中有 2 个活性疏基,与金属的亲和力大,能夺取已与组织中酶系统结合的金属,形成不易分解的无毒化合物,从尿中排出,而恢复酶系统的活性,故有解毒功效。在治疗金属中毒时,必须反复给予足量的本品,使游离的金属全部与二巯丙醇相结合,直至排出为止。最早为路易气的解毒剂,现主要用于砷、汞、铅及锑等中毒。临床也用于慢性铅中毒性肝损害。用法与用量:肌内注射:每次 2.5～5mg/kg,开始两天每 4～6 小时 1 次,第 3 天每 6～8 小时 1 次,以后每日 1～2 次,7～14d 为 1 个疗程。小儿剂量同成人。注意事项:①肝、肾功能减退者慎用;②有收缩小动脉作用,可引起血压上升、心跳加快,并有恶心、呕吐、腹痛、头痛、咽喉有烧灼感、不安、流涎、视物模糊、手部发麻和疼痛,以及肾损害等。多次注射可引起变态反应。

门冬氨酸钾镁　门冬氨酸作为体内草酰乙酸的前体,在三羧酸循环中起重要作用,并参与与鸟氨酸循环,使氨和二氧化碳结合生成脲素。对细胞亲和力强,可作为钾、镁离子的载体,助其进入细胞内,提高细胞内钾、镁的浓度,加速肝细胞三羧酸循环,对改善肝功能、降低血清胆红素浓度有一定作用。经肾代谢排出体外。本品为糖类盐类与酸碱平衡调节药,电解质补充药。用于低钾血症,低钾及洋地黄中毒引起的心律失常,病毒性肝炎,肝硬化和肝性脑病的治疗。有降低胆红素、退黄作用,同时降低血中氨和二氧化碳的含量。用法用量:静脉滴注,一次 10～20ml,加入 5% 或 10% 葡萄糖注射液 500ml 中缓慢滴注,每日 1 次。口服片剂或口服液应遵医嘱。高血钾、高血镁、肾功能不全及房室传导阻滞者慎用。

【临床治疗药物性肝损害方案举例】

1. 对乙酰氨基酚引起的肝损害

(1)首要治疗方法:①停用可疑药物:

②解毒治疗:N-乙酰半胱氨酸。

(2)适应证:对乙酰氨基酚引起的肝损害。

(3)静脉滴注 N-乙酰半胱氨酸,首剂剂量:150 mg/kg,以后 50～70 mg/kg。给药途径:加入 5％葡萄糖注射液 250～500ml 静脉注射。禁忌证:对本药过敏者或对处方中其他任何成分过敏或曾出现过敏样反应的患者禁用。支气管哮喘或有支气管痉挛史、胃溃疡、胃炎患者应慎用。

2. 异烟肼引起的肝损害

(1)首要治疗方法:①停用可疑药物;②解毒治疗,大剂量维生素 B₆ 治疗。

(2)可选用维丙胺胶囊:对于异烟肼引起的肝损害,本品在体内解离析出维生素 C 而起作用,为抗体及胶原形成、组织修补、蛋白质合成的必需,参与解毒功能,改善肝功能和促进肝细胞再生能力。口服。一次 0.1g,每日 3 次,30d 为 1 个疗程或遵医嘱。不良反应:偶有头晕,恶心,血压下降等反应。因有使血压降低的可能,用药期间应注意观察。片剂:0.1g。

3. 药物性急性肝细胞型肝损害

熊去氧胆酸胶囊(优思弗)　临床用于:①胆汁淤积性肝病,包括慢性肝病伴肝内胆汁淤积,原发性胆汁性肝硬化(PBC),原发性硬化性胆管炎(PSC);②胆固醇性结石;③慢性丙型病毒性肝炎;④胆汁反流性胃炎;⑤异体器官移植排异反应;⑥胆源性胰腺炎。口服剂量:每次 250～500 mg,每日 1 次。疗程:4～8 周。禁忌证:急性胆囊炎和胆管炎者禁用;胆道(胆总管和胆囊管)阻塞者禁用;如果胆囊不能在 X 线下被看到、胆结石钙化、胆囊不能正常收缩以及经常性的胆绞痛等不能使用熊去氧胆酸胶囊。多中心临床对比试验熊去氧胆酸对前列腺癌患者氟利坦诱

发肝损害的预防作用证实,控制肝损害有非常显著的疗效。胶囊剂:50mg,100mg,250mg。本品主要成分为熊去氧胆酸,熊去氧胆酸＞99.1％,胆酸＜0.05％,鹅去氧胆酸＜0.6％,石胆酸＜0.05％。

4. 丙戊酸盐引起的肝损害

(1)首要治疗方法:①停用可疑药物;②解毒治疗。

(2)首选肉毒碱(Carnitine,卡尼汀,维生素 BT),系一种氨基酸衍生物,具有氨基酸和维生素的特性,基本功能是运载长链脂肪酸进入线粒体内质网,参与 β-氧化,清除线粒体中有潜在毒性的脂肪酸代谢产物,有促进消化液分泌,增强消化酶活性和调整胃肠功能的作用。它又是一种类维生素,分子式 $C_7H_{15}NO_3$,分子量 161.20。它是动物组织中一种必需的辅酶,与脂肪代谢有关。在正常情况下,高等动物能在体内合成所需要的量,因此,不需在每天的食物都供应这种物质。卡尼汀在哺乳动物的脂肪代谢和能量产生中起着重要作用。其主要功能有:①与脂肪酸的运输和氧化有关;②与脂肪的合成有关;③与酮体的利用有关。口服剂量:1g/d,最大剂量 2g/d;紧急状况下静脉给药(见后述左卡尼汀)。禁忌证:对卡尼汀过敏者禁用。

5. 左卡尼汀在药物性肝损害的应用　左卡尼汀临床用于伴有肾损害(伤)的肝损害患者。一般推荐起始剂量是 10～20mg/kg,溶于 5～10ml 注射用水中,1 次静脉推注 2～3min;若血浆左卡尼汀波谷浓度低于正常(40～50μmol/L),应立即开始治疗,在治疗第 3 或第 4 周时调整剂量(如在血透后 5mg/kg)。其禁忌证、不良反应、注意事项等参见其他章节相应内容。注射剂:5ml:1g。

第十节　肝性脑病

肝性脑病（hepatic encephalopathy，HE）又称肝性昏迷，系因严重肝病而引起，以代谢紊乱为基础的中枢神经系统功能失调的综合病证。本病主要是以意识障碍为主的中枢神经功能紊乱，有急性与慢性之分，前者多因急性肝衰竭后肝的解毒功能发生严重障碍所致；而后者多见于慢性肝衰竭和门体侧支循环形成或分流术后，来自肠道的有害物质，如氨、硫醇、胺、芳香族氨基酸等直接进入体循环至脑部而发病。肝性脑病的发生机制尚未完全阐明，目前提出的假说主要有：氨毒性学说、假性神经递质学说和 γ-氨基丁酸（GABA）学说等。亚临床或隐性肝性脑病指无明显临床表现或生化异常，仅能用精细的智力试验和（或）电生理检测才可作出诊断的肝性脑病。肝性昏迷是肝性脑病的最后阶段，肝性昏迷实质是肝衰竭的最终临床表现。治疗肝性脑病的最基本策略是寻找、祛除或治疗诱因，避免肝性脑病的发生和发展。诱因明确且容易消除者预后较好；肝功能较好，做过分流手术，由于进食高蛋白而引起的门体分流性脑病预后较好；有腹水、黄疸、出血倾向的患者提示肝功能很差，其预后也差；暴发性肝衰竭所致的肝性脑病预后最差。

【临床表现】

主要临床表现是意识障碍、行为失常和昏迷。可表现为：①嗜睡、谵妄或错乱、昏迷等状态；②抑制状态；③兴奋状态；④智力障碍；⑤言语不清、扑翼样震颤、眼球震颤、肌痉挛等。

【诊断】

1. 患者有肝硬化病史和广泛门体分流的存在。

2. 有一定的诱因，如消化道出血、便秘、继发感染、抑制中枢神经系统药物的使用、电解质紊乱、手术、饮酒或突然戒酒。

3. 有精神异常、意识障碍的临床表现，如注意力减退、加法计算障碍、性格习惯改变、神智错乱、嗜睡、严重者昏迷等。

4. 实验室检查：多有血氨升高，脑电图、脑电诱发电位检查异常。

5. 智力测试：以下检查简便易行，对发现早期肝性脑病有帮助。

（1）数字连接试验：随意把 25 个阿拉伯数字印在纸上，让病人用笔按自然数大小用线连接起来，记录连接的时间和连接错误的频率，早期肝性脑病患者即有异常。

（2）签名试验：让患者每日签写自己的名字，如笔迹不整，可发现早期脑病。用火柴搭五角星，或画简图，或做简单的加减法，看有无异常。

【治疗】

肝性脑病（HE）是多种因素综合作用引起的复杂代谢紊乱，应从多个环节采取综合性的措施进行治疗。并根据临床类型、不同诱因及疾病的严重程度设计不同的治疗方案。早期识别、及时治疗是改善 HE 预后的关键，因此在确定轻微肝性脑病（MHE）存在时就要积极治疗。积极寻找诱因并及时排除可有效阻止 HE 的发展。例如食管曲张静脉破裂大出血后可发展成 HE，积极止血、纠正贫血、清除肠道积血有等利于控制肝性脑病；积极控制感染、纠正水电解质紊乱、消除便秘、改善肾功能等亦为控制 HE 所必需的基础治疗。

肝性脑病患者意识水平的下降经治疗一般是可逆的，重视综合处理是取得满意疗效的基础。结合实验室检查全面明确患者各系统状态，及时纠正相关的病理损害是必要的。

对于慢性肝病反复出现肝性脑病患者，应观察分析其发作规律、发作时间。平时在针对肝硬化等病变治疗中,即应注意补充支链氨基酸。如一旦出现肝性脑病之先兆表现,应尽快施加其他措施,如口服乳果糖、静脉滴注降血氨药等。

治疗中尚须注意用药的适度,如过分积极的纠正低钠血症可以促进中心性脑桥髓鞘破坏,后者可能是治疗过程中引起的并发症,而非肝性脑病本身的神经系统病变。若再出血时不宜滥用止血药,应警惕有无播散性血管内凝血。

1. 治疗策略

(1)注意亚临床肝性脑病的诊断,防止病情进一步恶化。根据患者的病史、有关神经及精神症状、扑翼样震颤、肝功能异常、血氨升高、脑电诱发电位异常及血浆氨基酸谱的变化等临床资料,诊断 HE 并不困难。但亚临床肝性脑病(SHE)患者无意识障碍,工作和生活同常人无异,自我感觉基本良好,常被诊断为肝硬化代偿期,仅部分患者有性格、行为改变,或昼夜睡眠颠倒,一般检查手段不能确诊 SHE,其诊断常依靠特殊检测手段,临床上易致误诊误治,因此,应注意亚临床肝性脑病的诊断,防止病情进一步恶化。

目前,SHE 诊断方法主要有如下几种。①心理智能检测:包括语言试验、行为试验、顺序连接试验及连续反应时间试验等,以检测患者知识广度、理解力、概括能力、注意力、机械记忆力及声光反应能力等。在众多的检测方法中,韦氏成人智力量表为国内外 HE 研究者所熟知。该表分为语言量表、操作量表 2 项。语言量表有常识、理解、算术、两物相似、数字广度、词汇等 6 个检测项目;操作量表有数字符号、填图、木块图、图片排列、图像组合等 5 个检测项目。国内量表规定以90 分为临界值,低于 90 分为异常。一般主张选灵敏度和特异性较高、能较全面反映整体水平的几项结合起来评定。其中,数字连接试验(NCT)A 和 B、数字符号试验、连线试验及 Serial-Dotting 试验等对诊断 SHE 特异

性较高,经第 11 届世界胃肠病大会 HE 专题讨论会推荐已经成为标准检测疗法。而数字符号试验、木块图试验和 NCT 等是公认的对 SHE 诊断价值较高的检测方法,已在临床推广使用。②脑电诱发电位检测:包括脑干听觉诱发电位、视觉诱发电位及体表诱发电位。声、光、电刺激患者的中枢神经系统后,其电活动度经计算机叠加技术处理后呈现的图形,能比较客观地反映被检查者兴奋性突触后电位和(或)抑制性突触后电位等的异常,对 SHE 诊断、疗效观察等方面的应用明显优于常规脑电图检查,其中又以 P300 听觉诱发电位的敏感性最高。上述检测方法中,心理智能检测容易受到被检测者文化程度、年龄、性别、职业等因素的影响,而脑电诱发电位对额叶,尤其是额前区病变的检测常呈阴性。因此,临床上一般同时作心理智能和脑电诱发电位检测,以提高 SHE 的诊断率。临床上一般将智力试验及脑电诱发电位2 项之一或 2 项均异常者诊断为 SHE。

(2)按一定的程序积极防治肝性脑病:首先应指导肝硬化患者进行合理的饮食调节,尤其是对于肝硬化失代偿期以及有 HE 病史的患者,更应控制蛋白质的摄入量,同时要注意一定的营养支持,保持机体正氮平衡,避免机体因营养不良而导致抵抗力下降。治疗诱因、避免肝性脑病的发生和进一步发展是最基本的治疗策略,也是治疗的关键,因此要注意积极防治消化道出血、控制感染、纠正水电解质及酸碱平衡紊乱、禁用损肝药物、禁止大量放腹水等。对已发生的肝性脑病,在去除诱因的基础上首先选用药物治疗。药物选用原则是先选用价格便宜、不良反应小的药物,如口服乳果糖、乳梨醇等,以保持大便通畅(每日 2~3 次软便)、降低血氨。单用乳果糖或乳梨醇无效者可加用利福昔明,以期获得协同作用。对蛋白质耐受差者可给予支链氨基酸治疗以恢复正氮平衡,并调节氨基酸代谢紊乱。氟马西尼因价格昂贵,建议在上述

药物治疗无效时选用。中医治疗 HE 有独到之处,可酌情选用。若患者对所有药物均无效,且无手术禁忌证,可根据患者情况及医院条件选用门体分流栓塞术或肝移植术。目前各种治疗措施效果均不是很理想,因此,一方面要积极防止 HE 的发生;另一方面有必要对肝性脑病的发病机制行进一步的研究,从而为设计新的、更有效的药物提供新的思路和理论依据。

2. 临床治疗　目前尚无特效疗法,治疗应采取综合措施,一般包括以下四方面:①支持治疗,积极预防并治疗并发症;②确认并设法去除诱因,保持内环境稳定;③减少肠源性毒物生成及吸收,促进肝细胞再生;④直接调节神经递质的平衡,如用 GA BA/BZ 复合受体拮抗药,或间接调节,如可用支链氨基酸。

(1)去除诱因:大多数 HE 发生都有明显的诱因,如上消化道出血、大量放腹水、大量排钾利尿、便秘、尿毒症、高蛋白饮食、服用安眠药或麻醉药、感染等。这些诱因是可避免或可治疗的。治疗诱因、避免肝性脑病的发生和进一步发展是最基本的策略,也是治疗的关键。具体措施包括限制高蛋白饮食、防止消化道出血、控制感染、纠正水电解质及酸碱平衡紊乱、禁用损肝药物、禁止大量放腹水等。

(2)减少氨的产生:饮食上以碳水化合物为主,限制蛋白摄入量,可酌情补充葡萄糖、充足的维生素 C、维生素 B、维生素 K 以及微量元素。有肝性脑病病史的患者蛋白质摄入不宜超过 70g/d,但不能低于 40/d,以免引起负氮平衡。能量供给以碳水化合物为主,每日供给热量 5020.8 ～ 6694.4kJ（1200 ～ 1600kcal）。亚临床性肝性脑病（SHE）病人不必禁食蛋白质,但尽量以植物蛋白为主。Ⅰ～Ⅱ期的 HE 患者开始数日蛋白质摄入量应控制在 20g/d 以内,如病情好转,每 3～5 日可增加 10g 蛋白质,以后逐渐增加患者对蛋白质的耐受性。动物蛋白中牛奶、乳酪较

肉制品为好;而植物蛋白又较动物蛋白好,因为植物蛋白含蛋氨酸和芳香族氨基酸较少,含支链氨基酸较多,产氨较少。同时,植物性蛋白含有非吸收性纤维,可加速肠管蠕动及减少毒物的吸收,故比较适用于 HE 患者。常规补充营养的方法是经胃管或静脉通道给予。

3. 中医治疗

(1)痰热交阻主证:神昏深重,谵妄昏狂,周身灼热,腹胀、肝臭、黄染、大便秘结,小便短赤,舌紫绛,苔黄燥,脉弦数。治法:清热通瘀、开窍醒神。例方:星地清络饮。常用药:广星角、生地黄、黄连、石膏、赤芍、牡丹皮、生大黄、山栀子、金钱草。应急措施:醒脑静注射液 20ml 加入葡萄糖液中静脉滴注。丹参注射液 16ml 加入葡萄糖液中静脉滴注。

(2)痰火扰心主证:神志错乱,胡言乱语,躁扰如狂,渐至昏迷,呼吸急促,喉间痰鸣,痰黄稠黏,便秘溲赤,舌红苔黄腻,脉滑数。治法:清热化痰,开窍醒神。例方:黄连温胆汤。常用药:黄连、制半夏、枳实、陈皮、竹茹、胆南星、黄芩、菖蒲、郁金。应急措施:醒脑静注射液 20ml 加入葡萄糖液中静脉滴注。清开灵注射液 40ml 加入葡萄糖液中静脉滴注。

(3)痰湿蒙蔽主证:神志痴呆,语言错误或意识蒙眬,言语不清,甚则深度昏迷,面色垢滞,恶心呕吐,舌苔白腻,脉沉滑。治法:涤痰开窍。例方:涤痰汤合苏合香丸。常用药:制半夏、制南星、陈皮、云苓、枳实、竹茹、菖蒲、沉香、麝香、丁香。应急措施:艾灸,取印堂、百会、涌泉穴。苏合香丸 1 丸,口服或鼻饲。

(4)阴阳衰竭主证:神志昏迷,气息微弱,面白唇淡,大汗淋漓,四肢厥冷,或口干汗出,舌质嫩红或淡,脉细数或脉微欲绝。治法:回阳救逆、益气敛阴。例方:参附汤合生脉散。常用药:人参、附子、沙参、麦冬、五味子、党参、甘草。应急措施:参附注射液 10ml 加入 50% 葡萄糖液 40ml 内静脉注射,每 15～30

分钟 1 次,连续 3～5 次后,用 50～100ml 加入 5％葡萄糖盐水 500ml 中静脉滴注。丽参注射液 20ml 加入 50％葡萄糖液 40ml 内静脉注射,每 15～30 分钟 1 次,血压稳定后改为适当剂量静脉滴注。

(5)左旋多巴、溴隐亭等治疗方法:在西医治疗基础上采用大黄等中药口服或灌肠治疗取得了一定疗效。左旋多巴是真性神经递质多巴胺和去甲肾上腺素的前体物质,通过血脑屏障后进入脑组织,经代谢形成多巴胺,再转变为去甲肾上腺素,使正常的神经递质超过假性神经递质,恢复正常的神经传导。早期使用可能有效。它对 HE 的治疗作用还需进一步证实。溴隐亭是一种特异性的多巴胺受体促进药,理论上能竞争性取代假性神经递质。刺激多巴胺受体,有特异性兴奋多巴胺受体的长效作用,可扩张血管,增加脑血流,有利于恢复 HE 患者的神志。开始剂量每天 2.5mg,逐渐增加剂量到每天 15mg。

4. 人工肝(artificial liver,AL) AL 是指具有部分肝功能的体外装置或方法。是借助非药物性治疗手段或装置,初步纠正由于肝衰竭所产生的严重代谢紊乱,清除所积蓄的各种毒性物质,使病变的肝尽快恢复,为进一步治疗创造条件。与以往单单进行保守疗法相比,AL 真正建立起了肝衰竭通往全肝移植、肝再生之间的桥梁。

5. 介入治疗 脾肾或胃肾等侧支循环与偶发性 HE 或慢性复发性 HE 发病有关,利用门体分流栓塞术等介入技术封闭分流的血管可能对 HE 有一定的防治效果。栓塞材料可为不锈钢螺栓或乳胶气囊等。Sakurabayash 等应用介入技术封闭分流的血管,术后部分患者分流消失、血氨下降、脑电图改善,未再发生肝性脑病,提示能降低 HE 的复发率,且不增加曲张静脉出血的危险性。门体分流栓塞术的并发症有发热、一过性胸腔积液、腹水和轻微的食管静脉曲张等。

6. 轻微肝性脑病(MHE)的治疗 MHE 患者多无明显症状及体征,但患者可能会有日常活动中操作能力的降低或睡眠障碍。

治疗方案:①调整饮食结构,适当减少蛋白摄入量;②可试用不吸收双糖,如乳果糖、乳梨醇等;③睡眠障碍者切忌用苯二氮䓬类药物,以免诱发临床型的 HE(Ⅲ)。

(1)对症及支持治疗:需要积极给予营养支持。

①肠内营养:传统的观念认为限制蛋白饮食可减少肠道产氨、防止 HE 的恶化。但近来研究发现肝硬化 HE 患者常常伴有营养不良,严格限制蛋白摄入虽能防止血氨升高,但可使患者的营养状况进一步恶化,加重肝损害、增加死亡的风险。而正氮平衡有利于肝细胞再生及肌肉组织对氨的脱毒能力。

Córdoba 等对 30 例发作型 HE 进行的临床随机对照研究,显示 14d 的观察期内低蛋白饮食组(蛋白摄入量 3d 后增至 12 g/d,以后每 3 天倍增一次,至最后 2d 增至每日 1.2 g/kg)与正常蛋白饮食组(每日 1.2 g/kg)比,HE 发作无明显差异,两组患者的蛋白合成率相当,但低蛋白组患者蛋白分解率明显增高。

推荐措施:急性 HE 及 3、4 期 HE 开始数日要禁食蛋白(Ⅲ),清醒后每 2～3 天增加 10 g,逐渐增加蛋白至每日 1.2 g/kg(Ⅰ);1、2 期 HE 则开始数日予低蛋白饮食(20 g/d),每 2～3 天增加 10 g,如无 HE 发生,则继续增加至每日 1.2 g/kg(Ⅰ)。蛋白种类以植物蛋白为主,其次是牛奶蛋白。因植物蛋白含甲硫氨酸和芳香族氨基酸较少,而支链氨基酸较多,且能增加粪氮的排出;同时植物蛋白中含有非吸收的纤维素,经肠菌酵解产酸有利于氨的排出。尽量避免用动物蛋白(致脑病作用最强)。口服或静脉补充必需氨基酸及支链氨基酸有利于调整氨基酸比例的平衡、促进正氮平衡,增加患者对蛋白的耐受性。同时要予足够的热量每日 146～167 kJ/kg(35～40 kcal/kg),以碳水化合物为主。不能进食者可予鼻饲,必要时可予静脉营养补充。

②补充锌:锌是催化尿素循环酶的重要的辅助因子,肝硬化患者,尤其是合并营养不良时常常存在锌缺乏。口服锌制剂还可减少肠道对二价阳离子如锰的吸收。但迄今所进行临床研究尚不能确定锌对改善 HE 有积极的治疗作用。

③水、电解质和酸碱平衡:低血钠、低血钾、高血钾、碱中毒均是诱发 HE 的重要因素,应根据血电解质水平及血气分析结果积极予以纠正。应根据前 1d 的尿量决定每日补液量(尿量＋1000ml),总量应控制在 2500 ml 之内。

④加强基础治疗:有低蛋白血症者可静脉输注血浆、白蛋白以维持胶体渗透压。补充白蛋白还可促进肝细胞的修复;有脑水肿者可用 20％甘露醇或与 50％葡萄糖交替快速静脉输注;并给予足够的维生素 B、维生素 C、维生素 K、ATP 和辅酶 A 等,有助于改善脑的能量代谢。

(2)针对发病机制采取的措施

①减少肠道内氨及其他有害物质的生成和吸收。

清洁肠道:引起 HE 的毒性物质主要来自肠道,故清洁肠道以减少氨及其他毒性物质产生和吸收在 HE 的防治中非常重要。可导泻或灌肠来清除肠道内的积血、积食及其他毒性物质。

推荐用法:口服或鼻饲 25％硫酸镁 30～60 ml 导泻;亦可用不吸收的双糖如乳果糖 300～500 ml,加水 500 ml 进行灌肠,尤其适用于门-体分流性 HE。

②降低肠道 pH,抑制肠道细菌生长。

A. 不吸收双糖的应用:如乳果糖(lactulose)、乳山梨醇(lactitol)。

推荐用法:急性 HE,开始用 45 ml 口服(或鼻饲),以后每 1 小时追加 1 次,直到有大便排出;适当调整剂量以保证每日 2～3 次软便为宜(通常用量为 15～45 ml,每 8～12 小时 1 次);亦可用乳果糖 300 ml 加水 1L,采用头低足高位保留灌肠 1h(以使灌肠液尽可能到达右半结肠)。

对于慢性 HE,则不需要每小时追加用量。乳山梨醇:为乳果糖衍生物,作用机制及疗效与乳果糖相同,但口感好,有更好的耐受性。常用量为 0.5 g/kg,每日 2 次,以保持每日 2～4 次软便为宜。

B. 益生菌制剂的应用:含双歧杆菌、乳酸杆菌的微生态制剂可通过调节肠道菌群结构,抑制产氨、产尿素酶细菌的生长。以减少肠道氨及其他毒性物质的产生及吸收,亦可与益生元制剂合用。最近一项开放性研究,将 190 例肝硬化患者(其中 55％有 MHE)随机分成 3 组,分别接受乳果糖 30～60 ml/d,或益生菌胶囊(包括乳酸杆菌、粪链球菌的四联活菌制剂)或同时接受两种处理治疗 1 个月后,患者在神经心理测试、P300 听觉诱发电位及血氨等指标上均有明显的改善,但三组间疗效相当。

推荐用法:双歧三联活菌制剂,每次 2～3 粒,每日 3 次;地衣芽孢杆菌每次 2 粒,每日 3 次。

C. 抗菌药物的应用:可作为不吸收双糖的替代品治疗急、慢性 HE。过去常用口服吸收很少的氨基糖苷类抗菌药(如新霉素)来抑制结肠细菌的过度生长,但最近随机安慰剂对照研究并未显示新霉素的应用可给 HE 患者带来益处,且长期服用仍有耳、肾毒性的风险,且对小肠黏膜的功能有影响;甲硝唑可抑制肠道厌氧菌、改善 HE,但长期服用可能会导致肠道菌群失调、胃肠道不适或神经毒性;非氨基糖苷类抗菌药利福昔明(rifaximin)是利福霉素的衍生物,具有广谱、强效的抑制肠道内细菌生长,口服后不吸收,只在胃肠道局部起作用。研究显示,利福昔明

550mg,每日 2 次,持续 6 个月,与安慰剂相比能显著预防 HE 的发生。在治疗慢性 HE 时,利福昔明与乳果糖、新霉素效果相当或更优,且对听神经及肾功能无毒性。

推荐用法:甲硝唑 0.25 g,每日 2 次(Ⅲ);利福昔明 1200 mg/d,分 3 次。

D. 抗菌药物与不吸收双糖的联合应用:回顾性资料分析显示,对于难治性的 HE,该两类药合用可显著降低患者的住院率及住院时间,但潜在的治疗效益还有待进一步研究。

③促进氨的代谢、拮抗假性神经递质、改善氨基酸平衡。

A. 降血氨药物

门冬氨酸-鸟氨酸(L-ornithine-L-aspartate,OA)是一种二肽。其中鸟氨酸作为体内鸟氨酸循环的底物,可增加氨基甲酰磷酸合成酶及鸟氨酸氨基甲酰转移酶的活性,促进尿素的合成;门冬氨酸作为谷氨酰胺合成的底物,在体内转化为谷氨酸、谷氨酰胺的过程中可消耗血氨。因此,门冬氨酸-鸟氨酸可促进脑、肝、肾消耗和利用氨合成尿素、谷氨酸、谷氨酰胺而降低血氨。门冬氨酸还参与肝细胞内核酸的合成、间接促进肝细胞内三羧酸循环的代谢过程,以利于肝细胞的修复。临床研究显示,与安慰剂对照组相比,20 g/d OA 静脉输注,可明显降低空腹血氨、餐后血氨,并改善 HE 患者的精神状态分级。口服 OA 亦可改善 HE 患者数字连接试验、扑翼样震颤及 EEG 的检查结果。

推荐用法:急、慢性 HE 在 24h 内可给予 40 g,清醒后逐渐减量至 20 g/d,加溶液中静脉输注。由于静脉耐受方面的原因,每 500 ml 溶液中 OA 药量不要超过 30 g。输入速度最快不要超过 5 g/h,以免引起恶心、呕吐等不良反应(Ⅰ)。

精氨酸:是肝合成尿素的鸟氨酸循环中的中间代谢产物,可促进尿素的合成而降低血氨。临床所用制剂为其盐酸盐,呈酸性、可酸化血液、减少氨对中枢的毒性作用。

推荐用法:25% 的盐酸精氨酸 40～80 ml,加入葡萄糖中静脉输注,每日 1 次(Ⅲ),且可纠正碱血症。

谷氨酸盐:谷氨酸钠、谷氨酸钾可作为谷氨酰胺合成的底物而降低血氨,并能调整血钾和血钠的平衡。但近年来认为谷氨酸盐只能暂时降低血氨,不能透过血脑屏障,不能降低脑组织中的氨,且可诱发代谢性碱中毒,反而加重 HE;另外,脑内过多的谷氨酰胺产生高渗效应,参与脑水肿的形成,不利于 HE 的恢复。因此,目前临床上已不再推荐使用。

B. 拮抗假性神经递质的作用:内源性苯二氮䓬类似物与抑制性神经递质 γ-氨基丁酸受体结合对中枢神经系统产生抑制作用是 HE 发生机制之一。理论上应用该受体拮抗剂氟马西尼(flumazenil)治疗 HE 是可行的,560 例较大规模的临床研究显示治疗组与对照组脑功能的改善率分别为 15% 与 3%,另有 12 项对照研究对 765 例患者的分析显示,氟马西尼可明显改善 HE,但未显示有长期效益或提高患者生存率。因此,目前只在曾用过苯二氮䓬类药物的 HE 患者考虑应用;多巴能神经递质的活性降低也是 HE 的机制之一,但在临床对照研究中应用溴隐亭、左旋多巴,除可部分改善患者锥体外系症状外,并未能给 HE 患者带来更多益处。推荐用法:考虑可能用过苯二氮䓬类药物者可用氟马西尼 1 mg(单一剂量)静脉注射;对于有锥体外系体征用其他治疗方案效果不佳者可考虑口服溴隐亭 30 mg,每日 2 次。

C. 改善氨基酸平衡口服或静脉输注以支链氨基酸为主的氨基酸混合液:可纠正氨基酸代谢不平衡,抑制大脑中假神经递质的形成。一个对 5 项研究的荟萃分析显示静脉输注支链氨基酸可明显改善 HE 的症状,虽其中 2 项研究及另外 1 项研究用支链氨基酸并未能降低 HE 的病死率,但在近年的 2 项大型研究中(分别对 174 例及 622 例肝硬化患者的随机对照研究)显示应用支链氨基酸不仅可以减少 HE 的发生，还可提高患者的营养状态、改善肝功能、降低肝衰竭的发生，提高生存率。另有研究显示，支链氨基酸可刺激肝细胞再生，从而降低肝衰竭的发生。摄入足量富含支链氨基酸的混合液对恢复患者的正氮平衡是有效的，还可增加患者对蛋白食物的耐受性，改善脑血液灌流。不良反应主要有恶心、呕吐、变态反应等，故输注速度宜慢。一般每日 250～500ml，静脉输注。

7. 基础疾病的治疗与用药　A 型及 C 型 HE 的病因分别是急、慢性肝衰竭，因此，积极治疗肝衰竭，可从根本上防治 HE。

(1)改善肝功能：对于乙型病毒性肝炎引起的慢性肝衰竭，用核苷(酸)类似物抗病毒治疗，减轻或消除肝的炎症、坏死、促进肝细胞再生，有助于恢复肝的代谢、解毒功能。对于急性肝衰竭，由于病情进展迅速，抗病毒治疗可能很难奏效，需转重症监护病房进行综合救治。

(2)人工肝支持系统：可分为非生物型、生物型及混合型三种，但目前临床上广泛应用的主要是非生物型，包括血液透析、血液滤过、血浆置换、血液灌流、血浆吸附等方式。人工肝支持系统可代替肝的部分功能，清除体内积聚的毒物，为肝细胞的再生提供条件和时间，也是等待肝移植的过渡疗法，可用于急、慢性 HE，2 期以上 HE 者需慎用血浆置换。但如果是急性肝衰竭或终末期肝病晚期，则肝移植是唯一有希望的治疗。

(3)肝移植术：对于内科治疗不满意的各种顽固性、严重 HE，原位肝移植是一种有效的手段。

(4)阻断门-体分流：从理论上讲，对于门-体分流严重的患者，采用介入或手术永久性或暂时性部分或全部阻断门-体分流，可改善 HE。但由于门脉高压的存在，该方法可增加消化道出血的风险，应权衡利弊。

第十一节　暴发性肝衰竭

暴发性肝衰竭(fulminant hepatic failure，FHF)是由多种病因引起大量肝细胞坏死及严重肝功能损害，病前患者无肝病而突然出现大量肝细胞坏死或肝功能显著异常，并在首发症状出现后 8 周内发生肝性脑病(hepaticenc ephalopathy，HE)的一种综合征。其临床特点是起病急、进展快、病情危重、症状表现多样、肝细胞广泛坏死，目前缺乏有效治疗手段，病死率高。早期诊断、早期治疗可降低病死率。

【病因病理】

由肝炎病毒、药物中毒、毒蕈中毒所致 FHF，其肝病理特点为广泛肝细胞坏死，肝细胞消失，肝体积缩小。一般无肝细胞再生，多有网状支架塌陷，残留肝细胞淤胆，汇管区炎性细胞浸润。若为妊娠期急性脂肪肝、Reye 综合征等肝病理特点为肝细胞内线粒体严重损害，而致代谢功能失常。肝小叶至中带细胞增大，胞质中充满脂肪空泡，呈蜂窝状，无大块肝细胞坏死。肝缩小不如急性重型肝炎显著。

暴发性肝衰竭的病因多种多样，根据病原可分为感染性、毒素性、代谢性、浸润性、自身免疫性、缺血性、放射损伤性及原因不明性。主要以前 4 种居多。

1. 感染性　病毒感染，尤其是病毒性肝炎是我国暴发性肝衰竭最常见的原因，其他病毒也偶有发现。

(1)肝炎病毒：目前发现的肝炎病毒有 7 种，分别为甲型肝炎病毒(hepatitis A virus，HAV)、乙型肝炎病毒(hepatitis B virus，HBV)、丙型肝炎病毒(hepatitis C virus，HCV)、丁型肝炎病毒(hepatitis D virus，HDV)、戊型肝炎病毒(hepatitis E virus，

HEV)、庚型肝炎病毒(hepatitis G virus, HGV 亦称为 GBV-C)和 TTV(TT 为在其体内首次发现该病毒的患者姓名的缩写)。单纯 HAV 感染很少引起暴发性肝衰竭,其危险性为 0.01%~0.1%,但甲型肝炎合并其他慢性肝炎时发生暴发性肝衰竭的危险性明显增加,尤其是合并慢性活动性乙型肝炎、慢性丙型肝炎或肝硬化,但 HBsAg 携带者合并甲型肝炎则预后良好。单独 HBV 感染或 HDV 同时感染是发生暴发性肝衰竭的主要原因。当 HBV 前 C 区第 1896 位发生 G→A 点突变时,使原来为色氨酸的密码 TGG 变为终止密码 TAG,导致前 C 蛋白的合成中断,HBeAg 转为阴性,此突变株可引起 HBeAg 阴性的暴发性乙型肝炎,HBeAg 阳性的暴发性乙型肝炎则是由野生株引起。HDV 是一种缺陷病毒,需要 HBV 的表面抗原 HBsAg 作为其病毒的外壳,所以 HDV 的感染可以是与 HBV 同时感染,也可以是慢性 HBV 感染者重叠感染 HDV,HDV 感染者发生暴发性肝衰竭的危险性远大于单纯 HBV 感染者,HBV 慢性携带者在感染 HDV 后也可发生暴发性肝衰竭。HCV 引起暴发性肝衰竭的作用尚不明确,在戊型肝炎流行地区,HEV 感染可引起暴发性肝衰竭,妊娠妇女,尤其是妊娠第三期患戊型肝炎,发生暴发性肝衰竭的危险性高达 20%~40%。在非妊娠妇女,HEV 感染也可导致暴发性肝衰竭。TTV DNA 在原因不明的暴发性肝衰竭患者中的阳性率为 19%~27%,且可在发病初时检测到,因此不能排除 TTV 作为暴发性肝衰竭的病因。

(2)其他病毒感染:免疫低下、免疫抑制、新生儿及 AIDS 患者感染其他病毒也可导致暴发性肝衰竭。如单纯疱疹病毒感染,尤其是新生儿的播散性感染及免疫功能低下者可导致致死性的暴发性肝衰竭。AIDS 患者及免疫抑制患者感染水痘-带状疱疹病毒,可导致水痘性肝炎,发生暴发性肝衰竭。由 E-B

(Epstein-Barr)病毒感染引起的暴发性肝衰竭已有 16 例报告,免疫功能正常者也可发生,其病死率高达 87%。其他如巨细胞病毒、副黏病毒感染也可导致暴发性肝衰竭。

2. 毒素性

(1)药物的特异质反应:许多药物可引起暴发性肝衰竭,其中常见的药物有麻醉药氟烷、异氟烷、甲氧氟烷、氯仿等,抗结核药物如异烟肼、利福平,抗抑郁药如苯乙肼及苯妥英钠、可卡因、氯丙嗪等,抗凝药如双香豆素,磺胺类药物如水杨酸偶氮磺胺吡啶,非固醇类雄激素拮抗药 Bicalutamide,酒精中毒治疗药二硫化四乙基秋兰姆(disulfiram),娱乐性药物"舞蹈药"ecstasy,降压药乙肼苯哒嗪,抗癫痫药丙戊酸,以及抗甲状腺药物、非固醇类抗炎药物、二性霉素 B、甲基多巴、环磷酰胺、5-氟尿嘧啶、6-巯基嘌呤、镇静药等。

(2)毒性反应:对乙酰氨基酚(醋氨酚)是最常见的药物之一,也是欧美国家暴发性肝衰竭发生的最主要原因,在营养不良或饥饿状况下,肝谷胱甘肽减少,对药物的敏感性增加,甚至治疗剂量的对乙酰氨基酚也可引起暴发性肝衰竭。还有非那西丁和水杨酸盐等。某些化学性毒物及天然性毒物均可引起暴发性肝衰竭,前者如四氯化碳、半乳糖胺、酒精、四环素、磷等,后者包括某些草药及毒蕈(如瓢蕈、白毒伞蕈、粟茸蕈等)、黄曲霉毒素、细菌毒素等。

3. 代谢性　引起暴发性肝衰竭最常见的代谢性疾病是 Wilson 病,亦称为肝豆状核变性,可伴有溶血性贫血或溶血危象,角膜可有 Kayser-Fleischer 环,血清转氨酶和碱性磷酸酶水平相对较低,有时可有视野模糊及无结石性胆囊炎。

4. 浸润性坏死

【临床表现】

1. 原发病的表现　根据病因的不同,可以有相关的临床表现。如在慢性肝病或肝硬化基础上发生的暴发性肝衰竭可有肝病面容、肝掌及皮肤血管蜘蛛痣等，由中毒引起者可有相应的中毒表现，由 Wilson 病引起者可有角膜 K-F 环，由肿瘤浸润引起者可有原发肿瘤的表现。

2. 肝衰竭的表现 黄疸在短期内迅速加深，同时伴有血清转氨酶明显升高、凝血酶原时间明显延长及活动度显著下降；在病程的早期可有低热，如低热持续不退提示有内毒素血症或持续性肝细胞坏死；全身情况极差，如食欲极差、极度乏力、烦躁不安等；出现顽固性的呃逆、恶心、呕吐及明显的腹胀；有明显的出血倾向，可出现皮下瘀点、瘀斑，往往在注射部位更为明显，可有齿龈渗血、鼻出血，严重者有上消化道出血；腹水迅速出现，一般病程超过 2 周者多有腹水及低白蛋白血症；体检肝呈进行性缩小；可出现肝臭；出现肝性脑病的表现，如性格改变，昼夜节律颠倒、言语重复、过度兴奋、行为怪癖、随地便尿等，严重者有意识障碍；其他神经精神异常如肌张力增高、锥体束征阳性、髌和（或）踝阵挛、定向力及计算力障碍；还可有心动过速及低血压。

3. 并发症的表现 暴发性肝衰竭的临床表现因其并发症的多样性而呈现其多变性。

4. 常见暴发性肝衰竭的五大症状 ①出血：50%～80% 暴发性肝衰竭会发生出血，常见的部位是上消化道、皮下、鼻腔等，颅内出血也可以发生，往往后果严重。引起出血的原因是多方面的，主要有凝血因子合成减少、血小板减少及功能障碍、纤溶亢进、弥漫性血管内凝血等。胃肠道黏膜糜烂可加重出血。②感染：暴发性肝衰竭患者常伴有各种感染，常见感染部位为呼吸道、泌尿道、胆道及腹腔。这主要是由于患者细胞免疫及体液免疫功能下降，也与患者昏迷及肠道屏障功能下降有关。③黄疸：绝大多数患者有黄疸，并呈进行性加重，极少数患者黄疸较轻甚至完全缺如，后者往往见于Ⅱ型暴发性肝衰

竭。④肾功能不全：暴发性肝衰竭时，肾功能异常者达 50%～80%，其中肾功能不全占 40%，半数为功能性肾衰竭，半数为急性肾小管坏死。功能性肾衰竭多由血管紧张素水平升高及前列腺素减少，引起肾血管收缩，以及肾小球滤过率降低有关。肾小管坏死与休克、高胆红素血症及内毒素血症有关。暴发性肝衰竭因尿素氮合成降低，血尿素氮常不高，因此唯有血清肌酐水平高低才能反映肾衰竭的严重程度。⑤肝性脑病：与慢性肝病并发的肝性脑病表现近似。最早出现为多性格的改变，如情绪激动、精神错乱、嗜睡等，以后可有扑翼样震颤、阵发性抽搐、逐渐进入昏迷，最后各种反射消失。癫痫发作、肌痉挛在暴发性肝衰竭脑病中多于慢性肝性脑病。

【诊断】

凡在肝病基础上出现黄疸迅速加深、肝短时间内缩小、神经精神症状、转氨酶升高或胆酶分离（转氨酶正常或轻度增高而胆红素增高明显）等表现都应考虑到本病的可能。一般而言，肝实质细胞发生功能障碍时，首先受损的是分泌功能（高胆红素血症），其次是合成功能障碍（凝血因子减少、低白蛋白血症等），最后是解毒功能障碍（灭活激素功能低下，芳香族氨基酸水平升高等）。库普弗细胞除具有强大的吞噬功能外，尚有调节肝内微循环，参加某些生化反应（如合成尿素与胰岛素降解等），并可分泌多种细胞因子和炎症介质，对机体的防御、免疫功能有着极其重要的作用。库普弗细胞受损或功能障碍将会导致肠源性内毒素血症的发生，后者又可加重肝损害，并引起多种肝外并发症，如 DIC、功能性肾衰竭、顽固性腹水等。此外，凡各种致肝损伤因素使肝细胞（包括肝实质细胞和库普弗细胞）发生严重损害，使其代谢、分泌、合成、解毒与免疫功能发生严重障碍，此种情况称之为肝功能不全（hepaticin sufficiency），患者往往出现黄疸、出血、继发性感染、肾功能障碍、肝性脑病等一系列临床综合征。肝

衰竭(hepatic failure)一般是指肝功能不全的晚期阶段,临床的主要表现为肝性脑病与肝肾综合征(功能性肾衰竭)。

根据暴发性肝衰竭临床早期或晚(后)期表现,也可明确诊断。

1. 早期症状

(1)黄疸有3个特点:①黄疸出现后,在短期内迅速加深,如总胆红素>171μmol/L,同时具有肝功能严重损害的其他表现,如出血倾向、凝血酶原时间延长、ALT升高等。若只有较深黄疸,无其他严重肝功能异常,提示为肝内淤胆。②黄疸持续时间长,一般黄疸消长规律为加深、持续、消退3个阶段,若经2~3周黄疸仍不退,提示病情严重。③黄疸出现后,病情无好转,一般规律急性黄疸型肝炎,当黄疸出现后,食欲逐渐好转,恶心、呕吐减轻。如黄疸出现后1周症状无好转,需警惕为重型肝炎。

(2)持续低热:病初可有低热,黄疸出现后体温下降至正常。若与黄疸同时伴有持续性低热,提示有肝细胞坏死或内毒素血症。

(3)一般情况极差,如乏力、倦怠、无食欲,甚至生活不能自理。

(4)明显消化道症状:频繁恶心、呕吐、呃逆、明显腹胀、肠鸣音消失、肠麻痹。

(5)出血倾向:如皮肤瘀斑、紫癜、鼻出血、牙龈出血,少数上消化道出血等,提示凝血功能障碍,肝衰竭。

(6)腹水迅速出现:因白蛋白半衰期较长(2周左右),一般在病后2~3周才出现低白蛋白血症,病程超过2~8周者多有腹水。

(7)性格改变:如原性格开朗,突变为忧郁,或相反。睡眠节律颠倒,语言重复,不能构思,定向障碍,行为怪癖,随地便溺等,均为肝性脑病征兆。继而出现意识障碍,进入肝性脑病阶段。

(8)进行性肝缩小、肝臭、扑翼样震颤,肌张力增高,锥体束征阳性,踝阵挛等,提示肝损害严重。

(9)心率加快、低血压,与内毒素血症有关或有内出血。

2. 后期症状 暴发性肝衰竭在病程的极期主要表现为肝性脑病,继而出现下列症状,其间移行阶段不易截然分开。

(1)脑水肿:当有踝阵挛、锥体束征阳性时提示已有脑水肿,或有球结膜水肿、瞳孔散大固定,呼吸变慢、节律不规则,视盘水肿均示脑水肿表现。

(2)凝血功能障碍和出血:出血部位以皮肤、齿龈、鼻黏膜、球结膜及胃黏膜等常见。①血小板质与量异常:FHF时血小板较正常小,电镜可见空泡、伪足、浆膜模糊。无肝性脑病时血小板正常,因骨髓抑制、脾功能亢进、被血管内凝血所消耗,可致血小板减少。②凝血因子合成障碍:血浆内所有凝血因子均降低,因Ⅷ因子在肝外合成,反而增高。凝血酶原时间明显延长。③DIC伴局部继发性纤溶血浆内血浆素和其激活物质均降低,而纤维蛋白/纤维蛋白原降解产物增加。

(3)感染:以呼吸道感染最常见,其他还有泌尿感染,多为 G^- 杆菌、G^+ 球菌,也可有厌氧菌及霉菌(真菌)感染。

(4)肾衰竭:FHF时肾功能异常达70%,急性肾小管坏死占半数。有高尿钠、等渗尿及肾小管坏死。与肝细胞坏死、内毒素血症、利尿药应用不当、胃肠出血致低血容量及低血压等因素有关。有报道称肾衰竭在FHF死因中占首位,值得注意。

(5)电解质酸碱平衡紊乱:低血钠、低血钙、低血镁、低血钾,呼吸性碱中毒、低谢性碱中毒和代谢性酸中毒等。

(6)其他:低血糖、低氧血症、肺水肿、心律失常、门脉高压及急性胰腺炎等。

【鉴别诊断】

1. 精神病 以精神症状为唯一突出表现的肝性脑病易被误诊为精神病。因此,凡遇精神错乱而原因不明的患者,应警惕肝性脑病的可能。

2. 代谢性脑病　如糖尿病酮症酸中毒、低血糖、尿毒症、高钠血症、低钠血症等。根据相应的基础疾病病史,结合相关实验室检查、血气分析有助于鉴别。

3. 颅脑病变　各种脑血管意外(脑出血、脑梗死、硬膜下出血)、颅内肿瘤、脑脓肿、脑炎、脑膜炎等患者可出现昏迷和昏睡。根据神经系统的症状及体征,结合头颅CT或MR检查,以及脑脊液检查,大多数可明确诊断。

4. 中毒性脑病　因酒精中毒、药物中毒、重金属中毒而导致的脑病,根据酗酒史、用药史和特殊职业接触史,结合实验室检查,有助于鉴别诊断。尤其注意与酒精相关性疾病的鉴别,如急性酒精中毒和戒酒后出现的戒断综合征与HE的表现类似,鉴别的关键是饮酒史、血中酒精浓度升高,戒酒时心动过缓、发热、震颤更显著。

【并发症】

1. 肝性脑病　肝性脑病的发病机制至今尚未完全阐明,相关的有氨中毒学说、支链氨基酸与芳香氨基酸比例失衡及假性神经递质学说、γ-氨基丁酸学说等,其他一些神经毒性物质的增多,如硫醇类、短链脂肪酸、谷氨酰胺和α-酮戊二酸等,均与肝性脑病的发生有一定关系。肝衰竭的晚期均可发生肝性脑病,有广泛门-腔侧支循环或门-腔分流术的患者,进食蛋白过多或上消化道出血也可诱发肝性脑病。

肝性脑病早期的症状包括性格改变、欣快或抑郁、智力减退、睡眠习惯改变以及不适当的行为等,最具特征性的神经体征为扑翼样震颤,晚期可出现昏睡或昏迷。根据临床表现可将肝性脑病分为4期。

(1)前驱期(Ⅰ期):轻度性格和行为改变,如沉默、淡漠或兴奋、欣快,常无或仅有轻微的神经体征。

(2)昏迷前期(Ⅱ期):轻微精神错乱、行为反常,计算、定向及理解力减退。神经体征明显,如反射亢进、肌张力增强、病理反射阳性。出现肝臭和(或)扑翼样震颤。

(3)昏睡期(Ⅲ期):以昏睡或浅昏迷为主,各种神经体征持续或加重。少数有极度精神或运动性兴奋。

(4)昏迷期(Ⅳ期):呈昏迷状态,对各种刺激均不起反应。

2. 脑水肿　暴发性肝衰竭发生脑水肿的机制尚未完全明了,可能是血管性及脑细胞毒性共同作用的结果,与血-脑屏障的崩解,脑细胞线粒体功能受损,脑细胞膜Na^+-K^+-ATP酶受抑制,胆汁酸-内毒素-氨的协同作用,致渗透性氨基酸-牛磺酸/谷氨酰胺在星形胶质细胞内堆集,脑渗透压调节功能受损,细胞外间隙扩大,脑血管内微血栓形成及脑血管对二氧化碳的反应性丧失导致脑阻力血管扩张,脑血流的自动调节功能丧失有关。脑水肿发生后患者昏迷加深,有呕吐、血压升高、视盘水肿等颅内压增高的表现,可有瞳孔扩大、固定及呼吸变慢、心动过缓、锥体束征阳性、踝阵挛,严重者可形成脑疝。如形成中脑幕疝,可出现陈-斯(Cheyne-Stokes)呼吸、瞳孔缩小、眼向上方凝视及性格改变;如形成大脑中叶钩突幕疝,可出现意识丧失、瞳孔散大固定、半身瘫痪等;如形成小脑扁桃体枕骨大孔疝,可导致意识丧失,呼吸不规则甚至暂停,如不及时治疗可迅速死亡。

3. 继发感染　由于机体免疫功能的减退及侵入性诊疗操作和广谱抗生素的应用等因素,使暴发性肝衰竭患者易于产生继发感染。常见的继发感染包括肺部感染、败血症、尿路感染、胆道及肠道感染、真菌感染等。病原菌以G菌为主,最多见的为金黄色葡萄球菌,其次为表皮葡萄球菌,其他还有肠道菌及厌氧菌等,真菌感染则是导致患者死亡的主要原因之一。患者可出现发热、外周血白细胞计数升高、中性粒细胞分类增加、核左移、病情急剧恶化,并可出现各系统感染的相应症状。

4. 原发性腹膜炎 暴发性肝衰竭发生原发性腹膜炎的原因可能与肠源性细菌易位(translocation)通过胃肠屏障进入血流及机体与腹腔抵抗力下降有关。有资料表明,腹水蛋白<10g/L者发生原发性腹膜炎的概率是腹水蛋白>10g/L者的10倍。

5. 继发性腹膜炎 在病程中因有多脏器受累,故临床症状复杂多样。起病急,病情演变进展迅速。

【临床检查】

1. 实验室检查

(1)生化检查

①肝功能检查:血清胆红素水平常有明显升高,有的病人可呈迅速上升。丙氨酸氨基转移酶(alanine aminotransferase,ALT)和谷草转氨酶(aspartate aminotransferase,AST)明显升高,ALT/AST<1,提示肝细胞严重损伤。另外,在终末期可出现酶-胆分离现象,即随着黄疸的上升ALT逐渐降低,若病程超过2周,血清白蛋白水平也降低,若持续下降提示肝细胞持续性严重损伤。

②血氨检测:仍为反映肝性脑病的重要指标之一,应定期检查。

③肾功能检查:可反映肾损害的程度。由于尿素是在肝合成的,在肝严重损伤时,尿素氮可不升高,血肌酐水平可更好地反映肾功能。

④电解质测定:有助于及时发现电解质紊乱。

⑤血气分析:可早期发现酸碱失衡和低氧血症,便于及时治疗。

⑥甲胎蛋白测定:在疾病的后期检测,若升高提示有肝细胞的再生。

⑦血清胆固醇和胆固醇酯测定:暴发性肝衰竭患者胆固醇有明显降低,严重者甚至降至测不到,胆固醇酯往往低于总胆固醇的40%。

⑧血糖测定:可及时发现低血糖。

⑨血Gc蛋白测定:Gc蛋白是肝合成的一种α球蛋白,其主要功能之一是清除坏死的肝细胞释放的肌动蛋白,在暴发性肝衰竭时Gc蛋白明显降低,若低于100mg/L提示预后不良。

⑩其他:定期检测淀粉酶有助于及时发现胰腺炎,血氨基酸分析可及时发现支链氨基酸/芳香氨基酸比值的降低,应及时纠正以防治肝性脑病。

(2)血液学检查

①血常规:可根据血红蛋白下降的速度判断出血的程度及止血治疗效果,白细胞计数及分类在暴发性肝衰竭时常明显升高,血小板检查也有助于对病情的判断。

②凝血酶原时间及活动度:是反映肝损害程度最有价值的指标,在严重肝细胞损害时血中凝血因子迅速下降,引起凝血酶原时间延长及活动度下降。

③凝血因子的检测:若凝血因子V<20%提示预后不良。另外凝血因子及纤维蛋白原降解产物上升的可反映肝再生的情况。

④其他:必要时可进行有关DIC的检查。

(3)微生物及免疫学检查

①有关病毒性肝炎的检查:包括抗HAV-IgM,HBsAg,抗-HBs,HBeAs,抗-HBe,抗-HBc,抗 HBc-IgM,HBV DNA,DNA多聚酶,抗-HCV,HCV RNA,HDV RNA,抗-HEV,GBV-C/HGV-RNA,TTV RNA等及抗巨细胞病毒和E-B病毒抗体的检测。

②细菌学检查:根据需要做血培养、尿培养、便培养、痰培养及腹水培养,腹水培养应强调用血培养瓶床边接种,必要时做真菌涂片镜检及培养。

③内毒素检测:可行鲎试验。

④免疫检查:自身免疫抗体的检测包括抗核抗体、抗平滑肌抗体、抗线粒体抗体等,血清总补体及补体C3的检测,循环免疫复

合物的检测等。

2. 其他辅助检查

(1)B型超声波检查:观察肝大小并排除胆管梗阻及胆囊疾病。

(2)脑电图:波形与临床一致,随病情的加重波幅增高,频率减慢,共分为 A～F 六级。A 级为正常脑电图,患者神志清醒;B～D 级脑电图波幅增高、频率减慢,神志为迷糊(B级)、木僵(C级)、昏迷(D级),D级呈肝性脑病的三相波,为高电压、频率较慢的弥漫性三相波;E级波幅降低频率不变,患者呈深昏迷;F级脑电活动完全停止。

(3)重症监护:可及时发现心律失常及血钾改变和呼吸、血压异常。

(4)CT:可观察肝大小变化并可进行前后对比,还可观察脑水肿的情况。

(5)磁共振检查:磁共振谱分析(magnetic resonance spectroscopy)可测定脑内乳酸盐含量,若脑内乳酸盐升高提示预后不良。

(6)肝脏核素扫描:用 ^{99}Tc 标记的半乳糖基二亚乙基三胺五乙酸人血白蛋白(^{99m}Tc-diethylenetriaminepentaacetic acid galactosyl human serum albumin,^{99m}Tc-GSA)注射后进行计算机捕获 γ 照相(computer acquisition of gamma-camera),观察 ^{99m}Tc-GSA 与肝的受体结合情况,有助于判断肝功能的储备情况及判断预后。

(7)硬膜外颅内压监测:一般主张在 Ⅲ-Ⅳ 级的肝性脑病时安装,用于监测颅内压,经治疗后颅内压应低于 2.7kPa(20mmHg)。

【对机体影响】

1. 细菌感染与菌血症 库普弗细胞能产生超氧阴离子以杀灭细菌,产生干扰素以抗病毒,还能合成补体成分和其他细胞毒性物质。补体系统和循环中的吞噬细胞是防御感染的关键。在严重肝功能障碍时,由于补体不足以及血浆纤维连接蛋白减少、库普弗细胞的吞噬功能受损,故感染的概率增加。

感染所致的病死率可达 20%～30%。肝病并发感染常见于菌血症、细菌性心内膜炎、尿道感染等。

2. 肠源性内毒素血症 肠道革兰阴性细菌释放内毒素,在正常情况下小量间歇地进入门静脉,或漏入肠淋巴并转漏至腹腔,在进入肝后迅速被库普弗细胞吞噬而被清除,故不能进入体循环。在严重肝病情况下往往出现肠源性内毒素血症(intestinalendotoxemia)。其原因与下列因素有关。①通过肝窦的血流量减少。严重肝病时,肝小叶正常结构遭到破坏,肝窦走行和排列失去常态,又由于门脉高压形成,出现肝内、外短路。由于部分血液未接触库普弗细胞,内毒素便可通过肝进入体循环。②库普弗细胞功能抑制:如伴有淤积性黄疸的肝病患者,肝内淤积的胆汁酸和结合胆红素可抑制库普弗细胞功能,使内毒素血症得以发生。③内毒素从结肠漏出过多:结肠壁发生水肿时漏入腹腔的内毒素增多。④内毒素吸收过多:严重肝病时肠黏膜屏障可能受损,有利于内毒素吸收入血。

3. 生物转化功能障碍(reducedbiotransformation) 对于体内物质代谢中产生的各种生物活性物质、代谢终末产物,特别是来自肠道的毒性分解产物(如氨、胺类等),以及由外界进入体内的各种异物(药物、毒物等),机体或将它们直接排出体外,或先经生物转化作用(氧化、还原、水解、结合等反应)将其转变成水溶性物质再排出。因此,当肝衰竭时,毒物、药物及各种生物活性物质的生物转化效率降低。

4. 药物代谢障碍 多数药物(或毒物)的第一期反应在肝细胞的滑面内质网上由一组药酶(或称混合功能氧化酶)所催化,进行各种类型的氧化作用。严重肝病时,肝代谢药物的能力下降,改变药物在体内的代谢过程,延长多种药物的生物半衰期,导致药物蓄积,因而增强某些药物,尤其是镇静药、催眠药等的毒性作用,而易发生药物中毒。此外,严重肝疾病还可通过改变血液灌注而影响药物或毒物的代谢。肝硬化时,肝血流量明显减少,同时又由于侧支循环形成,门脉血中的药物或毒物绕过肝进入体循环。血液中只有未与血浆蛋白结合的游离型药物可被组织利用,但肝病时蛋白质合成障碍,导致血清白蛋白减少,药物同血清白蛋白结合率降低,从而使药物在体内的分布、代谢与排泄也发生改变。

5. 毒物解毒障碍 发生肝病时,从肠道吸收的蛋白质代谢终末产物(如氨、胺类等毒性物质)不能通过肝进行生物氧化作用,因而在体内蓄积引起中枢神经系统发生严重功能障碍,以至发生肝性脑病。

6. 激素灭活减弱 肝是许多激素作用的靶器官,也是激素降解、排泄、转化和贮存的主要场所。激素降解涉及许多特异酶,其中许多酶主要由肝制造。因此,肝衰竭时可见胰岛素、醛固酮与抗利尿激素等灭活减弱。

【鉴别诊断】

强调密切观察病情早期诊断:①起病8周内出现肝性脑病,以及神经精神症状;②无慢性肝病体征;③同时有严重肝功能损害临床表现;④常规生化及血液学检查有肝细胞功能减退,早期 ALT 升高,凝血酶原时间延长;⑤有肝炎接触史或药物、毒物致肝损害史;⑥肝病理检查有大块肝细胞坏死。

【治疗】

基本原则:①加强监护,发现问题及时处理;②早期诊断,早期治疗;③预防并发症。

1. 病因治疗 对肝炎病毒所致 FHF,有 HBV、HCV、HDV 重叠感染者,或在发病早期、病程进展较缓慢者可用抗病毒药物,如干扰素等。药物引起者应停用药物。

2. 免疫调节 不提倡用肾上腺皮质激素及免疫抑制药。可适当用免疫增强药,如胸腺肽,用每日 6～20mg 加入 10% 葡萄糖液

250～500ml,缓慢静脉滴注,每日 1 次,30 日为 1 个疗程,用药前做皮肤试验。也可用新鲜血浆。

3. 胰高糖素-胰岛素疗法(GI 疗法) 抗肝细胞坏死,促进肝细胞再生。用法为胰高糖素 1mg,胰岛素 10U 加入 10% 葡萄糖液 500ml 内,缓慢静脉滴注,每日 1～2 次,与支链氨基酸为主的制剂联用,疗效较好。一般 2～4 周为 1 个疗程。

4. 肝性脑病治疗

(1)14-氨基酸 800、6-氨基酸 520:前者适用于肝硬化肝性脑病。两者均含支链氨基酸,不含芳香族氨基酸。用法为 6-氨基酸 520,每次 250ml,每日 2 次,与等量 10% 葡萄糖液加 L-乙酰谷氨基酸 500mg 串联后缓慢静脉滴注,至神志转清醒减半量,直至完全清醒,疗程 5～7d。后用 14-氨基酸 800 巩固疗效。注意复方氨基酸 Sohamine 或 Freamine 含较高酪氨酸、苯丙氨酸、蛋氨酸,可促发肝性脑病。

(2)左旋多巴及卡比多巴:用法为左旋多巴 100mg、卡比多巴 10mg 加入 10% 葡萄糖液 500ml,缓慢静脉滴注,每日 1～2 次。两药并用,可减少左旋多巴的不良反应。注意不可与维生素 B_6 共用,因维生素 B_6 有多巴脱羧酶作用,使左旋多巴脱羧,使脑内多巴胺浓度降低而失去作用,疗效不甚理想。

(3)控制氨的产生:清洁洗肠,用食醋 30ml 加生理盐水 1000ml 洗肠,或生理盐水洗肠,每日 2 次。洗肠后用 50% 乳果糖 30ml 和新霉素 100mg 加生理盐水 100ml 保留灌肠。

(4)口服甲硝唑或氨苄西林。

(5)乳果糖疗法:可酸化肠道环境、降低血氨,清除内毒素血症。用法为 50% 乳果糖 30～50ml,每日 3 次,口服(昏迷者可鼻饲),以餐后服为宜,达到每日排两次糊状便为准。

5. ICU 监护 应将暴发性肝衰竭患者安置于重症肝病监护病房,每天检查肝的大

小、神志变化及其他生命体征。饮食以高碳水化合物、低动物蛋白、低脂肪为宜,保持室内空气流动,定期消毒。

6. 支持治疗 ①供给足够热量:每日总量成人为 5~6.7kJ,临床上多给 10%~20% 葡萄糖,同时配给氨基酸和脂肪乳剂。②血制品应用:鲜血浆及蛋白均有扩容、改善微循环,提高胶体渗透压,防止脑水肿及腹水形成,亦有一定促肝细胞再生作用。血浆还有补充凝血因子和补体功能,每周 2~3 次,效果较好。③支链氨基酸应用:有利于肝硬化患者脑病改善,因此也用于暴发性肝衰竭,但是疗效未经证实。

7. 纠正电解质、酸碱平衡 定期检查血气及血电解质,以及时发现问题并加以纠正。

8. 促进肝细胞再生 肝细胞生长因子、前列腺 E、生长激素,疗效都未肯定。在先进国家,一般不用。

9. 饮食保健 根据病情由流质逐渐过渡到普食,每天保持一定热量。指导家属给予高蛋白、高碳水化合物、高纤维素的少渣、低脂饮食,采取少食多餐方式,多饮水。

【预后】

暴发性肝衰竭的存活率因患者情况和病因不同而异,在年轻病人由对乙酰氨基酚中毒或甲型肝炎引起者存活率可达 50%,在 40 岁以上的病人及由某些药物引起的肝炎,存活率可低于 10%,进行原位肝移植后病死率降到了 20%~30%,1 年生存率达 55%~80%。由于肝移植可有效地挽救患者的生命,因此对于预后判断不良的患者应及时进行肝移植,因而预后判断不良的指标即是进行肝移植的指征。通常所用的标准仍然是英国皇家学院医院的标准,另外也有许多学者进行了预后判断指标的研究,有人认为放射线片上出现脑水肿表明预后不良,肝移植应在放射线片上出现明显脑水肿之前进行;Dhinan 等通过对 204 例暴发性肝衰竭的分析后提出,病毒性肝炎伴发的暴发性肝衰竭患者在入院时若出现明显的颅内压升高表现、凝血酶原时间>100s 及年龄>50 岁、肝性脑病的发生与黄疸出现的间隔>7d 均提示预后不良;印度学者认为出现脑水肿、胃肠道出血、血清胆红素≥15mg/dl、年龄≤6 岁或≥40 岁、昏迷Ⅲ度以上、出现感染、凝血酶原时间较对照延长>25s、凝血酶原浓度<50%、血糖<45mg/dl、血钠<125mmol/L、血钾>5.5mmol/L 均提示预后不良;患者在病程中达到的国际标准化比值(international normalized ratio,INR)的最大值是判断预后最为敏感的指标,INR≥4 时病死率达 86%,INR<4 时病死率为 27%;入院时血清 Gc 蛋白(group-specific component)<100mg/L 也提示预后不良。

第十二节 肝肾综合征

肝肾综合征(hepatorenal syndrome,HRS)是严重肝病患者病程后期出现的以进行性少尿或无尿、血尿素氮及肌酐升高等为主要表现,但肾病理检查无明显器质性病变的一种进行性、功能性的肾功能不全。1996 年国际腹水俱乐部推荐了关于肝肾综合征的新定义,即慢性肝病患者出现进展性肝衰竭和门脉高压时,以肾功能损伤、血流动力学改变和内源性血管活性物质明显异常为特征的一种综合征。肝肾综合征最先为 1863 年由 Austin-Flint 描述,指出肝硬化患者可出现少尿等肾衰竭症状,1932 年报道胆道梗阻手术后发生急性肾衰竭者也称为肝肾综合征,以后又扩大应用到同时影响肝、肾两脏器的所有疾病。最近又提出"假性肝肾综合征"名称,用以概括在疾病过程中同时累及肝、肾两器官,而肝病变的出现不先于肾、或肝病变对于肾病变不起病因作用的一类疾病,使之与真性肝肾综合征相区别。

【病理病因】

HRS 常见于各种类型的失代偿肝硬化(特别是肝炎后肝硬化、乙醇性肝硬化等),也可见于其他严重肝病,如暴发性肝衰竭、重症病毒性肝炎、原发性和继发性肝癌、妊娠脂肪肝等严重肝实质病变过程中。患者多有诱因存在,最常见的诱因是上消化道大出血、大量放腹水、利尿过度、外科手术后、感染、腹泻、应激状态等。但也有部分病人可在无明显诱因下发生 HRS。

【发病机制】

HRS 的确切发病机制目前尚未完全清楚。一般认为主要是由于严重的肝功能障碍导致肾的血流动力学改变。表现为肾血管收缩和肾内分流,致使肾血流量(RBF)减少,肾小球滤过率(GFR)下降,从而引起肾衰竭。这些改变为功能性变化而非器质性损害。至于造成 HRS 肾血流动力学改变的确切机制尚不清楚。多数学者认为非单一因素所致,其发病环节可能与有效循环血容量减少、内毒素血症、血管活性物质及某些激素的失衡等因素有关。

1. 全身血容量控制障碍 HRS 时严重的容量控制障碍,导致有效血浆容量减少,通过神经体液系统反射性地引起肾内血管收缩和肾性水钠潴留。如严重肝病时由于上消化道出血、大量放腹水、大量利尿及严重呕吐、腹泻等造成有效循环血容量急骤降低,导致RBF 减少,GFR 明显降低,从而诱发 FARF。在肝硬化时,容量控制的自稳性异常,容量调节的肝肾反射也发生障碍,通过容量调节的反射机制,引起支配肾的交感神经兴奋,导致肾素-血管紧张素的分泌增多,肾内血管收缩,血液自皮质向髓质分流,肾皮质缺血,从而使 RBF 及 GFR 降低。醛固酮生成增多,肾小管水、钠重吸收增加,加上抗利尿激素分泌增多,造成严重的水、钠潴留,导致 HRS发生。

2. 内毒素血症 内毒素血症(endotoxemia,ETM)可能是严重的肝病患者发生HRS 的重要因素。在肝硬化患者出现 HRS时,血中及腹水中内毒素的阳性率非常高,而无 HRS 出现时,内毒素的检测大都为阴性。内毒素是革兰阴性细菌细胞壁的类脂和多糖体成分,对人体可引起发热、血管舒缩障碍、血压降低、补体激活、Schwartzman 反应,导致 DIC,影响机体免疫功能等。严重肝病时由于肠道功能紊乱,肠道内革兰阴性细菌大量繁殖,产生大量内毒素,肠道对内毒素的吸收明显增加。肝硬化时,由于患者的免疫状态相对低下,肝网状内皮系统功能降低,不能彻底灭活从胃肠道重吸收的内毒素。如合并感染时,此种状况更加严重。严重肝病时由于肝细胞解毒功能降低,故由肠道吸收的内毒素可通过肝或侧支循环大量进入体循环。ETM 还可加重肝损害,二者相互影响,造成恶性循环。内毒素具有明显的肾毒性作用,可引起肾内血管的强烈收缩,肾内血液重新分布,肾皮质血流量减少,RBF 及 GFR 降低,导致少尿和氮质血症。

3. 血管活性物质及激素失衡 血管活性物质及某些激素的产生失衡,导致肾内血管收缩。主要包括如下物质。

(1)肾素-血管紧张素-醛固酮系统(RAAS):RAAS 长期以来被认为是生理和病理情况下调节肾血流和内环境稳定的一个重要调节系统。临床研究证明,晚期肝硬化HRS 患者,血浆肾素、醛固酮升高。其机制与晚期肝硬化患者有效血容量减少而刺激肾素分泌增加,导致血管紧张素及醛固酮升高有关,还和肾素底物减少导致血管紧张素减少有关,继而使正常的负反馈机制损害,肾素得以持续分泌。肝硬化患者使用 β 受体阻滞药治疗,虽然能降低肾素活性,但由于心搏量减少而影响肾血液调节,可导致 RBF 降低;

使用血管紧张素转换酶抑制药治疗时，RAAS 活性增高者血压可明显降低，而活性不高者血压下降不明显。因此，肝硬化使用这些药物时应注意到上述问题。

（2）前列腺素（PG）：严重肝功能损害时，患者体内前列腺素代谢失调在 HRS 发病中起着重要作用。PG 为花生四烯酸的代谢产物，是一组具有多种生理活性的物质。其中 PGE_2、PGA_2 和 PGI_2 具有扩张血管作用，PGF_{2a} 和血栓烷（TXA_2）具有收缩血管的作用。血栓烷 B（TXB_2）为 TXA_2 的水解产物，HRS 时尿内 TXB_2 含量增加。肝硬化患者不论是否存在腹水，其肾 PGE_2 合成明显减少，尿中 PGI_2 下降，TXB_2 含量增加。花生四烯酸的舒、缩血管代谢物之间不平衡在 HRS 发病机制中起重要作用，其可导致肾血管痉挛、肾组织缺血。

（3）激肽释放酶-激肽系统（K-KS）：肾激肽释放酶由远端肾小管细胞合成，然后释放至小管腔及血循环中。肝硬化时激肽释放酶原和缓激肽浓度降低，HRS 时除有上述改变外，尿激肽释放酶也降低，这些因素在 HRS 发病中也起重要作用。

（4）假性神经递质：肝硬化时患者血液中芳香族氨基酸水平升高，通过非特异性脱羧和羟化作用生成苯乙醇胺和鳝胺，这些假性神经递质能与真性神经递质和去甲肾上腺素等竞争结合受体，阻断交感神经正常传导，引起小血管扩张，周围血管短路，使肾有效血容量降低，导致肾衰竭。

（5）心房利钠肽（心钠素，ANP）的作用：ANP 由心房肌细胞释放入血后，在肝、肾、肺等脏器中被降解。ANP 具有降低血压，增加 GFR 及排钠作用，但不造成持续性 RBF 增加。此外，ANP 还能降低血浆肾素及醛固酮水平。当肝受到严重损害时，必然会影响到血浆 ANP 水平。肝硬化时 ANP 分泌减少与肾钠调节缺陷有关，其相对降低还可能与有效血容量减少致心房内压和大静脉内压降

低有关。虽然失偿性肝硬化患者循环中 ANP 水平报道不一致，但在出现 HRS 时，血中 ANP 含量均显著降低。

（6）肾小球加压素（GP）的作用：GP 是一种分子量小于 500D 的葡糖苷糖，由肝分泌，它具有降低肾入球小动脉张力并使之扩张的作用，可促使 GFR 升高，但不会引起全身血压升高。严重肝衰竭时，GP 活性显著降低。这可能与肝合成 GP 减少有关。随着肝衰竭加重，GP 的产生明显减少，则 GFR 急剧下降，因而可引发 HRS 的发生。

此外，具有扩张血管作用的血管活性肠肽（VIP）可能与 HRS 的发病有关。抗利尿激素（ADH）升高也与 HRS 少尿的发生有一定关系。

4. 其他因素　有报道肝硬化时血中胆红素升高可引起肾血管收缩。

【临床表现与分期】

1. 主要表现

（1）严重肝病表现：HRS 多发生于严重肝病，如急性重型肝炎、肝肿瘤晚期，大多发生于肝硬化末期，所有患者均有腹水，通常有不同程度的门脉高压、黄疸、低蛋白血症。实验室检查显示有不同程度的肝功能异常，可有低钠血症，低血压，严重时有肝性脑病存在。

（2）多种诱因的表现：HRS 少数在无明显诱因下发生，但大多数都有不同的诱因，如强烈利尿、放腹水及消化道出血，病人可有轻度、中度血压下降，一般没有严重低血压与休克。

（3）肾功能受损表现：患者一般无慢性肾病史，原先肾功能可完全正常，氮质血症和少尿一般进展较缓慢，肾衰竭可于数月、数周内出现，但也可于数日内迅速出现，表现为进行性及严重的少尿或无尿及氮质血症，并有低钠血症和低钾血症，严重无尿或少尿者亦可呈高钾血症，甚至可因高血钾而致心搏骤停发生猝死；一般肝病先加重，然后出现肾衰

竭,但也可同时出现,随肾衰竭出现,肝损害日益加重。HRS时尿pH为酸性,尿蛋白阴性或微量。尿沉渣正常或可有少量红细胞、白细胞,透明、颗粒管型或胆汁性肾小管细胞管型。肾小球滤过率及肾血浆流量明显减少,尿钠常<10mmol/L,尿渗透压/血浆渗透压>1.5,肾浓缩功能常维持正常,尿比重>1.020,血肌酐浓度轻度增高,尿肌酐/血肌酐>20。

2. 肝肾综合征的病程分期 分为3期。

(1)氮质血症前期:除有肝硬化失代偿期的临床表现外,肾功能方面如肌酐清除率,对氨马尿酸排泄率和水负荷排泄能力均已受损,血尿素氮一般尚正常,或有短时偏高,血肌酐正常,血钠偏低。值得注意的是少尿进行性加重,且对一般利尿药无效。此期维持数天或迁延月余。

(2)氮质血症期:一旦进入氮质血症期,肝肾综合征的所有症状变得明显。

早期:平均3～7d,尿素氮中度升高,血肌酐尚正常,临床表现为食欲不振、全身乏力、消瘦、嗜睡,常伴有难治性腹水,肝功能可有进行性恶化。

晚期:几天内氮质血症明显加重,血尿素氮和肌酐进行性增高。并出现口渴、恶心、厌食、淡漠、嗜睡及扑翼样震颤等肝性脑病的表现。有明显低血钠,可低于125mmol/L。尿钠排出量极低,常低于10mmol/L。可有高血钾。少尿,每天尿量少于400ml,并逐天减少。尿比重正常或增高。部分患者后期发生急性肾小管坏死,尿比重低于正常,镜检可出现明显异常,尿钠排出量增加,可大于40mmol/L,尿内溶菌酶增高。

(3)氮质血症终末期:尿量明显减少或无尿,深度昏迷及低血压,最后多死于肝衰竭、消化道出血,感染及高血钾等并发症。

【临床检查】

1. 实验室检查 肝肾综合征的实验室检查特点如下。

(1)少尿:这一表现常较严重,偶尔轻微。每天尿量<400ml,甚或50ml(无尿)。

(2)低尿钠:在大多数患者中,尿钠水平不到10mmol/L,尿可以是完全无钠的。

(3)低钠血症:肝肾综合征患者不能有效清除水负荷,特别是缺乏利尿治疗给予水负荷时,低钠血症将逐渐加重。

(4)滤过钠排泄分数低于1%,即肾小管功能是正常的,可以重吸收钠。

(5)尿pH常呈酸性,除非在碱中毒患者。

(6)尿中可有微量蛋白存在,蛋白尿的出现并不提示肾损加剧。

(7)血肌酐浓度升高:血肌酐浓度呈进行性升高,但很少达到高水平,在肌肉明显消耗的患者,血肌酐是反映肾小球滤过率较差的一种检测手段。随着时间推移,血肌酐浓度进行性上升,患者常在血肌酐达到10mg/dl前死亡。

(8)酸碱失衡:肝硬化伴腹水者最常见的是呼吸性碱中毒。有时为控制腹水而使用利尿药,可导致低氯性碱中毒,严重的碱中毒持续进展,可损害肾氨分泌机制,使氨返回肝,诱发肝性脑病。肝肾综合征伴氮质血症者,由于肾衰竭所致的典型的阴离子间隙酸中毒,可与代谢性碱、呼吸性碱合并发生(三重酸碱失衡)。

2. 其他辅助检查 肝肾综合征患者可以没有明显肾损伤存在,但亦有文献描述了与肝硬化有关的肾小球损害,这些损害曾一度被认为可能与肝肾综合征有关。

(1)光镜检查:有关肝硬化相关的肾小球损害的最早报道来自于尸检,自1965年,已有关于肝硬化患者肾小球改变的肾活检报道。光镜改变主要是肾小球硬化、基底膜增厚、毛细血管壁增厚,偶有细胞增多,由此提出了肝硬化性肾小球硬化症这一术语。肾小球光镜改变是多变的,包括肾小球系膜增生、膜性肾小球肾炎、膜增生性肾小球肾炎、弥漫增生性肾小球肾炎和新月体性肾小球肾炎，病变程度从无到硬化性改变。

（2）免疫荧光：肾活检标本免疫荧光检查发现 IgA 伴和不伴补体沉积，IgA 主要在肾小球系膜区沉积，特别是在酒精性肝硬化患者。除 IgA 系膜沉积外，肾小球毛细血管壁也发现有抗体沉积。

（3）超微结构：少数超微结构检查的研究报道显示，肝硬化患者电镜下肾异常改变有基底膜增厚、肾小球基质的增加，毛细血管基底膜和肾小球系膜均可见电子致密物沉积，主要在肾小球系膜区可见被清晰带包绕的不规则黑色颗粒。

【诊断与鉴别诊断】

根据临床表现和实验室检查，肝肾综合征的诊断一般并不困难，但需与下列疾病相鉴别。

1. 肾前性氮质血症　常有诱因，如心力衰竭和各种原因引起的血浆容量降低等。由于肾血容量灌注不足，可表现为少尿、尿浓缩、比重较高，但尿素氮增高一般较轻，强心药或扩容治疗有明显疗效。肝肾综合征者多有肝病的临床表现和特点，对扩容治疗效果不显著。

2. 急性肾小管坏死　正常肾小管功能表现为：对水和钠的重吸收，因此尿钠含量低和尿浓缩；正常时尿溶菌酶在近端肾小管几乎全部被重吸收，因此尿溶菌酶试验阴性。急性肾小管坏死时，尿比重低，固定于 $1.010\sim1.015$，尿钠浓度高，一般为 $40\sim60mmol/L$，尿溶菌酶试验阳性，尿常规检查有明显的蛋白及管型等。肝肾综合征者，少尿伴有尿比重高，而尿钠反低，有助于二者的鉴别。

3. 肝病合并慢性肾炎　慢性肾炎既往有水肿、高血压等病史，氮质血症病程长，尿常规有蛋白、管型及红细胞，尿比重高而固定，尿钠显著增高。这些特点与肝肾综合征有明显差别。

4. 肝肾同时受累的疾病　有些疾病可引起肝、肾两个脏器同时受损，有学者称之为假性肝肾综合征，以便与真性肝肾综合征相区别。具体包括如下疾病。

（1）全身性疾病：①结缔组织病，系统性红斑狼疮、结节性动脉周围炎；②代谢性疾病，淀粉样变性；③感染性疾病，急性或慢性病毒性肝炎、脓毒败血症、钩端螺旋体病、黄热病；④其他，休克、妊娠毒血症、阻塞性黄疸、结节病。

（2）中毒：如四氯化碳、毒蕈、甲氧氟烷（Methoxyflurane）、四环素、链霉素、磺胺类、硫酸铜、铬等引起的中毒性肝炎。

（3）遗传性疾病：如多囊病、先天性肝纤维化、镰形细胞病。

（4）肿瘤：转移性肝、肾及肾上腺肿瘤。

这些疾病都有各自的特点，临床上只要稍作分析，不难同肝肾综合征相鉴别。

【并发症】

并发症为肝衰竭、消化道出血，感染及高血钾等。

【主要治疗措施】

HRS 本身无特殊治疗，主要为对症处理，鉴于严重肝病是 HRS 发生的基础，肝功能改善是肝肾综合征恢复的前提，故应首先治疗肝病，对 HRS 患者应积极选择各种有效改善肝功能的治疗措施进行治疗，这对预防和治疗功能性肾衰竭也有很大意义，至于肾衰竭则应从下列几方面进行治疗。

1. 防治肾衰的诱因　主要防治消化道出血，避免过量利尿和大量多次的放腹水，预防感染，慎用肾毒性药物如卡那霉素、庆大霉素等，防治电解质紊乱、肝性脑病、低血压等诱因及并发症。

2. 一般支持疗法　适当限制液体，纠正电解质紊乱，低蛋白质和高糖，给高热量饮食，避免使用减低肾血流量的药物，如去甲肾上腺素等。

3. 特异性治疗

（1）扩容治疗：有认为功能性肾衰竭患者

的血容量高于正常,扩容治疗效果不好,且易诱发食管静脉破裂出血及肺水肿,建议禁用,但对低排高阻型者,应用扩容治疗后,可暂时改善肾功能,增加尿量,但不一定都能延长存活时间。因此,对有过量利尿、大量或多次放腹水、出血、脱水等引起血容量减低的因素,或血流动力学是低排高阻型的患者,可用扩容治疗,一般可用右旋糖酐、清蛋白、血浆、全血或腹水过滤浓缩回输等扩容。

(2)改善肾血流量的血管活性药物

①八肽加压素(或苯赖加压素):是一种能纠正和改善血流动力学障碍的血管活性药物,可降低肾血管阻力,增加肾皮质血流量,提高肾小球滤过率,开始可用小剂量。当动脉压上升 0.67kPa(5mmHg)以上时,可使肾血流量及肾皮质血流量增加,一般认为适用于有低血压的功能性肾衰竭患者。

②间羟胺:是提高全身动脉压的血管活性药,短期应用能增加尿量,但对肾血流量及肾小球滤过率没有影响,持续静脉滴注间羟胺 $200 \sim 1000 \mu g/min$,使血压较治疗前上升 $4kPa(30 \sim 40mmHg)$,可使尿量、尿钠排出增加,肌酐清除率、对氨马尿酸清除率改善,适用于高排低阻型功能性肾衰竭患者,可纠正高排出量,减少动-静脉分流,使血流不分流至身体其他部位,因而肾血流量增加,肾功能改善。

③多巴胺:低速灌注多巴胺,兴奋心脏 β 受体,且对肾、肠系膜血管中的多巴胺受体有兴奋作用,表现为心收缩和心排出量增加,肾血管舒张,使肾血流量增加,血浆肾素活性降低,但对肾小球滤过率、排尿量及尿钠排出量均无显著改善,故其疗效尚不能肯定。

④前列腺素 A_1:是一种强烈血管扩张药,可解除肾血管痉挛,增加肾血浆流量和肾小球滤过率,增加尿钠排出量,但对肾血浆流量<150ml/min 的患者,常无明显疗效。若剂量过大可引起血压下降。

此外,尚有酚苄明(苯氧苄胺),它是一种

α 受体阻滞药,可使肾血管扩张,肾血浆流量增加,但对肾小球滤过率的影响较小,其他如乙酰胆碱、酚妥拉明、罂粟碱、氨茶碱、甘露醇、血管紧张素及异丙肾上腺素等,均无明显疗效,且有一定的不良反应。

⑤前列腺素 E_1:每次 $50 \sim 200 \mu g$ 加于 5%葡萄糖溶液 300ml 内缓慢滴注,1~2 周,可改善肝肾综合征时的肾血管收缩及肾小球滤过率减低。

(3)防治内毒素血症药物

①乳果糖:具有明显抑制内源性 PAF 生成的作用,对肝硬化内毒素血症的防治有良好效果。

②血小板活化因子特异性拮抗药:如 CV-3988,WEB2170,BN52063,都已开始用于临床。

(4)钙通道阻滞药:适用于进行性肝硬化,特别有少尿性肾衰竭时,常用药维拉帕米,可迅速改善微循环,显著减少肝内分流,使肝功能和肾功能都得到改善。

(5)肾上腺皮质激素:有应用肾上腺皮质激素治疗功能性肾衰竭而获得显著疗效的报道,这可能由于改善了肝功能,继而使肾功能也得到了改善,但由于观察病例尚少,可在其他治疗均无效时作试验性治疗。

(6)静脉回输浓缩腹水:近年来通过超滤器(平板型或中空纤维型透析器)将自身腹水浓缩作静脉回输,对消除大量腹水有效。腹水回输可补充人血白蛋白,增加血浆胶体渗透压,增加有效循环容量,对治疗顽固性腹水有一定疗效。肝硬化腹水时少量多次放腹水的疗效不肯定,单纯放腹水会丢失较多蛋白质,加重低蛋白血症,常导致低血容量、直立性低血压、腹水再形成、漏液或感染等,同时对肝硬化患者还有诱发肝性脑病的危险。腹水回输疗法可在短时间内回收大量蛋白质,不仅费用低于药用白蛋白,而且还能避免许多放腹水的并发症,腹水回输提高了血浆渗透压,起到扩容作用,可明显改善症状。

①常用腹水回输方法

A. 体外浓缩法：腹水放出后，经过高流量滤过器，腹水中的水分以超滤液的形式除去，浓缩的腹水再输入静脉，此法适用于含蛋白较低的腹水，方法简单，不需要体外循环。

B. 体内浓缩法：放出的腹水不必浓缩，直接输入静脉回路，通过血液透析或血液滤过除去水分，腹水相当于置换液，根据腹水输入的速度调节超滤速度，保持容量平衡。本法适用于含蛋白量较高的腹水，需要体外循环，建立血液通路，肝素化，透析机和一定的血液净化技术。

C. 腹水透析：腹腔穿刺导管接 Y 形管，按单针透析方法连接"动静脉"回路与透析器，用腹水代替血液进行单针透析，腹水流量为 200ml/min，透析液流量为 500ml/min，时间为每次 2～5h。

②腹水回输注意事项

A. 回输腹水必须为无菌性漏出液，除外感染性、血性或癌性腹水。

B. 严格执行无菌操作。

C. 腹水输入静脉回路时，必须通过滤网，防止栓塞。

D. 腹水容器内加入适量肝素，防止凝固。

E. 注意容量平衡。

(7)血液净化：选择病例早期应用，对纠正体液负荷过多、高钾血症、氮质血症、酸中毒有一定疗效，血液透析应注意并发症，如出血、低血压等，对肝功能可望好转者，也应及时给予透析治疗，以延长生命，等待肝功能恢复。如中毒性肝病时，血液灌流(HP)治疗肝性脑病，可使病人意识有不同程度的改善和恢复。HP 治疗肝性脑病的适应证主要是暴发性肝衰竭，早期应用可提高存活率，其作用机制认为是 HP 清除了某些致肝性脑病的物质，如芳香族氨基酸、胆汁酸、硫醇、中分子物质、假性神经递质、Na-K-ATP 酶抑制物等。HP 可引起血小板减少和血循环中凝血因子

的缺陷，为了解决这一矛盾，常在灌流时注入血小板和干冻血浆，理想的 HP 频率认为每12 小时 1 次较符合肝性脑病时毒性物质从脑中转移到血流的时间。有人设想，血液透析器和血液灌流器串联使用，可起到部分人工肝的作用，对急性肾衰竭也是一种很理想的治疗，从而对 HRS 的治疗可能收到较好效果。

(8)新型人工肝：以血浆置换和血液透析相结合的新型人工肝装置，提高存活率明显，此装置适用于等待作肝移植的患者。

(9)外科手术治疗

①门腔或脾肾静脉吻合术：曾有应用门腔静脉吻合术或脾肾静脉吻合术治疗肝肾综合征获得肾功能恢复的病例报道。

②腹腔-颈静脉分流术：经多年临床应用，认为其疗效较好，在分流术后，肾功能明显改善，钠和水排出明显增加，血中醛固酮、肾素活性、去甲肾上腺素和抗利尿激素亦同时显著降低，并发症有发热、弥散性血管内凝血(DIC)、分流管闭塞、低钾血症、感染和腹水漏出，较少见的并发症是静脉曲张出血、肠梗阻、肺水肿、空气栓塞和气胸，此方法可选择地应用于腹水患者，而不能作为肝肾综合征的肯定治疗方法。近年来又发展了带泵的新的分流管(Denver 分流和 Cordis-Hakim 腹水瓣)，可减少阻塞的机会，但并发症仍不少。

③肝移植：原位肝移植成功，患者神志转清，血胆红素下降，凝血酶原时间恢复正常，尿量及尿钠排出量增多，血尿素氮及肌酐下降，肌酐清除率增高，肝功能恢复较快，肾功能约在移植后 2 周逐渐恢复，远期预后取决于移植肝的存活情况。

4. 有适应证的患者进行血液或腹膜透析

5. 饮食保健　提倡清淡易消化食物，新鲜蔬菜和适量水果，适当饮水，适当进食高蛋白(如瘦肉类、牛奶、鸡蛋等)；可常食冬瓜、西

瓜、西葫芦，它们能利尿；赤豆汤、黑豆汤、绿豆汤，清热利尿。蜂蜜、香蕉、生梨、萝卜、核桃、黑芝麻，能润肠通便。

不适宜食物：忌食用酒及辛辣性食物，少食油腻及含动物蛋白多的荤腥食物（如肥肉、虾、蟹等），忌食豆类及其制品（如豆腐、豆芽、豆粉等）。

【预后】

HRS 多合并于失代偿性肝硬化和严重肝病，故常先有肝衰竭。HRS 一旦出现，预后极差，病死率极高，氮质血症发生后平均寿命少于 6 周。HRS 出现少尿、氮质血症、低血钠、高血钾、低血压、深度昏迷者，罕有存活。多数死于肝衰竭、上消化道出血或严重感染，少数死于肾衰竭。少数存活者先有肝功能的改善，然后肾功能才逐渐得以恢复。如经治疗后肝疾病能够迅速改善，或能找出肾衰竭的诱因并能及时去除者，预后较好。

第 5 章

原发性肝癌

第一节　病因与发病机制

原发性肝癌(primary carcinoma of liver,以下简称肝癌),是我国常见的恶性肿瘤之一。据 20 世纪 90 年代统计,我国肝癌的年死亡率为 20.37/10 万,在恶性肿瘤死亡顺位中占第 2 位,在城市中仅次于肺癌,在农村中则仅次于胃癌。由于血清甲胎蛋白(AFP)的临床应用和各种影像学技术的进步,特别是 AFP 和超声显像用于肝癌高危人群的监测,使肝癌能够在无症状和体征的亚临床期作出诊断,加之外科手术技术的成熟,以及各种局部治疗等非手术治疗方法的发展,使肝癌的预后较过去有了明显改善。

一、病因

流行病学和实验研究均表明,病毒性肝炎与原发性肝癌的发生密切相关,目前比较明确的与肝癌相关的病毒性肝炎有乙型、丙型和丁型 3 种,其中以乙型肝炎与肝癌关系最为密切。近年还观察到乙肝表面抗原(HBsAg)阴性的肝癌病例人数增加与丙型肝炎有关。我国肝癌患者中约 90％有乙型肝炎病毒(HBV)感染史。其他危险因素包括酒精性肝硬化、肝腺瘤、慢性活动性肝炎、长期摄入被黄曲霉及其毒素污染的食物、Wilson 病、酪氨酸血症和糖原累积病等。

二、发病机制

主要与以下几种因素有关。

(1)肝硬化(肝硬变):肝癌手术切除病人,手术后病理报告 85.2％伴有肝硬化。临床一般认为先有肝硬化后有肝癌。其过程是:肝细胞变性坏死后,间质结缔组织增生,纤维间隔形成,残留肝细胞结节状再生。在反复肝细胞损害和增生过程中,增生的肝细胞可能发生改变或癌变,损害越重,增生越明显,癌变的机会也越高。

(2)病毒性肝炎:临床上常见有急性肝炎→慢性肝炎→肝硬化→肝癌的病人。预防肝炎可以降低肝癌的发生率。

(3)黄曲霉及其毒素:玉米、花生等发霉后即产生黄曲霉及其毒素,误食或不慎摄入被黄曲霉及其毒素所污染的食品,黄曲霉及其毒素会经消化道吸收而迅速达到肝,并可能损害肝,造成肝细胞变性坏死,继而增生癌变。

(4)亚硝胺:是一类强烈的化学致癌物质,能在不少动物中生成肝癌,诱发率达 85％～90％。

(5)其他,如饮用死水、呆水(塘水或堰沟水)人群的肝癌发病率较高。另外,寄生虫、营养不良、乙醇(酒精)、农药残余(留)物和遗传等与肝癌的发生也有一定关系。

第二节　临床症状、相关检查与诊断

一、临床分型与表现

(一)临床分型

(1)根据患者的年龄不同、病变类型各异,是否进展为肝硬化等其他病变也有差异,故总的临床表现也各有特征,一般患者可以分为以下4个类型。

①肝硬化型:患者原有肝硬化症状,但近期出现肝区疼痛、肝部增大、肝功能衰退等现象;或者患者新近发生类似肝硬化的症状,如食欲缺乏、贫血、清瘦、腹水、黄疸等,而肝的增大则不明显。

②肝脓肿型:患者有明显的肝部增大,且有显著的肝区疼痛,发展迅速和伴有发热及继发性贫血现象,极似肝的单发性脓肿。

③肝肿瘤型:此型较典型,患者本属健康而突然出现肝大及其他症状,无疑为一种恶性肿瘤。

④癌转移型:临床上仅有癌肿远处转移之表现,而原发病灶不显著,不能区别是肝癌或其他癌肿;即使肝部增大者亦往往不能鉴别是原发性还是继发性的肝癌。

(2)腹部肿块、脓肿及疼痛型:除上述几种类型以肝肿瘤型最为多见,约半数患者是以上腹部肿块为主诉,其次则为肝脓肿型,约1/3以上的病例有上腹部疼痛和肝部增大。肝癌的发生虽与肝硬化有密切关系,但临床上肝癌患者有明显肝硬化症状者却不如想象的多。

(3)黄疸等其他体征型:除上述几种主要类型外,临床肝癌尚有突出地表现为阻塞性黄疸、腹腔内出血、血糖过低、胆囊炎和胆石症、慢性肝炎及腹内囊肿等现象,共计将肝癌分成10种类型。此外,肝癌患者有时周围血中白细胞数和中性粒细胞的百分比显著增加,骨髓检查则显示粒细胞显著增生,类似白血病;亦有因原发性肝癌细胞转移至腰椎引起损坏,表现为脊髓截瘫者,其实际是癌肿转移的一种表现。

(二)症状体征

原发性肝癌的临床体征极不典型,其症状一般多不明显,特别是在病程早期。通常5cm以下小肝癌约70%左右无症状。症状一旦出现,说明肿瘤已经较大,其病势的进展则一般多很迅速,通常在数周内即呈现恶病质,往往在几个月至1年内即衰竭死亡。临床表现主要是两个方面的病变:①肝硬化的表现,如腹水、侧支循环的发生、呕血及肢体的水肿等;②肿瘤本身所产生的症状,如体重减轻、周身乏力、肝区疼痛及肝部增大等。

1. 症状　肝癌患者虽有上述各种不同的临床表现,但其症状则主要表现在全身和消化系统两个方面。60%～80%患者有身体消瘦、食欲缺乏、肝区疼痛及局部肿块等症状。其次如乏力、腹胀、发热、腹泻等亦较常见,30%～50%的患者有此现象;而黄疸和腹水则较国外报道者少,仅约20%的患者有此症状。此外还可以有恶心、呕吐、水肿、皮肤或黏膜出血、呕血及便血等症状。

2. 体征　患者入院时约半数有明显的慢性病容(少数可呈急性病容)。阳性体征中以肝部增大最具特征;几乎每个病例都有肝大,一般在肋下5～10cm,少数可达脐部以下。有时于右上腹或中上腹可见饱满或隆起,扪之有大小不等的结节(或肿块)存在于肝脏表面,质多坚硬,并伴有各种程度的压痛和腹肌痉挛,有时局部体征极似肝脓肿。当腹内有大量腹水或血腹症和广泛性的腹膜转移时,可使肝脏的检查发生困难,而上述体征就不明显。约1/3的患者伴有脾大,多数仅恰可扪及,少数亦可显著增大至脐部以下。20%的患者有黄疸,大多为轻中度。其余肝硬化的体征如腹水、腹壁静脉曲张、蜘蛛痣及皮肤黏膜出血等亦有所见；其中腹水约占 40%。

上述症状和体征不是每例原发性肝癌患者都有，相反有些病例常以某几个征象为其主要表现，因而于入院时往往被误诊为其他疾病。了解肝癌可以有不同类型的表现，可减少误诊。

二、相关检查

(一)实验室检查

1. 肝癌标志物的检测　近年来用于肝癌检测的血清标志物主要有：甲胎蛋白（AFP）及其异质体；各种血清酶，如 γ 谷氨酰转肽酶同工酶Ⅱ（GGT-Ⅱ）、碱性磷酸酶同工酶Ⅰ（ALP-Ⅰ）、醛缩酶同工酶 A（ALD-A）、岩藻糖苷酶（AFU）、抗胰蛋白酶Ⅰ（AAT）、$5'$核苷酸磷酸二酯酶同工酶Ⅴ（$5'$-NPD-V）、丙酮酸激酶同工酶（M2-PyK）、谷胱甘肽 S-转移酶（GST）等；异常凝血酶原；铁蛋白与酸性铁蛋白。其中 AFP 的诊断价值较大。对于 AFP 阴性肝癌的诊断，以上几种血清标志物联合检测，具有一定的诊断价值。

(1)AFP 检测诊断原发性肝癌的标准：AFP 对流法阳性或定量≥400μg/L，持续 2 个月以上，并能排除妊娠、活动性肝病、生殖腺胚胎性肿瘤者。

(2)AFP 的临床意义：①AFP 为临床诊断原发性肝癌高度专一性的指标。临床发现 60%～70% 的原发性肝癌 AFP 升高，如按标准诊断，假阳性率仅为 2%。②鉴别诊断原发性肝癌与其他肝病。原发性肝癌患者血清中 AFP 常持续 500μg/L 以上，ALT 多正常或轻度升高。或 AFP 呈低浓度阳性，但多呈不断上升或持续不变或呈马鞍形改变，且与 ALT 动态变化不一致。而慢性活动性肝病患者血清中 AFP 含量很少在 400μg/L 以上，AFP 升高常为一过性的，不超过 2 个月，

且与 ALT 变化相平行。③通过普查，早期发现肝癌。上海市 1971－1976 年普查 196 万人，检出 300 例，其中亚临床肝癌 134 例，占 44.4%。④评价手术或其他疗法的疗效，判断预后。AFP 阳性肝癌根治性切除者，AFP 在术后 1～2 个月内转阴。术后 AFP 不能降至正常或降而复升者，提示有癌细胞残存。观察肝癌患者经其他疗法后的 AFP 变化，亦可判断疗效和估计预后。⑤早期发现术后复发与转移。术后每月用 AFP 及 B 超监测随访，可早期发现复发癌以便及时治疗。两年后检查的间隔时间可相对延长。

(3)异常凝血酶原（DCP）：凝血酶原前体在缺乏维生素 K 或服用维生素 K 拮抗剂后不能转化为凝血酶原而释放入血中，即为异常凝血酶原（AP）。其 N 端的谷氨酸残基未经羧基化，故又称脱羧基凝血酶原（DCP）。它在一般凝血试验中无活性。正常人血浆不存在异常凝血酶原。1984 年发现肝癌病人可测得 DCP，可能为肝癌标志物。原发性肝癌患者血清中 DCP 升高与胆道梗阻或其他原因引起维生素 K 缺乏所致的 DCP 升高不同，两者可通过维生素 K 治疗试验加以鉴别。DCP 诊断原发性肝癌的阳性率为 55%～75%，敏感性与 AFP 相同。但肝病引起的 DCP 假阳性较 AFP 低，故在鉴别良性肝病时优于 AFP，两者合用可减少假阳性。DCP 在 AFP 阴性肝癌中阳性率可达 61.9%，有助于 AFP 阴性肝癌的诊断。但 DCP 在继发性肝癌阳性率达 54.5%，且在小肝癌中的阳性率较低，早期诊断价值不够理想。

(4)γ 谷氨酰转肽酶同工酶Ⅱ（GGT-Ⅱ）：应用聚丙烯酰胺梯度凝胶电泳可将 GGT 分离出 12～13 条区带，其中 GGTⅡ和 GGTⅡ带是肝癌特异性同工酶带。GGT-Ⅱ对肝癌诊断的阳性率为 25%～75%，且与 AFP 无关。国内有人报道其对肝癌的敏感性为 79.7%，优于 AFP，特异性为 96.4%，

与 AFP 接近,是诊断肝癌较好的标志物之一。

(5)岩藻糖苷酶(AFU):α-L-岩藻糖苷酶(AFU)是一种广泛存在于人和动物组织液中的溶酶体水解酶。可用分光光度比色法或荧光比色法检测其活性,正常值为450mmol/(ml·h)。肝癌患者血清中 AFU 活性显著高于肝硬化和继发性肝癌。但 AFU 升高亦可见于病毒性肝炎、糖尿病、突眼性甲状腺肿及胃肠道癌肿。其诊断敏感性为75%,特异性为90%。

(6)碱性磷酸酶同工酶Ⅰ(ALP-Ⅰ):ALP 增高多见于中、晚期肝癌,小肝癌中仅占 12%。ALP-Ⅰ对肝癌的诊断特异性高达98.6%,但敏感性较低,仅 16.7%。ALP-Ⅰ有助于少数 AFP 阴性肝癌的诊断。

(7)5′-核苷酸磷酸二酯酶同工酶 V(5′-NPD-V):5′-NPD-V 是一种非核酸酶,其活性与肝癌的生长速度相平行。在 AFP 阳性肝癌中阳性率为84.6%~85.7%,AFP 阴性肝癌中阳性率为76%。但转移肝癌可达72%~98%。良性肝病的假阳性率仅为8.3%~13.3%,可供鉴别。

(8)醛缩酶(ALD)同工酶:ALD 是糖酵解过程中果糖分解的关键酶之一。A 型来自肌肉,B 型来自肝,C 型来自脑组织,胎儿期主要是 A 型。原发性肝癌时 ALD-A 升高,阳性率为 76%。转移性肝癌及其他消化道恶性肿瘤,如腺癌等也见升高。ALD-A 阳性率不高,且缺乏特异性。

(9)丙酮酸激酶同工酶(M2-PyK):丙酮酸激酶(PyK)是糖酵解过程中的关键酶。它有 L、R、M1 和 M2 四型同工酶。肝细胞癌患者 M2-PyK 阳性率可达 93%,而良性肝病大多正常。其他消化道恶性肿瘤、肌肉疾病及溶血性疾病也见 M2-PyK 升高。

(10)谷胱甘肽 S-转移酶(GST):肝癌患者血清中 GST 为正常人的 25 倍,肝癌诊断阳性率为 89.5%。而在慢性肝病患者中较低,有助于肝癌与良性肝病的鉴别。

(11)αl-抗胰蛋白酶(αl-AT):αl-AT 为肝细胞合成的蛋白酶抑制剂。对原发性肝癌的诊断阳性率可达 86.7%,但特异性仅为50%。在炎症性肠病、良性肝病均可增高,假阳性率较高。

(12)铁蛋白:放免法测定血清铁蛋白正常值 20~200μg/L。肝癌病人中阳性率为50%。应用血清酸性同工铁蛋白检测,肝癌病人阳性率可达 70%。

(二)其他辅助检查

1. 超声检查　B 超检查用于肝癌诊断具有无损伤、无放射损害、简便、价廉、敏感度高、可重复性等优点。它可显示肿瘤的大小、形状、部位、肿瘤与血管的关系,以及肝静脉、门静脉有无癌栓等,其诊断符合率可达90%。B 超可检出 1~2cm 的小肝癌,最小直径为 0.5~0.7cm。文献报道高分辨力 B 超对 0.5~2.0cm 的肝内微小灶的发现率较高,但定性诊断的准确率仅为 58%。近年国内外均有人采用超声对比剂,如铁或钆等行声学造影,有助于定性诊断和确定病灶大小。原发性肝癌 B 超图像常显示肝体积增大,病变向肝表面隆起,周围常有声晕等。其回声可表现为低回声型、高回声型和混合回声型。小肝癌常呈低回声型,大肝癌或呈高回声,或高低回声混合,并可见中心坏死液化的无回声区。B 超检查可因肺、胃等器官遮盖存在盲区,造成遗漏病变,如右膈下、左外叶上段等。微小病变位于肝实质深部并伴有严重肝硬化时,常难以辨认。另外,与操作者的经验和检查是否细致均有关。

2. CT 扫描　对肝癌的定位诊断很有价值。CT 扫描能显示肿瘤的大小、位置、数目及与周围脏器和大血管的关系,可检出 1cm 左右的早期肝癌,并有助了解是否伴发肝外转移,如肝门淋巴结、胰头后淋巴结等。结合增强扫描可以判断病变的性质,对肝癌与肝血管瘤的鉴别有较大的价值。平扫下肝癌多为低密度占位,边缘清晰或模糊,部分有包膜的肝癌可显示晕圈征。较大的肝癌可见更低密度的坏死区,少数肝癌可见钙化。增强扫描有滴注法、大剂量推注、推注加动态扫描等。肝癌在动脉期尤以注药 20s 内强化最为明显,癌灶密度高于周围肝组织。30～40s 后造影剂进入细胞间隙转入实质期,病灶又恢复为低密度,显示更为清晰。将肝动脉造影与 CT 检查相结合,开展 CT 动脉造影(CTA)和 CT 动脉门脉造影(CTAP),对提高小肝癌的检出率有一定价值。也有人在 CT 检查前一周经肝动脉插管注入碘化油(lipiodol),再做 CT 扫描,这种 lipiodol-CT 可检出 0.5cm 的小肝癌。对于＜1cm 的肝癌,Uchida 报告 US、CT、肝动脉造影和几种 CT 检查的分辨力为:US 63％、普通 CT 12％、滴注法增强扫描 65％、CTA 71％、CTAP 80％、lipiodol-CT 89％。

3. **磁共振显像(MRI)检查**　MRI 在肝癌诊断中的作用日益受到重视,其诊断价值有超过 CT 的趋势。与 CT 相比其优点为:无电离辐射,能获得横断面、冠状面、矢状面 3 种图像,对肿瘤与肝内血管的关系显示更佳;对软组织的分辨力高;对肝癌与肝血管瘤、囊肿及局灶性结节性增生等良性病变的鉴别价值优于 CT。国外报道 MRI 对大于 2cm 的肝癌的检出率为 97.5％,小于 2cm 者为 33.3％,检出最小的肝癌为 1.5cm。近年有采用钆离子螯合剂作对比增强剂成像,提高了 MRI 对微小病灶的检出率,并有助于肿瘤性质的判断。原发性肝癌在 T_1 加权像上多为低信号占位,少数可为等信号或高信号,坏死液化信号更低;伴有出血或脂肪变性则局部呈高信号区;钙化表现为低信号。在 T_2 加权像上,绝大多数肝癌表现为强度不均的高信号区,少数可呈等信号区;液化坏死区信号强度很高;钙化则为点状低信号。门静脉或肝静脉癌栓在 T_1 加权和质子密度像上呈稍高的信号;在 T_2 加权像上为较低的信号

强度。假包膜在 T_1 加权像表现为肿瘤周围的低信号带,在 T_2 加权像上内层纤维组织为低信号带,外层丰富的受压的小血管或胆管则为高信号带。MRI T_1 加权像可显示清晰的肝血管解剖,对指导手术有很大的参考价值。

4. **肝动脉造影**　肝动脉造影对小肝癌的定位诊断是目前各种方法中最优者。其诊断阳性率为 90％以上,小于 3cm 的小肝癌的检出率可达 87.5％(91/104)。采用超选择性肝动脉造影或滴注法肝动脉造影或数字减影肝血管造影(DSA),可显示 0.5～1.0cm 大小的微小肿瘤。但由于肝动脉造影为一侵入性检查,故不列为首选。

5. **放射性核素显像**　放射性核素显像曾是 20 世纪 60—70 年代肝癌定位诊断的重要手段。应用 Au、Tc、I、In 等进行肝扫描常可显示肝的形态及肝癌占位,诊断阳性率为 80％～90％。但对小于 3cm 的肝癌不易分辨,且有较高的假阳性率。故目前已被 B 超、CT、MRI 等手段所取代。近年发展起来的单光子发射计算机断层扫描(SPECT),以核素标记的 AFP 或抗人肝癌单抗行放射免疫显像等新技术,使肝癌的检出率有所提高,可检出最小约 2cm 癌灶。此外,肝血池扫描对肝血管瘤的鉴别有重要意义。

6. **肝穿刺活体组织检查**　肝穿刺活检对确定诊断有一定帮助。但由于其阳性率不高,可能导致出血、癌肿破裂和针道转移等,一般不作为常规方法。对无法确诊的肝内小占位,在 B 超下行细针穿刺活检,可望获得病理学证据。

三、诊断与鉴别诊断

原发性肝癌的诊断应结合患者的肝病背景、发病年龄、临床表现、AFP 等肝癌标志物的检测以及合理的影像学检查,全面分析,综合判断,尽快作出定性和定位诊断,以指导治疗。

在鉴别诊断方面,需要与肝癌相鉴别的疾病很多,从临床角度看可以分为 AFP 阳性和 AFP 阴性两大类进行鉴别。

(一)AFP 阳性肝癌鉴别

(1)妊娠妇女:可以有 AFP 增高,但一般不超过 $400\mu g/L$,妊娠 16 周以后浓度逐渐降低,分娩后 1 个月即恢复正常。育龄期妇女往往需结合影像学检查综合考虑。

(2)生殖系统肿瘤:因其为胚胎源性肿瘤,多含卵黄囊成分,故 AFP 增高,结合妇科或男科检查可以鉴别。

(3)消化道肿瘤:有肝转移的胃癌常见 AFP 升高,个别可大于 $400\mu g/L$,如肝内未发现占位性病变,应注意胃肠道检查。如肝内存在大小相似多个占位性病变则提示转移性肝癌。确诊有待胃肠道发现原发病灶。

(4)慢性活动性肝炎、肝硬化伴活动性肝炎:常见 AFP 升高,多在 $400\mu g/L$ 以下。鉴别多不困难,即有明显肝功能障碍而无肝内占位病灶。对鉴别有困难者可结合超声与 CT 等影像学检查以进一步确诊。如动态观察,AFP 与 ALT 曲线相随者为肝病,分离者为肝癌。AFP 异质体有助鉴别。有些病人需要长达数月甚或更长时间,需要耐心随访。

(二)AFP 阴性肝癌鉴别

AFP 阴性肝癌占总数的 $30\%\sim40\%$。近年随着影像诊断的发展,该比例有增高的趋势。需与 AFP 阴性肝癌鉴别的疾病甚多,现选择主要的概述。

(1)肝海绵状血管瘤:是最常见需与 AFP 阴性肝癌鉴别的疾病。肝海绵状血管瘤一般无症状,肝脏质软,无肝病背景。直径<2cm 的血管瘤在超声检查时呈高回声,而小肝癌多呈低回声。直径>2cm 的血管瘤应行 CT 增强扫描。如见造影剂从病灶周边向中心填充并滞留者,可诊断为血管瘤。MRI 对血管瘤灵敏度很高,有其特征性表现。在 T_1 加权图像中表现为低或等信号,T_2 加权则为均匀的高亮信号,即所谓的"亮灯征"。

(2)转移性肝癌:常有原发癌史,常见原发癌为结直肠癌,胃癌及胰腺癌亦多见,再次为肺癌和乳腺癌。多无肝病背景,如 HBV、HCV 均阴性,应多考虑继发性肝癌。体检时癌结节多较硬而肝脏较软。各种显像常示肝内有大小相仿、散在的多发占位。超声有时可见"牛眼征",且多无肝硬化表现。彩超示肿瘤动脉血供常不如原发性肝癌多。

(3)局灶结节性增生(FNH):为增生的肝实质构成的良性病变,其中纤维瘢痕含血管和放射状间隔。多无肝病背景,但彩超常可见动脉血流。

(三)并发症

原发性肝癌的并发症可由肝癌本身或并存的肝硬化所引起,这些并发症往往也是导致或促进患者死亡的原因。

1. 癌结节破裂出血 肝癌可因肿瘤发展、坏死软化而自行破裂,也可因外力、腹内压增高(如剧烈咳嗽,用力排便等)或在体检后发生破裂。巨块型肝癌发生破裂的机会较结节型多见。当肝癌破裂后,患者有剧烈腹痛、腹胀及出冷汗,严重时可发生休克。肝癌因破裂小所致的内出血量少,往往可被大网膜黏着而自行止血,$3\sim5d$ 后症状即能自行缓解。体检时可发现腹部有压痛、反跳痛和肌紧张,重者脉搏细速、血压低、腹部膨胀、有移动性浊音等。肝癌破裂引起的大出血可在短期内导致患者死亡。如手术止血,部分患者可延长生命。也有早期小癌结节破裂经手术切除而长期生存者。

2. 肝性脑病 通常为肝癌终末期的并发症,这是由于肝癌或同时合并的肝硬化导致肝实质广泛的严重破坏所致。肝癌出现肝性脑病,其预后远较其他肝病并发的肝性脑病严重。损害肝脏的药物、出血、感染、电解质紊乱、大量利尿药的应用或放腹水等常为诱发肝性脑病的因素。

3. 消化道出血 大多数因肝硬化或癌

栓导致门静脉高压,引起食管胃底静脉曲张破裂而出血。患者常因出血性休克或诱发肝性脑病而死亡。此外,晚期肝癌患者亦可因胃肠道黏膜糜烂、溃疡加上凝血功能障碍而引起广泛渗血。

4. 其他并发症　原发性肝癌因长期消耗,机体抵抗力减弱或长期卧床等而易并发各种感染,尤其在化疗或放疗所致白细胞降低的情况下,更易出现肺炎、败血症、肠道及真菌感染等并发症。靠近膈面的肝癌可直接浸润,或通过淋巴、血道转移引起血性胸腔积液。也可因癌破裂或直接向腹腔浸润、播散而出现血性腹水。此外,也有人报道因肝静脉癌栓而导致右心房癌栓阻塞经手术摘除成功的病例。

第三节　治　疗

(一)手术治疗

治疗肝癌的方法是首选手术切除,总体上,肝癌切除术后 5 年生存率为 30%～40%,微小肝癌切除术后 5 年生存率可达90%左右,小肝癌为 75%左右。任何其他方法都不可能达到这样的治疗效果。然而,并不是所有的肝癌病人都适合手术。只有心肺功能较好,肝肿瘤较局限,肝癌没有转移的病人才适宜手术。加上我国肝癌病人多数有肝炎、肝硬化的病史,临床有 80%左右的病人因各种原因不能手术。肝癌的非手术治疗方法多种多样,每一种治疗方法都有各自的适应证,只有适合病人的方法才是最好的方法。

1. 治疗目标　早期肝癌尽量手术切除,不能切除者应采取综合治疗的模式,尽可能地提高病人的生存时间和生存质量。

2. 手术适应证　①病人一般情况较好,无明显心、肺、肾等重要脏器器质性病变。②肝功能正常,或仅有轻度损害,按肝功能分级属 A 级;或属 B 级,经短期护肝治疗后,肝功能恢复到 A 级。③肝外无广泛转移性肿瘤。

(二)介入治疗

介入治疗成功者可见到 AFP 迅速下降、肿块缩小、疼痛减轻等,是治疗肝癌常用的手段。肝癌主要供血依赖肝动脉,但癌块周围有门静脉血供,癌细胞可以"苟且偷生"。即使操作顺利进行,由于高压注射等原因,可造成误栓、分流及可能有不可避免的微转移产生;有的病人一次治疗后血管即堵塞,以致再操作困难。我国开展这一工作近 20 年,有许多经验总结报告,有报告直径小于 5cm 的肝癌治疗后 5 年生存率达 33%。

(三)化学药物治疗

尚无特效药,原则上不作全身化疗。经剖腹探查发现癌肿不能切除;或作为肿瘤姑息切除的后续治疗者,可采用肝动脉和(或)门静脉置泵(皮下埋藏式灌注装置)作区域化疗栓塞;对未经手术而估计不能切除者,也可行放射介入治疗,即经股动脉作超选择性插管至肝动脉,注入栓塞剂(如碘化油)和抗癌药行化疗栓塞。临床肝癌常用化疗药物为羟基喜树碱、氟尿嘧啶、丝裂霉素、顺铂、卡铂、表柔比星、阿霉素等或联合应用,有一定姑息性治疗效果,常可使肿瘤缩小或暂时缓解症状(病情),部分病人还可因此获得手术切除的机会。此外,文献报道靶向酒精灌注和砷疗法也有可喜的效果,但临床验证研究工作还有待进一步深入。

1. 索拉菲尼靶向治疗　该药是第一个用于治疗晚期肝癌的口服药物,通过抑制细胞内多种丝/苏氨酸激酶和酪氨酸激酶的活性,抑制肿瘤细胞生长和血管生成。由于个体差异大,用法用量须遵医嘱;并应告知病人在服药期间必须采取有效避孕措施,以及在停药至少 2 周之后方可尝试妊娠。告知病人最好空腹服药。若患者忘记服药,下一次服药时也无需加大剂量。当病人在服药期间出现手足部皮疹,应及时联系医师进行相应处理。

2. 尿嘧啶替加氟片 与替加氟相同,在体内逐渐转变为氟尿嘧啶而起干扰、阻断DNA、RNA及蛋白质合成的作用。目前也有临床用于治疗肝癌的观察,有缓解症状等效果。口服,一日3～4次,每次2～3片,总量400～600片为一个疗程。不良反应主要为消化道反应及骨髓抑制,对血象影响轻微。本品为复方制剂,每片含替加氟50mg,尿嘧啶112mg。

3. 羟基喜树碱 用于原发性肝癌、胃癌、膀胱癌、直肠癌、头颈癌、白血病等。原发性肝癌的用法用量:4～6mg/d,用0.9%氯化钠注射液20ml溶解后,缓慢注射。或肝动脉给药:1次4mg,加0.9%氯化钠注射液10ml灌注,每日1次,15～30d为一个疗程。注射液:1mg/2ml。

备选药:利妥昔单抗、曲妥昔单抗、西妥昔单抗、舒尼替尼、伊马替尼、依托替尼等,参阅药品说明书,遵医嘱(从略)。

(四)放射治疗

随着现代放疗技术的进展,很多早期不能手术的小肝癌采用现代放疗可获得根治,且肝功能损伤较小。以体部伽马刀为例,体部伽马刀治疗肝癌的原理与放大镜的聚焦过程类似,把放大镜置于阳光下,放大镜下面会成一个耀眼的光斑。光斑以外的地方,温度没多大变化,而光斑处却灼热得可以点燃一些物体。同理,放射剂量集中到肿瘤区域,使肿瘤接受到足以致死癌细胞的剂量,从而达到理想的治疗效果。

【适应证】

1. 原发性肝癌

(1)早期小肝癌(直径<1.0cm),边界清楚,不能手术切除、不能耐受手术或拒绝手术者。

(2)不能手术切除或不能耐受手术的大肝癌和拒绝手术的大肝癌患者,一般情况良好,肝功能代偿佳。

(3)肿块位于肝门静脉而引起黄疸、腹水者。

(4)肿瘤直径≤50mm,球型灶最好,无区域淋巴结转移、远处转移和静脉癌栓。

(5)肿块随呼吸最大活动≤10mm。

(6)"KS"评分≥60分。

2. 继发性肝癌

(1)有明确的原发肿瘤史,肝占位病灶诊断明确或基本排除其他伴发肿瘤。

(2)病灶直径<40mm的球型灶最好。

(3)病灶数目≤5个最好。

(4)肝功能分级和肝储备功能Child-Pugh A、B级,预期病人生存时间>3个月。

(5)肿瘤最大呼吸动度≤±5mm。

【治疗方案】

治疗方案要根据肿瘤的大小、数目、范围、有无癌栓,肝功能,病人年龄、心、肺、肾等器官的状况进行选择。

1. 单个小肝癌的治疗选择 肝功能正常,能手术切除者首选手术。过去对不能手术切除的小肝癌多采用手术中冷冻治疗、激光治疗、微波治疗、瘤内无水酒精注射或化疗栓塞。以上多为有创治疗,且疗效不理想。伽马刀为无创治疗,有效率在90%以上,故对拒绝手术或不能手术切除的小肝癌可选择伽马刀治疗,也可采取介入化疗与伽马刀配合治疗。

2. 大肝癌的治疗选择 病人一般情况较好,肝功能正常,能手术切除者,可选手术切除。过去对不能切除者,常在术中作肝动脉结扎(HAL)、肝动脉插管(HAI)、冷冻治疗、普通放疗、生物治疗、中药治疗。由于伽马刀具有高精度、高剂量、高疗效、低损伤的优点,对不能手术的大肝癌和拒绝手术的大肝癌,只要病人一般情况允许,肝功能基本正常,可用伽马刀进行姑息性治疗,如能配合介入化疗效果更佳。

3. 晚期重症肝癌的治疗选择　有明显的黄疸、腹水、肝功能不良、恶病质或弥漫型肝癌病人，原则上不考虑手术治疗，也不适宜伽马刀治疗，应以对症、保肝、支持治疗为主，可配合中药、生物治疗等进行综合治疗。

4. 门静脉主干内有癌栓者的治疗选择　首选伽马刀治疗，血管对伽马刀射线的耐受量大，伽马刀治疗对血管无明显损伤，接受伽马刀治疗后癌栓大多能缩小甚至消失。而门静脉主干内有癌栓手术难度大，成功率低。

【治疗技术与治疗计划设计】

1. 原发性肝癌　治疗计划的设计应根据肿瘤大小、数目、位置来确定。肿瘤越大，靶点数目越多，处方剂量宜偏低；肿瘤靠近胸壁、靠近膈面者，分割剂量可稍高(但要注意皮肤受量)，靠近胃肠等放射敏感器官时，应减少每次剂量，增加分割次数。

(1)肿瘤平均直径<5cm，肿块照射野用50%～60%等剂量曲线包绕肿瘤边缘，外扩10～15mm，单次周边剂量 5.0～6.0Gy，共8～10 次，每日治疗 1 次。

(2)肿瘤平均直径≥5cm，肿块照射野用50%～60%等剂量曲线包绕肿瘤边缘，外扩10～15mm，单次周边剂量 4.0～5.0Gy，每日治疗 1 次，共 8～15 次。

(3)肿瘤平均直径巨大者，照射野用35%～60%等剂量曲线包绕肿瘤边缘，外扩10～15 mm，单次周边剂量 2.0～2.5Gy，每日治疗 1 次，共 20 次左右。

2. 继发性肝癌　转移性肝癌可能是单发，也可为多发，在设计治疗计划时要根据肿瘤数目、大小、位置来确定。

(1)肿瘤平均直径<5cm，肿块照射野用50%～60%等剂量曲线包绕肿瘤边缘，并内缩1～5mm，单次周边剂量 5Gy，每日治疗 1次，共 10 次。

(2)肿瘤平均直径≥5cm，肿块照射野用50%～60%等剂量曲线包绕肿瘤边缘，并内缩1～5mm，单次周边剂量 3.2～3.6Gy，每日治疗 1 次，共 15 次左右。

(3)肿瘤巨大者，照射野用 50%～60%等剂量曲线包绕肿瘤边缘，并内缩 1～5mm，单次周边剂量 3.0～3.2Gy，每日治疗 1 次，共 17 次左右。

(五)中医中药治疗

应根据不同病情采取辨证施治、攻补兼施的方法，常与其他疗法配合应用，以提高机体抗病力，改善全身状况和症状，减轻化疗、放射不良反应等。现将临床抗肝癌用中成药简介如下。

1. 肝复乐片(胶囊)

(1)药物组成：党参、鳖甲(醋制)、重楼、白术(炒)、黄芪、茯苓、薏苡仁、桃仁、土鳖虫、大黄、郁金、苏木、牡蛎、半枝莲、败酱草、陈皮、香附(制)、沉香、木通、茵陈、柴胡等。

(2)功效：健脾理气，化痰软坚、清热解毒。适用于以肝郁脾虚为主症的原发性肝癌，症见上腹肿块，胁肋疼痛，神疲乏力，食少纳呆，脘腹胀满，心烦易怒，口苦咽干，舌淡红，苔薄白，脉弦细。

(3)用法用量：口服。一次 6 片(粒)，一日 3 次。Ⅱ期原发性肝癌 2 个月为一疗程，Ⅲ期原发性肝癌 1 个月为一疗程，乙型肝炎肝硬化 3 个月为一疗程，或遵医嘱。

2. 慈丹胶囊

(1)药物组成：莪术、山慈菇、鸦胆子、马钱子、蜂房、黄芪、牛黄等。

(2)功效：化瘀解毒，消肿散结，益气养血，用于原发性肝癌等恶性肿瘤或经手术、放化疗后患者的辅助治疗。对于原发性肝癌瘀毒蕴结症，能直接杀灭肝癌细胞，促使癌瘤退化、缩小、消失；又能提高人体免疫功能与造血功能，增强人体的抗病能力。

(3)用法用量：口服，一次 5 粒，一日 4次，一个月为一疗程，或遵医嘱。服药后偶见恶心。孕妇禁用慈丹胶囊。

3. 金龙胶囊

(1)药物组成:鲜守宫、鲜金钱白花蛇、鲜蕲蛇。

(2)功效:破瘀散结,解郁通络。用于原发性肝癌血瘀郁结证,症见右胁下积块,胸胁疼痛,神疲乏力,腹胀,纳差等。实验结果表明:本品可明显增强机体及荷瘤动物的免疫功能,对肝癌等癌瘤均有明显抑制癌细胞生长作用。

(3)用法用量:口服,一次 4 粒,一日 3 次。服药期间出现过敏者,应及时停用并给予相应的治疗措施。妊娠及哺乳期妇女禁用。

胶囊剂:0.25g×30 粒/盒。

4. 复方斑蝥胶囊

(1)药物组成:斑蝥、刺五加、莪术、熊胆粉、人参、三棱、山茱萸、甘草、黄芪、半枝莲、女贞子。

(2)功效:破血消瘀,攻毒蚀疮。用于原发性肝癌、肺癌、直肠癌、前列腺癌、膀胱癌、恶性淋巴瘤、妇科恶性肿瘤(卵巢癌、子宫内膜癌、乳腺癌、绒毛膜癌等)、甲状腺癌、骨癌、鼻咽癌等恶性肿瘤治疗。

(3)用法用量:口服,一次 3 粒,一日 2 次。

(4)不良反应与注意:偶见消化道不适。建议患者饭后半小时服药,忌辛辣、油腻、腌制、腥荤等刺激性食物。由于复方斑蝥胶囊含甘草成分,与甘遂药性相反,所以不宜与臌症丸同用!而且甘草还与大戟、海藻、芫花等药材药性相反,也不可同时服用。

胶囊剂:每粒装 0.25g;60 粒/盒;24 粒/盒。

5. 回生口服液

(1)药物组成:益母草、红花、花椒(炭)、水蛭(制)、当归、苏木、三棱(醋炙)、两头尖、川芎、降香、香木(醋炙)、人参、高良姜、姜黄、没药(醋炙)、苦杏仁(炒)、大黄、紫苏子、小茴香(盐炒)、桃仁、五灵脂(醋炙)、虻虫、鳖甲、

丁香、延胡索(醋炙)、白芍、蒲黄(炭)、乳香(醋炙)、干漆(煅)、吴茱萸(甘草水炙)、阿魏、肉桂、艾叶(炙)、熟地黄。辅料为聚山梨酯 80,甜蜜素。

(2)功效:消癥化瘀。用于原发性肝癌、肺癌。

(3)用法用量:口服。一次 10ml,一日 3 次;或遵医嘱。孕妇禁用。过敏体质者慎服。

口服液:10ml/支;6 支/盒。

6. 软坚口服液

(1)药物组成:白附子(制)、三棱、重楼、半枝莲、山豆根、金银花、板蓝根、山慈菇、延胡索(醋制)、益母草、人参、黄芪等。

(2)功效:化瘀软坚、解毒、益气。用于Ⅱ期原发性肝癌瘀毒气虚的患者;症见腹部肿块、胁肋疼痛、纳呆、腹胀、神疲乏力、面色萎黄、舌淡暗,或舌体淡胖、边有齿痕,苔白或薄黄,脉弦细或细涩。

(3)用法用量:口服 20ml,每天 3 次,摇匀服用,或遵医嘱。30～60 个月为一个疗程。

口服液:10 ml×10 支/盒。

7. 艾迪注射液

(1)药物组成:斑蝥、人参、黄芪、刺五加等。

(2)功效:消淤散结,益气解毒。用于淤毒内结所致的原发性肝癌、肺癌。直肠癌、恶性淋巴瘤、妇科恶性肿瘤,症见腹部或颈部出现肿块,按之如石,痛有定处,面色晦暗,肌肤甲错,或大便色黑,腹痛拒按,或崩漏,兼有腹胀纳差,倦怠乏力,舌质紫暗,或有瘀斑、瘀点,脉细涩。

(3)用法用量:因斑蝥有毒,应遵医嘱,孕妇忌用。静脉滴注,每次 50～100ml,以 0.9% 生理盐水或 5% 葡萄糖注射液 400～450ml 稀释后使用,每天 1 次,30d 为一疗程。

制剂规格:每支装 10ml。

8. 中华甘灵胶囊

（1）药物组成：柴胡（醋制）、糖参、厚朴（姜制）、三七、当归、木香、香附（醋制）、川芎、鳖甲（醋制）、郁金、青皮（醋制）、枳实（麸炒）。

（2）功效：疏肝理气，化瘀散结。用于肝郁气滞血阻，两胁胀痛，食少便溏，积聚不消，舌有瘀斑，脉沉涩无力；肝癌早期见胁下积块，或刺痛，舌有瘀斑，脉沉涩无力，肝硬化等。

（3）用法用量：口服，每次 7～8 粒，每天 3 次。

胶囊剂：每粒 0.3g。

9. 复方苦参注射液

（1）药物组成：苦参、白土茯苓等。

（2）功效：清热利湿，凉血解毒，散结止痛。用于湿热淤毒内结所致的癌性疼痛、出血。症见灼热，疼痛，出血，口干、口苦，多饮，身热不扬，食欲缺乏，便溏或便秘，小便黄赤，舌红，苔黄腻，脉滑数或弦数。

（3）用法用量：肌内注射，每次 2～4ml，每天 2 次；静脉滴注，每次 12ml，以 0.9％氯化钠注射液 200ml 稀释后使用，每天 1 次。疗程：全身用药以总量 200ml 为 1 个疗程，可连续使用 2～3 个疗程。

注射液：每支装 2ml。

10. 消癥益肝片

（1）药物组成：蜇蠊提取物。

（2）功效：破瘀化积，消肿止痛。原发性肝癌，多因毒淤内结所致，服用本品，可缓解腹部肿胀、腹胀腹痛、口苦咽干、食少、舌紫暗、苔黄腻、脉弦数等症状。

（3）用法用量：口服：每次 6～8 片，每天 3 次。本品有毒，孕妇忌服；年老体弱者慎用。

制剂规格：每片含总氮 25mg。

原发性肝癌是一种进展较快的恶性肿瘤；一般症状出现至死亡时间平均为 3～6 个月，少数病例在出现症状后不到 3 个月死亡，也有个别病例生存 1 年以上。其预后与临床类型和病理类型有直接关系。一般临床病型中单纯型预后最好，肝硬化型次之，炎症型最差。换言之，临床有明显肝硬化者预后较差，如肝功能有严重损害者预后更差。癌细胞分化程度越好其预后也较好，单结节、小肝癌、包膜完整、无癌栓或癌细胞周围有大量淋巴细胞浸润者，预后较好；施行根治性切除、术后 AFP 降至正常值者，预后也好。总之，决定肝癌预后的主要因素是肿瘤的生物学特性和宿主的抗病能力，这两方面均随着病程的发展而有所变化。因此，如能对原发性肝癌进行早期发现、早期诊断和早期治疗，一定会进一步改善肝癌的预后。对于合并严重肝硬化的小肝癌，采用局部根治性切除代替传统的肝叶切除可有效地提高手术切除率、降低手术死亡率，取得较好的远期疗效。术后利用 AFP 和 B 超长期随访，以发现早期的肝癌复发灶，及时采取有效的治疗措施，可延长患者的生存期。动脉化疗栓塞等治疗，使肿瘤缩小后再行二期切除。手术治疗、化疗、放疗、中医治疗、免疫生物治疗相结合的综合治疗模式可以延长患者的生存期。

第 6 章

常见胆系疾病

第一节　急性胆囊炎

急性胆囊炎是由于胆囊管梗阻、化学性刺激、细菌感染所致的急性炎症性病变。早期呈胆囊肿大，囊壁充血、水肿、增厚，黏膜上皮变性、坏死、脱落、中性粒细胞浸润，可有出血和小溃疡，浆膜面可见少量纤维素性渗出，可在第 1 周末出现斑片状囊壁坏疽、小脓肿、胶原纤维增生，均在第 3 周后逐渐缓解，急性炎症开始消散。重症可并发胆囊积脓、穿孔和气肿性胆囊炎。男女比例为 1:(1.5~2)；多见于中年肥胖者。

【临床表现与诊断要点】

1. 上腹部或右上腹部疼痛　早期腹痛可发生于中上腹部、右上腹部，以后转移至右肋缘下的胆囊区，常于饱餐或高脂饮食后，或夜间突然发作呈持续性、膨胀性或胆石嵌顿性疼痛、绞痛；可向右肩或右肩胛下区放射。老年人对疼痛的敏感性下降，可无剧痛甚至无痛。可伴有恶心、呕吐和食欲缺乏。

2. 体温　在 38~39℃ 或更高。约 10% 的患者因胆总管开口水肿、结石，可产生轻度黄疸。

3. 体征　①患者呈急性痛苦病容，呼吸表浅而不规律。严重呕吐者可有失水和虚脱的征象。少数患者有轻度的巩膜和皮肤黄染。②腹部检查可见右上腹部稍膨胀，腹式呼吸减弱，右肋下胆囊区可有局限性腹肌紧张，压痛或反跳痛、胆囊触痛征阳性等。有胆囊积脓或胆囊周围脓肿者，可在右上腹部扪及包块。当腹部压痛及腹肌紧张扩展至腹部其他区域或全腹时，应警惕胆囊穿孔、急性弥漫性腹膜炎或急性坏死性胰腺炎等发生。

4. 实验室检查　①白细胞计数为 $(10 \sim 15) \times 10^9/L$；②血清胆红素 $> 1.70\mu mol/L$；③细菌学检查和血清内毒素测定有助于诊疗。必要时在超声引导下行经皮胆囊穿刺术引流胆汁或脓液，并做胆汁细菌培养，以利于诊疗。

5. 影像学检查　①B 超检查简便易行，特异性和敏感性均很高。②其他如腹部 X 线片、胆道造影、CT 和磁共振（MRI）检查、放射性核素扫描也可酌情选用，对诊断和治疗有帮助。

6. 鉴别诊断　急性病毒性肝炎、酒精性肝炎、胰腺炎、右下肺炎、肾盂肾炎、右心衰竭、消化性溃疡并发急性穿孔等。

【防治措施与用药】

1. 急性胆囊炎的治疗　急性胆囊炎的治疗应依据胆囊炎症的严重程度、胆囊壁厚度、有无局限性腹膜炎或全身炎症反应、患者的全身状况等决定患者是否必须急诊手术、是否适合早期手术、采取腹腔镜或是开腹手术等。对胆囊炎进行准确的评估和分型是制订临床决策的关键因素,需要严密监测、反复确定,以综合权衡治疗方案的安全性和有效性。

(1)轻度急性胆囊炎的治疗决策:轻度急性胆囊炎可选择早期手术,或在非手术治疗、炎症消退后择期手术。多个 RCT 研究结果均证实,与延迟手术(间隔 1 个月以上的手术)比较,急性胆囊炎早期开腹切除胆囊具有失血量小、手术时间短、术后并发症发生率低和住院时间短的优势。因此,对于延迟手术仍不具有腹腔镜手术适应证的患者,早期手术应是合理的选择。对于无腹腔镜手术禁忌证的急性胆囊炎患者,延迟手术的目的在于保留患者获得微创治疗的机会。但前瞻性研究结果显示,28.5%拟行延迟手术的急性胆囊炎患者,因胆囊结石相关的并发症需再次住院治疗。随着腹腔镜经验的积累和技术的进步,早期 LC、早期开腹手术、延迟腹腔镜手术均是安全和有效的治疗手段。对 5 个前瞻性 RCT 研究中共 451 例急性胆囊炎患者进行的 Meta 分析结果显示,患者早期(发病后 1 周内)急诊行 LC 和延迟(症状消退后 6 周以上)行 LC 在中转开腹率与胆管损伤的发生率上比较,差异均无统计学意义。这些证据支持早期 LC 是轻度急性胆囊炎治疗首选的结论。但在急性炎症下实施 LC 可能需要更熟练的手术技巧。因此,只有具有丰富经验的腹腔镜医师才能实施这种手术。

(2)中度和重度急性胆囊炎的治疗决策:严重的胆囊急性炎症可造成胆囊坏疽、穿孔、局限性或弥漫性腹膜炎、脓毒症等严重并发症。相关的危险因素包括发病时间>72h、胆囊壁厚度>8mm,或白细胞>$18×10^9$/L。对这些患者应采取积极的外科干预治疗以预防更严重的并发症。由于局部炎症的影响,采用 LC 可因解剖结构模糊等造成分离困难,增加胆管损伤的风险。如果选择 LC,则应放宽中转开腹的指征。不具备 LC 条件时应直接选择开腹胆囊切除术。对于不能耐受

手术的危重患者,采用 PTGBD 治疗,行胆囊减压后能使 95%的患者顺利恢复并重新获得腹腔镜手术的机会。但目前缺乏 RCT 研究比较 PTGBD 后延迟手术与一期急诊手术的安全性,没有证据支持对于中至重度急性胆囊炎患者应常规使用 PTGBD。故建议有 3 个:①因胆囊炎急诊入院的患者,应结合患者的全身状况,尽可能在初次住院期间实施胆囊切除术。②轻度急性胆囊炎应尽早实施手术治疗,无腹腔镜手术禁忌证的患者,首选 LC。③对于发病时间>72h、伴有胆囊坏疽或穿孔,继发局限性或弥漫性腹膜炎、脓毒症等并发症的中至重度急性胆囊炎,应选择急诊胆囊切除术。不适合急诊手术条件的患者,可通过 PTGBD,待急性炎症缓解后择期手术。

不过,也有临床医务人员在有条件的医疗机构非手术治疗,并获得了临床治愈。

2. 临床治疗与用药

(1)一般治疗:①卧床休息、禁食,伴有严重呕吐者可安置胃肠减压管,使胆汁分泌减少,有利于胆汁的引流,并应静脉补充水、电解质和营养等。②解痉、镇痛可使用阿托品、硝酸甘油、哌替啶(杜冷丁)、美沙酮(美散痛)等,以解除肝胰壶腹括约肌的痉挛而镇痛。禁用吗啡。③针灸镇痛治疗,如阳陵泉、曲池穴,中刺激;呕吐者加内关穴。④也可口服 50%硫酸镁溶液 10ml,每日 3 次,颠茄片 8~16mg(1~2 片),每日 3 次。

(2)抗感染用药:抗菌药物的使用是为了预防菌血症和治疗化脓性并发症,应选择在血和胆汁中浓度较高的药物。根据临床经验,常选用氨苄西林或阿莫西林,林可霉素或克林霉素,氨基糖苷类庆大霉素、阿米卡星、依替米星或奈替米星,第 3 代头孢菌素头孢噻肟(加 β-内酰胺酶抑制药复合制剂)、头孢曲松、头孢他啶等,以及氟喹诺酮类(18 岁以下未成年人,孕妇,哺乳期妇女应避免使用)。8 岁以上患儿尚可对症选用美他环素、米诺

环素或多西环素等新型四环素类。因常伴有厌氧菌感染,故宜加甲硝唑或替硝唑。根据细菌培养和药物敏感试验结果,应及时调整或更换抗菌药物。以下抗菌药物可用于胆道感染,可供临床参考。

美洛西林:用于胆道感染,成人 150～200mg/(kg·d),分 3～4 次,或每次 2～3g,每 6 小时 1 次;重症感染 200～300mg/(kg·d),或每次 3g,每 4 小时 1 次。必要时,可与 β-内酰胺酶抑制药联用,或遵医嘱静脉给药。

阿洛西林:抗菌性质与哌拉西林或美洛西林相似,可替代应用。

头孢米诺钠:对链球菌(肠球菌除外)、大肠埃希菌、克雷伯杆菌、变形杆菌、流感嗜血杆菌、拟杆菌等有抗菌作用,特别对厌氧菌有较强作用。抗革兰阴性菌的作用较其他同类药物为强。用于胆道感染,成人每次 1g,每日 2 次;儿童 1 次 20mg/kg,每日 3～4 次,或遵医嘱用静脉给药。

多西环素(强力霉素):用于胆道感染,成人首次口服 0.2g,以后每次 0.1g,每日 1～2 次;8 岁以上儿童首剂 4mg/kg,以后每次 2～4mg/kg,每日 1～2 次。连服 3～7d,或遵医嘱。

林可霉素:可用于胆道感染。①口服,成人 1 次 0.25～0.5g,每日 3～4 次;小儿 30～50mg/(kg·d),分 3～4 次服用。②肌内注射,成人 1 次 0.6g,每日 2～3 次;小儿 10～20mg/(kg·d),分 2～3 次给药。③静脉滴注,成人 1 次 0.6g,溶于 100～200ml 输液内,滴注 1～2h,每 8～12 小时 1 次;小儿按 10～20mg/(kg·d),分 2～3 次给药。

去氢胆酸:有利胆作用,可促进胆汁分泌,增加胆汁容量,促使胆道畅通;对消化脂肪也有一定的促进作用。口服:成人 1 次 0.25～0.5g,每日 3 次,饭后服用。

熊去氧胆酸:胆固醇型胆结石及胆汁缺乏性脂肪泻,也用于预防药物性结石形成及治疗脂肪痢疾。成人口服 8～10mg/(kg·d),于早晚餐时分次服用。疗程 6 个月以上,或遵医嘱。

曲匹布通:用于胆石症、胆囊炎、胆道运动障碍、胆囊术后综合征及慢性胆囊炎。口服 1 次 40mg,每日 3 次。餐后服用,疗程为 2～4 周。

茴三硫:用于胆囊炎、胆结石、消化不良和急、慢性肝炎的辅助治疗。口服 1 次 25mg,每日 3 次,或遵医嘱。

功劳去火片(胶囊):清热解毒,用于急性胆囊炎,成人口服 3 片或 5 粒,每日 3 次。

(3)有手术指征者应手术治疗。

(4)条件许可者行腹腔镜下胆囊切除术。

(5)试用中医方剂:①在炎症控制后可理气止痛泄热化石:柴胡 10g,川楝子 10g,延胡索 10g,白芍 10g,龙胆草 10g,鸡内金 10g,金钱草 50～100g。可酌情对症加减。②藏茵陈颗粒:清热解毒,舒肝利胆,退黄。用于急、慢性胆囊炎。成人用开水冲服 3g,每日 3 次,忌生冷油腻食物。

【预后】

急性胆囊炎死亡率为 5%～10%,多为高龄合并化脓性感染和其他严重疾病。急性胆囊炎并发局限性穿孔,急救和及时手术可取得良效;若并发游离性穿孔,则预后较差,死亡率高达 30% 左右。

第二节　慢性胆囊炎

慢性胆囊炎是由结石、慢性感染、化学刺激或急性胆囊炎反复迁延发作的慢性炎症性病变。许多慢性胆囊炎患者可持续多年无症状,称为无痛性胆囊炎。

【临床表现与诊断要点】

1. 于右上腹或中上腹部反复发作性疼痛,多在晚上或饱餐后出现持续性疼痛。当胆囊管或胆总管发生胆石嵌顿时,则可产生胆绞痛。疼痛一般经过1～6h可自行缓解;可伴有反射性恶心、呕吐,或右上腹饱胀不适或胃部灼热、嗳气、反酸、厌油腻食物、食欲缺乏等胃肠道症状,经久不愈;往往在进食油腻、多脂饮食后加重。

2. 当慢性胆囊炎伴有急性发作或胆囊内浓缩的黏液(或结石)进入胆囊管或胆总管引起梗阻,可产生急性胆囊炎或胆绞痛的典型症状(参见"急性胆囊炎")。

3. 十二指肠引流液检查可见胆固醇结晶、胆红素钙沉淀、细小结石、被胆汁染黄的脓细胞、寄生虫卵(或滋养体);胆汁细菌培养可发现致病菌。

4. 影像学检查,如B超、腹部X线片、胆囊或胆道造影、放射性核素扫描等有助于诊疗。对脂肪饮食不能耐受,腹胀及反复发作的餐后上腹胀痛不适者,经超声检查显示胆囊结石,囊壁增厚,胆囊萎缩者可诊断为慢性胆囊炎。但应与消化性溃疡、慢性肝炎、胃炎、胰腺炎、食管裂孔病、非溃疡性消化不良等鉴别。

【防治措施与用药】

1. 内科治疗 ①低脂饮食。②口服33％(50％)硫酸镁10ml,每日2～3次。③中成药可对症选用龙胆泻肝丸(颗粒、口服液)、利胆排石颗粒(片),复方胆通片,胆宁片或方剂,清肝利胆胶囊(口服液),消炎利胆片等,或遵医嘱。④腹痛明显者可选用抗胆碱药(如阿托品、莨菪或颠茄制剂等)解除平滑肌痉挛。⑤结石无钙化且小于1cm,胆囊管畅通,胆囊功能正常者,可口服熊去氧胆酸,8～10mg/(kg·d),分2～3次在进餐时服用;或1次口服50mg,每日3次。与鹅去氧胆酸联用,有协同作用,剂量酌减。

曲匹布通:用于胆石症、胆囊炎、胆道运动障碍、胆囊术后综合征及慢性胆囊炎。口服1次40mg,每日3次。餐后服用,疗程为2～4周。

胆舒片:疏肝理气,利胆。用于慢性结石性胆囊炎、慢性胆囊炎及胆结石肝胆郁结,湿热胃滞证。成人口服1～2片,每日3次,或遵医嘱。

苯丙醇:用于慢性胆囊炎的辅助治疗。口服,成人1次0.1g,每日3次,或遵医嘱。

2. 有手术指征者 可行外科切除手术或腹腔镜下胆囊切除术(或取石)。

第三节 急性梗阻性化脓性胆管炎

急性梗阻性化脓性胆管炎(acute obstructive suppurative cholangitis,AOSC)又称急性化脓性胆管炎(acute purulent cholangitis,APC),泛指由阻塞引起的急性化脓性胆道感染,是胆道外科患者死亡的最重要、最直接的原因,多数继发于胆管结石和胆道蛔虫症。我国的急性胆道感染用重症急性胆管炎(acute cholangitis of severe type,ACST)一词来描述,其意特指急性化脓性胆道感染的严重类型,它突出强调了原发性肝内外胆管结石、胆管狭窄的病理与临床的严重性,也强调了胆道梗阻在感染发生、发展中的重要意义,并提出了相应的治疗要点。

【发病机制】

正常胆道系统呈树枝样结构,肝分泌的胆汁经各级胆管汇流至胆总管,最后通过Oddi括约肌注入十二指肠。肝分泌胆汁的压力为2.8～3.6kPa(29～37cmH$_2$O),平均分泌压为3.1kPa(32cmH$_2$O),正常胆管壁由大量弹力纤维构成,在胆道梗阻时,梗阻以上的胆管扩张,胆囊增大,以暂时缓冲胆管内的高压。但是,胆管壁的弹力纤维有一定的限度,因此,胆管的扩张和缓冲能力也有一定的限度,如果胆管梗阻不能解除,胆管内的压力继续升高,超过了肝的分泌压时,肝停止分泌胆汁,胆管内的胆汁淤积,化脓性细菌感染,造成胆管壁、邻近器官和身体各重要器官损害。

AOSC 时,患者肝内和(或)肝外胆管壁充血水肿、增厚;胆管黏膜充血、水肿、糜烂、出血,并有散在的小溃疡形成,有的溃疡较深,内有小结石嵌顿,胆管壁形成许多微小脓肿,少数患者发生局灶性坏死,甚至穿破。由于胆道梗阻,胆管内压力升高,当压力超过 $3.43kPa(36cmH_2O)$ 时,肝内的毛细胆管上皮细胞坏死,毛细胆管破裂,胆汁经胆小管静脉逆流入血,产生高胆红素血症。临床检查血清总胆红素及直接胆红素均升高,尿中胆红素及尿胆原呈阳性。肝毛细胆管上皮坏死,毛细胆管破裂,胆汁还可以经胆窦或淋巴管逆流入血,从而细菌进入血循环,引起菌血症和败血症。临床上表现为寒战和高热。进入血循环中的细菌量与胆汁中的细菌量成正比,其中大部分细菌仍停留在肝,引起肝脓肿,称为胆原性肝脓肿。脓肿可为多发,主要位于胆管炎所累及的肝叶,多发性肝脓肿可融合成较大的脓肿。反复发作的胆管炎及散在的肝脓肿久治不愈,最后形成胆汁性肝硬化,局灶性肝萎缩,以肝左外叶最为常见。

AOSC 时,除了引起胆管及肝损害外,炎症还可波及其周围组织及脏器,手术及尸检中可见胆原性肝脓肿附近出现化脓性感染、膈下脓肿、局限性腹膜炎。有时炎症可波及胸腔引起右侧急性化脓性胸膜炎及右下肺炎等。APC 还可以引起急性间质性肺炎、急性间质性肾炎、局灶性化脓性肾炎及膀胱炎、急性脾脏炎及急性化脓性脑膜炎等各重要脏器的损害,并可以发生弥散性血管内凝血(DIC)及全身性出血等严重损害。

【病因病理】

引起的 AOSC 原因有很多,但是胆道梗阻和细菌感染是两个基本条件,常见的病因有以下几种。

1. 胆管结石　是引起 APC 的最常见原因,占 80% 以上。它分为原发性胆管结石和继发性胆管结石。原发性胆管结石主要是"胆红素钙"结石,在我国多见于农村地区,尤其是四川等地发病率为高。肝内胆管和肝外胆管均可以发生,在胆道手术和尸检中常见到结石同时伴有胆管狭窄。继发性胆管结石多为胆固醇结石,主要来自胆囊结石,由于各种原因引起胆囊收缩,将小结石排入胆道。胆管结石引起胆道梗阻,继发细菌感染而发生急性化脓性胆管炎。胆管炎症状的轻重与胆管结石的数目和结石的大小不成比例,但与胆道梗阻的程度和细菌的毒力有密切的关系,临床上常常见到胆管明显扩张,胆管内有多块较大的结石,患者并没有严重胆管炎的表现,相反,有的患者只有一块结石嵌顿在胆总管下端,患者出现剧烈的腹痛和严重的中毒症状。胆囊结石一般不引起胆管炎,只有位于胆囊颈部和胆囊管结石嵌顿,压迫肝总管和(或)胆总管,即 Mirizzi 综合征时才引起胆管炎。

2. 胆道寄生虫　是引起 APC 的又一个常见原因,常见的寄生虫有胆道蛔虫、胆道华支睾吸虫等,其中最常见的是胆道蛔虫症,它是肠道蛔虫病的并发症。在我国,尤其是广大农村地区肠道蛔虫的感染高达 50% ~ 90%。当胃肠功能紊乱、饥饿、驱虫治疗不当或胃酸缺乏的患者,蛔虫容易钻入胆道;另外,蛔虫喜欢碱性环境,并有钻孔的习性,因此,肠道蛔虫很容易进入胆道,引起胆道不完全性梗阻,同时刺激 Oddi 括约肌,引起括约肌痉挛进一步加重胆道梗阻,临床上出现剧烈的腹痛。蛔虫进入胆道的同时将细菌带入胆道,在胆道梗阻,胆汁淤积的情况下,细菌大量生长繁殖,便引起急性化脓性胆管炎。

3. 肿瘤　是引起 APC 的重要原因,主要是胆道及壶腹周围的肿瘤,以恶性肿瘤居多。肿瘤的生长引起胆道梗阻,胆汁排泄不畅,淤积的胆汁继发细菌感染而引起 APC。值得注意的是,在胆道梗阻原因不清时,为了明确诊断,施行胆道侵入性检查,如 ERCP 检查时极容易将细菌带入胆道,患者在检查结束后即出现腹痛、发热等一系列急性胆管炎的症状。APC 的出现给肿瘤的治疗带来极大困难,增加了手术的危险性,甚至使患者错过根治性切除的时机。因此,在梗阻性黄疸的患者,疑为胆道或壶腹周围的肿瘤时,ERCP 等胆道侵入性检查应特别慎重,如必须进行,可同时放入鼻胆管引流,以预防 APC 的发生。对于十二指肠乳头部肿瘤,可采用十二指肠镜下观察及切取活体组织做病理检查,不做逆行胰胆管造影。

4. 胆管狭窄　在手术和尸检中通常可见到 APC 患者存在有胆管狭窄,常见的有:胆总管下端狭窄,肝门部胆管及肝内胆管狭窄,狭窄可以是一处,也可以有多处狭窄,狭窄的轻重程度不等,在狭窄的上段胆管扩张,多伴有结石存在。胆管狭窄还见于医源性胆管损伤,胆肠吻合口狭窄及先天性胆管囊状扩张症等。胆管狭窄造成胆汁排泄不畅,容易遭致细菌感染引起急性化脓性胆管炎。

胆道感染的细菌以需氧革兰阴性杆菌检出率最高,其中以大肠埃希菌、变形杆菌、铜绿假单胞菌和克雷伯杆菌最多,革兰阳性球菌中以粪链球菌和葡萄球菌较多。近些年来,胆汁中厌氧细菌的感染受到重视,其中以脆弱杆菌为主,近期报道细菌培养阳性率为 $40\%\sim82\%$,其差异与培养和分离方法、培养技术有关。大剂量抗生素应用后的脓性胆汁也可以无细菌生长。胆汁中细菌的来源主要是上行性感染,即肠道细菌经十二指肠进入胆道;也可以通过血路感染,主要通过门静脉,见于肠炎、坏疽性阑尾炎等疾病;身体其他部位的化脓性感染灶也可以通过血循环引起肝脓肿和胆道感染。

胆汁中革兰阴性杆菌裂解释放出一种脂多糖,具有很强的毒性作用,称为内毒素,它可以通过毛细胆管肝细胞屏障或胆小管静脉逆流入血,引起内毒素血症。内毒素直接损害细胞、引起血细胞和血小板凝集,血栓形成,损害毛细血管内皮细胞,使其通透性增加,这种微血管损害可遍及全身各重要器官,引起中毒性休克和多脏器功能不全。

【症状和体征】

一般起病急骤,突然发作剑突下和(或)右上腹部持续性疼痛,伴有恶心及呕吐,继而出现寒战和发热,半数以上的患者有黄疸。典型的患者均有腹痛、寒战及发热、黄疸等 Charcot 三联症,近半数患者出现神志淡漠、烦躁不安、意识障碍、血压下降等征象。

1. 腹痛　比较常见,为本病的首发症状。常有反复发作的病史。疼痛的部位一般在剑突下和(或)右上腹部,为持续性疼痛阵发性加重,可放射至右侧肩背部。疼痛的轻重程度不一,因胆管下端结石和胆道蛔虫引起的腹痛非常剧烈,而肝门以上的胆管结石,以及肿瘤所致胆道梗阻继发感染所致的 APC,一般无剧烈腹痛,仅感上腹部或右上腹部胀痛、钝痛或隐痛,通常可以耐受。

2. 发热　是最常见的症状,除少数患者因病情危重,出现感染中毒性休克,体温可以不升外,一般 APC 患者均有发热,体温可高达 $40\,^{\circ}\mathrm{C}$ 以上,持续高热。部分患者有寒战是菌血症的征象,此时做血培养阳性率较高,其细菌种类与胆汁中的细菌相同。肝-叶内胆管结石所致的 APC 常常仅有发热,而腹痛和黄疸可以很轻,甚至完全不出现。

3. 黄疸　是 APC 另一个常见症状,其发生率约占 80%。黄疸出现与否及黄疸的程度,取决于胆道梗阻的部位和梗阻持续的时间。一般来讲,胆道梗阻的时间越长,胆道内压力越高,梗阻越完全,黄疸就越深。肝总管以下的胆管梗阻容易出现黄疸。肝内某一支胆管梗阻,反复胆管炎发作可引起该叶肝纤维化萎缩,但黄疸可以不明显,甚至不出现。恶心及呕吐是 Charcot 三联症以外的常见的伴发症状。体格检查可以发现:巩膜和皮肤黄染,皮肤有抓痕,80％的患者剑突下和右上腹有压痛及反跳痛,腹肌紧张通常不明显。在胆囊未切除及胆囊没有萎缩的患者,可触及肿大的胆囊。在胆囊同时有急性炎症时,右上腹则出现压痛、反跳痛及肌紧张,墨菲征阳性,有炎性渗出的患者,右下腹有腹膜炎的征象,应与急性阑尾炎相鉴别,但本病仍以右上腹部压痛明显,鉴别起来并不困难。伴有肝脓肿的患者,可出现右季肋部皮肤水肿,压痛及肝区叩击痛阳性。

【临床检查】

1. 实验室检查

(1)白细胞计数:80％的病例白细胞计数明显升高,中性粒细胞升高伴核左移。但在重症病例或继发胆源性败血症时,白细胞计数可低于正常或仅有核左移和中毒颗粒。

(2)胆红素测定:血清总胆红素、结合胆红素的测定和尿胆原、尿胆红素试验,均表现为阻塞性黄疸的特征。

(3)血清酶学测定:血清碱性磷酸酶显著升高,血清转氨酶轻度升高。如胆管梗阻时间较长,凝血酶原时间可延长。

(4)细菌培养:在寒战、发热时采血做细菌培养,常呈阳性。细菌种类和胆汁中的一致,最常见细菌为大肠埃希菌、克雷伯杆菌、假单胞菌、肠球菌和变形杆菌等。在约15％胆汁标本中可见到厌氧菌,如脆弱类杆菌或产气荚膜杆菌。

2. 其他辅助检查

(1)胆管造影:多采用 PTC 术,具有诊断和治疗的双重作用。可以发现扩张的胆管和梗阻的部位、原因,但严重休克患者一般不宜立即做此项检查。

(2)CT 和 MRI 检查:当高度怀疑肝内外胆管梗阻而 B 超检查未能确立诊断时,可行 CT 或 MRI 检查。CT 或 MRI 对于明确梗阻部位、引起梗阻的原因明显优于 B 超检

查,其准确率可达90％以上。

(3)超声检查:B 超检查已成为首选的检查方法。探查胆囊结石、胆总管结石及肝内胆管结石的诊断符合率分别为 90％、70％～80％ 和 80％～90％。可发现结石阻塞部位的胆管和(或)肝内胆管扩张,并可了解胆囊的大小、肝的大小和有无肝脓肿形成等。

【诊断与鉴别诊断】

对于典型病例一般较易做出诊断,但应与以下疾病相鉴别。

1. 消化性溃疡穿孔 患者有溃疡病史,腹肌呈板状强直,肝浊音区缩小或消失,膈下有游离气体等可确诊。

2. 膈下脓肿 B 超检查可发现脓肿的部位和大小,CT 检查能可靠定位,并可看出脓肿与周围脏器的关系。

3. 急性胰腺炎 血、尿淀粉酶或血清脂肪酶升高。B 超检查可发现胰腺呈局限性或弥漫性增大可与之鉴别,必要时可行 CT 检查进一步确定病变部位和程度。

4. 肝脓肿 B 超、CT 等影像学检查与急性化脓性胆管炎易于鉴别。

5. 右下细菌性肺炎 可通过其典型症状、体征及胸部 X 线检查确诊。

【并发症】

1. 菌血症 部分患者可出现高热、寒战的菌血症征象。

2. 黄疸 其发生率约占 80％。黄疸出现与否及黄疸的程度,取决于胆道梗阻的部位和梗阻持续的时间。

3. 腹膜炎 有炎性渗出的患者,可出现右下腹膜炎征象。

【药物治疗】

急性化脓性胆管炎的治疗原则是手术解除胆管梗阻、减轻胆管内压力和引流胆汁。治疗方案应根据住院时患者的具体情况而定。多数学者认为该病应在严重休克或多器官功能未发生衰竭之前就及时采用手术治

疗。但手术治疗必须结合有效的非手术疗法，才能取得较为理想的效果。

1. 非手术治疗　在疾病早期，尤其是急性单纯性胆管炎，病情不太严重时，可先采用非手术方法。有 75% 左右的患者，可获得病情稳定和控制感染，而另外 25% 的患者对非手术治疗无效，并由单纯性胆管炎发展成急性梗阻性化脓性胆管炎，应及时改用手术治疗。非手术治疗包括解痉镇痛和利胆药物的应用，其中 50% 硫酸镁溶液常有较好的效果，用量为每次 30～50ml 服用，或 10ml，每日 3 次，胃肠减压也常应用；大剂量广谱抗生素的联合应用很重要，虽在胆管梗阻时胆汁中的抗生素浓度不能达到治疗所需浓度，但它能有效治疗菌血症和败血症，常用的抗生素有庆大霉素、氯霉素、氨苄西林（氨苄青霉素）和第 3 代头孢菌素等，最终还需根据血或胆汁细菌培养及药物敏感试验，再调整合适的抗生素。如有休克存在，应积极抗休克治疗；如非手术治疗 12～24h 后病情无明显改善，应立即进行手术；即使休克不易纠正，也应争取手术引流，因只有胆管梗阻解除后，休克才能得到纠正。

（1）一般治疗：胃肠减压可以减轻腹胀、减轻呕吐及对胆汁分泌的刺激。在诊断明确后可给予镇痛解痉药，如肌内注射阿托品、山莨菪碱或哌替啶（杜冷丁）。急性化脓性胆管炎患者多有脱水，应适当补充液体，静脉输入维生素 C 和维生素 K。

（2）抗休克治疗：首先尽快补充血容量，可用静脉输液、输血。若血压仍偏低，可选用多巴胺等升压药物治疗，尿少时应用此药物尤为必要。少数患者一旦停用升压药后，血压又趋下降，遇此情况，待血压上升后，将药物浓度逐渐减少，待血压稳定后再停用，有时需维持用药 2～3d。有些患者出现代谢性酸中毒，经输液、纠正休克后酸中毒即可纠正，有时仍需适量应用碱性药物来纠正。

（3）抗感染：胆道感染选用抗生素的原则是根据抗菌谱、毒性反应、药物在血液中浓度及胆汁中排出多少而选择，理论上抗生素的选择应根据血培养的药敏结果。在细菌培养未出结果前，抗生素的选择主要根据临床经验及胆汁中最常见的细菌情况而采取联合用药的方法，包括抗需氧菌和厌氧菌的药物。需氧菌主要是大肠埃希菌，可选用庆大霉素、妥布霉素、广谱青霉素或者第二、三代头孢菌素（如头孢曲松、头孢哌酮等）。此外，喹诺酮类抗生素及碳青霉烯类（如亚胺培南-西司他丁，商品名为泰能）较敏感。甲硝唑对厌氧菌有较强的杀菌作用，抗菌谱广，胆汁中浓度高。近年来，新型制剂替硝唑已应用于临床，未发现明显的胃肠道不良反应。

（4）肾上腺糖皮质激素：大剂量的肾上腺皮质激素能改善毛细血管的通透性，减少炎症部位的体液渗出和细胞的聚集，有助于炎症的消退，减轻细菌毒素对重要器官的损害，解除血管痉挛改善微循环，增强血管对升压药物的反应，因而多数学者主张对急性化脓性胆管炎的患者应用肾上腺糖皮质激素治疗中毒性休克，常用剂量为氢化可的松 200～300mg/d 或地塞米松 15～20mg/d，随液体静脉滴注。

（5）预防肾功能不全：升压药、抗生素的选择，应避免应用减少血容量或有肾毒性的药物，在合并有肾功能不全的患者，可以给甘露醇利尿，促进毒物排出。如已有肾衰竭，要考虑尽早应用肾透析治疗。

【饮食保健】

忌用吗啡。卧床休息，暂禁食。注意保暖，必要时置热水袋。及时为患者清除呕吐物，保持呼吸道通畅，给予氧气吸入。

【预防护理】

急性化脓性胆管炎是肝胆管结石、胆道蛔虫症的严重并发症，故该病的一级预防主要是针对肝胆管结石及胆道蛔虫的防治。①防治肝胆管结石：肝胆管结石的预防关键在于预防及消除致病因素，而已确诊为肝胆管结石的患者,则应高度警惕本病的发生,尤其在并发胆道感染时应更积极地防治。早期即应用大剂量敏感抗生素抗感染,注意水、电解质及酸碱平衡,加强全身支持治疗控制胆道感染。在全身情况允许的情况下尽早手术,去除结石,通畅引流,从而达到预防AOST的发生。②防治胆道蛔虫症:蛔虫进入胆道后造成胆道不同程度的梗阻,使胆道压力增高,当并发细菌感染时,可诱发AOST。另外,胆道蛔虫症也是肝胆管结石形成的重要因素。因此,防治胆道蛔虫症是预防AOST的极其重要的方面。主要是注意饮水、饮食卫生,防治肠道蛔虫病。一旦确诊即行驱蛔治疗,如已确诊为胆道蛔虫症,则应尽快治疗。给予镇痛、解痉、控制感染,促使蛔虫自行从胆道退出。另外,可做十二指肠内镜检查,用圈套器将部分进入胆总管口的蛔虫套住拉出体外。治疗无效时方考虑手术治疗。

【预后】

近几年来,由于生活水平提高,卫生条件改善,各种诊断和治疗技术的发展,使本病的病死率有了明显下降。轻型急性胆管炎治疗效果极佳,其死亡与潜在疾病或手术并发症有关。重型急性胆管炎的病死率仍然较高,根据国内最近报道总病死率为 12.3%～34%,其中 AOSC 合并中毒性休克者病死率为 22.4%～40%,合并胆原性肝脓肿者病死率为 40%～53.3%,出现多器官功能衰竭者预后极差,病死率高达 60%～70%。显然急性化脓性胆管炎仍然是我国胆道外科最严重的疾病之一。为了提高治疗效果,进一步降低病死率,还需要认真研究疾病的病因和发病机制,改善饮食卫生习惯,加强自身保健意识,做到早期诊断和有效的治疗,预防胆道出血,胆源性肝脓肿,重症胰腺炎等各种并发症和多脏器功能衰竭的发生,才能有效地降低疾病的病死率,提高治疗效果。

第四节　原发性硬化性胆管炎

原发性硬化性胆管炎(original sclerosing cholangitis,OSC)是一种慢性胆汁淤积性疾病,其病变可累及肝外和(或)肝内胆管,表现为胆管壁的增厚和胆管狭窄。研究表明自身免疫因素可能在发病中起到重要作用。OSC目前尚无特效的治疗方法。一般治疗方法主要包括药物治疗、内镜治疗、肝移植和OSC并发症的治疗等,治疗的目的是缓解症状或者解除梗阻,但复发率较高。肝移植是目前治疗OSC最有效的方法,也是比OSC终末阶段唯一的治疗方法。术后,患者的瘙痒、疲劳等症状可迅速缓解,免疫状况显著改善,患者的生活质量明显提高。有报道肝移植后患者的 5 年生存率达 83%～88%,但有15%～30% 的患者术后复发。胆管癌是OSC患者最严重的并发症。然而,即使进行手术或肝移植,其预后也非常差。因此,一般

进行胆管癌的姑息性治疗,包括胆管狭窄部位的内镜处理、细菌性胆管炎的治疗和全身系统性的化疗。

【临床表现与诊断要点】

1. 临床表现　乏力、皮肤瘙痒、发热、体重减轻、腹痛、黄疸、肝大等。有 50%～70% 的患者伴有炎症性肠病。晚期可出现肝衰竭及门静脉高压。

2. 实验室检查　血清 ALP、AST、胆红素可升高,部分患者核周型抗中性粒细胞胞质抗体(pANCA)阳性,部分患者有抗平滑肌抗体(SMA)、抗核抗体(ANA)低滴度阳性。但血清抗线粒体抗体(AMA)阴性。

3. 影像学检查　内镜逆行胰胆管造影(ERCP)或磁共振胆管成像术(MRCP)检查,可表现为肝外和肝内胆管的节段性狭窄而成"串珠状",是诊断本病的最主要依据。

【防治措施与用药】

1. 治疗目标 OSC 目前尚无特效的治疗方法。一般治疗方法主要包括药物治疗、内镜治疗、肝移植和 OSC 并发症的治疗等，治疗的目的是缓解症状或者解除梗阻，但复发率较高。外科治疗主要是引流胆汁、胆管减压，以减轻肝损害。内科治疗主要是长期应用熊去氧胆酸（ursodeoxycholic acid，UDCA），以缓解症状及改善生化指标，但一般不改变其病程。肝移植仍然是目前最有效的治疗方法。

（1）对多年无症状的患者，可每年进行肝生化等检查。

（2）有感染性炎症患者，可选用敏感的抗菌药物，如对肠道感染者多选用氟喹诺酮类、磷霉素、阿莫西林加甲硝唑（替硝唑）；与自身免疫因素相关性强的本病患者，可酌情应用类固醇皮质激素，或免疫抑制药，如糖皮质激素、硫唑嘌呤、青霉胺等。熊去氧胆酸对改善症状有一定疗效。用法用量应遵医嘱。

（3）对胆管显著狭窄者，可经肝或经内镜进行扩张治疗，需要时放置支架。也可进行手术及肝移植术治疗。

（4）其他利胆药，如苯内醇、复方阿嗪米特、茴三硫、曲匹布通、去氢胆酸等对症用药，也有一定的临床药效。

2. 药物治疗举例

熊去氧胆酸（UDCA），可广泛用于各种原因引起的胆汁淤积。UDCA 能提高胆汁中胆汁酸和磷脂的含量，磷脂能增加胆固醇的溶解，从而起到溶石及利胆作用，另外，UDCA 有调节免疫功能及直接和间接的细胞保护作用。UDCA 应用于 PSC 治疗，有明显的改善肝功能生化指标，改善临床症状的作用，而且能减缓疾病的进展，延缓肝移植的时间，患者的耐受性也好。该药有明确的降低血清 ALP、GGT 及血清胆红素的作用。但是 2010 年 AASLD 指南不推荐使用 UDCA 作为药物治疗。合并 IBD 的 PSC 患者应按 IBD 指南治疗。口服剂量：250～1000mg/d，每日 3 次；疗程：6 个月至 8 年。禁忌证：肝外梗阻性黄疸。根据临床观察，大剂量 UDCA 治疗无显著疗效。

3. 肝移植术 肝移植术仍是终末期 PSC 唯一疗效确切的治疗。早年术后存活率较低，近年来报道其长期疗效较好。影响肝移植术后存活率的主要因素是疾病的严重程度及是否伴发胆管癌，所以选择正确的手术时机决定着患者的预后。肝移植一般适应证：目前多数学者主张应尽早进行肝移植，即当第 1 次手术引流后再出现黄疸等阻塞症状时就应进行肝移植，而不管此时有无肝硬化；如果确诊时已发展至肝硬化，则不必再行任何方式的胆道引流，而应尽早进行肝移植。

成功的肝移植术后仍有再发的存在，术后 PSC 再发与患者对移植肝的排斥反应是肝移植术后的主要问题。

4. 经内镜治疗 内镜不仅用于对 PSC 的诊断，近 20 年来，各种各样的内镜技术也用于 PSC 的治疗，而且成为 PSC 患者等待肝移植前有效的治疗措施。内镜下治疗能明显降低血生化指标，有效改善胆管狭窄，而且此操作技术安全、耐受性好。此技术不仅能短期缓解症状，而且有长期疗效。早期予以内镜治疗，PSC 患者的存活率比预期有明显的改善。内镜治疗技术包括内镜下 Oddi 括约肌切开术、内镜下扩张术、经乳头内镜下放置内支撑管及胆道灌洗等。内镜下括约肌切开术很少单独用于临床，多数情况下与其他方法合用，目的在于使扩张气囊、导管或内支撑管容易插入胆管，也用于胆道取石。

5. 经皮介入胆道治疗 该方法与内镜下胆道治疗相似，只是进入胆管的途径通过引导钢丝在荧光屏监视下进行，同样可以进行胆管的气囊或导管扩张，也可以放置支架，进行胆道成形术。这种方法对于缓解梗阻症状，改善生化指标也有一定的作用。但此方法风险比内镜下治疗高，操作费时，其应用受到一定限制。

6. 常规性手术治疗　外科的常规治疗是胆道引流术。包括外引流、内引流及胆道重建术。外引流多用 T 形管引流。内引流的方法多种多样，常见的有胆管空肠吻合术、胆总管空肠吻合术、肝管胆总管空肠吻合术、肝管十二指肠吻合术等；对左右肝管交叉部位狭窄的病例，可先切除狭窄病变，然后在左右肝管内插入硅胶管，进行胆道重建术，最后再与空肠吻合。尽管肝管引流可以暂时缓解症状，但复发率高，且不能改变 PSC 的进程，并对以后的肝移植造成技术上的困难，因而人们越来越不主张此方法的治疗。

【随访要点】

在诊断 PSC 时行骨密度检测以除外骨量减少或骨质疏松，此后每 2～3 年检测 1 次。合并 IBD 的 PSC 患者，建议从诊断 PSC 开始每间隔 1～2 年行结肠镜检查及活检，以除外结肠直肠肿瘤。每年 1 次腹部超声检查，以发现胆囊肿块。有胆囊肿块的患者，如果基础肝疾病允许，不论病灶大小均推荐胆囊切除术治疗。

【预后】

欧洲与美国的多项研究一致认为 PSC 的 10 年生存率约 65%。肝移植 5 年生存率>80%。各研究所报道的胆管癌在 PSC 患者中的发病率相差较大，为 6%～36%，估计其年发病率为 0.5%～1%，然而，胆管癌即使进行手术或肝移植，其预后也非常差。

第五节　胆囊息肉样病变

胆囊息肉样病变是指胆囊壁向腔内突起的一类病变，也称之为胆囊隆起性病变。它包括 20 余种疾病，既有息肉型早期胆囊癌、胆囊腺瘤、血管瘤、脂肪瘤、纤维瘤等真性肿瘤，也有为数众多的胆固醇性息肉、胆囊腺肌瘤、炎性息肉、腺瘤样增生、胰腺异位结节、甲状腺异位结节等假性肿瘤。1991 年，王秋生等在研究了 100 例手术病理检查证实的胆囊息肉样病变的基础上，提出了将所有经 B 超检查发现的胆囊息肉样病变分为胆固醇性息肉、良性非胆固醇性息肉和息肉型早期胆囊癌。这种分类可使该病诊断、鉴别诊断和治疗更为便捷可行。本节仅简要介绍治疗要点如下。

一、胆固醇性息肉的治疗

胆固醇性息肉实质是肝对胆固醇脂质代谢失调导致胆固醇大量沉积在胆囊壁固有层，隆起突入胆囊腔且上覆于正常黏膜上皮形成的息肉样突起。在超声检查发现的胆囊息肉样病变中可占到 60% 以上。B 超影像学特征为多发，直径多<10mm，主病变常位于胆囊体部，多为强回声，有时可见散在微弱声影，调整体位可见摆幅很大，有棉线样细蒂悬垂于胆囊腔内。80% 以上的胆固醇性息肉患者无临床症状且胆囊功能良好，只需定期随访观察。仅在有明显消化道症状或继发急性胆囊炎、急性胰腺炎时可考虑手术治疗。

二、良性非胆固醇性息肉样病变的治疗

良性非胆固醇性息肉样病变主要包括腺瘤、腺肌瘤、炎性息肉，其他少见的有纤维瘤、脂肪瘤、血管瘤、异位胰腺等。约占胆囊息肉样病变总数的 1/3。虽然超声检查对胆囊腺瘤的诊断准确率可达 57%，但多数情况下，仅仅依赖超声检查明确息肉的病理性质非常困难。

良性非胆固醇性息肉样病变如腺瘤和腺肌瘤等均具有癌变可能，其中腺瘤的癌变率约为 10%。准确评估病变的癌变潜能是制订个体化治疗方案的关键。Yang 等对 172

例病理检查证实的胆囊息肉样病变患者进行分析,其结果显示,所有 13 例恶性息肉均为单发,而 86 例病变为多发的患者均无恶变。小宗病例的回顾性研究结果则显示,61% ~ 94% 的良性息肉样病变直径 < 10mm,但 88% 的恶性病变直径 > 10mm。其他如患者年龄 > 50 岁、合并胆囊结石、病变快速增大等也被认为是恶性病变的特征性因素。

三、息肉型早期胆囊癌的治疗

息肉型早期胆囊癌占胆囊息肉样病变的 1% ~ 10%,可分为乳头型和结节型,以腺癌多见,约占 85%。此类患者已归属胆囊恶性肿瘤范畴,应限期行胆囊癌根治性切除术。

建议 1:胆囊息肉样病变应依据病变的超声影像学表现,结合患者年龄,病变大小、部位和有无伴发胆囊结石等临床病理学特征,仔细辨别病变的性质。

建议 2:胆固醇性息肉患者如无明显症状,可间隔 6~12 个月定期随访观察。如存在明显影响患者日常工作、生活的症状或继发急性胆囊炎等并发症时,可选择胆囊切除术。

建议 3:良性非胆固醇性息肉样病变的患者,如存在明显影响患者日常工作、生活的症状或单发病变直径 > 10mm,可选择胆囊切除术。

建议 4:怀疑息肉型早期胆囊癌或病变快速增大的患者应限期行胆囊切除术。

第六节　胆 石 病

胆石病(胆石症)是指胆道系统(包括胆囊和胆管)的任何部位发生的结石病。结石的种类和成分不完全相同,临床表现取决于结石是否引起胆道感染、胆道梗阻、梗阻的部位和程度。生活方式和饮食习惯、遗传因素、年龄增长等因素是造成发病差异的原因之一。

【临床表现与诊断要点】

1. 病因　肥胖(体内经甲基戊二酸单酰辅酶 A 的活性增加),高脂蛋白血症,服用黄体酮、口服避孕药、降血脂药(如氯贝丁酯)、雌激素,或患者有回肠疾病、慢性淤胆、原发性胆汁性肝硬化、先天性 12β-羟化酶缺陷者发生胆石病较多见。可引起胆绞痛、急性胆囊炎、慢性胆囊炎、胆总管胆石病和胆管炎、肝内胆管结石。

2. 临床典型症状　①上腹或右上腹部剧烈疼痛,持续性,有阵发性加剧常向右肩或背部放射,伴有恶心或呕吐。②伴有感染时体温多在 38~39℃,如胆总管有结石梗阻。可伴有寒战、体温更高。③少数人有黄疸,胆总管结石多伴有黄疸。④右上腹部有压痛、反跳痛,严重时有肌紧张。有时可摸到肿大的胆囊。医生站在患者右侧,用左手拇指置于胆囊处,余指放于肋骨上,嘱患者做深吸气使肝下移,则疼痛加剧,患者呼吸有突然屏息现象。⑤可有类似发作史或多年“胃痛”,或“消化不良”病史。

3. 影像学检查　有助于明确诊断。由于胆石病的临床症状和体征并非高度特异,故有赖于临床表现和影像学检查。

B 超检查:诊断胆石的特异性和敏感性均很高。除结石表现外,还可见胆囊壁增厚(> 2mm),黏膜内气体及胆囊周围积液,后两者提示胆囊的急性炎症和感染。尚可见胆道淤泥,常见于肝外胆道梗阻。肝内、外胆道扩张提示远端梗阻。1 次 B 超检查未能发现结石,并不能排除胆石的存在,1 个月后可再复查。

超声内镜诊断胆总管结石病的特异性和敏感性均较高,对无扩张性的胆总管内的小结石诊断尤有价值。

其他有条件时,尚可选用胆囊放射性核素显像、CT检查、胆管造影、磁共振胆管成像等。

4. 鉴别诊断 应除外上消化道、结肠、肾脏和胰腺的疾病。

【防治措施与用药】

1. 健康饮食,均衡营养 避免肥甘厚腻和辛辣刺激性强的食物,适当增加蔬菜、瓜果、豆类、菌藻类和茶等碱性食物,保持荤素搭配、粗细兼食、酸碱平衡。多吃蔬菜、粗粮、红薯等富含膳食纤维的食物,可使肠道生态菌群保持正常,利胆(消炎)、大便通畅,使机体代谢平衡,对预防高血压、血脂紊乱和胆汁淤积等有积极意义。

2. 外科治疗 ①开腹手术;②腹腔镜胆囊切除术;③胆管镜取石。

3. 药物溶石 ①口服胆酸溶石效果与选择适应证密切相关。适用于主要由胆固醇组成的结石,漂浮小结石的溶石成功率达90%;较大的但直径<1.5cm的结石,其成功率为60%~70%(包括部分溶解)。常选用熊去氧胆酸,长期服用可增加胆汁酸的分泌,使本品在胆汁中含量增加,并显著降低人胆汁中胆固醇及胆固醇酯的克分子数和胆固醇的饱和指数,从而有利于结石中胆固醇逐渐溶解;其溶石速率虽低于鹅去氧胆酸,但溶石效果却优于后者。两药合用,胆汁中胆固醇含量饱和度的降低程度均大于使用单个药,也大于两药的相加作用。有资料证明,成人利胆1次口服熊去氧胆酸50mg/d,150mg/d,早、中、晚进餐时分次服用,疗程最短为6个月。主要用于不宜手术的胆固醇型胆结石,对直径<5mm,X线能透过,非钙化型的浮动胆固醇型结石有较高的治愈率,可达70%;直径在5~10mm者治愈率在50%左右。溶胆结石剂量为450~600mg/d,分2次服用。若与鹅去氧胆酸合用剂量可减少1/3~1/2,或遵医嘱。注意可致腹泻(2%),偶致便秘、过敏反应、瘙痒、头痛、头晕、胃痛、胰腺炎、心动过缓等。②接触性结石溶解剂

常用甲基叔丁醚,经皮行肝穿刺,将导管插至结石所在部位,注入甲基叔丁醚,数小时之内结石将会溶解,成功率约90%。但应注意流入十二指肠的不良反应(如溶血性贫血、腐蚀性、炎症、嗜睡等)。

4. 体外治疗 体外震波碎石,或激光碎石,需专门设备、专科医生施行。

5. 无症状胆囊结石的治疗决策 对于无症状胆囊结石可采取预防性切除或定期随访下的期待治疗。预防性切除可避免结石继发胆囊炎、胰腺炎等并发症,但同时增加了患者承担与胆囊切除术有关的近期和远期并发症的风险。目前尚没有无症状胆囊结石采取预防性胆囊切除疗效的RCT研究。对胆囊结石自然病程的流行病学调查显示,无症状胆囊结石出现症状的年发生率在1%~4%。据123例无症状胆囊结石患者进行11~24年的随访调查,其结果显示,无症状胆囊结石在最初5年内平均每年约有2%的患者出现症状,随访至10年时症状发生率下降,而15年后仍无症状者将继续保持无症状。另有135例无症状胆囊结石患者采用期待治疗,随访5年,10%的无症状者出现症状,但只有7%的患者最终需行手术。基于这些现有的证据,无症状胆囊结石患者基本上是病程缓和的良性病群体,是否需要行预防性胆囊切除应取决于准确评估期待治疗的风险。即假如采取期待治疗,患者未来因出现并发症或并发症必须手术治疗的风险是否显著高于目前采取预防性手术的风险。可能增加结石并发症风险和手术风险的因素包括性别、年龄、合并糖尿病、合并肝硬化等。尤其是伴有慢性病的老年患者,采取期待治疗可能因慢性病的进展增加未来手术的风险。当继发急性胆囊炎等并发症需要急诊手术时,其手术风险也明显高于经过准备的择期手术。即便如此,基于无症状胆囊结石很低的并发症发生率,对这类特殊人群实施预防性胆囊切除术仍应在结合慢性病严重程度和患者意愿的基

础上谨慎考虑。

胆囊癌是胆囊结石最为严重的并发症，结石巨大、美洲印第安人、瓷化胆囊和胰胆管合流异常等均被认为是胆囊癌的高危因素。但目前对胆囊癌高危因素的界定尚需要高质量的前瞻性队列研究和断层研究。由于胆囊癌的预后较差，怀疑胆囊癌的患者无论是否存在症状均应预防性切除胆囊。

6. 有症状胆囊结石的治疗决策　与胆囊结石有关的症状包括消化不良、上腹部疼痛、胆绞痛等。胆囊切除术可使约 92% 的胆绞痛、72% 的上腹部疼痛、56% 的消化不良得到缓解。但多因素分析结果显示，除了胆绞痛外，其他的临床症状与胆囊结石之间没有必然的联系。因此，轻微或不典型的症状可能源于肝、胰、脾、胃等其他上腹部脏器病变的影响，从而造成胆囊切除术后患者主要症状未能得到有效缓解。对这部分患者实施胆囊切除术应持较为谨慎的态度。

有症状胆囊结石如采取非手术治疗，可因结石继发其他病症造成严重后果。对有症状胆囊结石自然病程的调查结果显示，非手术治疗 1 年内，14% 的患者出现急性胆囊炎，5% 的患者继发胆源性胰腺炎，5% 的患者继发梗阻性黄疸。根据症状严重程度的不同，每 100 例非手术治疗的患者每月需急诊住院治疗的次数为 2.5～23 次。比较胆囊切除术与非手术治疗的 RCT 研究结果证实，采取非手术治疗的患者中，4 年内约 50% 的患者因继发病而必须切除胆囊。

基于这些研究提供的证据，有症状胆囊结石如症状明显影响工作、生活，应通过手术解除症状，并消除继发病症的风险。如患者无腹腔镜手术的禁忌证，择期 LC 是优先的选择，但对于有胆绞痛表现的患者是否需要急诊手术存在争议。最近的两项 RCT 研究比较了急诊和择期 LC 治疗胆绞痛的效果，有人证实急诊 LC 组患者住院时间和并发症发生率显著低于择期手术组，但有报道两者在住院时间和并发症发生率上无显著差异。考虑到急诊手术的潜在风险及目前没有证据支持急诊手术能使患者从中获益，择期 LC 应是治疗这些患者的合理选择。故建议有 4 个：①无症状和症状轻微的胆囊结石患者不需要常规行预防性胆囊切除。②对于期待治疗可能显著增加手术风险的老年患者可选择预防性胆囊切除。③胆囊结石症状明显影响工作、生活或既往曾有胆绞痛、急性胆囊炎、胆源性胰腺炎等发作的患者应择期实施胆囊切除术。④对于有胆囊癌高危因素或怀疑胆囊癌的胆囊结石患者，无论是否存在症状，均应手术。

第七节　胆色素疾病

胆色素（bilin），亦译后胆色素类（bilichrome），是一种生物色素，是某些卟啉（porphyrin）代谢中形成的黄色、绿色、红色或褐色非金属化合物系列之一。除出现于兽类的胆色素中以外，无脊椎动物、低等脊椎动物、红藻和绿色植物中也有这种色素类。它不仅给动物体某些部位或其产物以不同的颜色，而且也是绿色植物光周期中不可缺少的，也是红藻光合作用过程中的辅助色素。胆色素也是动物胆汁的主要基本成分之一，由棕黄色的胆红素和青绿色的胆绿素组成，由于两者的含量比例和浓度的不同而使胆汁呈现各种颜色。人的胆汁几乎只含有前者，通常是黄褐至红褐色。一般地，肉食动物的胆液多含胆红素；草食动物的胆液多含胆绿素，多少带有绿色。

一、胆色素偏高体征

胆色素的颜色为橙黄色，当血液中胆色素高时，会使巩膜、皮肤、黏膜及其他组织和体液出现黄染。当血清胆色素浓度远远高于胆色素正常值时,人的皮肤、眼睛巩膜、尿液和血清呈现黄色,故称黄疸。黄疸是最显著的胆色素高的症状,主要表现为眼睛发黄、皮肤发黄、尿液发黄,俗称"三黄"。一般情况下,出现黄疸时,最先表现为尿液发黄。当肝发生炎症、坏死、中毒等损害时均可以引起黄疸,胆道疾病及溶血性疾病也可以引起黄疸。

但有时胆色素高的症状并不明显,如果总胆色素的值在 $17.1 \sim 34.2 \mu mol/L$,肉眼看不到黄疸,称为隐性黄疸。如果总胆色素的值 $> 34.2 \mu mol/L$,肉眼能看到眼睛发黄、皮肤发黄、尿液发黄,称为显性黄疸。总胆色素的值越高,黄疸越重。

二、胆色素偏高的原因

人体红细胞的寿命一般为 120d。红细胞死亡后变成间接胆色素(I-Bil),经肝转化为直接胆色素(D-Bil),组成胆汁,排入胆道,最后经大便排出。间接胆色素与直接胆色素之和就是总胆色素(T-Bil)。上述的任何一个环节出现障碍,均可使人发生黄疸。如果红细胞破坏过多,产生的间接胆色素过多,肝不能完全把它转化为直接胆色素,可以发生溶血性黄疸;当肝细胞发生病变时,或者因胆色素不能正常地转化成胆汁,或者因肝细胞肿胀,使肝内的胆管受压,排泄胆汁受阻,使血中的胆色素升高,这时就发生了肝细胞性黄疸;一旦肝外的胆道系统发生肿瘤或出现结石,将胆道阻塞,胆汁不能顺利排泄,而发生阻塞性黄疸。肝炎患者的黄疸一般为肝细胞性黄疸,也就是说直接胆色素与间接胆色素均升高,而淤胆型肝炎的患者以直接胆色素升高为主。其主要原因为:①总胆色素、直接胆色素增高。肝内及肝外阻塞性黄疸,胰头癌,毛细胆管型肝炎及其他胆汁瘀滞综合征等。②总胆色素、间接胆色素增高。溶血性贫血,血型不合输血,恶性疾病,新生儿黄疸等。③总胆色素、直接胆色素、间接胆色素

均增高。急性黄疸型肝炎,慢性活动性肝炎,肝硬变,中毒性肝炎等。

三、病理与临床

胆色素是血液中红细胞的血红蛋白代谢后的废弃物。若是血清中胆色素过高时,预示肝病变或胆管阻塞等异常讯息,血清胆色素的数值的高低代表着异常的严重程度。如果红细胞破坏过多,产生的间接胆色素过多,这样就会使得肝不能完全把它转化为直接胆色素,进而发生溶血性黄疸。胆色素不能正常地转化成胆汁、肝细胞发生病变、肝细胞肿胀、肝内的胆管受压或排泄胆汁受阻都会使得血中的胆色素升高,进而发生肝细胞性黄疸;肝外的胆道系统发生肿瘤或结石,胆道阻塞,胆汁不能顺利排泄,进而发生阻塞性黄疸。肝炎患者的黄疸主要为肝细胞性黄疸。临床急性胆色素疾病较罕见,易被误诊,死亡率高。

1. 溶血性黄疸 由于一些溶血性疾病,可以使红细胞破坏过多,导致血中的间接胆色素增多。

2. 肝细胞性黄疸 当肝细胞发生病变时,或者因胆色素不能正常地转化成胆汁,或者因肝细胞肿胀,使肝内的胆管受压,排泄胆汁受阻,使血中的胆色素升高。

综上所引起的原因,可总结间接胆色素偏高的危害有 3 点:①红细胞破坏过多;②间接胆色素可透过细胞膜,对细胞有毒害作用,不能通过肾排出体外;③间接胆色素偏高说明肝的代偿能力低下或者肝出现了问题。

四、胆色素偏高治疗

建议胆色素高的患者去医院做进一步检查以明确,根据具体的情况制订用药方案。比如对乙肝患者胆色素高的治疗,需要检查肝功能、HBV-DNA 等,根据检查结果进行抗病毒或者保肝降黄治疗。此外,也建议胆色素高的患者养成良好的生活习惯,在日常

生活中注意以下几方面。

1. 饮食宜清淡,多吃豆类制品、鱼类、蔬菜、水果等含有大量的维生素 A、B、C、E 有较好的抗氧化功能且易消化吸收的食物,不要吃过多甜食,禁酒。

2. 宜多食海鲜、香菇、芝麻、核桃、大枣、瘦肉及动物肝等食物。

3. 饭后宜卧床休息 1～2h,保证肝得到充足的血液供应,有利于肝细胞修复和再生,帮助恢复肝功能。

需要注意的是,胆色素高的患者在治疗过程中要注意定期复查肝功能等,观察治疗效果,及时调整治疗方案。

第7章

胆系肿瘤

第一节　胆囊良性肿瘤

【临床表现与诊断要点】

胆囊良性肿瘤约占胆囊手术的 3%，分真性肿瘤和假性肿瘤两大类。本章主要论述胆囊腺瘤。腺瘤是胆囊肿瘤中最常见者（28%）。大小及部位不一，质软，有蒂者占 4/5 以上。呈褐色、红色或红棕色。瘤体呈平滑圆形（非乳头状腺瘤）或绒毛状（乳头状腺瘤）。25% ～ 68% 伴有胆囊结石，56%～75% 伴有胆囊炎。肿瘤可自行脱落而漂浮在胆囊胶内。

胆囊良性肿瘤多无症状，与慢性胆囊炎症状相似。在胆囊 X 线造影或胆囊手术、尸解时偶然发现。术前口服或静脉胆系造影诊断率达 20% 左右。B 超检查可发现胆囊壁有回声中等的圆形、椭圆形或乳头状突起。

腺瘤可能是一种癌前期病变，随访 29 例乳头状瘤发现有 4 例恶变，另外有人发现 6% 的腺瘤已发生原位癌。

【防治措施与用药】

首选胆囊切除术及术前、术后对症用药、护理及指导科学均衡膳食。由于腺瘤与早期癌肉眼不易鉴别，有必要做病理切片诊断。

第二节　恶性胆囊肿瘤（胆囊癌）

恶性胆囊肿瘤简称胆囊癌，病因未明，可能与多种因素有关，如慢性胆囊炎、胆石症、胆汁淤积、胆固醇代谢异常、炎症性肠病、遗传因素、性激素、X 线辐射伤、胆汁内致癌因子、良性肿瘤恶变等。

【危险因素】

①胆囊结石（强）：根据国内外文献报道胆囊癌合并胆囊结石的发生率为 20%～96.9%，多数在 50%～70%。国外文献报道为 54%～96%。胆囊癌与胆囊结石的关系目前尚不清楚，但胆囊癌与胆囊结石并存如此之高，这提示胆结石是胆囊癌的高危因素之一。且胆囊癌与胆囊结石的性质、数目、大小有很大的关系。②胆道梗阻和感染（强）：不论有无胆石症，胆道炎症都可能最终导致胆道黏膜上皮间化、化生和产生新生物，大量临床资料显示，胆囊癌患者的胆囊炎症比较严重，萎缩性胆囊炎比早期轻型胆囊炎发生胆囊癌危险性大；非结石性胆囊炎亦可发生胆囊癌。③胆囊息肉样病变（强）：全国临床病理资料中胆囊腺瘤的恶变率为 15%。据 1665 例胆道胆囊的组织学分析，发现 7 例是

癌变的限流,79 例是浸润性腺癌,组织学跟踪检查证实良性腺瘤可转化为癌。④胰胆管汇合部畸形(强):异常胆胰管连接(anomalous pancreaticobiliary ductal union,APBDU)是一种先天性疾病,正常胰胆管在十二指肠壁内段汇合,共同通路 0.412cm,APBDU 即两者在十二指肠外连接。文献报道在 ERCP 检查中发现胆囊癌患者中有 16％合并有胰胆管汇合部畸形。⑤胆囊壁钙化(强):胆囊壁钙化又称瓷性胆囊(porcelain gallbladder),瓷性胆囊恶变率约为 20％,国内外研究表明,钙化胆囊与发生胆囊癌的危险性增加有关,瓷性胆囊恶变机会比无胆囊钙化者高出 14 倍。选择性胆囊黏膜钙化是胆囊癌的危险因素。⑥Mirizzi 综合征(强):Mirizzi 综合征是胆囊管与胆囊颈部解释压迫肝胆管所致狭窄、梗阻、瘘形成和肝功能受损为特征的临床综合征。由于患者胆囊黏膜持续性损害,可导致胆囊壁溃疡纤维化,使之上皮细胞对致癌物质的防御能力降低;胆汁长期淤积有利于胆汁酸向增生性致癌物质转化,可能是导致胆囊癌高发的原因。⑦胆总管囊肿(强):总管囊肿的囊壁平滑肌缺如、胆汁淤积,胆总管内压力升高,胆囊排空障碍,造成反复炎症发作,致使胆囊黏膜受损、修复引发胆囊癌。胆总管囊肿与胆囊癌在病因学上有着同源性,如胆胰管合流异常,因此在考虑胆总管囊肿与胆囊癌病因学联系时需注意。⑧溃疡性结肠炎及其他肠道疾病(强):溃疡性结肠炎的患者得胆道肿瘤的危险性比一般人高 10 倍,并常发生与肝外胆管。文献报道,患溃疡性结肠炎的胆道肿瘤患者发病较一般人早 30 年左右,但似乎不受结肠炎范围、严重性和治疗方式的影响。⑨雌激素改变(强):试验认为大部分胆囊癌组织可表达雌激素受体相关蛋白或雌激素诱导蛋白。有研究发现妇女多产、早产与胆囊癌发生相关的因素,推测可能是这种生育情况引起的雌激素改变导致的胆囊癌。⑩伤寒、副伤寒

(强):伤寒、副伤寒与胆道肿瘤的发生关系密切。有研究发现慢性沙门菌感染的患者或沙门菌带菌者的胆囊癌发生率是正常人的 6 倍。⑪胆道寄生虫病(强):国内曾有报道认为胆囊蛔虫病、华支睾吸虫、猫后睾吸虫与胆囊癌发生有关。⑫职业中的化学物质接触(强):汽车制造业、橡胶业工人的调查中发现,橡胶和汽车工人易患胆囊癌、胆管癌,职业环境中的化学致癌物质如石棉、亚硝胺等可使人胆道细胞产生异性 DNA。⑬地理环境因素(强):目前对全国胆道肿瘤地理分布特征的分析尚缺乏系统性报道,在西北地区胆管癌的发病率低于胆囊癌,而在其他地区和全国平均水平相一致,即胆囊癌的发生率低于胆管癌。⑭遗传因素(弱):胆道肿瘤的家族聚集性罕见,仅有的文献报道,1997 年 Devor 报道新墨西哥的西班牙人中,有两个家族有胆囊癌的聚集现象。⑮肥胖(弱)。

有报道体重超出正常的 20％～30％和恶性贫血可增加胆囊癌发生的危险性。

【临床表现】

1. 起病隐袭,早期大多无症状。可有中上腹或右上腹疼痛,间歇性或持续性钝痛或绞痛,进行性加重;腹痛可放射到右肩、背、胸等处,有时很难与胆石症相区别;进行性消瘦、黄疸或食欲缺乏、无力、恶心、呕吐等;有时表现为急性或慢性胆囊炎,约 50％右上腹可扪及肿块,晚期可见肝大、发热、腹水。

2. B 超检查特征为胆囊壁不规则增厚和腔内位置固定的不伴有声影的回声团块;经皮肝穿胆道造影(PTC)及逆行胰胆管造影(ERCP)可能表现为胆囊底部不规则充盈缺损;或胆总管或右肝管因外来压迫而狭窄或移位等。进行 ERCP 及 PTC 时可同时收集胆汁做细胞学检查。CT 诊断率为 60％。在 X 线或 B 超导引下经皮肝穿做直接胆囊造影,成功率分别为 85％和 95％以上。穿刺胆囊壁取活组织做细胞学检查,诊断率约为 85％。腹腔镜检查可发现肿瘤结节并可做活

检组织细胞学诊断。腹腔动脉造影诊断率为70%~80%,并有可能发现早期癌,呈现胆囊动脉增宽,粗细不匀或中断现象。甲胎蛋白(AFP)检查可能阳性。

3. 以右上腹部疼痛为主,可随胆囊具体变化而变化。多为持续性隐痛或钝痛,或进行性加重并有较明显的消化障碍症状。

4. 胆囊结石或慢性胆囊炎患者近期出现梗阻性黄疸。部分患者是以黄疸为主要症状就诊的。胆囊癌患者中有黄疸者占40%左右。黄疸的出现提示肿瘤已经侵犯胆管或同时伴有胆总管结石。这两种情况在胆囊癌切除病例中都可遇到。因此胆囊癌患者不应单纯有黄疸而放弃探查,占38.8%。

5. 右上腹部扪及肿块(常见)。腹部触诊可及或大或小的包块。肿瘤阻塞胆囊颈部,可引起胆囊积液、积脓,使胆囊扩大,这种光滑而有弹性的包块多可切除,且预后较好。占34.3%。体重减轻、消瘦(常见)。短时间内(如1年内或几个月内)体重减轻达体重的1/10(约45.8%)。

6. 其他诊断因素包括:①肝大(常见),是胆囊癌晚期的症状,表明已有肝转移或胃十二指肠侵犯,可能无法手术切除。②腹水(常见),胆囊或者癌肿侵犯胆管肿大压迫下腔静脉、肝硬化等原因造成的腹水。③贫血(常见),肝转移后由肝功能下降、脾功能亢进等原因造成。

【疾病演变】

胆囊癌的疾病演变尚未完全清楚。可能与胆囊结石、囊腺瘤及胆囊腺肌病、异常胆胰管连接、Mirizzi综合征等多因素参与的疾病有关。

【常规超声检查】

在有胆汁充盈的情况下,超声检查发现胆囊壁的隆起样病变较为敏感,但当胆囊萎缩,结石充满时就不容易判断了。高灵敏型的超声诊断仪器可判断胆囊壁上0.2cm大

小的病变,可发现早期胆囊癌,描述为"胆囊息肉样病变"或隆起病变的影像。胆囊癌的超声图像可表现为:胆囊壁不同程度的增厚,表面凹凸不平。有研究报道发现B超诊断准确率为74.0%~80%,而早期胆囊癌诊断准确率仅为12.6%~30%,尽管如此,B超检查目前仍是最普遍的方法,它简便、无创、影像清晰,对微小病变识别能力强,可用于普查及随访。但对定性诊断和分期帮助不大,容易受到肥胖和胃肠道气体干扰,有时有假阳性和假阴性结果。

【内镜检查法(EUS)】

通过内镜将超声探头直接送入胃十二指肠检查胆囊,观察细微的胆囊变化。不受肥胖及胃肠道气体等因素的干扰,对病灶的观察更细微。胆囊癌的超声图像可表现为胆囊壁不同程度的增厚,表面凹凸不平。对微小病变的确诊和良恶性鉴别诊断价值高。

【彩色多普勒超声检查】

可现实肿瘤内部血供,根据病变中血流状况区别胆囊良恶性病变。胆囊息肉血供较少,而胆囊癌血供较丰富。敏感度和特异性较高。

【计算机断层成像(CT)检查】

对胆囊癌总体确诊率高于B超。结合增强扫描或动态扫描适用于定性诊断、病变与周围脏器关系的确定,利于手术方案制订。

【磁共振(MRI)检查】

可见胆囊局部增厚,呈局限性,超过3mm,分界截然局部黏膜线强化中断。可观察胆囊癌的大小、范围、浸润深度及淋巴结转移等。

【磁共振胰胆管成像(MRCP)检查】

使得含有水分的胆管、胰管结构显影,产生水造影结果的方法。胆囊癌表现为胆囊壁的不规则缺损、僵硬,或胆囊腔内软组织肿块MRCP在胆胰管梗阻时有很高的价值,但对无胆道梗阻的早期胆囊癌效果仍不如超声检查。

【肿瘤标志物检测】

对胆囊癌诊断肿瘤标志物检查可包括血清和胆汁两方面。如光谱肿瘤标志物DR-70,对暗淡肿瘤的敏感性较高。如肿瘤相关糖链抗原CA-19-9和癌胚抗原CEA在胆囊患者中有一定的阳性率,升高程度与病期相关,对诊断有一定的帮助。①DR-70超出正常范围十几乃至几十倍。②CEA＞$4\mu g/L$。③ CA-19-9 ＞ 20U/ml。CEA ＞ $4\mu g/L$对胆囊癌诊断的特异性达93%,但敏感性仅为50%。CA19-9＞20U/ml对胆囊癌诊断敏感性为79.4%,特异性为79.2%。检测胆汁内的肿瘤标志物较血液中更为敏感,联合检测能显著提高术前确诊率,提示我们术前应用一些手段采集胆汁做胆囊癌的检测。

【肝功能检测异常】

肝功能各项指标异常,多提示晚期较重指标,转氨酶、γ谷氨酰胺转肽酶等不同程度升高可作为辅助检查了解肝功能及胆囊癌对肝损害的程度。

【内镜逆行胰胆管造影(ERCP)】

十二指肠镜入十二指肠,顺十二指肠大乳头打入造影剂,在影像学帮助下观察胆囊及胰胆管的变化可发现胆囊缩小或缺如,也可见胆道狭窄对胆囊癌常规影像学诊断意义不大,仅有一半左右病理科显示胆囊,早期诊断价值不高,适用于鉴别肝总管或胆总管的占位病变或采集胆汁行细胞学检查。

【经皮肝穿刺胆道造影(PTC)】

经皮肝穿刺,打入造影剂,在影像学帮助下观察胆囊变化可见胆囊影缩小或缺如。PTC在肝外胆管梗阻时操作容易,诊断价值高,对早期胆囊癌诊断帮助不大,对早期诊断的价值在于如果需要细胞学检查时可用来取

胆汁。

【细胞学检查】

术前行细胞学检查的途径有ERCP收集胆汁、B超引导下经皮肝胆囊穿刺抽取胆汁或肿块穿刺抽吸组织细胞活检。活检细胞做病理可证实癌细胞细胞学检查应用较少,但早期诊断确有困难时可以采用,脱落细胞检查有癌细胞可达到定性目的。

【胆囊癌诊断依据】

1. B超检查　能判断肿瘤浸润的程度和淋巴结转移情况。有助于肿瘤的临床分期,对指导手术治疗意义重大。

2. CT、MRCP　能显示胆囊癌对周边组织浸润和淋巴结转移情况,为胆囊癌的临床分期提供有力依据,为手术方式的选择及预后情况提供依据。

3. 肿瘤血清标志物　对GBC首选标志物是CA19-9(糖类抗原),CA19-9在早期胆囊癌中就呈现阳性,并伴随着肿瘤浸润胆囊壁深度的增加,其阳性率也增加,对早期胆囊癌诊断有一定意义。

4. 细胞学检查　主要是通过直接取活检或抽取胆汁查找癌细胞。

5. 基因诊断　p53基因和胆囊癌的增殖、恶性程度和预后密切相关。

6. 术中检查　随着腹腔镜的普及和LC适应证的不断扩大,意外胆囊癌(UGC)的发生率逐渐增加,要求操作者要严格把握UGC的诊断和LC的适应证。对于每个胆囊标本,术者都应该亲自解剖,观察胆囊壁的色泽、质地及厚度,有无肿块结节等,对可疑病灶应行冰冻切片病理检查,争取早期诊断,避免漏诊和误诊。

【鉴别诊断】

鉴别诊断见表7-1。

表 7-1 胆系肿瘤的鉴别诊断

疾病名称	体征/症状鉴别	检验鉴别
原发性肝癌侵袭胆囊	有肝病史,大部分有肝硬化征象,有门静脉高压,肝区疼痛,黄疸等症状	1. 增强扫描表现为典型的快进快出型 2. 软组织肿块内见到结石影,支持胆囊癌诊断 3. 原发性肝癌与胆囊壁分界清楚,而胆囊癌多直接向肝左内叶、右前叶浸润,造成与胆囊壁分界不清 4. 肝癌患者 AFP 升高 5. 胆囊癌多为血清碱性磷酸酶升高
慢性胆囊炎	1. 有胆囊炎及胆结石病史 2. 进食油腻食物后右上腹部疼痛 3. 腰背部放射痛	1. CT 平扫可见当一侧胆囊壁不规则增厚,特别是外侧壁不规则增厚时。不规则增厚的胆囊壁伴有结节样突起,不规则增厚的胆囊壁可见明显强化时,高度怀疑胆囊癌 2. CT、MRI 增强扫描,胆囊壁呈均匀增厚(>5mm)、腔内光滑是主要征象,常合并胆囊结石,胆囊轮廓清楚,胆囊壁无明显强化有助于诊断胆囊炎。当胆囊壁增厚,可见分层现象,或因胆囊壁水肿及胆囊周围液体渗出,形成胆囊周围曲线状阴影时,可诊断为胆囊炎
黄色肉芽性胆囊	症状多不明显,不宜区别	1. 病理检查表现为胆囊壁内呈现大量慢性炎细胞浸润、成团泡沫细胞并与增生的成纤维细胞形成肉芽肿性病变 2. CT 表现为胆囊区软组织肿块,胆囊壁增厚、不规则,有时候与肝脏交界面不清,胆囊内有结石
胆囊腺肌瘤病	发病年龄在 26－86 岁,男女比例无差别,可以不产生临床症状	1. 病理检查表现为胆囊腺肌瘤病特点为黏膜增生、肌层增厚、黏膜内窝、窦管形成 2. MRI 显示胆囊壁异常表现为弥漫性、节段性(环形)和局灶性,局灶性改变常发生在胆囊底,表现为无蒂软组织肿块、中心呈脐状
瓷性胆囊	胆囊壁因广泛纤维化和钙化而使胆囊呈瓷白色,多由慢性炎症引起,女性多见。瓷性胆囊患者胆囊癌发病率为 10%～25%,它是导致胆囊癌的高危因素之一	1. 病理表现为肌层宽而连续钙化带,或者黏膜层和黏膜下层散在分布着大量钙化小结石 2. CT 表现为胆囊缩小,含有大量边缘钙化的结石,中心为胆汁
胆石症	长期慢性胆囊炎和胆石症病史	1. B超是诊断胆石症最敏感的"金标准",敏感性为 93%～95%,小于 5mm 的解释不容易被发现 2. CT 中胆结石的可见程度依赖于结石的组成,而非结石的大小。其发现结石的敏感性为 75%～79%

（续　表）

疾病名称	体征/症状鉴别	检验鉴别
胆囊息肉和胆囊腺瘤	无明显症状和体征,当息肉及腺瘤变大时可产生相应的炎症或黄疸症状	1. 病理检查可明确诊断,可见腺瘤边缘较光滑,多单发,蒂短而细 2. 腺瘤 CT 可见小的软组织密度,并有强化,胆囊附着壁无僵硬及增厚现象 3. MRI 表现为中低信号,增强扫描可见轻度强化。无胆囊壁局部僵硬、增厚及继发肝浸润征象及转移征象

【防治措施】

远离可能的致癌危险因素。胆囊癌确诊者首选手术切除胆囊和局部淋巴结。如已侵犯一叶肝,则需同时切除累及的肝叶;如广泛侵犯胆管引起梗阻者则做胆道引流。酌情进行放射治疗、化学药物综合治疗。

胆囊癌早期症状不典型,手术根治切除率较低,行扩大根治术后复发率高,且是导致死亡的主要原因,故主张手术合并放射治疗。胆囊癌对放疗有一定敏感性,手术加放疗可延长生命,改善生活质量。①术中内照射:对于 Nevein 分期 Ⅴ 期,姑息手术行术中内照射治疗(IORT)用电子束照射肝切缘,肝、十二指韧带可能残存的癌灶,术中一次照射剂量为 20～30Gy,Bossee 报道放射治疗后能解除疼痛减轻黄疸。②术后行体外照射:适用于胆囊癌根治术后或姑息切除术后,以及手术不能切除者。照射范围为肿瘤原发部位和肝门附近。如在照射中黄疸加深,或持续性疼痛,或 B 超检查病变较前发展,即认为放射治疗无效,应终止照射。

胆囊癌辅助用药如干扰素、白介素等可参阅肝癌用药(略)。

第三节　胆　管　癌

胆管癌是指发生在左右肝管直至胆总管下端的肝外胆管癌,上段胆管、肝总管、左右肝管及其汇合部最多见,占胆管癌的 43.4%～75.2%,高发年龄为 50-70 岁,男性居多。

【主要临床表现与诊断】

常见为腹痛、乏力、消瘦及梗阻性黄疸。腹部 CT、PTC 和 ERCP 多可明确诊断,同时可取病理活检或胆汁脱落细胞证实诊断。

【主要治疗措施】

①胆管癌的治疗以手术治疗为主,切除肿瘤的同时要恢复胆管的通畅。②体部伽马刀治疗仅适用于有明显手术禁忌的早期患者和不能手术的中晚期患者,尤其适用于对化疗不敏感的硬化型胆管癌,可较好地控制肿瘤,解除黄疸。因周围正常组织对剂量提高的限制,故体部伽马刀治疗时宜采用低剂量、多分次照射,总剂量也不宜太高,治疗过程中应注意胃肠道的受量,尤其是较为固定的十二指肠,严重者可导致其坏死、穿孔。③辅助药物治疗。④胆囊癌胆管癌的放、化疗。

【辅助抗癌药物治疗】

1. 生物治疗　β-干扰素或 α-干扰素、白细胞介素-2、肿瘤坏死因子及淋巴因子激活的杀伤细胞、LAK 细胞、肿瘤浸润淋巴细胞(TIL)等已用于临床。

2. 中药(槐耳颗粒)　扶正活血、抑菌,用于肝癌的辅助治疗及不宜手术和化疗的原发性胆管癌的辅助治疗;也可配合其他治疗方法用药。每次冲服 20g,每日 3 次,1 个月为 1 个疗程。

3. 去甲斑蝥素(依尔康、利佳) 空腹口服每次 5～20mg,每日 3 次,静脉注射或静脉滴注 10～20mg/d,溶于适量葡萄糖注射液内缓慢静脉注射,或加入葡萄糖注射液 250～500ml 中缓慢静脉滴注。联合化疗效果更好。

【疗效评价与典型病例】

1. 随访观察 伽马刀治疗胰腺癌和胆囊癌和胆管癌虽有一定疗效,但尚不够满意。应在伽马刀治疗术后 1～2 个月随访 1 次,了解治疗后情况,做体格检查和相应的实验室检查(如三大常规,血、尿淀粉酶,肝功能,胆红素等),必要时做 B 超、CT 等检查。

2. 胆囊癌胆管癌的放(化)疗 效果不佳,迄今仍缺少系统的研究和行之有效的化疗方案。常用的化疗药物与其他消化道癌相似,主要有 5-氟尿嘧啶（5-Fu）、阿霉素（ADM）、丝裂霉素（MMC）等。以 5-Fu 为主,并用 MMC 和 ADM 者疗效较好。

3. 疗效判定 探查活检、姑息性手术切除术和根治性切除术患者术后 1、3、5 年生存率分别为 6%、0、0,24.0%、0、0 和 78.0%、50.0%、14.0%,根治性手术与其他治疗方法相比较,差异有统计学意义($P < 0.05$)。其中扩大根治者生存(16.17 ± 3.67)个月,明显长于姑息性切除术者的(9.22 ± 1.125)个月($P < 0.05$)。影响预后的因素包括对肿瘤的浸润深度、淋巴结远处转移、治疗方法、年龄(<55 岁、55～65 岁、>65 岁)及性别进行 Cox 多因素分析显示,肿瘤的浸润深度、淋巴结远处转移、治疗方法与胆囊癌的预后明显相关(分别为 0.001、0、0.04、0.004),而年龄、性别与胆囊癌预后无明显相关。

【放(化)疗不良反应的管理】

①疲劳感;②食欲缺乏;③贫血;④恶心;⑤脱发;⑥化疗所致静脉炎;⑦骨髓抑制;⑧消化道反应(恶心呕吐、纳差厌油);⑨口腔溃疡等。

【治疗进展】

对胆囊癌胆管癌的治疗效果和预后寄希望于早期诊断,然而胆囊癌确诊时多为晚期,治疗效果和预后很差,故如何提高胆囊癌的早期诊断率是作为胆囊癌综合治疗的一部分,免疫疗法、温热疗法及中药治疗都有报道,尤其是近年来,随着分子生物学的迅猛发展,肿瘤基因治疗正逐步发展成为肿瘤治疗的一种新的手段,基因治疗在胆道恶性肿瘤的治疗方面也开展了一些相关研究,如抑癌基因治疗、自杀基因联合放射治疗等,有望为胆道肿瘤的治疗带来新的突破。随着国人胆囊癌细胞系建立,围绕胆囊癌的生物学特征开展了深入细致的研究,并与肿瘤相关基因的研究相结合或建立动物模型,从细胞凋亡、细胞周期调控及细胞外微环境等方面试图探索胆囊癌的发生、发展、侵袭和转移机制。手术也应借助影像学和计算机辅助系统的发展,开辟外科研究的新领域,从手术设计到模拟手术、从风险预测到意外预案,为术者提供手术操作的精确范围,也为患者提供更安全的围术期及更好的预后。利用各种生物反应调节剂,如干扰素、白介素等提高机体免疫,改善病情,延长生存期,提高生存质量,该方面的应用研究有着广泛的前景。其他如内分泌治疗、局部和全身热疗等正在不断探索中。

第8章

胰腺感染性疾病

第一节 急性胰腺炎

急性胰腺炎（acute pancreatitis，AP）是比较常见的一种急腹症，按病理分类可分为水肿性和出血坏死性。前者病情轻，预后好；而后者则病情险恶，死亡率高，不仅表现为胰腺的局部炎症，而且常常涉及全身的多个脏器。该病病因很多，如共同通道梗阻、暴饮暴食及酒精因素、血管因素、感染因素、手术及外伤因素及其他因素等引起的胰酶激活，继以胰腺局部炎症反应为主要特征的疾病。其发病率占急腹症的第3~5位。其中80%以上的患者病情较轻，即急性水肿性胰腺炎，可经非手术治愈，基本上是一种内科疾病。10%左右的患者属于重症胰腺炎，即急性出血性坏死性胰腺炎（acute hemorrhagic necrotic pancreatitis，AHNP，SAP），胰腺的炎症已非可逆性或自限性，常需手术治疗，应视为外科疾病。由于对急性胰腺炎的认识较前深入，诊断技术和治疗方法更有了较大的发展，已成为外科医生很感兴趣的问题，同时因病死率仍居高不下，达30%~60%。

【病因】

急性胰腺炎有多种致病危险因素，国内以胆道疾病为主，占50%以上，称为胆源性胰腺炎。西方主要与过量饮酒有关，约占60%。

1. 胆道疾病　胆道结石向下移动可阻塞胆总管末端，此时胆汁可经"共同通道"反流入胰管，其中经细菌作用将结合胆汁酸还原成的游离胆汁酸可损伤胰腺，并能将胰液中的磷脂酶原A激活成为磷脂酶A，从而引起胰腺组织坏死，产生急性胰腺炎。造成胆总管末端阻塞的原因还有胆道蛔虫及因炎症或手术器械引起的十二指肠乳头水肿或狭窄、Oddi括约肌痉挛等。

2. 过量饮酒、暴饮暴食或药物　是其主要致病危险因素。

3. 感染　很多传染病可并发急性胰腺炎，症状多不明显，原发病愈合后，胰腺炎自行消退，常见的有腮腺炎、病毒性肝炎、传染性单核细胞增多症、伤寒、败血症等。蛔虫进入胆管或胰管，不但可带入肠液，还可带入细菌，能使胰酶激活引起炎症。

4. 十二指肠液反流　当十二指肠内压力增高，十二指肠液可向胰管内反流，其中的肠激酶可激活胰液中各种分解蛋白的酶和磷脂酶A，从而导致急性胰腺炎的发生。

5. 创伤因素　上腹部钝器伤、穿通伤、手术操作，特别是经Vater壶腹的操作，如内镜逆行胰胆管造影（ERCP）和内镜经Vater壶腹胆管取石术等。

6. 胰腺血循环障碍　低血压、心肺旁

路、动脉栓塞、血管炎及血液黏滞度增高等因素均可造成胰腺血循环障碍而发生急性胰腺炎。

7. 其他因素　胰腺炎的致病危险因素还有很多。①血管因素：动脉粥样硬化及结节性动脉周围炎，均可导致动脉管腔狭窄及胰腺供血不足。②妊娠后期：妇女易并发胆结石、高脂血症，增大的子宫可压迫胰腺，均能导致胰液引流障碍、胰管内高压。③十二指肠穿透性溃疡：饮食因素、感染因素、药物因素及与高脂血症、高血钙、妊娠有关的代谢、内分泌和遗传因素等。除上述病因外，少数急性胰腺炎找不到原因，称为特发性胰腺炎。

此外，10%～20%的患者因不同途径强化胰腺内和胰腺外炎症而导致所谓的全身性炎症反应综合征（SIRS）。发生 SIRS 在一定程度上预示着多器官衰竭和（或）胰腺坏死。

符合全身性炎症反应综合征（SIRS）应具备以下 2 条或以上标准：①脉搏 > 90/min；② 呼吸频率 > 20/min 或 PCO_2 < 32mmHg；③ 直肠体温 < 36℃ 或 > 36℃；④白细胞计数 < $4×10^9/L$ 或 > $12×10^9/L$。

【发病机制】

各种病因引起的急性胰腺炎致病途径不同，却具有共同的发病过程，即胰腺各种消化酶被激活所致的胰腺自身消化。正常情况下胰腺能防止这种自身消化：①胰液中含有少量胰酶抑制物可中和少量激活的胰酶。②胰腺腺泡细胞具有特殊的代谢功能，阻止胰酶侵入细胞。③进入胰腺的血液中含有中和胰酶的物质。④胰管上皮有黏多糖保护层。当在某些情况下上述防御机制受到破坏即可发病。

在病理情况下，因各种原因导致胰管阻塞，胰腺腺泡仍可持续分泌胰液，可引起胰管内压升高，破坏了胰管系统本身的黏液屏障，HCO_3^- 便发生逆向弥散，使导管上皮受到损害。当导管内压力超过 3.29kPa 时，可导致

胰腺腺泡和小胰管破裂，大量含有各种胰酶的胰液进入胰腺实质，胰分泌性蛋白酶抑制物（PSTI）被削弱，胰蛋白酶原被激活成蛋白酶，胰实质发生自身消化作用。其中以胰蛋白酶作用为最强，因为少量胰蛋白酶被激活后，它可以激活大量其他胰酶包括其本身，因而可引起胰腺组织的水肿、炎性细胞浸润、充血、出血及坏死。

胰腺磷脂酶 A 与急性胰腺炎关系近年更受重视，此酶一旦被胆盐、胰蛋白酶、钙离子和肠激酶激活后即可水解腺细胞膜的卵磷脂，生成脂肪酸和溶血卵磷脂，后者能促使细胞崩解，胞内大量胰酶释出，加重炎症程度。此外磷脂酶 A 使胞膜磷脂分解为脂肪酸及溶血卵磷脂的过程中，还产生血栓素 A2（TXA2），TXA2 为强烈的缩血管物质，TXA2 与 PGI2 的比例失调可导致组织血液循环障碍，加重病理变化。脂肪酶被激活后可导致脂肪坏死甚至波及胰周组织。血钙越低提示脂肪坏死越严重，为预后不良的征兆。弹力纤维酶被胰蛋白酶激活后，除具有一般的蛋白水解作用外，对弹力纤维还具有特异的消化作用，使血管壁弹力纤维溶解，胰血管坏死、破裂与出血，这也是水肿型发展为出血坏死型胰腺炎的病理生理基础。血管舒缓素原被胰蛋白酶激活后形成血管舒缓素，可释放缓激肽及胰激肽，能使血管舒张及通透性增加，最终引起休克。

近年来，国内外学者对急性胰腺炎的发病机制的研究已由上述"胰酶消化学说"转至组织"炎症介质学说"。大量试验研究揭示急性胰腺炎胰腺组织的损伤过程中，一系列炎性介质起着重要的介导作用，并且各种炎症之间相互作用，通过不同途径介导了急性胰腺炎的发生和发展。

肠菌易位的确切机制仍有争议，最可能的途径是穿透肠壁易位或血源性播散。目前普遍认为细菌内毒素是单核巨噬细胞的强烈激活药，诱导炎性因子 TNF-α、IL-1 和 IL-6

等分泌。正常人门静脉血循环的内毒素很快即被肝库普弗细胞清除,防止因内毒素对免疫系统过度激活而导致细胞因子瀑布样效应。肝网状内皮功能下降或抑制网状内皮功能,可导致全身内毒素血症发生和全身单核-巨噬细胞的激活。临床研究表明 SAP 患者网状内皮系统功能受到破坏和抑制。由此可见,内毒素在 SAP 的发展过程中起着重要的"扳机"角色,通过激活巨噬细胞、中性粒细胞,引起高炎症因子血症及氧自由基和中性粒细胞弹性蛋白酶的强大破坏性,最终造成 SIRS 和 MOF。这就是最近提出的"第二次打击"学说。

【分类分型】

1. 病因分类　①胆石性急性胰腺炎;②酒精性急性胰腺炎;③家族性高脂血症性急性胰腺炎;④继发于甲状旁腺肿瘤的急性胰腺炎;⑤手术后急性胰腺炎;⑥继发于胰腺癌的急性胰腺炎;⑦继发于腮腺炎的急性胰腺炎;⑧特发性急性胰腺炎等。

2. 病理分类法(秦保明分类法)　①急性水肿型胰腺炎;②急性出血型胰腺炎;③急性坏死型胰腺炎;④急性坏死出血型胰腺炎(出血为主);⑤急性出血坏死型胰腺炎(坏死为主);⑥急性化脓型胰腺炎。

3. 临床分类

(1)第一次马赛会议分类(1963):急性胰腺炎、复发性急性胰腺炎、慢性胰腺炎、慢性复发性胰腺炎。第二次马赛会议分类(1984):①轻型,无胰腺实质坏死,仅有间质水肿,胰周脂肪可坏死,可进展为重型。②重型,具有胰周和胰内脂肪和实质坏死、出血,病变呈局灶性或弥漫性。

(2)亚特兰大分类(1992):急性间质性胰腺炎(轻型急性胰腺炎)、急性坏死性胰腺炎(重型急性胰腺炎,SAP)。

(3)目前临床将急性胰腺炎的病理生理通常分 3 期。①第 1 期,胰腺腺泡细胞内胰蛋白酶过早活化。几种不同的机制参与其中,包括腺泡细胞钙信号系统崩溃,溶酶体水解酶组织蛋白酶-B 使胰蛋白原裂解为胰蛋白酶,胰腺细胞内胰蛋白酶抑制因子活性下降。一旦胰蛋白酶活化,将激活各种损伤性胰消化酶。②第 2 期,经由不同的机制和途径发生胰腺内炎症。③第 3 期,发生胰腺外炎症,包括急性呼吸窘迫综合征(ARDS)。这两期中,细胞因子和炎症因子介导 4 个重要环节:①炎症细胞活化;②活化的炎症细胞对微循环的化学趋化作用;③活化的黏附分子使炎症细胞与内皮结合;④活化的炎症细胞迁移至炎症区域。

【症状体征】

1. 症状

(1)腹痛:急性胰腺炎多数为突然发病,表现为剧烈的上腹痛,并多向肩背部放射,患者自觉上腹部及腰背部有"束带感"。腹痛的位置与病变的部位有关,如胰头的病变重者,腹痛以右上腹为主,并向右肩放射;病变在胰尾者,则腹痛以左上腹为重,并向左肩放射。疼痛强度与病变程度多相一致。若为水肿性胰腺炎,腹痛多为持续性伴有阵发加重,采用针刺或注入解痉药物而能使腹痛缓解;若为出血性胰腺炎,则腹痛十分剧烈,常伴有休克,采用一般的镇痛方法难以镇痛。

(2)恶心呕吐:发病之初即出现,其特点是呕吐后不能使腹痛缓解。呕吐的频度亦与病变的严重程度相一致。水肿性胰腺炎中,不仅有恶心,还常呕吐 1～3 次;在出血性胰腺炎时,则呕吐剧烈或为持续性频频干呕。

(3)全身症状:可有发热、黄疸等。发热程度与病变严重程度多一致。水肿性胰腺炎,可不发热或仅有轻度发热;出血坏死性胰腺炎则可出现高热,若发热不退,则可能有并发症出现,如胰腺脓肿等。黄疸的发生可能为并发胆道疾病或为肿大的胰头压迫胆总管所致。

这两种原因引起的黄疸需要结合病史、实验室检查等加以鉴别。

有极少数患者发病非常急骤,可能无明显症状或出现症状不久,即发生休克或死亡,称为猝死型或暴发性胰腺炎。

2. 体征

(1)全身体征:①体位,多平卧或侧位,但喜静卧。②血压、脉搏、呼吸,在水肿性胰腺炎时,多无明显变化,但在出血坏死性胰腺炎时,可有血压下降,脉搏及呼吸加快,甚至出现休克。值得提出的是,在急性出血坏死性胰腺炎时,可以出现急性呼吸窘迫综合征(ARDS)。这是一种十分危险的综合征,需要根据病史、实验室检查等方法,做到早期诊断与治疗。③舌苔,舌质多淡红,伴有感染时多红或紫红;舌苔多薄白或白腻,严重病例则黄腻或黄燥。

(2)腹部体征:①视诊。腹部多平坦,但出血坏死性胰腺炎可因肠麻痹而出现腹胀,并发胰腺囊肿或脓肿时,可有局限性隆起。②触诊。压痛、反跳痛与肌紧张可因病变程度和部位不同而各异。一般情况下,多在上腹部有程度不同的压痛,但压痛部位与病变部位有关。病变在胰头者,压痛在右上腹;病变在胰尾者,压痛在左上腹;病变累及全胰腺者,全上腹有压痛。若出血坏死性胰腺炎,腹腔渗液多时,常为全腹的压痛、反跳痛和肌紧张。急性胰腺炎时,也常在上腹部发现肿块。肿块的原因可能有:胀大的胆囊,位于右上腹胆囊区;肿大的胰头,位于右上腹,但位置较深;胰腺囊肿或脓肿,多为圆形的囊性肿物;水肿的发炎组织,如大网膜、肠管或小网膜囊内的积液。③叩诊。有肠胀气时,叩诊呈鼓音,若腹腔有渗液时,则叩诊呈浊音,并可测出移动性浊音。④听诊。肠音多减弱,当出现肠麻痹时,可呈"安静腹"。

【鉴别诊断要点】

急性胰腺炎的正确诊断率近年来有显著提高,但在非典型的病例中,往往易与其他急性腹部疾病相混淆,故应随时提高警惕,现将鉴别要点略述如下。

1. 急性胆囊炎、胆石病、急性胆囊炎 腹痛较急性胰腺炎轻,其疼痛部位为右上腹部胆囊区,并向右胸及右肩部放射,血尿淀粉酶正常或稍高;如伴有胆道结石,其腹痛程度较为剧烈,且往往伴有寒战、高热及黄疸。

2. 胆道蛔虫病 发病突然,多数为儿童及青年人,开始在上腹部剑突下偏右方,呈剧烈的阵发性绞痛,患者往往自诉有向上"钻顶感"。疼痛发作时,辗转不安、大汗、手足冷,痛后如常人。其特点为"症状严重,体征轻微"(症状与体征相矛盾)。血尿淀粉酶正常,但在胆道蛔虫合并胰腺炎时,淀粉酶可升高。

3. 胃及十二指肠溃疡穿孔 溃疡病穿孔为突然发生的上腹部剧烈疼痛,很快扩散至全腹部,腹壁呈板状强直,肠音消失,肝浊音缩小或消失。腹部平片有气腹存在,更可能帮助明确诊断。

4. 急性肾绞痛 有时应与左侧肾结石或左输尿管结石相鉴别。肾绞痛为阵发性绞痛,间歇期可有胀痛,以腰部为重,并向腹股沟部与睾丸部放射,如有血尿、尿频、尿急,则更有助于鉴别。

5. 冠心病或心肌梗死 在急性胰腺炎时,腹痛可放射至心前区或产生各种各样的心电图改变,往往相混淆。然而,冠心病患者可有冠心病史,胸前区有压迫感,腹部体征不明显等,需仔细鉴别。

【临床检查】

1. 血清淀粉酶 淀粉酶是诊断急性胰腺炎最常用的指标。因为血清淀粉酶55%～60%来源于唾液腺,所以检测胰淀粉酶可以提高诊断率,它的准确性达92%,特异性92%,然而由于检测方便、价格低廉,所以采用总淀粉酶检查仍十分普遍。约75%患者在起病24h内淀粉酶超过正常值上限3倍,并持续3～5d或更长时间,一般认为血清淀粉酶在起病6～12h

开始升高,48h 达高峰,而后逐渐下降,此时尿淀粉酶开始升高。检测血淀粉酶准确性高,影响因素少,建议以血淀粉酶为主,尿淀粉酶仅作参考。血清淀粉酶动态观察有助于早期发现并发症。

2. 血清脂肪酶　对于胰腺炎的诊断血清脂肪酶的价值优于淀粉酶。通常血清脂肪酶于起病后 24h 内升高,持续时间较长(7～10d)。超过正常上限 3 倍有诊断意义。其敏感性、特异性与淀粉酶基本相同,但在血清淀粉酶活性已经下降至正常,或其他原因引起血清淀粉酶活性增高时,脂肪酶测定有互补作用。

3. 血常规　可能出现白细胞增加,中性粒细胞核左移;体液丢失可致血细胞比容增高。根据白细胞计数可以判断感染程度。

4. 腹部 B 超　腹部 B 超作为常规初筛检查,可在入院 24h 内进行。作用有:①发现胰腺肿大,弥漫性胰腺低回声,但难以发现灶状回声异常;②发现胰腺钙化、胰管扩张;③发现胆囊结石、胆管扩张;④发现腹腔积液;⑤发现与追踪假性囊肿。临床意义:B 超检查受肠胀气影响大,诊断价值有限。

5. 生化检查　检测血糖、三酰甘油、血清胆红素、血清转氨酶、乳酸脱氢酶、碱性磷酸酶,白蛋白、尿素氮血清钙等。结果:血糖升高;5%～10% 急性胰腺炎患者有三酰甘油增高,10% 急性胰腺炎患者有高胆红素血症;血清转氨酶、乳酸脱氢酶和碱性磷酸酶增高。严重患者血清白蛋白降低、血清钙下降,尿素氮升高。临床意义:三酰甘油升高可能是胰腺炎的病因,也可能继发于胰腺炎。血清钙下降与临床严重程度平行。

6. 腹部平片　腹部 X 线片,能提供支持急性胰腺炎的间接证据:①哨兵襻征(sentinel loop),空肠或其他肠段节段性扩张;②结肠切割征(colon cut-off),结肠痉挛近段肠腔扩张,含有大量气体,而远端肠腔无气体;③麻痹性肠梗阻;④胰腺区见液气平面提示脓肿。临床意义:腹部平片可排除胃肠穿孔、肠梗阻等急腹症。

7. CT 检查　疑有坏死合并感染,可在 CT 引导下进行穿刺检查。初次 CT 显示 A～C 级胰腺炎、CTSI 评分在 0～2 分的患者只有在临床怀疑有并发症发生时才需复查增强 CT,而 D～E 级胰腺炎(CTSI 评分在 3～10 分)应间隔 7～10d 后复查增强 CT。结果:CT 下可见胰腺增大、边缘不规则、胰腺内低密度区、胰周脂肪炎症改变、胰内及胰周液体积聚,甚至有气体出现,坏死灶在造影剂增强动脉期无增强显影,与周围无坏死胰腺形成鲜明对比,可发现胰腺脓肿、假性囊肿。临床意义:CT 扫描是急性胰腺炎诊断和鉴别诊断、病情严重程度评估的最重要检查,而 3d 后动态增强 CT 扫描对诊断胰腺坏死非常重要。

8. 尿常规　部分患者可有尿糖升高,严重者尿中有蛋白、红细胞和管型。临床意义:判断胰腺炎的严重程度。

9. X 线胸片　可发现胸腔积液、膈肌抬高、肺不张、肺间质炎、心力衰竭等。

10. 血清胰腺非酶分泌物　如检测出胰腺相关蛋白(PAP),胰腺特异蛋白(PSP),尿胰蛋白酶原活性肽(TAP);结果显示 3 项都可以在急性胰腺炎时增高。临床意义:属于其他相关标志物检查,可帮助临床诊断。

11. 血清非特异性标志物　C 反应蛋白(C-reactive protein,CRP)、白细胞介素(interleukin-6,IL-6)等可升高。其结果显示推荐使用 C 反应蛋白(CRP),发病后 72h CRP>150mg/L 提示胰腺组织坏死可能。临床意义:动态测定血清白介素 6(IL-6):水平增高提示预后不良。

【局部并发症】

1. 假性囊肿　多发生于胰腺坏死基础上,胰腺外伤及慢性胰腺炎也可出现。假性囊肿实际上是胰腺周围的包裹性积液,囊壁由纤维组织和肉芽组织构成,囊液内含有组织碎片和大量胰酶。假性囊肿多在急性胰腺炎起病 2 周后发生,4～6 周成熟,80% 为单发,胰体、胰尾为多,常与胰管相连。大的囊肿可产生压迫症状,并有压痛。囊壁破裂或有裂隙时,囊内液流入腹腔,造成胰源性腹水。病程早期可见胰腺内、胰周或胰腺远隔间隙液体积聚,但无完整包膜被称为急性液体积聚(acute fluid collection)。

2. 胰腺脓肿(pancreatic abscess) 多发生在急性胰腺炎 4 周后。脓肿多在胰腺液化、坏死或假性囊肿基础上发生,较胰腺坏死感染发生迟。脓肿边界不清、低密度影、内可见气泡。临床高热不退、白细胞持续升高、腹痛加重和高淀粉酶血症时应考虑脓肿形成。

3. 胰腺坏死感染 20%～50% 的胰腺坏死发生感染,多出现在急性胰腺炎 2 周后,诊断为 SAP 者应在起病后密切观察有无胰腺坏死存在。

【全身并发症】

1. ARDS 突发性、进行性呼吸窘迫、气促、发绀、烦躁、出汗等严重低氧血症,常规氧疗不能缓解。由肺灌注不足、肺表面活性物质卵磷脂减少、游离脂肪酸损伤肺泡毛细血管壁、缓激肽扩张血管和增加血管通透性、肺微循环栓塞、胸腹腔积液等因素综合所致。

2. 急性肾衰竭 患者并发急性肾衰竭的死亡率高达 80%。早期表现为少尿、蛋白尿、血尿或管型尿、血尿素氮进行性增高,并迅速进展为急性肾衰竭。发生原因主要为低血容量休克、微循环障碍致肾缺血缺氧。

3. 心律失常和心功能衰竭 SAP 常见心包积液、心律失常和心力衰竭。原因有:①血容量不足、心肌灌注不足;②血管活性肽、心肌抑制因子使心肌收缩不良;③激活的胰酶损害心肌,抑制心肌收缩;④毒素直接损害心肌。

4. 消化道出血 上消化道出血多由应激性溃疡、糜烂所致,少数为脾静脉或门静脉栓塞造成门静脉高压,引起曲张静脉破裂。下消化道出血可由胰腺坏死穿透横结肠所致,预后甚差。假动脉瘤与假性囊肿相连也可出现消化道出血。

5. 败血症 胰腺局部感染灶扩散至全身,则形成败血症。

6. 凝血异常 SAP 患者血液常处高凝状态,发生血栓形成、循环障碍,进而发展为 DIC。

7. 中枢神经系统异常 可见定向障碍、躁狂伴有幻觉和妄想、昏迷。早期(10d 内)出现意识障碍为胰性脑病,由 PLA2、电解质异常、高血糖和低蛋白血症、炎性因子等引起。在胰腺炎后期甚至恢复期出现的迟发性意识障碍,是由于长时间禁食造成维生素 B_1 缺乏,导致丙酮酸脱氢酶活性下降而影响大脑功能障碍。

8. 高血糖 由于胰腺的破坏和胰高糖素的释放,SAP 患者可出现暂时性高血糖,偶可发生糖尿病酮症酸中毒或高渗性昏迷。

9. 水、电解质、酸碱平衡紊乱 患者多有轻重不等的脱水,频繁呕吐可有代谢性碱中毒。SAP 多有明显脱水和代谢性酸中毒。30%～50% 的 SAP 患者有低钙血症(< 2mmol/L),系大量脂肪坏死分解出的脂肪酸与钙结合成脂肪酸钙及甲状腺分泌降钙素所致。

【诊断标准】

1. 2006 年 ACG 急性胰腺炎临床指南,诊断急性胰腺炎一般需以下 3 条中的 2 条:①具有急性胰腺炎特征性腹痛;②血清淀粉酶和(或)脂肪酶≥正常值上限 3 倍;③急性胰腺炎特征性的 CT 表现。

2. 重症急性胰腺炎(severe acute pancreaLitis,SAP)的诊断至少应该满足以下 3 项中的 2 项:①上腹部疼痛、血清淀粉酶水平升高 3 倍以上；②X 线断层成像（CT）或磁共振（MR）有急性胰腺炎的变化，同时有胰周广泛渗出和（或）胰腺坏死及胰腺脓肿等改变；③器官功能衰竭。

【问诊与查体】

1. 关键诊断因素

（1）腹痛：常涉及整个上腹部，上腹正中或左上腹多见，50％的患者有向腰背部放射的束带状痛，弯腰抱膝或前倾坐位可能会轻微减轻疼痛。胰腺分泌物扩散后可引起腹膜炎，发生下腹及全腹痛。5％～10％的患者可能无腹痛，突然休克或昏迷，甚至猝死，往往是 SAP 终末期表现。多在年老、体弱患者发生，还见于腹膜透析、腹部手术、肾移植、军团病、脂膜炎等伴发的胰腺炎。

（2）恶心、呕吐：90％的患者起病即有恶心、呕吐，呕吐可频繁发作，或持续数小时，呕吐物可为胃内容物、胆汁或咖啡渣样液体，呕吐后腹痛多无缓解。呕吐可能为炎症累及胃后壁所致，也可由肠道胀气、麻痹性肠梗阻或腹膜炎引起。

2. 其他诊断因素　发热常源于急性炎症、胰腺坏死组织继发细菌或真菌感染，发热伴有黄疸者多为胆源性胰腺炎。发热与病情有一定关系，MAP 仅有轻度发热，一般持续 3～5d，发热较高，且持续不退，特别在胰腺或腹腔有继发感染时，呈弛张高热。

（1）低血压及休克（不常见）：可发生低血压或休克，患者烦躁不安、皮肤苍白、湿冷、脉搏细弱。休克主要是有效循环血量不足，包括：①血液和血浆大量渗出；②频繁呕吐丢失体液和电解质；③血中缓激肽增多，引起血管扩张和血管通透性增加；④并发消化道出血。

（2）Grey-Turner 征：血液、胰酶及坏死组织液穿过筋膜与肌层深入腹壁时，可见两侧肋腹皮肤呈灰紫色斑称之为 Grey-Turner 征，而脐周皮肤青紫称为 Cullen 征，多提示预后差。

（3）其他体征（不常见）：患者常有全身表现，以血容量不足和中毒症状为多见，包括：脉搏＞100/min、血压下降、呼吸困难。

肿大的胰头压迫胆总管可造成暂时性阻塞性黄疸，如黄疸持续不退且逐渐加深多为胆总管或壶腹部嵌顿性结石引起，少数患者可因并发肝细胞损害引起肝细胞性黄疸。

少见的体征还有皮下脂肪坏死小结、下肢血栓性静脉炎、多发性关节炎等。

【危险因素】

1. 胆道梗阻　约 70％的人胆胰管共同开口于 Vater 壶腹，由于多种原因，包括壶腹部结石、蛔虫或肿瘤压迫而阻塞，或胆道近段结石下移，造成 Oddi 括约肌炎性狭窄，或胆系结石及其炎症引起括约肌痉挛水肿，或十二指肠乳头炎、开口纤维化，或乳头旁十二指肠憩室等，均使胆汁不能通畅流入十二指肠内，而反流至胰管内，胰管内压升高，致胰腺腺泡破裂，胆汁胰液及被激活的胰酶渗入胰实质中，具有高度活性的胰蛋白酶进行"自我消化"，发生胰腺炎。胆结石常常是急性胰腺炎反复发作的主要原因，据统计 30％～80％为胆囊炎胆石症所引起。因此适时处理胆系结石为预防急性胰腺炎复发的重要措施。

2. 饮食因素　近年来，人们的饮食结构和生活方式发生了较大的变化，进食过饱及过多摄入油腻食物，加之某些地区特殊的饮食文化习惯，喜欢辛辣油腻食品，这些因素会导致胆汁、胰液大量分泌与排出，造成胆、胰管高压，加重胆胰液排出不畅与反流，引发急性胰腺炎。酒精对胰腺有直接毒作用及局部刺激，造成急性十二指肠炎、乳头水肿、Oddi 括约肌痉挛，导致胆汁排出受阻，加之暴食引起胰液大量分泌，胰管内压骤增，诱发本病。有学者统计急性胰腺炎 20％～60％发生于暴食饮酒后。国外对病因与急性胰腺炎的发病程度之间关系的研究发现，酒精诱发的急性胰腺炎发生坏死的机会也较大。吸烟也是导致急性胰腺炎的重要因素。烟叶中的尼古丁等物质会刺激胃酸分泌增加,从而使胰液分泌增加。对胰腺炎患者应做好健康教育,说明吸烟和饮酒的危害,劝其戒烟戒酒,以减少复发。在临床工作中,对患者做好膳食指导,以便采用合理的膳食结构。养成良好的饮食习惯对防止急性胰腺炎的发生及复发有重要的意义。

3. 高脂血症 高脂血症是急性胰腺炎的常见危险因素,高脂血症相关性胰腺炎占各类急性胰腺炎的 $1.3\%\sim3.8\%$。高脂血症可以是急性胰腺炎的病因,急性胰腺炎也可以引起高脂血症。有资料报道,急性胰腺炎患者 $12\%\sim38\%$ 出现高脂血症。遗传、饮酒、肥胖及妊娠、高脂饮食等都是导致高脂血症的常见原因。高脂血症诱发急性胰腺炎的发病机制复杂,目前认为主要由三酰甘油分解产物对腺泡细胞的直接损伤。胰蛋白酶原激活加速,胰腺微循环障碍引起。高脂血症使血液黏度增高,导致胰腺微循环障碍,胰腺缺氧,血清脂质颗粒阻塞胰腺血管,血清三酰甘油水解释放大量有毒性作用脂肪酸,引起局部微栓塞形成及毛细血管膜损害。

4. 血管因素 试验证实,向胰腺动脉注入 $8\sim12\mu m$ 颗粒物质堵塞胰腺终末动脉,可导致急性出血坏死型胰腺炎。可见胰腺血供障碍时,可发生本病。当被激活的胰蛋白酶逆流入胰间质中。即可使小动脉高度痉挛、小静脉和淋巴管栓塞,从而导致胰腺坏死。

5. 感染因素 腹腔、盆腔脏器的炎症感染,可经血流、淋巴或局部浸润等扩散引起胰腺炎。伤寒、猩红热、败血症,尤其腮腺炎病毒对胰腺有特殊亲和力,也易引起胰腺急性发病。

6. 手术与外伤 腹部创伤如钝性创伤或穿透性创伤,均可以引起胰腺炎。手术后胰腺炎占 $5\%\sim10\%$,其发生可能为:①外伤或手术直接损伤胰腺组织及腺管,引起水肿、

胰管梗阻或血供障碍;②外伤或手术中如有低血容量性休克,胰腺血液灌注不足,或有微血栓形成;③手术后胰液内胰酶抑制因子减少;④ERCP 检查时注射造影剂压力过高。可引起胰腺损伤,出现暂时性高淀粉酶血症,无症状高淀粉酶血症可达到 70% 以上,或出现急性胰腺炎,ERCP 术后胰腺炎的发病率为 $1\%\sim10\%$,在某些高危患者中发病率超过 25%;⑤器官移植后排斥反应和免疫抑制药的应用也可诱发。

7. 其他 如高血钙,某些药物如皮质激素、雌激素等,以及遗传因素、精神因素等均可诱发本病。

【诊断要点】

1. 病前多有暴饮暴食或酗酒史,我国急性胰腺炎常与胆囊炎、胆石症和胆道蛔虫有关。

2. 必须强调临床表现在诊断急性胰腺炎中的重要地位。持续性中上腹痛、血清淀粉酶、脂肪酶增高、影像学改变,排除其他疾病,可以诊断本病。

3. 在胰腺炎急性发作时胰酶释放入血,早期升高,持续 $3\sim4d$,故对急性胰腺炎的诊断不应局限在淀粉酶升高至正常的 $3\sim4$ 倍,而应在腹痛出现时就给予重视。

4. 脂肪酶的半衰期比淀粉酶长,故持续时间长。胰腺是脂肪酶的唯一来源,脂肪酶测定较淀粉酶更敏感、更特异,准确性更高。

5. 超声检查可显示胰腺肿大,但仅在 $20\%\sim30\%$ 的患者中存在。超声检查的价值在于发现胆道结石和胆总管扩张,还可显示与胰腺无关的病理征象。

6. 推荐 CT 扫描作为诊断急性胰腺炎的标准影像学方法,并按 CT 表现进行分级。

Ranson 评分

其评分系统被认为是急性胰腺炎严重程度估计指标的里程碑,该评分系统包括入院时的 5 项临床指标和 48h 的 6 项指标各项 1

分,合计 11 分,评分在 3 分以上时即为重症
胰腺炎。3 分以下病死率 0.9%,3～4 分为
16%,5～6 分为 40%,6 分以上为 100%。

Ranson 评分(入院时 48h 内)如下。

(1)年龄＞55 岁。

(2)WBC＞16×10^9/L。

(3)血糖＞11.1mmol/L。

(4)LDH＞350U/L。

(5)AST＞250U/L。

(6)HCT 减少 10% 以上。

(7)血钙＜2mmol/L。

(8)PaO_2＜60mmHg。

(9)BE＞4mmol/L。

(10)BUN 增加＞1.79mmol/L。

(11)体液丧失＞6L。

【鉴别诊断】

见表 8-1。

表 8-1　胰腺疾病鉴别诊断

疾病名称	体征/症状鉴别	检验鉴别
消化性溃疡急性穿孔	有较典型的溃疡病史,腹痛突然加剧,腹肌紧张,肝浊音界消失	X 线透视膈下有游离气体,血、尿淀粉酶正常或轻度升高
胆石症和急性胆囊炎	常有胆绞痛史,疼痛位于右上腹,常放射至右肩部	Murphy 征阳性,血及尿淀粉酶轻度升高,B 超及 X 线胆道造影可确诊
急性肠梗阻	腹痛为阵发性,腹胀,呕吐,肠鸣音亢进,有气过水声,无排气,可见肠型	腹部 X 线可见气-液平面
心肌梗死	有冠心病病史,突然发病,疼痛限于上腹部	心电图显示心肌梗死图像,血清心肌酶升高。血尿淀粉酶正常
急性胃肠炎	发病前常有不洁饮食史,主要症状为腹痛、呕吐及腹泻等,可伴有肠鸣音亢进	血、尿淀粉酶正常
急性肠系膜血管缺血性疾病	多有心脏病病史、腹痛剧烈,但腹部体征轻	增强 CT 可见血管阻塞改变
腹主动脉瘤	10%～50% 腹主动脉瘤患者可出现腹痛,夹层破裂时可出现腹部瘀斑,可有血、尿淀粉酶升高。此外,胰腺炎时炎性侵蚀可致假性动脉瘤甚至破裂出血,有部分血管疾病可引起急性胰腺炎	CT 和彩色多普勒超声可对诊断有帮助
过敏性紫癜	本病多见于青少年,成人相对少见。患者还常伴有关节酸痛皮肤紫癜、腹痛、全身不适等表现 属于变态反应性出血性疾病,可导致广泛的小血管病变,从而产生炎性渗出、水肿及出血,可引起胰腺血供障碍而出现继发性急性胰腺炎改变	肾功能一般正常,少数出现血肌酐、血尿素氮一过性升高 血清检查 IgA 及 IgM 大多升高,IgG 正常 C_3 及 CH_{50} 大多正常,不少病例血中有冷球蛋白上升

【治疗细则】

急性胰腺炎的药物治疗可选用加贝酯、生长抑素、奥曲肽、乌司他丁,详见"第 5 章及第 12 章"。

1. 发病初期的处理和监护　目的是纠

正水、电解质紊乱,支持治疗,防止局部及全身并发症。内容包括:血、尿常规测定,粪便隐血、肾功能、肝功能测定;血糖测定;心电监护;血压监测;血气分析;血清电解质测定;X线胸片;中心静脉压测定。动态观察腹部体

征和肠鸣音改变。记录 24h 尿量和出入量变化。

上述指标可根据患者具体病情做相应选择。常规禁食，对有严重腹胀、麻痹性肠梗阻者应进行胃肠减压。在患者腹痛、腹胀减轻或消失、肠道动力恢复或部分恢复时可以考虑开放饮食，开始以糖类为主，逐步过渡至低脂饮食，不以血清淀粉酶活性高低作为开放饮食的必要条件。

2. 补液　补液支持维持足够的血容量，是急性胰腺炎治疗的最主要目的，入院 24h 内需要补充 5～10L 晶体或者胶体液，才能达到足够的体液复苏。

几种特殊情况下的补液：间质性肺水肿时、脑水肿时，原则上应限制补液，间质性脑水肿还应迅速降低颅内压；急性肾衰竭时，适量补给胶体液，并在给足液体的同时使用大剂量利尿药、收缩内脏血管药及直接扩张肾血管的药物；合并糖尿病酮症酸中毒或高渗性非酮症糖尿病综合征时，应密切监测尿量及肾功能，在纠正血液浓缩或尿量超过 30 ml/h 时才适量使用中分子羟乙基淀粉溶液，以避免肾损害。

3. 营养支持　对于轻症急性胰腺炎患者，只需短期禁食，不需肠内或肠外营养，一般在病程的 4d 内即能进食。但重症急性胰腺炎患者处于高分解代谢状态，营养支持非常重要，早期一般采用全胃肠外营养，因其可不刺激胰腺的分泌，不会加重胰腺的负担。但长期全胃肠外营养价格昂贵，有多种并发症，更严重的是损伤肠道屏障功能，促使肠道细菌和内毒素移位，从而引起内源性的局部感染和败血症。

现有学者提出，如无肠梗阻，应尽早进行肠腔插管，进行肠内营养。目前，英国或欧洲大陆更趋向于对此类患者应尽早行肠内营养，病程的第 3 天或第 4 天，经内镜或在 X 线引导下给患者置入鼻空肠管，并给予半量要素饮食，其操作方便、价格便宜、并发症少。

传统观点认为，胰腺炎急性期不应进食，包括任何形式的肠内营养，否则会使病情恶化。美国一组对轻型症急性胰腺炎的研究表明，肠内营养与全胃肠外营养的治疗效果差异无显著性，但鼻肠喂养者费用和并发症发生率大大降低；有报道，即使少量的肠内营养，也能改善肠道屏障功能，不会加重胰腺的负担，使机体免遭"二次打击"，有利于胰腺炎的恢复。

假如肠内营养不能耐受，就必须行全胃肠外营养治疗，营养液中应包括糖类、蛋白、脂类，只有高脂血症患者不能使用脂类供能。一般而言，重症急性胰腺炎患者需要的热量为 8000～10 000kJ/d，50%～60% 来自糖，15%～20% 来自蛋白，20%～30% 来自脂类。注意补充谷氨酰胺制剂，对于高脂血症患者，减少脂肪类的补充。肠内营养可预防肠道衰竭、维持肠道黏膜功能、防治肠内细菌易位。

4. 镇痛　急性胰腺炎患者有剧烈的内脏疼痛，与胰蛋白酶的激活和组织坏死后炎性介质释放在局部发挥作用有关。在严密观察病情下，可注射盐酸哌替啶（杜冷丁）。不推荐应用吗啡或胆碱能受体拮抗药，如阿托品、山莨菪碱（654-2）等，因前者会收缩 Oddi 括约肌，后者则会诱发或加重肠麻痹。必要时可采用硬膜外麻醉镇痛，其优点在于迅速缓解疼痛、减少对阿片制剂的依赖性、减少不良反应的发生、预防肠梗阻特别是低位肠梗阻的发生。

5. 抑制胰腺外分泌和胰酶抑药应用　奥曲肽（sandostatin，善得定），是一种人工合成的八肽环化合物，保留了天然的生长抑素的药理活性，并有长效的作用。它能抑制生长激素和胃肠胰内分泌激素的病理性分泌过多；奥曲肽可以明显改善胰腺微循环，抑制胰酶释放，又可减少肺的含水量及肺血管外水量，从而达到治疗胰腺炎和防止肺水肿之目的（但大剂量的 sandostatin 可导致胰腺微循环血量下降);奥曲肽对 Oddi 括约肌的作用,近来通过动物实验发现,它可使其压力下降,当注射奥曲肽 3min 后压力即开始下降,在 5、10、15min 后下降尤为明显,持续时间可达 4h,从而减少胆汁反流于胰管内。

生长抑素及其类似物(奥曲肽)可以通过直接抑制胰腺外分泌而发挥作用,主张在 SAP 治疗中应用。H_2 受体拮抗药或质子泵抑制药可通过抑制胃酸分泌而间接抑制胰腺分泌,除此之外,还可以预防应激性溃疡的发生,主张在 SAP 时使用。蛋白酶抑制药主张早期、足量应用。

6. 血管活性物质的应用　由于微循环障碍在 AP,尤其是 SAP 发病中起重要作用,推荐应用改善胰腺和其他器官微循环的药物,如前列腺素 E_1 制药、血小板活化因子拮抗药、丹参制剂等。

7. 抗生素应用　对于非胆源性 MAP 不推荐常规使用抗生素。对于胆源性 MAP 或 SAP 应常规使用抗生素。胰腺感染的致病菌主要为革兰阴性菌和厌氧菌等肠道常驻菌。对急性胰腺炎患者是否需全身性应用抗生素一直存在争议。

急性胰腺炎患者使用抗生素有以下理由:胰腺坏死的患者中 25%～75% 发生感染;大部分胰腺坏死感染发生在病程 2～4 周内;敏感性抗生素如林可霉素、亚胺培南、甲硝唑、氟喹诺酮类和头孢菌素类能有效到达胰腺组织,氨基苷类则不能;胰腺坏死的患者早期使用抗生素可能会改善预后,降低病死率。

抗生素的应用应遵循:抗菌谱为革兰阴性菌和厌氧菌为主、脂溶性强、有效通过血胰屏障等三大原则。推荐甲硝唑联合喹诺酮类药物为一线用药,疗效不佳时改用其他广谱抗生素,疗程为 7～14d,特殊情况下可延长应用。要注意真菌感染的诊断。临床上无法用细菌感染来解释发热等表现时,应考虑到真菌感染的可能,可经验性应用抗真菌药,同时进行血液或体液真菌培养。

8. 预防和治疗肠道衰竭　对于 SAP 患者,应密切观察腹部体征及排便情况,监测肠鸣音的变化。及早给予促肠道动力药物,包括生大黄、硫酸镁、乳果糖等;给予微生态制剂调节肠道菌群;应用谷氨酰胺制剂保护肠道黏膜屏障。同时可应用中药,如皮硝外敷。病情允许下,尽可能早地恢复饮食或肠内营养对预防肠道衰竭具有重要意义。

9. 内镜治疗　胆道紧急减压引流及取出嵌顿胆石对胆源性重症胰腺炎有效,最好在发病后 24h 内进行,对 MAP 在非手术治疗中病情恶化时行鼻胆管引流或 EST。

10. 中医中药治疗　中药柴胡、黄连、黄芩、枳实、厚朴、木香、白芍、芒硝、大黄(后下)等对急性胰腺炎有一定的疗效,可随症加减。如生大黄和复方制剂,如清胰汤、柴芍承气汤等被临床实践证明有效。中药制剂通过降低血管通透性、抑制巨噬细胞和中性粒细胞活化、清除内毒素达到治疗功效。

11. 外科手术治疗　一般来说,急性胰腺炎经内科治疗,效果是肯定的,但若强化治疗病情不好转,应行腹腔内引流或手术治疗。通过腹腔灌洗可清除腹腔内细菌、内毒素、胰酶、炎性因子等,减少这些物质进入血液循环后对全身脏器的损害。有明确的感染时应积极进行手术引流,清除胰周、坏死处的脓液。若患者不能耐受手术引流,可在 CT 引导下置管引流,待病情好转后再清除感染的坏死组织。

手术指征如下。

(1)胰腺坏死感染:积极治疗好坏死灶无好转,且伴有高热和白细胞增加,CT 引导下坏死区穿刺物涂片细菌阳性或培养阳性者立即进行坏死灶清除手术。

(2)胰腺脓肿:选择外科手术引流或经皮穿刺引流。

(3)早发性重症胰腺炎(early seaere

pancreatitis,ESAP):患者 SAP 发病后 72h 内出现下列之一者。肾衰竭(血清 Cr≥177μmol/L),呼吸衰竭(PaO$_2$≤60mmHg),收缩压≤80mmHg(持续 15min),凝血功能障碍[PT<70% 和(或)APTT>45s],败血症(T>38.5℃、WBC>16.0×10^9/L、BE≤4mmol/L,持续 48h,血/抽取物细菌培养阳性),SIRA(T>38.5℃、WBC>12.0×10^9/L、BE≤2.5mmol/L 持续 48h,血/抽取物细菌培养阴性)。

(4)腹腔间隔室综合征(abdominal compartment syndrome,ACS):是指腹腔内高压伴发器官功能障碍,如腹腔内压持续>35cmH$_2$O,必须尽快手术减压。

(5)胰腺假性囊肿:视情况选择外科手术治疗、经皮穿刺引流或内镜治疗。

(6)诊断未明确,疑有腹腔脏器穿孔或肠坏死者行剖腹探查术。

12. 局部并发症的治疗

(1)急性液体积聚:多会自行吸收,无须手术,也不必穿刺,使用中药皮硝外敷可加速吸收,500g 皮硝装在棉布袋内做腹部大面积外敷,每日更换 2 次。

(2)胰腺及胰周组织坏死:坏死感染,需做坏死组织清除术加局部灌洗引流;对无菌坏死原则上不做手术治疗,但是症状明显,加强治疗无效者应做手术处理;对于包裹性坏死感染,需要做坏死组织清除术加局部灌洗引流。

(3)急性胰腺假性囊肿:囊肿长径<6cm,无症状,不做处理,随访观察;若出现症状或体积增大或继发感染,则需要手术引流或经皮穿刺引流,如果穿刺引流不畅,则改行手术引流;囊肿>6cm,经过 3 个月仍不吸收者,做内引流术,术前可行 ERCP 检查,明确假性囊肿与主胰管的关系。对于因症状出现或体积增大,不能观察到 3 个月的患者,在做手术治疗的时候,可以根据术中情况决定是否做内引流,如果囊肿壁成熟,囊内无感染、无坏死组织,则可行内引流术,否则做外引流。

(4)胰腺脓肿:胰腺及胰外侵犯区临床及 CT 证实确有脓肿形成者,成立即做手术引流,或先做经皮穿刺引流,但引流效果不明显者,应立即做手术引流。

【腹膜腔灌洗】

1. 腹腔灌洗的方法　局部麻醉下在脐下腹中线做小切口,置入软而不易折断的硅胶管,而后将硅胶管周围封闭。灌洗液为等渗,包括有右旋糖酐和葡萄糖 15g/L、钾 4mmol/L、肝素 100U/L、氨苄西林 125~250mg/L。每 15 分钟灌入 2L,保留 30min 后再由引流管引出(又需 15min),一个循环时间为 1h,如此进行 48h 或更长些时间(当视患者情况而定),一般为 2~7d。

自 1965 年 Wall 首先应用于治疗急性胰腺炎后 Ranson 亦用于临床,他对 103 例重症胰腺炎中的 24 例用腹膜灌洗,于确诊后的 24h 内实施;24 例在诊断后 48h 内实施,其余病例为对照组。腹膜灌洗组织临床症状迅速好转,在治疗初的 10d 内灌洗组无 1 例死亡,而未做灌洗的患者 45% 死亡,但两组总的死亡率无显著差异,灌洗组多在后期死于继发性的胰腺脓肿。其结论是灌洗治疗对预防早期全身并发症有效,对后期胰腺脓肿无效,故总的死亡率并未减少。

2. 灌洗的目的　是将胰腺炎渗出液中含有多种毒性物质和有害物质如淀粉酶、脂肪酶、磷脂酶 A、胰蛋白酶原、类前列腺素活性酶和激肽形成酶等,引出体外减少中毒,并能将继续坏死的胰组织引出体外。在实施腹膜腔灌洗时要注意:在置管时切勿损伤高度胀气的肠管;灌注液,按常规为每次用量约 2L,但由于急性胰腺炎常并发呼吸衰竭,若在短时间内再增加腹内的容量,则将加重呼吸衰竭,因此必须减少灌注量和延长灌注时间。同时要加强监护,如定时测血气的改变;若用葡萄糖作为维持渗透压时,要密切检测患者的血糖变化,因重型胰腺炎患者的糖耐受量常有降低,若有降低则可同时使用胰岛素。

腹腔灌洗在早期由于减少了毒素物质的吸收,减少了心、肺的并发症,起到了良好的作用。但其引流的效果仍不理想,部分胰腺的坏死或液化物不能引出体外,后期的引流灌洗效果不及开腹后经小网膜腔的胰周和后腹胰的引流效果好。

3. 我们曾采用折中的办法　对急性重型胰腺炎,有炎性渗出液时,在右下腹和左下腹分别做一小切口,即放出大量炎性液体,用环形钳将引流管分别送至双膈下及双下腹的最低位置。此系在局部麻醉下做小切口引流,对机体扰乱不大,效果较好。

我们的体会是,无论是腹膜腔灌洗,抑或双下腹小切口置管引流,在术前必须对胰腺的病理变化有所了解,即经过 B 超、CT 检查若胰腺有坏死变化不能使用。而且在灌洗的过程中,仍应以 B 超和 CT 做动态观察,当出现胰腺坏死并有感染时即改为剖腹探查,按手术治疗原则进行病灶清除和彻底引流。

【加强监护】

急性重型胰腺炎的围术期均应进行加强监护。

监护的重点:肺、肾、心及其他。

监护的指征:$PaO_2 < 8kPa$;尿素氮 $> 1.8mmol/L$;血糖 $> 11.0mmol/L$;CT 分级为Ⅲ和Ⅳ级;腹腔抽出血性腹水等。

【饮食控制与口腔卫生】

1. 急性胰腺炎饮食控制　①禁食,是急性胰腺炎发作时采用的首要措施。②禁酒,一般痊愈需 2~3 个月,预防复发,仍需相当长的时间内避免食用富含脂肪的食物。③忌食油腻性食物。油腻食物不易消化,并能促进胆汁分泌,而胆汁又能激活胰腺中的消化酶,可使病情加重。因此,含脂肪较多的食物,如肥肉、花生、芝麻、油酥点心、油炸食品等均应禁止食用。④禁用肉汤、鱼汤、鸡汤、奶类、蛋黄等含脂肪的食物。⑤忌辛辣刺激调味品,如辣椒、花椒粉、咖喱粉等。

2. 口腔卫生　患者在禁食期间往往因腹痛、口干,不能进食而出现精神萎靡不振,有时甚至烦躁。针对患者的心理,要耐心地做好解释工作,使其明白进食后刺激胰腺分泌胰液,胰管压力增高,不利于炎症的消除和机体的康复,同时要做好口腔护理,注意口腔卫生,因为唾液的分泌与积蓄不仅造成口腔的异味,而且会使细菌滋生引起口腔内感染。如患者生活能自理,尽量让患者做到每天刷牙 1~2 次。口干时可用清水漱口,改善口腔内环境。对昏迷、生活不能自理的病人,要做到每日 2 次口腔护理。操作时应注意口腔黏膜的保护,将纱布球拧干后再放入患者口腔内,以防吸入性肺炎的发生。清醒的患者待病情好转后可在医生的指导下先进食少量低脂饮食,而后逐步增加饮食。

【预防】

急性胰腺炎有反复发作的趋势,预防措施包括去除病因和避免诱因,如戒酒,不暴饮暴食,有规律地生活、加强锻炼、保持身心健康;治疗高脂血症等。胆石症在急性胰腺炎的发病中起重要作用,因此有急性胰腺炎发作病史的胆石症患者应择期行胆囊切除和胆总管探查术。

【预后】

急性胰腺炎的病死率约为 10%,几乎所有死亡病例均为首次发作,伴随 Ranson 指标 3 项或大于 3 项。急性胰腺炎的预后取决于病变程度及有无并发症。轻症急性胰腺炎(MAP)预后良好,多在 5~7d 内恢复,不留后遗症。重症急性胰腺炎(SAP)病情重而凶险,预后差,出现呼吸功能不全或低钙血症提示预后不良。重症坏死性胰腺炎的病死率达 50%或更高,手术治疗可使其降至 20% 左右。胰腺炎发作后 3 周或更长时间,表现持续性发热或高淀粉酶血症,提示出现胰腺脓肿或假性囊肿，应进行相应救治。

附:胰腺解剖前面观和急性胰腺炎治疗

路线图(图8-1和图8-2)

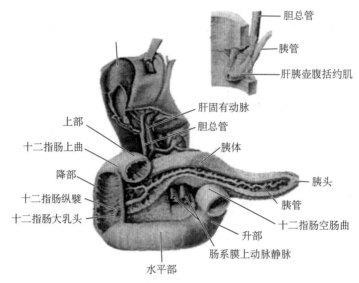

胆总管
胰管
肝胰壶腹括约肌

上部
十二指肠上曲
降部
十二指肠纵襞
十二指肠大乳头

肝固有动脉
胆总管
胰体
胰头
胰管
十二指肠空肠曲
升部
肠系膜上动脉静脉
水平部

图 8-1 胆道、十二指肠和胰腺前面观

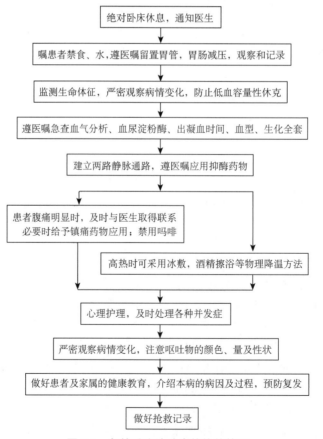

绝对卧床休息，通知医生

嘱患者禁食、水,遵医嘱留置胃管,胃肠减压,观察和记录

监测生命体征，严密观察病情变化，防止低血容量性休克

遵医嘱急查血气分析、血尿淀粉酶、出凝血时间、血型、生化全套

建立两路静脉通路，遵医嘱应用抑酶药物

患者腹痛明显时，及时与医生取得联系
必要时给予镇痛药物应用；禁用吗啡

高热时可采用冰敷，酒精擦浴等物理降温方法

心理护理，及时处理各种并发症

严密观察病情变化，注意呕吐物的颜色、量及性状

做好患者及家属的健康教育，介绍本病的病因及过程，预防复发

做好抢救记录

图 8-2 急性重症胰腺炎的抢救护理

第二节 慢性胰腺炎

慢性胰腺炎(chronic pancreatitis,CP)是指各种病因引起的胰腺组织和功能不可逆的慢性炎症性疾病,其病理特征为胰腺腺泡萎缩、破坏和间质纤维化。临床以反复发作的上腹部疼痛和(或)胰腺外、内分泌功能不全为主要表现,可伴有胰腺实质钙化、胰管扩张、胰管结石和胰腺假性囊肿形成等。其发病率较低,临床诊断存在一定的困难。CP的诊断主要依据临床表现,实验室检查和影像学表现。CP的治疗需要根据临床表现及分型,选择恰当的治疗方法。主要治疗目标为控制症状、改善生活质量。祛除病因和纠正存在的胰管梗阻因素、保护胰腺功能。预防和治疗并发症。慢性胰腺炎的预后主要取决于病因是否祛除、发病时胰腺的受损程度。因并发症多、无法根治。

【病理生理与分型】

一般病理发现胰腺表面不规则、结节状、体积缩小、质硬,并可见大小不等的囊肿,最后整个胰腺萎缩。显微镜下病理改变最突出的就是纤维化;早期可限于局部胰腺小叶,以后累及整个胰腺,腺泡组织完全被纤维化组织替代,纤维化区域见慢性炎性细胞浸润,包括淋巴细胞、浆细胞、巨噬细胞。随着纤维化的发展,腺泡细胞逐渐萎缩或消失,胰实质被

破坏,最后影响到胰岛细胞。胰腺导管病变多样,可见变形、狭窄、囊状扩张、胰管钙化、胰管内结石、嗜酸性细胞蛋白栓。后期胰腺假性囊肿形成,以胰头、胰颈部多见。不同病因病理有微小不同,酒精性慢性胰腺炎病变以胰管阻塞开始,非酒精性慢性胰腺炎以弥漫性病变为主,自身免疫性慢性胰腺炎见单核细胞浸润。1988年马赛·罗马国际会议按病理变化将慢性胰腺炎分为3种类型:①钙化性胰腺炎,多见于嗜酒者和热带营养不良人群;②梗阻性胰腺炎,多由导管狭窄或肿瘤引起;③炎症性胰腺炎,常合并自身免疫性疾病。然而,现在却将慢性胰腺炎的临床表现分为以下4型(表8-2)。

1型:慢性钙化性胰腺炎,由酒精性、遗传性、高脂血症性、高钙血症性、特发性、药物性等所致。

2型:慢性钙化性胰腺炎,由慢性阻塞性胰腺炎狭窄性十二指肠乳突炎、胰腺分裂异常、损伤等所致。

3型:慢性炎症性胰腺炎,由炎性炎症性胰腺炎血管性、糖尿病等所致。

4型:自身免疫性胰腺炎,由硬化性胆管炎、原发性胆汁性肝硬化、干燥综合征等所致。

表 8-2 慢性胰腺炎的临床表现分型

分型	主要表现
Ⅰ型(急性发作型)	急性上腹痛,伴有血淀粉酶升高和影像学急性炎症改变
Ⅱ型(慢性腹痛型)	间歇性或持续性上腹部疼痛
Ⅲ型(局部并发症型)	假性囊肿、消化道梗阻、左侧门静脉高压症、腹水、胰瘘等并发症
Ⅳ型(外、内分泌功能不全型)	消化吸收不良、脂肪泻、糖尿病和体重减轻等症状

【流行病学】

美国CP发病率为8.1/10万,法国为26/10万,日本患病率为33/10万,印度患病

率最高,为(114～200)/10万。根据我国1994-2004年间22家医院共2008例CP调查,患病率约为13/10万,且有逐年增多的

趋势。

【病理病因】

慢性胰腺炎的发病原因受多种因素影响,常见的原因是酒精过量和胆系疾病(主要是胆石),综合近 10 年的资料,欧美国家患酒精性胰腺炎比较多,占 41%～78%,胆石性仅 0～8%,特发性占 9%～45%。日本各家报道酒精性占 71%,胆石性占 8%～11.3%,特发性占 27%,与欧美相似。国内慢性胰腺炎大宗报道较少,多数报道认为胆石性占30%～50%,酒精性较少,部分原因不明。国人酒精性胰腺炎发病率低的原因可能是:①统计资料不全,应有全国性的统一诊断标准的大宗病例统计结果,方可得出结论;②国人生活习惯与西方、日本不同,西方人及日本人以低度酒及啤酒作为饮料,长期大量饮用,而中国人则喜好高度酒,饮用量亦少。导致慢性胰腺炎其他的原因尚有:创伤与手术,代谢障碍,营养障碍,遗传因素,内分泌异常等,拟分述如下。

1. **胆系疾病** 主要为胆管结石,可由结石嵌顿或游走时造成 Oddi 括约肌炎性水肿致十二指肠乳头部梗阻致胰液淤滞,胰管内压增高,造成小胰管与腺泡破裂,胰液深入胰腺间质,胰蛋白酶激活后导致一系列胰酶的连锁反应及自身消化。反复的梗阻及胰液分泌增加,导致胰腺反复的炎症,最终纤维化造成慢性胰腺炎。临床上行胆石症手术时,术者常可扪及肿大、变硬、质地不均的胰头慢性炎症表现,乃典型的胆源性胰腺炎。此外,胆管蛔虫、Oddi 括约肌水肿、痉挛、纤维狭窄、畸形、肿瘤等均可造成胆总管下端及胰管梗阻,从而导致慢性胰腺炎。

2. **酗酒** 酒精致慢性胰腺炎的原因尚不完全清楚,通常认为:①酒精刺激胃酸分泌增多,激发十二指肠分泌胰泌素及促胰酶素,致胰液分泌增加。同时酒精刺激十二指肠黏膜,造成 Oddi 括约肌痉挛,导致胰管内压增高。②酒精致胰液中蛋白质和碳酸氢盐浓度

增加,胰液中蛋白质与钙结合形成一种稳定的沉积物,附着于小胰管壁上,形成蛋白栓子,造成胰管的狭窄和梗阻,进而造成腺泡上皮的萎缩和坏死,间质的炎症及纤维化形成。③酒精直接造成腺泡细胞浆的退行性变,线粒体肿胀,脂质堆积,胰管上皮细胞损伤等。

3. **外伤与手术** 外伤与手术是急性胰腺炎的常见原因,只有在创伤严重或损伤主胰管后方可能引起慢性胰腺炎。腹部钝性损伤或手术造成胰腺组织广泛挫伤后可导致慢性胰腺炎。胰腺附近脏器的病变或胃后壁穿透性溃疡,亦可导致胰腺组织破坏而形成慢性胰腺炎。

4. **代谢障碍** 高脂血症患者中,慢性胰腺炎发生率相对较高,多认为与高脂血症时胰毛细血管内有较高浓度的乳糜微粒及游离脂肪酸,造成栓塞并损伤毛细血管内膜所致。亦可能由于高脂血症时,血液黏滞度增高,微静脉及小静脉中的血流阻力增大,血液淤滞,血栓形成导致胰腺组织缺血,形成慢性胰腺炎。酒精、妊娠、口服避孕药、长期应用雌激素及维生素 A 等均可引起高脂血症。

5. **营养障碍** 低蛋白饮食可导致慢性胰腺炎,多见于东南亚、非洲及拉丁美洲各国。近年发现高脂摄入与胰腺炎发病间存在相关性,动物实验亦证明,高脂摄入使胰腺敏感而易发生慢性胰腺炎。欧美、日本的患者常与高脂摄入量有关。

6. **遗传因素** 遗传性胰腺炎(hereditary pancreatitis)较少见,属染色体显性遗传。

7. **胆道先天畸形** 如胰管分离症、胆胰管汇合异常者常伴有慢性胰腺炎。

8. **临床常见病病因分析** ①胆系疾病(急性或慢性胆囊炎、胆管炎、胆石症、胆道蛔虫症和 Oddi 括约肌功能不全障碍):占我国慢性胰腺炎病因的 30%～45%。②慢性酒精中毒:西方国家,70%～90%的慢性胰腺炎与长期嗜酒有关,饮酒>150g/d,持续 5 年或60～80g/d,持续 10 年将发展为慢性胰腺炎;

在我国已有报道其超过胆系疾病跃居第一位。③代谢障碍：高钙血症、高脂血症。④胰管梗阻：良恶性原因造成的胰液引流不畅。⑤自身免疫：分为自身免疫性慢性胰腺炎与自身免疫相关性慢性胰腺炎；前者是一新类型的自身免疫性胰腺炎，后者是与自身免疫疾病相关，如 SLE、结节性多动脉炎、原发性硬化性胆管炎。⑥热带性胰腺炎（tropical pancreatitis）：是印度慢性胰腺炎最常见的病因，也常发生在非洲、东南亚。⑦遗传因素：包括囊性纤维化和遗传性胰腺炎（hereditary pancreatitis），后者属于常染色体显性遗传性疾病（胰蛋白酶原基因发生点突变）外显率为80％。⑧特发性慢性胰腺炎（idiopathic chronic pancreatitis）：西方 10％～30％慢性胰腺炎为此类型，分早期发作和晚期发作，前者 20 岁左右发病，后者平均发病年龄为56 岁。

【发病机制】

因病情轻重不同病理有较大变化。胰腺表面光滑，但不平整，呈木样或石样硬度。体积缩小，切面呈白色。主胰管狭窄，远端扩张。重者可波及第 1、2 级分支。其末端常形成囊状。管内有白色或无色液体，多数无细菌生长。常可见蛋白沉淀为结石的前身。头颈部可见大小不等的囊肿，与主胰管相通。大者可以压迫周围脏器，有时可与周围组织形成窦道。胰周围硬化可影响邻近组织，如胆总管狭窄，胃及十二指肠动脉狭窄，门静脉受压或血栓形成可引起门静脉高压。显微镜检查可见腺细胞变性坏死、叶间小管扩张、纤维组织增生、炎性细胞浸润及组织硬化。血管变化不大，胰岛受累最晚，约 27％的病例腺细胞虽已严重受累甚至消失，但胰岛尚清楚可见。

其病理生理改变表现为胰腺腺泡细胞大量分泌蛋白质，而胰管细胞分泌的液体及碳酸氢盐并不增加。推测由于胰腺腺泡细胞分泌的胰石蛋白（Lithostathine）与 GP2（一种可形成管型的蛋白）的浓度下降，且易在胰管中沉淀，这与慢性胰腺炎的形成密切相关。

胰外组织变化，常有胆道系统病变、消化性溃疡病。胰静脉血栓形成、门静脉高压亦不少见。少数患者有腹水形成及心包积液。脂肪坏死型者可出现皮下组织坏死，形成皮下结节。

【症状体征】

轻重不等。可无明显临床症状，亦可以有明显的多种临床表现。CP 的主要表现为腹痛、消瘦、营养不良、腹泻或脂肪痢，后期可出现腹部包块、黄疸和糖尿病等。

1. 腹痛　多至 90％的患者存在程度不同的腹痛，间隔数月或数年发作 1 次，为持续性疼痛。多位于中上腹部，为钝痛或隐痛。亦可偏左或偏右，常放射到背部。疼痛部位与炎症部位一致。根据试验，用电刺激胰头部，疼痛发生在右上腹，刺激胰尾部，疼痛在左上腹。除向背部放射外，少数向下胸部、肾区及睾丸放散。横膈受累，可有肩部放射性疼痛。疼痛为持续性，深在。轻者只有压重感或灼热感。少有痉挛样感觉。饮酒，高脂、高蛋白饮食可诱发症状，疼痛严重时伴恶心、呕吐。这类患者的腹痛常有体位的特点。患者喜蜷曲卧位、坐位或前倾位，平卧位或直立时腹痛加重。

2. 腹泻　轻症患者无腹泻症状，但重症患者腺泡破坏过多，分泌减少，即出现症状。表现为腹胀与腹泻，每天大便 3～4 次，量多，色淡，表面有光泽和气泡，恶臭，多呈酸性反应。由于脂肪的消化、吸收障碍，粪便中的脂肪量增加。此外，粪便中尚有不消化的肌肉纤维。由于大量脂肪和蛋白质丢失，患者出现消瘦、无力和营养不良等表现。

3. 其他　一些消化不良症状如腹胀、食欲缺乏、恶心、乏力、消瘦等症状常见于胰腺功能受损严重的患者。如胰岛受累明显可影响糖代谢，约 10％有明显的糖尿病症状。此外，合并胆系疾病或胆道受阻者可有黄疸。

假性囊肿形成者可触及腹部包块。少数患者可出现胰性腹水。此外,慢性胰腺炎可出现上消化道出血。其原因为:胰腺纤维化或囊肿形成压迫脾静脉,可形成门静脉血栓造成门静脉高压。且慢性胰腺炎患者合并消化性溃疡的概率较高。持续酗酒者可出现酒精性胃黏膜损伤。慢性胰腺炎患者可发生多发性脂肪坏死。皮下脂肪坏死常在四肢出现,可在皮下形成硬性结节。

【并发症】

1. 假性囊肿、上腹部不适或疼痛

(1)假性囊肿形成机制。慢性胰腺炎并发假性囊肿有两个重要机制:①胰管内压力增高致胰管破裂,胰液外渗。因无活动性炎症,胰液常为清亮。②活动性炎症合并脂肪坏死(也可能有胰腺实质的坏死),胰液自小胰管外渗。因含坏死组织,胰液常有变色。

(2)假性囊肿发生于约10%的慢性胰腺炎病例。假性囊肿可为单个或多个,或大或小,可位于胰腺内、外。绝大多数假性囊肿与胰管相通,富含消化酶。假性囊肿的壁由邻近结构构成,如胃、横结肠、胃结肠网膜及胰腺。假性囊肿的内膜由纤维或肉芽组织构成,因无内皮组织而与胰腺真性囊肿区分开。假性囊肿一般无症状,但可通过机械性压迫产生腹痛或胆道阻塞等症状。当其侵蚀血管时,可引发出血、感染或破溃,导致胰瘘或腹水形成。假性囊肿的诊断可通过 CT 或超声检查明确。若已置管引流,则可测量囊液淀粉酶水平,如有升高则符合假性囊肿的诊断。

(3)多伴有上腹部不适或疼痛。

2. 胆道或十二指肠梗阻

(1)胆道和(或)十二指肠的症状性梗阻:发生于 5%～10% 的慢性胰腺炎病例。十二指肠梗阻主要表现为餐后腹痛和早饱;腹痛和肝功能异常(包括高胆红素血症)常提示有胆管狭窄。本并发症多见于有胰管扩张的患者,主要是由于胰头部炎症或纤维化、假性囊肿所致。ERCP 最常用于胆道梗阻的诊断,

MRCP 亦可得到同样质量的胆道显像,并可能最终取代 ERCP。十二指肠梗阻可通过上消化道内镜等检查明确诊断。

(2)治疗:若是假性囊肿引发的梗阻,则可按上述方法处理。否则,可选用胃空肠吻合术及胆总管小肠吻合术。胆道的良性狭窄可行内镜下支架置入术。应该强调解压术,因为其可逆转胆道梗阻引发的继发性胆道纤维化。

3. 胰源性胸腔积液、腹水

(1)胰源性胸腔积液、腹水的形成:可能是由于胰管破裂,与腹腔和胸腔形成瘘管,或是假性囊肿的破溃致胰液进入胸、腹腔。临床上,胰源性腹水可呈浆液性、血性或乳糜性,后两者较少见。胰源性胸腔积液以左侧多见,具有慢性、进行性、反复发作及胸腔积液量多的特点,也可为浆液性、血性或乳糜性。通过腹穿或胸穿分析腹水或胸腔积液的性质可获得诊断,若积液内淀粉酶升高,尤其是 >1000U/L 时,具有较大的诊断价值。

(2)治疗:非手术治疗包括反复穿刺、使用利尿药、奥曲肽及胃肠外营养。若有胰管破裂,内镜下支架置入在短期内行之有效,长期疗效则依病因而定。

4. 脾静脉血栓形成

(1)脾静脉血栓形成。在慢性胰腺炎中的发生率约为 2%。其产生的原因是脾静脉受压、慢性胰腺炎的急性发作及纤维化过程引起血管病变有关。临床上可出现胃底或食管下段静脉曲张等门静脉高压的表现,因而可引发消化道出血,偶尔可并发肠系膜上静脉或门静脉的闭塞。

(2)脾切除治疗有效。

5. 假性动脉瘤的形成

(1)在慢性胰腺炎中,假性动脉瘤的发生率为 5%～10%。产生的机制有:①伴发急性炎症时释放的消化酶被激活,对血管壁有消化作用。②假性囊肿增大进而侵蚀血管。

③胰管破裂,致富含消化酶的假性囊肿形成,常位于动脉附近。

假性动脉瘤可致消化道出血,其可以是缓慢、间歇性的出血,也可以是急性大出血。受累的血管常靠近胰腺,包括脾动脉、肝动脉、胃十二指肠动脉及胰十二指肠动脉。CT或 MRI 可发现该病变,表现为胰腺内类似于假性囊肿样的囊样结构,彩色超声可显示假性动脉瘤内部的血流情况。

(2)肠系膜造影可确定诊断,同时在此操作过程中可对假性动脉瘤进行栓塞治疗。手术治疗比较困难,有一定风险。

6. 慢性胰腺炎急性发作

(1)慢性胰腺炎可出现胰腺的急性炎症,多为间质性,偶也可表现为坏死性胰腺炎,易致后期胰腺和肝脓肿的发生。慢性胰腺炎 Whipple 术后也可能并发胰腺坏死和脓肿。

(2)其处理与急性胰腺炎大致相同。

7. 胰腺钙化和胰管结石

(1)胰腺钙化:是各种原因引发的慢性胰腺炎的一个共同特征。慢性胰腺钙化的存在也提示有胰管结石。应注意排除其他引发胰腺钙化的原因,如囊性新生物、血管瘤及血肿机化等。在酒精性胰腺炎中,25%～60%的患者出现胰腺钙化,多在症状出现后 8 年内发生。只有 50%～60%有胰腺钙化的患者合并有脂肪泻或显性糖尿病,故发现胰腺钙化并不表明是终末期慢性胰腺炎。

(2)治疗:除内镜下取石、体外震波碎石及外科手术外,对胰管结石也可用口服枸橼酸盐治疗。国外研究发现,枸橼酸盐可增加胰石的溶解度,每天口服枸橼酸盐 5～10g,3～27 个月后 38.9%的患者其胰石有缩小。

8. 胰腺癌　慢性胰腺炎是胰腺癌的一个重要危险因素,尤其是酒精性、遗传性和热带性胰腺炎,发生率约为 4%。目前尚无有效的监测手段,CA19-9 难以发现早期病变。ERCP、CT 及超声内镜也较难对其做出诊断。当鉴别有困难时,应予手术探查。

9. 胰瘘

(1)包括胰腺外瘘和内瘘:外瘘常发生于胰腺活检、胰腺坏死、外科引流术后、手术中的胰腺损伤或腹部钝伤后。内瘘常发生于慢性胰腺炎主胰管或假性囊肿破裂后,常合并有胰源性胸腔积液、腹水。酒精性胰腺炎易出现内瘘。

(2)治疗

①外瘘的治疗:以前一直采取 TPN 和禁食处理,并且证明是有效的。近年来发现,使用奥曲肽 50～100μg,每 8 小时 1 次,是使外瘘闭合的安全有效措施,但疗程过长可能会抑制胆囊排空而诱发胆石症。且其费用昂贵,近年来采用内镜下支架置入术,通过 ER-CP 显示导管破裂部位,经 Vater 壶腹部进入主胰管置入支架,停留 4～6 周,第二次 ER-CP 术时予以取出。若此时仍有外瘘存在,可再次置入支架,并使用奥曲肽以减少胰液量。奥曲肽常被用于围术期预防胰瘘等并发症。

②内瘘的治疗:内瘘采用 TPN 和反复抽取胸腔积液和腹水的方法,也证明是有效的。亦可采用奥曲肽、内镜下支架置入术及手术治疗。

10. 其他并发症

(1)骨质损害的发生相对少见,主要包括骨软化症和特发性股骨头坏死。

(2)有脂肪泻的慢性胰腺炎,常有脂溶性维生素 A、D、E、K 的不足。

(3)维生素 B_{12} 吸收不良发生于 50%的严重慢性胰腺炎病例,给予口服胰酶制剂后,可使维生素 B_{12} 的吸收恢复正常。

(4)慢性胰腺炎患者因免疫功能紊乱而合并有较高的贾第鞭毛虫感染率。若脂肪泻对胰酶制剂治疗无效时,应行大便检查排除贾第鞭毛虫感染。

(5)少见慢性胰腺炎患者可出现横结肠或降结肠的部分或全部狭窄。

【鉴别诊断】

下列疾病应与慢性胰腺炎相鉴别。

1. 其他原因导致的腹痛　如消化性溃疡、胆道疾病、肠系膜血管疾病及胃部恶性肿瘤。

2. 确定脂肪泻是否由胰腺疾病引起　由慢性胰腺炎导致的脂肪泻，胰腺 CT 及 ERCP 检查常有异常发现。若以胰管狭窄为主，则应排除胰腺肿瘤可能。

3. 与胰腺恶性肿瘤的鉴别　两者均可致胰腺包块及腹痛或无痛性黄疸，采取包括 ERCP、MRCP 及内镜超声在内的检查也难将两者区别开。若 CA19-9＞1000U/ml 时或 CEA 明显升高时，有助于胰腺癌的诊断，但常出现于晚期胰腺癌，也可通过 ERCP 刷检、超声内镜活检及发现邻近淋巴结肿大而确定诊断。若上述检查阴性而无法区别开时，则通过手术取病理活检。

【临床检查】

1. 实验室检查

（1）急性发作时：血白细胞升高，各种胰酶活性增高，发作间期胰酶活性正常或偏低。

（2）粪便检查：镜下可见脂肪滴和不消化的肌肉纤维。经苏丹Ⅲ酒精染色后可见大小不等的红色小圆球。该法可作为简单初筛的基本方法。

（3）胰腺外分泌功能检查：用脂肪及氮平衡试验，可以了解脂肪酶和蛋白酶的分泌情况。淀粉耐量试验可以了解淀粉酶的分泌情况。

①胰腺刺激试验：用肠促胰液肽（secretine）、缩胆囊素-缩胆促胰酶素（cholecys-to-kinin-pancreozymin，CCK-PZ）或雨蛙肽（caerulin）静脉注射，可以刺激胰腺分泌，按时从十二指肠引流管取出胰液，观察胰液量、碳酸氢钠及各种胰酶分泌量。当患有慢性胰腺炎时，分泌量减少。

②PABA 试验：虽较简便，但敏感性较差，所受影响因素较多。胰腺功能损害较严重者易有阳性结果。

③粪便糜蛋白酶测定：对早期慢性胰腺炎者 49% 出现下降，严重的晚期慢性胰腺炎患者 80%～90% 明显下降。

④胆固醇-13C-辛酸呼吸试验：亦是一种非侵入性的检查胰腺外分泌功能的方法，如胰腺分泌的胆碱酯酶减少则可由呼出的 13C 标记的 CO_2 测出。其敏感度及特异性均较好。

（4）最近的报道还显示，测定粪便中的弹力蛋白酶含量对于慢性胰腺炎有重要帮助，其敏感性达 79%，如除外小肠疾病等影响因素，其特异性可达 78%。弹力蛋白酶在慢性胰腺炎时粪便排出量下降。

（5）用放射免疫学方法测定血中 CCK-PZ 含量，对诊断慢性胰腺炎有帮助。正常空腹为 60pg/ml，慢性胰腺炎患者可达 8000pg/ml。这是由于慢性胰腺炎时胰酶分泌减少，对于 CCK-PZ 分泌细胞的反馈抑制减弱所致。

（6）其他：如糖耐量检查、血胆红素、碱性磷酸酶等均有助于慢性胰腺炎的诊断或帮助全面了解肝功能及胆道梗阻的情况。

2. 其他辅助检查

（1）普通 X 线检查：①腹部平片，可能见到胰腺的结石和钙化影；②上消化道钡餐，可能见到受压或梗阻性改变；③ERCP，可能见到主胰管有局限性扩张和狭窄，或呈串珠状改变，管壁不规则，有时可见到管腔闭塞、结石或胰管呈囊状扩张等，根据主胰管的直径，慢性胰腺炎分为大胰管型（直径 7mm）和涉及胰管（直径≤3mm）两种。前者适用于引流手术，后者需做不同范围的胰腺切除。

（2）B 超：可显示胰腺假性囊肿、扩张的胰管和变形的胰腺，并可提示合并的胆道疾病。

（3）CT 检查：是慢性胰腺炎的重要诊断手段，能清晰显示大部分病例的大体病理改变。根据慢性胰腺炎 CT 特征结合 B 超，将其影像学改变分为以下几型：①肿块型，胰腺呈局限性肿大，形成一边界清晰、形态比较规则的肿块,增强 CT 扫描可见到均匀的增强效应,胆、胰管无明显扩张;②肿块加胆管扩张型,除了肿块尚伴有胆管扩张;③弥漫肿大型,显示胰腺呈弥漫性肿大,无确切肿块,也无胰胆管明显扩张;④胰、胆管扩张型,显示胰、胆管双重扩张、胰头部无明显肿块;⑤胰管扩张型,显示胰管全程扩张。此外还可见胰腺钙化、胰管结石、胰腺囊肿等改变。上述分型有利于指导外科手术选择。

(4)MRI 检查:慢性胰腺炎时胰腺表现为局限性或弥漫性肿大,T_1 加权像表现为混杂的低信号;后加权像表现为混杂的高信号。在 MRI 检查上,慢性胰腺炎与胰腺癌鉴别困难。

【问诊与查体】

1. 腹痛(常见)　是最突出的症状,见于 50%~90% 的患者,但无明显的特点。典型表现为发作性上腹部疼痛,放射到背部,但压痛较轻,腹痛可因进食、饮酒而诱发。一部分患者无典型的疼痛症状。后期随着胰腺内、外分泌功能下降,疼痛程度可能会减轻,甚至消失。疼痛性质可为隐痛、钝痛、剧痛或钻痛,常诉深部或穿透性痛,剧烈时可伴有恶心、呕吐。早期疼痛多为间歇性,随着病情加重发作频度增多,持续时间延长,最后转为持续性腹痛。进食、饮酒、高脂肪餐均可诱发腹痛,往往因惧食而限制食量,导致体重下降。前倾坐位、侧卧屈膝时疼痛可减轻,平卧位加重,被称为胰性疼痛体位(pancreatic posture)。腹痛发生机制主要与胰腺内神经受炎性介质刺激和神经受损、胰管阻塞造成的胰管内压增高等因素有关。急性发作时患者可有急性胰腺炎腹痛的表现。疼痛常使患者营养不良、消耗大量镇痛药、生活质量下降、日常活动受限。

2. 外分泌不全的症状(常见)　早期出现食欲缺乏、上腹饱胀。后期可出现腹泻、脂肪泻、营养不良、消瘦等,部分患者可能出现脂溶性维生素吸收不良的症状,如牙龈出血、皮肤粗糙等。

3. 内分泌不全的症状(不常见)　病变累及内分泌组织首先表现为糖耐量异常,后期有明显的糖尿病表现。长期饮酒导致的慢性胰腺炎更易并发糖尿病。

4. 其他　腹部可扪及表面光整包块,少数可闻及血管杂音,系由假性囊肿压迫脾动、静脉所致。胰头显著纤维化或假性囊肿压迫胆总管下段,可出现持续或逐渐加深的黄疸。

【致病危险因素】

酒精(强):慢性胰腺炎的致病因素较多,且常常是多因素作用的结果。酗酒是主要的因素之一,西方国家占 60% 以上,我国约占 35%。酒精仍是导致慢性胰腺炎最重要的危险因素。酒精与 CP 的关系虽不如预期,但酒精摄入量却与 CP 的发生发展密切相关。在排除了年龄、性别等影响因素后,研究者发现酒精摄入量与 CP 患病危险程度呈正相关。

吸烟(强):近年来,吸烟对 CP 的影响越来越受到重视。长期持续吸烟是引起 CP 的独立危险因素。

基因(强):基因突变在 CP 中的作用近年受到极大关注,遗传性 CP 的发病率也随之升高。慢性胰腺炎可能与某些基因突变相关,遗传性 CP 为常染色体显性遗传病,其相关基因定位于七号染色体。多基因同时突变可使 CP 的患病风险显著增加。

自身免疫因素(中):自身免疫性 CP 较为罕见,根据流行病学资料显示其发病率为 5%~6%,男女比例>2:1,50 岁以上患者多见。自身免疫性 CP 病因不明,但患者多伴随其他自身免疫系统疾病,如风湿性关节炎、炎症性肠病等,血清中 IgG4 水平升高及碳酸酐酶和乳铁自身抗体出现是本病的重要标志。

【诊断标准】

主要诊断依据:①典型的临床表现(反复发作上腹痛或急性胰腺炎等);②影像学检查

提示胰腺钙化、胰管结石、胰管狭窄或扩张等；③病理学特征性改变；④胰腺外分泌功能不全表现。②或③可确诊；①＋④拟诊。

【慢性胰腺炎分期】

为了便于临床治疗，根据临床表现、形态学改变和胰腺内外分泌功能受损程度分为4期。

1. 临床前期　无临床症状，但已有影像学或组织学的改变。

2. 进展期　以腹痛或反复急性发作为主要临床表现，胰腺导管出现异常，但大致形态改变轻微，无内外分泌功能降低或轻度降低，病程持续数年。

3. 并发症期　上述症状加重，胰腺形态改变明显，胰腺导管明显异常，胰腺实质出现明显的纤维化或炎性增生性改变，并可能出现潴留性囊肿或假性囊肿、胆道梗阻、十二指肠梗阻、胰源性门静脉高压、胰性腹水等并发症，胰腺内、外分泌功能出现实验室检查异常如促胰液素阳性和糖耐量降低，但无临床症状。

4. 终末期　疼痛频率及严重程度明显降低，或疼痛症状消失，胰腺内、外分泌功能出现明显异常，临床出现腹泻、脂肪泻、体重减轻和糖尿病。

【治疗目标】

①控制症状、改善生活质量。②祛除病因和纠正存在的胰管梗阻因素，保护胰腺功能。③预防和治疗并发症，寻求胰腺内、外分泌功能替代治疗。

【疾病演变】

慢性胰腺炎被认为是胰腺癌的危险因素，但其癌变率及癌变机制尚存争议，需要更深入研究。一项 Meta 分析表明，慢性胰腺炎与胰腺癌的时间间隔一般为20年，而在诊断为胰腺癌之前1～2年发生的胰腺炎多是由于肿瘤堵塞胰管造成的。

【主要治疗措施】

1. 一般治疗　CP 患者需禁酒、戒烟、避免过量高脂、高蛋白饮食。长期脂肪泻患者，应注意补充脂溶性维生素及维生素 B_{12}、叶酸，适当补充各种微量元素。

2. 内科治疗

(1)急性发作期的治疗：治疗原则同急性胰腺炎。

(2)胰腺外分泌功能不全的治疗：主要应用外源性胰酶制剂替代治疗并辅助饮食疗法。胰酶制剂对缓解胰源性疼痛也具有一定作用。首选含高活性脂肪酶的超微粒胰酶胶囊，并建议餐中服用。疗效不佳时可加服质子泵抑制药、H_2 受体阻滞药等抑酸药物。

(3)糖尿病：采用强化的常规胰岛素治疗方案，维持 CP 患者最佳的代谢状态。由于 CP 合并糖尿病患者对胰岛素较敏感，应注意预防低血糖的发生。

(4)疼痛的治疗：①一般治疗，轻症患者可经戒酒、控制饮食缓解；②药物治疗，如镇痛药、胰酶制剂和生长抑素及其类似物；③梗阻性疼痛可行内镜治疗，非梗阻性疼痛可行 CT、EUS 引导下腹腔神经阻滞术；④上述方法无效时可考虑手术治疗。

3. 药物治疗　慢性胰腺炎主要表现为慢性腹痛及胰腺内、外分泌功能不全，它与胰腺癌的发生有关。还可引发其他一系列并发症，最常见的并发症是假性囊肿的形成及十二指肠、共同通道的机械性梗阻，较少见的并发症有脾静脉血栓形成并门静脉高压、假性动脉瘤的形成（尤其是脾动脉）及胰源性胸、腹水。下面将详细阐述慢性胰腺炎的并发症及其处理。

胰酶肠溶胶囊（得每通 0.15g×20 粒）：本品为助消化药。用于消化不良、胰腺疾病引起的消化障碍和各种原因引起的胰腺外分泌功能不足的替代治疗。主治疾病有囊性纤维化、慢性胰腺炎、胰腺癌、席汉综合征。包括治疗儿童和成人的胰腺外分泌不足。胰腺外分泌功能不足常见于（但不限于）囊性纤维化、慢性胰腺炎、胰腺切除术后、胃切除术后、胰腺癌、胃肠道旁路重建术后(如毕Ⅱ式胃大部切除术后)、胰管或胆总管阻塞(如肿瘤所致)、席汉综合征。用法用量:口服一次0.3~1g,每日 3 次,餐前服。

【注意事项】

①应整粒吞服,不得打开或溶解后服用。②儿童用量请咨询医师或药师。③对本品过敏者禁用,过敏体质者慎用。④本品性状发生改变时禁止使用。⑤请将本品放在儿童不能接触的地方。⑥儿童必须在成人监护下使用。⑦如正在使用其他药品,使用本品前请咨询医师或药师。

【药物相互作用】

胰酶可能与以下药物有药物相互作用:①阿卡波糖、米格列醇,由于胰酶为糖类裂解剂,因此与阿卡波糖、米格列醇等合用时,可能加速这些降糖药的降解,从而降低其疗效。因此应避免与之同时使用。②西咪替丁、雷尼替丁、法莫替丁、尼扎替丁等,胰酶与上述药物合用时,由于这些 H_2 受体拮抗药均可升高胃内 pH。抑制胃液对胰酶的破坏作用。可能增加口服胰酶的疗效。因此。胰酶在上述 H_2 受体拮抗药合用时。可能需要降低其剂量。③叶酸,胰酶可能妨碍叶酸的吸收。因此服用胰酶的患者可能需要补充叶酸。④酸性药物,胰酶在酸性条件下易破坏。服用时不可咀嚼,不宜与酸性药物同服。⑤铁,同时服用胰酶和补铁剂可能会引起铁吸收的降低。⑥锌,胰酶可能会促进锌的吸收。胶囊剂:0.15g×20 粒。

醋酸甲萘氢醌片(瑞新) 维生素 K 类药。主要适用于维生素 K 缺乏所致的凝血障碍性疾病,如肠道吸收不良所致的维生素 K 缺乏。各种原因所致的阻塞性黄疸、慢性溃疡性结肠炎、慢性胰腺炎和广泛小肠切除后肠道吸收功能减低;长期应用抗生素可导致体内维生素 K 缺乏,广谱抗生素或肠道灭菌药可杀灭或抑制正常肠道内的细菌群落,致使肠道内细菌合成维生素减少;双香豆素等抗凝药的分子结构与维生素 K 相似,在体内干扰其代谢,使环氧叶绿醌不能被还原成维生素 K,使体内的维生素 K 不能发挥其作用,造成与维生素 K 缺乏相类似的后果。口服:每次 1~2 片,每日 3 次,或遵医嘱。片剂:4mg×100 片。

4. 内镜介入治疗 内镜治疗主要用于慢性胰腺炎导致的 Oddi 括约肌狭窄(狭窄性十二指肠乳头炎)、胆总管下段狭窄和胰管开口狭窄和胰管结石。

(1)胆总管狭窄:胆总管狭窄的发生率为 10%~30%,主要表现为黄疸、淤胆性胆红素血症和胆管炎,影像学检查可以发现不同程度的胆总管扩张。可以首先考虑使用内镜支撑治疗,但长期的疗效还不确定,但对年老和体弱的患者较为适用。

(2)胰管高压扩张:疼痛为主要症状的特发性、胰腺分裂性及其他原因的慢性胰腺炎是经内镜胰管支撑治疗的适应证。近期疼痛缓解较好,长期的疗效还不确定。

(3)Oddi 括约肌功能不良和胰管结石:Oddi 括约肌成形术治疗 Oddi 括约肌功能不良,短期镇痛效果较好。对有主胰管结石的患者,内镜网篮取石可以尝试。对内镜取出困难的、>5mm 的胰管结石,可行体外震波碎石术(ESWL)。ESWL 碎石成功率达95% 以上,结合内镜治疗,结石清除率可达70%~85%。

5. 外科治疗 手术治疗分为急诊手术和择期手术。急诊手术适应证:CP 并发症引起的感染、出血、囊肿破裂等。

(1)择期手术适应证:①内科和介入治疗无效者;②压迫邻近脏器导致胆道、十二指肠梗阻,内镜治疗无效者,以及左侧门静脉高压伴有出血者;③假性囊肿、胰瘘或胰源性腹水,内科和介入治疗无效者;④不能排除恶变者。手术方式:手术治疗的原则是用尽可能简单的术式缓解疼痛、控制并发症、延缓胰腺炎症进展和保护内、外分泌功能。⑤手术治疗包括囊肿胃造口术、囊肿十二指肠造口术及 Rou-X-en-Y 式囊肿空肠吻合术。局限于胰尾的囊肿可行胰腺远端切除。

(2)手术方式的选择:需要综合考虑胰腺炎性包块、胰管梗阻及并发症等因素。主胰管扩张、无胰头部炎性包块,可以采用胰管空肠侧-侧吻合术;胰头部炎性包块、胰头多发性分支胰管结石,合并胰管、胆管或十二指肠梗阻,可考虑行标准的胰十二指肠切除术或保留幽门的胰十二指肠切除术;保留十二指肠的胰头切除术在保留十二指肠和胆道完整性的同时,既切除了胰头部炎性包块,又能够解除胰管及胆道的梗阻,主要术式包括 Beger 手术、Frey 手术和 Beme 手术;炎性病变或主胰管狭窄集中于胰体尾部,可以采用切除脾或保脾的胰体尾切除术;对于全胰广泛炎性改变和多发分支胰管结石,不能通过胰腺部分切除或胰管切开等方式达到治疗目的者,可考虑全胰切除、自体胰岛移植。

(3)引流:引流的适应证包括囊肿迅速增大、囊肿压迫周围组织、引发腹痛和感染征象。引流方法有经皮引流和内引流。前者需放置引流管数周至囊腔消失,有可能并发感染。依假性囊肿的位置和现有设施,可通过内镜或手术治疗,80%的病例行内镜治疗有效。囊肿的复发率为 20%,病死率为 3%。

【慢性胰腺炎相宜食物】

宜吃清淡,富含营养的食物,如鱼、瘦肉、蛋白、豆腐等,米、面等糖类;蔬菜可多吃菠菜、青花菜和花椰菜、萝卜,但需煮熟吃,将纤维煮软,防止增加腹泻;水果可选桃子、香蕉等没有酸味的水果。

【慢性胰腺炎禁忌、少食食物】

严禁酒,高脂食物。饮酒和吃高脂肪的食物是引起慢性胰腺炎急性发作或迁延难愈

的重要原因,因此一定要禁酒,禁吃大鱼大肉。有因暴饮暴食引起坏死性胰腺炎而丧命者;盐也不宜多,多则增加胰腺充血水肿;调味品不宜太酸、太辣。因为能增加胃液分泌,加重胰腺负担;易产气使腹胀的食物不宜吃,如炒黄豆、蚕豆、豌豆、红薯等。

【预防护理】

1. 积极防治相关疾病 胆系疾病是老年人的常见病、多发病,积极防治胆系疾病是预防老年人慢性胰腺炎的重要措施。此外,与本病发病有关的疾病,如甲状旁腺功能亢进、高脂血症等也必须积极防治。

2. 积极、彻底地治疗急性胰腺炎 老年人慢性胰腺炎患者中,有相当一部分有急性胰腺炎病史,推测本病的发病可能与急性胰腺炎未彻底治愈有关。故此,患有急性胰腺炎者必须积极治疗,彻底治愈,以免留下后患。

3. 不酗酒、少饮酒 长期酗酒之人易引起慢性酒精中毒,酒精中毒是慢性胰腺炎的重要发病原因之一,故从青年开始就应养成不酗酒或只是少量饮酒的良好习惯。如果患有慢性胰腺炎者,为防止病情发展,必须彻底戒酒。

4. 饮食有度 慎饮食,防止暴饮暴食,对预防本病非常重要。同时,老年人饮食宜清淡,少食辛辣肥甘、醇酒厚味,以防肠胃积热引起本病。

5. 怡情节志、心情舒畅 老年人宜避免忧思郁怒等不良的精神刺激,心情愉快,则气机调畅,气血流通,可防本病。

【治疗流程序】

CP 的治疗应是内科、外科、内镜、麻醉及营养等多学科的综合治疗(图 8-3),鉴于内镜介入治疗具有微创和可重复性等优点,可作为一线治疗。

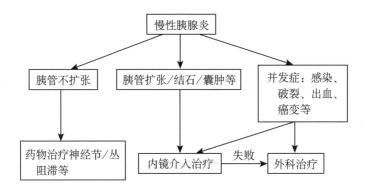

图 8-3　慢性胰腺炎的治疗流程

【预后】

预后主要取决于病因是否祛除、发病时胰腺的受损程度。老年患者和酒精性慢性胰腺炎 10 年生存率为 70%，而 20 年仅为 45%，25% 左右因慢性胰腺炎死亡，但多数死于其他疾病（肺气肿、冠心病、卒中、肝硬化、胰腺外癌肿），持续酗酒，胰腺癌，手术后并发症。酒精性胰腺炎的预后较差，虽然部分病例疼痛可自行缓解，但大多数患者在 10 年后仍有腹痛。戒酒后，有些患者的疼痛可以改善，有些则无变化。一般来讲，手术可在一定时间内缓解腹痛的症状，但经过一段时间后，腹痛仍可发作。慢性胰腺炎患者生存质量低下，常有失业或提前退休。酒精性胰腺炎的存活率明显降低，其预后差的原因与饮酒、吸烟、肝硬化及诊断较晚有关。不足 25% 的死因与慢性胰腺炎直接相关，包括手术后的死亡及糖尿病、胰腺癌引起的死亡。其中一个导致慢性胰腺炎存活率低的原因是胰腺癌和胰腺外癌发生率的增高。部分酒精性胰腺炎患者没有出现钙化和内、外分泌功能不全，这部分患者可出现长时间的腹痛缓解。特发性胰腺炎的自然病程较酒精性胰腺炎者要好，发展至内、外分泌功能不全的速度慢，生存时间更长。热带性胰腺炎的预后亦好于酒精性胰腺炎，其多死于胰腺癌和糖尿病肾病，而不是营养不良、肺结核和脆性糖尿病等。

第9章

胰 腺 癌

第一节　概　述

胰腺癌是消化道常见的恶性肿瘤之一,是恶性肿瘤中最常见的,多发生于胰头部。腹痛及无痛性黄疸为胰头癌的常见症状。已定的首要危险因素为吸烟,糖尿病胆石病饮酒(包括啤酒)及慢性胰腺炎等进食高脂肪高蛋白饮食和精制的面粉食品,胃切除术也是发生胰腺癌的危险因素,其死亡率极高。本病多发于中老年人,男性患者远较绝经前的妇女多,绝经后妇女发病率与男性相仿。发病原因尚不清楚,发现有些环境因素与胰腺癌的发生有关。最初应选择的诊断性检查是 CT 扫描,在 CT 或超声引导下的细针抽吸(FNA)细胞学检查对胰腺癌诊断的准确性可达 76%～90%,其特异性几乎可达 100%。胰腺癌早期缺乏明显症状,大多数病例确诊时已是晚期,手术切除的机会少。外科治疗需要针对不同病期和肿瘤病灶局部侵犯的范围,采取不同的手术方式。手术后可以辅助化疗,主要以吉西他滨为主,联合其他的药物,可以延长生存期。

胰腺癌(pancreatic cancer)是一种较常见的恶性肿瘤,其发病率占全身恶性肿瘤的 1%～2%,近年来国内外发病率均有明显增加的趋势。本病男性多见,40 岁以上好发,癌肿发生于胰腺头部为多,占 70%～80%,

少数可为多中心癌肿。其起病隐匿、病情进展快、恶性程度高,不易早期发现,切除率低和预后差为本病的特点。可切除患者 5 年生存率不到 5%,有"癌中之王"之称,被国际医学界列为"21 世纪的顽固堡垒",且缺乏有效的早期诊断手段,患者就诊时往往已经是中晚期。仅有 10% 的肿瘤可手术切除,40%～45% 的患者就诊时已有远处转移,放疗和化疗综合治疗是局部晚期和远处转移患者的主要治疗手段。

胰腺癌是一种恶性程度很高,诊断和治疗都很困难的消化道恶性肿瘤,虽然近 20 年来医疗技术有了很大提高,但在诊断和治疗胰腺癌方面仍存在很多问题,早期的确诊率不高,手术死亡率仍然较高,而治愈率很低。如何提高对胰腺癌的诊治水平仍是每一位胰腺外科医师努力奋斗的目标。胰腺癌在 1820 — 1830 年开始已有描述,1836 年 Mondiere 报道了 3 例可疑的胰腺癌病例。美国费城的 J. M. DaCosta 发现了 35 例尸检患者有胰腺癌,并在 1858 年描述了此病。到 19 世纪末,胰头癌的临床症状及体征已为大家知道,并已被组织学所证实。1888 年 Bard 和 Pic 将胰腺癌区分为导管细胞癌和腺泡细胞癌,并注意到有胰岛细胞癌的可能。不久又有研究表明胰头癌的症状和体征不同于胰体、尾癌。然而,胰头癌、Vater 壶腹癌、胆总管下端癌及近十二指肠乳头区的腺癌,以往由于其症状相类似而很难相互鉴别,故统称为壶腹周围癌。但以后发现胰头癌与其他 3 种癌无论在肿瘤的生物学特性上或疾病的转归上都有很大的不同,故现已习惯于将胰头癌单独分出。在治疗上,19 世纪后叶及 20 世纪初已有学者企图切除胰腺癌,但没有成功,直到 1935 年 Whipple、Parsons 和 Mull-ins 报道了 1 例壶腹癌行胰十二指肠切除术并获得成功。不久 Brunschwing 应用这一手术方法切除了胰头的导管腺癌。直到现在这一手术方法虽然在胃肠道重建的顺序、胰肠、胆肠及胃肠吻合等方法上有所改变,切除的范围上亦有不同的改良,但基本的手术原则如前,仍是治疗胰头癌及壶腹周围癌的最有效的方法。我国在 1922 年开始已有诊断壶腹周围癌的报道,但以后确诊的病例极少,北京协和医院 1922—1941 年的 20 年内仅收治诊断较明确的患者 12 例。而 1948—1954 年的 6 年内收治了 17 例。曾宪九教授是我国进行胰腺癌研究最早的外科专家之一。于1951 年 4 月成功地进行了胰十二指肠切除术,并在 1956 年报道了 41 例诊治胰腺及乏特壶腹(肝胰壶腹)周围癌的经验。

胰腺癌是消化道常见肿瘤,多起源于胰腺的导管上皮。胰腺癌的发病率在世界范围内均呈增加趋势,因无典型的临床表现,确诊时多已属晚期,手术切除率低,术后 5 年生存率低。男性发病率为女性的 1.7～2.0 倍,55－64 岁患者占 60%。早期常表现为上腹部不适和隐痛,胰头部肿瘤常致胆总管梗阻,表现为"无痛性黄疸"、食欲缺乏和消瘦。腹部超声检查和 CT 检查是诊断的主要手段,十二指肠引流液的细胞学,或 ERCP 时经胰管插管收集胰液做细胞学检查可明确诊断,但阳性率较低,在 B 超或 CT 引导下经皮细针穿刺细胞学活检有报道阳性率可达 80%,但并发症常见,患者也不愿接受。胰腺癌的治疗以手术为主,但相当多的患者就诊时已属晚期,已失去根治性切除的机会。胰头癌的手术切除率约为 15%,手术复杂,技术要求高,且有较严重的并发症,影响患者术后的生存率和生存质量。由于周围组织结构对射线较敏感,所以普通放疗一般不采用。体部伽马刀在剂量分布上有明显的优势,可给予肿瘤局部很高的剂量而周边组织的受量相对小,因而可以治疗胰腺癌。治疗过程中应严密观察患者反应,若有突发的剧烈腹痛,应考虑有肠穿孔的可能,密切观察病情变化,酌情给予积极治疗。

第二节　病因病理与发病机制

胰腺癌是一个恶性度极高的肿瘤,其病死率接近 100%。胰腺癌的发生是遗传因素和环境因素共同作用的结果。美国 2010 年预计 43 140 人被诊断为胰腺癌,约 36 800 人将死于胰腺癌。胰腺癌排名为美国男性(位居肺、前列腺和结直肠癌之后)及女性(位居肺、乳腺癌和结直肠癌之后)最常见癌症死亡原因的第 4 位。该病发病的高峰为 70－90 岁。尽管发病率在两性中基本相等,美国非洲裔似乎比白种人有更高的胰腺癌发病率。

此外,在美国,胰腺癌的发病率和死亡率在过去 20 年间基本保持不变。

一、病因病理

【病因】

胰腺癌的发病原因尚未完全阐明,流行病调查资料提示胰腺癌可能与长期吸烟、高热量、高饱和脂肪酸、高胆固醇饮食、糖尿病、肥胖、某些职业暴露、家族性恶性肿瘤综合征和遗传性胰腺炎等因素有关,一般认为可能是由于基因和环境多种因素共同作用的结果。

1. 吸烟 吸烟是目前公认的胰腺癌的危险因素,19%的胰腺癌发生可归因于吸烟,目前吸烟者较非吸烟者胰腺癌死亡危险增加1.2～3.1倍,且呈剂量-反应关系,在人和动物的胰腺组织中均发现氧化损伤和DNA损伤增加与暴露于吸氧有关,研究显示吸烟与胰腺癌原癌基因K-ras基因突变有关,吸烟者K-ras突变频率较不吸烟者高,提示烟草中的致癌物如芳香胺物质导致DNA损伤可能是胰腺癌发生的重要原因。

2. 饮酒因素 饮酒与胰腺癌发病的关系尚无定论,有学者认为胰腺癌的发生与长期饮用大量葡萄酒有关,饮啤酒者胰腺癌的相对危险性约2倍于不饮啤酒者,也有报道嗜威士忌者其相对危险性为2.78.但大多数研究并不支持这种观点,日本的一项大规模队列研究结果显示酒精的摄入量与胰腺癌的发病率无关。

3. 饮食因素 目前认为大约35%的胰腺癌可归因于饮食因素,有研究显示,高热量摄入、高饱和脂肪酸、高胆固醇食品、富含亚硝胺的食品与胰腺癌发病率的增加有关,而饮食纤维、维生素及水果、蔬菜等对胰腺癌的发生起保护作用,但Michaud等进行的一项队列研究认为,脂肪的摄入与胰腺癌的发生风险无关,同时该研究未证实肉类和奶类消费量与胰腺癌风险之间存在关联。Coughlin等在一项前瞻性研究中也未发现胰腺癌的死亡率的高低与蔬菜、柑橘类水果的消费量及红色肉类的消费量有关,流行病学调查显示胰腺癌的发病率与饮食中动物的脂肪有关,高三酰甘油和(或)高胆固醇,低纤维素饮食似可促进或影响胰腺癌的发生,日本人的胰腺癌的发病率几十年前较低,但自20世纪50年代开始随着欧化饮食的普及,发病率增高4倍,当人体摄入高胆固醇饮食后,部分胆固醇在体内转变为环

氧化物,后者可诱发胰腺癌,此外摄入高脂肪饮食后可促进胃泌素、胰泌素、胆泌素、胆囊收缩素、胰酶泌素等大量释放,这些胃肠道激素为强烈的胰腺增殖性刺激剂,可使胰管上皮增生、间变和促进细胞更新,并增加胰腺组织对致癌物质的易感性。某些亚硝胺类化合物可能具有胰腺器官致癌特异性。另外,曾有报道每日饮用3杯以上咖啡者与不饮用咖啡者比较,发生胰腺癌的危险性增加2.7倍。但随后的研究未得到证实。在研究饮食与胰腺癌之间关系时,由于食物中许多营养物质间存在高度共线性,因此,以饮食习惯为基础,代表营养素及食物组合的饮食模式与胰腺癌的关系将成为一个新的研究热点,这种研究比单一的营养素对健康结局影响可能更有效率。

4. 职业暴露 多数学者认为长期接触某些化学物质可能对胰腺癌有致癌作用,已发现从事化学工业、煤矿和天然气开采、金属工业、皮革、纺织、铝制造业和运输业的工人中胰腺癌的发生率明显增加有关,有报道接触β-萘酚胺、联苯胺、甲基胆蒽、N-亚硝基甲胺、乙酰氨基芴、烃化物等化学制剂者,胰腺癌的发病率明显增加。

5. 糖尿病 60%～81%胰腺癌患者合并有糖尿病,有报道56%的患者被诊断为胰腺癌前2年已诊断为糖尿病,因此糖尿病是胰腺癌的高危因素之一。也有学者认为年龄>50岁的患胰腺癌的危险性,多次流产后、卵巢切除后或子宫内膜增生等情况时可引起内分泌功能紊乱伴有胰腺癌发病率增高,提示性激素可能在胰腺癌的发病中起一定作用。

6. 遗传因素

(1)遗传综合征与胰腺癌易感性:目前已报道多个胚系突变导致的遗传综合征,如家族性胰腺癌、遗传性非结节性结肠癌、林岛综合征(VHL综合征)、家族性腺瘤样息肉病、遗传性胰腺炎、家族性非典型性多发性黑色

素瘤、家族性乳腺癌、珀-耶综合征、囊性纤维性病变、共济失调-毛细血管扩张综合征、里费综合征、Fanconi贫血等与胰腺癌的发生风险增加有关，但只占胰腺癌病例发生中的极少部分。目前与以上这些遗传综合征的相关基因已确定，包括 P16、P53、BRCA$_2$、STK$_{11}$/LKB$_1$、hMSH$_2$、hMLH$_1$ 等。

（2）基因多态性与胰腺癌易感性

①外源性致癌物代谢相关基因多态性：致癌物最终能否引起 DNA 损伤在很大程度上取决于代谢酶Ⅰ相、Ⅱ相这两类酶的活性及彼此的平衡关系。Ⅰ相、Ⅱ相代谢酶可能参与胰腺癌变过程的看法来自下述证据：人类的胰腺组织中已发现这些酶的存在，并观察到胰腺癌患者胰腺组织中细胞色素 P450（cytochrome P450，CYP450）酶的水平（如 CYP1A$_1$、CYP2E$_1$）高于无胰腺疾病的个体。②动物实验结果显示饮食及烟草中的芳香胺和亚硝胺可通过 CYP450 的代谢激活而引发胰腺癌，胰腺癌患者的胰腺组织中芳香族 DNA 的水平高于非胰腺癌患者。

（3）叶酸代谢基因多态性：最近进行的一项病例对照研究显示，编码 MTHFR677CT 及 TS 串联重复多态与胰腺癌发生风险之间存在显著关联，携带与酶活性降低的 MTHFR 677CT、677TT 基因型及 TS 3Rc/3Rc 基因型者发生胰腺癌的风险增加，提示叶酸代谢酶基因的变异可能是决定胰腺癌遗传易感性的重要因素。

胰腺癌发病机制的研究显示，胰腺癌的发生是多步骤多基因突变的结果。已发现原癌基因（K-ras）激活、抑癌基因（p16、p53、DPC$_4$）失活及端粒酶及其亚单位异常激活与胰腺癌演变有关。研究结果显示，在胰腺癌中 K-ras 突变率可达 90% 以上；抑癌基因 p16，p53 和 DPC$_4$ 在胰腺癌患者中的突变率分别达 90%、60% 和 50%；端粒酶在胰腺癌中活性率高达 95%。Hruban 建立了胰腺癌进展的动物模型，该模型将胰腺癌早期病变称为胰腺上皮内瘤（PanIN），根据病变不典型增生程度和细胞不典型性逐级分为扁平黏液上皮（PanIN-1A）到原位癌（PanIN-3），描述了胰腺导管上皮细胞从正常演变到 PanIN 直至浸润性癌的过程。在胰腺癌发生过程中，各个基因发生改变有先后的时间顺序而非随机，其中 K-ras 基因突变是其他所有遗传事件发生的先导，其突变率在 PanIN-1A 阶段为 35%，在 PanIN-1B 阶段升为 43%，到 PanIN-3 则高达 100%；随后是 P16 基因的失活，失活率在早期胰腺癌的发展过程中也逐步增加，至浸润癌时也达到 100%；P53 基因失活出现在 PanIN-2 和 PanIN-3 期，是胰腺癌发生的后期事件；DPC$_4$ 基因失活也是一后期事件，在 PanIN-3 期失活率不到 50%，主要见于浸润性癌；此外，还有一些少见的基因突变。

【病理】

90% 以上的胰腺癌为导管腺癌，系从导管的立方上皮细胞发生而来。这种癌的特点为成长致密的纤维性硬癌或硬纤维癌，肿瘤硬实，浸润性强而没有明显界限。切面常呈灰白色，胰腺由于和附近器官如十二指肠、胆总管下端、胃、横结肠、门静脉解剖关系密切，尤其是胆总管下端行经胰头实质之内和十二指肠共血管供应及胰腺位于腹膜后，紧贴内脏神经，故胰腺癌的浸润很容易侵及这些附近器官和组织并出现相应的临床症状。胰腺癌早期容易侵及胆道，80% 的胰头癌产生黄疸，除了胰腺癌直接累及胆总管下端外，还可以通过胰内淋巴管转移至胆管周围，造成"围管浸润"现象。早期发生围管浸润是胰腺癌的一种生物学行为特点，胰头癌常早期侵犯胆总管，即使在小胰癌，直径<2cm 的癌灶，离胆总管有相当距离，亦可有明显的围管浸润，这不是邻近癌组织的直接累及胆总管下端而是胰头癌的转移性浸润，其途径可能是通过胰内淋巴管扩散而达到胆总管壁。胰腺癌向腹膜后扩散是否

也有同样性质,有这种可能。这种早期经淋巴扩散的方式可能是胰腺癌预后不好的重要原因。90%的患者具有不同程度的神经周围浸润。50%可累及门静脉或肠系膜上静脉,甚至导致血栓形成。胰体尾癌可侵犯脾静脉,造成血栓形成和区域性门静脉高压。晚期患者可侵犯肠系膜上动脉、脾动脉、横结肠、胃、肾和左侧肾上腺。胰腺癌的多中心起源比较少见,少数患者可沿胰管扩散。最常见的转移方式是局部淋巴结转移和肝转移,早期淋巴转移多见于胰十二指肠后淋巴结和胰腺上缘淋巴结。

二、发病机制

原发性胰腺癌可以在胰腺的任何部分发生但以头部最为多见。发生在胰腺头颈部的癌约占胰腺癌的 75%;位于胰腺体、尾部者则仅占 25%;少数病例为多发性或弥漫性。Bramhall 等研究发现,在手术治疗的胰腺癌中 80%～90%的肿块位于胰头部。中国抗癌协会胰腺癌专业委员会最近资料显示胰头癌占 70.1%,胰体尾部为 20.8%,全胰癌占 9.1%。

胰腺癌可来源于胰管、腺泡或胰岛。通常胰腺癌以源自胰管上皮者为多,约占总病例的 85%,源自腺泡及胰岛者较少;前者主要发生在胰头部,而后者则常在胰体或尾部。

肉眼观胰腺癌表现并不一致。位于胰头部的癌大多极为坚硬,癌组织与正常腺体组织无明显界限,有时这种硬性癌且可广泛浸润胰周组织,致胰腺黏结在一团癌肿组织中不能辨认;但有时癌组织也可位于胰腺的中心部分,外观与正常胰腺无异,仅胰头部特别坚硬。切面上亦可见纤维组织增生甚多而腺体组织明显减少,与慢性胰腺炎难以鉴别。镜下观察见癌细胞多为柱状或立方形,往往排列成不规则的导管形。位于胰体或尾部的癌肿则多呈块状或结节状,与周围组织及正

常胰腺境界分明,且质地较软,切面有不规则的坏死出血灶。镜下见癌细胞为圆形或多角形,往往排列成较规则的团块,形似腺泡,为腺泡癌的特征。因癌组织常有不同程度的间变,有时很难确定其来源。偶尔癌细胞也可有鳞状上皮细胞化生。

胰腺位于腹膜后,周围有重要器官、淋巴结和淋巴管网、血管、神经丛,进展期甚或小胰癌均可直接扩散或浸润到周围器官、血管和神经;胰腺内的淋巴组织尤其丰富,周围淋巴管道颇多,故临床上对进展期或晚期患者,或因脏器、血管、神经浸润,或因有淋巴结转移,多无法根治性切除,即使可姑息性切除,术后短期内也多因复发而死亡。胰腺癌的转移主要通过以下几种方式。

1. 胰内扩散 胰腺癌早期即可穿破胰管壁,以浸润性导管癌的方式向周围胰组织浸润转移。显微镜下,癌组织浸润多局限于距肉眼判定肿瘤边缘的 2.0～2.5cm 以内,很少超过 3.0cm,因解剖学上的关系,约 70%的胰头癌已侵及钩突。

2. 胰周组织、器官浸润 胰腺癌可向周围组织浸润蔓延,胆总管下端之被压迫浸润即是一种表现。此外,十二指肠、胃、横结肠、脾脏等也可被累,但不一定穿透胃肠道引起黏膜溃疡。胰体尾癌一旦侵及后腹膜,可以发生广泛的腹膜移植。据中华医学会胰腺外科学组对 621 例胰头癌的统计,胰周组织、器官受侵的频率依次为:胰后方 50.9%,肠系膜上静脉 39.8%,门静脉 29.3%,肠系膜上动脉 23.8%,十二指肠 21.1%,胆管 15.3%,横结肠 8.9%,胃 8.7%,脾静脉 5.6%。

3. 淋巴转移 是胰腺癌早期最主要的转移途径。胰头癌的淋巴结转移率达 65%～72%,多发生在幽门下、胰头后、胰头前、肠系膜上静脉旁、肝动脉旁、肝十二指肠韧带淋巴结。淋巴结转移率与肿瘤大小及胰周浸润程度无直接的关系,约 30%的小胰腺

癌已发生淋巴结转移,少数可发生第 2 站淋巴结转移。Nagai 等研究了 8 例早期胰腺癌的尸体标本发现 4 例 T$_1$ 期中 2 例已有淋巴结转移,4 例 T$_2$ 期均已有淋巴结转移。胰头癌各组淋巴结转移率依次为:No. 13a、13b 为 30%～48%,No. 17a、17b 为 20%～30%,No. 12 为 20%～30%,No. 8、14a、14b、14c、16 为 10%～20%。胰体尾癌主要转移到胰脾淋巴结群,也可广泛侵及胃、肝、腹腔、肠系膜、主动脉旁,甚至纵隔及支气管旁淋巴结,但锁骨上淋巴结不常累及。

4. 神经转移　在进展期或晚期胰腺癌常伴有胰腺后方胰外神经丛的神经浸润,沿神经丛扩散是胰腺癌特有的转移方式,癌细胞可直接破坏神经束膜,或经进入神经束膜的脉管周围侵入神经束膜间隙,并沿此间隙扩散;或再经束膜薄弱处侵至神经束膜外,形成新的转移灶。胰头癌的神经转移多发生于胰头前、胰头后、腹腔干、肝总动脉、脾动脉及肠系膜上动脉周围,构成了腹膜后浸润的主要方式,亦成为腹膜后肿瘤组织残留的主要原因。腹膜后神经周围的淋巴管被浸润而引致持续性背痛,临床上有一定的重要性。神经丛转移与胰后方组织浸润及动脉浸润程度平行,且与肿瘤大小密切相关。据统计,T$_1$ 肿瘤见不到胰外神经丛浸润,而 T$_3$ 肿瘤胰外神经丛浸润率达 70%。

第三节　临床表现与检查

一、症状体征

胰腺癌无特异的初期症状,最多见的是上腹部饱胀不适、疼痛,若是 40 岁以上中年人主诉有上腹部症状除考虑肝胆、胃肠疾病外,应想到胰腺癌的可能性。

1. 疼痛　是胰腺癌的主要症状,而且不管癌瘤位于胰腺头部或体尾部均有。60%～80% 的患者表现为上腹部疼痛,而这些表现出疼痛的患者有 85% 已不能手术切除或已是进展期。疼痛一般和饮食无关,呈持续性疼痛,其程度由饱胀不适、钝痛乃至剧痛。有放射痛,胰头癌多向右侧,而体尾癌则大部向左侧放射。腰背部疼痛则预示着较晚期和预后差。

2. 黄疸　过去诊断胰腺癌常以无痛性黄疸为胰腺癌的首发或必发症状,以出现黄疸作为诊断胰腺癌的重要依据,因此也常常失去早期诊断和手术的机会。但无痛性黄疸仍然是胰腺癌最常见的症状,有此症状的患者约 50% 有实行根治手术的机会。黄疸出现的早晚和癌瘤的位置关系密切,胰头癌常常出现黄疸。黄疸可有波动,表现为完全性或不完全性梗阻性黄疸。体尾部或远离胆胰管的癌瘤,由于淋巴结转移压迫肝外胆管或因胆管附近的粘连、屈曲等也可造成黄疸。

3. 消化道症状　最多见的为食欲缺乏,其次有恶心、呕吐,可有腹泻或便秘甚至黑粪,腹泻常常为脂肪泻。

4. 消瘦、乏力　胰腺癌和其他癌瘤不同,常在初期即有消瘦、乏力。这种症状与癌瘤部位无关。

5. 其他　可有高热甚至有寒战等类似胆管炎的症状,故易与胆石症、胆管炎相混淆。当然有胆道梗阻合并感染时,亦可有寒战、高热。腹部摸到肿块提示癌瘤已到晚期,但有时肿块为肿大的肝和胆囊,还有胰腺癌并发胰腺囊肿。

上述症状均需与消化道的其他疾病相鉴别,尤其是慢性胰腺炎,特别是腹痛的鉴别,因为两者均有腹痛及消瘦、乏力等。已有将胰腺的慢性炎症当作癌症诊断和治疗,也有反过来将癌症误诊为炎症,所以要结合其他检查来鉴别这些症状。

胰腺癌没有十分特异的体征。虽然有自觉痛，但压痛并不是所有患者都有，如果有压痛则和自觉痛的部位是一致的。胰腺深在于后腹部难摸到，如已摸到肿块，已多属进行期或晚期。慢性胰腺炎也可摸到肿块，与胰腺癌不易鉴别。胰腺癌可造成肝内外胆管和胆囊扩张及肝的胆汁淤积性肿大，所以可摸到肿大的肝和胆囊。腹水一般出现在胰腺癌的晚期，多为癌的腹膜浸润、扩散所致。腹水的性状可能为血性或浆液性，晚期恶病质的低蛋白血症也可引起腹水。但有一点需要注意，就是胰腺癌并发胰腺囊肿破裂形成胰性腹水，特点是放水后又迅速回升，腹水的淀粉酶升高，蛋白含量也高。此时腹水并不意味着胰腺癌的晚期，因此不要放弃手术治疗的机会。

二、临床检查

(一)问诊与查体

1. 主要危险因素　包括吸烟，家族病史，以及其他遗传性癌症综合征。

2. 黄疸（常见）　显示胆道梗阻，或者为肝或肝门结节样转移灶（非常罕见）。

3. 非特异性的上腹部疼痛或不适（常见）　原因不明的，非特定的上腹部疼痛或不适，通常是最早出现的症状之一，可会被能患者和医生忽视。持久性腰痛一般伴随腹膜转移。

4. 体重减轻和厌食（常见）　晚期疾病的其他征兆包括体重下降和食欲缺乏。快速的体重下降通常与不可治愈性相关。

(二)相关检查

1. B型超声检查　是胰腺癌诊断的首选方法。其特点是操作简便、无损伤、无放射性、可多轴面观察，并能较好地显示胰腺内部结构、胆道有无梗阻及梗阻部位、梗阻原因。局限性是视野小，受胃、肠道内气体、体形等影响，有时难以观察胰腺，特别是胰尾部。

2. CT检查　是目前检查胰腺最佳的无创性影像检查方法，主要用于胰腺癌的诊断和分期。平扫可显示病灶的大小、部位，但不能准确定性诊断胰腺病变，显示肿瘤与周围结构的关系较差。增强扫描能够较好地显示胰腺肿物的大小、部位、形态、内部结构及与周围结构的关系。能够准确判断有无肝转移及显示肿大淋巴结。

3. 血液肿瘤标志物检查　胰腺癌血清中CEA、CA19-9升高。

4. 组织病理学和细胞学诊断　组织病理学或细胞学检查可确定胰腺癌诊断。可通过术前/术中细胞学穿刺、活检，或转至有相应条件的上级医院行内镜超声穿刺/活检获得。

5. MRI及磁共振胰胆管成像（MRCP）检查　不作为诊断胰腺癌的首选方法，但当患者对CT增强造影剂过敏时，可采用MR代替CT扫描进行诊断和临床分期；另外，MRCP对胆道有无梗阻及梗阻部位、梗阻原因具有明显优势，且与ERCP、PTC比较，安全性高，对于胰头癌，MR可作为CT扫描的有益补充。

6. 上消化道造影　只能显示部分晚期胰腺癌对胃肠道压迫侵犯所造成的间接征象，无特异性。目前已为断面影像学检查所取代。

7. 血液生化检查　早期无特异性血生化改变，肿瘤阻塞胆管可引起血胆红素升高，伴有谷丙转氨酶、谷草转氨酶等酶学改变。胰腺癌患者中有40%出现血糖升高和糖耐量异常。

第四节　诊断与鉴别诊断

一、诊断标准与诊断流程

(一)诊断标准

见表 9-1。

表 9-1　美国癌症联合委员会(AJCC)胰腺癌 TNM 分期(2010)

由于仅有一部分胰腺癌患者接受胰腺(如邻近淋巴结)的切除手术,TNM 分期系统应用既用于临床分期,也用于病理分期	T_4　肿瘤累及腹腔干或肠系统上动脉(原发肿瘤不可切除)
原发肿瘤(T)	区域淋巴结(N)
T_X　原发肿瘤无法评估	N_X　区域淋巴结无法评估
T_0　没有原发肿瘤证据	N_0　无区域淋巴结转移
T_n　原位癌*	N_1　有区域淋巴结转移
T_1　肿瘤局限于胰腺内,最大直径≤2cm	
T_2　肿瘤局限于胰腺内,最大直径>2cm	远处转移(M)
T_3　肿瘤侵犯至胰腺外,但未累及腹腔干或肠系膜上动脉	M_0　无远处转移
	M_1　有远处转移

分期分组							
0 期	T_n	N_0	M_0		T_2	N_1	M_0
ⅠA 期	T_1	N_0	M_0		T_3	N_1	M_0
ⅠB 期	T_2	N_0	M_0	Ⅲ 期	T_4	任何 N	M_0
ⅡA 期	T_3	N_0	M_0	Ⅳ 期	任何 T	任何 N	M1
ⅡB 期	T_1	N_1	M_0				

　　* 还包括 Panln Ⅲ

　　经美国癌症联合委员会(AJCC)Cheage,Hlinols 允许后使用,此分期原始出处为 Springer Science and Business Media LLC(SBM)于 2010 年出版的《AJCC 癌症分期手册》第 7 版(详细信息请登录 www. springet. com)

(二)诊断程序

见图 9-1。

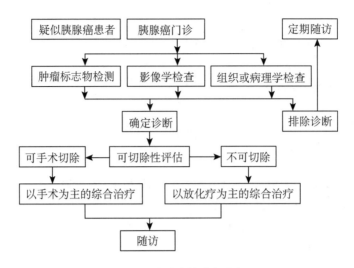

图 9-1　胰腺癌的诊断流程

二、鉴别诊断

胰腺癌需与胰腺炎、胰腺囊腺瘤和壶腹癌鉴别,详见表 9-2。

表 9-2　胰腺癌的鉴别诊断

疾病名称	体征/症状鉴别	检验鉴别
慢性胰腺炎	慢性胰腺炎是一种反复发作的渐进性的广泛胰腺纤维化病变,导致胰管狭窄阻塞,胰液排出受阻,胰管扩张。主要表现为腹部疼痛、恶心、呕吐及发热。与胰腺癌均可有上腹不适、消化不良、腹泻、食欲缺乏、体重下降等临床表现	(1)慢性胰腺炎发病缓慢,病史长,常反复发作,急性发作可出现血尿淀粉酶升高,且极少出现黄疸症状 (2)胸部 CT 检查可见胰腺轮廓不规整,结节样隆起,胰腺实质密度不均 (3)慢性胰腺炎患者腹部平片和 CT 检查胰腺部位的钙化点有助于诊断
壶腹癌	壶腹癌发生在胆总管与胰管交汇处。黄疸是最常见症状,肿瘤发生早期即可以出现黄疸。因肿瘤坏死脱落,可出现间断性黄疸	(1)十二指肠低张造影可显示十二指肠乳头部充盈缺损、黏膜破坏呈"双边征" (2)B 超、CT、MRI、ERCP 等检查可显示胰管和胆管扩张,胆道梗阻部位较低,"双管征",壶腹部位占位病变
胰腺囊腺瘤与囊腺癌	胰腺囊性肿瘤临床少见,多发生于女性患者。临床症状、影像学检查、治疗及预后均与胰腺癌不同	影像学检查是将其与胰腺癌鉴别的重要手段,B 超、CT 可显示胰腺内囊性病变、囊腔规则,而胰腺癌只有中心坏死时才出现囊变且囊腔不规则

第五节　治　疗

胰腺癌的治疗主要包括手术治疗、放射治疗、化学治疗及介入治疗等。综合治疗是任何分期胰腺癌治疗的基础,但对每一个病例需采取个体化处理的原则,根据不同患者身体状况、肿瘤部位、侵及范围、黄疸及肝肾功能水平,有计划、合理地应用现有的诊疗手段,以其最大幅度地根治、控制肿瘤,减少并发症和改善患者生活质量。

胰腺癌最有效的治疗方法是手术切除,但胰腺癌早期难以明确诊断,80%的病例临床诊断成立时已失去手术机会。胰腺癌的手术切除范围广、难度大,其切除范围包括胰头、胃窦部、十二指肠全部、空肠上段、胆总管下段和附近淋巴结,然后再将胆总管、胰管和胃分别与空肠吻合。胰腺体部、尾部癌发现更晚,手术机会更少。所以胰腺癌的手术切除率不高,手术远期效果也不够满意。

90%的胰腺癌是腺癌,属于放射敏感性差的肿瘤。因此,目前主张手术、普通放射治疗和化疗等综合治疗。由于胰腺毗邻关系的特点,对胰腺癌实施根治性普通放射治疗的主要障碍是对肝、肾、十二指肠的保护问题。为避免肝、肾、十二指肠受到损伤,只能实行组织间近距离放疗和手术中放疗。体部伽马刀问世以后,肝、肾、十二指肠的保护问题迎刃而解,而且肿瘤能受到较高剂量的照射,所以不能手术或不能耐受手术及拒绝手术的病例均可选体部伽马刀治疗,并辅以化疗。

(一)手术治疗

1. 手术治疗原则　手术切除是胰腺癌患者获得最好效果的治疗方法,然而,超过80%的胰腺癌患者因病期较晚而失去手术机会,对这些患者进行手术并不能提高患者的生存率。因此,在对患者进行治疗前,应完成必要的影像学检查及全身情况评估,以腹部外科为主,包括影像诊断科、化疗科、放疗科等包括多学科的治疗小组判断肿瘤的可切除性和制订具体治疗方案。手术中应遵循以下原则。

(1)无瘤原则:包括肿瘤不接触原则、肿瘤整块切除原则及肿瘤供应血管的阻断等。

(2)足够的切除范围:胰十二指肠切除术的范围包括远端胃的1/3~1/2、胆总管下段和(或)胆囊、胰头切缘在肠系膜上静脉左侧/距肿瘤3cm、十二指肠全部、近段15cm的空肠;充分切除胰腺前方的筋膜和胰腺后方的软组织。钩突部与局部淋巴液回流区域的组织、区域内的神经丛。大血管周围的疏松结缔组织等。

(3)安全的切缘:胰头癌行胰十二指肠切除需注意6个切缘,包括胰腺(胰颈)、胆总管(肝总管)、胃、十二指肠、腹膜后(是指肠系膜上动静脉的骨骼化清扫)、其他的软组织切缘(如胰后)等,其中胰腺的切缘要>3cm,为保证足够的切缘可于手术中对切缘行冰冻病理检查。

(4)淋巴结清扫:理想的组织学检查应包括至少10枚淋巴结。如少于10枚,尽管病理检查均为阴性,N分级应定为pN_1而非pN_0。胰腺周围区域包括腹主动脉周围的淋巴结腹主动脉旁淋巴结转移是术后复发的原因之一。

2. 术前减黄

(1)术前减黄的主要目的是缓解瘙痒、胆管炎等症状,同时改善肝功能,降低手术死亡率。

(2)对症状严重,伴有发热、败血症、化脓性胆管炎患者可行术前减黄处理。

(3)减黄可通过引流和(或)安放支架,无条件的医院可行胆囊造口。

(4)一般于减黄术2周以后,胆红素下降初始数值一半以上,肝功能恢复,体温血象正常时再次手术切除肿瘤。

3. 根治性手术切除指征

(1)年龄＜75岁,全身状况良好。

(2)临床分期为Ⅱ期以下的胰腺癌。

(3)无肝转移,无腹水。

(4)术中探查癌肿局限于胰腺内,未侵犯肠系膜门静脉和肠系膜上静脉等重要血管。

(5)无远处播散和转移。

4. 手术方式

(1)肿瘤位于胰头、胰颈部可行胰十二指肠切除术。

(2)肿瘤位于胰腺体尾部,可行胰体尾加脾切除术。

(3)肿瘤较大,范围包括胰头、颈、体时可行全胰切除术。

(4)胰腺切除后残端吻合技术:胰腺切除后残端处理的目的是防止胰瘘,胰肠吻合是常用的吻合方式,胰肠吻合有多种吻合方式,保持吻合口血供是减低胰瘘发生的关键。

(5)姑息性手术问题:对术前判断不可切除的胰腺癌患者,如同时伴有黄疸,消化道梗阻,全身条件允许的情况下可行姑息性手术,行胆肠,胃肠吻合。

5. 并发症的处理

(1)术后出血:术后出血在手术后24h以内为急性出血,超过24h为延时出血。主要包括腹腔出血和消化道出血。

①腹腔出血:主要是由于术中止血不彻底、术中低血压状态下出血点止血的假象或结扎线脱落、电凝痂脱落原因,关腹前检查不够,凝血机制障碍也是出血的原因之一。主要防治方法是手术中严密止血,关腹前仔细检查,重要血管缝扎,术前纠正凝血功能。出现腹腔出血时应十分重视,量少可止血输血观察,量大时在纠正微循环紊乱的同时尽快手术止血。

②消化道出血:应激性溃疡出血,多发生在手术后3d以上。其防治主要是术前纠正患者营养状况,尽量减轻手术和麻醉的打击,

治疗主要是非手术治疗,应用止血药物,抑酸,胃肠减压,可经胃管注入正肾冰盐水洗胃,还可经胃镜止血,血管造影栓塞止血,经非手术治疗无效者可手术治疗。

(2)胰瘘:凡术后7d仍引流出含淀粉酶的液体者应考虑胰瘘的可能,Johns Hopkins的标准是腹腔引流液中的胰酶含量大于血清值的3倍,每日引流量＞50ml。胰瘘的处理主要是充分引流,营养支持。

(3)胃瘫

①胃瘫目前尚无统一的标准,常用的诊断标准是经检查证实胃流出道无梗阻;胃液＞800ml/d,超过10d;无明显水电解质及酸碱平衡异常;无导致胃乏力的基础疾病;未使用平滑肌收缩药物。

②诊断主要根据病史、症状、体征,消化道造影、胃镜等检查。

③胃瘫的治疗主要是充分胃肠减压,加强营养心理治疗或心理暗示治疗;应用胃肠道动力药物;治疗基础疾病和营养代谢的紊乱;可试行胃镜检查,反复快速向胃内充气排出,可2～3d重复治疗。

(二)化学治疗

化学治疗的目的是延长生存期和提高生活质量。一般药物治疗可选用尿嘧啶替加氟片20片(0.112g:50mg):临床用于胃癌、肠癌、胰腺癌等消化道癌,亦可用于乳腺癌、鼻癌、肺癌和肝癌。手术前后用药可防止癌的复发、扩散和转移。也可选用胰酶肠溶胶囊(0.15g×20粒):临床治疗儿童和成人的胰腺外分泌不足。胰腺外分泌功能不足常见于(但不限于)囊性纤维化、慢性胰腺炎、胰腺切除术后、胃切除术后、胰腺癌、胃肠道旁路重建后(如毕Ⅱ式胃大部切除术后)、胰管或胆总管阻塞(如肿瘤所致)、席汉综合征。

1. 辅助化疗 胰腺癌术后辅助化疗可延长生存。常用化疗药物为吉西他滨1000mg/m^{2}静脉滴注＞30min,每周1次,用2周停1周,21d为1个周期,总共4周期(12

周)。

辅助化疗注意事项:胰腺癌的辅助化疗应当在根治术 1 个月左右后开始;辅助化疗前准备包括腹部盆腔增强 CT 扫描,胸部正侧位像,外周血常规、肝肾功能、心电图及肿瘤标志物 CEA,CA19-9 等。化疗中及时观察并处理化疗相关不良反应。

2. 姑息化疗　每 2～3 个周期进行评价疗效。

(1)吉西他滨单药:每次 10mg/m²,1 周 1 次,静脉滴注,联用 7 周后暂停 1 周,然后 3 周间歇 1 周用药。

(2)吉西他滨-奥沙利铂(GEMOX):吉西他滨 1g/m²,静脉滴注,第 1 天、第 8 天给药;奥沙利铂 130mg/m²,口服,每日 1 次;均分别缓慢静脉滴注。

(3)吉西他滨-卡培他滨(GEM＋Xelo-da):吉西他滨 1g/m²,静脉滴注,第 1 天、第 8 天给药;卡培他滨 825～1000mg/m²,口服,每日 2 次,第 1～14 天给药,间歇 7d。

(4)吉西他滨-氟尿嘧啶:吉西他滨 1g/m²,静脉滴注,第 1 天、第 8 天给药;氟尿嘧啶 750mg/m²,第 1～5 天用药。

(5)吉西他滨-顺铂:吉西他滨 1g/m²,静脉滴注,第 1 天、第 8 天给药;顺铂 60～80mg/m²,静脉滴注,第 1 天用药。

备选药:替加氟、尿嘧啶替加氟。

3. 治疗效果　化学治疗的疗效评价参照 WHO 实体瘤疗效评价标准或 RECIST 疗效评价标准。

(三)放射治疗

放射治疗主要用于不可手术的局部晚期胰腺癌的综合治疗,术后肿瘤残存或复发病例的综合治疗,以及晚期胰腺癌的姑息减症治疗。

1. 治疗原则

(1)采用氟尿嘧啶或健择为基础的同步化放疗。

(2)无远处转移的局部晚期不可手术切除胰腺癌,如果患者一般情况允许,应当给予同步化放疗,期望取得可手术切除的机会或延长患者生存时间。

(3)非根治性切除有肿瘤残存患者,应当给予术后同步化(放)疗。

(4)如果术中发现肿瘤无法手术切除或无法手术切净时,可考虑术中局部照射再配合术后同步化(放)疗。

(5)胰腺癌根治性切除术后无远处转移患者可以考虑给予术后同步化(放)疗。

(6)不可手术晚期胰腺癌出现严重腹痛、骨或其他部位转移灶引起疼痛,严重影响患者生活质量时,如果患者身体状况允许,通过同步化(放)疗或单纯放疗可起到很好的姑息减症作用。

(7)术后同步化(放)疗在术后 4～8 周患者身体状况基本恢复后进行。

(8)放疗应采用三维适形或调强适形放疗技术以提高治疗的准确性及保护胰腺周围的重要的正常组织和器官,骨转移患者姑息减症治疗可考虑使用常规放疗技术。

2. 防护　采用常规的放疗技术,应注意对肺、心脏、食管和脊髓的保护,以避免对身体重要器官的严重放射性损伤。

3. 治疗效果　化学治疗的疗效评价参照 WHO 实体瘤疗效评价标准或 RECIST 疗效评价标准。

(四)介入治疗

1. 介入治疗原则

(1)具备数字减影血管造影机。

(2)必须严格掌握临床适应证。

(3)必须强调治疗的规范化和个体化。

2. 介入治疗适应证

(1)影像学检查估计不能手术切除的局部晚期胰腺癌。

(2)因内科原因失去手术机会的胰腺癌。

(3)胰腺癌伴有肝转移。

(4)控制疼痛、出血等疾病相关症状。

(5)灌注化疗作为特殊形式的新辅助

化疗。

(6)术后预防性灌注化疗或辅助化疗。

(7)梗阻性黄疸(引流术、内支架置入术)。

3. 介入治疗禁忌证

(1)相对禁忌证

①造影剂轻度过敏。

②KPS 评分<70 分。

③有出血和凝血功能障碍性疾病不能纠正及明显出血倾向者。

④白细胞 $< 4 \times 10^9/L$,血小板 $< 7 \times 10^9/L$。

(2)绝对禁忌证

①肝肾功能严重障碍:总胆红素 $> 51 \mu mol/L$,ALT$>120U/L$。

②大量腹水,全身多处转移。

③全身情况衰竭者。

4. 介入治疗操作规范

(1)将导管分别选择性置于腹腔动脉、肠系膜上动脉行动脉造影,若可见肿瘤供血血管,经该动脉灌注化疗。

(2)若未见肿瘤供血动脉,则根据肿瘤的部位、侵及范围及供血情况确定靶血管。原则上胰头、胰颈部肿瘤经胃十二指肠动脉灌注化疗;胰体尾部肿瘤多经腹腔动脉、肠系膜上动脉或脾动脉灌注化疗。

(3)如伴有肝转移,需同时行肝动脉灌注化疗和(或)栓塞治疗。

(4)用药通常采用铂类、阿霉素类、吉西他滨单药或联合应用。药物剂量根据患者体表面积、肝肾功能、血常规等指标具体决定。

5. 经动脉介入治疗(TAIT)为主的"个体化"方案

(1)伴有梗阻性黄疸的患者可行内支架置入术。

(2)伴有腹腔或腹膜后淋巴结转移且引起症状的患者,可联合放射治疗。

(五)支持治疗

支持治疗的目的是减轻症状,提高生活

质量。

1. 控制疼痛 疼痛是胰腺癌最常见的症状之一。首先需要明确疼痛的原因,对于消化道梗阻等急症常需请外科协助。其次要明确疼痛的程度,根据患者的疼痛程度,按时、足量口服阿片类镇痛药。轻度疼痛可口服吲哚美辛、对乙酰氨基酚(扑热息痛)、阿司匹林等非甾体消炎药;中度疼痛可在非甾体消炎药的基础上联合弱吗啡类如可待因,常用氨酚待因、洛芬待因等,每日 3~4 次;重度疼痛应及时应用口服吗啡,必要时请放射治疗科协助镇痛;避免仅肌内注射哌替啶等。注意及时处理口服镇痛药物的不良反应如恶心、呕吐、便秘、头晕、头痛等。

2. 改善恶病质 常用甲羟孕酮或甲地孕酮以改善食欲,注意营养支持,及时发现和纠正肝肾功能不全和水、电解质紊乱。

(六)胰腺癌分期治疗模式

1. 可手术切除胰腺癌,可以考虑术后 4~8 周辅以同步化(放)疗。

2. 可手术胰腺癌术后有肿瘤残存,建议术后 4~8 周同步化(放)疗。

3. 如果术中发现肿瘤无法手术切除或无法彻底手术时,可考虑术中局部照射再配合术后同步化(放)疗。

4. 不可手术切除局部晚期胰腺癌,无黄疸和肝功能明显异常,患者身体状况较好,建议穿刺活检,再给予同步化(放)疗。

5. 局部晚期不可手术的患者,存在黄疸和肝功能明显异常者,胆管内置支架或手术解除黄疸梗阻,改善肝功能后,如果患者身体状况允许,建议(5-FU/吉西他滨)同步化(放)疗/单纯化疗。

6. 术后局部复发患者,无黄疸和肝功能明显异常,身体状况较好,建议(5-FU/吉西他滨)同步化(放)疗,存在胆道梗阻和肝功能异常者,先解除胆道梗阻,改善肝功能再考虑治疗。

7. 不可手术晚期胰腺癌出现严重腹痛、

骨或其他部位转移灶引起疼痛,严重影响患者生活质量时,如果患者身体状况允许,可考虑同步化(放)疗或单纯放疗以减轻患者症状,改善生活质量。

(七)随访要点

对于新发胰腺癌患者应建立完整的病案和相关资料档案,治疗后定期随访和进行相应检查。治疗后 2 年内每 3 个月、2 年后每 6 个月随访 1 次,复查血常规、肝肾功能、血清肿瘤标志物、腹部 CT/B 超、X 线胸片,直至 5 年,以后每年复查 1 次,复查血常规、肝肾功能、血清肿瘤标志物、腹部 CT/B 超、X 线胸片。介入治疗后 3~6 周进行随访,疗效判定采用国际通用实体瘤治疗疗效评价标准。治疗间隔通常为 1~1.5 个月,或根据患者再发疼痛时间决定重复 TAIT 的时间。

(八)预后

胰腺癌由于转移早,发现晚,手术切除率低,手术后远期疗效不满意,术后 5 年生存率不足 20%,总的来说预后很差,改进预后的关键是早期诊断和综合治疗。在现有条件主要是尽早诊断,尽早手术治疗,因此应重视胰腺癌高危人群的检测,建立胰腺癌诊治的绿色通道,以提高胰腺癌的手术切除率和远期生存时间,改善患者的生活质量。

第10章

糖尿病

第一节 概　述

糖尿病是一组以高血糖为特征的代谢性疾病。高血糖则是由于胰岛素分泌缺陷或其生物作用受损，或两者兼有引起。糖尿病时长期存在的高血糖，导致各种组织，特别是眼、肾、心脏、血管、神经的慢性损害、功能障碍。由于糖尿病与胰腺/胰岛细胞功能密切相关，也由于在中国的糖尿病患者已多达1.1亿人以上，而且需要终身治疗，故有必要将糖尿病论述。

一、糖尿病基础知识

1. 血糖的概念　"血糖"其实就是指血液中所含的葡萄糖。血液中葡萄糖主要来源于食物、体内储存的糖原（多余食物的转化储存的形式）再分解，以及蛋白质、脂肪等成分转化成糖这几个途径。

（1）食物来源：吃进去的食物，特别是大米、面粉、土豆、白薯等含糖类（碳水化合物）高的食物，消化后经肠道吸收、进入血液，很快转变成身体可以利用的葡萄糖。

（2）肝糖原分解：人在饥饿的时候，体内需要的葡萄糖就从肝储存的糖原分解为葡萄糖供给人体，使血糖保持在正常水平。

（3）其他物质转化：科学上把这个转化称为糖异生，是指由体内储存的蛋白质、脂肪分解成为氨基酸、甘油、乳酸等非糖物质再转变

为糖的过程。

一般来说，体内糖原储备是有限的，10多个小时肝糖原即会耗尽，但机体一刻也离不开血糖，特别是脑细胞与血细胞本身没有糖原储备，一旦得不到血糖供应，就会出现脑功能障碍，表现为嗜睡、头晕等，所以体内的蛋白质和脂肪就会被动员出来帮忙。

正常情况下，血糖浓度在一天之中是有轻度波动的，一般餐前血糖略低，餐后略高，但这种波动是保持在一定范围内的。由于吃的食物里会有相当多的糖类，所以饭后血糖可以暂时升高，但不超过 180mg/dl（10mmol/L）。空腹时血糖的浓度比较恒定，正常人空腹血浆血糖为 70～110mg/dl，相当于 3.9～6.1mmol/L（葡萄糖氧化酶法测定）。这两种单位的换算方法为：1mg/dl＝0.0555mmol/L。而有糖尿病等疾病的患者就不同了，机体不能调节，产生异常高血糖或低血糖，影响健康。

2. 糖尿病的概念　糖尿病是一组由遗传和环境因素相互作用而引起的临床综合征，是因胰岛素分泌绝对或相对不足以及靶组织细胞对胰岛素敏感性降低引起的糖、蛋白质、脂肪、水和电解质等一系列代谢紊乱，临床以高血糖为主要标志，久病可引起多个系统损害，病情严重或应激时可发生急性代

谢紊乱如酮症酸中毒等。

糖尿病是一种慢性、全身性的代谢性疾病。它的临床表现大概包括两方面：一个是血糖高、尿糖多造成的"三多一少"，即吃得多，喝得多、尿得多、体重减少；另外一个就是诸多并发症造成的症状，如糖尿病肾病、视网膜病变等。中医将糖尿病称为"消渴"，就是消瘦加烦渴。

随着人们生活水平的不断提高，糖尿病患者也急骤增多，因此也有"富贵病"的说法，其死亡率已居心脑血管疾病、肿瘤之后的第3位，已经成为严重威胁人类健康的慢性疾病之一。据世界卫生组织（WHO）和国际糖尿病联合会调查显示：目前全世界约有 3.47亿糖尿病患者，而且这个队伍还在不断扩大。更重要的是这种疾病已经不仅局限于老年人群，患病年龄也在逐年降低，直接威胁中青年人的健康，甚至几岁的小儿也会患糖尿病。所以大家应该重视起来。

二、糖尿病分类

糖尿病有很多不同的分类方法，分类对选择治疗方法有重要意义。世界卫生组织（WHO）目前主要将糖尿病分为以下四大类。

1. 1 型糖尿病（胰岛素依赖型糖尿病）特点：可发生于任何年龄，多发生于幼年；起病急；多饮、多食、多尿、体重减轻等症状较明显；有发生酮症酸中毒倾向；必须依赖胰岛素治疗；自身抗体阳性率高；糖刺激后胰岛素分泌曲线低平。

2. 2 型糖尿病（非胰岛素依赖型糖尿病） 分为肥胖型和非肥胖型两种。特点：多见于 40 岁以上的中老年人；起病缓慢；临床症状较轻、不明显或只有一两项；无酮症酸中毒倾向；不依赖胰岛素，自身抗体阴性；空腹血浆胰岛素水平可以正常、轻度降低或高于正常；糖刺激的反应可稍低、基本正常或高于正常，分泌高峰期延迟。

3. 其他特殊类型糖尿病 包括胰岛 B 细胞功能的基因缺陷、胰岛素作用的基因缺陷、胰腺外分泌疾病、内分泌疾病药物或化学药品所致的糖尿病、感染、不常见的免疫介导性糖尿病、其他与糖尿病相关的遗传综合征。

4. 妊娠期糖尿病（GDM） 仅限于妇女妊娠期发生的不同程度的糖代谢异常，不包括孕前已诊断或已患糖尿病的妊娠妇女，后者称为糖尿病合并妊娠。大多数患者分娩后，糖代谢可恢复正常，但仍有 30% 左右的患者可转变为糖尿病。孕妇中有 1%～2% 可能发生妊娠糖尿病，而且母体与胎儿均易发生并发症，病死率较高。

三、胰岛素与糖尿病的相关性

在许多人的印象中，糖尿病和胰岛素是经常连在一起的两个词，胰岛素与患糖尿病有什么关系呢？胰岛素是体内降低血糖的唯一激素。它是胰腺 B 细胞分泌的一种生物活性物质，就像一把金钥匙，只有它才能使血中的葡萄糖顺利进入各器官组织的细胞中，为它们提供能量。如果缺少了胰岛素这把金钥匙或者它不能正常工作时，就会使血中的葡萄糖无法敲开组织细胞的大门，无法进入细胞提供能量，血糖因此会升高并引起糖尿病。

正常人的胰腺时时刻刻都在分泌胰岛素，在空腹状态下每小时能分泌 0.5～1U，进餐后，随着血糖升高，胰岛素分泌也增加，为空腹时的 5～10 倍。当肠道吸收葡萄糖减少、血糖下降时，胰岛素分泌也随之下降。因此，一旦各种因素引起胰岛素不能正常工作的话，人体的整个糖代谢就要发生紊乱而发生糖尿病。由于胰岛素除了有参与调节糖代谢的作用外，还可以促进蛋白质合成、抑制蛋白质分解，促进脂肪合成、抑制脂肪分解，所以患糖尿病日久还会导致其他代谢问题，出现各种并发症。

四、糖尿病的病因

发生糖尿病有其内在因素和外在诱发因素。遗传因素是造成糖尿病的内在原因，以下情况也是诱发糖尿病的重要因素。

1. 感染 感染在糖尿病的发病诱因中占有非常重要的位置，尤其病毒感染是 1 型糖尿病的主要诱发因素。在动物研究中发现许多病毒可引起胰岛炎而致病，包括脑炎病毒、心肌炎病毒、柯萨奇 B₄ 病毒等。病毒感染可引起胰腺炎，导致胰岛素分泌不足而产生糖尿病。另外，病毒感染后还可使潜伏的糖尿病加重而成为显性糖尿病。

2. 肥胖 大多数 2 型糖尿病患者体形肥胖。肥胖是诱发糖尿病的另一因素。肥胖时脂肪细胞膜和肌肉细胞膜胰岛素数目减少，对胰岛素的亲和能力降低，体细胞对胰岛素的敏感性下降，导致糖的利用障碍，使血糖升高而出现糖尿病。

3. 体力活动 我国农民和矿工的糖尿病发病率明显低于城市居民，推测可能与城市人口参与体力活动较少有关。增加体力活动可以减轻或防止肥胖，从而增加胰岛素的敏感性，使血糖能被利用，而不出现糖尿病。相反，若体力活动减少，就容易导致肥胖，降低组织细胞对胰岛素的敏感性，血糖利用受阻，就可导致糖尿病。

4. 精神因素 近 10 年来，中外学者确认了精神因素在糖尿病发生、发展中的作用，认为精神紧张、情绪激动及各种应激状态会引起升高血糖激素的大量分泌，如生长激素、去甲肾上激素、胰升糖素及肾上腺皮质激素等。

5. 长期过食过多 饮食过多而不节制，营养过剩，使已有潜在功能低下的胰岛素 B 细胞负担过重，而诱发糖尿病。现在国内外亦形成了"生活越富裕，身体越丰满，越易患糖尿病"的概念。

6. 妊娠 妊娠期间，雌激素分泌增多，雌激素一方面可以诱发自身免疫，导致胰岛 B 细胞破坏；另一方面，雌激素又有对抗胰岛素的作用，因此，多次妊娠可诱发糖尿病。

7. 环境因素 在遗传的基础上，环境因素作为诱因在糖尿病发病中占有非常重要的位置。环境因素包括空气污染、噪声、社会竞争等，这些因素诱发基因突变，突变基因随着上述因素的严重程度和持续时间的增长而越来越多，突变基因达到一定程度（即医学上称之为"阈值"）即发生糖尿病。

8. 遗传因素 现在举世公认，原发性糖尿病是遗传性疾病。遗传学研究表明，糖尿病发病率在血统亲属中有显著差异，前者较后者高出 5 倍。在 1 型糖尿病的病因中，遗传因素的重要性为 50%，而在 2 型糖尿病中，其重要性达 90% 以上，因此引起 2 型糖尿病的遗传因素明显高于 1 型糖尿病。

五、糖尿病高危人群

知道了糖尿病在以上的这些因素作用下容易被诱发，那么在目前血糖还正常的人群中，具体哪些人应该提高警惕预防糖尿病呢？

1. 年龄 一般是指 40 岁以上的人，现在糖尿病的发病年龄越来越低，30 岁以上的人如果不注意也容易患糖尿病。随着年龄的增长，人体代谢率下降，导致肥胖，会造成胰岛素抵抗。年龄因素是没有办法控制的。

2. 有糖尿病家族史的人 糖尿病的遗传因素占发病因素的 50%。有糖尿病家族史的人，哪怕采取了很好的预防措施，患糖尿病的概率仍然很大。当然，并不是说没有家族史的人就是安全的，这些人往往不注意环境因素的影响，不注意采取措施预防糖尿病。一旦患了糖尿病，他的家族就有了糖尿病病史。一般来讲，2 型糖尿病患者的子女更容易患糖尿病，特别是父母都是糖尿病患者的。2 型糖尿病患者的子女并不都患糖尿病,但还是有遗传的潜在危险。

3. 肥胖　肥胖造成胰岛素抵抗,胰岛素抵抗容易诱发糖尿病。肥胖是一个很重要的因素,也是可控的因素。人类可控制的致死原因,第一是吸烟,第二就是肥胖。肥胖使脂肪细胞变得特别大,而脂肪细胞上的胰岛素受体却变得越来越少,胰岛细胞最后不堪重负而发生功能衰竭,这就引发糖尿病。肥胖也是可预防的因素。有 2 型糖尿病家族史的人只要避免肥胖,就可以延缓糖尿病的发生,并可使糖尿病的病情轻一些。

4. 曾经有过高血糖或耐糖不良者　也是糖尿病的危险人群。有这种情况的人要定期查血糖、尿糖,发现异常要及时采取措施。

5. 生育过 4kg 以上巨大儿的妇女　患糖尿病的危险性比较大。这主要是因为妊娠时孕妇的血糖曾经高过,当时没注意。母亲血糖比较高,孩子得到的糖分也就多,过多的糖分使孩子长得比较大。因此特别提醒,哪怕生过巨大婴儿的妇女现在血糖是正常的,仍需特别小心。

6. 出生时体重在 2.5kg 以下的孩子　孩子出生时也不是越小越好。有研究发现,孩子出生时特别小,说明孩子的胰岛发育可能有问题,孩子长大以后患代谢综合征,发生糖尿病、冠心病、高血压的概率就高。

另外,有肥胖、高血压、高血糖、血脂紊乱、高血黏度、高尿酸、脂肪肝、高胰岛素血症这些危险因素的人易得糖尿病,所以这些人平时更应该主动关注自己的血糖情况。

六、糖尿病与摄糖量

实际上,糖尿病是机体胰岛素绝对或相对不足的结果,与糖摄入并没有必然联系。如果胰岛功能好,摄入再多的糖也可利用、分解、处理,血糖会在正常范围内。另外,不只是摄入高"糖"会使血糖上升,其他含能量高的食物如脂肪、精米、白面等同样有此作用。所以糖尿病高危人群不只要限糖,还要限制肉类、米、面等主副食。

七、糖尿病并发症

糖尿病所表现出来的症状是多种多样的,还需要不断总结和发现。但有一点是必须认真对待的,那就是糖尿病的并发症。糖尿病的各种并发症是导致糖尿病患者死亡的真正"元凶"。所以说,糖尿病并不可怕,可怕的是并发症!

所谓糖尿病并发症,WHO 糖尿病报告中是这样定义的:糖尿病并发症是由于糖尿病及糖尿病高血糖状态时左右患者预后的主要因素。在临床工作中医学专家们发现,影响糖尿病患者身体、工作、生活和寿命的糖尿病并发症主要有以下几类。

1. 急性并发症　糖尿病发生严重的急性并发症时可危及生命。

(1)酮症酸中毒:常见于胰岛素依赖型糖尿病未经治疗、治疗中断或存在应激情况时。糖尿病患者胰岛素严重不足,脂肪分解加速,生成大量脂肪酸。大量脂肪酸进入肝脏氧化,其中间代谢产物酮体在血中的浓度显著升高,而肝外组织对酮体的利用大大减少,导致高酮体血症和尿酮体。由于酮体是酸性物质,致使体内发生代谢性酸中毒。

(2)糖尿病高渗性昏迷:是一种较少见但很严重的糖尿病急性并发症。极度的高血糖导致血浆渗透压增高,脑细胞脱水,从而导致神经精神症状,如嗜睡、幻觉、震颤、抽搐,最后可陷入昏迷,尿糖呈强阳性,血糖、血钠、血浆渗透压显著增高,病死率可达 40%。

(3)乳酸性酸中毒:是非胰岛素依赖型糖尿病患者在服大剂量双胍类降糖药物,特别是苯乙双胍(降糖灵)过程中出现的一种严重急性并发症,发病率很低,但一旦发生病死率很高。

(4)低血糖:是由于降糖药的运用,使血

糖下降过度而出现的情况,以头晕、出虚汗、心慌、乏力等为主要表现,少数人可出现抽搐、意识丧失甚至昏迷等,这时情况非常危险。

除了以上的 4 种急性并发症外,还可以有混合性糖尿病昏迷、慢性感染急性发作等情况。

2. 慢性并发症 是患者血糖长期控制不佳的一种日积月累的结果,是造成糖尿病患者日后残疾、生活质量下降的主要原因。

(1)感染:糖尿病患者的高血糖状态有利于细菌在体内生长繁殖,同时高血糖状态也抑制了白细胞吞噬细菌的能力,使患者的抗感染能力下降。常见的有:呼吸道感染,出现难于控制的肺结核、肺炎;皮肤黏膜感染,出现瘙痒、毛囊炎、疖、痈;口腔感染,出现牙周炎、牙槽脓肿;尿路感染、阴道炎等。

(2)糖尿病肾病:也称糖尿病肾小球硬化症,是糖尿病常见而且难治的微血管并发症,为糖尿病的主要死因之一。

(3)心脑及大血管病变:糖尿病患者发生冠心病的机会是非糖尿病患者的 2～5 倍,常见的有心脏扩大、心力衰竭、心律失常、心绞痛、心肌梗死等。糖尿病由于血糖增高、可使血液变得黏稠,血小板聚集性增加,血流缓慢,极易发生脑血栓。同时,体内各种代谢发生紊乱,引起高血脂、高血压,加重动脉粥样硬化。

(4)神经病变:在高血糖状态下,神经细胞、神经纤维易产生病变。临床表现为四肢自发性疼痛、麻木感、感觉减退。个别患者出现局部肌无力、肌萎缩。自主神经功能紊乱则表现为腹泻、便秘、尿潴留、阳痿等。

(5)眼部病变:糖尿病病程超过 10 年者,大部分病人并发不同程度的视网膜病变。还可能并发虹膜炎、青光眼、白内障等。

(6)糖尿病足:糖尿病患者因末梢神经病变、下肢供血不足及细菌感染引起足部疼痛、溃疡、肢端坏疽等病变,统称糖尿病足。

(7)糖尿病性肠病:是糖尿病中晚期主要并发症病之一。其发病原因尚不明了,目前多数学者认为是自主神经病变引起的,但也有不同意见。主要表现为肠道功能紊乱、腹泻和便秘交替出现,用抗生素无效。

(8)糖尿病骨病:糖尿病中晚期患者成骨细胞的合成及功能严重受损,而破坏骨细胞功能轻度受抑制,骨吸收远远超过骨形成,造成骨细胞大量丢失而出现严重的骨质疏松,轻度外力即可造成骨的重度变形。

(9)膀胱病:糖尿病患者持续的高血糖可使膀胱感觉缺损和逼尿肌张力下降,表现为尿意降低、膀胱容量增大、排尿次数减少、间隔时间延长。晚期由于膀胱逼尿肌和内括约肌麻痹,出现神经性膀胱的典型症状——尿潴留和充溢性尿失禁。

(10)性功能障碍:据统计,男性糖尿病患者中伴发阳痿者高达 50% 以上,女性患者约 50% 有性欲减退现象。

糖尿病的并发症几乎涉及身体的各个脏器,因此有学者把糖尿病说成是"百病之源"。

第二节　糖尿病的检查与诊断

糖尿病知晓率低,很多人经过体检才发现血糖升高,进而才发现是糖尿病。有 50%～60% 的人没有及时发现自己已患上糖尿病。为什么这么多人已经患上糖尿病,自己却没发现呢?这是由于非胰岛素依赖型糖尿病初发期症状不太明显,而患者又缺乏糖尿病知识所致。另外,在"三多一少"这些症状明显出现之前,也常有一些极易被人忽略的表现。比如,有的女性患者因为外阴瘙痒到医院就诊,常被当成真菌性阴道炎,用遍各种栓剂、洗剂而瘙痒症状却有增无减。经过常规尿检，却显示尿糖阳性，又经进一步检查确诊为非胰岛素依赖型糖尿病。而患者自诉往往并无明显的"三多一少"症状，有的仅仅是常自感乏力，往往以为是工作劳累或休息不佳所致，所以并未重视。还有的中老年人会因为不明原因的皮肤瘙痒而常感困扰，验血才发现空腹血糖高出正常范围许多，皮肤瘙痒原来是因患疑难病长期脱水、皮肤干燥所致。所以，中老年人不明的皮肤瘙痒应首先考虑是否有糖尿病情况。再有一些病人可能会出现长期营养不良性脱发，经医院一查发现尿糖、血糖都不正常。由此可以看出，糖尿病症状有时并不明显，所以要对自己的健康状况多加留心。

一、糖尿病临床表现

糖尿病患者多少都有点"三多一少"，即多饮、多食、多尿和体重减轻。如果有疲乏、无力、无原因的体重下降、视力减退、白内障、低体温或多汗、皮肤疖肿、腿足溃疡、外阴瘙痒、反复尿路感染、外耳炎、四肢感觉异常、疼痛、麻木、灼热、发凉、肩关节痛、特别肥胖、高血脂、有糖尿病家族史、夜尿增多、女性月经不调、男性阳痿等情况，应及时到医院进行检查，以确定有无糖尿病。

二、基本医疗保险中的血糖值标准

糖尿病是由于多种原因引起的以慢性高血糖为特征的代谢紊乱，所以其诊断必须靠血糖检查。按照基本医疗保险的诊断标准，空腹（餐后 8h）血糖等于或高于 7.0mmol/L 或者餐后 2 小时血糖等于或高于 11.1mmol/L 即可诊断为糖尿病。而临床空腹血糖水平在 5.8～6.2mmol/L 时进行干预，可减少糖尿病发生率。

三、静脉血与指尖血标准

现在许多地方都采用指尖血来检测血糖，十分方便快捷，这方式十分适合患者自己参考或平时随时检查。但如果作为糖尿病的诊断依据，还是应该以静脉血检测值为准，这样测得的数值才能更加准确。

四、尿糖检查标准

尿糖阳性是诊断糖尿病的重要依据。正常人每天可从尿中排出微量葡萄糖，一般不超过 93mg，尿糖定性检查为阴性。若 24h 尿糖定量超过 150mg，此时尿糖定性检查多为阳性。尿糖阳性多提示糖尿病。若 24h 尿糖量超过 1g，尿糖定性明显阳性，则可高度怀疑糖尿病，应进一步查血糖以明确诊断。

一般来说，尿糖的出现及严重程度与血糖的升高是相一致的。就正常规律而言，当血糖超过 160～180mg/dl（8.9～10mmol/L）时，尿中才出现尿糖，尿糖阳性。常把这一血糖水平称为肾糖阈值。但也有不一致的情况，如老年糖尿病患者及糖尿病肾病患者，因为肾糖阈值升高，即使血糖超过 180mg/dl（10mmol/L），甚至达到 250～300mg/dl（13.9～16.7mmol/L），尿糖也呈阴性。相反，妊娠期妇女及有肾性糖尿的患者尿糖亦可为阴性，而有时受其他疾病影响或服某种药物时，也可出现假阳性结果。所以，不能单独看有无尿糖就轻易诊断或排除糖尿病，还要进一步检查血糖等才能确定诊断。

五、口服葡萄糖耐量试验

葡萄糖耐量即对人体葡萄糖的耐量能力。正常人每餐的饭量多少不一，而饭后最高血糖是稳定在 10.0mmol/L（180mg/dl）以下，2h 后则恢复到 7.8mmol/L（140mg/dl）以下。

对于做了血糖、尿糖测定后仍诊断不清的患者可以再做口服葡萄糖耐量试验（OGTT）来明确诊断。一般是给患者口服一定量的葡萄糖，然后定时测定血中葡萄糖含量，服后若血糖略有升高，2h 内恢复服前浓度为正常;若服后血糖浓度急剧升高,2~3h 内不能恢复服前浓度则为异常。

正常血浆血糖的上限为空腹 7.0mmol/L,餐后 30min 10.6mmol/L,餐后 60min 10mmol/L,餐后 120min 7.8mmol/L,餐后 180min 7.0mmol/L。糖耐量标准把 30min 或 60min 血糖值作为 1 个观察点,其他各时限血糖值(空腹、餐后 2h、餐后 3h)为 3 个点,共 4 个点。若 4 个点中有 3 个点大于上述各时项正常上限者,为糖耐量减低。糖耐量的减低,并非一定意味着患者有糖尿病;但糖耐量异常者,要比正常人易发生糖尿病,应引起高度警惕。

六、糖化血红蛋白检测

血液红细胞中有血红蛋白,它与血中葡萄糖反应发生糖化而产生糖化血红蛋白(HbA1c)。糖化血红蛋白一经生成,很难再分离为原来的血红蛋白,一直到次红细胞"寿终正寝"(约 120d)被破坏后排出体外为止。血糖水平正常时糖化血红蛋白的正常值一般为 4%~6%。如血糖一直很高或有时升高,都会使糖化血红蛋白升高。因此测定糖化血红蛋白值可代表近 6~8 周的平均血糖值。

测糖化血红蛋白的意义与测血糖有什么不同呢?测血糖只能测出一瞬间的血糖水平,在此之前可能血糖更高,也可能很低。要测许多次血糖才能了解总的血糖水平。而测的次数多,既费时又费钱。对病情稳定、每 1~2 个月复诊 1 次的患者来说,测糖化血红蛋白能更准确地反映病情。所以国外近年更重视测定糖化血红蛋白。

但是由于测定糖化血红蛋白要求较高、价格较贵,而且更因为测定方法不同,其正常值也不同,国际上于 1996 年才发布统一标准,在我国只能在有条件的单位用于监测病情。但对于注射胰岛素的患者,为了调整剂量,测糖化血红蛋白还是少不了的。

七、诊断糖尿病的标准

诊断糖尿病应综合多方面的情况,如有无家族史、患病史等,另外还要参照必要的实验室检查结果,才能做出正确的诊断。

1980 年及 1988 年世界卫生组织(WHO)公布的糖尿病诊断标准有以下 3 个方面。

1. 有糖尿病症状 具备下列任何一项即可诊断为糖尿病:① 空腹血糖 ≥7.0mmol/L;② 一天中任何时间血糖 ≥11.1mmol/L;③空腹血糖<7.0mmol/L,但口服 75g 葡萄糖耐量试验 2h 血糖 ≥11.1mmol/L。

2. 无糖尿病症状 具备下列任何一项即可诊断为糖尿病:① 两次空腹血糖 ≥7.0mmol/L;②第一次口服 75g 葡萄糖耐量试验的 1h 及 2h 血糖均为 ≥11.1mmol/L,重复一次葡萄糖耐量试验 2h 血糖 ≥11.1mmol/L 或重复一次空腹血糖 ≥7.8mmol/L。

3. 糖耐量减低 空腹血糖<7.0mmol/L,口服 75g 葡萄糖后 2h 血糖在 7.0~11.1mmol/L。

八、糖尿病临床分期

1. 如果形体偏肥,吃得多,食欲旺盛,但经常觉得疲劳、乏力,那么请到医院做检查。如果检查血脂偏高,空腹血糖正常或稍高,但餐后有高血糖和糖尿"+",口服葡萄糖耐量试验异常,那么有可能属于 1 期糖尿病,应该请医生进一步诊断,以尽早控制异常情况。

2. 如果吃得多,尿得多,饮水也多,体重却明显减轻,精神疲倦,乏力,那么一定要到医院进行相关实验室检查。如果检查血糖、尿糖、糖化血红蛋白的结果均高,血脂也偏高,那么可能是 2 期糖尿病,听从医嘱积极控制饮食,服用降糖药物是必不可少的。

3. 如果在上述表现的基础上出现了以下任何一种情况,那么就是 3 期糖尿病的患者,一定要在医生的指导下积极治疗,防止病情进展:①通过电生理检查,发现运动神经或感觉神经传导速度减慢,或自主神经功能紊乱;②经荧光血管造影或眼底检查,发现有轻度的视网膜病变(Ⅰ~Ⅱ期);③在排除其他疾病影响的情况下,检查尿微量白蛋白排泄率增高。

4. 如果检查发现有严重的糖尿病视网膜病变(Ⅲ~Ⅴ期),检验尿蛋白超过 0.5g/24h,心脏功能严重受损,甚至出现了

肢体麻木疼痛、肌肉萎缩、顽固性腹泻、阳痿、神经源性膀胱炎等情况之一,那么病情就比较严重了,可能已经到了 4 期的阶段。

5. 如果出现了脏器功能严重损害,如失明、肢端坏疽甚至肢体残废、尿毒症、急性心肌梗死、严重心律失常、心力衰竭甚至猝死、急性脑血管病,就已经是非常严重的 5 期了。

因此,平时应该随时关注自己的身体情况,一旦发现异常,应尽早到医院检查,以尽早发现疾病,尽早采取措施,以免发展到不可收拾的地步。

第三节 糖尿病的治疗思路

一、"五驾马车"原则

糖尿病的治疗提倡"五驾马车"原则。所谓五驾马车,是指糖尿病的治疗不是一个单一治疗,而是一个综合治疗。这五驾马车包括如下。

1. 饮食原则 饮食控制是治疗糖尿病的基础,居糖尿病治疗五大原则的首位。饮食控制的目的是既减少糖类(碳水化合物)的摄入,以减轻胰岛 B 细胞的负担,减轻体重,又达到合理膳食,保证生命活动的需要。

2. 运动疗法 运动可以在一定程度上降低血糖。合理的运动可改善胰岛素敏感性,减轻胰岛素抵抗。运动疗法是依据患者的身体情况和疾病特点,利用体育锻炼防治疾病、增强机体抵抗力,帮助患者战胜疾病、恢复健康的有效方法。在糖尿病的治疗中,运动疗法是一个重要组成部分,尤其对于老年人、肥胖患者更为重要。有些轻型糖尿病患者只要坚持体育锻炼并合并结合饮食控制

即能康复。

3. 药物治疗 药物治疗是糖尿病治疗的关键,也是控制病情的主要手段,包括口服降糖药及胰岛素,其中合理选择降糖药(口服降糖药及胰岛素)是治疗的重点。治疗达标是其目的。

4. 糖尿病教育 糖尿病是终身疾病,它将伴随患者一生的全过程。国内外专家一致认为:患者对糖尿病的知识掌握越多,自我保健越好,寿命就越长。每个糖尿病患者都应当成为自己的保健医生,从而真正提高自己的生活质量和生命质量。

5. 血糖监测 血糖监测是治疗的中心环节之一,只有及时监测糖尿病的病情变化,才能及早调整治疗措施,达到良好的控制。

二、糖尿病综合控制目标

中国 2 型糖尿病综合控制目标见表 10-1。

表 10-1 中国 2 型糖尿病综合控制目标

检测指标	目标值
血糖*（mmol/L）	
空腹	4.4～7.0
非空腹血糖	≤10.0
糖化血红蛋白（HbA1c）	<7.0
血压（mmHg）	140/80
总胆固醇（TC,mmol/L）	<4.5
高密度脂蛋白（HDL-C,mmol/L）	
男性	<1.5
女性	>1.0
三酰甘油（TG,mmol/L）	>1.3
低密度脂蛋白（LDL-C,mmol/L）	<2.6
未合并冠心病	<2.6
合并冠心病	<1.8
体重指数（BMI,kg/m²）	>24.0
尿白蛋白/肌酐比值（mg/mmol）	
男性	<2.5(22.0mg/g)
女性	>3.5(31.0mg/g)
或尿白蛋白排泄率[μg/min(mg/d)]	>20.0μg/min(30mg/d)
主动有氧活动（分钟/周）	≥150

* 毛细血管血糖

1. 纠正高血糖和高血脂等代谢紊乱,使糖类、蛋白质和脂肪能进行正常代谢

2. 缓解高血糖等代谢紊乱所引起的症状

3. 防治酮症酸中毒等急性并发症和防治心血管、肾、眼及神经系统等慢性病变,延长患者寿命,降低病死率

4. 肥胖者应积极减肥,维持正常体重,保证儿童和青少年的正常生长发育,保证糖尿病孕妇和妊娠期糖尿病产妇的顺利分娩,维持成人正常劳动力,提高糖尿病患者的生存质量

三、1 型糖尿病的治疗原则

①胰岛素治疗应一步到位。一旦确诊为 1 型糖尿病,必须及时应用胰岛素,尽快使病情获得良好控制。②要正确处理缓慢进展型糖尿病。该型的临床病程与 2 型相似,因此如果诊断该型可能性大,则应及早使用胰岛素治疗,这样对其残存的胰岛 B 细胞功能有一定程度的保护作用,有利于减缓病情进展与恶化。③要及时采用控制和治疗糖尿病并发症的治疗措施,以严格控制血糖水平,有效延缓视网膜、肾、神经病变的发生及进展。④要自我监测血糖。1 型患者在使用胰岛素治疗过程中血糖波动较快,应依靠自我监测来及时调整用药。

四、2 型糖尿病的治疗原则

2 型糖尿病患者所处的分期不同,其治

疗原则也不一样。

1. 糖尿病前期　也称糖耐量减低期,并不是真正的糖尿病,次阶段是正常人向患者过渡的中间期。所涉及的人群包括年龄在 45 岁以上者、有糖尿病家族史者、巨大儿分娩史者、糖耐量减低者及有肥胖、高血压、高血脂等代谢紊乱者。处于这一阶段的人是糖尿病的高危人群,日后有很高的糖尿病发生率及高度的心血管病危险性,因此,应给予高度重视,及早干预。本阶段主要以改善生活方式为主,包括饮食控制及运动疗法,也可酌情选用药物,其目的是防止和延缓糖尿病的发生,同时有效地防治糖尿病的心血管并发症。

2. 糖尿病期　此阶段才是真正的糖尿病,这时血糖的指标偏高,并且随着病程的发展,病人可以逐渐出现各种不同程度的并发症。一旦确诊患了 2 型糖尿病,就应在饮食控制、运动治疗的前提下,给予降糖药物治疗。个体化治疗是糖尿病治疗必须遵循的一个重要原则。在整个病程中,一要根据患者的血糖的具体数值,二要根据血糖峰值出现的时间和持续时间,三要根据患者服药后的反应来随时调整用药品种和剂量,在此过程中医师的经验对疗效有明显的影响,而且一旦用药不当,往往会导致严重后果,所以强烈建议糖尿病患者要在医师的指导下用药。

3. 糖尿病晚期　此阶段的患者不仅胰岛功能甚差,而且慢性并发症已经很严重了。治疗上除了严格控制血糖以外,还要积极控制各种心血管病危险因素,如降压、调脂、降黏、扩血管、改善微循环等。另外,还要针对各种糖尿病并发症采取相应的治疗措施,如激光光凝治疗糖尿病视网膜病变、介入治疗下肢血管病变等。

五、2 型糖尿病的治疗方案简析

1. 1 级治疗方案　首先针对胰岛素抵抗这一关键环节,选用一种能够改善胰岛素抵抗的药物,这些药物包括双胍类(二甲双胍等)及胰岛素增敏剂[罗格列酮(文迪雅)、吡格列酮(艾汀等)]。本方案适用于胰岛素水平正常或偏高的早期患者,如无效可进入 2 级治疗方案。

2. 2 级治疗方案　联合应用胰岛素增敏剂(罗格列酮、吡格列酮等)和餐后血糖调节剂[阿卡波糖(拜糖平)、伏格列波糖(倍欣等)],无效后可选 3 级治疗方案。

3. 3 级治疗方案　用胰岛素增敏剂及餐后血糖调节剂,再配以促胰岛素分泌剂(包括磺脲类或非磺脲类),适用于胰岛功能降低至正常人 1/2 的患者。无效后可进入 4 级治疗方案。

4. 4 级治疗方案　胰岛素补充疗法,即口服降糖药与胰岛素联合治疗,最常采用的方案是白天服用降糖药物,晚上睡前注射一次中效胰岛素。该方案适用于胰岛功能降低至正常人 1/3 的患者。

5. 5 级治疗方案　停用一切促胰岛素分泌剂,采用胰岛素替代治疗,适用于胰岛功能完全衰竭的糖尿病患者,可采取一天数次(2~4 次)皮下注射或胰岛素泵强化治疗。

特别提醒:出于保护胰岛功能及减少药物副作用的考虑,当一种药物用最大治疗量的一半仍不能使血糖得到良好控制时,建议及早采用两种(或两种以上)药物联合,而不主张将一种药物加至最大量。以磺脲类药物格列吡嗪(美吡达)为例,其最大治疗量是 30mg/d(每次 2 片,每日 3 次),临床上一般是每次 5mg(1 片),每日 3 次,倘若效果不佳,则采用联合用药。

六、治疗糖尿病注意“四血”

众所周知,糖尿病并不可怕,可怕的是它的并发症。糖尿病的治疗目的就是维持患者基本正常的代谢水平,防止或延缓糖尿病急慢性并发症的发生与发展,让他们有良好的体力及精神状态,正常地生活、工作。要达到这些目的,就必须与糖尿病患者的 4 个杀手,即高血糖、高血压、高血脂和高血黏做斗争。

1. 降血糖　控制糖尿病,首先就是要控制好血糖。国外已对1型糖尿病和2型糖尿病做过大量研究,发现对1型糖尿病患者,控制好血糖可使视网膜病变减少76%,蛋白尿早期肾病减少39%,临床肾病减少54%,神经病变减少60%。对2型糖尿病患者,控制好血糖能减少心肌梗死和心力衰竭16%,视网膜病变减少21%,糖尿病肾病减少33%。怎么控制好血糖? 不外乎坚持做好前面的"五驾马车"原则,使血糖维持在基本正常的水平。具体地说,要使空腹血糖低于140mg/dl(7.8mmol/L),餐后2h血糖低于180mg/dl(10.0mmol/L),而又不发生低血糖。

2. 稳血压　高血压与糖尿病互相影响、互为因果。有人把高血压比作"无形杀手",特别是糖尿病患者,往往有血糖高、血脂不正常、血黏度也高,加上高血压,血管进一步收缩变窄,很容易发生阻塞或出血。阻塞的结果就是脑血栓、脑梗死、心绞痛、心肌梗死、下肢溃烂等。国外研究发现,对于2型糖尿病来说,高血压的危害甚至比高血糖更加严重。所以糖尿病患者必须十分注意,经常监测血糖变化。即使血压不高,每3个月也必须监测血压1次。糖尿病患者在使用抗高血压药之前,必须注意生活习惯的改善,包括多进高纤维、低脂、少钠饮食,减肥,忌烟酒等。如果采取这些措施后血压仍高于140/90mmHg时,应立即服用抗高血压药。如果他们用药后血压还高,那就要换药或者加药,务必使血压至少保持在低于140/90mmHg的水平。

3. 调血脂　糖尿病患者血脂容易不正常,主要表现在胆固醇和三酰甘油水平升高,低密度脂蛋白该低不低,高密度脂蛋白该高不高,结果造成高血压、动脉粥样硬化及心脑血管疾病增多,严重者造成患者死亡。此外,血脂异常的患者肥胖、高血压、痛风、肝胆疾病及胰腺疾病的发生率也增高。必须加以防治。血脂异常的主要预防方法是改变不健康、不科学的生活方式,减少食物中总热量特别是高糖、高三酰甘油和高胆固醇食物的摄取,戒烟并少饮酒,增强体力活动,避免或者逆转肥胖。经常参加锻炼对肥胖和调脂也十分重要。另外,定期查体及早发现并有效治疗血脂异常也是重要的一环。当饮食疗法和运动疗法还不能使血脂基本正常时,则应采用药物治疗。目前尚未发现一种完全满意的调脂药,调脂药多需长期甚至终身服用。

4. 防血黏　影响血黏度的因素很多,包括血细胞因素(如红细胞数量、大小和形态,血小板功能),血浆因素(如血浆蛋白、血糖、血脂、纤溶活性)及血管因素(如血管长度、口径和血管内壁光洁度)。这3个方面出现障碍,血液黏度长期处于增高状态时,可发生高黏度血症,简称高血黏。血黏度高对糖尿病患者的危害很大,可引起血液瘀滞、供血不足、血管损伤、局部缺氧缺糖和酸中毒,最终加速糖尿病大血管、微血管及神经并发症的发生和发展,所以也不得不防、不得不治。高血黏的防治包括饮食疗法,吃清淡。低脂、低糖饮食,多吃鱼肉、瓜菜、黑木耳、蒜、茶等。适当锻炼可增强心肺功能,降低血黏。高血黏者必须戒烟,因为吸烟可使血管收缩,血黏加重。如果采取了这些措施后高血黏的问题还不能解决,就应该采取药物疗法。首先要降糖降压、调脂以利于降黏,同时还可以使用有降黏作用的中西药物,使血液的黏度保持在基本正常的水平。

第四节 降糖药的临床应用

抗糖尿病药物种类繁多、名称各异,令人眼花缭乱;抗糖尿病药物广告铺天盖地、句句动听,使人无所适从。人们不禁要问:"什么才是最好的降糖药物?是越贵越好,还是价廉物美为上?是进口药好,还是国产药适宜?是降糖效果越强、持续时间越长越好,还是温和降糖、短效降糖为佳?是单用西药或中药还是中西药结合?"诸如此类的问题实在令糖尿病患者苦恼。咨询医生,得到的通常是"适合你自己的就是最好的"这样一句带有玄机的话,更是使人"丈二和尚摸不着头脑"。那么这里的玄机究竟是什么呢?

说到底,就是各类药物作用机制不同,最好的药只能针对具体情况而言,不能一言以蔽之。

糖尿病类型不同,所谓的好药就不同。如1型糖尿病患者和2型糖尿病患者出现急性并发症(酮症酸中毒)或严重慢性并发症(视网膜病变、尿毒症等),严重应激状态(急性心肌梗死等),大中型手术期及围生期等,此时胰岛素就是唯一的选择,其他糖尿病药物就不适合了。

体形不同,相应的好药也不同。对于超重或肥胖的患者,双胍类或糖苷酶抑制药最合适;以餐后血糖升高为主伴有餐前糖轻度升高,格列奈类为佳;一旦有空腹、餐前血糖高,不管是否有餐后高血糖,都应该考虑用磺脲类、双胍类或噻唑烷二酮类。

伴随疾病有异,最好的抗糖尿病药物也不尽相同,甚至大相径庭。如双胍类对于合并有高血脂、高血压、冠心病等疾病的患者是好药,但对于胃肠道疾病的患者就不合适了,对于有慢性支气管炎、肺气肿等肺通气不良疾病的患者则是禁用药;噻唑烷二酮类对存在胰岛素抵抗的患者可谓切中要害,是好药,但对于合并有严重肝病的患者就很不合适,

是禁用药。

年龄不同,最佳选择也不同。对于年轻的患者,长效药物更合适;但对于老年患者,则最好使用短效药物。

一、合理使用口服降糖药

糖尿病的治疗,除少数患者为胰岛素依赖型而必须注射胰岛素治疗外,大多数患者只需在控制饮食的基础上口服一些降糖药使病情得到控制即可。就目前的医学研究来说,糖尿病被认为是一种终生性疾病,一辈子要坚持治疗。为保护良好疗效并安全用药,必须合理使用口服降糖药。家庭用药需注意以下几点。

1. 口服降糖药,适用于患者为非胰岛素依赖型糖尿病在单纯饮食控制后血糖水平仍较高的情况,而不能用于胰岛素依赖型糖尿病,以免因无效而贻误病情。

2. 应定时、定量遵医嘱服用,且需做服药记录。记录内容包括药名、剂量及增减情况、服法、服药后反应、血糖及尿糖检查结果、饮食情况。

3. 各种制剂均宜从较小剂量开始,每晨服1次,然后按病情及疗效逐渐酌增剂量较为稳妥。

4. 如有胃肠不适、皮肤过敏、白细胞减少、肝功能受损或低血糖反应时,应及时找医生处理。

5. 长期服用某一种降糖制剂时,可能会逐渐产生一定的耐受性,渐渐无效,这时就需要及时换用另一降糖制剂。

6. 注意药物配伍,以合理使用剂量或慎用、禁用某些药物。如磺脲类与双胍类同时使用可增强降血糖作用。磺脲类与下列药物同时使用时,降血糖作用增强:水杨酸及其盐类、氨基比林、保泰松、磺胺药、胍乙啶、利血

平、可乐定、普萘洛尔(心得安)、四环素、氯霉素、吲哚美辛等。与下列药物同时使用,其降血糖作用将减弱:维拉帕米、硝苯地平、利尿药、皮质激素、甲状腺激素、雌激素、利福平、氯丙嗪、口服避孕药等。

7. 注意患者肝肾功能。口服降糖药[格列喹酮(糖肾平)除外]早期肝代谢,由肾排泄,伴有肝肾功能不全的糖尿病患者不宜使用。

8. 中草药制剂对控制血糖有一定的作用,宜作为辅助治疗,或用于轻型、稳定型患者的治疗。

9. 口服足够剂量降糖药治疗一段时间后,血糖若始终很高,疗效不明显,可改用胰岛素治疗。

此外,因为口服降糖药必须同时与饮食治疗相结合,所以口服降糖药的剂量、种类的选择必须经医生指导,否则极易出现各种不良反应并且影响疗效。其中最常见的不良反应就是低血糖,双胍类降糖药还可以引起乳酸性酸中毒,严重的不良反应甚至危及患者生命。因此,口服降糖药必须在医生指导下使用。

二、服降糖药注意事项

口服降糖药各有特点及适合服用的时间,如果患者不懂得怎样吃药,就起不到应有的降糖效果了。

1. 磺脲类降糖药宜饭前 30min 服用 磺脲类降糖药的主要作用是,通过刺激胰岛 B 细胞促使其释放胰岛素,并抑制胰岛 A 细胞分泌高血糖素,从而使血糖下降。因为磺脲类降糖药经口服吸收后,需要经过一定时间来刺激胰岛 B 细胞分泌出胰岛素后,才能发挥降血糖作用,所以在饭前 30min 服用为宜。

2. 双胍类降糖药宜饭后服用 双胍类降糖药是通过促进肌肉等外周组织对外周组织对葡萄糖的利用来起到降低血糖作用的,对肥胖的糖尿病患者尤为合适。由于其中的盐酸盐成分可对胃肠道产生不良刺激,故宜

在饭后服用。

3. α-葡萄糖苷酶抑制药宜与第一口饭同时服用 这类口服降糖药特点是可在小肠内竞争性抑制糖苷水解酶,减少糖类分解为葡萄糖,并能延迟小肠中葡萄糖的吸收,从而使饭后血糖升高的幅度下降。因此,只有与第一口饭同服才能产生治疗效果。餐后血糖升高控制不好的患者,可选用 α-葡萄糖苷酶抑制药。由于该类药可使糖类消化吸收延迟,在肠道停留时间增加,经细菌酵解产气增多,部分患者可产生腹胀、腹痛、腹泻等不良反应。

三、胰岛素的适应证

胰岛素作为糖尿病替代治疗药物,在以下情况可以考虑使用:①胰岛素依赖型糖尿病,必须接受外胰岛素才能控制血糖水平的患者;②糖尿病妇女的妊娠期和分娩期;③糖尿病并发酮症酸中毒及高渗性非酮症昏迷时;④非胰岛素依赖型糖尿病经口服降糖药足够剂量治疗一段时间后,血糖始终很高,治疗不明显,可改用胰岛素治疗;⑤糖尿病患者具有进行性发展的慢性并发症者,如视网膜病变、神经病变迅速恶化、出现糖尿病肾病者;⑥糖尿病患者伴重度感染、慢性消耗性疾病、需进行外科大手术等情况时。在应用胰岛素时,每日三餐前及睡前需监测血糖,根据血糖变化调整药物用量。

研究新动向:人工培植可分泌胰岛素的细胞。美国加州大学的科学家成功地培植出一种可持续分泌胰岛素的细胞,帮助治疗糖尿病。这种细胞是在胰脏内找到的,它受到葡萄糖刺激时产生胰岛素。假如这种细胞失去功能,或身体不能使用胰岛素,便会引致糖尿病。目前,最新的科技是将含有该种细胞的胰脏组织移植到糖尿病患者体内,给予患者产生胰岛素的能力。在不久的将来,就可以无限量地制造出这种细胞,供病人使用。

四、糖尿病治疗的误区

有病就得治，这是谁都懂的道理。但不是每位患者都能找到正确的治疗方向，尤其是像糖尿病这种病情错综复杂的慢性病，患者很容易陷入治疗用药和饮食控制的重重迷雾中而不自知。

1. 误区一：只要血糖水平正常就可高枕无忧　血糖水平的确是诊断糖尿病的"金标准"，但血糖正常不一定就没有发展成糖尿病的可能。许多人在早晨空腹时血糖基本正常，但如果进食，血糖就会急剧波动升高和持续较长时间，这同样对机体十分有害。中老年人检查自己是否患有糖尿病，应去医院做糖耐量试验。如结果提示糖耐量减低，就要提高警惕，采取有效措施，如运动、节食、补充铬元素等，防止其向糖尿病发展。

2. 误区二：一旦诊断为糖尿病就急着用药　不少患者刚刚被查出糖尿病时，心情急迫，回家就忙着吃药，恨不得一天就把病治好。其实对糖尿病患者来说，对药的盲目崇拜与依赖心理将产生严重的负面效果。一方面，"是药三分毒"，所有口服药，无论中药、西药，均会对肠胃、肝、肾造成一定程度的损害；另一方面，口服容易产生依赖性和耐药性，使治疗效果事倍功半、大打折扣。

3. 误区三：随便用点降糖药就可以　有些糖尿病患者由于对糖尿病认识不足，如果单纯用降糖药物，久而久之易产生耐药性，服用剂量越来越大，达不到理想的降糖效果，而且不利于改善胰岛功能，起不到根本的治疗作用。随着时间的延迟，糖尿病的一些并发症逐渐发生而危及生命。同时，常用的一些降糖药物对肝肾功能也有影响。

4. 误区四：胰岛素是鸦片，打上就停不掉　对于胰岛素依赖型糖尿病患者，自身不能产生胰岛素，口服药物对他们没效果，因此需要终身使用外来胰岛素治疗，这很好理解。但对于非胰岛素依赖型糖尿病患者来说，他们体内胰岛素相对不足，因此起先可用口服药物促进人体胰岛素的产生和作用。但其中有半数以上的人，有可能因长期的药物刺激而使人体胰岛功能衰竭，需要用外来的胰岛素来治疗。因此使用胰岛素完全是根据病情的需要而定。当这一型糖尿病患者的胰岛功能恢复后，仍然有可能的再次撤掉胰岛素。

5. 误区五：中医中药可以根治糖尿病　医学界目前还没找到根治糖尿病的方法，中医同样如此。中医学博大精深，中药药性复杂，对糖尿病的治疗效果尚待进一步研究。目前比较共同的认识是：中医对糖尿病慢性并发症的防治有一定作用。但如果盲信自称能根治糖尿病的"中医"，而终止现行的正常治疗，往往是不利于病情康复的。

6. 误区六：用了药就不用控制饮食了　一些患者错误地认定一种生活中常见的抵消法。自作主张地采取自己加大原来的服用剂量的方法，误以为饮食增加了，多吃点降糖药物就可以把多吃的药物抵消掉，其实这是错误的。尤其是不能贪杯，应该改为多饮水，而且要严格做到定时定餐。因为如果有时大吃大喝，有时又滴水不进，也增加了低血糖及药物过量、药物不良反应发生的概率，非常不利于疾病控制，而且体重也会有上升的趋势。

有人发现药物控制没有达到预想的结果时，就想改用胰岛素治疗，并认为有了胰岛素就天下太平，不再需要费神控制饮食了。其实，胰岛素治疗的目的也只是为了血糖控制平稳，胰岛素的使用也必须在饮食固定的基础上才可以调整，如果不控制饮食，血糖就更加不稳定。因此，胰岛素治疗不但需要配合营养治疗，而且非常必要。

第五节 糖尿病饮食控制

一、糖尿病患者控制饮食的意义

民以食为天，人不一定每天都运动，但肯定每天都得吃饭，而且饮食对糖尿病又有直接的影响，所以控制饮食对糖尿病治疗十分重要。血糖的高低与胰岛素的分泌、进食量的多少和种类密切相关，因而饮食疗法是各型糖尿病治疗的基础，无论何种类型的糖尿病，病情轻重或有无并发症、采用何种药物治疗，都应该严格和长期坚持饮食控制。

当前医学专家提倡高糖类饮食，降低脂肪比例，控制蛋白质摄入的饮食结构，对改善糖耐量有较好的效果。

二、饮食疗法简介

(一)饮食定时定量

根据年龄、性别、职业、标准体重[身高(cm)−100)×0.9]估计每天所需总热量。男性比女性每天所需热量要高约5%。而年龄大小不同所需热量也有差异，一般是每千克体重需要的热量为青少年＞中年人＞老年人，平均个高5%～10%。而不同体力劳动者每天消耗量也不同。轻体力劳动者每千克体重每天消耗30～35kcal热量；中等体力劳动者每千克体重每天消耗35～40kcal热量；重体力劳动者每天需40kcal以上热量。一般来说，孕妇、乳母、营养不良及消耗性疾病患者应酌情增加，肥胖者酌减，使患者体重保持正常体重的±5%左右，常可以使病情得到满意控制。

(二)合理调整三大营养素的比例

饮食中糖类、脂肪、蛋白质三大营养素的比例，要合理安排和调整，既达到治理疾病的目的，又要满足人体的生理需要。目前，美国糖尿病协会(ADA)主张：糖尿病患者饮食中糖类应占总热量的55%～60%；蛋白质摄入量不应超过每天总热量的15%，以每天每千克体重0.8～1.2g为宜；发育期的青少年及孕妇、乳母或特殊职业者及其他合并症的患者可酌加至1.5g左右。每天脂肪摄入总量不能超过总热量的30%，以每天每千克体重0.6～1g为好，如肥胖患者，尤其有血脂过高或有动脉硬化者，脂肪摄入量应视其情况进行调整。

(三)饮食计算及热量计算

供给机体热量的营养素有蛋白质、脂肪、糖类3种。其中糖类和蛋白质每克可供热量4kcal，脂肪每克供热量9kcal。糖尿病患者可据其劳动强度将每人每天需要的总热量(kcal)按照糖类占69%、蛋白质占15%、脂肪占25%的比例分配，求出各种成分供给的热量，再按每克脂肪产热9kcal、糖类及蛋白质每克产热4kcal换算出供给该患者不同营养成分需要的重量，可一日三餐或四餐。三餐热量分布为早餐1/5，午餐晚餐各2/5。四餐热量分布为早餐1/7，其余三餐各2/7。例如：一个体重60kg的中等体力劳动、体形正常的成年糖尿病患者，按每天每千克体重40kcal的热量计算，一天总热量为2400kcal，按以上比例分配即1440kcal热量来自糖类，360kcal热量来自蛋白质，600kcal来自脂肪。提供这些热量需供给360g糖类，90g蛋白质，66g脂肪。

强调通过饮食控制热量的方法，并不是要求糖尿病患者每天一定要精准计算，而应在掌握这一计算方法后，每隔一段时间或体重有较大幅度改变时计算一下，制订出下一阶段饮食方案，而少食甜食和油腻的食品，饮食选择既有原则但又要力求多样。

(四)饮食控制

饮食控制是糖尿病控制的基本手段。饮食控制效果不好的根本原因就是大多数患者把简单的饮食控制甚至把饥饿疗法当成了饮食治疗,认为饭吃得越少,对病情控制越有利。其实不然,由于主食摄入不足,又缺乏合理的营养搭配,必然会影响人体正常生理活动所必需的基本能量供应。医学研究证明,如果人体长时间得不到足够的外源性能量补充,一方面将导致体内脂肪、蛋白质的过量分解,造成身体消瘦,而且长期营养不良,甚至会产生饥饿性酮症。另一方面,因热量摄取不足,导致血糖偏低时,反而会刺激升高血糖的相关激素的分泌,而这种分泌量往往超过当时的实际需要量,引起血糖反跳性过度升高,使病情更难以控制。这就是为什么许多刚发现血糖异常升高的糖尿病患者,在医生的建议下开始进行饮食控制,而结果却往往失败的原因。

(五)无糖食品

得了糖尿病一般都会谈"糖"色变。所以对市场上的无糖食品情有独钟,认为咸面包、咸饼干及市场上大量糖尿病专用甜味剂食品不含糖,饥饿时可以放心地用它们充饥,对它们不需要控制。其实这种认识是不正确的。所谓的"无糖"食品,一般指的是不含蔗糖或用其他的甜味剂如木糖醇替代葡萄糖,这些甜味剂有些是低热量糖或不产热量糖,但无糖饼干、无糖面包、咸面包、咸饼干仍然都是粮食做的,与米饭、馒头一样,吃下去也会在体内产生葡萄糖而导致血糖升高,其中可能含有其他的糖类,如果糖、乳糖等。因此,这类食品仍然要计算人总热量范围内,如果食用无糖食品后血糖明显升高,应该停用。无糖食品无任何降糖疗效,不能本末倒置放弃降糖药物治疗而用它来代替,但在适量范围内它们可以改变单调的口味,提高生活的乐趣。

(六)控制主食

许多患者一旦被确诊为糖尿病,都知道要控制主食。控制主食固然重要,但副食的控制也同样重要。肉、蛋、奶含有丰富的蛋白质、脂肪,如果食入过多,自然会产生过多热量,使血糖难以控制。

(七)喝粥与糖尿病

提到喝粥,许多糖尿病患者会惊讶地问:粥难道也会使血糖升高?答案是肯定的。因为粥煮得很烂,吃到肚里很快就吸收入血液,使血糖升高。同时大家都知道粥容易消化,患者喝了很快就感到饥饿,就又要吃东西。如此下去,不利于血糖的控制。

(八)素食杂粮与糖尿病

听说素食杂粮有益身体健康,于是有的患者就用粗粮代替精粮,每天小米、玉米轮番上阵,而且不再吃一点动物油。而事实上,无论动物油还是植物油都是脂肪,只要是脂肪就属于高热量食物。如果不控制脂肪就容易超过每天所规定的总热量,使体重增加而影响血糖的控制。因此吃脂肪时,即使是植物油也要计算入量。还有,无论面粉、大米、小米还是玉米,其含糖量非常接近,都在 $74\%\sim76\%$,粗粮含有较多的膳食纤维,比较符合高纤维的饮食原则,有降糖、降脂、通便的功效,但是如果吃太多的粗粮,就可能增加胃肠的负担而且影响营养的吸收,长期这样会造成营养不良,对身体不利。在通常情况下,选择粗粮、细粮都可以。但无论粗粮、细粮,均要按照糖尿病饮食处方而定。数学中有个黄金分割点,其实在饮食中也有一个黄金法则,科学研究表明,细粮与粗粮的比是6:4时是为最佳状态;动物油与植物油的配比也一样。而且总是吃相同的食物,会造成食谱简单,人为影响治疗。

(九)水果与糖尿病

糖尿病研究饮食疗法,要限制总热量,合理安排每天的饮食,含糖量高的食品不能吃。那么,水果中都含糖,糖尿病人能否吃水果呢?

首先,完全不吃水果是不适宜的。因为水果中含有大量的维生素、纤维素和矿物质,这些对糖尿病患者是有益的。水果中含的糖分有葡萄糖、果糖和蔗糖,其中果糖在代谢时不需要胰岛素的参加,所以糖尿病患者在血糖已获控制后不要一概排斥水果。再者,水果中含糖量多寡不一,糖尿病的病情也不尽相同,因此,不可等同对待,要区分情况。只要病情稳定、血糖基本控制的患者才可以吃甜的水果。一般来说,空腹血糖 7.8mmol/L 以下(140mg/dl),餐后 2h 血糖在 10mmol/L(180mg/dl)以下,以及糖化血红蛋白 7.5% 以下,病情稳定,不常出现高血糖或低血糖的患者,可以在营养师的指导下选用含糖量低、味道酸甜的水果。对于一些血糖高、病情不稳定的患者只能选用含糖量在 5% 以下的蔬菜、水果,如草莓、番茄、黄瓜等。

糖尿病患者选择水果主要是根据水果中含糖量及淀粉的含量,以及各种不同水果的血糖指数而定。

推荐选用:每 100g 水果中含糖量少于 10g 的水果,包含西瓜、橙子、橘子、柚子、柠檬、桃子、李子、杏、枇杷、杨桃、火龙果、猕猴桃、木瓜、菠萝、草莓、樱桃、苹果等。此类水果每 100g 可提供 20～40kcal 的能量。

慎重选用:每 100g 含糖量为 11～20g 的水果,包括香蕉、石榴、甜瓜、橘子、苹果、梨、荔枝、芒果等。此类水果每 100g 可提供 50～90kcal 能量。

不宜选用:每 100g 含糖量高于 20g 的水果,包括红枣,特别是干枣、蜜枣、柿饼、葡萄干、杏干、桂圆等干果以及果脯应禁止食用。含糖量特别高的新鲜水果,如红富士苹果、柿子、莱阳枣、肥城桃、哈密瓜、玫瑰香葡萄、冬枣、黄桃等也不宜食用。此类水果每 100g 提供的能量超过 100kcal。

不少蔬菜可当成水果食用,如番茄、黄瓜、菜瓜等。它们的含糖量在 5g/100g 以下,又富含维生素,完全可以代替水果,如何糖尿病患者食用,可予推广。

糖尿病患者吃菜可重视以下 5 点:①每日吃蔬菜总量不少于 300～500g,如香菇、海带、木耳、芹菜、西蓝花、卷心菜、豆芽、莴笋、空心菜等各种绿色蔬菜。②蔬菜也可作"零食",选用黄瓜、西红柿、莲藕等。③每天吃饭前最好先吃些蔬菜,胃里有了一些蔬菜垫底之后,再吃主食,那么血糖吸收就会缓慢了,对控制血糖就有很好的作用了。④学会"等量交换",如山药、土豆、芋头、南瓜、藕等食物中淀粉含量较高,所以,如果与主食同食,会增加糖类的摄入,增加血糖升高的风险。⑤注意饮食多样,均衡营养。

水果是糖尿病食谱的一部分。每 100g 新鲜水果产生的能量为 20～100kcal。严格地讲,每天每个患者适宜吃多少水果都应该由营养师进行计算。但是一般情况下,血糖控制稳定的患者,每天可以吃 150g 左右含糖量低的新鲜水果。如果每天吃新鲜水果的量达到 200～250g,就要从全天的主食减掉 25g,以免全天总能量超标。

此外,吃水果的时间最好选在两餐之间、饥饿时或者体力活动之后,作为能量和营养素补充。通常可选在上午 9 点半左右、下午 3 点半左右、晚饭后 1h 或睡前 1h 食用。不提倡餐前或者饭后立即吃水果,避免一次性摄入过多的糖类,致使餐后血糖过高,加重胰腺的负担。

每个人的具体情况不同,每种水果对血糖的作用也不一样。家中有血糖仪的患者,如果在吃水果之前及水果后 2h 测一下血糖或者尿糖,对了解自己能否吃此种水果、吃得是否过量,是很有帮助的。

(十)饮水与糖尿病

糖尿病患者常有口渴、饮水多的表现,病友们常有一种错误的观点,认为患糖尿病除了控制饭量外还要控制喝水,这是大错特错的,想喝水是体内缺水的表现,是人体的一种保护性反应,患糖尿病后控制饮水不但不能治疗糖尿病,反而会使糖尿病更加严重,可引起酮症酸中毒或高渗透性昏迷,是非常危险的。

饮水对糖尿病患者有以下好处:饮水有

利于体内代谢毒物的排泄;有预防糖尿病酮症酸中毒的作用;酮症酸中毒时更应大量饮水;饮水可改善血液循环,对老年患者可预防脑血栓的发生。但如果患者有严重的肾功能障碍,出现少尿、水肿时,要适当控制饮水。

(十一)代糖食品的选用

代糖食品使"改善糖尿病患者的生活质量"不再是一句空话。但需要明确的是,有的甜味剂和代糖食品是糖尿病饮食治疗中采用的可改善口味的辅助食品,并不具备降糖药物的疗效。有些糖尿病病友误以为只要吃某种代糖食品就可以达到治疗甚至治愈糖尿病的目的,并因此放弃药物等其他治疗,结果适得其反,甚至产生严重后果。正确做法是在合理的饮食、药物、运动和心理等综合治疗的基础上,在营养医师和内分泌科医生的指导下,适当选用甜味剂和代糖食品以改善膳食的风味。

对于甜味剂,现有的非糖甜味剂有合成甜味剂(即糖精)、糖醇甜味剂(包括木糖醇、山梨醇和麦芽糖醇)、非糖天然甜味剂(包括甘草苷和甜叶菊苷)和氨基酸衍生物甜味剂(包括阿斯巴甜和蛋白糖)。美国糖尿病学会推荐使用两种非热量甜味剂,即糖精和阿斯巴甜。患者可根据自己的情况,在医生的指导下使用。

(1)主食类:如代糖糕点、月饼等米面类制品,食用时需注意在每天正常糖尿病食谱中减去代糖糕点所占的主食量。因为这类糕点只是添加甜食的口味,本身仍由面粉制作,如不加节制地食用会导致血糖的升高不易控制。

(2)饮料、冷饮类:如代糖冰激凌、代糖饮料或纯果汁。代糖酸奶或者冰激凌因含有奶类制品,故应计入糖尿病饮食每天奶制品的饮入量之中。代糖饮料使用阿斯巴甜作为甜味剂,所含热量极低,解决了长期以来糖尿病患者夏季无饮料可用的难题。纯天然果汁饮料类含较多的果糖,糖尿病患者在血糖控制平稳时可适量饮用,如血糖波动较大或持续升高,则应暂停应用。

(3)奶制品类:主要集中于代糖奶粉和巧克力,其每天摄入量占总热量的 10%~15%。

(4)水果糖:如各种咽喉糖、水晶糖等,均由甜味剂制成,可以调节各种口味,增添生活乐趣。但需注意由于所含热量极少,当发生低血糖时,患者一定不要补充这些糖果,而应立即进食一点主食甚至普通糖果。

(5)烹调用糖:主要成分是阿斯巴甜、蛋白糖食品。有效成分为门冬酰苯丙氨酸甲酯,在胃肠道中可被酶代谢成门冬氨酸、苯丙氨酸及甲醇,对人体无害,甜度较高热量极低。但由于受高热易分解而使其甜味减弱或消失,因此烹调时应在熄火后再将其加入。

(6)药膳类代糖食品:从中医调整机体平衡的理论出发配制的食品,如山药粉、南瓜粉等均有一定的降糖效果。但由于其主要成分仍然是多糖,故不宜大量食用。

第六节　中医辨证论治糖尿病

一、中医辨证糖尿病

现代医学的糖尿病属于中医学消渴病的范畴,是一种古老的疾病。消渴病是指以烦渴引饮、消谷善饥、尿如脂如膏、形体消瘦为主要特征的疾病。中医学家对糖尿病防治有丰富的经验。传统医籍如《内经》《金匮要略》《千金方》《外台秘要》等都载录了这方面的理论和医疗方法,大体归属于"消渴""消瘅"等病的范畴。

二、中医糖尿病分型

辨证论治是中医学的核心,正确的治疗来源于正确的辨证。中医学在糖尿病的理论与治疗上自成体系,总结出了中药、针灸、推拿、按摩、气功、饮食、运动及民间单方验方等治疗消渴病的经验,丰富了世界医学宝库。

中医学对糖尿病的辨证分型至今尚缺乏统一的标准。以往多以"三消辨证"为主,即认为烦渴多饮、口干舌燥为上消;多食易饥,形体消瘦为中消;小便频数,尿如脂膏为下消。但这种分类方法有些片面,因为临床上"三多"症状并不是截然分开,往往同时存在,所以这种辨证分型不太适合糖尿病患者。

1991年全国中医糖尿病学会辨证标准协作组通过对1504例糖尿病患者临床观察,将糖尿病分为糖尿病前期、糖尿病症状期、糖尿病并发症早期、糖尿病并发症中期、糖尿病并发症危重期5期论治。在这5期中,并发症早、中、晚3期主要是依据糖尿病微血管病变如视网膜病变、糖尿病肾病的严重程度来划分的,大血管病变则作参考。由于糖尿病的慢性病变主要伤及各个主要器官,往往成为糖尿病患者致死的主要原因,因而,早期防治尤为重要。病人可根据自身的症状特点,如在口渴喜饮、多食多尿的基础上出现视物模糊、胸闷心悸、心慌气短、心前区闷痛、头晕健忘、神疲乏力、肢体疼痛、手足麻木、肌肉萎缩、下肢及颜面水肿、性欲减退或阳痿、闭经,甚至出现严重心律失常、肾功能不全、脑梗死、脑出血等,应中西医结合强化治疗。其中,中医治疗多采取调整脏腑、补虚泄实、活血通络、标本兼治、平衡阴阳等治疗法则,往往可以收到独特的临床疗效。

三、中医辨证糖尿病并发症

糖尿病患者未经及时发现,或知而未治,或治疗不当,长期高血糖,易产生各种慢性并发症。糖尿病的转变复杂,变化多端,可影响全身各脏腑。正如《圣济总录·消渴门》曰:"消渴病多转变,宜知慎忌"。糖尿病并发症总的机制为"脏衰生诸病",而引起脏衰的原因为燥热阴虚,"小便利,排尿多""津液涸竭"

"不能调养五脏",最终导致脏腑器官的病变。

四、中医治疗糖尿病

中医学一般本着调理机体脏腑气血阴阳的基本原则,通过辨证来选择中成药对糖尿病进行治疗。对于肺肾阴虚型,采取滋补肺肾之阴的治法,选用六味地黄丸、麦味地黄丸、糖尿灵片、消渴灵片、增液冲剂、益肾消渴胶囊等;对于气阴不足型,采用气阴双补的治法,选用玉泉片、降糖丹、养阴降糖片、消渴平片、糖尿乐胶囊、降糖舒胶囊、消渴丸、降糖甲片、玉液冲剂等;对于阴阳两虚型,则养阴补阳,选用桂附地黄丸(口服液)、济生肾气丸、龟鹿二胶丸、下消丸等。也可以在中医辨证原则下选用汤药来治疗。人参、黄芪、黄精、山药、枸杞子、地黄、茯苓、淫羊藿、山茱萸、当归、苍术、玉米须、荔枝核、五倍子、丹参、桑叶、桑白皮、知母等均有显著的降血糖的作用。另外,通过按摩、针灸等方法,也可对糖尿病治疗起到辅助作用。

五、中医食疗调养

中医学认识糖尿病十分重视饮食因素及饮食调理。唐代孙思邈认为"安身之本,必须于食,不知食宜者,不足以全生"。并提出(消渴患者)"其所慎者三,一饮酒,二房事,三咸食及面,能慎此者,虽不服药而自可无他;不知此者,纵有金丹亦不可救,深思慎之"。金代刘完素归纳其病因首先为饮食失宜。随着食物的精细,粗细粮搭配严重失调等饮食习惯改变,糖尿病发病率逐年增加,因此预防和治疗糖尿病应注重饮食调理。无论何种类型的糖尿病配合中医食疗,轻型患者单纯饮食治疗病情即可缓解;重型患者采用药物治疗的同时,配合辨证施护行中医食疗,能获得理想的疗效。

中医糖尿病饮食疗法的基本原则在于:比例平衡、食量有度、辨证择膳。这种膳食平衡观有着独到的见解,内涵更广泛,也更直观。

所谓"比例平衡"跟西医饮食治疗的观点是一致的,即要求饮食种类、营养、热量搭配平衡。所谓"食量有度",一方面是说每餐食物的摄入量要均衡,不要饥一顿饱一顿;另一方面也是说不要吃得过饱,八分饱就最好了。"若要身体安,常带三分饥与寒",一次吃得过多会对身体特别是胃、肠、胰腺等消化系统造成极大的伤害。"辨证择膳"是中医学特色之一,既是调养的原则也是调养方法,就是利用有治疗作用的食物或"药膳"(食物中佐以中药)的偏性,来纠正患者阴阳气血的偏性偏衰。

糖尿病患者一般都是偏虚、偏热的情况,因此可以采用偏凉和温和的食物,如芹菜、苦瓜、西瓜、竹笋、泥鳅、甲鱼、田螺、河蚌、猪胰、蜗牛、菠菜、荸荠、绿豆、冬瓜、韭菜、洋葱、山药、大蒜、菱角、南瓜、椰汁、魔芋、海参等。常用的药膳有决明子茶、百合玉竹茶、西洋参茶、罗汉果茶、玉米须饮、山药莲子汤、白鸽杞精汤、蚌肉苦瓜汤、猪胰炖生芪、山药枸杞蒸鸡、五味子蛋、清蒸山药鸭、归地烧羊肉等。上述食物及药膳分别有清热、养阴、益气、健脾、补肾等功用,能增强体质,有一定的降糖作用。此外,一般的中医消渴病专家还会根据患者的具体症候、季节变化等情况,开出相应的食疗处方。糖尿病患者可在医师指导下,根据自己的病情和体质选用中药材作为辅助治疗,比如体质偏虚者可选用人参、黄芪、枸杞子、女贞子、山茱萸、淮山药、黄精加入日常饮食汤菜中;体质偏燥热者,则可选择玉竹、知母、生地黄、天花粉、葛根加入日常饮食汤菜中。

中医学认为,消渴病发生的基本病理机制是阴虚燥热,阴虚为本,燥热为标,两者互为因果。针对这一基本病机,在饮食上宜选择具有清热生津、益气养阴功能的食物,如菠菜、萝卜、苦瓜、冬瓜、粟米、山药、猕猴桃、海参、鲤鱼、田螺、乌骨鸡、鸭肉、鹅肉、兔肉、牛奶等,而慎食辛辣助热食物,如姜、椒、韭、蒜等。提倡清淡饮食,避免"干肥厚味"。

除此之外,还要根据患者兼夹的一些症状来调整实际的方子,随证佐以益气、化痰、固涩、温阳、活血等治法。如伴有痰者,可常食一些化痰食物,如萝卜、梨、杏仁、丝瓜等,同时限制猪肉等生痰食物;伴有血瘀者。可常食一些活血化痰作用的食物,如紫茄子、红菜薹、藕、玫瑰花茶等。

六、中医和民间常用的辅助降糖食材

苦瓜:味苦性寒,具有清热解毒、补益肝肾、除烦止渴的作用,善治消渴。苦瓜具有类似胰岛素的生物特性,已广泛用于治疗糖尿病。

南瓜:国内外均有用南瓜治疗糖尿病获效的报道。日本有学者指出,南瓜粉对治疗轻度糖尿病有惊人效果。

空心菜:其抗病虫害能力很强,生长过程中不需施喷农药,为近年备受推崇的"安全蔬菜"和"绿色食品"。空心菜富含纤维素、维生素和矿物质,含有胰岛素样成分,常服有较明显的降糖作用,但体质虚寒者慎用。

绞股蓝:富含蛋白质、维生素类、黄酮类和人参皂苷,被誉为"南方人参",有增强免疫力、抗疲劳、抗缺氧和降糖之功效,对肿瘤、高血压和糖尿病等有一定的治疗作用,且长期服用未见任何不良反应。

蘑菇类:富含蛋白质、多糖类及微量元素锰、锌、镁、硒和锡,有明显的安神降压、抗疲劳、增强免疫和降血糖作用,尤其适用于体形偏瘦的糖尿病患者。近年发现猴头菇中含有丰富的纤维和葡聚糖,已证实有明显的降糖作用。

魔芋:含多种氨基酸、矿物质和生物碱,有抗癌、抗菌和减肥、通便作用。其含有的甘露聚糖等活性物质亦有降糖作用。

银耳、木耳类:含丰富的蛋白质、粗纤维、维生素和多糖类,低热量,高营养,具有抗血凝、抗肿瘤作用。其所含的特异性酸性多糖体具有修复胰岛 B 细胞功能和降血糖作用。

薏苡仁:其糖类含量低于大米,而蛋白质、维生素含量为大米的 3 倍,还含薏苡素和三萜类化合物,有抗癌、利尿和降糖作用,尤其适用于以尿多、肥胖为主要症状的高血压兼糖尿病患者。

黄鳝:性温味甘,具有补益健脾、散风通络之功效,入肾和肺经。黄鳝含有黄鳝素 A 和黄鳝素 B,有明显的降血糖作用。日本已将黄鳝体内提取的这两种有效物质制成降糖新药"糖尿清"。

猪胰:味甘性平,具有补脾、润燥之功能,用于脾胃虚热型糖尿病,煮食或研碎冲服。

蜂王浆:味酸、涩而微甜,富含蛋白质、维生素和微量元素,含糖量约 14%。而其所含的不饱和脂肪酸和多肽类物质,既可调节人体分泌,增强免疫力,又可降低血糖,还有滋补功效。

其他常用的有利于糖尿病的食物还有大米、糯米、豌豆、豇豆、豆腐、荞麦、绿豆、黑豆、豆腐、豆浆、黄豆芽、豆腐皮、胡萝卜、萝卜、韭菜、牛蒡、莴苣、白菜、小白菜、菠菜、生菜、苋菜、冬瓜、黄瓜、南瓜、丝瓜、萝卜、木瓜、梨、猕猴桃、胡桃、藕、无花果、荸荠、猪肉、猪腰、羊肉、羊腰、羊奶、牛奶、兔肉、鸡肉、鸡蛋、乌鸡、鸽肉、鹅肉、鸭肉、鹌鹑、鹧鸪、鲫鱼、草鱼、鲈鱼、泥鳅、龟、鳖、螃蟹、田螺、海参等。

七、中医食疗可选用的有辅助降糖的中药材

人参:用人参治疗消渴病是中医的传统经验,在《本草纲目》中就有记载:研人参为末,以鸡蛋清调服,治疗消渴引饮有效。现代临床亦发现,人参可使轻型糖尿病患者的尿糖降低,也有某些患者服人参后可减少胰岛素的用量。人参提取物还有调节血糖的作用。

黄芪:是补气的要药。《备急千金要方》专治消渴的"黄芪汤"也以黄芪为主药。宋代有一首治疗类似现代所说的糖尿病性皮肤病变的名方,称为"黄芪六一汤"(黄芪 6 份,甘草 1 份)。现代也有黄芪能降低家兔血糖的报道。另有研究表明,注射用黄芪多糖,具有双向性调节血糖的作用,即既可保护低血糖,又能对抗实验性高血糖。

地黄:包括生地黄和熟地黄,两者均能滋阴生津,治阴虚津亏诸证,生地黄长于凉血,熟地黄长于补血。两者的功效均切合糖尿病阴虚燥热的病机,所以古今医家在治疗本病时,常用到它们。糖尿病患者气阴两虚者较多,因此临床常以地黄配伍人参、知母等同用。这种益气养阴法,着眼于调节患者阴阳、气血的失衡,故既能收到较好疗效,又不会引起低血糖和肝肾损害等不良反应。临床用以地黄为主药的六味地黄丸,治疗糖尿病也有一定的疗效。近年来的实验研究证实,地黄在动物体内确有降血糖作用。

知母:知母有清热泻火、滋阴润燥、生津止渴之功。《神农本草经》记载其"主消渴热中"。近代常与天花粉、五味子、黄芪等同用,如名医张锡纯的治消渴方(玉液汤),即如此配伍。

枸杞子:本品通过滋补肝肾之阴和生津止渴的作用,用于内热伤津之消渴。民间治消渴验方有单用本品蒸熟嚼食,每次 10g,每日 2~3 次,或每日 15~30g 煎汤代茶服,均有效验。若将本品与滋阴生津、益气之品如天花粉、生山药、生地黄、生黄芪等同用,则疗效更佳。

山药:山药益气养阴,性平而不燥,用其治疗消渴已有悠久的历史。不少治疗消渴的名方如六味地黄丸、玉液汤等,都配有山药。近代亦有报道,单用大剂量淮山药为主食,水煮连汤服用,治疗糖尿病有效,说明传统经验有科学道理。

除上述介绍的品种外,具降血糖作用的中药和食物还有西洋参、党参、太子参、银耳、天

冬、麦冬、沙参、玉竹、百合、黑芝麻、黄精、刺五加、五味子、芦荟、芦根、夏枯草、白术、葛根、黄连、冬虫夏草、杜仲、白芍、石斛、燕窝、玄参、茯苓、泽泻、苍术、玉米须、荔枝核、五味子、五倍子、丹参、淫羊藿、莲子、菊花、薏苡仁、山茱萸、桑叶、桑白皮、当归、何首乌、番石榴等。

在糖尿病治疗中，一些中药配对使用相得益彰，常可提高疗效，取得良好的治疗效果，临床常用的降血糖药对有苍术配玄参、黄芪配山药常用于降血糖，此外还有生石膏、知母配人参、天花粉配生地黄、乌梅配五味子、丹参配葛根等，临床均可酌情选用。

八、中西医结合治疗糖尿病

目前，中西医结合防治糖尿病，不但在临床上证明是可行的，从理论上也为现代的遗传学、免疫学、药理学、分子酶学、分子生物学所阐明，采用中西医结合的方法综合治疗糖尿病，具有以下的优势。

1. 疗效高　中西医结合治疗糖尿病，是依据中西医自有的优势，充分发挥其长处。如西药降糖效果好、起效快；而中药改善症状好、降糖作用持久，无疑两者合用，可以提高疗效。另外，中医的辨证加上西医的一系列客观指标，是辨病辨证相结合的科学性向前跨越了一步，无疑对"施治"的指导也更加确切，使疗效提高。

2. 疗程短　糖尿病中医辨证分阴虚热盛型、气阴两虚型、阴阳两虚型。临床上以气阴两虚型居多，治则为益气养阴。益气者，益脾气助运化之功，以固后天之本；养阴者，养肾之阴，滋下焦之水源，以降妄炎之火，使水升火降，中焦健运，从而达到降血糖目的。中

医的辨证施治再配合口服降糖药，使中西药各发挥其优势，共同攻克，治疗必然缩短。

3. 作用持久　口服降糖药氯磺丙脲在体内持续的时间最长，有 72h；而中药以人参为例，试验研究人参皂苷能减少四氧嘧啶对胰岛 B 细胞的破坏，并具有一定程度上促进损伤的 B 细胞修复和增生能力。停用人参总皂苷后降糖作用尚能维持 1～2 周。所以中西医结合，不仅降糖作用快，而且持久。

4. 扬长避短　西药降糖作用起效快、作用可靠，但改善症状不明显。如一部分患者经胰岛素或口服降糖药治疗后，血糖、尿糖得到控制，但仍有乏力、便干、失眠、多汗等症状，而中药可弥补其不足。胰岛素抵抗性糖尿病，往往胰岛素和口服降糖药均不能使血糖下降，而中医的优势则在西医疗法处于劣势时得以充分显示；糖尿病酮症酸中毒等昏迷时，一切口服药无济于事，况且肠胃吸收不如直接静脉滴注。所以，静脉滴注胰岛素和补充液体是最好的途径，故中西药结合可以相互取长补短，弥补不足。

5. 防治并发症　现代医学研究证实，糖尿病早期即有血液流变学改变，血液黏度增高，这与中医学认为糖尿病多伴有血瘀证是一致的。而高血糖、高血脂、高血黏度，正是后来大小血管病变的基础。所以，为了预防并发症，从治疗糖尿病开始，在降糖的同时就应注意降脂、降黏。因为一旦出现临床病发症，如糖尿病肾病等，现代医学是无法使其逆转的，而中药在防治并发症上确有独到之处。

另外，按摩、针灸等方法，也可对糖尿病治疗起到辅助作用。

第七节　糖尿病慢性并发症防治

糖尿病慢性并发症已经成为糖尿病致残、致死的主要原因，普遍认为其发病机制涉及多元醇旁路、蛋白激酶 C、己糖胺激活及晚

期糖基化产物（AGEs）的多寡，近年来发现高血糖诱导的线粒体产生性氧化物（ROS）生成增加，可能使糖尿病慢性并发症的重要

因素。

糖尿病慢性并发症一般可分为微血管并发症和大血管并发症两类,其中微血管并发症是糖尿病所特有的疾病病理变化,包括糖尿病肾病、糖尿病视网膜病变和糖尿病神经病变3类;而大血管并发症却不是糖尿病所特有,但其病变较重,进展迅速,预后多不良。如糖尿病心脑血管病变、外周血管病变等。还有一些糖尿病并发症是由于血管、神经和代谢紊乱等综合病变引起,如糖尿病足、糖尿病性神经病变、糖尿病性勃起障碍等。

一、糖尿病心脑血管疾病

(一)心血管病临床表现与诊断要点

1. **糖尿病冠心病多种危险因子并存** 如高胆固醇、高低密度脂蛋白、高血糖、高收缩压、高密度脂蛋白下降、高胰岛素血症、胰岛素抵抗、蛋白尿、血小板聚集异常等。

2. **发病年龄** 1型糖尿病可早发在30－40岁,2型糖尿病:可在50－60岁。

3. **病程特点** 糖尿病是冠心病、心肌梗死不良预后的独立危险因子,具有心肌梗死后病死率高、预后差和再发等特点;早期出现舒张功能不全。

4. **症状不典型** 虽可有心绞痛、猝死、充血性心力衰竭等症状,但由于自主神经病变而可无心绞痛,但有疲乏、胃肠道症状、劳力性呼吸困难等非典型症状。无症状的冠心病在糖尿病患者中可达20%～50%。心肌梗死后主要死因为心肌衰竭、心源性休克、心脏破裂、复发心肌梗死、严重高血糖、心律失常及血黏度高等。

5. **诊断要点** 常在诊断时已有多支冠状动脉的病变,狭窄程度重,以复杂性病变为主。

6. **实验室及特种物理学诊断** 包括空腹和餐后2h血糖及血液学检查,常规心电图、心电图运动负荷试验、超声心动图、反射性核素检查、磁共振成像、冠状动脉造影、颈动脉和(或)下肢动脉B超等检查。

(二)脑血管病临床表现与诊断要点

1. **脑动脉硬化** 是指脑动脉粥样硬化、小动脉硬化、玻璃样变等动脉管壁变性所引起的非急性、弥漫性脑组织改变和神经功能障碍,可表现为:①神经衰弱综合征;②脑动脉硬化性痴呆;③假性延髓性麻痹等。

2. **急性脑血管病** 少数呈现短暂性脑出血,发生蛛网膜下腔出血除外,主要表现为脑血栓形成,以中小梗死和多发性病灶较为多见,而脑出血较少。

3. **特诊检查** ①可有血糖增高、血脂异常、血黏度增高等变化;②脑脊液检查,CT或高分辨磁共振检查(MRI),脑血流检查(颅超声多普勒、局部脑血流、单光子发射断层扫描),脑血管造影等有助于明确诊断。

(三)糖尿病高血压症(代谢综合征,胰岛素抵抗)

1. **概述** 近年来胰岛素抵抗与高血压病的关系受到重视。约50%高血压病患者中存在胰岛素抵抗,胰岛素抵抗与高胰岛素血症和代谢综合征、2型糖尿病密切相关,甚至认为是其始因。据临床研究,代谢综合征的主要表现之一是高血压,2型糖尿病患者高血压发病率为非糖尿病者的2.5～3倍。基因研究发现有PPARr基因突变者首先出现高胰岛素血症,继之出现高血压,低高密度蛋白胆固醇(HDL-C),提示出其间的联系。

美国"国家胆固醇教育计划成人治疗组"(ATP Ⅲ 2001年)建议有以下5项中3项可诊断为代谢综合征。①腹型肥胖,腰围男性＞102cm,女性＞88cm(中国人建议改为男性＞85cm,女性＞80cm);②TG＞150mg/dl;③HDL-C水平男性＜40mg/dl,女性＜50mg/dl;④血压＞130/85mmHg;⑤空腹血糖＞110mg/dl。上述5项指标提示代谢综合征包含了多种心血管疾病危险因素,中国公民的患病率呈上升趋势,令世人瞩目。

胰岛素抵抗时血压升高的机制可能是胰岛素水平升高,可影响Na^+-K^+-ATP酶与其他离子泵促使胞内钠、钙浓度升高,并使交感神经活性上升,促进肾小管对水、钠的重吸收,提高血压对盐的敏感性,以及减少内皮细胞产生一氧化氮(NO),刺激生长因子(尤其平滑肌)及增加内皮素分泌等。

2. 治疗措施及用药 除严格控制糖尿病且必须长期坚持外,应及早处理各种心血管问题。主要措施包括:①调整血脂水平;②控制血糖水平;③使用血管紧张素转换酶抑制药或血管紧张素Ⅱ受体拮抗药,临床应用参见后述的"糖尿病肾病";④选择性强的β受体阻滞药;⑤抗血小板药物和抗凝治疗;⑥冠状动脉血流重建术等。糖尿病高血压症比较常见。在临床实践中,高血压病治疗包括行为及生活方式优化,即非药物治疗和药物治疗两方面。药物治疗主张小剂量单用或联合用药,不宜超常规加量治疗。在控制达标的同时要兼顾靶器官保护和对并发症的治疗作用,避免或减轻减少不良反应,权衡利弊。如噻嗪类利尿降压药,可减少钾离子进入B细胞而抑制胰岛素释放,导致血糖水平升高;保钾利尿药和血管紧张素转换酶抑制药可抑制醛固酮分泌而排钾减少,在肾功能不全伴高血压者易发生血钾过高,有时可引起严重后果;不少降压药有可能诱发直立性低血压,男性性功能障碍等;有急性心肌梗死,心力衰竭或脑血管意外者易诱发酮症(酸中毒),应采用短(快)效类胰岛素一日分次皮下注射,剂量宜偏小,以免发生低血糖时再诱发心肌梗死;酮症也可诱发上述心、脑、肾并发症。

近年来观察到糖尿病心肌炎,在严重心力衰竭及心律失常发生前仅有 T 波低平倒置,须及早控制糖尿病和高血压,给予辅酶 Q$_{10}$ 和氨氯地平(络活喜、压氏达)或非洛地平(波依定),临床效果良好。也可试用 L-肉毒碱来改善心肌功能。目前未发现使用磺脲类药物增加心脑血管病的病死率。对某些需要注射胰岛素才能控制血糖、血脂的糖尿病患者来说,使用胰岛素的净效应是有利于减少心脑血管疾病的风险的。

二、糖尿病周围神经病变

(一)临床表现与诊断要点

糖尿病性神经病变是糖尿病的自主并发症之一,以远端周围对称性感觉和运动神经病变和(或)自主神经病变最为常见。早期变现为四肢远端的感觉异常、麻木、触觉敏感性下降。感觉缺损通常呈对称性,伴有震动觉、痛觉及温度觉的减退。典型病例有烧灼、针刺样疼痛,主要累及下肢,在安静状态下及夜间加重;可有"足底如垫厚纸板"样感觉。进展期患者痛觉逐渐减退,甚至有持续性的感觉缺失。体格检查时发现四肢远端有"手套样""袜套样"痛觉,冷觉减退。尚有皮肤菲薄、干燥、脱屑,指(趾)甲增厚失去光泽等表现。

单纯眼神经病变可出现眼球活动受限、斜视、复视、患侧眼睑下垂;但对光反射存在。上述症状常突然发生,并可在半个月内自行缓解,很少复发。

多发性神经根病变,如肋间神经病变出现类似单纯疱疹样躯干的放电样疼痛;腰丛或股神经受累表现为疼痛、无力、肌萎缩三联症(糖尿病性肌萎缩),多见于老年 2 型糖尿病重症。

可有自主神经症状,如直立性低血压;腹胀、便秘、腹泻;膀胱炎、阳痿;出汗异常;甚至因心律失常及无痛性心肌梗死引起猝死。

通过腱反射及震动觉检查、S-M 单丝触觉试验、神经传导速度测定、心率变异性分析等有助于诊断。

(二)防治措施与用药

良好的血糖控制可延缓周围神经病变的发生和发展。早期严格控制血糖水平对于运动神经传导速度减慢者可逆转恢复正常,但对感觉神经受损者疗效较差。控制高血糖、高血压、血脂紊乱及胰岛素的使用有益于纠正糖尿病神经病变的多种病理异常和生理异常。各种不同的糖尿病周围神经病变用药参考如下。

1. 糖尿病性周围神经痛、三叉神经痛可选用　①卡马西平(酰胺咪嗪),成人患者口服 0.2g,每日 3 次,可暂时镇痛;②缓解慢性神经痛,试用阿米替林每晚 30～50mg 可能有效;或氟奋乃静 0.5～2.0mg,每日 2～3 次,也可给予阿米替林合用,剂量酌减;③肌醇片,每次 1.0g,每日 2 次;④B 族维生素,如维生素 B_{12} 或甲钴胺(新维生素 B_{12})、维生素 B_6、维生素 B_1、维生素 B_2、维生素 B_5 等;⑤其他,如索比尼尔、托瑞司他;以及腺苷钴胺、康络素等。

2. 远端周围肌痉挛　可试用地西泮,丙米嗪每晚 50～100mg 治疗痉挛性疼痛;尚可与氟奋乃静合用。

三、糖尿病视网膜病变

糖尿病视网膜病变(DR)属微血管病变,约 1/4 的 2 型糖尿病患者在诊断时就发现早期背景的 DR,以后以约 8％的速度递增;亦是成人致盲的首要原因,为非糖尿病患者致盲的 25 倍左右。

(一)临床表现与诊断要点

本症临床表现轻重不一,进展速度也不同,且与是否合并白内障、青光眼或感染等多因素有关。视力的改变为本症的主要表现,并与视网膜病变的程度和部位有关。早期表现为视力逐渐减退或闪光感;视力异常多与视网膜水肿程度有关;视力突然丧失,往往意味着有眼底出血。2002 年由美国等 16 个国家 31 位糖尿病眼底病专家共同制定了"糖尿病视网膜病变和糖尿病黄斑水肿疾病"严重程度分级标准(表 10-2),既实用,又便利。我国现行糖尿病视网膜病变分期标准共 6 级(表 10-3)。

表 10-2　美国等 16 国 31 位专家制定的 DR 分级标准(2002 年)

推荐疾病分级	扩瞳眼底检查发现
无明显 DR	无明显异常
轻度非增生性 DR	仅见微血管瘤
中度非增生性 DR	介于轻度和重度 DR 之间
重度非增生性 DR	具有下列表现之一者:
	4 个象限内视网膜出血均多于 20 处
	2 个以上象限内明显的静脉串珠状改变
	1 个以上象限内显著的视网膜微血管异常但无增生性改变
增生性 DR	具有 1 个或 1 个以上以下表现者:
	新生血管,玻璃体/视网膜前出血

表 10-3　我国现行 DR 分期标准(1985 年修改型)

DR 分期	扩瞳眼底检查所见	备注
单纯型Ⅰ	有微动脉瘤和(或)并有小出血点	(＋)较少,容易数
Ⅱ	有黄白色硬性渗出物或并有出血	(＋＋)较多,不易数;(＋)较少,容易数
Ⅲ	有白色硬性渗出物或并有出血斑	(＋＋)较多,不易数;(＋)较少,容易数
增生型Ⅳ	眼底有新生血管或并有玻璃体积血	
Ⅴ	眼底有新生血管和纤维增生	
Ⅵ	眼底有新生血管和纤维增生,并发视网膜脱落	

"较少""容易数";"较多""不易数"均包括出血斑点

2. 防治措施与用药 严格控制血糖、血压和血脂,既可防止视网膜病变的发生,又能延缓视网膜病变的进一步发展和恶化。戒烟限酒,可减少对视网膜病变的有害因素。有出血症者慎用止血药。

本病的治疗目标是最大限度延缓和降低糖尿病视网膜病变导致失明或视力损伤。可选或试用以下药物。

羟苯磺酸钙(多贝斯):可降低血浆黏度,阻碍血小板聚集,防止血栓形成;降低毛细血管的通透性、增强血管壁的韧性;纠正血浆中白蛋白与球蛋白的比值,改善淋巴回流,减少和消除水肿;尚能抑制多种血管活性物质(如组胺、5-HT、缓激肽、玻璃酸酶、前列腺素)对周围血管所致的高通透性作用,减少血管内壁损伤,改善基底膜胶原的合成。故为新型血管保护药。临床用于预防和治疗周围循环障碍引起的疾病,如糖尿病视网膜病变;口服 0.5g(1 粒),每日 3 次,疗程为 3～5 个月,见效后改为每日 2 次,每次 0.5g(1 粒),直至疗效明显。尚用于防治心绞痛、心肌梗死、脑血栓形成和栓塞后遗症、肾小球动脉硬化;纠正高血黏度引起的四肢麻木、手足厥冷、下肢沉重、头晕、头痛、皮肤瘙痒、静脉曲张综合征。胶囊剂:0.5g×24 粒/盒。

氯贝丁酯(氯贝特、安妥明):每日 2g,约有 43.5% 视力好转,15% 胆固醇下降但经大组病例长期观察,证实其能降低血小板黏附作用,但可引起胆石症和癌症等,导致非冠心病的死亡率明显增高;目前已很少应用。胶囊剂:每粒 0.25g;每粒 0.5g。

除药物治疗外,近年来尚有光凝疗法,采用激光灼烧糖尿病性微血管瘤,使视网膜出血者止血,破坏玻璃体中新生血管,消除视网膜水肿及毛细血管中微栓塞发生,从而减少出血及胶质纤维增生。

四、糖尿病肾病

(一)临床表现与诊断要点

1. 约 30% 的 1 型糖尿病和 20%～50% 的 2 型糖尿病患者发生糖尿病肾病(DN)。糖尿病肾病是糖尿病常见的慢性并发症之一,我国住院糖尿病患者肾病的并发率达 33.6%。

2. 糖尿病肾病分为 5 期。第 I、II 期为临床前期,第 III～V 期为临床诊断期。

I 期:肾体积增大或肾滤过率(GFR)增高,肾血浆流量(RPF)和肾小球毛细血管灌注及内压增高;这些变化与高血糖水平一致,肾结构和功能无明显改变。

II 期:运动后微量蛋白,肾小球结构有改变,肾小球基底膜和系膜基质增加,GFR＞15ml/min,白蛋白排泄率(AER)＞30μg/min。

III 期:持续微量蛋白尿,AER 常为 20～200μg/min(UAE 为 30～300mg/24h);但常规化验蛋白尿多为正常,GFR 大致正常,血压可轻度升高;GBM 增厚和系膜细胞增加较 II 期更甚;肾小球呈结节性和弥漫性病变。若积极干预治疗可阻止或延缓大量蛋白尿的发生。

IV 期:临床蛋白尿,AER＞200μg/min,或 UAE＞300mg/24h,或尿蛋白＞0.5g/24h;血压增高,GFR 开始进行下降,水肿较重,对利尿药反应差;出现肾小管功能障碍;1 型糖尿病患者病史 5～20 年,2 型病史 5 年以上者易发生 IV 期 DN;常并发微血管并发症,如视网膜病变,外周神经病变等。

V 期:尿毒症期(ESRD),GFR 进行性下降,持续蛋白尿,低蛋白血症,水肿,高血压,并发症视网膜病变等。

微量蛋白尿(MA)是 DA 的最早临床证据及筛选早期 DN 的主要指标,亦是糖尿病心血管疾病发生率和病死率显著升高的标志,提示应积极干预治疗。

(二)防治措施与用药

1. 及早控制高血压、高血糖、高脂血症

可推迟肾出现，早期肾病变也可能逆转。对于肾病Ⅰ、Ⅱ期，特别是微量蛋白尿期（Ⅲ期），无论有无高血压，使用血管紧张素转换酶抑制药（ACEI），如卡托普利、雷米普利、福辛普利等，或血管紧张素Ⅱ受体拮抗药（ARB），均可使尿白蛋白排泄量减少；除尿白蛋白外，尿转铁蛋白和尿内皮素排泄量也有明显降低，临床效果满意。建议对无肾损害及尿蛋白＜1.0g/d的患者，血压控制应达125/75mmHg。宜摄入低蛋白饮食。有肾功能不全者每日摄入蛋白质0.6g/kg，同时服用α-酮酸-氨基酸制剂，并保证每日热量达125.5～146.4 kJ/kg，以免发生营养不良症。

2. 当血清肌酐＞530μmol/L，CCr＜15～20ml/min的晚期糖尿病肾病患者，以腹膜透析较安全；终末期可做肾移植或胰肾联合移植。

3. 药物治疗：以下药物可酌情选用控制高血压。

（1）血管紧张素转换酶抑制药（阻滞药、ACEI）：如卡托普利、依那普利、赖诺普利、福辛普利、咪达普利、地拉普利等。限于篇幅，仅简介代表性药物2种。

贝拉普利（苯那普利、洛丁新）：本品为强效、长效血管紧张素转换酶抑制药，其降压效果与卡托普利、依那普利相似。用于治疗高血压，可单独应用或其他降压药如利尿药合用；用于治疗心力衰竭，可单独应用或与强心利尿药同用。成人降压常用量口服10mg，每日1次，维持量20～40mg/d，可分1～2次服用；肾功能不良或有水、钠缺失者开始用5mg/d，每日1次。心力衰竭，起始用5mg/d，每日1次，维持量可用5～10mg/d。片剂：5mg；10mg。

福辛普利（磷诺普利、蒙诺）：临床用于治疗高血压或心力衰竭，可单独应用或与其他药物如利尿降压药合用，肝肾功能不全及老年患者一般无须减量。成人降压常用量口服10mg，每日1次，剂量调整范围20～40mg/d，每日1～2次；最大剂量80mg/d；心力衰竭口服10mg，每日1次；可耐受渐增至20～40mg/d，但不超过40mg，每日1次。片剂：每片10mg。

（2）血管紧张素受体Ⅱ受体阻滞药（阻断药、拮抗药、ARB）：为新开发的一类降压药物。血管紧张素Ⅱ通过其与细胞膜上特异性受体结合而发挥降压作用。已用于临床的本类药物有氯沙坦（洛沙坦）、缬沙坦（代文、维沙坦）、依贝沙坦（厄贝沙坦、安博维）、坎地沙坦（康得沙坦）、替米沙坦（美卡素）、依普沙坦、奥美沙坦等。其作用机制相同，简介几种如下（国家基本医疗保险和工伤保险药品目录中将本类药物限制用于高血压二线用药、心力衰竭、急性心肌梗死）。

氯沙坦钾：用于治疗高血压，可单独应用或与其他降压药如利尿药合用，发挥降压，减轻（低）心脏负荷，保护肾的作用（能增加肾血流量和肾小球滤过率，增加尿量，促进尿钠、尿酸排出，显著降低蛋白尿，并明显延迟终末期肾病的进程）。每天服药1次无体内蓄积性，在治疗3～6周时（后）降压疗效达高峰，作用保持24h，对心率无影响。本品停药不引起血压反跳。本品35%经肾清除，60%经粪便排出。成人口服常用量50mg/d；维持量25～100mg，每日1次；肝功能不良或有水、钠缺失者开始用较小剂量。片剂：50mg×7片/盒。尚有"氯沙坦钾氢氯噻嗪"系复合制剂。

厄贝沙坦：作用同氯沙坦钾（洛沙坦），其效果比后者强3～8甚至10倍。成人用于治疗原发性高血压，初始和维持剂量150mg/d，每日1次。调整剂量范围75～150mg/d。片剂：每片75mg；每片150mg；每片300mg。

坎地沙坦（坎地沙坦西酯）：为一种脂类前体药，作用同氯沙坦，但本品32mg/d的疗效优于前者100mg/d。成人用于高血压，可单独应用或与其他降压药如利尿药合用；心力衰竭。口服常用量4～8mg，每日1次，宜从小剂量开始，调整范围4～12mg/d。严重肾肝功能不全者首剂量宜从 2mg/d 开始。片剂：每片 2mg；每片 4mg；每片 8mg。

替米沙坦：为特异性非肽类血管紧张素 Ⅱ 受体（AT Ⅱ）拮抗药。作用同氯沙坦。成人用于原发性高血压 40～80mg，每日 1 次。片剂：每片 40mg；每片 80mg。

五、糖尿病坏疽

(一)临床表现与诊断要点

糖尿病患者有以下表现者可明确临床诊断。

1. 最初为皮肤瘙痒，干燥、无汗、毫毛少，颜色变黑伴有色素沉着。肢端凉，或水肿，干燥。

2. 肢端感觉异常，包括刺痛、麻木及感觉迟钝或丧失，可出现脚踩棉絮感，或间歇跛行，休息痛，常有鸭步行走，下蹲起行困难。

3. 肢端肌营养不良，萎缩，张力差，易出现韧带损伤，骨质破坏，甚至病理性骨折。

4. 可出现跖骨头下陷，跖骨关节弯曲，形成弓形足，锤状趾、鸡爪趾，夏科（Charcot）关节等。

5. 肢端动脉减弱或消失，血管狭窄处可闻血管杂音，深浅反射迟钝或消失。

6. 肢端皮肤干裂，或形成水疱、血疱、糜烂、溃疡，可出现足的坏疽和坏死。

(二)防治措施与用药

糖尿病足溃疡与坏疽主要由下肢神经病变和血管病变加以局部受压、损伤、感染所致。预防重于防治，预防足溃疡的发生和避免截肢，加强对有危险因素的足进行预防性保护，建议如下。

1. 保护双足，每日以 50～60℃ 温水洗脚。在高寒地区或冬季用活血化瘀，促进微循环，提高免疫功能的中草药（如莨菪 50g，红景天 50g，红花 10g，丹参 10g，川牛膝 15g，甘草 10g 或干姜 50g，干辣椒 10g）单方或复方煎汤浴足，每日或间日睡前浴足 0.5h，然后用软毛巾吸干趾缝间水分，防治嵌甲。如

有胼胝及时处理，以免局部受压，损伤，继发感染。

2. 穿着袜、鞋垫和各种鞋子均需舒适、宽松、无挤压、无硬物感。

3. 溃疡局部可修剪坏死组织，敷以祛瘀生新的药物。神经性足溃疡处理的关键是改善足的局部压力。

4. 严格控制血糖、血压和血脂水平及全身基础情况的改善是防治糖尿病足的根本。

5. 药物治疗：某些生物制剂或生长因子类制剂配合治疗，局部用药可治疗难治性溃疡。缺血性病变可使用静脉滴注扩血管和改善血液循环的药物（如山莨菪碱、川芎嗪注射液、丹红注射液、血塞通注射液、尼群地平胶囊等）。严重的周围血管病变应尽可能施行血管重建手术。

六、糖尿病患者的围术期用药

手术及麻醉反应可使体内升糖激素分泌增多，导致外周组织胰岛素抵抗，肝糖原生成增加，胰岛素分泌减少，脂肪和蛋白降解加速，具有升血糖和致酮症作用。糖尿病患者围术期用药原则如下。

(一)术前用药与处理

1. 进行择期术前，糖尿病患者应检测和评估各种并发症和伴发症，如心血管疾病、肾疾病、自主和外周神经疾病、视网膜病变等，以便对症处理。

2. 应用胰岛素的患者需要适时调整胰岛素用法用量，长效胰岛素在术前 1～2d 换成短效或中、短效混合胰岛素，于术前 1 日减量约一半。长效磺酰脲或二甲双胍类口服降糖药在术前 2～3d 时停用，其他降糖药在术前 1 日停用，或对症酌情处置。

3. 急症手术时，术前应明确血糖水平及酸中毒、钾失衡等电解质失衡（紊乱）情况，并监测尿糖、尿酮、血糖、血酮及 CO_2 结合力等，酌情对症处理。一般每输注 2～3g 葡萄糖用 1U 正规胰岛素。

(二)术中用药与处理

1. 应用胰岛素将血糖水平尽量维持在 $6.67 \sim 10$ mmol/L，可在术前(即手术日清晨或手术前约 1h)用 $1/4 \sim 1/2$ 一日量的速效胰岛素，术后给 1 日量的 $1/2 \sim 2/3$。1 型糖尿病输入速度宜从 $0.5 \sim 1$ U/h 开始，若控制不佳或 2 型糖尿病患者常需 $2 \sim 3$ U/h 或更多，然后根据血糖水平进行调整。一般糖尿病患者在手术期间应给予至少 5g/h 葡萄糖以维持基础能量需要并预防低血糖、酮症和蛋白消耗；肾功能及血钾水平均正常的患者可输入含 $10 \sim 20$ mmol/L 的钾离子溶液。

2. 对症处理用药。

(三)术后用药与处理

术后次晨起根据病情给予速效胰岛素及补液，胰岛素输入速度为 $4 \sim 6$ U/h，根据血糖水平调整，使血糖维持于 11.1mmol/L 左右；若血糖较高，可酌情皮下注射 $4 \sim 10$ U；有胰岛素抵抗者可皮下增加注射数十甚至上百单位的短(速)效胰岛素，个体化给药，使血糖控制在比较理想的水平。在进食流食后仍宜进行胰岛素输注，并逐渐过渡到术前应用降糖药用法与用量，逐渐恢复饮食疗法和体育锻炼，控制好血糖、血压和血脂。

七、糖尿病合并感染

急性或慢性糖尿病合并感染，均应及早诊断、及早治疗、及早控制("三早原则")。严重感染者应予胰岛素积极控制血糖水平，加强基础护理，防治压疮发生。注意保证每日供给足够的热量和水分。避免发生酮症(酸中毒)和高渗高血糖综合征。

早期有效地应用抗菌药物是控制感染的关键：①选择高效、广谱、敏感的杀菌剂，最好根据药敏试验选用抗菌药物，必要时联合用药。②短期内大剂量比长期小剂量给药效果更好，较为严重的感染，应静脉给药；应选用不良反应小的抗菌药物，尽量避免使用氨基糖苷类、万古霉素等对肾毒性较大的抗菌药物；主要在肝代谢的抗菌药物亦应慎用，权衡利弊，有条件的应监测血药浓度。③不宜大量、长期、联合用药，尤其是广谱抗生素长期应用，有可能导致菌群失调，甚至发生二重感染。

糖尿病患者往往伴有多种疾病，因而同时使用多种药物，应特别注意与降糖药物之间的相互作用，如磺胺类人工合成抗菌药物与磺酰脲类降糖药相互竞争与血浆蛋白载体结合从近端肾小管排出，使降糖药的半衰期延长，作用增强，这时应咨询医生或药师，酌情减少降糖药的剂量或调整服药时间，或调整饮食疗法及活动量等，以免发生低血糖反应。氯霉素具有抑制肝药酶的作用，亦使降糖药的血药浓度升高，诱发低血糖反应。抗结核药利福平、抗癫痫药苯妥英钠、镇静药苯巴比妥等均可诱导并增强肝药酶的活性，使口服降糖药降解加速，诱发高血糖反应。异烟肼(雷米封)也可影响血糖代谢，导致血糖升高。乙胺丁醇多周围神经的毒性作用，也可能加重糖尿病周围神经病变(肢端溃疡、糖尿病足)恶化；并可加重视网膜病变(引起视神经炎)等。

由上所述，糖尿病合并症联合用药时，应严密监测血糖，及时调整降糖药的用法与剂量。对严重的胆道和皮肤软组织感染，以及其他具有明显手术指征的病症，应同时争取外科手术治疗，以尽快控制感染和病情。

八、妊娠期糖尿病

妊娠期糖尿病是指在妊娠期发现的糖尿病，但不排除在妊娠前原有糖耐量异常而未被确认者，已知糖尿病妊娠者(时)不属此型。多数人分娩后可恢复正常，近 30% 以下患者于 $5 \sim 10$ 年内可转变为糖尿病。随着胰岛素的应用及糖尿病血糖水平检测技术的进一步发展，尤其是围生医学的发展，使糖尿病孕妇的死亡率从 50% 降至 $0 \sim 1\%$，其围生儿死亡率从 60% 降至 $2\% \sim 5\%$。

(一)临床表现与诊断要点

1. 糖尿病孕妇的胚胎在子宫内发育 7 周之前可发生畸形(变),故早期检查与诊断很重要。

2. 可有糖尿病家族史;不良分娩史,如不明原因的死胎、死产、新生儿死亡、巨大儿、羊水过多或胎儿畸形,或此次胎儿巨大羊水过多;反复阴道感染、肥胖妇女等。

3. 有多食、多饮、多尿和体重减轻等"三多一少"症状;亦可出现外阴瘙痒及阴道和外阴念珠菌感染等。重症可出现酮症酸中毒、昏迷,甚至危及生命。

4. 实验室检查,见表 10-4。

表 10-4　妊娠糖尿病(GDM)的血糖诊断标准

	诊断标准	空腹/(mmol/L)	1h/(mmol/L)	2h/(mmol/L)	3h/(mmol/L)
非正常人	NDDG(100g)	5.8	10.6	9.2	8.1
	Carpenter(100g)	5.3	10.0	8.6	7.8
	WHO 糖尿病(75g)	≥7.0	≥11.1		
	糖耐量减退(75g)	<7.0	7.8~11.0		

不论何种方法,任何妊娠糖尿病(GDM)的诊断都是基于 OGTT(糖耐量试验)的。75g OGTT 中任何程度的糖耐量异常(DM/IGR)均可诊断为妊娠糖尿病。

(二)防治措施与用药

应有针对性地祛除病因,纠正代谢紊乱、防止各种并发症,减少和(或)尽量避免死亡。治疗过程中应尽量防止低血糖、低血钾、脑水肿,尽快纠正高脂血症和高血糖水平及高血压。

治疗用药提倡个体化。对于早期轻症,血糖是决定胎儿预后的一个重要因素,严格控制血糖已成为现代产科的标准处理措施,主要采用饮食调整、体育运动和胰岛素疗法。不宜用口服降血糖药。以免通过胎盘引起胎儿严重低血糖。建议每 3 个月进行一次眼底检查和对症防治,加强胎儿发育情况的常规超声检查了解胎儿发育情况。

1. 饮食控制　其目标在于既能保证和提供孕期热量和营养的需要,又要避免出现餐后高血糖和饥饿酮症,提倡孕妇监护,饮食控制个体化。如正常体重孕妇,热量摄入为 125.5 ~ 146.4kJ/(kg · d),其中糖类占 40% ~ 50%,蛋白质占 20%,脂肪占 30%~40%,其中早、中、晚及睡前共 4 餐的热量摄入比为 10%、30%、30% 和 10%;并在早、中餐,中、晚餐及晚餐和睡前之间(或半夜醒后)各加一小餐,分别为 5%、10% 和 5%。

2. 体育锻炼　可选择保证母子(胎儿)平安的项目,如上臂摆动仪、散步、上下梯子(楼梯)等;避免对孕妇躯体(干)机械性刺激大、下肢体重负荷过多的运动,运动量和时间均需在有经验的妇产科医师指导下进行。

3. 胰岛素疗法　参见糖尿病的"治疗原则"。

4. 防治并发症　包括视网膜病变、高血压、高脂血症、糖尿病肾病、心脑血管疾病等。

5. 健康咨询与监护　①孕前开始服叶酸,停药口服降糖药,胰岛素治疗个体化,停用他汀类降脂药;戒烟忌酒,全面健康体格检查,包括血压、心电图、肝肾功能、眼底检查等。②孕期健康监护,如定期查血糖、血压、血脂、酮体变化;及时调整胰岛素的用法用量。③糖化血红蛋白的监测对糖尿病孕妇很重要,既可了解孕前及早期妊娠血糖水平,又可估计畸胎的可能性。④得到孕妇或其亲属签字同意,及时而正确的产科处理。⑤产后随访,对症处置。

九、糖尿病高血糖危象

糖尿病高血糖危象临床表现为酮症酸中毒(DKA)与高渗高血糖综合征(HHS)。这两种急性并发症在 1 型和 2 型糖尿病中均可发生。即使在有经验的医院,DKA 的病死率仍达 5%,HHS 的病死率高达 15%。在老年人存在昏迷和低血压状态时,这两种急性并发症的预后更差。

(一)临床表现与诊断要点

1. 发病诱因 ①各种感染;②胰岛素剂量不足或中断;③各种应激状态(外伤、手术、麻醉、急性心肌梗死、心力衰竭、精神紧张、重大刺激因素等);④饮食失调或胃肠疾病;⑤妊娠和分娩;⑥胰岛素抗药性或产生胰岛素抗体(习称胰岛素抵抗);⑦伴有拮抗胰岛素的激素分泌过多;⑧其他,如脑血管意外、酗酒等。

2. 发生糖代谢异常 脂肪和酮体代谢异常;水和电解质代谢异常。

3. 酮症酸中毒 多见于 1 型糖尿病。早期除糖尿病原有征象外,常表现为失水加重,皮肤黏膜(口腔、唇舌、鼻黏膜等)干燥明显;黏液分泌浓缩,组织弹性降低,口干舌燥、两颊潮红,眼球下陷而软,眼压降低,呼吸加深加速,可有烂苹果样丙酮味;脉搏细弱,血压下降,四肢厥冷,除伴有感染时体温上升外,体温常低于正常状态。可有类似急腹症表现。精神症状早期表现为神志淡漠、无力、昏睡;部分患者可表现为兴奋症状、烦躁、多动、躁狂、谵妄。随病情加重,逐渐转为精神抑制状态,甚至昏迷。若出现脑水肿,血糖虽可下降,酸中毒迅速纠正而临床表现反见恶化,又转入昏迷状态,且伴有头痛、喷射性呕吐等颅压内增高等表现,需急救。

4. 实验室检查 ①尿糖、尿酮均呈强阳性。②蛋白尿、管型尿。③早期尿量可达 3000ml/d 以上;当严重休克、急性肾衰竭时可减少,甚至尿闭;恢复期尿量可增多。④血液检查表现为高血糖、高血酮、高渗状态;CO_2 结合力常<30 容积%,严重时<20 容积%,HCO_3^-<15~10mmol/L,碱剩余负值增大,阴离子间隙增大;当肾循环衰竭时更为严重。⑤其他血液学检查值异常,如血脂 FFA 约 4 倍于正常水平,肌酐上升,白细胞增多,淀粉酶升高等。

(二)防治措施与用药

参见前述有关内容主要注意以下 5 点:①补液,纠正酮症;②胰岛素治疗,尽可能控制血糖水平接近正常;③维持电解质平衡;④祛除和防治诱因;⑤积极治疗并发症。

十、糖尿病患者低血糖

血糖是人体最直接最重要的重要来源,以大脑为例,正常脑组织储存的能量仅能维持脑功能数分钟正常活动的需求。大脑的正常运转几乎完全依赖于血液循环源源不断提供葡萄糖,当高血糖的威胁一旦被过度降低(药物或超负荷运动)则有可能引发低血糖。如果把长期高血糖比喻为恶狼,那么严重的低血糖就如猛虎,并对机体损害更大,甚至可致命。如低血糖持续超过一定时间,则可导致脑组织不可逆损伤,同时影响肝功能,诱发心律失常、心绞痛,或发生急性心肌梗死等疾病。

低血糖前期临床可表现为软弱无力、行为异常、思维迟钝、面色苍白、冒冷汗、心慌、发抖、精神紧张和饥饿感等。

如果血糖过低,超过机体的调控能力,又未及时摄入热量食品,脑组织长时间失去能量供应,不但会出现神志改变、行为异常、思维迟钝,还会进展致意识模糊,脑组织不可逆损伤会导致意识丧失,惊厥、昏迷甚至死亡。

1. 引起低血糖的因素 ①用降糖药过多过量;②进食过少;③运动过量;④过量饮(酗)酒;⑤误服某些药增强降糖效应;⑥自行调药易引发低血糖。

2. 防治低血糖主要措施 ①遵医嘱规

范用降血糖药,食疗保健和适量适度运动。②当头晕、心悸、出汗、饥饿感等典型症状出现时,可及时饮用果汁、含糖饮料,或吃点面包(饼干、糖果),症状会逐渐缓解,如进食5min 后仍未明显改善,可适当进食更多糖质食品,故糖尿病患者随身携带方糖、饼干等食品,以便低血糖时应急食用。③随身携带《糖尿病患者自我介绍卡》,卡中注明本人姓名、年龄、糖尿病分型分期及服时药物情况等,便于急救或医院救治者参考。④不自行调整用药品种、剂量和服法,坚持遵医嘱控制血糖水平达标。

第 11 章

肝胆胰疾病常用中成药

一、清肝胆湿热、抗病毒性感染药

1. 茵栀黄注射液　由茵陈、山栀子、金银花、黄芩苷组成。能抗菌消炎、清热解毒、利湿退黄。用于急慢性黄疸型肝炎、新生儿ABO型溶血性黄疸。临床用于急性水肿型胰腺炎、感染性疾病、新生儿败血症、高胆素血症及重症肝炎的综合治疗。静脉滴注：每次 10～20ml，用 10％ 葡萄糖注射液 250～500ml 稀释混匀，症状缓解后改用肌内注射，2～4ml/d。静脉注射、肌内注射本品偶见严重血清病样反应及过敏休克，应及时停药对症处理。注射液：2ml，10ml。

2. 苦黄注射液（颗粒）　由苦参、大黄组成。能清热利湿、疏肝退黄。用于因湿热蕴毒而引起的黄疸型病毒性肝炎患者的退黄。30ml 加入 5％～10％ 葡萄糖注射液 500ml 静脉滴注，每日 1 次，15d 为 1 个疗程。严重心肾功能不全者慎用。注射液：10ml。颗粒剂见说明书。

3. 复方板蓝根注射液（颗粒）　由板蓝根组成。能清热解毒、凉血利咽、消肿。用于病毒性腭扁桃体炎、腮腺炎、咽喉肿痛。肌内注射：每次 2ml，每日 1 次。针剂：2ml。颗粒剂见说明书。

4. 当飞利肝宁胶囊（片）　由水飞蓟、当药组成。能清利湿热、益肝退黄。用于湿热郁蒸所致的黄疸、急性黄疸型肝炎、传染性肝炎、慢性肝炎而见湿热症状者。口服：每次 4

粒，每日 3 次，或遵医嘱；小儿酌减。胶囊剂：0.25g。

5. 茵栀黄颗粒（胶囊、片、口服液）　由茵陈提取物 12g，栀子提取物 6.4g，黄芩提取物 40g，金银花提取物 8g 组成。能清热解毒、利湿退黄。有用于肝胆湿热所致的黄疸；症见面目悉黄，胸胁胀痛，恶心呕吐，小便赤黄，舌红苔黄腻，脉弦滑数。口服：口服液，每次 10ml；颗粒剂，每次 1 袋，每日 3 次。①寒湿阴黄者不宜用；②服药期间饮食宜清淡，宜食易消化之品，忌酒、辛辣油腻；③忌恚怒忧郁劳碌。口服液：每支 10ml；颗粒剂：每袋 3g。胶囊、片剂见说明书。

6. 茵芪肝复颗粒　由茵陈、栀子、党参、黄芪、白花蛇舌草组成。能清热解毒，利湿，舒肝补脾，主治乙型肝炎。用于慢性乙型病毒性肝炎，肝胆湿热，兼脾虚肝郁症。口服：每次 18g，每日 3 次，3 个月为 1 个疗程。孕妇禁服。颗粒剂：18g，10 袋/盒。

7. 左金丸（片）　由黄连 600g，吴茱萸 100g 组成。能泻火、舒肝、和胃、止痛。用于肝火犯胃，脘胁疼痛，口苦嘈杂，呕吐酸水，不喜热饮及急慢性胃炎、胃十二指肠溃疡、痢疾及急慢性肝炎、胆囊炎、胆石症、妊娠反应及急慢性胃肠炎症见上述症候者。口服：每次 3～6g，每日 2 次。水丸：每 50 粒重 3g，每袋 18g。

8. 肝苏颗粒（片）　由扯根菜组成。能降酶，保肝，退黄，健脾。用于慢性活动性肝炎、乙型肝炎,也可用于急性病毒性肝炎。口服:每次 9g,每日 3 次,小儿酌减。急性病毒性肝炎 1 个月为 1 个疗程,慢性活动性肝炎、乙型肝炎 3 个月为 1 个疗程。颗粒剂:9g,9 袋/盒;片剂:0.3g。

9. 茵莲清肝合剂(颗粒)　由茵陈、柴胡、郁金、板蓝根、绵马贯众、白花蛇舌草、半枝莲、虎杖、重楼、茯苓、广藿香、砂仁、佩兰、白芍(炒)、当归、丹参、红花、泽兰、琥珀组成。能清热解毒,化湿和胃,舒肝活血。有一定抗病毒、抗炎和利胆作用。用于肝胆湿热所致的胁痛,症见胁腹胀痛或刺痛,口苦尿黄,纳呆乏力,身目悉黄,尿黄,舌红苔黄,脉滑数;病毒性肝炎见上述证候者。口服液:每次 50ml,每日 2 次。服时摇匀。或开水冲服颗粒剂,一次 1 袋,每日 2~3 次。①肝旺脾虚所致胁痛者不适用;②孕妇忌用;③服药期间忌食辛辣油腻之品,戒酒;④小儿、老年人慎用,肾功能不全者禁用;⑤含有绵马贯众,有毒,不可过量、久服。合剂:每瓶 100ml;颗粒剂:10 袋/盒。

10. 茵陈五苓丸　由茵陈、泽泻、茯苓、猪苓、白术、肉桂、水丸组成。能健脾渗湿,退黄。用于急性黄疸型传染性肝炎,急慢性胆囊炎,胆石症并胆管不完全梗阻,急慢性肠炎,痢疾,消化不良,胃肠功能紊乱,尿路感染,前列腺炎等属肝胆湿热者。口服:每次 6g,每日 2 次。

11. 乙肝清热解毒颗粒(胶囊)　由白花蛇舌草、虎杖、茵陈、白芦根、茜草、土茯苓、蚕沙、野菊花、北豆根、淫羊藿、橘红、甘草组成。能清肝利胆,解毒逐瘟。主治肝胆湿热型、慢性病毒性乙型肝炎初期或活动期、乙型肝炎病毒携带者。症见黄疸或无黄疸,发热或低热,舌质红,舌苔厚腻,脉弦滑数,口干或口黏臭,厌油,胃肠不适等。用于肝胆湿热型各类肝炎,如甲型及乙型肝炎初期、慢性迁移性肝炎和慢性活动性肝炎及药物性、酒精性肝炎等。口服:颗粒剂,每次 2 袋,开水冲服;胶囊

剂,每次 6 粒;片剂,每次 4~8 片,均每日 3 次。脾虚便溏者慎用;寒湿阴黄者忌用;忌烟酒、油腻、辛辣刺激性食物。颗粒剂:10g,10 袋/盒;胶囊剂:0.4g;片剂:0.3g。

12. 乙肝益气解郁颗粒　由柴胡(醋炙) 62.5g,枳壳 62.5g,白芍 93.75g,橘叶 62.5g,丹参 93.75g,黄芪 125g,党参 75g,桂枝 31.25g,茯苓 93.75g,刺五加 93.75g,瓜蒌 93.75g,法半夏 75g,黄连 31.25g,决明子 93.75g,山楂 93.75g,五味子 62.5g。共制成干颗粒 500g。能益气化湿,疏肝解郁;有保肝作用。用于肝郁脾虚型慢性肝炎;症见胁痛腹胀,痞满纳呆,身倦乏力,大便溏薄,舌质淡暗,舌体肿或有齿痕,舌苔薄白或白腻,脉沉弦或沉缓。开水冲服:每次 10g,每日 3 次;或遵医嘱。忌烟酒、油腻饮食;肝胆湿热,邪实证者忌用。颗粒剂:10g。

13. 乙肝宁颗粒　由黄芪、丹参、绵茵陈、党参、白术、金钱草、制何首乌、白芍、茯苓、牡丹、川楝子、蒲公英、白花蛇舌草组成。能补气健脾,活血化瘀,清热解毒;有保肝、提高免疫功能、抗乙肝病毒和抗肝细胞癌变等作用。用于慢性肝炎属脾气虚弱,血瘀阻络,湿热毒蕴证,证见胁痛,腹胀,乏力,尿黄,舌质暗或有瘀斑;对急性肝炎属上述证候者亦有一定疗效。开水冲服:每次 1 袋,每日 3 次;儿童酌减。治疗慢性肝炎,以 3 个月为 1 个疗程。①单纯性脾虚肝郁及肝阴不足所致胁痛者不宜使用;②用药 1 个月左右应及时复查病毒及肝功能指标,必要时请专科医生会诊;③饮食宜清淡而富于营养,忌辛辣油腻之品,戒烟酒。普通型颗粒剂:17g;无蔗糖型颗粒剂:3g。

14. 乙肝养阴活血颗粒　由生地黄、北沙参、麦冬、酒女贞子、五味子、黄芪、当归、制何首乌、白芍、阿胶珠、泽兰、牡蛎、川楝子、黄精(蒸)组成。能滋补肝肾,活血化瘀;有保肝作用。用于肝肾阴虚型慢性肝炎,症见面色晦暗,头晕耳鸣,五心烦热,腰腿酸软,齿鼻出

血,胁下痞块,赤缕红斑,舌质红少苔,脉沉弦、细涩。开水冲服:每次 20g,或 10g(无蔗糖),每日 3 次。忌烟酒、油腻食品;肝胆湿热,脾虚气滞者忌用。颗粒剂:10g。

15. **乙肝解毒胶囊** 由黄芩、黄柏、大黄、重楼、贯众、土茯苓组成。能清热解毒,舒肝利胆。用于乙型肝炎症属肝胆湿热内蕴者,症见肝区热痛,全身乏力,口苦咽干,头昏耳鸣,或面红目赤,心烦易怒,大便干结,小便黄少。有报道试用于银屑病、痢疾及其他感染。口服:成人,每次 4 粒,每日 3 次;6—10 岁者,每次 2 粒;6 岁以下者,每次 1 粒;均每日 3 次。乙型肝炎辨证属虚寒者勿用。胶囊剂:0.25g,每盒 12 粒×4 板。

16. **灭澳灵片** 由板蓝根、刺五加、金银花、冬虫夏草组成。能清热解毒,益肝补肾。治疗急慢性乙型肝炎及乙型肝炎病毒携带者。口服:每次 4 片,每日 3 次。偶见急腹症、过敏性紫癜。片剂:每瓶 60 片,80 片,100 片。

17. **小儿肝炎颗粒** 由茵陈 120g,黄芩、黄柏各 60g,山楂(炒焦)、大豆黄卷各 90g,郁金 15g,栀子(姜炙)、通草各 30g。能清肝热、利水、止痛。本品有清热解毒,抑制各型肝炎病毒的功效。用于小儿黄疸型肝炎或无黄疸型肝炎,肝区疼痛,腹胀发热,恶心呕吐,食欲缺乏,身体倦懒,皮肤黄染,转氨酶活性升高。开水冲服:1—3 岁,每次 5～10g;4～7 岁,每次 10～15g;8～10 岁,每次 15g;10 岁以上,每次 15～20g;均每日 3 次。颗粒剂:10g,每盒 10 袋。

18. **利肝隆片(颗粒、胶囊)** 由板蓝根、黄芪、甘草、五味子、郁金、茵陈、当归、刺五加组成。能清热解毒,舒肝解郁,健脾化湿。主治肝郁脾虚兼有湿热所致肝区疼痛,用于急慢性肝炎及迁延性肝炎、慢性活动性肝炎,对血清谷丙转氨酶、麝香草酚浊度、黄疸指数均有显著性降低作用,对异性肝炎表面抗原转阴有较好的效果。口服:片剂,每次 5 片,每

日 3 次;颗粒剂,每次 10g,每日 3 次。片剂:0.37g,每盒 60 片;颗粒剂:10g,每盒 12 袋;胶囊:每粒 0.3g。

19. **清肝利胆胶囊(口服液)** 由茵陈、山银花、栀子、厚朴、防己组成。能清肝利胆。用于湿热蕴结肝胆所致的纳呆,胁痛,疲倦,乏力,尿黄,苔腻,脉弦。口服:口服液,每次 20～30ml;或胶囊剂,每次服 4～6 粒;均每日 2 次,10d 为 1 个疗程。戒烟酒及辛辣油腻食物。

20. **双虎清肝颗粒** 由虎杖、金银花、白花蛇舌草、蒲公英、野菊花、紫花地丁、瓜蒌、法半夏、黄连、枳实(麸炒)、丹参、甘草组成。能清热利湿,化痰宽中,理气活血;具有一定抗炎抑菌、抗病毒、利胆、止痛作用。用于湿热内蕴所致的胃脘痞闷,口干不欲饮,恶心厌油,食少纳差,胁肋隐痛,腹部胀满,大便黏滞不爽或秽臭;或身体(目)发黄,舌质暗,边红,舌苔厚腻,脉弦或弦数者,慢性乙型肝炎见上述证候者,开水冲服:每次 2 袋,每日 2 次。①脾胃虚寒者慎用,单纯气滞血瘀胁痛者不宜用,寒湿阴黄者忌用;②孕妇忌用;③服药期间饮食宜用清淡易消化之品,忌辛辣油腻,戒酒禁烟。颗粒剂:12g。

21. **复方益肝丸** 由茵陈、垂盆草、龙胆、车前子、夏枯草、板蓝根、野菊花、蒲公英、山豆根、土茯苓、人工牛黄、胡黄连、大黄、柴胡、枳壳、香附、青皮、槟榔、苦杏仁、蝉蜕、丹参、牡丹皮、红花、人参、炙甘草、桂枝、五味子、鸡内金组成。能清热利湿,舒肝理脾,化瘀散结;有一定抗炎、抗病毒、镇痛等作用。用于湿热毒蕴所致的胁肋胀痛,黄疸,口干,口苦,尿黄,便干不爽,苔黄脉弦;急慢性肝炎见上述证候者。口服:每次 4g,每日 3 次。①脾胃虚寒者慎用,寒湿阴黄者忌用,肝阴不足所致胁痛者不宜应用;②孕妇禁用;③服药期间饮食宜清淡,忌食辛辣油腻之品,戒烟酒。丸剂:4g(蜜丸);水蜜丸:每袋 4g。

22. **黄疸茵陈颗粒** 由茵陈、黄芩、制大

黄、甘草组成。能清热利湿,退黄疸。治疗急、慢性黄疸型肝炎。冲服:每次 1 袋,每日 2 次。可有大便溏薄或次数增多现象,一般可继续服用,无须停药。颗粒剂:20g,每盒 10 袋。

23. **甘露消毒丹(丸)**　由滑石粉、连翘、茵陈、黄芩、石菖蒲、川贝母、木通、土藿香、射干、薄荷、豆蔻组成。水丸:每 50 粒重 3g。

24. **肝友胶囊**　由丹参、鸡骨草、茵陈、鸡爪芋组成。能清热利湿,舒肝解郁,活血化瘀。有增加肝血流量、抗肝炎病毒、抗过敏、增强机体免疫功能等作用。主治黄疸型肝炎;湿热、淤血所致黄疸、胁痛等症。口服:每次 2 粒,每日 3 次。胶囊剂:0.3g,每瓶 60 粒。

25. **鸡骨草胶囊**　由鸡骨草、茵陈、胆汁、牛黄、三七、白芍、栀子、枸杞子、大枣组成。能舒肝利胆,清热解毒。有抗炎、抗菌、抗病毒、抗过敏及改善肝功能等作用,主治肝炎。用于急慢性肝炎、黄疸型传染性肝炎、慢性活动性迁延性肝炎、湿热型肝炎、肝硬化及胆囊炎等。口服:每次 4 粒,每日 3 次,1 个月为 1 个疗程。忌食辛辣肥腻食物;忌饮酒。胶囊剂:0.5g,每瓶(盒)100 粒。

26. **复方肝炎颗粒**　由茵陈、金钱草、柴胡、田基黄、蒲公英、甘草组成。能清肝利湿。主治急性黄疸型、无黄疸型、迁延性肝炎及胆囊炎。冲服:每次 1 袋,每日 3 次。颗粒剂:14g,每盒 10 袋。

27. **乙肝灵丸**　由大黄、贯众、柴胡、茵陈、白芍、黄芩、人参、甘草组成。能清热解毒,疏肝健脾。用于毒热蕴结、肝郁脾虚所致的胁痛、腹胀、乏力、便干、尿黄,乙型病毒性的肝炎见上述证候者。口服:每次 2g,每日 3 次,小儿酌减。20～50d 为 1 个疗程。①单纯毒热证或肝郁脾虚证所致胁痛者不宜使用;孕妇忌用;②服药期间饮食宜清淡,忌食辛辣油腻之品,戒酒;③单独服用本品治疗乙型肝炎时,应注意检查乙型肝炎病毒指标、肝功能及 B 超检查等。小蜜丸:0.1g。

28. **茵胆平肝胶囊**　由茵陈 500g,龙胆 400g,黄芩 100g,猪胆粉 100g,栀子 150g,白芍(炒)100g,当归 100g,甘草 100g。能清热、利湿、退黄;有镇静和利胆作用。用于肝胆湿热所致的胁痛。口苦,尿黄,身目发黄,大便秘结,舌苔黄腻,脉弦滑数;急慢性肝炎见上述证候者。口服:每次 2 粒,每日 3 次。①脾胃虚寒者慎用;寒湿阴黄者忌用;②服药期间饮食宜清淡,忌食辛辣油腻之品,戒酒;③服药期间若见黄疸加深,发热不退,腹痛加剧者,或有胆道完全梗阻之可能时,应及时外科治疗。胶囊剂:0.5g,每粒含黄芩以黄芩苷 $(C_{21}C_{18}O_{11})$ 计,不得少于 1.5mg。

29. **肝舒乐颗粒**　由柴胡、茵陈、虎杖、蒲公英、马蓝草、白茅根、夏枯草、苍术、甘草组成。能疏肝利胆,清热利湿;有抗病毒和抗炎利胆作用。用于肝胆湿热所致的黄疸,腹胀,症见黄疸或无黄疸,尿黄,胁腹胀满口苦,纳呆,舌红苔黄腻,脉弦滑数;急慢性肝炎见上述证候者。开水冲服:每次 20g,每日 3 次。儿童酌减。①黄疸属寒湿阴黄者不宜使用;②孕妇慎用;③服药期间饮食宜清淡易消化之品,忌酒,忌辛辣油腻食物;④本品苦寒易伤正气,不宜长期服用;⑤忌恚怒忧郁劳碌。颗粒剂:20g。

30. **肝炎康复丸**　由茵陈、金钱草、滑石、菊花、板蓝根、拳参、郁金、当归、丹参组成。能清热解毒,利湿化郁。用于肝胆湿热所致的黄疸,症见目黄身黄,胁痛乏力,尿黄口苦,舌苔黄腻,胸胁纳呆,脉弦滑数;急慢性肝炎见上述证候者。口服:每次 1 丸,每日 3 次。①黄疸属寒湿阴黄及肝阴不足所致胁痛者不宜服用;②孕妇慎用;③服药期间饮食宜清淡,忌辛辣油腻,戒酒;④忌恚怒忧郁劳碌。大蜜丸:9g。

31. **茵山莲颗粒**　由半枝莲 1390g,茵陈 556g,栀子 278g,板蓝根 278g,五味子 278g,甘草 278g。能清热解毒利湿,有一定抗炎抗病毒作用。用于湿热蕴毒所致的胁痛,口苦,尿黄,舌苔黄腻,脉弦滑数;急慢性肝炎、胆囊炎见上述证候者。开水冲服:每次3～9g,每日2次或遵医嘱。①参见双虎清肝颗粒;②急慢性肝炎或胆囊炎出现黄疸时应密切观察服药后的黄疸变化,如黄疸继续加深或乏力,恶心呕吐加重,应及时停药并采取相应措施。颗粒剂:3g。

32. 片仔癀胶囊 由片仔癀300g,精制成含蔗糖剂100粒。能清热解毒,凉血化瘀,消肿止痛。用于热毒血瘀所致的慢性病毒性肝炎、痈疽疔疮、无名肿毒、跌打损伤及各种炎症。口服:每次2粒;1—5岁儿童每次服1粒,每日3次,或遵医嘱。孕妇忌服。胶囊剂:0.3g。

二、清肝解毒、养肝护肝、平肝舒络、疏肝解郁剂

用于治疗肝气郁结、肝硬化、脂肪肝、慢性肝炎及保护肝等肝疾病的中成药。

1. 护肝胶囊(片、颗粒) 由柴胡、茵陈、板蓝根、五味子、猪胆粉、绿豆组成。能疏肝理气,健脾消食。有降低转氨酶作用。用于慢性肝炎及早期肝硬化等。口服:每次4粒,每日3次。胶囊剂:0.35g,每盒48粒。片、胶囊见说明书。

2. 益肝灵片(胶囊) 由水飞蓟(大蓟有效成分水飞蓟宾)组成。保肝药。可改善肝功能,有保护肝细胞膜的作用。用于急慢性肝炎及迁延性肝炎。口服:每次1片,每日3次。片剂:77mg,每盒20片,铝塑。胶囊剂见说明书。

3. 护肝宁片(丸、胶囊) 由垂盆草、虎杖、丹参、灵芝组成。能清热利湿,益肝化瘀,舒肝止痛。退黄疸,降低谷丙转氨酶。主治急慢性肝炎,症见胁痛、黄疸等。口服:每次4～5片,每日3次。有较强的活血化瘀作用,孕妇慎用或忌用。片剂:每片含原生药1.8g,每瓶60片。丸、胶囊剂见说明书。

4. 当飞利肝灵胶囊 由水飞蓟、当药组成。能清利湿热,益肝退黄。主治黄疸型肝炎。用于湿热郁蒸所致的黄疸、急性黄疸型肝炎、传染性肝炎、慢性肝炎而见湿热症状者。口服:每次4粒,每日3次,或遵医嘱;小儿酌减。胶囊剂:0.25g,每瓶80粒。

5. 茵栀黄颗粒(胶囊、口服液) 由茵陈提取物12g,栀子提取物6.4g,黄芩提取物(以黄芩苷计)40g,金银花提取物1g。能清热解毒,利湿退黄。有一定保肝,利胆,抗病毒,抑菌作用。用于肝胆湿热所致的黄疸;症见面目悉黄,胸胁胀痛,恶心呕吐,小便赤黄,舌红苔黄腻,脉弦滑数;急慢性肝炎见上述证候者。口服:颗粒剂,每次1袋,每日3次。①寒湿阴黄者不宜用;②服药期间饮食宜清淡易消化之品,忌酒,忌辛辣油腻之品;③忌恚怒忧郁劳碌。颗粒剂:每袋3g。其他制剂见说明书。

6. 茵栀黄注射液 由茵陈、山栀子、金银花、黄芩苷组成。能抗菌消炎,清热解毒,利湿退黄,降低谷丙转氨酶。治黄疸。用于急慢性黄疸型肝炎、新生儿ABO型溶血性黄疸等症。临床新用于急性水肿型腮腺炎、感染性疾病、新生儿败血症、高胆素血症及重症肝炎的综合治疗等。静脉滴注:每次10～20ml,用10%葡萄糖注射液250～500ml稀释混匀,症状缓解后改为肌内注射,每日2～4ml。静脉注射、肌内注射本品偶见严重血清病样反应及过敏性休克,应及时停药对症处理。注射液:每支2ml,10ml,每盒10支。

7. 平肝舒络丸 由沉香150g,丁香、川芎、肉桂、天竺黄、青皮(醋炙)各30g,柴胡、陈皮、佛手、乌药、香附(醋炙)、木香、檀香、广藿香、砂仁、豆蔻仁、厚朴(姜炙)、枳壳(去瓤麸炒)、羌活、白芷、铁丝威灵仙(酒炙)、细辛、木瓜、防风、钩藤、僵蚕(麸炒)、何首乌(黑豆酒炙)、牛膝、熟地黄、龟甲(沙烫醋淬)、延胡索(醋炙)、乳香(醋炙)、没药(醋炙)、白及、人

参、白术(麸炒)、茯苓、桑寄生、冰片、黄连各45g,羚羊角粉15g。能平肝疏络,活血祛风。主治肝气郁结,经络不疏引起的胸胁胀痛,肩背窜痛,手足麻木,筋脉拘挛。用于高血压、梅尼埃综合征、神经官能症、急性肝炎、肝硬化等。黄酒或温开水送服:每次 1 丸,每日 2 次。纯属虚证者慎用。蜜丸:6g,每盒 10 丸。

8. 七味铁屑丸　由铁屑(诃子制),寒水石(奶制)300g,木香 100g,甘青青蓝、红花、土木香各150g,五灵脂膏80g。能行气活血,平肝清热止痛。主治肝痹(病)。用于肝区疼痛,肝大。口服:每次 1 丸,每日 2 次。丸剂:1g。

9. 二十五味松石丸　由松石、诃子(去核)、余甘子、木香、马兜铃、鸭嘴花、绿绒蒿、伞梗虎耳草各50g,珍珠 10g,珊瑚、五灵脂膏、檀香、降香、船形乌头各40g,朱砂、肉豆蔻各20g,铁屑(诃子制)100g,牛黄5g,广木香 60g,丁香 25g,西红花、毛诃子(去核)各5g,天竺黄、木棉花、石灰华各 35g,麝香0.25g。清热解毒,舒肝利胆,化瘀。主治肝病(肝痹)。用于肝郁气滞、血瘀、肝中毒、肝痛、肝硬化及各种急慢性肝炎、胆囊炎。口服:每次 1 丸,每日 1 次。水泛丸:1g。

10. 十三味榜嘎散　由榜嘎60g,秦艽花、獐牙菜、巴夏嘎、苦荬菜、洪连、小檗皮、节裂角茴香各40g,牛黄 3g,红花 20g,波棱瓜子、金腰草、止泻木子各30g组成。能清热解毒,凉肝利胆。主治肝胆疾病。用于热性"赤巴"病、胆囊炎、黄疸型肝炎。温开水送服:每次1～1.5g,每日 2 次。散剂:每瓶(袋)1g,每盒 10 小瓶(袋);每瓶(袋)1.5g,每盒 10 小瓶(袋)。

11. 慢肝养阴胶囊　由北沙参、麦冬、生地黄、枸杞子、当归、人参组成。能滋补肝肾,养血活血,增强体力,养阴清热。治肝肾阴虚,肝经郁热证。用于迁延性肝炎、慢性肝炎、肝炎后综合征;症见胁痛,头晕目眩,肝气不舒等。口服:每次 4 粒,每日 3 次。胶囊

剂:0.25g,每盒 24 粒。

12. 肝达康颗粒(胶囊、片)　由北柴胡、党参、白芍、白术、青皮、地龙组成。能舒肝健脾,化瘀通络。治肝病。适用于慢性乙型肝炎(慢性活动性及慢性迁延性肝炎),具有肝郁脾虚兼血瘀证候者。症见有疲乏纳差,胁痛腹胀,大便溏薄,胁下痞块,舌色淡或色暗有瘀点,脉弦缓或涩。口服:每次 1 袋,每日3 次。每个疗程 1 个月,可连续使用 3 个疗程。其他剂型遵医嘱。孕妇慎用;偶见服药腹胀、恶心,停药后症状可消失。颗粒剂:8g,每盒 12 袋;胶囊:0.3g;片剂:0.3g。

13. 茵芪肝复颗粒　由茵陈、栀子、党参、黄芪、白花蛇舌草组成。能清热解毒,利湿,舒肝补脾,主治乙型肝炎。用于慢性乙型病毒性肝炎,肝胆湿热,兼脾虚肝郁证。症见右胁胀满,恶心厌油,纳差食少,口淡乏味。口服:每次 18g,每日 3 次,3 个月为 1 个疗程,或遵医嘱。孕妇禁服。颗粒剂:18g,每盒10 袋。

14. 肝达片　由山茱萸、黄芪、酸枣仁组成。能滋补肝肾,健脾活血。主治慢性迁延性及慢性活动性乙型肝炎见肝肾亏损、脾虚夹瘀证者。症见胁肋疼痛,腹胀纳差,倦怠乏力,头晕目涩,五心烦热,腰膝酸软等。口服:每次 5 片,每日 3 次。1 个疗程为 3 个月,或遵医嘱。片剂:0.27g,每瓶 105 片,塑料瓶装。

15. 朝阳丹(胶囊、丸)　由黄芪、鹿茸、干姜、大枣、鹿角霜、硫黄、玄参、核桃仁、木香、川楝子、青皮、生石膏、大黄、黄芩、薄荷、冰片、甘草组成。能益气健脾,舒肝补肾,化湿解毒。有改善肝功能,抗肝损伤,调节免疫功能,抗病毒等作用。主治脾肾虚损,肝郁血滞,痰湿内阻及慢性活动性肝炎、慢性迁延性肝炎。口服:每次 1 丸,每日 1 次,饭后服,连服 6～10 个月。丸剂:3g;胶囊:0.42g。

16. 鳖甲煎丸　由鳖甲胶、阿胶、蜂房、鼠妇虫、土鳖虫(炒)、蜣螂、硝石、柴胡、黄芩、

凌霄花、葶苈子、瞿麦组成。能活血化瘀，软坚散结。用于瘀血日久之胁下癥块；肝炎、肝硬化、肝癌、久疟、白血病等引起的肝脾大，属血瘀癥结者。口服：水蜜丸，每次 3g；小蜜丸，每次 6g；大蜜丸，每次 2 丸；均每日 2 次；小儿酌减，饭后温开水送服。偶有恶心、食欲缺乏、头晕、眼花、精神不振及腹部不适，多见于体弱患者。水蜜丸、小蜜丸：每袋 18g；大蜜丸：3g，每盒 10 丸。

17. 澳泰乐颗粒　由返魂草、郁金、黄精（蒸）、白芍、麦芽组成。能疏肝理气，清热解毒。用于肝郁毒蕴所致的胁肋胀痛、口苦纳呆、乏力、慢性肝炎见上述证候者。开水冲服：每次 1 袋，每日 3 次。①脾胃虚寒者慎用，偏于瘀血停着，肝阴不足所致胁痛者不宜用，寒湿黄者忌用；属急性肝病湿热疫毒壅盛，不兼有肝郁者忌用；或只见肝郁气滞而不兼有毒热蕴结者当慎用。②本品用于肝郁气滞兼有毒蕴肝胆，属慢性肝病调理之剂，适用于郁久化热者，尤以体质偏弱者更为适宜；凡属抑郁症或焦虑病程较久或服用本品无效者宜请精神专科医生会诊。③饮食宜清淡，忌辛辣油腻食物，忌烟酒。颗粒剂：15g，5g（减糖型）。

18. 扶正化瘀胶囊　由丹参、发酵虫草菌粉、桃仁、松花粉、绞股蓝、五味子（制）组成。能活血祛瘀，益精养肝。现代药理学证实本品可降低大鼠的网织红细胞，升高白细胞数。用于乙型肝炎肝纤维化属"瘀血阻络，肝肾不足"证者。症见胁下痞块，胁肋疼痛，面色晦暗，或见赤缕红斑，腰膝酸软，疲倦乏力，头晕目涩，舌质暗红或有瘀斑，苔薄或微黄，脉弦细。口服：每次 3 粒，每日 3 次。24 周为 1 个疗程。孕妇忌用，湿热盛者慎用。偶见有胃不适。胶囊剂：0.5g，每瓶 60 粒。

19. 肝胆舒康胶囊　由白芍、茵陈、柴胡、郁金、丹参、鳖甲（制）、大枣组成。能清肝理脾，行气化瘀。用于肝瘀脾虚所致的胸胁胀痛、脘腹胀满、体倦纳呆，口苦等症的辅助治疗。适用于各类急慢性肝炎、胆囊炎、酒精肝、脂肪肝，预防和治疗肝纤维化等。口服：每次 4 粒，每日 3 次。肝肾阴虚患者，症见五心烦热，头晕目眩，舌质红，少苔，脉细数者。出现皮疹等过敏反应时应停药。胶囊剂：0.5g，每盒 40 粒。

20. 肝爽颗粒　由党参、柴胡（醋制）、白芍、当归、茯苓、白术（炒）、枳壳（炒）、蒲公英、虎杖、夏枯草、丹参、桃仁、鳖甲（烫）。能疏肝健脾，清热散瘀，保肝护肝，软坚散结。用于急慢性肝炎，肝硬化，肝功能损害。冲服：每次 3g，每日 3 次。颗粒剂：3g，每盒 9 袋。

21. 肝复乐片　由党参、鳖甲（醋制）、重楼、白术（炒）、黄芪、茯苓、薏苡仁、桃仁、土鳖虫、大黄、郁金、苏木、牡蛎、半枝莲、败酱草、陈皮、香附（制）、沉香、木通、茵陈、柴胡组成。能健脾益气，化痰软坚，清热解毒；有保肝、抗肿瘤等作用。用于以肝郁脾虚为主证的原发性肝癌，症见上腹肿块，胁肋疼痛，神疲乏力，食少纳呆，脘腹胀满，心烦易怒，口苦咽干；舌淡红，苔薄白，脉弦细患者。口服：糖衣片，每次 10 片；或薄膜衣片，每次 6 片；Ⅱ期原发性肝癌疗程 2 个月，Ⅲ期疗程 1 个月，或遵医嘱。①孕妇忌服；②饮食宜清淡、易消化之品而营养均衡，忌食肥甘厚味，忌烟酒；③少数患者开始服药时出现腹泻，脾痹虚寒者慎用。糖衣片：0.3g；薄膜衣片：0.5g。

22. 复方益肝灵片　由水飞蓟素、伍仁醇浸膏组成。能益肝滋肾，解毒祛湿，保肝利胆。用于肝肾阴虚、湿毒未清所致的胁痛，症见胁痛腹胀，口苦纳差，腰酸乏力，尿黄，舌苔厚腻，脉沉弱；慢性肝炎见上述证候者。口服：每次 4 片，每日 3 次，饭后服。①肝郁脾虚所致的胁痛，不宜服用；②服药期间宜食清淡易消化之品，慎食辛辣肥腻食物、戒酒；③忌恚怒忧郁劳碌。片剂：每片含水飞蓟素及水飞蓟宾计为 21mg。

23. 强肝糖浆（丸、胶囊）　由生黄芪、党参、山药、当归、白芍、黄精、丹参、地黄、郁金、神曲、山楂、茵陈、泽泻、板蓝根、秦艽、甘草组成。能健脾疏肝、清利湿热,益气养血。有保肝、抗炎、抗病毒等作用。用于肝郁脾虚、湿热蕴结所致的两胁胀痛、乏力、脘痞、腹胀、面色无华、腰膝酸软;慢性肝炎见上述证候者。口服:每次 10ml,每日 2 次,每服 6d 停 1d;8 周为 1 个疗程。停 1 周,再进行第 2 个疗程。若服丸剂,每次 2 丸,每日 2 次。①本品多适宜慢性肝炎或早期肝硬化者,不宜用于急性肝炎;②有胃、十二指肠溃疡或高酸性慢性胃炎者应减量服用;③饮食宜清淡,忌辛辣油腻之品,戒烟酒。大蜜丸:9g;糖浆剂:每瓶 120ml,每支 10ml;胶囊:0.4g。

24. **垂盆草颗粒**　由鲜垂盆草 20 000g,精制成含蔗糖型颗粒 1000g,或无糖型 500mg 分装。能清热解毒,活血利湿。用于慢性肝炎湿热瘀结证。开水冲服:每日 1～2 次;或遵医嘱用。颗粒剂:5g(无蔗糖),10g(蔗糖型)。

25. **云芝多糖胶囊**　由云芝菌组成。能益气补血,养血安神,滋补强壮,健脑益智。有增强免疫力,影响内分泌、护肝、抗肿瘤、镇静,影响心血管系统及机体代谢等作用。用于慢性乙型肝炎,肝癌及老年免疫功能低下症。口服:每次 2 粒,每日 3 次。胶囊剂:0.5g,每瓶 50 粒。

26. **香菇多糖片**　由系从香菇中提取的香菇多糖组成。能益肝健脾,补虚扶正。能激活机体的细胞免疫和体液免疫系统增强宿主抗病毒、抗肿瘤及细菌感染的能力,可减轻癌化疗药品的毒性,防止癌细胞转移。用于因自身免疫功能低下而引起的各种疾病,并用于慢性病毒性肝炎、肝中毒、肝硬化等疾病的治疗。口服:每次 6～10 片,每日 2 次,早、晚饭后服用;儿童用量酌减。①偶有轻度不适;②仅能使低下的免疫功能提高,不能使正常免疫功能再增高;③剂量与疗效不成比例关系,按正常用量服用;④有出血患者慎用。片剂:2.5mg,每盒 12 片×4 板。

27. **苦胆丸(片)**　由苦参、龙胆草、黄柏、神曲、大黄、郁金、茵陈、胆汁膏组成。能清热消炎,利胆退黄,舒肝健胃。主治湿热蕴结,肝胃不和所致的黄疸或无黄疸型肝炎,症见胁肋胀痛,时时泛恶,厌食厌油,大便秘结,小便黄数,舌质红黄厚或腻,脉弦或濡。急性黄疸型肝炎及急慢性无黄疸型肝炎。口服:蜜丸,每次 1～2 丸,每日 2～3 次,空腹温开水送下;片剂,每次 5 片,每日 3 次。偶有空腹时出现恶心、胃纳减退。肝炎属寒湿证者忌服。蜜丸:5g;片剂:0.3g。

28. **柔肝解毒口服液**　由红参、枸杞子、麦冬、女贞子、墨旱莲、佛手、紫草、檀香、浮萍、隔山撬、白花蛇舌草、半枝莲、大黄、茵陈组成。能柔肝健脾,清热解毒。治肝病。用于改善肝肾阴虚,肝郁脾虚兼有湿热的患者所见的身倦乏力,纳差腹胀,胁肋胀痛等症状。口服:每次 1～2 支,每日 3 次。服药 6d 后停药 1d,连服 3 个月。感冒禁服。孕妇慎用;应在医生指导下服用,不宜长期服用,戒酒。口服液:10ml,每盒 10 支。

29. **甘参胶囊**　由甘遂(醋制)、大黄、牵牛子(炒)、槟榔、香附(醋制)、猪苓、醋鳖甲、猪牙皂(炒)、红参、黄芪等 14 味中药组成。能行气逐水,兼益气养血。本品能促进腹水排泄;降转氨酶;增加肝组织 RNA 及蛋白质、糖原含量;增加胆汁分泌等。治疗肝硬化腹水,临床主要用于乙型病毒性肝炎后肝硬化的腹水,中医辨证属臌胀病水湿停聚,兼见脾虚证候者。口服:每次 4 粒,每日 2 次。餐前 30min 服,1 个疗程为 2 周。①遵医嘱用;②注意监测血液电解质变化;③不宜与甘草及甘草制剂同时配合应用;④按用法用量应用。胶囊剂:0.3g,每盒 12 粒×10 板。

30. **肝脾康胶囊**　由柴胡、黄芪、白芍、青皮、白术、茯苓、鸡内金(炒)、三七、姜黄、郁金、水蛭、板蓝根、熊胆粉、水牛角浓缩粉组成。能疏肝健脾,活血解毒。用于肝郁脾虚、毒瘀内蕴所致的胁肋胀痛、胸脘痞闷,食少纳呆,神疲乏力,面色晦暗,胁下积块;慢性肝炎,早期肝硬化见上述证候者有保肝、利胆等作用。餐前 30min 口服:每次 5 粒,每日 3 次。3 个月为 1 个疗程,或遵医嘱。①血虚肝旺所致胁痛不宜服用;②孕妇禁用;③忌生冷油腻饮食,忌酒;④忌恚怒忧郁,保持乐观豁达心态。胶囊剂:0.35g。

31. 和络舒肝胶囊 由柴胡、郁金、香附(制)、木瓜、鳖甲(炙)、海藻、昆布、土鳖虫、蜣螂、桃仁、红花、三棱、莪术、凌霄花、五灵脂、大黄、虎杖、茵陈、半边莲、黑豆、地黄、玄参、白术(炒)、当归、白芍、制何首乌、熟地黄组成。能疏肝和络,活血化瘀,清热化湿,滋养肝肾。用于瘀血阻络,湿热蕴结,肝肾不足所致的胁痛、癥积;症见胁下痞块,唇青面黑,肌肤甲错,腰酸尿黄,舌有瘀斑;慢性肝炎见上述证候者。饭后温开水送服:每次 5 粒,每日 3 次;或遵医嘱,小儿酌减。①孕妇忌用;②饮食宜清淡而均衡营养,忌食辛辣油腻之品,戒烟酒;③对于失代偿期肝硬化患者宜酌情联用止血药或利尿药,以防止出血或腹水等并发症。胶囊剂:每粒相当于总药材 0.93g。

32. 中华肝灵胶囊 由柴胡(醋制)、鳖甲(醋制)、木香、香附(醋制)、青皮(醋制)、三七、当归、郁金、川芎、枳实(麸炒)、厚朴(姜制)、糖参组成。能舒肝理气,化瘀散结;有保肝作用。用于肝郁气滞血瘀,两肋胀痛,食少便溏,积聚不消,舌有瘀斑,脉沉涩无力;急慢性肝炎、慢性胆囊炎、肝癌早期见上述证候者。口服:每次 7～8 粒,每日 3 次。①肝胆湿热蕴结,或肝阴不足所致胁痛忌用;②孕妇慎用;③饮食宜清淡易消化而均衡营养,忌食辛辣油腻之品,戒烟酒;④忌恚怒忧郁,保持乐观健康心态。胶囊剂:0.3g。

33. 五酯软胶囊(片) 由南五味子醇浸膏组成。能降低血清丙氨酸氨基转氨酶,可用于慢性肝炎丙氨酸氨基转移酶升高者。口服:每次 2 粒或 3 片,每日 3 次。软胶囊:0.3g(含五味子甲素 11.25mg),每盒 24 粒。片剂:糖衣片(片芯重)0.27g,薄膜衣片 0.31g,每盒 36 片。

34. 复方鳖甲软肝片 由鳖甲、三七、赤芍、冬虫夏草、连翘组成。能软坚散结,化瘀解毒,益气养血。用于慢性肝炎肝硬化,以及肝硬化属瘀血阻络,气血亏虚,兼热毒未尽证。症见胁肋隐痛或肋下痞块,面色晦暗,脘腹胀满,纳差便溏、神疲乏力、口干口苦、赤缕红丝等。口服:一次 4 片,每日 3 次,6 个月为 1 个疗程。或遵医嘱。孕妇禁服。偶见轻度消化道反应,一般可自行缓解。片剂:0.5g,每瓶(盒)60 片,96 片。

35. 五灵丸 由柴胡、丹参、灵芝、五味子组成。能疏肝、健脾、活血、有保肝和抗肝纤维化作用。用于肝郁脾虚挟瘀所致的胁肋胀痛,腹胀嗳气,疲乏无力;慢性乙型肝炎见上述证候者。口服:每次 1 丸,每日 3 次,饭后半小时服用。1 个月为 1 个疗程,或遵医嘱。①凡急性肝炎属湿热疫毒内盛者忌用;肝阴不足所致胁痛者不宜用;孕妇慎用;②服本品后若见恶心、上腹部不适者应停药观察;③有溃疡病史者需遵医嘱用。大蜜丸:9g。

36. 利肝片 由金钱草、猪胆汁组成。能清胆利胆。用于肝胆湿热所致的胁痛,症见口苦,尿黄,胁肋胀痛,舌苔黄腻,脉弦滑数;急、慢性肝炎,胆石症见上述证候者。口服:每次 2～4 片,每日 3 次。①本品药性苦寒,脾胃虚寒者慎用;寒湿阴黄者忌用;肝气郁滞,瘀血停着,肝阴不足所致胁痛者不宜应用;②服药期间饮食宜清淡,忌辛辣油腻,戒酒;③急性胆囊炎及肝外结石症患者服用本品时,如发热、黄疸、胁痛及脘腹疼痛不减时,应对症综合治疗。片剂:0.2g。

37. 肝福颗粒 由金钱草、茵陈、板蓝根、黄芩、栀子、柴胡(制)、枳壳(炒)、五仁醇浸膏组成。能清热利湿,疏肝理气。用于湿热蕴结,肝郁气滞所致的胁痛,症见口苦,胁肋胀痛,尿黄,舌苔黄腻,脉弦滑数;急、慢性肝炎,胆囊炎见上述证候者。开水冲服:每次25g,每日 3 次。①参见利胆片注意事项。②治疗急、慢性肝炎谷丙转氨酶有所好转时,应注意逐步递减停药,以防反跳。③如果用本品治疗谷丙转氨酶下降时,还应注意谷草转氨酶是否同时下降,如果不降表明肝功能尚未恢复,仍需进一步治疗。因为五味子乙素降低谷丙转氨酶并不表明肝功能的实际恢复,仍需密切观察病情。谷丙转氨酶下降而黄疸越来越深,即表明酶胆分离,应考虑急黄的可能,要及时对症综合治疗。④治疗急慢性胆石症时,应警惕胆石嵌顿及排除肿瘤梗阻性黄疸。

38. 肝宁片　由紫草、斑蝥、糯米组成。能清热解毒,化瘀散结。用于毒热瘀滞所致的胁痛,症见胁肋刺痛,赤缕红斑,口苦尿黄,急慢性肝炎见上述证候者。口服:每次 2～3片,每日 3 次。①气滞血瘀,肝阴不足所致的胁痛者不宜应用;②斑蝥有大毒,不宜过量、久服;孕妇忌用;③服药期间饮食宜清淡,忌辛辣油腻,戒酒;④用药最多不要超过 1 个月,应复查肝肾功能,在医生指导下确定是否继续服药。片剂:0.3g。

39. 黄疸肝炎丸　由茵陈、酒白芍各64g,滇柴胡、炒栀子、醋延胡索、麸炒枳壳、槟榔各 48g,郁金(醋炙)、青皮、佛手各 32g,青叶胆、甘草各 16g。共制成细粉,每 100g粉末加炼蜜 160～180g,制成大蜜丸。能疏肝理气,利胆退黄。用于肝气不舒、湿热蕴结所致的黄疸,症见皮肤黄染,胸胁胀痛,小便短赤;急性肝炎、胆囊炎见上述证候者。口服:每次 1～2 丸,每日 3 次。孕妇、肝硬化及脾胃虚寒者慎用。大蜜丸:9g。

40. 慢肝解郁胶囊　由当归、白芍、三棱、柴胡、茯苓、白术、甘草、丹参、薄荷、香橼、麦芽、延胡索组成。能舒肝解郁,健脾养血。主治肝气郁结,肝脾不和引起的胸胁疼痛,食欲缺乏,全身乏力,急躁易怒,腹胀便溏等。用于慢性迁延性肝炎、慢性活动性肝炎、慢性

胆囊炎等。口服:每次 4 粒,每日 3 次。肝肾阴虚者忌服。胶囊剂:0.25g。

41. 复方木鸡颗粒　由木鸡、广豆根、菟丝子、核桃楸组成。能清热解毒散结,扶正健脾养肝。用于甲胎蛋白低浓度持续阳性、慢性肝炎及早、中期原发性肝癌。颗粒剂:10g,每盒 10 袋。冲服:每次 1 袋,每日 3 次,30d为 1 个疗程。

42. 大温中丸　由厚朴、苦参、陈皮、山楂、茯苓、白术、香附、甘草、六神曲、青皮、苍术、针砂、白芍组成。能健脾祛湿,理气消胀。主治脾虚湿阻,气滞腹胀。用于肝硬化、慢性胆囊炎、慢性肝炎、慢性肠炎等。糊丸:每粒重3g。口服:每次 6～9g,每日 2～3 次。温开水或姜汤送服。忌恼怒及寒冷食物。孕妇忌服。

43. 舒泰丸　由紫苏、广藿香、桔梗、白芍、豆蔻、厚朴、陈皮、青皮、苍术、槟榔、鸡内金、六神曲、山楂、麦芽、柴胡、川芎、木香、甘草组成。能疏肝理气。用于慢性活动性肝炎、慢性迁延性肝炎、急慢性胃炎、消化不良、胆囊炎等。症见脘闷胀饱,食滞不消,呕逆吞酸。口服:每次 1 丸,每日 2 次,忌食生冷、油腻食物。

44. 复肝康颗粒　由柴胡、丹参、香附(醋制)、黄芪、当归、红花、桃仁、赤芍、地黄、白芍、川芎、虎杖、牡丹皮等组成。能活血、养血、舒肝、解毒;理气舒肝、益脾解毒。用于肝郁气滞型慢性乙型肝炎、肝硬化等。颗粒剂:10g。冲服:每次 10g,每日 3 次。

三、消炎利胆、清热利湿、止痛排石药

用于胆系疾病的中成药如下。

1. 龙胆泻肝丸(颗粒、胶囊、口服液、片)　由龙胆、柴胡、泽泻、地黄各120g,黄芩、栀子(炒)、木通、盐车前子、酒当归、炙甘草各60g组成。能清肝胆,利湿热。用于肝胆湿热,头晕目眩,耳鸣耳聋,耳肿疼痛,胁痛口

苦,尿赤涩痛,湿热带下。口服:大蜜丸,每次1~2丸;或水蜜丸,每次3~6g,均每日2次。其他剂型遵医嘱。①孕妇慎用;②肾功能不全及无肝胆湿热者不宜服用。大蜜丸:6g;水丸:每袋3g,6g。其他剂型见说明书。

2. 消炎利胆片(颗粒、胶囊、滴丸) 由穿心莲、溪黄草、苦木组成。能清热、祛湿、利胆、消炎。治胆痹。用于肝胆湿热引起的口苦、胁痛、急性胆囊炎、胆管炎、肝胆结石并发感染。口服:片剂,每次6片,或颗粒剂每次1袋(4g);或滴丸每次1袋(2g);均每日3次。其余制剂遵医嘱。片剂:每片含穿心莲内酯应在15mg以上,1片0.5g,每瓶100片。滴丸:每袋2g;颗粒剂:每袋4g。其余制剂:见药品说明书。

3. 利胆片 由大黄、金银花、金钱草、知母、大青叶、柴胡、白芍、茵陈各58g,木香96.5g,黄芩29g,芒硝19g组成。精制1000片。能舒肝止痛,清热利湿。用于肝胆湿热所致的胁痛;症见胁肋及胃腹部疼痛,按之剧痛,大便不通,小便短赤,身热头痛,呕吐不食;胆道疾病见上述证候者。口服:每次6~10片,每日3次。孕妇慎服忌油腻饮食。薄膜衣(片芯重):0.23g。

4. 茵芪肝复颗粒 由茵陈、栀子、党参、黄芪、白花蛇舌草组成。能清热解毒,利湿,舒肝补脾,主治乙型肝炎。用于慢性乙型病毒性肝炎,肝胆湿热,兼脾虚肝郁证。症见右胁胀满,恶心厌油,纳差食少,口淡乏味。口服:每次18g,每日3次,3个月为1个疗程,或遵医嘱。孕妇禁服。颗粒剂:18g,每盒10袋。

5. 利胆排石片(颗粒) 由金钱草、茵陈各250g,黄芩、木香、郁金各75g,大黄、槟榔各125g,枳实(麸炒)、厚朴(姜制)各50g,芒硝(精制)25g组成。能清热利湿,利胆排石。用于胆管结石、胆管感染、胆囊炎及胆管手术后结石复发或胆管感染等。口服:排石,片剂每次6~10片;颗粒剂每次2袋;抗炎,片剂每次4~6片;颗粒剂每次1袋;均每日2次。体弱、肝功能不良者慎用;孕妇禁用;忌生冷、油腻、辛辣刺激性食物;避免气恼寒凉。片剂:0.3g,每瓶(盒)100片;颗粒剂:10g,每盒10袋。

6. 胆石通胶囊 由茵陈、黄芩、广金钱草、大黄、溪黄草、柴胡、枳壳组成。能利胆排石,清热利湿。本品主要有利胆、泻下和抑菌作用。主治肝胆湿热、有胁胀痛。用于胆石症、胆囊炎、胆管炎。口服:每次4~6粒,老年体弱者可在开始服药每次3粒,10d为1个疗程。严重消化道溃疡、心脏病及重症肌无力不宜服用。孕妇忌服。胶囊剂:0.55g,每瓶50粒、100粒。

7. 金胆片 由龙胆、金钱草、虎杖、猪胆膏组成。能利胆消炎。治胆系疾病。用于急慢性胆囊炎、胆石症及胆管感染。口服:每次5片,每日2~3次。孕妇慎用。片剂:0.32g,每瓶100片。

8. 复方胆通片(胶囊) 由大黄、茵陈、羟甲基香豆素组成。能清热解毒,消炎利胆。主治胆囊炎、胆管感染。口服:片剂,每次2片;胶囊剂,每次2粒,均每日3次。片剂:每片含原生药1.93g;胶囊剂:每粒含原生药1.83g。

9. 胆乐片 由柴胡、大黄、人工牛黄、郁金、蒲公英、茵陈、栀子、薄荷油组成。能清热利湿,舒肝止痛,利胆退黄。主治肝胆湿热所致的胁痛。用于急慢性胆囊炎、胆管感染、胆石症、胆管手术后综合征等。口服:每次4~5片,每日3次,30d为1个疗程;儿童酌情减量。糖衣片:0.18g,每瓶72片。

10. 金钱草颗粒 由广金钱草、车前草组成。能清热、祛湿、利尿通淋。主治尿路感染、泌尿系结石、胆囊结石、肾炎水肿属湿热者。口服:每次10g,每日3~4次。颗粒剂:10g,每盒10袋。

11. 胆清片 由虎杖、竹叶、柴胡、栀子、香附组成。能清化湿热,疏肝利胆。治胆痹。

用于慢性胆囊炎肝胆湿热证。口服:每次 6 片,每日 3 次。1 个月为 1 个疗程,或遵医嘱。片剂:0.32g,每盒 12 片×3 板。

12. 乌军治胆片　由乌梅、大黄、佛手、枳实、栀子、甘草、槟榔、威灵仙、姜黄组成。能舒肝解郁,利胆排石,消炎,清里泄热,理气止痛。主治肝胆湿热证。用于胆囊炎、胆管感染、胆管术后综合征。口服:每次 4 片,每日 3 次。片剂:0.3g,每瓶 100 片。

13. 胆胃康胶囊　由青叶胆150g,西南黄芩 150g,枳壳 150g,竹叶柴胡 150g,白芍 150g,泽泻 100g,茯苓 100g,茵陈 80g,淡竹叶 50g,灯心草 50g 组成,制成 1000 粒。能舒肝利胆,清热利湿。用于肝胆湿热所致胁痛、黄疸,以及胆汁反流性胃炎、胆囊炎见上述症候者。口服:每次 1～2 粒,每日 3 次。饭后服。孕妇禁用。胶囊剂:0.3g。

14. 十味蒂达胶囊　由蒂达、洪连、榜嘎、木香、波棱瓜子、角茴香、苦荬菜、金腰草、小檗皮、熊胆粉组成。能疏肝理气,清热解毒,利胆溶石。治胆痹。用于慢性胆囊炎、胆结石。口服:每次 2 粒,每日 3 次。胶囊剂:0.45g,每盒 10 粒×2 板。

15. 清胰利胆颗粒　由牡蛎、姜黄、柴胡、大黄、延胡索(醋制)、牡丹皮、赤芍、金银花组成。能疏肝利胆,行气活血。用于胰胆郁热、气滞血瘀所致的胁痛、胃痛,症见胁肋疼痛,脘腹胀满,口苦呕恶,大便不畅;急性胰腺炎、胃炎见上述症候者。开水冲服:每次 13g,每日 2～3 次。阴虚不足的胁痛、胃痛者不宜使用;孕妇忌用;忌辛辣、油腻饮食,戒烟酒。颗粒剂:13g。

16. 复方柠檬烯胶囊　由柠檬烯组成。能利胆溶石,理气开胃,消炎止痛。用于胆结石、胆囊炎、胆管炎、胆管术后综合征;亦可用于消化不良及气管炎。口服:每次 3～5 粒,每日 3 次,儿童酌减或遵医嘱,胆系疾病 3 周为 1 个疗程。少数患者服药后偶见便秘、唇疹;可自行消失。胶囊剂:每粒含柠檬烯挥发油 0.1ml。

17. 青叶胆片　由青叶胆浸膏组成。能清肝利胆、清热利湿。用于黄疸尿赤,热淋涩痛,湿热型肝胆疾病、慢性胆囊炎、肝炎等。口服:每次 4～5 片,每日 4 次。虚寒者慎服。片剂:每片相当于青叶胆 1.57g,每瓶 100 片。

18. 金龙舒胆颗粒　由金钱草、柴胡、龙胆、茵陈、黄芩、木香、青皮、滑石、大黄、硝石、丹参、莪术组成。能清热利胆,疏肝理气。用于湿热气滞所致两胁胀痛,恶心呕吐;或触胁痛明显而拒按,可牵及肩背,口干口苦,食少纳呆,厌油腻;苔黄腻,脉弦数;急慢性胆囊炎见上述证候者。肝炎胆汁排泄不畅者也可试用。开水冲服:每次 20g,每日 3 次。①血虚肝郁胁痛者不宜使用;②孕妇忌用;③饮食宜清淡,忌辛辣油腻;④年老体弱、儿童慎用;中病即止,不可过量、久服。颗粒剂:20g。

19. 利胆片　由金钱草、猪胆汁组成。能清胆利胆。用于肝胆湿热所致的胁痛,症见口苦,尿黄,胁肋胀痛,舌苔黄腻,脉弦滑数;急慢性肝炎、胆石症见上述症候者。口服:每次 2～4 片,每日 3 次。①本品药性苦寒,脾胃虚寒者慎用;寒湿阴黄者忌用;肝气郁滞,瘀血停着,肝阴不足所致胁痛者不宜应用;②服药期间饮食宜清淡,忌辛辣油腻,戒酒;③急性胆囊炎及肝外胆石症患者服用本品时,如黄疸、胁痛及脘腹疼痛不减时,应对症综合治疗。片剂:0.2g。

20. 胆乐胶囊　由连钱草、山楂、郁金、猪胆汁组成。能理气止痛,利胆排石。用于肝郁气滞所致的胁痛、胁胀。症见胁肋胀痛,纳呆尿黄;慢性胆囊炎,胆石症见上述证候者,有抗炎、镇痛作用。口服:每次 4 粒,每日 3 次。①肝阴不足所致的胁痛不宜应用;②胆固醇结石症应忌油腻等高脂饮食,戒烟酒,适当加强体育活动;③用药过程中如发生黄疸,或发热或剧烈上腹痛者,应立即请外科按急诊处理。胶囊剂:0.3g。

四、清肝胆湿热并解毒剂

用于肝炎、胆囊、胆石症等肝胆疾病。

(一)清肝胆湿热剂

1. **当飞利肝灵胶囊(片)** 由水飞蓟、当药组成。能清利湿热,益肝退黄。用于湿热郁蒸所致的黄疸、急性黄疸型肝炎、传染性肝炎、慢性肝炎而见湿热症状者。口服:每次4粒,每日3次,或遵医嘱;小儿酌减。胶囊剂:0.25g,每瓶80粒。片剂见说明书。

2. **龙胆泻肝丸(颗粒、胶囊、片)** 由龙胆、柴胡、泽泻、地黄各120g,黄芩、栀子(炒)、木通、盐车前子、酒、炙甘草各60g。能清肝胆、利湿热。用于肝胆湿热,头晕目眩,耳鸣耳聋,耳肿疼痛,胁痛口苦,尿赤涩痛,湿热带下。口服:大蜜丸,每次1~2丸;或水蜜丸,每次3~6g,均每日2次。其他剂型遵医嘱。①孕妇慎用;②肾功能不全及无肝胆湿热者不宜服用。大蜜丸:6g;水丸:每袋3g,6g。其他剂型见说明书。

3. **茵栀黄颗粒(口服液、胶囊、片)** 由茵陈提取物12g,栀子提取物6.4g,黄芩提取物(以黄芩苷计)40g,金银花提取物8g。能清热解毒,利湿退黄。有一定保肝、利胆和抗病毒、抑菌作用。用于肝胆湿热所致的黄疸;症见面目悉黄,胸肋胀痛,恶心呕吐,小便赤黄,舌红苔黄腻,脉弦滑数,急慢性肝炎见上述症候者。口服液:每次1支;颗粒剂,每次1袋,均每日3次。①寒湿阴黄者不宜用;②服药期间饮食宜清淡消化之品,忌酒,忌食辛辣油腻之品;③忌恚怒忧郁劳碌。口服液:每支10ml,内含黄芩苷0.4g;颗粒剂:每袋3g。

4. **垂盆草颗粒** 由鲜垂盆草20 000g,精制成含蔗糖型颗粒1000g,或无糖型500g分装。能清热解毒,活血利湿。用于慢性肝炎湿热瘀结证。开水冲服:每次1袋,每日2~3次,或遵医嘱用。颗粒剂:5g(无蔗糖),10g(蔗糖型)。

5. **茵陈五苓丸** 由茵陈、泽泻、茯苓、猪苓、白术、肉桂组成。能健脾渗湿,退黄。用于急性黄疸型传染性肝炎,急慢性胆囊炎,胆石症并胆管不完全梗阻,急慢性肠炎,痢疾,消化不良,胃肠功能紊乱,尿路感染,前列腺等属肝胆湿热者。口服:每次6g,每日2次。

(二)清肝解毒剂,养肝护肝药

护肝颗粒(片、胶囊) 由柴胡、茵陈、板蓝根等组成的保肝浸膏181g,五味子浸膏48g,猪胆粉20g,绿豆粉128g组成。能疏肝理气,健脾消食。有降低转氨酶等作用,治肝痹。用于慢性肝炎、迁延性肝炎及早期肝硬化等。口服:每次4片,每日3次。片剂:每瓶100片;胶囊:每粒0.35g;颗粒剂:每袋2g。

(三)胰腺疾病用中成药

清胰利胆颗粒 由牡蛎、姜黄、柴胡、大黄、延胡索(醋制)、牡丹皮、赤芍、金银花组成。能疏肝利胆,行气活血。用于胰胆郁热、气滞血瘀所致的胁痛、胃痛,症见胁肋疼痛,脘腹胀满,口苦呕恶,大便不畅;急性胰腺炎、胃炎见上述症候者。开水冲服:每次13g,每日2~3次。阴虚不足的胁痛、胃痛者不宜使用;孕妇忌用;忌辛辣、油腻饮食,戒烟酒。颗粒剂:13g。

第 12 章

肝胆胰腺疾病常用西药

第一节　常用抗肝胆胰肿瘤药

一、肝癌靶向治疗药

索拉非尼(甲磺酸索拉非尼、多吉美)

【药理作用】

索拉非尼是多种激酶抑制药,在体外可抑制肿瘤细胞增殖。索拉非尼抑制肿瘤细胞增殖,包括小鼠肾细胞癌、RENCA 模型和无胸腺小鼠移植多种人肿瘤模型,并抑制肿瘤血管生成。

【药动学】

与口服溶液相比,服用索拉非尼片剂平均相对生物利用度为 38%～49%。索拉非尼的清除半衰期为 25～48h。与单剂量给药相比,重复给药 7d 可达到 2.5～7 倍的蓄积。给药 7 后,索拉非尼血药浓度达到稳态,平均血药浓度峰谷比小于 2。吸收分布:索拉非尼口服后约 3h 达到最高血药浓度。中度脂肪饮食与禁食状态下的生物利用度相似。高脂饮食时,索拉非尼的生物利用度较禁食状态时降低 29%。当口服剂量超过 0.4g 每日 2 次时,平均 C_{max} 和 AUC 的升高不成线性关系。在体外,索拉非尼与人血浆蛋白结合率为 99.5%。代谢和清除:索拉非尼主要在肝内通过 CYP3A4 介导的氧化作用代谢,除此之外,还有 UGT1A9 介导的糖苷酸代谢。

血药浓度达到稳态时,索拉非尼在血浆中占全部血液分析物 70%～85% 的比例。索拉非尼有 8 个已知代谢产物,其中 5 个在血浆中被检出。索拉非尼在血浆中的主要循环代谢产物为吡啶类-N-氧化物。体外试验表明,该物质的效能与索拉非尼相似,它包含了稳态血浆中 9%～16% 的血液分析物。口服 100 mg 索拉非尼(溶液剂)后,96% 的药物在 14d 内被消除,其中 77% 通过粪便排泄,19% 以糖苷酸化代谢产物的形式通过尿液排泄。有 51% 的原形药物随粪便排泄,尿液中未发现原形药物。

【用法用量】

推荐剂量:推荐服用索拉非尼的剂量为每次 0.4g (2×0.2g),每日 2 次,空腹或伴有低脂、中脂饮食服用。

口服,以 1 杯温开水吞服。

【治疗时间】

应持续治疗直至患者不能临床受益或出现不可耐受的毒性反应。剂量调整及特殊使用见说明书。对疑似不良反应的处理包括暂停或减少索拉非尼用量,如必需,索拉非尼的用量减为每日 1 次,每次 0.4g (2×0.2g)。

出现皮肤反应时用法用量应做相应的剂量调整,建议见表 12-1。

表 12-1　皮肤不良反应的用法、用量、剂量的调整建议

1 级：麻痹，感觉迟钝，感觉异常，麻木感，无痛肿胀，手足红斑或不适但不影响日常活动。不管任何时间出现，仍可继续使用本品，同时给予局部治疗，以便不良反应逐渐自行消除症状

2 级：伴有疼痛的手足红斑和肿胀和(或)影响日常生活的手足不适首次出现继续使用本品，同时给予局部治疗以消除症状。7d 之内如果症状没有改善，或第 2、3 次出现中断本品治疗直到毒性缓解至 0～1 级。当重新开始本品治疗时，减少至单剂量(每日 0.4g)，第 4 次出现终止本品治疗

3 级：湿性脱皮，溃疡，手足起疱、疼痛或导致患者不能工作和正常生活的严重手足不适。第 1 次出现或第 2 次出现中断本品治疗直到毒性缓解至 0～1 级。当重新开始本品治疗时，减少至单剂量(每日 0.4g)，第 3 次出现终止本品治疗

口服，以一杯温开水吞服。推荐剂量：推荐服用索拉非尼的剂量为每次 0.4g (2×0.2g)，每日 2 次，空腹或伴有低脂、中脂饮食服用。治疗时间应持续治疗直至患者不能临床受益或出现不可耐受的毒性反应

剂量调整及特殊使用说明：对疑似不良反应的处理包括暂停或减少索拉非尼用量，如必需，索拉非尼的用量减为每日 1 次，每次 0.4g (2×0.2g)

【特殊人群用药须知】

尚无儿童患者应用索拉非尼的安全性及有效性资料。老年人(65 岁以上)，性别和体重不需根据患者的年龄(65 岁以上)、性别或体重调整剂量。肝损害患者：轻度和中度肝损害患者(Child-Pugh A 和 B)无须调整剂量。尚未进行重度肝损害患者(Child-Pugh C)应用索拉非尼的研究。肾损害患者：轻度、中度或不需要透析的重度肾功能损害的患者无需调整剂量。尚未进行透析患者应用索拉非尼的研究。对于可能有肾损害危险的患者，建议对其体液平衡和电解质平衡进行监测。对皮肤毒性做相应的剂量调整。

【不良反应】

最常见的不良反应有腹泻，皮疹，脱发和手足皮肤反应［国际医学用语词典（Med-DRA）对应为手足感觉不良综合征］。

【禁忌】

对索拉非尼或药物的非活性成分有严重过敏症状的患者禁用。

【注意事项】

1. 本品必须在有使用经验的医生指导下服用　目前缺乏在晚期肝细胞癌患者中索拉非尼与介入治疗如 TACE 比较的随机对照临床研究数据，因此尚不能明确本品相对

介入治疗的优势，也不能明确对既往接受过介入治疗后患者使用索拉非尼是否有益。建议医生根据患者具体情况综合考虑，选择适宜治疗手段。

2. 妊娠　育龄妇女在治疗期间应注意避孕。应告知育龄妇女患者，药物对胎儿可能产生的危害，包括严重畸形(致畸性)，发育障碍和胎儿死亡(胚胎毒性)。孕期应避免应用索拉非尼。只有在治疗收益超过对胎儿产生的可能危害时，才能应用于妊娠妇女。在动物实验中已经发现索拉非尼有致畸性和胚胎-胎儿毒性(包括流产危险增加、发育障碍)，并且这些危害作用在明显低于临床剂量时即出现。基于索拉非尼对多种激酶抑制的机制和动物实验结果，从而推测孕妇服用索拉非尼会危害胎儿。

3. 哺乳期妇女　在索拉非尼的治疗期间应停止哺乳。

4. 皮肤毒性　手足皮肤反应和皮疹是服用索拉非尼最常见的不良反应。皮疹和手足皮肤反应通常多为 NCI CTCAE 1～2 级，且多于开始服用索拉非尼后的 6 周内出现。对皮肤毒性反应的处理包括局部用药以减轻症状，暂时性停药和(或)对索拉非尼进行剂量调整。对于皮肤毒性严重或反应持久的患

者需要永久停用索拉非尼。

5. 高血压　服用索拉非尼的患者高血压的发病率会增加。高血压多为轻至中度，多在开始服药后的早期阶段就出现，用常规的降压药物即可控制。应定期监控血压，如有需要则按照标准治疗方案进行治疗。对应用降压药物后仍严重或持续的高血压或出现高血压危象的患者需考虑永久停用索拉非尼。

6. 出血　服用索拉非尼治疗后可能增加出血机会。严重出血并不常见。一旦出血需治疗，建议考虑永久停用索拉非尼。华法林：部分同时服用索拉非尼和华法林治疗的患者偶发出血或 INR 升高。对合用华法林的患者应定期监测凝血酶原时间的改变、INR 值并注意临床出血迹象。伤口愈合并发症：服用索拉非尼对伤口愈合的影响未进行正式的研究。需要做大手术的患者建议暂停索拉非尼，手术后患者何时再应用索拉非尼的临床经验有限，因此决定患者再次服用前应先从临床考虑，确保伤口愈合。

7. 心肌缺血和（或）心肌梗死　在试验 11213 中，治疗相关的心肌缺血/心肌梗死在索拉非尼组的发生率（2.9%）高于安慰剂组（0.4%）。在试验 100554 中，治疗相关的心肌缺血/心肌梗死在索拉非尼组的发生率为 2.7%，在安慰剂组的发生率为 1.7%。不稳定的冠心病患者和近期的心肌梗死患者没有入组这两项试验。对于发生心肌缺血和（或）心肌梗死的患者应该考虑暂时或永久停用索拉非尼的治疗。

8. 胃肠道穿孔　胃肠道穿孔较为少见。在服用索拉非尼的患者中报告出现胃肠道穿孔的不足 1%。在一些病例中，胃肠道穿孔和腹腔内肿瘤无关。

9. 肝损害　没有重度肝损害患者（Child-Pugh C 级）服用索拉非尼的研究资料。由于索拉非尼主要是经肝消除，其在肝功能严重受损的患者中的暴露量会升高。

10. 对驾驶和机器操作的影响　目前尚无索拉非尼对驾驶和机器操作的影响的研究。没有证据显示索拉非尼会影响驾驶和机器操作能力。

【孕妇及哺乳期妇女用药】

1. 妊娠　尚无妊娠期妇女服用索拉非尼的足够临床资料。动物实验表明药物存在生殖毒性包括致畸性。索拉非尼和其代谢产物可通过大鼠的胎盘屏障，推测索拉非尼可抑制胎儿的血管生成。育龄妇女在治疗期间应注意避孕。如在孕期应用索拉非尼，应告知患者药物对胎儿可能产生的危害，包括严重畸形（致畸性），发育障碍和胎儿死亡（胚胎毒性）。孕期避免应用索拉非尼。只有在治疗收益超过对胎儿产生的可能危害时，才应用于妊娠妇女。

2. 育龄妇女　动物实验表明索拉非尼具有致畸性和胚胎毒性。治疗期间和治疗结束至少 2 周内应采用足够的避孕措施。

3. 哺乳　目前尚未知索拉非尼是否可进入人类乳汁。动物实验表明索拉非尼和（或）其代谢产物可进入到乳汁中。由于很多药物从乳汁中分泌，并且索拉非尼对婴儿的作用尚未研究，因此妇女在该药治疗期间应停止哺乳。

4. 生殖能力　动物实验结果表明索拉非尼可损害男性和女性的生殖能力。

【儿童用药】

尚无儿童患者应用索拉非尼的安全性和有效性资料。

【老年用药】

不需根据患者的年龄（65 岁以上）调整剂量。

【药物相互作用】

1. 多烯紫杉醇　既往研究结果显示，多烯紫杉醇（75mg/m^2 或 100mg/m^2）与索拉非尼（0.2g 或 0.4g，每日 2 次给药）联合应用时（索拉非尼在多烯紫杉醇用药时停用 3d），可导致多烯紫杉醇的 AUC 增加 36%～

80%。建议本品与多烯紫杉醇联合应用时，需谨慎。

2. CYP3A4 诱导剂　利福平与索拉非尼持续联合应用可导致索拉非尼的 AUC 平均减少 37%。其他 CYP3A4 诱导剂如贯叶连翘（或贯叶金丝桃，俗称圣约翰草）、苯妥英、卡马西平、苯巴比妥和地塞米松等可能加快索拉非尼的代谢，因而降低索拉非尼的药物浓度。

3. CYP3A4 抑制药　酮康唑是 CYP3A4 的强抑制药，健康男性志愿者使用酮康唑每日 1 次连续 7d，同时口服索拉非尼单剂量每日 50mg，索拉非尼的平均 AUC 并未改变。所以 CYP3A4 抑制药影响索拉非尼代谢的可能性很小。

4. CYP2C9 底物　华法林是 CYP2C9 的底物，通过比较服用索拉非尼和安慰剂的患者来评估索拉非尼对华法林的影响。与安慰剂组相比索拉非尼合用华法林的患者的平均 PT-INR 值并未改变。但患者合用华法林时应定期监测 INR 值。

5. CYP 同工酶选择性底物　咪达唑仑、右美沙芬和奥美拉唑分别为细胞色素 CYP3A4、CYP2D6 和 CYP2C19 的底物。索拉非尼与上述 3 种药物联合应用不会改变它们的暴露量。这表明对于这些细胞色素 P450 的同工酶，索拉非尼既不是抑制药也不是诱导剂。

6. 和其他抗肿瘤药物的相互作用　临床试验中，索拉非尼和其他常规剂量的抗肿瘤药物进行了联合应用，包括吉西他滨、奥沙利铂、阿霉素和伊立替康。索拉非尼不影响吉西他滨和奥沙利铂的药物代谢。紫杉醇（225mg/m²）及卡铂（AUC=6）伴随本品（每日 2 次，每次 0.1g、0.2g 或 0.4g）使用时（在使用紫杉醇/卡铂前后，停用本品 3d），不会对紫杉醇的药代动力学造成显著影响。索拉非尼和阿霉素联合应用时可引起患者体内阿霉素的 AUC 值增加 21%。索拉非尼和伊立替康合用对，由于伊立替康活性代谢产物 SN-38 通过 UGTIA1 酶途径进一步代谢，两者合用导致 SN-38 的 AUC 升高 67%～120%，同时伊立替康的 AUC 值升高 26%～42%。与此相关的临床意义尚未知。多烯紫杉醇（75mg/m² 或 100mg/m²，每 21d 1 次）与索拉非尼（在 21d 的治疗周期中，从第 2～19 天，0.2g 或 0.4g 每日 2 次给药），联合应用时（索拉非尼在多烯紫杉醇用药时停用 3d），可导致多烯紫杉醇的 AUC 增加 36%～80%，C_{max} 提高 16%～32%。

建议本品与多烯紫杉醇联合应用时，需谨慎。

【药物过量】

尚无索拉非尼服用过量的特殊治疗措施。索拉非尼的最高剂量为每次 0.8g，每日 2 次，在此剂量下所观察到的主要不良反应为腹泻和皮肤不良反应。如怀疑服用过量，则应停药并对患者进行相应的支持治疗。

【临床试验】

在以下 4 个临床试验中进行了索拉非尼治疗晚期肾细胞癌的安全性及有效性研究：试验 11213 是一项Ⅲ期、国际多中心、随机、双盲、安慰剂对照研究，包括了 903 名至少接受过一次化疗或免疫治疗的不能手术或转移性肾癌患者。主要研究终点是总生存期（OS）和无进展生存期（PFS），次要研究终点是肿瘤反应率（RR）。患者被随机分为两组，试验组索拉非尼 0.4g，每日 2 次（n=451），对照组给予安慰剂（n=452）。两组的基线人口统计学特征是均衡的。接近一半的患者 ECOG* 评分为 0，另一半的患者为 MSKCC** 低预后组（*ECOG：东部肿瘤协作组；**MSKCC：纽约斯隆·凯特琳纪念癌症中心）。

【制剂规格】

片剂：60 片/盒，铝箔包装。0.2g。

二、肝胆胰肿瘤伴非霍奇金淋巴瘤（NHL）、转移性乳腺癌可选用的单克隆抗体

利妥昔单抗（美罗华）：该药是全球第一个被批准用于临床治疗非霍奇金淋巴瘤（NHL）的单克隆抗体。经中国食品药品监督管理局（SFDA）批准，美罗华可用于：联合 CHOP 方案 8 个疗程治疗侵袭性（弥漫大 B 细胞）淋巴瘤联合 CVP 方案 8 个疗程一线治疗惰性（滤泡性）淋巴瘤治疗复发或化疗耐药的惰性 B 细胞性非霍奇金淋巴瘤。

【作用机制】

利妥昔单抗（美罗华）为一种单克隆抗体，该抗体与 CD20 抗原特异性结合。该抗原在 95% 以上的 B 淋巴细胞型的非霍奇金淋巴瘤中表达。美罗华在与抗体结合后，CD20 不被内在化或从细胞膜上脱落，也不以游离抗原形式在血浆中循环，不会与抗体竞争性结合。利妥昔单抗与 B 淋巴细胞上的 CD20 结合，从而引起 B 细胞溶解。细胞溶解的可能机制包括补体依赖性细胞毒性（CDC）和抗体依赖性细胞的细胞毒性（ADCC）。此外，体外研究证明，利妥昔单抗可使药物抵抗性的人体淋巴细胞对一些化疗药的细胞毒性敏感。

【作用特点】

大约 90% 的非霍奇金淋巴瘤是由不正常的 B 细胞引起的。传统的非霍奇金淋巴瘤治疗方式除了破坏肿瘤细胞，还会损伤身体中的健康组织，而美罗华只特异性针对 B 细胞：美罗华与正常的和恶性的 B 细胞表面粘合，通过这种粘合，来帮助人体的免疫系统识别并杀死癌细胞：正常的 B 细胞取代被杀死的癌细胞，于是免疫系统重新注入了健康的细胞。

【适应证与应用】

本品适用于：复发或耐药的滤泡性中央型淋巴瘤（国际工作分类 B、C 和 D 亚型的 B 细胞非霍奇金淋巴瘤）的治疗。先前未经治疗的 CD20 阳性Ⅲ～Ⅳ期滤泡性非霍奇金淋巴瘤，患者应与标准 CVP 化疗（环磷酰胺、长春新碱和泼尼松）8 个周期联合治疗。CD20 阳性弥漫大 B 细胞性非霍奇金淋巴瘤（DLBCL）应与标准 CHOP 化疗（环磷酰胺、阿霉素、长春新碱、泼尼松）8 个周期联合治疗。国内临床用于复发或化疗抵抗性 B 淋巴细胞型的非霍奇金淋巴瘤的患者。用法用量：成人作为成年患者的单一治疗药，推荐剂量为每平方米体表面积 375 mg，静脉给入，每周 1 次，共 4 次，并适合门诊用药。滴注本药 60min 前可给予镇痛药（如醋氨酚）和抗过敏药（如盐酸苯海拉明）。输注美罗华时用美罗华 500mg 加入生理盐水 500ml 中稀释，配制的浓度为 1mg/ml，推荐首次滴入速度为 50mg/h，随后可每 30 分钟增加 50mg/h，最大可达 400mg/h。如果发生过敏反应或与输液有关的反应，应暂时减慢或停止输入。如患者的症状改善，则可将输入速度提高一半。随后的输入速度开始可为 100mg/h，每 30 分钟增加 100mg/h，最大可达到 400mg/h。配制好的输注液不应静脉推注或快速滴注。每次滴注利妥昔单抗前应预先使用镇痛药（如对乙酰氨基酚）和抗组胺药（如苯海拉明）（开始滴注前 30～60min）。本品还适用于转移性乳腺癌：对于 HER2 过度表达的转移性乳腺癌：作为单一药物治疗已接受过 1 个或多个化疗方案的转移性乳腺癌；与紫杉醇或者多西他赛联合，用于未接受化疗的转移性乳腺癌患者。乳腺癌辅助治疗：本品单药适用于接受了手术、含蒽环类抗生素辅助化疗和放疗（如果适用）后的 HER2 过度表达乳腺癌的辅助治疗。

【用法用量】

请按输液准备的要求对复溶后药品进行充分稀释后使用。请勿静脉推注或静脉快速注射。转移性乳腺癌初次负荷剂量：建议本

品的初次负荷量为 4mg/kg。静脉输注90min 以上。应观察患者是否出现发热、寒战或其他输注相关症状(见不良反应)。停止输注可控制这些症状,待症状消失后可继续输注。维持剂量:建议本品每周用量为2mg/kg。如初次负荷量可耐受,则此剂量可静脉输注 30min。维持治疗直至疾病进展。乳腺癌辅助治疗:在完成所有化疗后开始曲妥珠单抗治疗。曲妥珠单抗的给药方案为:8mg/kg 初始负荷量后接着每 3 周 6mg/kg维持量,静脉滴注约 90min。共使用 17 剂(疗程 52 周)。

1. 用药注意　在乳腺癌的辅助治疗或转移性乳腺癌的治疗中如出现输注反应时,应及时注意剂量调整。

(1)对发生轻至中度输注反应患者应降低输注速率:对呼吸困难或临床明显低血压患者应中断输注。

(2)对发生严重和危及生命的输注反应患者:强烈建议永久停止曲妥珠单抗的输注。

(3)心肌病患者使用曲妥珠单抗开始治疗前,应进行左心室射血分数(LVEF)的检测,治疗期间也须经常密切监测 LVEF。出现下列情况时,应停止曲妥珠单抗治疗至少4 周,并每 4 周检测 1 次 LVEF。包括 LVEF较治疗前绝对数值下降≥16%;LVEF 低于该检测中心正常范围并且 LVEF 较治疗前绝对数值下降≥10%;4~8 周内 LVEF 回升至正常范围或 LVEF 较治疗前绝对数值下降≤15%,可恢复使用曲妥珠单抗;LVEF 持续下降(>8 周),或者 3 次以上因心肌病而停止曲妥珠单抗治疗,应永久停止使用曲妥珠单抗。

(4)减量使用:临床试验中未减量使用过曲妥珠单抗。在可逆的化疗导致的骨髓抑制过程中患者仍可继续使用本品,是否减少或持续使用化疗药剂量需特别指导。请勿静脉推注或静脉快速注射,药物使用及处理指导见输液准备。

2. 输液准备与溶液配制　应采用正确的无菌操作。每瓶注射用曲妥珠单抗应由同时配送的稀释液稀释,配好的溶液可多次使用,曲妥珠单抗的浓度为 21mg/ml,pH 约6.0。配制成的溶液为无色至淡黄色的透明液体。溶液注射前应目测有无颗粒产生和变色点。配制好的溶液超过 28d 应丢弃。注射用水(非同时配送)也可以用于单剂量输液准备。其他液体不能用于配制溶液。应避免使用配送的稀释液之外的溶剂,除非有禁忌证。对苯甲醇过敏的患者,曲妥珠单抗必须使用无菌注射用水配制。

根据曲妥珠单抗初次负荷量 4mg/kg 或维持量 2mg/kg 计算所需溶液的体积:

所需溶液的体积＝体重(kg)×剂量(4mg/kg 负荷量或 2mg/kg 维持量)

21(mg/ml,配制好溶液的浓度)

根据曲妥珠单抗初次负荷量 8mg/kg 或之后的每 3 周 6mg/kg 计算所需溶液的体积:

所需溶液的体积＝体重(kg)×剂量(8mg/kg 负荷量或 6mg/kg 维持量)

21(mg/ml,配制好溶液的浓度)

所需的溶液量从小瓶中吸出后加入250ml 0.9%氯化钠输液袋中,不可使用 5%的葡萄糖液(见配伍禁忌)。输液袋轻轻翻转混匀,防止气泡产生。所有肠外用药均应在使用前肉眼观察有无颗粒产生或变色。一支输注液配好即应马上使用。如果在无菌条件下稀释的,可在 2~8℃冰箱中保存 24h。

3. 配伍禁忌　使用聚氯乙烯、聚乙烯或者聚丙烯袋未观察到本品失效。不能使用5%的葡萄糖溶液,因其可使蛋白聚集。本品不可与其他药混合或稀释。

4. 其他　如果所使用的治疗方案不包括皮质激素,那么还应该预先使用皮质激素。每名患者均应被严密监护,监测是否发生细胞因子释放综合征。对出现严重反应的患者,特别是有严重呼吸困难、支气管痉挛和低氧血症的患者应立即停止滴注。还应该评估患者是否出现肿瘤溶解综合征,如可以进行适当的实验室检查。预先存在肺功能不全或肿瘤肺浸润的患者必须进行胸部 X 线检查。所有的症状消失和实验室检查恢复正常后才能继续滴注,此时滴注速度不能超过原滴注速度的一半。如再次发生相同的严重不良反应,应考虑停药。利妥昔单抗绝不能未稀释就静脉滴注,制备好的注射液也不能用于静脉推注。新版美罗华滤泡性非霍奇金淋巴瘤成年患者利妥昔单抗单药治疗的推荐剂量为 $375mg/m^2$ 体表面积,每周静脉滴注 1 次,在 22d 内使用 4 次。

【临床疗效】

本品已经成为过去 20 年里治疗侵袭性非霍奇金淋巴瘤的重要药物,全面提高患者总生存率,仅伴随极小的毒副作用。3 年总生存率:62%;5 年总生存率 58%;治疗惰性非霍奇金淋巴瘤,一项 6 年患者随访数据显示,55% 的患者在 4～7 年仍持续缓解。患者总缓解率为 100%(63% 完全缓解,37% 部分缓解)。治疗晚期惰性非霍奇金淋巴瘤,在各亚组中所有研究终点 R-CVP 组均显著优于 CVP 组:治疗失败时间(27 个月 *vs* 7 个月),到疾病进展时间(32 个月 *vs* 15 个月),总缓解率(81% *vs* 57%),完全缓解率(41% *vs* 10%)。

【用药禁忌】

禁用于已知对曲妥珠单抗过敏或者对任何本品其他组分过敏的患者。

【注意事项】

心肌病:曲妥珠单抗可引起左心室功能不全、心律失常、高血压、症状性心力衰竭、心肌病和心源性死亡,也可引起症状性左心室射血分数(LVEF)降低。同未接受曲妥珠单抗的患者相比,接受曲妥珠单抗单药或联合用药的患者的症状性心功能不全发生率要高出 4～6 倍。曲妥珠单抗与蒽环类抗生素联用时症状性心功能不全绝对发生率最高。

LVEF 相对治疗前绝对降低≥16% 或者 LVEF 低于当地医疗机构的该参数正常值范围且相对治疗前绝对降低≥10% 时,应停止曲妥珠单抗治疗(见用法用量)。没有对发生曲妥珠单抗诱导的左心宝功能不全的患者持续使用或停药后恢复曲妥珠单抗治疗的安全性进行研究。

心功能监测:给予首剂曲妥珠单抗之前,应充分评估患者心功能,包括病史、体格检查及通过超声心动图或 MUGA(放射性心血管造影)扫描检查测定 LVEF 值。在临床试验中,按下述时间安排进行心功能监测:开始曲妥珠单抗治疗前测量;LVEF 基线值;曲妥珠单抗治疗期间每 3 个月进行一次 LVEF 测量,且在治疗结束时进行一次;曲妥珠单抗治疗结束后至少 2 年内每 6 个月进行一次 LVEF 测量;曲妥珠单抗因严重左心室功能不全停药后,每 4 周进行一次 LVFF 测量(见用法用量)。

有研究提示,16%(136/844)的患者由于心功能不全或严重的 LVEF(左心室射血分数)下降的临床证据而中断曲妥珠单抗治疗。还有研究提示,有 2.6%(44/1678 例)的患者因心脏毒性停止使用曲妥珠单抗。有 32 名接受辅助化疗出现 CHF 的患者中,1 名患者死于心肌病,所有其他患者在后来的随访中接受了心脏药物治疗。生存患者继续药物治疗,约半数在末次随访时 LVEF 恢复正常(定义为≥50%)。曲妥珠单抗诱导的左心室功能不全的患者继续或恢复曲妥珠单抗治疗的安全性还未被研究。

【不良反应】

曲妥珠单抗最常见的不良反应是:发热、恶心、呕吐、输注反应、腹泻、感染、咳嗽加重、头痛、乏力、呼吸困难、皮疹、中性粒细胞减少症、贫血和肌痛。需要中断或停止曲妥珠单抗治疗的不良反应包括:充血性心力衰竭、左心室功能明显下降、严重的输注反应和肺毒性。曲妥珠单抗用于胃癌治疗中,最常见的不良反应（＞10％），即与化疗组相比曲妥珠单抗组增加大于5％的不良反应是：中性粒细胞减少症、腹泻、乏力、贫血、口腔炎、体重减轻、上呼吸道感染、发热、血小板减少症、黏膜炎症、鼻咽炎和味觉障碍。除了疾病进展外，最常见的导致停止治疗的不良反应是感染、腹泻和发热性中性粒细胞减少症。

本部分采用下列发生率分类：极常见（≥1/10），常见（≥1/100）。

【特殊用药人群注意事项】

孕妇及哺乳期妇女用药：致畸作用 D 级。①孕妇，妊娠期间应避免使用曲妥珠单抗，只有在对母体的潜在获益远大于对胎儿的潜在危险时才可使用曲妥珠单抗治疗。曲妥珠单抗上市后，报道了妊娠妇女使用曲妥珠单抗单药或联合化疗治疗时发生羊水过少。这些妇女患者中，有一半患者停用曲妥球单抗后羊水指数升高。有1例患者在羊水指数改善后恢复曲妥珠单抗治疗时，羊水过少复发。对于妊娠期间使用曲妥珠单抗治疗的妇女，应监测是否发生羊水过少。如果发生羊水过少，则应在合适的孕龄按照社区卫生标准进行胎儿试验。静脉补液有助于改善其他化疗药物治疗后发生的羊水过少，但静脉补液对曲妥珠单抗治疗时发生羊水过少的疗效尚不肯定。生殖研究在 Cynomolgus 猴子中进行，当剂量给至人每周维持剂量（2mg/kg）的25倍时，未见对胎儿有害。然而，HER2蛋白在很多胚胎组织包括心脏和神经组织中高表达；在缺乏 HER2 的妊娠小鼠中发生妊娠早期胚胎死亡。在猴子中，妊娠早期（孕龄 20～50d）和晚期（孕龄120～150d）观察到曲妥珠单抗胎盘转移。目前还不知道孕妇使用曲妥珠单抗治疗是否对生育能力或者对胎儿有损害。动物生殖研究结果显示没有证据表明曲妥珠单抗对生殖能力或者胎儿有损害。②哺乳期妇女，尚不清楚曲妥珠单抗是否能分泌到人乳汁中，但人 IgG 可分泌到人乳汁中。已发表的相关

资料表明：乳汁中的抗体不能大量进入到新生儿或胎儿体循环中。对哺乳期短尾猴给予12.5倍人类周剂量（2mg/kg）的曲妥珠单抗后，母短尾猴乳汁曲妥珠单抗阳性。血清曲妥珠单抗阳性的猴仔在出生后3个月内的生长发育过程中没有发生任何不良反应；但是，动物乳汁中曲妥珠单抗水平并不能准确反映人乳汁中的曲妥珠单抗水平。由于许多药物能分泌到人乳汁且曲妥珠单抗有可能导致哺乳期婴儿发生严重不良反应，因此，应根据曲妥珠单抗的半衰期和对母体的重要性两方面来决定是否停止哺乳或停止曲妥珠单抗治疗。③致癌作用、突变、对生育的损害，未检测曲妥珠单抗的致癌潜能。在标准 Ames 细菌和人外周血淋巴细胞致突变试验中，曲妥珠单抗浓度达到 $5000\mu g/ml$ 时，未观察到致突变反应。在体内微核试验中，快速静脉注射达到118mg/kg 的曲妥珠单抗后，未有观察到小鼠骨髓细胞染色体损害的证据。生育研究在雌性猕猴体内完成，曲妥珠单抗每周给药剂量高达人类维持剂量 2mg/kg 的25倍，未发现生育受损。曲妥珠单抗对男性生育能力的影响未进行研究。④儿童用药，小于18岁患儿使用本药的安全性和疗效尚未确立。⑤老人用药，有老年患者244例及转移性乳腺癌患者133例在接受了转移性乳腺癌治疗或辅助治疗中，老年患者心功能不全发生的危险性均高于年轻患者。由于曲妥珠单抗作为乳腺癌辅助治疗的3项临床研究的设计不同和数据收集的局限性，除心功能不全外，不能判断老年患者中曲妥珠单抗的毒性是否不同于年轻患者。已报道的临床经验也不能充分地说明，在转移性乳腺癌治疗和乳腺癌辅助治疗中，老年患者曲妥珠单抗的疗效改善（总缓解率，疾病进展时间，总生存期，无疾病生存期）是否不同于所观察的年龄小于65岁的患者。

【药物相互作用】

在临床研究中，曲妥珠单抗与紫杉醇联

用时,曲妥珠单抗血清浓度相对基线升高1.5倍。在药物相互作用研究中,与曲妥珠单抗联用时,多西紫杉醇和紫杉醇的药代动力学没有发生改变。

【制剂规格】

利妥昔单抗注射液:100mg × 1 瓶、500mg×1 瓶。注册证号:BS20000002 制造商:上海罗氏。保质期:3 年。

三、肝胆胰腺肿瘤转移性直肠癌/结肠癌用人源化单克隆抗体

(一)曲妥珠单抗(赫赛汀、群司珠单抗)

本品是抗 HER2 的单克隆抗体,它通过将自己附着在 HER2 上来阻止人体表皮生长因子在 HER2 上的附着,从而阻断癌细胞的生长,赫赛汀还可以刺激身体自身的免疫细胞去摧毁癌细胞。本药每瓶含浓缩曲妥珠单抗粉末 440mg,为白色至淡黄色冻干粉剂,配制成溶液后可供静脉输注。溶解后曲妥珠单抗的浓度为 21mg/ml。

【药理作用】

曲妥珠单抗是一种重组 DNA 衍生的人源化单克隆抗体,选择性地作用于人表皮生长因子受体-2(HER2)的细胞外部位。此抗体属 IgG 1 型,含人的框架区,以及能与HER2 结合的鼠抗-p185 HER2 抗体的互补决定区。人源化的抗 HER2 抗体是由悬养于无菌培养基中的哺乳动物细胞(中国仓鼠卵巢细胞 CHO)产生的,用亲和色谱法和离子交换法纯化,包括特殊的病毒灭活的去除程序。HER2 原癌基因或 C-erbB2 编码一个单一的受体样跨膜蛋白,分子量 185kDa,其结构上与表皮生长因子受体相关。在原发性乳腺癌患者中观察到有 25% ~ 30% 的患者HER2 过度表达。HER2 基因扩增的结果是这些肿瘤细胞表面 HER2 蛋白表达增加,导致 HER2 受体活化。有研究发明,HER2 过度表达的肿瘤患者较无过度表达的无病生存期短。HER2 的过度表达可通过以下方法诊断:对肿瘤组织块以免疫组化为基础的评价法,组织或血浆样品的 ELISA 法或荧光原位杂交法(FISH)。曲妥珠单抗是抗体依赖的细胞介导的细胞毒反应(ADCC)的潜在介质。在体外研究中,曲妥珠单抗介导的 AD-CC 被证明在 HER2 过度表达的癌细胞中比HER2 非过度表达的癌细胞中更优先产生。

【药动学】

药物清除对转移性乳腺癌的研究表明,短时间静脉输入 10mg,50mg,100mg,250mg 和 500mg 曲妥珠单抗每周 1 次的药代动力学呈剂量依赖性。随剂量水平的提高,平均半衰期延长,消除率下降。在临床试验中,使用了曲妥珠单抗 4mg/kg 的首次负荷量和 2mg/kg 每周维持量,观察到其平均半衰期为 5.8d(1~32d),在 16~32 周,曲妥珠单抗的血浆浓度达到稳定状态,平均谷浓度约为 75 μg/ml。特殊临床情况下的药物动力学患者特性(如年龄、血浆肌酐浓度)对曲妥珠单抗分布的影响也进行了评价。数据显示,曲妥珠单抗的体内分布在不同亚群患者中均无变化。

【适应证】

临床试用于肝、胆、胰腺癌转移 HER2过度表达阳性的乳腺癌。

【用法用量】

静脉滴注:起始剂量 4mg/kg,每周 1次,缓慢滴注 90min 以上。维持剂量2mg/kg。连续 4~8 周为 1 个疗程。用药前用注射氯化钠生理盐水稀释。

【制剂规格】

注射剂:440mg×1 瓶。

(二)西妥昔单抗(爱必妥)

【药理作用】

①本品可与表达于正常细胞和多种癌细胞表面的 EGF 受体特异性结合,并竞争性阻断 EGF 和其他配体,如 α 转化生长因子(EGF-α)的结合。②本品是针对 EGF 受体的 IgG1 单克隆抗体,两者特异性结合后,通

过对与 EGF 受体结合的酪氨酸激酶(TK)的抑制作用,阻断细胞内信号转导途径,从而抑制癌细胞的增殖,诱导癌细胞的凋亡,减少基质金属蛋白酶和血管内皮生长因子的产生。③本品单剂治疗或与化疗、放疗联合治疗时的药动学呈非线性特征。当剂量从 $20mg/m^2$ 增加到 $400mg/m^2$ 时,药时曲线下面积(AUC)的增加程度超过剂量的增长倍数。当剂量从 $20mg/m^2$ 增加到 $200mg/m^2$ 时,清除率(CI)从 $0.08L/(m^2 \cdot h)$ 下降至 $0.02L/(m^2 \cdot h)$,当剂量$>200mg/m^2$ 时,CI 不变。表观分布容积(Vd)与剂量无关,接近 $2\sim3$ L/m^2。④本品 $400mg/m^2$ 滴注 2h 后,平均最大血药浓度(C_{max})为 $184\mu g/ml$($92\sim327\mu g/ml$),平均消除半衰期 $t_{1/2}$ 为 97h($41\sim213h$)。按 $250mg/m^2$ 滴注 1h 后,平均 C_{max} 为 $140\mu g/ml$($120\sim170\mu g/ml$)。在推荐剂量下(初始 $400mg/m^2$,以后 1 周 $250mg/m^2$)到第 3 周时,本品达到稳态血药浓度,峰值、谷值波动范围分别为 $168\sim235$ 和 $41\sim85\mu g/ml$。平均 $t_{1/2}$ 为 114h($75\sim188h$)。

【药动学】

①临床试验中,对西妥昔单抗单药治疗及其与化疗药物或放疗联合治疗的药代动力学特性都进行了研究。当静脉滴注剂量为 $5\sim500mg/(m^2 \cdot 周)$时,本品表现出剂量依赖的药代动力学特性。②当本品的初始剂量为 $400mg/m^2$ 体表面积时,平均分布容积大致为血容量($2.9L/m^2$,平均 $1.5\sim6.2L/m^2$)相同,平均 C_{max}(±标准偏差)为 $185\pm55\mu g/ml$,平均清除率为 $0.022L/(h \cdot m^2)$。本品在靶剂量时具有较长的清除半衰期,为 $70\sim100h$。③本品的血清浓度在单药治疗 3 周后达到稳态水平。第 3 周时平均峰浓度为 155.8 $\mu g/ml$,第 8 周时为 1516 $\mu g/ml$,相应的平均谷浓度为 41.3 $\mu g/ml$ 和 55.4 $\mu g/ml$。本品与伊立替康联合用药,第 12 周时平均谷浓度为 50.0 $\mu g/ml$,第 36 周时平均谷浓度为 49.4 $\mu g/ml$。④抗体的代谢可能受多种途径的影响,这些途径可以将抗体降解为小分子,如短肽和氨基酸等。⑤特殊人群的药代动力学。对目前所有临床试验进行综合分析发现,西妥昔单抗的药代动力学性质不会受到种族、年龄、性别、肝肾状况的影响。到目前为止,仅对肝肾功能正常的患者,血清肌酐≤正常值上限的 1.5 倍,转氨酶小于等于正常值上限的 5 倍,胆红素小于等于(smaller than or equal to)正常值上限的 1.5 倍进行过本品的相关研究。

【适应证】

肝胆胰肿瘤,包括本品单用或与伊立替康(irinotecan)联用于表皮生长因子(EGF)受体过度表达的,对以伊立替康为基础的化疗方案耐药的转移性直肠癌的治疗。

【用法用量】

①建议在经验丰富的实验室按照验证后的方法检测 EGFR;西妥昔单抗必须在有使用抗癌药物经验的医师指导下使用。在用药过程中及用药结束后 1h 内,必须密切监察患者的状况,并必须配备复苏设备。②首次滴注本品之前,患者必须接受抗组胺药物治疗,建议在随后每次使用本品之前都对患者进行这种治疗。③本品每周给药 1 次。初始剂量为 $400mg/m^2$ 体表面积,其后每周 $250mg/m^2$ 体表面积。④初次给药时,建议滴注时间为 120min,随后每周给药的滴注时间为 60min,最大滴注速率不得超过 5ml/min。

【禁忌】

已知对西妥昔单抗有严重超敏反应(2 级域 4 级)的患者禁用本品;伊立替康的有关禁忌,请参阅其使用说明书。注意避光。轻至中度皮肤毒性反应无须调整剂量,发生重度皮肤毒性反应者,应酌情减量;因本品能透过胎盘屏障,可能会损害胎儿或影响妇女的生育能力,故孕妇及未采取避孕措施的育龄妇女慎用。因本品可通过乳汁分泌,故哺乳期妇女慎用。在本品对儿童患者的安全性尚未得到确认前,儿童禁用;严重的输液反应发生率为 2%,致死率低于 0.1%。其中 90% 发生于第 1 次使用时,以突发性气道梗阻、荨麻疹和低血压为特征。因部分输液反应发生于后续用药阶段,故应在医生监护下用药。发生轻至中度输液反应时,可减慢输液速度或服用抗组胺药物,若发生严重的输液反应需立即停止输液,静脉注射肾上腺素、糖皮质激素、抗组胺药物并给予支气管扩张药及输氧等治疗部分患者应禁止再次使用本品;在使用本品期间如发生急性发作的肺部症状,应立即停用,查明原因,若确系肺间质疾病,则禁用并进行相应的治疗。

【注意事项】

①西妥昔单抗:可通过输液泵,重力滴注或注射器泵给药,必须使用单独的输液管。滴注快结束时必须使用 0.9% 的无菌氯化钠溶液冲洗输液管;本品在给药期间必须使用 0.2μm 或 0.22μm 微孔径过滤器进行过滤;本品可与以下物品配伍:聚乙烯、乙烯基乙酸乙酯或聚氯乙烯塑料袋;聚乙烯、乙烯基乙酸乙酯、聚氯乙烯、聚丁二烯或聚氨基甲酸酯输注装置;聚醚砜、聚酰胺或聚砜串联过滤器;准备输液过程中必须确保无菌操作;参阅说明书。②孕妇及哺乳期妇女用药:强烈建议孕妇仅在其可能获得利益大于对胎儿的潜在风险时才能接受本品的治疗,哺乳期妇女在使用本品治疗期间和最后 1 次用药后 1 个月内不要哺乳。③儿童用药:尚无儿童患者使用西妥昔单抗的安全性和有效性数据。④老年人用药:75 岁以上患者的用药经验有限。

【药物相互作用】

①伊立替康不会影响西妥昔单抗的安全性,反之亦然。一项正式的药物相互作用研究显示,单剂量(250mg/m² 体表面积)伊立替康不会影响本品的药代动力学性质。同样,本品也不会影响伊立替康的药代动力学性质。②尚未进行本品与其他药物相互作用

的人体研究。

【不良反应】

①西妥昔单抗的安全性不会受到伊立替康的影响,反之亦然。与伊立替康合用时,本品的其他一些不良反应为已知的伊立替康的不良反应(包括腹泻 72%、恶心 55%、呕吐 41%,黏膜炎如口腔炎等 26%,发热 3.0%,白细胞减少症 25% 和脱发 22%)。因此,请同时参阅伊立替康的使用说明书。②临床上未观察到本品的性别差异。③免疫系统紊乱:常见(>1/100,1/100,1/10)。有报道 25% 的终末期结直肠癌患者发生呼吸困难。④老年患者、体能状况低下者或伴有肺部疾病的患者中,呼吸困难的发生率较高,有时症状严重(见【注意事项】)。⑤皮肤及皮下组织紊乱:易见(>1/10)。80% 以上的患者可能发生皮肤反应,其中约 15% 症状严重。主要症状为粉刺样皮疹,其次为指甲病(如甲床炎)。这些不良反应大多在治疗的第 1 周内出现。通常中断治疗后上述症状可以自行消退,并无后遗症。随后可以按照推荐的调整剂量继续进行治疗(见【注意事项】)。⑥按照 NCI-CTC,2 级皮肤反应为 50% 的体表出现皮疹,3 级为 ≥50% 的体表出现皮疹。⑦代谢及营养紊乱,有低血镁症的报道。

【制剂规格】

本品每 50ml 溶液含活性成分西妥昔单抗 100mg。其他成分包括磷酸二氢钠 20mg;磷酸氢二钠 66mg;氯化钠 424mg;注射用水加至 50ml;100mg/20ml。

(三)贝伐单抗(阿瓦斯汀,Bevacizumab,Avastin)

本品是重组的人源化单克隆抗体。2004 年 2 月 26 日获得 FDA 的批准,是美国第一个获得批准上市的抑制肿瘤血管生成的药。通过体内、体外检测系统证实 IgG1 抗体能与人血管内皮生长因子(VEGF)结合并阻断其生物活性。而阿瓦斯汀包含了人源抗体的结构区和可结合 VEGF 的鼠源单抗的互补

决定区。阿瓦斯汀是通过中国仓鼠卵巢细胞表达系统生产的，分子量约为 149 000Da。阿瓦斯汀为无色透明、浅乳白色或灰棕色、pH 为 6.2 的无菌液体。阿瓦斯汀有 100mg 和 400mg 两种规格，对应的体积为 4ml 和 16ml(25mg/ml)，不含防腐剂。

【临床药理学与作用机制】

Bevacizumab(商品名 Avastin)是一种重组的人类单克隆 IgG1 抗体，通过抑制人类血管内皮生长因子的生物学活性而起作用。也就是说阿瓦斯汀可结合 VEGF 并防止其与内皮细胞表面的受体(Flt-1 和 KDR)结合。在体外血管生成模型上，VEGF 与其相应的受体结合可导致内皮细胞增殖和新生血管形成。在接种了结肠癌的裸(无胸腺)鼠模型上，使用阿瓦斯汀可减少微血管生成并抑制转移病灶进展。

【药动学】

阿瓦斯汀的药动学曲线只检测其血清总浓度(即不区分游离的阿瓦斯汀和结合到 VEGF 配体上的阿瓦斯汀)。基于一定人群的药动学分析:491 名患者接受 1~20mg/kg 阿瓦斯汀，每周 1 次，每 2 周 1 次，或每 3 周 1 次，估计阿瓦斯汀的半衰期约为 20d(范围在 11~50d)。达到稳态的时间预计为 100d。采用剂量为 10mg/kg，每 2 周 1 次的阿瓦斯汀治疗时，其血清蓄积率为 2.8。阿瓦斯汀的血清清除与患者的体重、性别和肿瘤负荷的不同而有所不同。通过体重校正后，男性较女性有较高的清除率(0.262L/d *vs* 0.207L/d,)和较大的清除体积(3.25L *vs* 2.66L)。肿瘤负荷大的(大于或等于肿瘤体表面积中位值)患者较肿瘤负荷小的(小于肿瘤体表面积中位值)患者有较高的清除率(0.249L/d *vs* 0.199L/d)。在一项 813 名患者参加的临床随机实验研究中，没有证据证明，在应用阿瓦斯汀时，相对于女性和肿瘤负荷小的患者，男性或肿瘤负荷大的患者的疗效差。临床疗效与阿瓦斯汀暴露量之间的关系目前还没有定论。

【特殊人群】

人口统计分析数据提示:无须因为患者的年龄或性别做剂量调整。肾功能受损患者:目前还没有阿瓦斯汀在肾损害患者中的药动学研究。肝功能不全患者:目前还没有阿瓦斯汀在肝功能不全患者中的药动学研究。

【临床研究】

有两个随机的临床研究用于评价阿瓦斯汀联合以 5-FU 为基础的化疗在治疗转移性结直肠癌的疗效和安全性。阿瓦斯汀联合 IFL 方案静脉推注。研究 1 是一个双盲、随机的临床研究，用于评价阿瓦斯汀作为转移性结直肠癌的一线治疗。患者随机分配到 3 个级:第 1 组为 IFL 静脉推注＋安慰剂(伊利替康 125mg/m² 静脉推注，氟尿嘧啶 500mg/m² 静脉推注，四氢叶酸钙 20 mg/m² 静脉推注，每周 1 次，连用 4 周，6 周为 1 个周期);第 2 组为 IFL 静脉推注＋阿瓦斯汀(5 mg/kg 每 2 周 1 次);第 3 组为 5-FU/LV＋阿瓦斯汀(5 mg/kg 每 2 周 1 次)。

预先决定，当 IFL 静脉推注＋阿瓦斯汀方案的毒性被评价为可以接受时，第 3 组的入组即中止 813 名患者被随机分配到第 1 组和第 2 组，中位年龄是 60 岁，40％为女性，79％是高加索人，57％的患者 ECOG 评分为 0 分，21％原发于直肠，28％接受过辅助化疗，56％患者的主要病变部位位于腹外，38％的患者主要病变部位在肝。各研究组之间患者的各项特性基本是相似的。

两个主要实验组还根据其年龄、性别、人种、ECOG 评分、原发肿瘤的部位，是否接受过辅助治疗，转移的部位及肿瘤负荷的大小分成不同的亚组，评价其接受阿瓦斯汀治疗的临床受益率。

在第 3 组的 110 名患者，中位生存期是 18.3 个月，中位无进展生存期是 8.8 个月，总有效率是 39％，中位缓解时间是 8.5 个月。

阿瓦斯汀与 5-FU/LV 联合研究 2 研究 1 是一个随机的临床研究，评价阿瓦斯汀与 5-FU/LV 联合作为转移性结直肠癌的一线治疗方案。患者被随机分配到 3 个组，第 1 组为接受单纯 5-FU/LV 方案治疗（氟尿嘧啶 500 mg/m²，四氢叶酸钙 500 mg/m²，每周 1 次，连用 6 周，8 周为 1 个周期）；第 2 组为 5-FU/LV 化疗 + 阿瓦斯汀 5 mg/kg，每 2 周 1 次）；第 3 组为 5-FU/LV 化疗 + 阿瓦斯汀 10mg/kg，每 2 周 1 次；患者接受治疗直到病情进展。首要的研究终点是有效率和无进展生存期。

接受 5-FU/LV + 阿瓦斯汀 5 mg/kg 治疗组在无进展生存期方面显著好于未接受阿瓦斯汀治疗组。然而，在总生存期和总有效率方面，两组之间无显著差异。而接受 5-FU/LV + 阿瓦斯汀 10mg/kg 治疗组在疗效方面与未接受阿瓦斯汀治疗组没有显著性差异。

【单药治疗】

目前，还没有阿瓦斯汀单药治疗结直肠癌的疗效结果。然而，有一项正在进行的随机研究，往接受以氟尿嘧啶 + 伊利替康为基础的化疗仍进展的转移性结直肠癌患者，给予单药阿瓦斯汀治疗，但此研究因单药阿瓦斯汀治疗的疗效和生存期方面比接受以氟尿嘧啶 + 四氢叶酸钙 + 奥沙利铂的 FOLFOX 方案差而被中止。

【制剂规格】

阿瓦斯汀有 100mg 和 400mg 两种规格，对应的体积为 4ml 和 16ml（25mg/ml），不含防腐剂。

四、酪氨酸激酶抑制药

吉非替尼（易瑞沙，Iressa，Gefitinib）

【作用机制】

竞争 EGFR-TK 催化区域上 Mg-ATP 结合位点，阻断其信号传递；抑制有丝分裂原活化蛋白激酶的活化，促进细胞凋亡；抑制肿瘤血管生成。Iressa 已于 2002 年 7 月 5 日经日本厚生省批准用于治疗晚期 NSCLC，2003 年 5 月 5 日被 FDA 批准作为 NSCLC 的三线治疗药物，其推荐剂量为 250mg，口服，每日 1 次。值得提出的是，FDA 这一决定是在 Iressa 刚完成Ⅰ期临床试验，Ⅲ期临床试验尚未完成的情况下批准的。2003 年中国抗癌协会肺癌专业委员会对不能手术的 NSCLC 的治疗指引中提出：Iressa 推荐用于治疗局部晚期或远处转移的非小细胞肺癌含铂类方案及 Docetaxel 化疗失败的患者。

【药理毒理】

吉非替尼是一种选择性表皮生长因子受体（EGFR）酪氨酸激酶抑制药，该酶通常表达于上皮来源的实体瘤。对于 EGFR 酪氨酸激酶活性的抑制可妨碍肿瘤的生长，转移和血管生成，并增加肿瘤细胞的凋亡。在体内，吉非替尼广泛抑制异种移植于裸鼠的人肿瘤细胞衍生系的肿瘤生长，并提高化疗、放疗及激素治疗的抗肿瘤活性。在临床试验中已证实吉非替尼对局部晚期或转移性非小细胞肺癌具客观的抗肿瘤反应并可改善疾病相关的症状。药物代谢动力学特性静脉给药后，吉非替尼迅速廓清，分布广泛，平均清除半衰期为 48h。

【药动学】

癌症患者口服给药后，吸收较慢，平均终末半衰期为 41h 吉非替尼每日给药 1 次出现 2～8 倍蓄积，经 7～10d 的给药后达到稳态。24h 间隔用药，循环血浆药物浓度一般维持在 2～3 倍。吸收口服给药后，吉非替尼的血浆峰浓度出现在给药后的 3～7h。癌症患者的平均吸收生物利用度为 59%。进食对吉非替尼吸收的影响不明显。在一项健康志愿者的试验中，当 pH 维持在 5 以上时，吉非替尼的吸收减少 47%。分布在吉非替尼稳态时的平均分布容积为 1400L，表明组织分布广泛。血浆蛋白结合率近 90%。吉非替尼与血清白蛋白及 α₁-酸性糖蛋白结合。代谢体外研究数据表明参与吉非替尼氧化代谢的

P450 同工酶只有 CYP3A4。体外研究显示吉非替尼可能有限地抑制 CYP2D6 酶。在一项临床试验中,吉非替尼与 Metoprolol(美多心安,一种 CYP2D6 酶底物)合用使该组的作用有少量的增高(35%),其实际临床意义尚未估计。

在动物实验中吉非替尼未显示酶诱导作用,并且对其他的细胞色素 P450 酶也没有显著抑制作用(体外)。吉非替尼的代谢中 3 个生物转化的位点已被确定:N-丙基吗啉类的代谢,喹唑啉上甲氧取代基的脱甲基作用及卤化苯基类的氧化脱氟作用。在人血浆中分离到的主要代谢物是 O-desmethyl 吉非替尼。它对 EGFR 刺激细胞生长的抑制作用比吉非替尼弱 14 倍,因此对吉非替尼的临床活性无明显作用。清除吉非替尼总的血浆廓清约为 500ml/min。主要通过粪便排泄,约 4% 通过肾以原形和代谢物的形式清除。特殊人群:根据人群用药资料,没有发现稳态血药浓度与患者的年龄、体重、性别、种族或肌酐清除率之间有相关性。一项包括 41 例实体肿瘤伴有肝转移,而肝功能正常、中度或重度损害的患者的临床研究中对吉非替尼进行评价。

研究显示,口服吉非替尼每日剂量 250mg 后,达到稳态时间、总的血浆清除率和稳态药物暴露水平(C_{maxss},AUC_{24ss})在肝功能正常组和中度损害组结果相似。从 4 例由于肝脏转移造成的严重肝功能不全的患者得到的数据提示稳态药物暴露水平亦与肝功能正常患者相似。没有在肝硬化或肝炎引起的肝功能损害患者中对进行研究。与处方者有关的临床前安全资料吉非替尼未显示基因毒性倾向。与吉非替尼的药理学活性相符合,当剂量给至 20mg/(kg·d)时,可观察到鼠的生育能力减低。在器官发生时期给高剂量[30mg/(kg·d)]时对鼠的胚胎发育无影响,但对于兔子,20mg/(kg·d)及以上的剂量则可减轻胎儿的重量。在两个物种间均未诱导出畸形。在鼠的妊娠及分娩期间给予 20mg/(kg·d)的剂量可减少幼鼠的生存(见妊娠和哺乳节)。在鼠分娩后连续 14d 口服 ^{14}C 标记的吉非替尼,乳汁中放射活性的浓度高于血液中的浓度(详见妊娠和哺乳节)。非临床(体外)研究资料表明吉非替尼具有抑制心脏活动复极化过程(如 Q-T 间期)的可能性。其临床意义尚不知道。吉非替尼的致癌研究尚未进行。

【适应证】

吉非替尼适用于治疗既往接受过化学治疗或不适于化疗的局部晚期或转移性非小细胞肺癌(NSCLC)。全球因吉非替尼所致的间质性肺炎平均发病率约 1%,在中国发病率更低些,只有 0.5%。致死病例在日本偶有发生,在我国迄今尚未见报道。我们主张在个别已有肺纤维化、接受过大面积放疗和肺功能严重受损的患者中应慎用吉非替尼,以防止发生致命性间质性肺炎。但在相当一部分晚期肺癌患者本身合并有肺部其他疾病(肺结核病、肺气肿、支气管哮喘等),肺部易诱发感染,因此不能完全确定所有的间质性肺炎均为易瑞沙所致。

【用法用量】

推荐剂量为 250mg(1 片),每日 1 次,空腹或与食物同服。不推荐用于儿童或青少年,对于这一患者群的安全性和疗效尚未进行研究。不需要因患者的年龄、体重、性别或肾功能状况以及对因肿瘤肝脏转移引起的中度或重度肝功能不全的患者进行剂量调整(详见【药动学】部分)。吉非替尼起效迅速,平均用药 8～10d 可使症状缓解。如果有效,多数在用药 1 个月时即可体现。皮疹为常见不良反应,应注意不用碱性化学日用品,如肥皂等清洗皮肤,仅用清水即可。皮肤破溃或有脓包时要注意避免感染,必要时请皮肤科大夫处理。无症状的中度转氨酶升高不需停药,部分患者可自行恢复。但若出现中度转氨酶升高,最好先停药,等恢复后再重新用药。

【禁忌证】

已知对该活性物质或该产品任一赋形剂有严重超敏反应者。

【不良反应】

最常见的药物不良反应（ADRs）为腹泻、皮疹、瘙痒、皮肤干燥和痤疮，发生率20％以上，一般见于服药后 1 个月内，通常是可逆性的。约 8％的患者出现严重的 ADRs。因 ADRs 停止治疗的患者仅有 1％。

【注意事项】

接受吉非替尼治疗的患者，偶尔可发生急性间质性肺病，部分患者可因此死亡（详见【不良反应】部分）。伴有先天性肺纤维化/间质性肺炎/肺尘病/放射性肺炎，药物诱发性肺炎的患者出现这种情况时死亡率增加。如果患者气短、咳嗽和发热等呼吸道症状加重，应中断治疗，及时查明原因。当证实有间质性肺病时，应停止使用吉非替尼并对患者进行相应的治疗。已观察到无症状性肝转氨酶升高。因此，建议定期检查肝功能。可谨慎地用于肝转氨酶轻中度升高的患者。如果肝功能损害严重，应考虑停药。诱导 CYP3A4活性的物质可增加吉非替尼的代谢并降低其血浆浓度。因此，与 CYP3A4 诱导剂（如苯妥因、氨甲酰氮䓬、利福平、巴比妥盐类或圣约翰草）合用可降低疗效（详见【药物相互作用】部分）。已报道在服用华法林的一些患者中出现国际标准化比率（international normalized ratio，INR）升高和（或）出血事件。服用华法林的患者应定期监测凝血酶原时间或 INR 的改变。能使胃的 pH 持续升高的药物可降低吉非替尼的血浆浓度并进而降低疗效。应告诚患者当以下情况加重时即刻就医：任何眼部症状，严重或持续的腹泻、恶心、呕吐或厌食，这些症状应按临床需要进行处理。对驾驶及操纵机器能力的影响在治疗期间，可出现乏力的症状，这些患者在驾驶或操纵机器时应给予提醒。

【妇女用药】

尚无用于妊娠或哺乳期女性的资料。在动物实验中已观察到生殖毒性。动物实验也在兔的乳汁中检测到吉非替尼及其部分代谢物。在接受治疗期间，要劝告育龄女性避免妊娠，并建议哺乳母亲停止母乳喂养。

【药物相互作用】

体外试验证实吉非替尼通过 CYP3A4代谢。在健康志愿者中将吉非替尼与利福平（已知的强 CYP3A4 诱导剂）同时给药，吉非替尼的平均 AUC 降低 83％，在健康志愿者中将吉非替尼与 Itraconazole（一种 CYP3A4抑制药）合用，吉非替尼的平均 AUC 增加80％。由于药物不良反应与剂量及作用时间相关，该结果可能有临床意义。与能引起胃pH 持续升≥5 的药物合用，可使吉非替尼的平均 AUC 减低 47％。

【药物过量】

对于服用过量吉非替尼还没有特异的治疗方法，尚不知过量服用的特殊证候。在Ⅰ期临床试验中，少量患者服用到每日1000mg 的剂量。观察到一些不良反应的发生频率和严重程度增加，主要是皮疹和腹泻。对于过量引起的不良反应应给予对症处理，特别是严重腹泻应给予恰当的治疗。

【规格】

薄膜衣片：250mg×10 片/盒。

五、选择性地靶向多种受体酪氨酸激酶抑制新药

舒尼替尼（苹果酸舒非替尼、索坦、Sunitinib Malate、Sutent）

舒尼替尼是一类能够选择性地靶向针对多种受体酪氨酸激酶的新型药物中的第一个药物。它通过阻断肿瘤生长所需的血液和营养物质供给和直接攻击肿瘤细胞这两种作用机制来对抗肿瘤，因此其临床优势是显而易见的。它可能代表了新一轮靶向疗法的

问世。

舒尼替尼是一类能够选择性地靶向多种受体酪氨酸激酶的新型药物中的第一个药物。抑制受体酪氨酸激酶被认为可经阻断肿瘤生长所需的血液和营养物质供给而"饿死"肿瘤并具同时杀死肿瘤细胞活性,即舒尼替尼结合了中止向肿瘤细胞供应血液的抗血管形成和直接攻击肿瘤细胞的抗肿瘤这两种作用机制。

舒尼替尼可能代表了新一轮靶向疗法的问世,它既能直接攻击肿瘤,又无常规化疗的毒副反应,其临床优势是显而易见的。舒尼替尼已于2005年8月在美提出了新药申请;同年9月又向欧美药政当局提交了批准申请。辉瑞公司目前正在等待欧美批准舒尼替尼用于标准治疗无效或不能耐受的胃肠道基质肿瘤和肾细胞癌患者。Ⅲ期临床试验证实,舒尼替尼能够大大延长已对伊马替尼治疗耐药或不能耐受的胃肠道基质肿瘤患者的肿瘤进展时间(分别为6.3个月 vs 安慰剂组的1.5个月),并显著性降低他们50%的死亡风险。舒尼替尼也已在用于治疗转移性乳腺癌和神经内分泌肿瘤等的Ⅱ期临床试验中显现出令人鼓舞的结果。舒尼替尼现正在进行单用或合用其他抗肿瘤药物用于治疗许多其他类型实体瘤,包括乳腺癌、肺癌、前列腺癌和结肠直肠癌等的大量研究。

【作用特点】

最新靶向治疗药物,双通道、多靶点酪氨酸激酶抑制药;抑制癌细胞生长、阻断肿瘤生长所需血液和营养物质供给;显著延长总体生存期、有效改善主客观症状和体征;广泛用于肾细胞癌、胃肠间质瘤、肺癌、肝癌等实体瘤;依从性好、不良反应轻、口服方便。

【药效学】

已有非对照研究显示舒尼替尼对转移性肾细胞癌(mRCC)患者有效。2006年AS-CO会议上美国纽约 Memorial Sloan-Kettering 癌症中心 Motzer 等报道,在一项针对

mRCC患者的随机Ⅲ期试验中和α-干扰素(IFN)相比,舒尼替尼作为一线疗法证实对患者无进展生存期(PFS)和目标缓解率(ORR)都有明显改善作用。第三方评估的舒尼替尼组的中位无进展生存期(11个月)显著长于IFN-α组(5个月),相应的风险比是0.42(95%可信区间为0.32～0.54,$P<0.001$)。

在2007年ASCO会议上,Motzer等提供了来自这一试验的最新结果和有关预后因素的一个分析报告。研究纳入未经治疗的患有透明细胞mRCC的750例患者,并按1:1的比例(舒尼替尼与IFN-α组均为375例)将患者随机分组以便接受舒尼替尼(每日50mg口服,连用4周,休息2周,6周为1个周期)或IFN-α(9MU皮下注射,每周3次)治疗。主要终点是PFS。治疗的中位持续时间是舒尼替尼11个月,IFN-α 4个月。

研究者评估的最新客观肿瘤缓解率(ORR)是:舒尼替尼组44%(95% CI为39～49),IFN-α组11%(95% CI8～15)。舒尼替尼组4例完全缓解,IFN-α组2例。舒尼替尼组中位PFS为10.8个月(95% CI 10.6～12.6),IFN-α组为4.1个月(95% CI 3.8～5.3)。经舒尼替尼治疗的零风险因子的患者($n=112$)中位PFS是14.8个月(95% CI 13.0～19.3);具有1个风险因子的患者($n=169$)则是10.8个月(95% CI 8.7～12.6);≥2个风险因子的患者($n=94$)则是8.0个月(95% CI 4.0～8.6)。

在所有的美国癌症中心纽约纪念医院(MSKCC)预后因子组中均可发现舒尼替尼有PFS获益(HR=0.488,95% CI 0.406～0.586)。舒尼替尼组中预测更长PFS的基线特征(通过研究者评估)是血红蛋白处于正常值低限($P=0.0043$),校正钙=10 mg/dl($P=0.001$),ECOG评分为0($P=0.0005$),转移灶数量为0或1($P=0.0064$),从诊断到治疗的时间为1年($P=0.0002$)。

其他扩展治疗效果:舒尼替尼在许多其他类型肿瘤的治疗上也显现出令人鼓舞的结果。在伊马替尼抵抗或无法耐受的胃肠道间质瘤(GIST)患者中,初步研究显示:循环中 KIT 水平可能是 TTP 的一个标记,可溶性 KIT(sKIT)水平的降低可能预示着伊马替尼和舒尼替尼治疗有效。研究中期分析显示,舒尼替尼组与安慰剂组相比 TTP 显著延长,中位 TTP 为 27.3 周对 6.4 周(HR=0.33,$P<0.0001$)。舒尼替尼持续每日给药似乎是伊马替尼抵抗或无法耐受的 GIST 患者的一个安全且有效的给药策略。

【适应证】

伊马替尼治疗失败或不能耐受的胃肠道间质瘤、晚期肾细胞癌。舒尼替尼的首要开发目标为,用于治疗对标准疗法没有响应或不能耐受之胃肠道基质肿瘤和转移性肾细胞癌。舒尼替尼能选择性地靶向某些蛋白的受体,后者被认为在肿瘤生长过程中起着一种分子开关样的作用。舒尼替尼临床应用于治疗非小细胞肺癌和肝细胞癌。

【用法用量】

口服法:每日 4 粒,一次顿服 4 粒。

【新疗效研究】

1. 治疗肝细胞癌 有研究者设计了一个Ⅱ期临床试验来评估舒尼替尼治疗进展期肝细胞肝癌(HCC)的有效性和毒性。结果显示,在密切监护下,患者接受的剂量(37.5mg 口服,每日 1 次治疗,连用 4 周休息 2 周,6 周为 1 个周期)是安全的。初步观察到抗肿瘤活性证据,并且治疗后血管源性参数及血中标志物发生了改变。

2. 治疗非小细胞肺癌 一项Ⅱ期试验显示,对化疗无效的晚期非小细胞肺癌(NSCLC)患者,舒尼替尼单药治疗能缩小肿瘤或阻止肿瘤生长,提示其有望在肺癌治疗中占一席之地。既往接受过治疗的患者接受舒尼替尼连续给药方案治疗时,安全性可接受。同时有初步的有效性证据:1 例 PR,中

位 PFS 12.1 周。

【禁忌】

对索坦或药物的非活性成分严重过敏者禁用。

【孕妇用药】

由于血管形成是胚胎和胎儿发育的关键,舒尼替尼抑制血管形成可能对妊娠产生不良作用,未在孕妇中对索坦进行充分的严格对照的研究,如果患者妊娠期间使用索坦或接受索坦治疗期间妊娠,应告知患者药物对胎儿的潜在危害,育龄妇女接受索坦治疗时应尽量避孕。

【哺乳妇女】

舒尼替尼和(或)其代谢物能从大鼠乳汁泌出,给予泌乳的雌性大鼠 15mg/kg 舒尼替尼,舒尼替尼及其代谢物大量地从乳汁中泌出,其在乳汁中的浓度高达其在血浆中浓度的 12 倍,但尚不知舒尼替尼及其主要活性代谢物是否从人乳汁中泌出。由于药物通常可从人乳汁中泌出,并且药物对乳儿有潜在严重不良反应,哺乳妇女接受药物治疗时,在考虑药物对母亲的重要性的同时,应权衡决定是否停止哺乳或停止治疗。

【儿童用药】

尚无索坦用于患儿的安全性和有效性临床研究。

【老年人用药】

接受索坦治疗的 825 例胃肠间质瘤(GIST)和晚期/转移性肾细胞癌(MRCC)患者中,有 277 例(34%)年龄在 65 岁或 65 岁以上,未发现年轻患者与老年患者在安全性或有效性方面存在差异。

【不良反应与注意事项】

虽然舒尼替尼作为靶向治疗药物对正常细胞的损伤较小,但如同所有药物一样,肿瘤治疗的靶向药物也可能带来某些不良反应。然而绝大多数的不良反应属于轻至中等程度,容易进行对症处理。这些不良反应往往是暂时的,而且有些不良反应的出现可能说

明药物正在发挥疗效,如高血压和甲状腺功能减退等。只要注意提前预防、自我监测和定期医院检查,就可以有效延缓不良反应的产生和减轻不良反应的程度。用药者可以进行自我检测和到医院定期检查。自我检测对及时发现和处理不良反应非常重要,定期的医院检查则有助于医生判断是否存在潜在的身体功能异常。自我检测:手足综合征和皮肤毒性;口腔炎症和溃疡;高血压;其他反应:疲劳乏力、胃肠道不适等医院检测;血常规;甲状腺功能;心功能;肝肾功能;病灶影像学检查。

【制剂规格】

胶囊剂:12.5mg×28 粒/盒。

六、肝胆胰肿瘤伴有或转移性慢性骨髓性白血病用药

伊马替尼(Imatinib)

伊马替尼是一种用于治疗费城染色体(Ber-Abl)阳性的慢性骨髓性白血病(简称 CML),成人患者的急变期、加速期和干扰素治疗失败后的慢性期的口服药物。CML 是一种由于骨髓中干细胞的 DNA 异常而引起的造血干细胞疾病。DNA 异常会产生异常蛋白质,干扰骨髓中白细胞正常生成过程,最终导致白细胞数目的急剧增加。CML 分为慢性期、加速期和危象期 3 个阶段,危象期患者的平均存活时间只有 2～3 个月。

【作用特点】

CML 是一种由于骨髓中干细胞的 DNA 异常而引起的造血干细胞疾病。DNA 异常会产生异常蛋白质,干扰骨髓中白细胞正常生成过程,最终导致白细胞数目的急剧增加。CML 分为慢性期、加速期和危象期 3 个阶段,危象期患者的平均存活时间只有 2～3 个月。伊马替尼对胃肠道间质瘤治疗也有效,有效率在 50%左右。

【药动学】

本研究的药动学系单剂量口服 25～

1000mg 甲磺酸伊马替尼并达稳态后测定。甲磺酸伊马替尼剂量在 25～1000mg 范围内,其平均曲线下面积(AUC)的增加与剂量间存在比例性关系。重复给药的药物累计量可达稳态时的 1.5～2.5 倍。成人人群药代动力学研究表明,性别对药代动力学无影响,体重的影响也可忽略不计。吸收:胶囊剂的平均绝对生物利用度为 98%,口服 1 次甲磺酸伊马替尼后血浆 AUC 的变异系数波动在 40%～60%。与空腹时比较,高脂饮食后本药吸收率减少甚微(C_{max} 减少 11%,T_{max} 延长),AUC 略减少(7.4%)。分布:约 95% 与血浆蛋白结合,绝大多数是与白蛋白结合,少部分与 α-酸性糖蛋白结合,只有极少部分与脂蛋白结合。整个机体内的总体分布浓度较高,分布容量为 4.9L/kg 体重,但红细胞内分布比率较低。体内组织中有关药物分布情况仅来源于临床前的资料。肾上腺和性腺中摄取水平高,中枢神经系统中摄取水平低。代谢:人体内主要循环代谢产物是 N-去甲基哌嗪衍生物,在体外其药效与原约相似。该代谢物的血浆 ALC 是原药甲磺酸伊马替尼 AUC 的 16%。

【适应证】

伊马替尼(Imatinib)是一种用于治疗费城染色体(Ber-Abl)阳性的慢性骨髓性白血病(简称 CML),成人患者的急变期、加速期和干扰素治疗失败后的慢性期的口服药物。①用于治疗费城染色体阳性的慢性髓性白血病(Ph+CML)的慢性期、加速期或急变期;②用于以下适应证的安全有效性信息主要来自国外研究资料。中国人群数据有限。③用于治疗成人复发的或难治的费城染色体阳性的急性淋巴细胞白血病(Ph+ALL)。④用于治疗嗜酸细胞过多综合征(HES)和(或)慢性嗜酸粒细胞白血病(CEL)伴有 FIP1L1-PDGFR-α 融合激酶的成年患者。⑤用于治疗骨髓增生异常综合征/骨髓增生性疾病(MDS/MPD)伴有血小板衍生生长因

子受体（PDGFR）基因重排的成年患者。⑥用于治疗侵袭性系统性肥大细胞增生症（ASM），无 D816Vc-Kit 基因突变或未知 c-Kit 基因突变的成人患者，用于治疗不能切除，复发的或发生转移的隆突性皮肤纤维肉瘤（DFSP）。

【用法用量】

治疗应由对恶性肿瘤患者有治疗经验的医师进行。进餐时服用，并饮一大杯水，以使胃肠道紊乱的风险降到最小。通常成人每日 1 次，每次 400mg 或 600mg，以及日服用量 800mg 即 400mg 剂量每日 2 次（在早上及晚上）。儿童和青少年每日 1 次或分 2 次服用（早上和晚上）。不能吞咽胶囊的患者（包括儿童），可以将胶囊内药物分散于水或苹果汁中。建议妊娠期和哺乳期妇女在打开胶囊时，避免药物与皮肤、眼睛接触，或者吸入。接触打开的胶囊后应立即洗手。只要患者持续受益，本品治疗应持续进行。

1. 成人　对慢性期患者甲磺酸伊马替尼的推荐剂量为 400mg/d，急变期和加速期患者为 600mg/d。对于 WBC>50 000/μl 的 CML 患者的一线治疗，治疗经验仅限于曾接受过羟基脲治疗的患者。该治疗开始可能需要联合甲磺酸伊马替尼治疗。没有严重药物不良反应且如果血象许可，在下列情况下剂量可考虑从 400mg/d 增加到 600mg/d，或从 600mg/d 增加到 800mg/d：任何时间出现了疾病进展、治疗至少 3 个月后未能获得满意的血液学反应，治疗 12 个月未获得任何细胞遗传学反应，已取得的血液学和（或）细胞遗传学反应重新消失。

2. 3 岁以上儿童及青少年　目前国内外儿童临床数据有限、需严密监测儿童患者的疗效和安全性，必要时及时调整剂量。本品用于 3 岁以上儿童及青少年的安全有效性信息主要来自国外临床研究数据。

依据成人的剂量，推荐日剂量为：慢性期加速期和急变期 340mg/m² （总剂量不超过 600mg/d）制订儿童患者的每日推荐剂量，计算所得剂量一般应上下调整至整百毫克，12 岁以下儿童的剂量一般应上下调整至整 50mg。尚无 3 岁以下儿童治疗的经验。

3. Ph＋ALL 患者的治疗剂量　对难治复发成人 Ph＋ALL 患者，甲磺酸伊马替尼的推荐剂量为 600mg/d。

4. HES/CEL 患者的用药剂量　本品用于 HES/CEL 治疗推荐剂量主要依据国外研究报道剂量。对于证明存在 FIP1L1-PDGFR-α 融合激酶的 HES/CEL，推荐起始剂量为 100mg/d。如果治疗后经适当检测证实未获得足够缓解，且无不良反应发生，可以考虑将 100mg/d 剂量增至 400mg/d。

5. ASM 患者的用药剂量　本品用于 ASM 治疗推荐剂量主要依据国外研究报道剂量。无 D816Vc-Kit 突变的 ASM 成人患者甲磺酸伊马替尼治疗推荐剂量是 400mg/d。如果 ASM 患者的 c-Kit 突变情况未知或无法测得，当使用其他疗法不能获得满意缓解时，应考虑给予甲磺酸伊马替尼 400mg/d 进行治疗。伴有嗜酸粒细胞增多（一种与 FIP1L1-PDGFR-α 融合激酶有关的克隆性血液系统疾病）的 ASM 患者，甲磺酸伊马替尼推荐起始剂量为 100mg/d。如果治疗后经适当检测证实未获得足够缓解，且无不良反应发生，可以考虑将 100mg 剂量增至 400mg。

6. MDS/MPD 患者的用药剂量　本品用于 MDS/MPD 治疗推荐剂量主要依据国外研究报道剂量。成人高嗜酸粒细胞综合征和 PDGFR-α 或 PDGFR-β 基因重排的非典型 MDS/MPD 患者推荐的甲磺酸伊马替尼用药剂量为 400mg/d。

7. DFSP 患者的治疗剂量　本品用于 DFSP 治疗推荐剂量主要依据国外研究报道剂量。成人 DFSP 患者甲磺酸伊马替尼治疗的推荐剂量是 400mg/d。需要时剂量可升至每日 800mg。

8. 出现不良反应后剂量的调整 如果接受甲磺酸伊马替尼治疗过程中出现严重非血液学不良反应（如严重水潴留），应停药，直到不良反应消失，然后再根据该不良反应的严重程度调整剂量。

9. 严重肝毒性时剂量的调整 如胆红素升高＞正常范围上限 3 倍或转氨酶升高＞正常范围上限 5 倍，宜停止服用甲磺酸伊马替尼，直到上述指标分别降到正常范围上限的 1.5 或 2.5 倍以下。以后，甲磺酸伊马替尼治疗可以减量后继续服用。成人每日剂量应该从 400mg 减少到 300mg，或从 600mg 减少到 400mg，或从 800mg 减少至 600mg；儿童和青少年从 260mg/m² 减少到 200mg/m²，或者从 340mg/m² 减少到 260mg/m²。

10. 中性粒细胞减少或血小板减少时剂量的调整

（1）Ph＋CML 加速期或急变期，Ph＋ALL[起始剂量 600mg/d，或儿童和青少年 340mg/（m²·d）]：如果出现严重中性粒细胞核和血小板减少[中性粒细胞＜0.5×10⁹/L 和（或）血小板＜10×10⁹/L]，应确定是否血细胞减少症与白血病有关（抽取骨髓或活检）。如果血细胞减少症不是由白血病引起的，建议剂量减少到 400mg/d 或儿童和青少年 260mg/（m²·d）。如果血细胞减少持续 2 周，则进一步减少剂量至 300mg/d 或儿童和青少年 200mg/（m²·d），如果血细胞减少持续 4 周，应停药，直到中性粒细胞 1×10⁹/L 和血小板≥20×10⁹/L。再用时剂量为 300mg/d；或儿童和青少年 200mg/（m²·d）。

（2）CML 慢性期[起始剂量 400mg/d 或儿童和青少年 260mg/（m²·d）]：当中性粒细胞＜1.0×10⁹/L 和（或）血小板＜50×10⁹/L 时应停药，在中性粒细胞≥1.5×10⁹/L 和血小板≥75×10⁹/L 时才应该恢复用药，治疗可恢复为剂量 400mg/d 或儿童和

青少年 260mg/（m²·d）。如果再次出现危急数值[中性粒细胞＜1.0×10⁹/L 和（或）血小板＜50×10⁹/L]，治疗中断后的重新治疗剂量减至 300mg/d 或儿童和青少年 200mg/（m²·d）。

（3）HES/CEL（起始剂量为 100mg/d）：当中性粒细胞 ANC＜1.0×10⁹/L 和（或）血小板＜50×10⁹/L 时应停药，在中性粒细胞 ANC≥1.5×10⁹/L 和血小板≥75×10⁹/L 时才应该恢复用药。可以重新用之前的剂量（即发生严重不良事件之前的剂量）开始给药。

（4）ASM（起始剂量 100mg/d）：当中性粒细胞 ANC＜1.0×10⁹/L 和（或）血小板＜50×10⁹/L 时应停药，在中性粒细胞 ANC≥1.5×10⁹/L 和血小板≥75×10⁹/L 时才应该恢复用药。可以重新用之前的剂量（即发生严重不良事件之前的剂量）开始给药。

（5）HES/CEL、ASM、MDS/MPD（起始剂量 400mg/d）：当中性粒细胞＜1.0×10⁹/L 和（或）血小板＜50×10⁹/L 时应停药，在中性粒细胞≥1.5×10⁹/L 和血小板≥75×10⁹/L 时才应该恢复用药，重新治疗剂量 400mg/d。如果再次出现危急数值[当中性粒细胞＜1.0×10⁹/L 和（或）血小板＜50×10⁹/L]，重新治疗剂量应减少至 300mg/d。

（6）DFSP（剂量 800mg/d）：当中性粒细胞＜1.0×10⁹/L 和（或）血小板＜50×10⁹/L 时应停药，在中性粒细胞≥1.5×10⁹/L 和血小板≥75×10⁹/L 时才应该恢复用药，重新治疗剂量 600mg/d。如果再次出现危急数值[当中性粒细胞＜1.0×10⁹/L 和（或）血小板＜50×10⁹/L]，重新治疗剂量应减少至 400mg。

（7）肝功能损害患者的剂量：轻、中度肝功能损害者推荐使用最小剂量 400mg/d。目前尚无严重肝功能损害患者（胆红素大于

正常范围的 3 倍)使用剂量为 400mg/d 的数据资料。这些患者应在认真权衡风险评估后,再使用本品。

(8)肾衰竭患者的剂量:伊马替尼的肾清除可以忽略。由于这个原因,预计对肾功能损害患者的全身清除率没有减少。然而,对严重肾功能损害的患者仍需特别注意。

(9)老年患者的剂量:对老年患者没有特别的调整剂量。

【不良反应】

多数患者在服用甲磺酸伊马替尼期间会出现一些不良反应,但绝大多数属轻至中度,考虑到疾病本身也会产生症状,常难以明确他们的因果。

【注意事项】

对有心血管疾病危险或有心脏疾病的患者应严密监测,在治疗期间,患者有明显的心力衰竭症状应全面检查,并根据临床症状进行相应治疗。

【禁忌证】

对本药活性物质或任何赋形剂成分过敏者禁用。

【制剂规格】

诺利宁,甲磺酸伊马替尼片 0.1g×60片;甲磺酸伊马替尼胶囊:0.1g。

七、肝胆胰肿瘤伴不能切除的局部晚期或转移性胃癌用药

替吉奥胶囊(维康达、吉美嘧啶、奥替拉西钾,Tegafur Gimeracil and Oteracil Potassium Capsules)

与本品有关的不良反应发生率为83.8%,其中主要为血液系统 68.47%(白细胞减少的发生率为 45.1%,血小板减少的发生率为 20.7%,多为Ⅰ、Ⅱ度下降),消化系统 46.9%(恶心、呕吐 39.6%、腹泻 7.2%),其他 14.4%。本品的血液系统不良反应与替加氟相当,但其消化道反应明显好于替加氟。本品相关不良事件的发生率为 2.7%,

主要表现为轻度的胃肠道出血、红细胞降低,发生率低于替加氟(3.5%)。

【药理毒理】

1. 抗肿瘤作用　此外,本品对 Lewis 肺癌肺转移模型及 L5178Y 肝转移模型(小鼠)具有延长存活期的作用,对人胃癌、大肠癌细胞移植模型(裸鼠)具有抑制肿瘤增殖的作用。

2. 作用机制　本品是由替加氟、吉美嘧啶、奥替拉西钾组成的复方制剂,口服给药后替加氟在体内缓慢转变为 5-FU 而发挥抗肿瘤作用。

吉美嘧啶主要在肝分布,对 5-FU 分解代谢酶 DPD 具有选择性拮抗作用,从而使由替加氟转变成 5-FU 的浓度增加,继而使肿瘤内 5-FU 的磷酸化代谢产物 5-FUMP 以高浓度持续存在,增强了抗肿瘤作用。

奥替拉西钾口服给药后主要对消化道内分布的乳清酸磷酸核糖基转移酶有选择性拮抗作用,从而选择性地抑制 5-FU 转变为5-FUMP。上述作用的结果使本品口服后抗肿瘤作用增强,但消化道毒性降低。

毒理研究:急性毒性试验结果显示,小鼠的 LD50 为 441～551mg/kg,Beagle 犬的 LD50 为 53mg/kg。长期毒性试验结果显示,本品对 SD 大鼠、Beagle 犬连续口服给药13～52 周,主要毒性作用靶器官是骨髓造血干细胞。

【药动学】

12 名癌症患者于餐后单次口服本品,剂量为 32～40mg/m²,给药后 72h 内尿中各成分的累计排泄率分别为:吉美嘧啶 52.8%、替加氟 7.8%、奥替拉西钾 2.2%、代谢物氰尿酸 11.4%、5-FU 7.4%。口服本品 25～200mg/d 后,替加氟、吉美嘧啶、奥替拉西钾和 5-FU 的 AUC 值和 C_{max} 呈剂量依赖性上升。一日 2 次,连续 28d 口服本品32～40mg/m²,分别于第 1、7、14、28 天测定血药浓度,结果显示血药浓度迅速达稳态。

此外,连续给药后内源性尿嘧啶迅速减少,表明吉美嘧啶对 DPD 的可逆性抑制作用增强。

大鼠连续 7d 单用本品或与其他氟嘧啶类药物合用,与末次给药后 2h 测定血浆中 5-FU 的血药浓度。结果显示,与 5-FU、替加氟、替加氟-尿嘧啶、卡莫氟、去氧氟尿苷、氟胞嘧啶合用后 5-FU 的浓度分别为单用本品组的 4.1 倍、8.1 倍、2.8 倍、5.7 倍、6.9 倍、2.3 倍,从而有可能使合用组的不良反应增加。

蛋白结合:体外试验显示,处方中各成分及 5-FU 的人血清蛋白结合率分别为替加氟 49%～50%、吉美嘧啶 32%～33%、奥替拉西钾 7%～10%、5-FU 17%～20%。

代谢酶:体外试验显示,参与由替加氟转变为 5-FU 的酶主要是人肝微粒体细胞色素 P450 中的 CYP2A6。

【用法用量】

单独用药:通常,应按下表中的体表面积计算成人首次给药剂量的基准量(1 次剂量),每日 2 次,于早饭后和晚饭后各服 1 次,连服 28d,之后停药 14d。此为 1 个周期,可以反复进行。可根据患者的状态适当增减给药量,剂量设置为每次 40mg、每次 50mg、每次 60mg、每次 75mg。需增加剂量时,若不出现与本品有关的临床检查值(血液学检查、肝肾功能检查)异常及消化道症状,无安全性问题,可按基准量顺次增加一个剂量,但最高不得超过每次 75mg;减小剂量时,按基准量顺次减小一个剂量,最低给药剂量为每次 40mg。增减剂量时可参考如下:联合用药。口服替吉奥胶囊,80mg/(m^2·d),每日 2 次,于早饭后和晚饭后各服 1 次,连服 14d,停药 7d;顺铂,75mg/m^2,分 3d 静脉滴注(第 1、2、3 天)。每 3 周为 1 个周期,应至少进行 2 个周期的治疗。

【不良反应】

替吉奥胶囊(维康达)在国内临床试验结果显示,与替吉奥胶囊(维康达)有关的不良反应发生率为 83.8%,其中主要为血液系统 68.5%(白细胞减少的发生率为 45.1%,血小板减少的发生率为 20.7%,多为 Ⅰ、Ⅱ 度下降),消化系统 46.85%(恶心、呕吐 39.6%,腹泻 7.2%),其他 14.4%。替吉奥胶囊(维康达)的血液系统不良反应与替加氟相当,但其消化道反应明显好于替加氟。替吉奥胶囊相关不良事件的发生率为 2.7%,主要表现为轻度的胃肠道出血、红细胞降低,发生率低于替加氟(3.5%)。

【禁忌证】

对本品成分有严重过敏史的患者;严重的骨髓抑到患者(可能导致症状恶化);严重的肾功能障碍患者;严重的肝功能障碍患者。

【注意事项】

治疗过程中,若出于治疗需要而必须缩短停药周期,则必须确认不出现与本品有关的临床检查值(血液学检查、肝肾功能检查)异常及消化道症状,无安全性问题。停药周期至少不得少于 7d。对于不能手术或复发性乳腺癌患者缩短停药周期的安全性尚未确立(无使用经验);为避免发生骨髓抑制、重症肝炎等严重的不良反应,于各周期开始前及给药期间每 2 周至少进行 1 次临床检查(血液学检查、肝肾功能检查等),密切观察患者状态。发现异常情况应采取延长停药时间、减量、中止给药等适当措施。特别是在第 1 周期及增加剂量时应经常进行临床检查(参照临床试验项);基础研究表明,大鼠空腹给药时奥替拉西钾的生物利用度变化较大,可抑制 5-FU 的磷酸化而使抗肿瘤作用减弱,因此本品应饭后服用。非小细胞癌患者,超出 Ⅱ 期临床后期研究中的用法用量(连续 21d 口服本品,第 8 天给予顺铂 60mg/m^2)的有效性及安全性尚未确立。

以下患者应慎用:骨髓抑制患者、肾功能障碍患者、肝功能障碍患者、合并感染的患者、糖耐量异常的患者、间质性肺炎或既往有间质性肺炎史的患者、心脏病患者或既往有心脏病史的患者、消化道溃疡或出血的患者。

重要注意事项：停用本品后，至少间隔 7d 以上再给予其他氟尿嘧啶类抗肿瘤药或抗真菌药氟胞嘧啶；停用氟尿嘧啶类抗肿瘤药或抗真菌药氟胞嘧啶后，亦需间隔适当的时间再给予本品；曾有报道，由于骨髓抑制引起严重感染（败血症），进而导致败血症性休克或弥散性血管内凝血甚至死亡，因此需注意感染、出血倾向等症状的出现或恶化；育龄期患者需要给药时，应考虑对性腺的影响；曾有报道，不排除本品可导致间质性肺炎恶化甚至死亡，因此在使用本品时，需确认有无间质性肺炎，用药过程中应密切观察呼吸状态，有无咳嗽、发热等临床症状，并进行胸部 X 线检查。注意间质性肺炎的出现和恶化。发现异常情况应停药并采取适当措施。特别是非小细胞肺癌患者，发生间质性肺炎等肺功能损害的可能性大于其他肿瘤患者。

【孕妇及哺乳期妇女用药】

孕妇及育龄期妇女禁用本品；哺乳期妇女如需用药应停止授乳。

【儿童用药】

本品对出生时体重偏低的婴儿、新生儿、婴幼儿和儿童的安全性尚未确立。

【老年人用药】

一般大多数老年人生理功能低下，应观察患者状态，慎用本品。

【药物相互作用】

1. 不得与下列药物合用　包括氟尿嘧啶类抗肿瘤药，如氟尿嘧啶（5-FU 等）、替加氟尿嘧啶复方制剂（UFT 等）、替加氟（Tegafur）、去氧氟尿苷（Doxifluridine）、卡培他滨（Xeloda）、卡莫氟（Carmofur）合并用药早期即可导致严重的血液系统障碍及腹泻、口腔炎等消化道功能障碍。停用本品后至少间隔 7d 以上再使用其他药物。其他药物停用后，亦需间隔适当的时间再给予本品。本品中的

吉美嘧啶可抑制合用药物中 5-FU 的分解代谢，使血中 5-FU 浓度显著升高（见【药动学】部分）。

（1）亚叶酸＋替加氟＋尿嘧啶联合化疗：亚叶酸＋UFT 等。

（2）左亚叶酸钙＋氟尿嘧啶联合化疗：左亚叶酸钙＋5-FU。

（3）氟嘧啶类抗真菌药：氟胞嘧啶。

2. 与下列药物合用时应慎重

（1）苯妥英钠：可发生苯妥英钠中毒（恶心、呕吐、眼球震颤、运动障碍等）。严密观察患者状态，发现异常立即停用本品并采取适当的措施。替加氟可抑制苯妥英钠代谢，使其血药浓度升高。

（2）双香豆素钾：本品可增强双香豆素的作用，导致凝血功能异常。机制不明。

（3）其他抗肿瘤药。

（4）放射线照射：可增强血液系统、消化系统的不良反应。注意观察患者的状态，发现异常应采取减量或停药等适当的措施。

【药物过量】

一旦发生药物过量，应密切监控，并进行支持、对症治疗。

【用法用量】

单独给药：一日分 2 次口服本品（以替加氟计剂量为 80～150mg/d）的临床试验结果显示，有效率：胃癌为 46.5％（60/129）、结直肠癌 32.6％（42/129）、头颈部癌 34.1％（29/85）、非小细胞肺癌（初治）18.2％（18/99）、不能手术或复发的乳腺癌 21.8％（12/55）、胰腺癌 32.2％（19/59）、胆道癌（未经化疗的乳头部癌、胆囊癌和肝外胆管癌）30.5％（18/59）。对非小细胞肺癌进行的 II 期临床前期研究中，复治患者 16 例（化疗 9 例，手术或放疗 7 例）均无效。联合给药对非小细胞肺癌（初治）患者进行的 II 期临床后期研究中，连续 21d 口服本品，第 8 天给予顺铂 60mg/m² ，结果显示，临床有效率为 47.3％（26/55）。

八、胰腺癌、肝癌、胃癌、结肠癌、直肠癌或伴有转移乳腺癌用药

替加氟(复方喃氟啶,Tegafur)

【药理作用】

本品为氟尿嘧啶的衍生物,在体内经肝脏活化逐渐转换为氟尿嘧啶而发挥其抗肿瘤活性,能干扰 DNA 与 RNA 合成,主要作用于 S 期,是抗嘧啶类细胞周期特异性药物,其作用机制、疗效及抗瘤谱与氟尿嘧啶相似,但作用持久,吸收良好,毒性较低。化疗指数为氟尿嘧啶的 2 倍,毒性仅为氟尿嘧啶的 $1/7\sim1/4$。

药代动力学静脉注射后,均匀分布于肝、肾、小肠、脾和脑,而以肝、肾浓度较高,且可通过血-脑屏障,脑脊液中浓度比氟尿嘧啶高,血 $t_{1/2}$ 5h,24h 后尿排出原形 23%,55% 从肺经呼吸排出。

【临床适应证】

替加氟口服制剂用于:①消化系癌,对胃癌、结肠癌、直肠癌、胰腺癌有一定疗效。②对乳腺癌和肝癌亦有效。注射液主要用于治疗消化道肿瘤,如胃癌、直肠癌、胰腺癌、肝癌,亦可用于乳腺癌。

【用法用量】

注射液单药成人一日剂量 $800\sim1000mg$ 或按体重一次 $15\sim20mg/kg$,溶于 5%葡萄糖注射液或 0.9%氯化钠注射液 500ml 中,一日 1 次静脉滴注,总量 $20\sim40g$ 为 1 个疗程。也可与其他抗肿瘤药物联合应用。口服剂由于剂型及规格不同,用法用量请仔细阅读药品说明书或遵医嘱。

【不良反应】

骨髓抑制反应轻,有白细胞、血小板下降。神经毒性反应有头痛、眩晕、共济失调、精神状态改变等。少数患者有恶心、呕吐、腹泻、肝肾功能改变。局部注射部位有静脉炎、肿胀和疼痛。偶见发热、皮肤瘙痒、色素沉着。

【禁忌】

孕妇及哺乳期妇女禁用。

【注意事项】

定期查血象、肝肾功能,异常时根据程度减量或停药。本品注射液禁与酸性药物配伍。

【药物相互作用】

不应和抑制二氢尿嘧啶脱氢酶的药物同时使用,使用本品和索立夫定的患者中出现死亡。有报道使用本品和尿嘧啶与苯妥英合用时,增加苯妥英的血浆药物浓度,出现毒性症状。

【制剂规格】

25mg 规格(以替加氟计)注射剂:20ml:1.0g;片剂、胶囊:50mg,100mg,200mg;胶囊剂 12 粒/盒,24 粒/盒,36 粒/盒。

附:替加氟栓(0.5g,0.75g)肛用:适用于治疗消化系统癌,如胃癌、结肠癌、原发性肝癌,也可用于乳腺癌、肺癌的联合化疗。每日 $1\sim2$ 次,每次 1 粒($500\sim750mg$)。

九、来源于植物的选择性抑制拓扑异构酶抗癌药

羟基喜树碱(拓僖,羟喜树碱,Hydroxycamptothecine,HCPT)

羟基喜树碱(HCPT),是我国特有的珙桐科乔木,喜树中分离提取的一种微量生物碱,系目前从喜树中分离的 20 多个单体中抗癌作用最强的化合物。本品抗癌机制独特,通过选择性地抑制拓扑异构酶 I 而干扰 DNA 的复制,具有高效低毒、广谱抗癌的特点,与其他常用抗肿瘤药物无交叉耐药性,对多种抗药性肿瘤仍然有效。

【适应证】

用于胃癌、肝癌、大肠癌、头颈部癌及白血病治疗。

【用法用量】

静脉注射:每次 $4\sim8mg$,用 $10\sim20ml$

等渗盐水稀释,每日或隔日 1 次,1 个疗程 60～120mg。

【注意事项】

①胃肠道反应有恶心、呕吐。②骨髓抑制,主要使白细胞下降。③少数患者有脱发、心电图改变及泌尿道刺激症状,但远较喜树碱为轻。

【制剂规格】

注射用羟基喜树碱:每支 2mg,5mg。

十、二氟核苷类抗癌药

吉西他滨(健择,双氟胞苷,Gemcitabine)

【作用机制】

吉西他滨(dFdC)为嘧啶类抗代谢物,在细胞内经核苷激酶的作用被代谢为具有活性的二磷酸(dFdCDP)及三磷酸核苷(dFdCTP)。dFdCDP 和 dFdCTP 通过两种作用机制抑制 DNA 合成,从而实现吉西他滨的细胞毒作用。首先,dFdCDP 抑制核苷酸还原酶的活性,致使合成 DNA 所必需的三磷酸脱氧核苷(dCTP)的生成受到抑制。其次,dFdCTP 与 dCTP 竞争掺入至 DNA 链中(自增强作用)。同样,少量的吉西他滨还可以掺入 RNA 分子中。因此,细胞内 dCTP 浓度降低更加有利于 dFdCTP 掺入到 DNA 链中。DNA 聚合酶 ε 不能去除掺入的吉西他滨及修复已形成的 DNA 链。吉西他滨掺入 DNA 链后,延伸的 DNA 链中就增加了一个核苷酸。这个增加的核苷酸可以完全抑制 DNA 链的进一步合成(隐蔽链终止)。吉西他滨掺入 DNA 链后引起细胞凋亡。

【用法用量】

胰腺癌用吉西他滨推荐剂量为 $1000mg/m^2$,静脉滴注 30min。每周 1 次,连续 7 周,随后休息 1 周。随后的治疗周期改为 4 周疗法:每周 1 次给药,连续治疗 3 周,随后休息 1 周。根据患者对吉西他滨的耐受性可考虑在每个治疗周期或 1 个治疗周期内

降低剂量。或成人推荐吉西他滨剂量为 $1000mg/m^2$ 静脉滴注 30min,每周 1 次,连续 3 周,随后休息 1 周,每 4 周重复 1 次。依据患者的毒副反应相应减少剂量。高龄患者,65 岁以上的高龄患者也能很好耐受。尽管年龄对吉西他滨的清除率和半衰期有影响,但并没有证据表明高龄患者需要调整剂量。

同步放化疗(放化疗同时应用或者不同治疗间的间隔≤7d):与这种多学科综合治疗有关的毒性取决于许多不同的因素,其中包括吉西他滨的剂量、吉西他滨的给药频率、放射治疗的剂量、放疗采用的技术、靶组织和靶体积等。临床前研究和临床研究显示,吉西他滨具有放疗增敏作用。在一单项研究中,非小细胞肺癌患者在连续 6 周内同时接受剂量为 $1000mg/m^2$ 的吉西他滨治疗和胸部治疗性放疗,观察到患者出现严重的、具有潜在致命性的黏膜炎,特别是食管炎和肺炎,正在接受大剂量放疗的患者尤其如此[中位放疗体积(median treatment volumes)为 $4795cm^2$]。此后进行的研究表明,在了解可预测毒性的情况下,进行放疗的同时给予相对低剂量的吉西他滨治疗是可行的。例如,在一项非小细胞癌 Ⅱ 期临床研究中,在 6 周的时间里同时给予了 66Gy 剂量的胸部放疗、吉西他滨($600mg/m^2$,4 次)和顺铂($80mg/m^2$,2 次)联合治疗。目前尚未在全部肿瘤类型中确定用吉西他滨与放疗同时应用的最佳安全治疗方案。

非同步放化疗(间隔＞7d):数据分析显示,在放疗前后 7d 以上的时间里应用吉西他滨治疗,不会使毒性增加,但可能出现放射记忆反应。研究资料显示,吉西他滨治疗应在放疗剂型反应好转以后或者放疗结束至少 1 周之后才能进行。

目前已有靶组织出现放射损伤的报道(如食管炎、大肠炎和肺炎),这些损伤与患者放疗时同时或不同时应用的吉西他滨相关。

其他：由于存在引起全身性并可能是致命性疾病的风险，因此，不推荐使用黄热病疫苗和其他减毒活疫苗，特别是对免疫抑制患者。

因血液学毒性进行的剂量调整：治疗周期开始对于所有适应证，每次使用古西他滨，必须对患者进行血小板和粒细胞计数检查。在每个治疗周期开始前，患者的粒细胞绝对计数应不少于 $1.5×10^9/L$，且血小板计数需达到 $100×10^9/L$。

治疗周期内：治疗周期内吉西他滨的剂量调整应该根据如下进行。对于所有适应证，按血液学毒性对相继的下一治疗周期进行的剂量调整；出现下列血液学毒性时，吉西他滨的剂量应减少至最初治疗周期使用剂量的 75%；粒细胞绝对计数 $<0.5×10^9/L$，持续 5d 以上；粒细胞绝对计数 $<0.1×10^9/L$，持续 3d 以上；发热性中性粒细胞减少症；血小板 $<25×10^9/L$；由于毒性治疗周期延迟 1 周以上。

给药方法：吉西他滨在输液期间耐受性很好，给药方便。如果发生外渗，应立即停止输液，更换血管重新开始输液。给药后应对患者进行密切观察。若发生非静脉途径给药，必须立即停止给药。

制备、处置和其他操作特别注意事项：制备和处置输液时，必须阅读细胞抑制药的常规操作安全注意事项。应在安全箱中处理输液，穿着防护服和佩戴防护手套。如果没有安全箱还应佩戴防护面罩和防护眼镜。如果所制备溶液与眼睛接触，可能引起严重的刺激，应立即用水彻底冲洗眼睛。如果持续刺激，应咨询医生。如果溶液溅到皮肤上，应用水彻底冲洗。

重新溶解（和进一步稀释，如适用）操作指导：浓度为 $9mg/ml（0.9%）$的氯化钠注射液（不含防腐剂）是唯一被允许用于重新溶解吉西他滨无菌粉末的溶液。根据药物的溶解性，重新溶解后吉西他滨浓度不应超过 40mg/ml。如果重新溶解溶液浓度 $>40mg/ml$，可能会导致药物溶解不完全，应该避免。①重新溶解及进一步稀释静脉滴注用吉西他滨时应无菌操作。②重新溶解时，将 5ml 浓度为 $9mg/ml（0.9%）$的无菌无防腐剂的氯化钠注射液加入 200mg 规格的小瓶中或将 25ml 浓度为 $9mg/ml（0.9%）$的无菌无防腐剂的氯化钠注射液加入 1000mg 规格的小瓶中。重新溶解后溶液的总体积分别是 5.26ml（200mg 规格）或 26.3ml（1000mg 规格）。溶解后得到吉西他滨的浓度是 38mg/ml，计算时包括了冻干粉的排水体积。振摇至溶解。可以用 $9mg/ml（0.9%）$无菌无防腐剂的氯化钠注射液进一步稀释。重新溶解的溶解是澄清无色至淡黄色的液体。③注射用药品溶液在使用前需检查是否存在不溶性颗粒物和是否褪色。如果发现有颗粒物，则不能使用。④任何未使用过的产品或废弃物都应根据当地要求处置。

【不良反应】

①血液系统：有骨髓抑制作用，可出现贫血、白细胞降低和血小板减少。②胃肠道反应，约 2/3 的患者出现肝转氨酶异常，多为轻度、非进行性损害；约 1/3 的患者出现恶心和呕吐反应，20% 的患者需要药物治疗。③肾，约 1/2 的患者出现轻度蛋白尿和血尿，有部分病例出现不明原因的肾衰竭。④过敏，约 25% 的患者出现皮疹，10% 的患者出现瘙痒，少于 1% 的患者可发生支气管痉挛。⑤其他，约 20% 的患者有类似于流感的表现；水肿/周围性水肿的发生率约 30%；脱发、嗜睡、腹泻、口腔毒性及便秘发生率则分别为 13%、10%、8%、7% 和 6%。

血液和淋巴系统：由于吉西他滨是一种骨髓抑制药，贫血、白细胞减少症和血小板减少症都有可能出现在给予吉西他滨治疗之后。发热性中性粒细胞减少症也常有报道。

胃肠系统：肝功能异常非常常见，但是往往只是轻度和非进展性的，因肝功能异常而导致治疗终止的情况罕见。恶心伴有呕吐非常常见,极少需要减少药物剂量,并且很容易用抗呕吐药物控制。腹泻和口腔炎也经常被报道。

生殖-泌尿系统:轻度蛋白尿和血尿非常常见。很少出现类似溶血性尿毒症综合征(HUS)的临床表现。若有微血管性溶血性贫血的表现,如伴有血小板减少症的血红蛋白迅速下降,血清胆红素水平、肌酐水平、尿素氮或乳酸脱氢酶水平升高,应立即停药。即使停药,患者的肾功能损伤也可能为不可逆的,因此应该给予透析治疗。

皮肤和附属器官:皮疹非常常见,且经常与瘙痒相关。皮疹通常是轻度的。脱发(通常是轻度脱发)也常有报道。严重的皮肤反应,包括剥脱性皮炎和大疱性皮疹的报道非常罕见。有报道经连续的放射治疗和吉西他滨治疗后,在以前放疗过的部位出现严重的皮肤和皮肌炎类型的肌肉病症。

呼吸系统:呼吸困难常有报道。静脉滴注吉西他滨后发生支气管痉挛的报道不多。如果已知患者对吉西他滨高度过敏就不应该再给予此药。流感样症状非常常见。发热、头痛、寒战、肌痛、乏力和厌食都是最常见的症状。咳嗽、鼻炎、不适和出汗也常有报道。发热和乏力也常常是单独出现的症状。

超敏性:严重过敏反应的报道非常罕见。亦常见嗜睡的不良反应报道。

心血管系统:水肿/周围性水肿的报道非常常见。少数病例报道了低血压。有的研究报道有心肌梗死。心力衰竭的报道非常罕见。曾有过心律失常,特别是室上性心律失常的报道。与外周性血管炎和坏疽相关的临床表现报道非常罕见。

肝胆系统:肝功能指标增加,包括天门冬氨酸氨基转移酶(AST)、丙氨酸氨基转移酶(ALT)、γ-谷氨酰转肽酶(GGT)、碱性磷酸酶和胆红素水平的升高的报道罕见。

此外,曾有过放射记忆反应的报道。

【禁忌】

对本药过敏的患者禁用。对吉西他滨或任何辅料高度过敏的患者,吉西他滨与放射治疗同时联合应用(由于辐射敏化和发生严重肺及食管纤维样变性的危险)。在严重肾功能不全的患者中联合应用吉西他滨与顺铂。

【注意事项】

①孕妇及哺乳期妇女避免使用。②肝、肾功能损害的患者应慎用。③与其他抗癌药配伍进行联合或者序贯化疗时,应考虑对骨髓抑制作用的蓄积。④滴注药物时间的延长和增加用药频率可增大药物的毒性,需密切观察,包括实验室的监测。⑤本品可引起轻度困倦,患者在用药期间应禁止驾驶和操纵机器。延长输液时间和增加给药频率都可能增加毒性。

血液学毒性:吉西他滨可能引起骨髓功能抑制,应用后可出现白细胞减少、血小板减少和贫血。患者在每次接受吉西他滨治疗前,必须监测血小板、白细胞、粒细胞计数。当证实有药物引起的骨髓抑制时,应暂停化疗或修改治疗方案。然而,骨髓抑制持续时间短,通常不需降低剂量,很少有停止治疗情况发生。停吉西他滨后,外周血细胞计数可能继续下降。骨髓功能受损的患者,用药应当谨慎。与其他的抗肿瘤药物配伍进行联合或序贯化疗时,应考虑对骨髓抑制作用的蓄积。

肝功能不全:给已经出现肝转移的患者或既往有肝炎、酗酒或肝硬化病史的患者使用吉西他滨,可能会导致潜在肝功能不全恶化。应定期对患者进行肾和肝功能(包括病毒学检查)的实验室评价。由于没有从临床研究中获得关于这些患者群明确剂量推荐的充分信息,因此,对于有肝功能不全或肾功能损伤的患者,应该慎用吉西他滨,因为关于这类患者的临床研究资料还不够充分,尚不能据此得出明确的推荐剂量。

同步放化疗:同步放化疗(放化疗一起应用或者不同治疗间的间隔≤7d);已报道有毒性反应发生。放疗的同时给予1000mg/m²的吉西他滨可导致严重的肺或食管病变。如果吉西他滨与放射治疗连续给予,由于严重辐射敏化的可能性,吉西他滨化疗与放射治疗的间隔至少4周。如果患者情况允许可缩短间隔时间。

活疫苗:不推荐接受吉西他滨治疗的患者使用黄热病疫苗和其他减毒活疫苗。

心血管系统:由于吉西他滨可引起心脏和(或)心血管病症,因此具有心血管疾病病史的患者使用吉西他滨时要特别谨慎。

肺:与吉西他滨治疗相关的肺部症状,有时甚至是严重肺部症状,如肺水肿、间质性肺炎或成人呼吸窘迫综合征(ARDS)有所报道。这些症状的病因尚不清楚。一旦发生,应考虑停用吉西他滨。早期采用支持治疗措施可能有助于缓解病情。

肾:在使用吉西他滨的患者中少见有类似溶血性尿毒症综合征(HUS)的临床表现。如有微血管病溶血性贫血的表现,如伴血小板减少症的血色素迅速下降,血清胆红素、肌酐、尿素氮、乳酸脱氢酶上升,应立即停药。停药后,患者肾功能损伤可能为不可逆的,应给予透析治疗。

生育能力:在对生育能力进行的研究中发现,吉西他滨可引起雄性小鼠精子生成过少(详见临床前安全性数据)。因此,要告知接受吉西他滨治疗的男性,在治疗期间和治疗后6个月不要生育,而且由于吉西他滨可能引起不育,因此应告知男性治疗前保存精子。

钠:规格为每瓶200mg的吉西他滨中含有钠3.5mg(<1mmol),患者应考虑控制钠摄入。规格为每瓶1000mg的吉西他滨中含有钠17.5mg(<1mmol),患者应考虑控制钠摄入。

对驾驶和操纵机械的影响:尚未进行关于吉西他滨对驾驶和操纵机械影响的研究。但已有报道显示吉西他滨可引起轻到中度困倦,特别是用药期间饮用酒精类饮料。因此患者在此期间必须禁止驾驶和操纵机器,直至鉴定已不再倦怠。

【孕妇及哺乳期妇女用药】

该药物对孕妇的安全性不详。动物实验表明,该药具有生殖毒性,如生殖缺陷或对胚胎及胎儿发育、妊娠和分娩前后的其他毒性作用。吉西他滨对胎儿和婴儿有潜在的危险,故孕妇及哺乳期的妇女应避免使用。尚未有足够的数据确立吉西他滨在妊娠妇女中的安全性。动物实验表明具有生殖毒性(详见临床前安全性数据)。根据动物实验结果和吉西他滨作用机制,妊娠期妇女应避免应用吉西他滨,除非有明确的必要性。应告知女性在吉西他滨治疗期间避免妊娠,一旦妊娠,应立即通知其主治医生。

哺乳期:尚不明确吉西他滨是否可从乳汁分泌,其对哺乳期幼儿的不良反应不能排除。在接受吉西他滨治疗期间必须停止哺乳。

生育能力:在对生育能力进行的研究中发现,吉西他滨可引起雄性小鼠精子生成过少(详见临床前安全性数据)。因此,要告知接受吉西他滨的男性,在治疗期间和治疗后6个月不要生育,而且由于吉西他滨可能引起不育,因此应告知男性治疗前保存精子。

【儿童用药】

由于没有充分的数据支持儿童用药的有效性及安全性,因此不推荐将吉西他滨用于18岁以下的儿童。药物过量:尚无已知的针对吉西他滨过量的解毒剂。在Ⅰ期研究中有2例患者接受每2周单次给予吉西他滨静脉滴注570mg/m²,滴注时间30min以上,观察的主要毒性包括骨髓抑制、感觉异常和严重皮疹等。临床一旦怀疑有过量情况,应对血液学指标进行适当的监测,必要时对患者进行支持治疗。

【制剂规格】

0.2g,1g。

第二节　肝胆胰感染性疾病常用西药

一、抗病毒感染常用药

(一)重组人 α-干扰素(因特芬,干扰能)

【药理作用】

人干扰素 α-具有广谱抗病毒、抗肿瘤及免疫调节功能。

【药效学】

重组干扰素-α_2 口腔粘贴片能有效地治疗甲型流感病毒鼠肺适应株引起的小鼠肺炎,感染肺部病毒滴度显著降低($P<0.01$),肺病变抑制率为 15.3%～28.4%,死亡保护率为 40%～70%。其效果优于利巴韦林(病毒唑),不同时间预防给药对小鼠的保护作用实验表明,3d 以上预防给药,小鼠受感染流感后,肺病变抑制率为 22% 以上,死亡保护率为 44%～80%,说明其有较好的预防病毒感染作用。临床可有效控制病毒性疾病:伴有 HBV-DNA、DNA 多聚酶阳性或 HBeAg 阳性等病毒复制标志的成年慢性活动性乙型肝炎患者,伴有 HCV 抗体阳性和谷丙转氨酶(ALT)增高,但不伴有肝功能代偿失调(Child 分类 A)的成年急慢性丙型肝炎患者、尖锐湿疣、带状疱疹、小儿病毒性肺炎及上呼吸道感染、慢性宫颈炎、丁型肝炎等。

【药动学】

肌内注射或皮下注射重组人干扰素 α-2a 后吸收大于 80%,肌内注射 3600 万 U 后,平均达峰时间 3.8h,血药峰浓度为 1500～2580pg/ml(平均 2020pg/ml)。皮下注射 3600 万 U 后,平均达峰时间 7.3h,血药峰浓度范围为 1250～2320pg/ml(平均 1730pg/ml)。重组人干扰素 α-2a 在 3 000 000～198 000 000U 的剂量范围内,人体药代动力学呈线性表现,在健康人中静脉滴注 3600 万 U 后,稳态分布量为 0.22～0.75L/kg(平均 0.4L/kg)。健康志愿者

和患有转移性癌症患者的血清重组人干扰素 α-2a 存在个体差异。肾分解代谢为主要清除途径,胆汁分泌与肝代谢的清除是次要途径。在健康人静脉滴注重组人干扰素 α-2a 后,消除半衰期为 3.7～8.5h(平均 5.1h)。总体清除率为 2.14～3.62ml/(min·kg)[平均为 2.79ml/(min·kg)]。

【适应证】

重组人干扰素 α-2a 适应证有:①用于病毒性疾病,伴有 HBV-DNA、DNA 多聚酶阳性或 HBeAg 阳性等病毒复制标志的成年慢性活动性乙型病毒性肝炎患者、伴有 HCV 抗体阳性和转氨酶(ALT)增高但不伴有肝功能代偿失调(Child 分类 A)的成年急慢性丙型病毒性肝炎病人及尖锐湿疣、带状疱疹、小儿病毒性肺炎和上呼吸道感染、慢性宫颈炎、丁型病毒性肝炎等。②用于某些恶性肿瘤、毛细胞白血病、多发性骨髓瘤、非霍奇金淋巴瘤、慢性白血病及卡波西肉瘤、肾细胞癌、喉乳头状瘤、黑色素瘤、蕈样真菌病、膀胱癌、基底细胞癌等。重组人干扰素 α-2a 药理学作用:人干扰素 α-2a 具有广谱抗病毒、抗肿瘤及免疫调节功能。

【用法用量】

皮下注射:每次 500 万 U,隔日 1 次,疗程为 48 周。用普通干扰素 α_1 参考如下。

1. 毛状细胞白血病起始剂量　每日 300 万 U,皮下或肌内注射,16～24 周。如耐受性差,则应将每日剂量减少到 150 万 U,或将用药次数改为每周 3 次,也可以同时减少剂量和用药次数。维持剂量:每次 300 万 U,每周 3 次皮下或肌内注射。如耐受性差,则将每日剂量减少到 150 万 U,每周 3 次。

疗程:应用该药大约 6 个月以后,再由医生决定是否对疗效良好的患者继续用药或是

对疗效不佳的患者终止用药。

注：对血小板减少症患者（血小板计数少于 $50 \times 10^9/L$）或有出血危险的患者，建议以皮下注射重组人干扰素 α-2a。

2. 多发性骨髓瘤应用重组人干扰素 α-2a 300 万 U，每周 3 次皮下或肌内注射。根据不同患者的耐受性，可将剂量逐周增加至最大耐受量（900 万 U）每周 3 次。除病情迅速发展或耐受性极差外，这一剂量可持续使用。

3. 低度恶性非霍奇金淋巴瘤重组人干扰素 α-2a 作为化疗的辅助治疗（伴随或不伴随放疗），可以延长低度恶性非霍奇金淋巴瘤患者的无病生存期和无恶化生存期。推荐剂量：在常规化疗结束后（伴随或不伴随放疗），每周 3 次，每次 300 万 U，皮下注射重组人干扰素 α-2a，至少维持治疗 12 周。重组人干扰素 α-2a 的治疗应该在患者从化（放）疗反应中一恢复立即开始，一般时间为化（放）疗后 4~6 周。重组人干扰素 α-2a 治疗也可伴随常规的化疗方案（如结合环磷酰胺、泼尼松、长春新碱和阿霉素）一起进行。以 28d 为 1 个周期。在第 22~26 天，皮下或肌内注射重组人干扰素 α-2a 600 万 U/m² 体表面积。重组人干扰素 α-2a 结合化疗进行治疗时，重组人干扰素 α-2a 的使用应该和化疗同时进行。

4. 慢性髓性白血病重组人干扰素 α-2a 适用于慢性髓性白血病病人。60%处于慢性期的慢性髓性白血病患者，不管是否接受其他治疗，接受重组人干扰素 α-2a 治疗后可达到血液学缓解。这类患者在开始接受治疗最近 18 个月后取得完全的血液学缓解。与细胞毒性化疗不同，重组人干扰素 α-2a 能持续维持细胞遗传学缓解达 40 个月以上。

推荐剂量：建议对年满 18 岁或以上的患者作重组人干扰素 α-2a 皮下或肌内注射 8~12 周，推荐逐渐增加剂量的方案如下：第 1~3 天，每日 300 万 U；第 4~6 天，每日 600

万 U；第 7~84 天，每日 900 万 U。

疗程：患者必须接受治疗至少 8 周，要取得更好的疗效至少需要治疗 12 周，然后，再由医生决定是否对疗效良好的患者继续用药或对血液学参数未见任何改善者终止用药。疗效良好的患者应继续用药，直至取得完全的血液学缓解，或者一直用药最多到 18 个月。所有达到完全血液学缓解的患者，均应继续以每日 900 万 U（最佳剂量）或以 900 万 U 每周 3 次（最低剂量）进行治疗，以使其在尽可能短的时间内取得细胞遗传学缓解。尽管有见到开始治疗 2 年后达到细胞遗传学缓解者，但尚未定出重组人干扰素 α-2a 治疗慢性髓性白血病的最佳疗程。

5. 慢性活动性乙型肝炎重组人干扰素 α-2a 适合治疗伴有 HBV-DNA、HBeAg 及 DNA 多聚酶阳性等病毒复制标志的成年慢性活动性乙型肝炎。

推荐剂量：尚未定出治疗慢性活动性乙型肝炎的最佳治疗方案。通常以 500 万 U 每周 3 次，皮下注射，共用 6 个月。如用药 1 个月后病毒复制标志或 HBeAg 无下降，则可逐渐加大剂量并可进一步将剂量调整至患者能够耐受的水平，如治疗 3~4 个月后没有改善，则应考虑停止治疗。

儿童：据报道对患有慢性乙型肝炎的儿童以每平方米体表面积 1000 万 U 进行治疗是安全的，但其治疗效果尚未定论。

警告：重组人干扰素 α-2a 对慢性乙型肝炎合并感染人类免疫缺陷病毒（HIV）的患者疗效尚无定论。

6. 急慢性丙型肝炎重组人干扰素 α-2a 适合治疗 HCV 抗体阳性，谷丙转氨酶（ALT）增高和不伴有肝失代偿成年慢性丙型肝炎患者，但没有临床和组织学方面长期好转的依据。

起始剂量：以重组人干扰素 α-2a 300 万~500 万 U，每周 3 次，皮下或肌内注射 3 个月作为诱导治疗。

维持剂量:血清谷丙转氨酶正常的患者需要再以重组人干扰素 α-2a 300 万 U,每周 3 次,注射 3 个月作为完全缓解的巩固治疗。患者血清谷丙转氨酶不正常者必须停止以重组人干扰素 α-2a 治疗。

注:大多数接受了足够治疗后复发的患者会在治疗结束后 4 个月内复发。

7. 尖锐湿疣　以重组人干扰素 α-2a 100 万~300 万 U,每周 3 次,皮下或肌内注射,共 1~2 个月。或于患处基底部隔日注射 100 万 U,连续 3 周。使用本品后少数患者可有发热、寒战、乏力、肌痛、厌食等反应。不良反应多在注射 48h 后消失。其他可能出现的不良反应有头痛、关节痛、食欲缺乏、恶心等,个别患者可能出现中性粒细胞减少、血小板减少等,停药后可恢复。如出现不能忍受的严重不良反应时,应减少剂量或停药,并给予必要的对症治疗。

(1)对重组人干扰素 α-2a 或该制剂的任何成分有过敏史者。

(2)患有严重心脏疾病或有心脏病病史者。

(3)严重的肝、肾或骨髓功能不正常者。

(4)癫痫及中枢神经系统功能损伤者。

(5)伴有晚期失代偿性肝病或肝硬化的肝炎患者。

(6)正在接受或近期内接受免疫抑制药治疗的慢性肝炎患者,短期“去激素”治疗者除外。

(7)即将接受同种异体骨髓移植的 HLA 抗体识别相关的慢性髓性白血病患者。

①以重组人干扰素 α-2a 治疗已有严重骨髓抑制患者时,应极为谨慎,因为重组人干扰素 α-2a 有骨髓抑制作用,使白细胞,特别是粒细胞、血小板减少,其次是血红蛋白降低,从而增加感染及出血的危险。

②本品冻干制剂为白色疏松体,溶解后为无色透明液体,如遇有浑浊、沉淀等异常现象,则不得使用。

③以注射用水溶解时应沿瓶壁注入,以免产生气泡,溶解后宜于当日用完,不得放置保存。虽然动物实验并未提示重组人干扰素 α-2a 有导致畸胎作用,但尚不能排除其对人类胚胎的伤害性。在以大大超过临床剂量的重组人干扰素 α-2a 用于妊娠早期至中期恒河猴时,观察到重组人干扰素 α-2a 有堕胎作用。尚不明确是否重组人干扰素 α-2a 能分泌于人乳中,故应根据母体的重要程度决定是否终止哺乳或终止用药。

对有心脏病的老年患者及老年癌症晚期患者,在接受本制剂治疗前及治疗期间应做心电图检查,遵医嘱根据需要做剂量调整或停止用药。

重组人干扰素 α-2a 可能会通过降低肝内微粒体细胞色素酶 P450 的活性影响氧化代谢过程。有报道证实,开始使用重组人干扰素 α-2a 后,体内茶碱的清除率降低。在以前或近期服用过的药物所产生的神经毒性、血液毒性及心脏毒性,都会由于使用重组人干扰素 α-2a 而使毒性增加。与具有中枢作用的药物合并使用时会产生相互作用。

尚未有药物过量的报道,但嗜睡、乏力、虚脱和昏迷等可能与重复使用大剂量重组人干扰素 α-2a 有关。这类患者必须住院观察并给予适当的支持治疗。

【疗效与证据】

临床研究荟萃分析表明,对 HBeAg 阳性的慢性乙型肝炎,α-干扰素治疗 4~6 个月,停药 6~12 个月后,HBeAg、血清 HBV DNA 和 HBsAg 转阴率分别为 33%、37% 和 8%;而未治疗组三者的阴转率分别为 12%、17% 和 1.8%。与核苷类似物停药后易复发相比,α-干扰素疗程结束 HBeAg 转阴的患者,其疗效一般会长期维持。有研究表明,HBeAg 转阴患者中 80%~90% 在 4~8 年内其 HBeAg 持续阴性。长期的临床随访(7~10 年)研究表明,干扰素 α-2a 治疗可显著改善 HBeAg 转阴患者的预后,其肝硬化并发症及肝移植发生率显著降低,累积生存率显著提高。HBeAg 阴性患者对干扰素-α 的反应性比 HBeAg 阳性患者差,故其疗程应较 HBeAg 阳性患者更长。有研究表明,对于 HBeAg 阴性且没有发生肝硬化的慢性乙型肝炎患者,为期 1 年干扰素 α-2a 治疗的持续性病毒学应答率为 15%~18%,治疗 12 个月与治疗 5 个月相比,5 年之后有效率前者是后者的 2 倍。对 HBeAg 阴性患者采用 α-干扰素治疗 24 个月,治疗结束 21 个月后,其有效率为 30%。HBeAg 阴性患者干扰素 α-2a 治疗后,持续应答者发生肝硬化及其并发症的概率和死亡率与治疗无效、治疗后复发及未治疗者相比,明显降低。

【禁忌证】

绝对禁忌证包括:妊娠、精神病史(如严重抑郁症)、未能控制的癫痫、未戒断的酗酒/吸毒者、未经控制的自身免疫性疾病、失代偿期肝硬化、有症状的心脏病。相对禁忌证包括:甲状腺疾病、视网膜病、银屑病、既往抑郁症史、未控制的糖尿病、未控制的高血压、治疗前中性粒细胞计数 $<1.0\times10^9/L$ 和治疗前血小板计数 $<50\times10^9/L$、总胆红素 $>51~\mu mol/L$,特别是以间接胆红素为主者。还包括:对重组人干扰素 α-2a 或该制剂的任何成分有过敏史者;患有严重心脏疾病或有心脏病病史者;严重的肝、肾或骨髓功能不正常者;癫痫及中枢神经系统功能损伤者;伴有晚期失代偿性肝病或肝硬化的肝炎患者;正在接受或近期内接受免疫抑制药治疗的慢性肝炎患者;即将接受同种异体骨髓移植的 HLA 抗体识别相关的慢性髓性白血病患者均禁用。

【不良反应】

①用药后 90% 以上的患者出现流感样症状,包括发热、疲乏及寒战,干扰素 α-2a 较干扰素 α-2b 发生率稍低,皮下给药较肌内给药的发生率相对低并与剂量相关。但随着用药时间延长,发生率会降低。②胃肠道反应,恶心、呕吐发生率约 40%,但按 WHO 急性毒性分级 3~4 度较少见,发生率与剂量相关,另外,腹痛、腹泻也较常见。③神经系统反应,主要表现为嗜睡和精神错乱,尤其年龄 >60 岁的患者发生率为 40%,随给药时间延长,神经系统毒性会降低,对神经系统的影响是可逆的,通常停药 1~2 周后完全恢复。④血液学毒性,主要表现为白细胞和粒细胞减少,但发生率不高,且抑制程度较轻,停药后很快恢复。⑤其他,轻度脱发也较常见。少数患者用药后出现低血压、心律失常或心悸等,故对心血管疾病患者应小心使用。极少数出现一过性肝功能损害,表现为 ALT 和 AST 升高,一般不需停药。皮肤干燥及皮疹偶见。⑥阴道局部用药可有烧灼感,一般无须处理。

【药物相互作用】

重组人干扰素 α-2a 可能会通过降低肝内微粒体细胞色素 P450 的活性影响氧化代谢过程。有报道证实,用本品后体内茶碱的清除率降低。在以前或近期服用过的药物所产生的神经毒性、血液毒性及心脏毒性,都会由于使用干扰素 α-2a 而使毒性增加。

【制剂规格】

注射用重组人干扰素 α-2a:100 万 U, 300 万 U,500 万 U;注射用重组人干扰素 α-2a(酵母):300 万 U,600 万 U;重组人干扰素 α-2a 栓:6 万 U。

(二)聚乙二醇干扰素 α-2a(派罗欣)

【药理作用】

聚乙二醇干扰素 α-2a 注射液是聚乙二醇(PEG)与重组干扰素 α-2a 结合形成的长效干扰素。干扰素与细胞表面的特异性受体结合,触发细胞内复杂的信号传递途径并迅速激活基因转录,调节多种生物效应,包括抑制感染细胞内的病毒复制,抑制细胞增殖,并具有免疫调节作用。健康人单次皮下注射 PEG 干扰素 α-2a 180μg 后 3~6h,血清 2, 5-寡腺苷酸合成酶(2,5-OAS,抗病毒活性指标)活性迅速升高。PEG 干扰素 α-2a 所引起的 2,5-OAS 血清活性可维持 1 周以上,且比单次皮下注射 300 万 U 和 1800 万 U 干扰素的活性高。与年轻人比较,62 岁以上的老年人单次皮下注射 PEG 干扰素 α-2a 180μg,所产生的血清 2,5-OAS 活性强度和持续时间有所减低。

【药动学】

1. 吸收 在健康受试者人群中,180 μg 单次皮下注射后,血清浓度可在 3～6h 内检测到。在 24h 内,可达到血清浓度峰值的 80%。注射后 72～96h 可测到血清峰浓度 [AUC 1743±459ng/(h・ml),C_{max} 14±2.5 ng/ml]。聚乙二醇干扰素 α-2a 注射液的绝对生物利用度是 61%～84%,与普通干扰素 α-2a 相似。

2. 分布 聚乙二醇干扰素 α-2a 静脉注射后的稳态分布容积(Vd)为 8～14L,表明聚乙二醇干扰素 α-2a 注射液主要分布在血液和细胞外液中。在大鼠的物料平衡、组织学分布和全身放射自显影试验中,显示本品除了血液浓度较高外,还分布在肝、肾和骨髓中。代谢:聚乙二醇干扰素 α-2a 注射液的代谢机制尚未完全阐明。大鼠实验显示本品主要在肝中代谢,代谢物主要通过肾排出体外。清除:男性对本品的系统清除率较内源性 α-干扰素低约 100 倍。静脉给药后,终末半衰期是 60～80h,而 α-干扰素一般仅 3～4h。皮下注射给药后,其终末半衰期更长 (50～130h)。皮下注射后的半衰期可能不仅反映该化合物的清除相,而且还反映了吸收相延长。在健康人群和慢性乙型或丙型肝炎患者中每周给药 1 次血清中本品浓度与剂量成比例增长。在慢性乙型或丙型肝炎患者中,每周给药 1 次,连续 6～8 周后,本品血清浓度可达单次给药的 2～3 倍。但 8 周后无进一步增长。使用 48 周后的峰谷比为 1.5～2.0。本品的血清浓度能够维持 1 周(168h)。

【适应证】

主要用于肝硬化代偿期或无肝硬化的慢性乙型肝炎、丙型肝炎的治疗。

【用法用量】

皮下注射:每次 180μg,每周 1 次,疗程为 48 周。常规剂量:推荐剂量为 180μg,每周 1 次皮下注射使用,共 48 周。特殊剂量指导:剂量调整总则为对于中度和重度不良反应[包括临床表现和(或)实验室指标异常]的患者应给予调整剂量,初始剂量一般减至 135μg,但有些病例需要将剂量减至 90μg 或 45μg。随着不良反应的减轻,可以考虑逐渐增加或恢复至常规使用剂量。血液学指标:当中性粒细胞计数(ANC)小于 0.75×10⁹/L 时,应考虑减量;当中性粒细胞计数(ANC)小于 0.5×10⁹/L 时,应考虑暂时停药,直到 ANC 恢复至大于 1×10⁹/L 时,可再恢复治疗。重新治疗开始应使用 90μg,并应监测中性粒细胞计数。当血小板计数小于 50×10⁹/L 时,应将剂量减低至 90μg;当血小板计数低于 25×10⁹/L 个时,应考虑停药。肝功能:慢性丙型肝炎患者,肝功能经常出现波动。与其他 α-干扰素相同,使用本品治疗后,也会发生 ALT 升高,包括有病毒应答的患者。当出现 ALT 的持续升高时,应考虑将剂量减至 90μg。减量后,如 ALT 仍持续升高,或发生胆红素升高或肝功能失代偿时,应考虑停药。特殊说明:应用和处置,作为皮下注射药物,使用前必须肉眼观察注射剂中有无颗粒和颜色变化。在家中使用时,应向患者提供可以用来丢弃用过的注射器和针头的抗穿刺容器;应向患者说明正确处理用过的注射器和针的重要性,绝对不能重复使用针和注射器;整个空容器应依据医生的要求处理。不相容性,不应将本品与其他产品混合。特殊人群:肾功能异常患者无需调整剂量。尚未在血液透析患者中进行过有关的研究(详见【注意事项】)。肝功能异常:根据药代动力学、临床耐受性和安全性资料,Child 分类为 A 级的肝硬化患者无须调整剂量。尚未在肝功能失代偿的患者中进行过有关研究。

【禁忌证】

绝对禁忌证包括：妊娠、精神病病史（如严重抑郁症）、未能控制的癫痫、未戒断的酗酒/吸毒者、未经控制的自身免疫性疾病、失代偿期肝硬化、有症状的心脏病。相对禁忌证包括：甲状腺疾病、视网膜病、银屑病、既往抑郁症史、未控制的糖尿病、未控制的高血压、治疗前中性粒细胞计数$<1.0\times10^9$/L 和治疗前血小板计数$<50\times10^9$/L，总胆红素$>51\mu$mol/L，特别是以间接胆红素为主者。

【疗效与证据】

国际多中心随机对照临床试验显示，用聚乙二醇化干扰素 α-2a 治疗 HBeAg 阳性慢性乙型肝炎（87%为亚洲人）48 周并停药随访 24 周，HBeAg 血清学转换率为 32%；HBeAg 阴性患者（60%为亚洲人）治疗 48 周后随访 24 周，HBV-DNA$<2\times10^4$拷贝/ml 的患者为 43%，随访 48 周时为 42%。亚太地区一项Ⅱ期临床研究显示，每周 1 次聚乙二醇化干扰素 α-2a 治疗 24 周，随访 24 周时的 HBeAg 血清学转换率高于普通 α-干扰素（32%：25%，$P<0.05$）。聚乙二醇干扰素 α-2a 治疗 HBeAg 阳性慢性乙型肝炎的 Meta 分析结果显示，聚乙二醇干扰素 α-2a 治疗 HBeAg 阳性慢性乙型肝炎 48 周（1 年疗程）在 48 周、72 周、96 周观察 HBeAg 阴转率、HBV-DNA 阴转率、HBeAg 血清转换率、ALT 复常率等方面均优于普通干扰素组，且随访时间越长，疗效相对越好。

【不良反应与禁忌】

派罗欣的不良反应的频率和严重性与普通干扰素 α-2a 相似。只是与其相比，派罗欣的血液学不良反应更常见。

1. 血液和淋巴系统异常　淋巴结肿大、贫血和血小板减少。

2. 内分泌异常　甲状腺功能减退和甲状腺功能亢进。

3. 精神和神经系统异常　记忆力障碍、味觉改变、感觉异常、感觉迟钝、震颤、情感障碍、情绪改变、神经过敏、攻击意识、性欲减退、阳痿。

4. 眼部异常　视物模糊、眼干、眼部炎症、眼痛（详见【注意事项】）。

5. 心脏异常　心悸。

6. 呼吸、胸部和纵隔异常　上呼吸道感染、咽痛、鼻炎、鼻咽炎、鼻窦充血、肺充血、胸部紧缩感、劳累性呼吸困难、鼻出血。

7. 胃肠道异常　胃炎、腹胀、口干、口腔溃疡、牙龈出血、牙龈炎、唇炎、便秘。

8. 皮肤和皮下组织异常　皮肤疾病、皮疹、湿疹、牛皮癣、荨麻疹、光过敏反应、多汗、盗汗。

9. 骨骼肌、结缔组织和骨骼异常　骨痛、背痛、颈部疼痛、肌肉痉挛、肌肉无力、骨骼肌疼痛。

10. 全身异常和注射局部反应　流感样疾病、不适、嗜睡、寒战、潮热、虚弱、单纯疱疹、胸痛。

【注意事项】

已有使用 α-干扰素治疗导致自身免疫性疾病加重的报道。对伴有自身免疫性疾病的患者应慎用本品。与其他干扰素一样，已观察到使用本品导致的低血糖症和高血糖症。使用 α-干扰素可引起牛皮癣的加重。伴有牛皮癣的患者应慎用，如果使用中出现牛皮癣复发和恶化征象，应考虑停药。与其他 α-干扰素一样，已有用药期间出现肺部症状的报道，包括呼吸困难、肺浸润、肺炎、局限性肺炎包括死亡。如果肺浸润持续存在或出现原因不明的肺功能异常，应停用。目前已有个别使用 α-干扰素导致眼科疾病的报道，包括视网膜出血、盲点、视网膜静脉或动脉阻塞。任何使用派罗欣的患者如出现视力下降或视野缺失必须进行眼科检查。

【制剂规格】

注射剂：每支 180μg：0.5ml。

(三) 聚乙二醇干扰素 α-2b (佩乐能, Peginterferon alfa-2b Injection)

聚乙二醇干扰素 α-2b 是重组人干扰素 α-2b 与单甲氧基聚乙二醇的一种共价结合物,其平均分子量为 31 300Da。重组人干扰素 α-2b 是通过人类白细胞的干扰素 α-2b 基因在重组大肠埃希菌中表达获得的。

聚乙二醇干扰素 α-2b 注射剂是 2000 年及 2001 年第 1 个通过欧盟和美国 FDA 批准的长效干扰素。2004 年 5 月在中国获得批准用于治疗慢性丙型肝炎,2007 年 3 月在中国获批慢性乙型肝炎适应证。佩乐能® 是最优化设计的聚乙二醇干扰素,在延长半衰期的同时,最大程度地保留了抗病毒活性。佩乐能® 是唯一按体重给药的长效干扰素,使不同体重的患者不良反应发生率相同,避免了单一固定剂量给药时,体重轻的患者骨髓抑制发生率高的缺点。

2009 年美国肝病研究协会(AASLD)慢性乙肝指南,2012 年亚太肝病研究协会(APASL)慢性乙肝指南,2012 年欧洲肝病研究协会(EASL)慢性乙肝指南,2010 年中国慢性乙肝防治指南推荐聚乙二醇干扰素 α-2b 作为 HBeAg 阳性慢性乙肝患者初始治疗的一线用药之一。

亚太肝病研究协会(APASL)慢性丙肝指南,欧洲肝病研究协会(EASL)慢性丙肝指南,美国肝病研究协会(AASLD)慢性丙肝指南推荐聚乙二醇干扰素 α-2b 联合口服利巴韦林是慢性丙肝的一线治疗选择。

【药动学】

聚乙二醇干扰素 α-2b 是干扰素 α-2b 衍生物,主要由单聚乙二醇化的重组人干扰素 α-2b 所组成。聚乙二醇干扰素 α-2b 的血浆半衰期较干扰素 α-2b 明显延长。聚乙二醇干扰素 α-2b 的 C_{max} 和 AUC 测量呈剂量相关性增加。皮下给药之后,峰浓度(C_{max})出现在用药后 15~44h,并可维持达 48~72h。多次用药后可出现有免疫反应性的干扰素的积累。

聚乙二醇干扰素 α-2b 的平均消除半衰期约为 40 ± 13.3h,表观清除率为 22.0ml/(h·kg)。虽然人体有关干扰素的机制尚未被完全阐明。但肾清除率可能占聚乙二醇干扰素 α-2b 表观清除率的较少部分(约 30%)。

在临床试验中,对接受本品治疗者的血清标本进行了干扰素中和抗体检测。干扰素中和抗体是中和干扰素抗病毒活性的抗体。在接受 0.5μg/kg 本品治疗的患者中,中和抗体的临床检出率为 1.1%,接受 1.5μg/kg 本品治疗的患者中,中和抗体的临床检出率为 2%~3%。

聚乙二醇干扰素 α-2b 的肾清除率为 30%。在对肾功能障碍患者的单剂量研究(1.0μg/kg)中,C_{max}、AUC 和半衰期的增加与肾功能障碍程度有关(详见【禁忌和注意事项】)。在多剂量的研究中(皮下注射本品 1μg/kg,每周 1 次,共 4 周),与肾功能正常的患者相比,中度肾功能障碍患者(肌酐清除率为 30~49ml/min)本品的清除率平均下降 17%,重度肾功能障碍患者(肌酐清除率为 10~29ml/min)本品的清除率平均下降 44%。对于重度肾功能障碍患者,未透析和接受血透析其清除率是相似的。对于中度和重度肾功能障碍患者,本品单药治疗时应减量。

对于严重肝功能障碍的患者,本品的药代动力学尚未被评价。因此这些患者不能使用本品。

本品的药代动力学特征未见显著的年龄相关性,但和年轻患者一样,老年患者在使用本品前要进行肾功能测定。

对 18 岁以下的患者的特殊药代动力学评价尚未进行。本品仅适用于年龄≥18 岁的慢性丙型肝炎患者及慢性乙型肝炎的治疗。

进行了一项同时使用美沙酮和本品的药

代动力学研究,患者为 18 岁或以上的慢性丙型肝炎患者,未使用过聚乙二醇干扰素 α-2b,皮下注射本品每周 1.5μg/kg。所有患者在使用本品前持续使用美沙酮≥40mg/d。用本品治疗 4 周后,美沙酮的平均 AUC 大约升高了 16%。

本品单独使用可治疗慢性丙型肝炎。一项随机、大规模、多中心、Ⅲ期国外临床试验证明了本品治疗慢性丙型肝炎的疗效和安全性。共有 1219 例患者,临床试验的目标为评价用 3 种剂量的本品(每周 1 次,皮下注射,分别给予 0.5μg/kg、1.0μg/kg、1.5μg/kg 本品)与甘乐能(每周 3 次,皮下注射,给予 3MU 甘乐能)比较治疗 48 周后的疗效和安全性。入组标准:HCV-RNAPCR 检测结果阳性(>100copies/ml),肝组织活检与慢性肝炎组织学诊断一致,排除其他原因引起慢性肝炎及血清 ALT 升高。

在该临床试验中评价疗效的主要指标:在完成 1 年治疗后 6 个月内 HCV-RNA 消失(100copies/ml)(病毒学),ALT 恢复正常(生化学)。结果临床试验中各种剂量组的本品的病毒学应答率均优于甘乐能组,各组间差异有统计学意义。

【药理作用】

体外与体内研究结果提示,聚乙二醇干扰素 α-2b 的生物活性来自其结构中的重组人干扰素 α-2b 部分。

干扰素通过与细胞表面特异性细胞膜受体结合而发挥其作用。其他干扰素研究结果提示干扰素具有种属特异性。在某些灵长动物中,如恒河猴,在给予人 1 型干扰素后具有药效学反应。

干扰素一旦与细胞膜结合后,可启动一系列复杂的细胞内过程,包括诱导某些酶的表达。这一过程至少部分是细胞对干扰素发生反应的原因,包括在感染了病毒的细胞内抑制病毒复制、抑制细胞增殖及增强巨噬细胞吞噬活动、增加淋巴细胞对靶细胞的特异

性细胞毒性等一系列免疫调控活动。任何一个或所有这些反应都与干扰素的治疗作用有关。

重组人干扰素 α-2b 在体内和体外均可抑制病毒复制,其抗病毒作用的机制尚不清楚,可能与改变宿主细胞的代谢有关。此作用可抑制病毒复制,或病毒复制后使子代病毒不能离开细胞。

【适应证】

病毒性肝炎、乙型病毒性肝炎、慢性丙型肝炎,患者年龄需≥18 岁,患有代偿性肝脏疾病。现认为慢性丙型肝炎的理想治疗是本品和利巴韦林合用。当本品和利巴韦林合用时,请同时参见利巴韦林的产品信息;也可用于治疗 HBeAg 阳性的慢性乙型肝炎。患者年龄需≥18 岁,患有代偿性肝疾病等。

【用法用量】

①慢性丙型肝炎:皮下注射,每周 1 次。体重 65kg 以下者,每次 40μg。体重 65kg 以上者,每次 50μg。同时口服利巴韦林。疗程:用药 6 个月后,如病毒负荷仍高,建议停止用药。剂量调整:若治疗期间出现严重不良反应和实验室指标异常,建议适当调整剂量直至不良反应消失或减轻。根据间接胆红素检查结果调整利巴韦林用量的具体标准:间接胆红素>3mg/dl(或>51pmol/L)时第 1 次减量,如减量 1~2 周后间接胆红素仍>3mg/dl 则第 2 次减量,如连续 4 周间接胆红素>3mg/dl 则停用利巴韦林。利巴韦林单独停药至少 1 周,最多 2 周。如停药后,间接胆红素降至<2.5mg/dl,可重新回到停药前的利巴韦林剂量。如间接胆红素维持<2.5mg/dl 4 周以上,可将利巴韦林剂量调整至全量。根据血红蛋白检查结果调整利巴韦林用量的具体标准:血红蛋白<90g/L 时第 1 次减量,如减量 1~2 周后血红蛋白仍低于 90g/L 则第 2 次减量,如出现血红蛋白<80g/L 则停用利巴韦林。利巴韦林单独停药至少 1 周,最多 2 周。如停药后,血红

蛋白＞80g/L,可恢复停药前的利巴韦林剂量。如血红蛋白＞90g/L 维持 4 周以上,可将利巴韦林剂量调整至全量。通过剂量调整,实验室检查指标恢复正常的患者,将剂量重新调整至全量;对调整剂量后至 20 周时实验室检查仍未恢复正常的患者,应维持减量后的剂量。②慢性乙型肝炎:本品目前推荐剂量为 1.0mg/kg,每周 1 次,皮下注射。疗程:24 周。其他剂量和疗程尚未进行充分的研究。

药物配制及用法:本品在溶解前为白色、药片状,呈一整块,或多个碎片状,或粉末状。每瓶必须用 0.7ml 的本品在溶解前为白色、药片状,呈一整块,或多个碎片状,或粉末状。每瓶必须用 0.7ml 的无菌溶剂溶解,抽取 0.5ml 用于注射。用无菌注射器和长针头抽取 0.7ml 溶剂,将溶剂沿瓶壁缓慢注入本品的安瓿内,最好不要将溶剂直接对准本品,注入速度不要太快,因为这会产生很多气泡。在溶解后的几分钟内,本品呈云雾状或多个小泡状,轻轻转动安瓿使其完全溶解。不要用力摇动。由于在抽取溶解后的本品时会有少量本品的丢失,为确保注射的剂量与标签上的剂量一致,本品及溶剂的实际含量超过其规格的含量,抽取 0.5ml 的本品就是标签上的含量。本品每种规格的浓度分别为:50mg/0.5ml,80mg/0.5ml,100mg/0.5ml。

【临床观察】

一项随机、大规模、多中心、Ⅲ期国外临床试验证明了本品治疗慢性丙型肝炎的疗效和安全性。共有 1219 例患者,临床试验的目标为评价用 3 种剂量的本品(每周 1 次,皮下注射,分别给予 0.5μg/kg、1.0μg/kg、1.5μg/kg 本品)与甘乐能(每周 3 次,皮下注射,给予 3MU 甘乐能)比较治疗 48 周后的疗效和安全性。入组标准:HCV-RNAPCR 检测结果阳性(＞100copies/ml),肝组织活检与慢性肝炎组织学诊断一致,排除其他原因引起慢性肝炎及血清 ALT 升高。

在该临床试验中评价疗效的主要指标为:在完成 1 年治疗后 6 个月内 HCV-RNA 消失(＜100copies/ml)(病毒学),ALT 恢复正常(生化学)。结果临床试验中各种剂量组的本品的病毒学应答率均优于甘乐能组,各组间差异有统计学意义。

【禁忌证】

绝对禁忌证包括:妊娠、精神病史(如严重抑郁症)、未能控制的癫痫、未戒断的酗酒/吸毒者、未经控制的自身免疫性疾病、失代偿期肝硬化、有症状的心脏病。相对禁忌证包括:甲状腺疾病、视网膜病、银屑病、既往抑郁症史、未控制的糖尿病、未控制的高血压、治疗前中性粒细胞计数＜1.0×10^9/L 和治疗前血小板计数＜50×10^9/L、总胆红素＞51μmol/L,特别是以间接胆红素为主者。以下患者禁用:对聚乙二醇干扰素 α-2b 或任何一种干扰素或某一赋形剂过敏者;孕妇、未获得妊娠反应阴性结果之前不能开始本品与利巴韦林的联合治疗;配偶妊娠的男性患者不宜应用本品与利巴韦林的联合治疗;自身免疫性肝炎或有自身性疾病病史者;肝功能失代偿者;联合用药时,严重的肾功能不全患者(肌酐清除率＜50ml/min)。

【注意事项】

精神及中枢神经系统方面:患有严重精神病或有病史的患者。对于成年患者,如果认为使用本品联合用药治疗是必需的,则只有在确保患者的精神疾病得到正确的个体化诊断和治疗的前提下,才能在确定患者精神病的诊断和治疗后开始用药。在本品联合用药治疗时,如出现严重的神经精神方面的不良反应,尤其是抑郁症,应停止治疗。

在本品联合用药治疗期间罕有发生严重的中枢神经系统不良反应,尤其是抑郁症、行凶意念、自杀构想、自杀和自杀企图。其他中枢神经系统不良反应如包括攻击性行为,有时这种攻击性行为会指向他人,也可见到神经症如幻觉、意识错乱障碍及其他精神状态改变。这些不良反应在 α-干扰素推荐剂量及高剂量治疗成人患者时也有报道。高剂量的 α-干扰素治疗时,一些报道出现严重明显的迟钝、昏迷及其他脑病的案例,多见于老年人。这些不良反应通常是可逆的,但少数患者需要 3 周的时间才能完全恢复。罕见报道还有高剂量使用 α-干扰素非常罕见癫痫发作。

如果患者出现精神的或中枢神经系统问题(包括抑郁症)时,建议对患者在治疗期和随访期间由处方医师进行密切监测。如果出现这些症状,医生要明白这些不良反应潜在的严重性。如果精神症状持续存在或加重,或者有明显的自杀构想、出现对他人的攻击性行为,则须停用本品,并密切随访,同时患者随后应给予适当的精神病治疗干预。

心血管方面:与应用 α-干扰素一样,对有充血性心力衰竭史、心肌梗死和(或)既往或目前有心律失常者,应用该品时治疗需要密切监测。建议对既往有心脏病病史的患者,在治疗开始前及治疗期间做心电图检查。心律失常(主要是室上性的)通常对常规治疗有效,但可能需要停用本品。

急性过敏:急性过敏反应(如荨麻疹、血管性水肿、支气管痉挛、过敏)在干扰素 α-2b 治疗期间罕见有报道。若用本品期间出现这种反应,要立即停药并进行适当的药物治疗。一过性皮疹不需中止用药。

肝功能:对严重肝功能障碍患者用本品治疗的安全性和效果尚未被评价,因此对此类患者不要应用本品。出现肝功能失代偿表现时(如凝血时间延长)时要终止本品治疗。

肾功能:应密切监测肾功能不全患者的毒性症状和体征。严重肾功能不全、慢性肾衰竭或肌酐清除率<50ml/min 时不应使用本品。建议所有患者在使用本品前都进行肾功能监测。对肾功能有中毒损害的患者应密切监测,如需使用本品,本品用药剂量应予减少。如果血清肌酐上升至>2.0mg/dl 时则

应停药(详见【禁忌证】和【药动学】)。

器官移植:对于肝或其他器官移植的患者,本品单独用药和与利巴韦林联合用药治疗的安全性和有效性尚未评价。初步的研究结果表明,应用 α-干扰素治疗可能会增加肾移植排斥的概率。肝移植排斥也曾有报道,但与 α-干扰素治疗是否有关尚未确证。

发热:尽管使用干扰素期间发热可能与常见的流感样症状有关,但必须排除持续性发热的其他原因。

脱水:由于某些患者在使用本品时可见与脱水有关的低血压,故用药患者应保持充足的水分,必要时补液。

肺部改变:肺浸润、局限性肺炎和肺炎偶见于用 α-干扰素包括本品治疗的患者,偶尔危及生命。对于有发热、咳嗽、呼吸困难或其他呼吸系统症状的患者应做胸部 X 线检查。如果胸部 X 线检查显示肺浸润或存在肺功能受损的证据,则应严密监护,必要时停药。立即停药并用皮质激素治疗似可使肺部不良反应消失。

自身免疫疾病:在使用各种 α-干扰素期间,有报道产生不同的自体抗体。在使用干扰素治疗期间,自身免疫性疾病的临床表现更易发生在有自身免疫性疾病倾向的患者中。

眼部变化:偶有报道,在用 α-干扰素治疗后出现眼科疾病,包括视网膜出血、棉絮状渗出斑、视网膜动脉或静脉阻塞。所有患者应进行基本的眼科检查。对主诉视力下降或视野缺损的患者必须进行及时全面的眼部检查。由于这些眼部异常也可同时发生在其他疾病时,因此建议对糖尿病或高血压患者进行定期的视觉检查。如果患者在治疗期间出现新的眼部异常或原有症状加重,建议停用本品。

甲状腺功能变化:用 α-干扰素治疗慢性丙型肝炎的患者极少出现甲状腺异常,即甲状腺功能低下或甲状腺功能亢进。在治疗期

间,如果患者出现甲状腺功能紊乱的症状时,需测定促甲状腺素(TSH)水平。对于甲状腺功能障碍患者,只有通过治疗使促甲状腺素(TSH)保持在正常范围内时,才可继续使用本品。

代谢紊乱:曾报道出现高三酰甘油血症和严重的高三酰甘油血症。因此建议监测血脂水平。

其他方面:有报道干扰素 α-2b 可加重既往存在的牛皮癣和肉状瘤病,因此建议对于牛皮癣和肉状瘤病患者仅在效益大于潜在风险时才考虑应用本品。

实验室检查:所有应用本品的患者在治疗前需进行血常规、血液化学及甲状腺功能检查。下列基线指标可作为临床用药的指标:①一般在治疗期的第 2 周和第 4 周进行实验室检查,随后根据临床需要定期监测。②对驾驶和机械操作能力的影响。在本品治疗期间出现疲劳感、嗜睡或者意识障碍的患者应告诫其避免驾驶或操作机器。

【孕妇及哺乳期妇女用药】

单独用药治疗:对灵长类的研究表明,干扰素 α-2b 可能导致流产。本品也可能具有这种效应。由于没有妊娠妇女应用本品的资料,建议不要在妊娠期间使用本品。建议育龄妇女在使用本品治疗期间应采取有效的避孕措施。尚不清楚本品中的成分能否经乳汁分泌。因此,应权衡本品对哺乳期妇女的重要程度以决定停药还是停止哺乳。联合用药:妊娠期间不能使用本品和利巴韦林。

尽管使用人类推荐剂量 1/20 的剂量仍有足够的研究证实利巴韦林对所有动物种系有明显潜在的致畸和(或)胚胎毒性。在头、上颌、眼、下腭、骨骼和胃肠道都曾发现畸形。畸形的发生率和严重程度随利巴韦林剂量的增加而增加。胎儿和后代的生存率下降。

女性患者:妊娠妇女不能服用利巴韦林。女性患者要特别注意避免妊娠。未获得妊娠反应阴性结果之前不能开始本品与利巴韦林的联合治疗。育龄妇女及其配偶在治疗期间及随后 6 个月的随访期必须采取有效的避孕措施;在此期间应每月进行妊娠检查。如果患者在治疗期间及随后 6 个月的随访期内妊娠,则必须警告患者利巴韦林对胎儿有致畸作用。

男性患者及其配偶:男性患者服用利巴韦林期间应避免其配偶妊娠。利巴韦林可在细胞内蓄积而且清除缓慢。在动物研究中,利巴韦林在低于临床剂量的情况下可使精子发生改变。现在还不清楚是否是含有利巴韦林的精子作用于受精卵而导致致畸作用。男性患者及其育龄配偶在治疗期间及随后 6 个月的随访期必须采取有效的避孕措施。建议育龄妇女在治疗期间采取有效的避孕时可使用本品和利巴韦林联合治疗。

哺乳期:尚不清楚该药品中的成分能否经乳汁分泌。由于对育儿潜在的不良反应,建议治疗开始前停止哺乳。

【儿童用药】

尚无对此患者人群的应用经验,因此不推荐儿童或年龄在 18 岁以下的青少年应用本品。

【老年患者用药】

本品的药动学不存在明显的年龄相关性。应用单次剂量本品治疗的老年人资料表明,本品的剂量不需依年龄而改变(详见【药动学】)。

【疗效与证据】

一项随机试验显示,单用 PegIFN α-2b(12kD)或与拉米夫定联合应用治疗 HBeAg 阳性慢性乙型肝炎 52 周,停药后随访 26 周。治疗结束(52 周)时,联合组的应答率高于单药组,血清 HBeAg 消失率分别为 44％和 29％。但这种差别并不持久,在随访结束时联合组和单药组分别有 35％和 36％获得持续应答。与 HBeAg 消失相似,治疗结束时,联合组的 HBV-DNA＜400copies/ml 者明显高于单药组,分别为 33％和 10％。但随访结束时没有显著差异,分别为 9% 和 7%。

【不良反应】

1. 单独用药

(1)根据国外临床试验,多数不良反应为轻度或中度,治疗不受影响。据报道,多数患者可出现头痛和肌肉痛。最为常见(≥10% 的患者)的不良反应包括注射部位疼痛/炎症、疲乏感、寒战、发热、抑郁、关节痛、恶心、脱发、骨骼肌疼痛、易激动、流感样症状、失眠、腹泻、腹痛、虚弱、咽炎、体重下降、厌食、焦虑、注意力障碍、头晕及注射部位反应等。常见(≥2% 的患者)的不良反应为瘙痒、皮肤干燥、不适感、出汗增加、身体右上象限痛、中性粒细胞减少、白细胞减少、贫血、皮疹、呕吐、口干、情绪不稳、精神紧张、呼吸困难、病毒感染、嗜睡、甲状腺功能失调、胸痛、消化不良、面红、感觉异常、咳嗽、激动不安、鼻旁窦炎、张力过强、感觉过敏、视物模糊、意识障碍、胃肠胀气、性欲减退、皮肤红斑、眼痛、情感淡漠、感觉减退、稀粪、结膜炎、鼻充血、便秘、眩晕、月经过多、月经失调。精神方面的症状并不常见。危及生命的精神症状极少发生。这些反应包括自杀、企图自杀、自杀构想、易激惹、攻击性行为和幻觉。甲状腺功能减退的发生率为 5%,甲状腺功能亢进的发生率为 3%。在接受 $0.5\mu g/kg$ 或 $1.0\mu g/kg$ 本品治疗的患者中,粒细胞减少($<0.75\times 10^9/L$)发生率分别为 4% 和 7%,血小板减少($<70\times 10^9/L$)发生率分别为 1% 和 3%。

(2)在中国进行的慢性乙型肝炎临床试验显示,不良反应与普通干扰素相似,无未预期的不良事件出现。与国外报道的数据接近。本品治疗组的总不良事件的发生率为 74.8%,对照组的总不良事件发生率为 75.7%,药物相关不良事件主要表现为流感样症状,白细胞和血小板下降等。反应程度多为轻度到中度,继续用药或调整剂量后可自行缓解,无须特殊处理。严重不良事件的比例在本品治疗组为 0.87%,而对照组

为 3.48%。

2. 联合用药

(1)本品与利巴韦林联合用药时,除了以上单独用药所出现的不良反应,以下不良反应也曾有报道:①报道 5%~10% 的不良反应,心动过速、鼻炎和味觉异常。②报道 2%~10% 的不良反应,低血压、晕厥、高血压、泪腺失调、震颤、牙龈出血、舌炎、胃炎、胃溃疡、听力下降/丧失、耳鸣、心悸、口渴、攻击性行为、真菌感染、前列腺炎、中耳炎、支气管炎、呼吸异常、鼻出血、湿疹、发质异常、光敏性反应和淋巴结病。③罕见不良反应,包括痉挛、胰腺炎、高三酰甘油血症、心律失常、糖尿病和外周神经病变。④干扰素 α-2b 与利巴韦林合用时,罕见再生障碍性贫血。

(2)其他不良反应报道有本品单独使用和(或)利巴韦林联用时可能会出现以下不良反应:与 α-干扰素有关的罕见不良反应有,眼科疾病包括视网膜病变(包括斑状水肿)、视网膜出血、视网膜动脉和静脉栓塞、棉絮状渗出斑、视敏度和视野丧失、视神经炎和视神经盘水肿。有心血管疾病或使用过心脏毒性药物治疗的患者可能会出现心血管系统的不良事件,尤其是心律失常。有报道既往没有心血管病史的患者使用 α-干扰素后出现心肌病,但属于罕见不良反应,停药后恢复正常。

本品上市后罕见的不良反应报道如下:横纹肌溶解、肌炎、肾功能不全和肾衰竭。极罕见的不良反应报道有:心肌缺血、心肌梗死、脑血管缺血、脑血管出血、脑病、溃疡性和缺血性结肠炎、肉状瘤病或肉状瘤病恶化、多形性红斑、Stevens-Johnson 综合征、中毒性表皮坏死和注射部位坏死。曾报道发生糖尿病、糖尿病酮症酸中毒和高三酰甘油血症。

据报道,多种自身免疫性疾病,或免疫介导性疾病与 α-干扰素治疗有关,罕见发生自发免疫性和间接免疫性疾病,包括自发性血小板减少性紫癜,类风湿关节炎,系统性红斑狼疮,伏格特-小柳-原田三氏综合征。

急性过敏性反应病例包括过敏性反应、荨麻疹，血管性水肿，已有报道。

衰弱状况（包括无力、不适和疲劳），脱水，面瘫，偏头痛，行凶意念，细菌感染包括败血症，甲状腺功能减退，甲状腺功能亢进和牛皮癣已有报道。

【药物相互作用】

在多剂量药代动力学研究中未发现该品与利巴韦林之间的药代动力学相互作用。

本品的单剂量药代动力学研究结果表明，它对细胞色素 P450 酶 CYP1A2、CYP2C8/9、CYP2D6，CYP3A4 或肝 N-乙酰转移酶的活性无影响。此外，有文献报道当 CYP1A2 底物（如茶碱）与其他 α-干扰素一起使用时，其清除降低 50%。因此当本品与和 CYP1A2 代谢相关的药物一起使用时要注意。

如果患者同时被 HIV 感染并接受高效抗反转录病毒治疗（HAART），会增加乳酸中毒的可能性。对于接受 HAART 的患者应谨慎使用本品和利巴韦林。

【制剂规格】

注射剂：浓度分别为 50mg/0.5ml，80mg/0.5ml，100mg/0.5ml。

（四）重组甲型肝炎疫苗

日常生活中往往有很多人认为预防甲肝只要多注意饮食卫生，就可以预防甲肝，没必要再接种甲肝疫苗。郑州中大肝病医院专家明确表示，其实，注意饮食卫生是可以预防甲肝的，但是并非能杜绝甲肝传播，除了饮食，其他血液、粪便细菌传播都可能感染甲肝，所以注射甲肝疫苗是很有必要的。

1. 甲肝发病多较重，甲型肝炎病毒侵入人体后，短时间内即可在肝脏大量复制，从而导致肝细胞损害而引起发热、厌食、腹泻等诸多症状，因而大家应及早到正规医疗机构注射甲肝疫苗。

2. 甲肝对胎儿的影响较大，妊娠早期感染会导致流产，妊娠晚期感染会造成早产、大出血，严重者还会造成胎儿死亡，因此很有必要注射甲肝疫苗。

3. 甲肝病毒的传播途径主要为粪-口传播，也就是说甲肝主要通过消化道传播，传播范围较广，很容易引起集体单位暴发感染，所以郑州中大肝病医院专家建议，为了预防感染甲肝，大家应及时接种甲肝疫苗，尤其是幼儿园的儿童和学校的学生，以及居住在卫生条件较差的偏远山区的人群更应及时注射甲肝疫苗，做好预防工作。

4. 甲型肝炎病毒传染性强、生存能力也较强，经调查研究表明，在由传染源污染的一般环境中，甲肝病毒可存活 1 个月，在水生贝类里能存活 3 个月左右，所以对于免疫力较差的人群，特别是儿童，更应及时注射甲肝疫苗来有效预防甲肝。

甲肝疫苗是用于预防甲型肝炎的疫苗，目前在中国已经成为儿童接种的主要疫苗之一，2008 年 5 月被列入扩大免疫疫苗之一，部分省市已经提供免费甲肝疫苗接种。我国已成为全球疫苗产品的最大的需求与供给市场。经过多年发展中国疫苗产业在疫苗品种数量上与发达国家差距已较小，但在某些疫苗品种的产能、关键生产工艺、部分疫苗的质量上仍有一定差距，尤其是中国许多疫苗品种的产能严重不足，生产技术急需提升。中国正在相关领域加大科研投入，努力迈向疫苗研发和生产强国。

未来几年，疫苗行业将成为世界医药产业发展的核心领域。国内市场方面，由于需求量稳定增长、公众的免疫观念加强及政府的政策导向和支持，疫苗市场亦将在良好的土壤中得以高速发展和增长。

市场上的甲肝疫苗主要有甲肝灭活疫苗和减毒活疫苗两大类。由于制备原理的不同，在有效性和安全性上存在差异。相对于减毒活疫苗，灭活疫苗具有更好的稳定性，灭活苗和弱毒苗都是通过侵入人体，引起人体的免疫反应，从而使人体产生免疫记忆，来达到免疫的效果。

免疫原理:人体的免疫反应分为特异免疫和非特异免疫。侵入人体的外源物质称为抗原,每种病毒抗原一般都由蛋白衣壳,衣壳上有决定免疫特异性的抗原决定簇,当抗原与抗体结合后,抗体试着消化抗原,同时产生与抗原决定簇相关免疫记忆的特异抗体,这种特异抗体可以在人体内存在很长时间,并且在下一次病毒入侵时,迅速有效地消化病毒,达到免疫的效果。很多妈妈会质疑甲肝疫苗的安全性,也就是妈妈们担心疫苗的不良反应。其实,评估一种疫苗的安全性应与它对疾病的预防作用相比较。当妈妈权衡疫苗的不良反应和疾病带来的威胁后,接种疫苗其实是妈妈们给宝贝预防疾病的一个安全选择。

接种甲肝疫苗后8周左右便可产生很高的抗体,获得良好的免疫力。因此,甲肝疫苗具有良好的免疫保护作用。相对于灭活苗,弱毒苗产生的免疫速度更快,效果更强烈,但是对于体质较弱或者本身有疾病的人群,建议增强体质或者疾病恢复后再注射疫苗,在注射疫苗时,不要服用抗病毒药物,同时需要加强营养摄取。

凡是对甲肝病毒易感者,年龄在1周岁以上的儿童、成人均应接种,接种本疫苗后可刺激机体产生抗甲型肝炎病毒的免疫力,用于预防甲型肝炎。

预防疾病:甲型病毒性肝炎简称甲型肝炎,是由甲型肝炎病毒(HAV)引起的一种急性传染病。临床上表现为急性起病,有畏寒、发热、食欲缺乏、恶心、疲乏、肝大及肝功能异常。部分病例出现黄疸,无症状感染病例较常见,一般不转为慢性和病原携带状态。甲型肝炎传染源通常是急性患者和亚临床感染者,患者自潜伏末期至发病后10d传染性最大,粪-口途径是其主要传播途径,水、食物是暴发性的主要方式,日常生活接触是散发病例的主要传播途径。有报道甲型肝炎亦可通过血液传播和垂直传播,尚待进一步研究。甲型肝炎在流行地区多见于6个月龄后幼儿,随着年龄增长,易感性逐渐下降,所以甲型肝炎在成人中较少见。本病在临床上分为急性黄疸型、急性无黄疸型、淤胆型与重症型4个类型,病程为2~4个月。本病的诊断依据患者有明显的乏力、纳差、恶心、呕吐、尿黄等前驱症状,结合流行病学资料及检查ALT、抗-HAV,一般情况可明确诊断。

分类甲肝灭活疫苗是世界卫生组织推荐使用的疫苗之一。什么是灭活疫苗呢?即人们在获得病毒以后,对其进行一定的处理,可以使病毒完全丧失活性,从而得到被杀死的病原微生物,进而制成灭活疫苗。通俗地说灭活疫苗就是一种被杀死的病毒,将其输入人体,既不会使人染病,又可以使人体产生抗体,抵御病毒入侵。

接种对象:凡是对甲肝病毒易感者,年龄在1周岁以上的儿童、成人均应接种。甲肝灭活疫苗适用于儿童、医务工作者、食品行业从业人员、职业性质具有接触甲肝病毒的人,儿童初免时间为满1岁,成人无年龄限制。在发热、急性病、进行性慢性病情况下,应延缓接种。接种疫苗后3年可进行加强免疫。

【用法用量】

活疫苗:用1.0ml灭菌注射水溶解,待完全溶解摇匀后使用。上臂外侧三角肌附着处,皮肤消毒待干后,皮下注射1次。灭活疫苗:①1-18岁每剂0.5ml,不少于720ELISA单位;19岁及以上每剂1.0ml,不少于1440ELISA单位。②基础免疫为1年剂量,在基础免疫之后6~12个月进行一次加强免疫,以确保长时间维持抗体滴度。③成人和儿童均于三角肌肌内注射,绝不可静脉注射。④可与许多疫苗同时接种,如乙型肝炎疫苗、霍乱疫苗、破伤风类毒素、黄热病疫苗、白喉类毒素、流行性乙型脑炎疫苗、脊髓灰质炎疫苗(口服或肌注)、狂犬病疫苗等。但应注意,必须在不同部位用不同的注射器具。切不可将不同的疫苗在注射前混合。具体情况需遵医嘱。

甲肝疫苗主要有甲肝灭活疫苗和减毒活疫苗两大类，减毒活疫苗又根据对保存时间长短和要求条件高低的不同分为普通减毒活疫苗和冻干减毒活疫苗。甲肝疫苗基本上都有国产和进口的可供选择，在人体内防病的效果差别较小。

甲肝疫苗注射上，减毒活甲肝疫苗只需要接种 1 针。灭活甲肝疫苗需要接种 2 次，中间相隔半年（6 个月）。对于需要接种甲肝疫苗的人来说，选择任何一种都可以抵抗甲肝病毒的侵袭。

注射甲肝疫苗是预防甲肝的最有效的办法。在国内市场使用的预防甲型肝炎的疫苗可分为两种：国产甲型肝炎减毒活疫苗和进口的甲型肝炎纯化灭活疫苗。国产甲肝减毒活疫苗免疫效果好，接种方便，价格也便宜，国产甲肝疫苗只需接种一次；进口甲肝疫苗是死疫苗，则需接种两次，接种完第 1 针后相隔 6 个月后还需接种第 2 针。

接种甲肝疫苗后 8 周左右便可产生很高的抗体，获得良好的免疫力。抗体阳性率可达 98％～100％，具有良好的免疫持久性，免疫力一般可持续 5～10 年。5～10 年后补种一针，可以保持对甲肝病毒的免疫能力，获得长期的持续保护。

（五）甲乙联合疫苗（Hepatitis A and B Combined Vaccine）

我国甲乙肝联合疫苗的研究于 1999 年底启动，研究项目承担者为北京科兴生物制品有限公司，采用甲肝灭活疫苗与基因工程乙肝疫苗联合而成，可同时预防甲型肝炎、乙型肝炎两种传染性疾病，具有减少接种次数、减轻接种痛苦、降低接种费用等优点。本品系由氢氧化铝吸附的纯化灭活甲型肝炎病毒和重组（酵母）表达的纯化乙肝表面抗原（HBsAg）混合而成，为白色混悬液体，可因沉淀而分层，易摇散，不应有摇不散的块状

物。本品含灭活甲肝病毒抗原、重组 HBsAg、氢氧化铝、氯化钠和注射用水。本品不含防腐剂。

【药物作用】

目前没有甲、乙型肝炎联合疫苗与特异性甲肝或乙肝免疫球蛋白联合应用的数据。然而，单价甲、乙肝疫苗与特异性免疫球蛋白联合应用时，虽然可能导致抗体滴度降低，但未见对血清阳转的影响。尚未进行甲、乙型肝炎联合疫苗与其他疫苗联合接种的特别研究，但如果用不同注射器接种于不同部位，可能不会发生交叉反应。接受免疫抑制治疗的患者或免疫缺陷者对疫苗免疫应答效果可能会不理想。

【作用和用途】

接种本疫苗后，可刺激机体产生抗甲型肝炎病毒和抗乙型肝炎病毒的保护性抗体，用于预防甲型肝炎病毒和乙型肝炎病毒的感染。

【接种对象】

儿童型甲、乙型肝炎联合疫苗适用于 1—15 岁（包括 15 岁）无免疫力和有感染甲型肝炎和乙型肝炎危险的婴幼儿和少年。不得用于新生儿母婴阻断接种。成人型甲、乙型肝炎联合疫苗适用于无免疫力和有感染甲型肝炎和乙型肝炎危险的成人和 16 岁以上（包括 16 岁）青少年。

【用法用量】

用法：上臂三角肌肌内注射。

在任何情况下不能静脉注射。①基础免疫，基础免疫标准接种程序为 3 剂。首剂于选定日期接种 1 剂疫苗，1 个月及 6 个月后接种第 2、3 剂疫苗。接种开始后，整个基础免疫接种需使用同一种疫苗。②加强免疫，在国外已有接种甲、乙型肝炎联合疫苗后 60 个月的抗体长期持续性数据：基础免疫后所观察到的抗-HBs 和抗-HAV 抗体滴度与接种单价甲肝、乙肝疫苗后所观察到的滴度范围相似。单价疫苗接种的经验可作为联合疫

苗加强接种总的指导方针,即多数受试者抗-HBs 水平可持续 5 年,抗-HAV 持续至少 10 年。因此,可推荐于基础免疫 5 年后进行联合疫首的加强接种。③高危人群中的抗体水平可以通过定期检查而测定。

如抗体滴度低于最低保护水平(10mU/ml),则需要加强接种。用量:1－15 岁人群用儿童剂量,16 岁以上人群用成人剂量。

【禁忌证】

对本疫苗任何一种成分过敏者及对单价甲肝、乙肝疫苗过敏者不能接种。

【不良反应】

在本品的对照性临床研究中,所有受试者在接种 3d 后的体征与症状都被严格记录。建立了检查项目表。受试者被要求报告所有在研究期间出现的临床不良反应。最常见的有注射部位的反应,包括一过性疼痛、发红和肿胀,偶有硬结。全身不良反应包括发热、头痛、疲乏、恶心、呕吐。这些反应均为一过性,很少报道且被受试者考虑为轻度反应。接种本品后,不良反应发生频率与接种单价疫苗后的不良反应发生频率没有区别。

国外已有资料显示,随着甲肝和(或)乙肝单价疫苗的广泛使用,接种后数天或数周后报道了以下不良事件,许多不良事件尚未确定与接种有关。

全身反应:流感类似症状(如发热、寒战、头痛、肌痛、关节痛),疲乏、头晕、不适。

罕见不良反应:①变态反应,包括过敏和血清病样过敏反应。②皮肤及附属物,皮疹、瘙痒、荨麻疹、多型性红斑。③消化系统,恶心、呕吐、食欲缺乏、腹泻、腹痛、肝功能异常。

极罕见报道有:①心血管系统,晕厥、低血压、脉管炎。②中枢和周围神经系统,感觉异常、惊厥,多发性硬化、视神经炎;面神经麻痹、多发性神经炎、脑膜炎、脑炎、脑病。③血液系统:血小板减少、血小板减少性紫癜、淋巴结病。

一般来说,发生轻度的不良反应,不必进行特殊处理,均可自愈,局部反应较重时,可在 72h 以后局部热敷,每日数次,每次 10～15min。对较重的甲肝疫苗不良反应,必要时可采取对症治疗。初次进行预防接种者,注射后应现场留观半小时,防止发生速发性过敏反应,回家后 72h 之内如有异常反应或迟发性过敏反应,应尽快到医院诊治,以免贻误抢救时机。

【注意事项】

①同其他疫苗一样,急性严重发热疾病患者应推迟接种疫苗。②注射前充分摇匀。③注射器有裂纹、疫苗变质或有摇不散的块状物不得使用。④有过敏史者慎用。⑤本品不能预防丙型、戊型肝炎病毒及其他已知感染肝的病原体导致的感染。⑥被接种者在接种时可能正处于甲肝或乙肝潜伏期,尚不知本品在这种情况下能否预防甲肝和乙肝。⑦本品不能与其他疫苗在同一注射器内混合。⑧同其他疫苗一样,为预防接种后发生罕见过敏反应,应有适当医疗和监护准备。⑨本品不推荐用于暴露后免疫预防(如针刺损伤)。⑩尚未对免疫功能不全者进行疫苗试验。对血液透析患者、接受免疫抑制药治疗患者或免疫系统受损患者,初免可能达不到预期的免疫反应,这些患者需要接受更多剂量免疫。

【妇女用药】

①孕妇:甲、乙型肝炎联合疫苗对胎儿发育的影响尚未评估,因此,不推荐使用,只有在有明确甲型、乙型肝炎感染危险存在时,并充分权衡风险-效益后,方能在孕妇慎用。②哺乳期:没有充分的资料证明在哺乳期妇女使用后对婴儿的影响,因此,不推荐使用。

【制剂规格】

本品规格为每盒 1 支。儿童剂量为每支 0.5ml,含灭活甲肝病毒抗原 250U、HBsAg 5μg。成人剂量为每支 1.0ml,含灭活甲肝病毒抗原 500U、HBsAg 10μg。2～8℃ 避光保存和运输,严防冻结。产品有效期 24 个月。失效期标识于标签和包装盒上。活疫苗系将甲肝病毒减毒株(H2 株)接种人二倍体细胞,经培养、收获病毒而制成,冻干疫苗应为乳白色疏松体,经溶解后为澄明无异物的近无色液体;灭活疫苗是应用灭活甲型肝炎病毒(HM175 病毒株)制备而成。

(六)重组乙型肝炎疫苗

重组乙型肝炎疫苗是由重组酵母或重组 CHO 工程细胞表达的乙型肝炎表面抗原,经纯化、灭活及加入佐剂吸附制成。前者为重组酵母乙型肝炎疫苗,后者为重组 CHO 乙型肝炎疫苗。其性状为白色混悬液,静置形成可摇散的沉淀。

血源乙肝疫苗经过 10 年上亿人群接种,证明具有良好的安全性的免疫原性,但存在对生产者和献血者健康有潜在危险性、生产成本高等缺陷,我国已经完成同重组乙肝疫苗对血源疫苗的替代工作。

重组乙肝疫苗主要分为酵母、酿酒酵母和甲基营养型酵母,以及中国仓鼠卵巢细胞(Chinese hamster ovary cell, CHO)表达疫苗。

【免疫效果】

有人对应用 0、1、2 个月程序免疫的 400 名小学生进行了免疫后 4 年的随访观察,结果三批国产酵母疫苗阳性率分别为 87.5%、77.3%、79.5%,而对照 M(5μg)疫苗为 91.9%,抗体 GMT 分别为 65.6%、71.4%、59.2% 和 74.8%。由抗体峰值 6 个月至 4 年时,三批国产疫苗抗体阴转率分别为 7.2%、5.3% 和 13.8%,对照 M 苗为 5.2%。无论抗体阳性率,抗体 GMT 及 4 年抗体阴转率,三批国产疫苗和 M 苗无显著差异。

我们的随访结果表明,两批国产酵母乙肝疫苗免疫后 5 年时抗体阳性率已降至 70% 以下,而同期血源乙肝抗体阳性率在 69%～81%。这证明了国产酵母重组乙肝疫苗的免疫效果达到了进口酵母疫苗的免疫水平,但抗体阳性率和抗体 GMT 下降较快,考虑当前乙肝疫苗供应充足,酵母疫苗的加强接种应提到议事日程。

1. 联合疫苗。具有减少注射针次、接种不良反应少及提高接种覆盖率的优点。已上市的联合疫苗如 SB 公司的百白破-乙肝四联疫苗、甲-乙肝联合疫苗,MSD 公司的流感嗜血杆菌乙型肝炎偶联疫苗等。我国全细胞百白破-乙肝四联疫苗和无细胞百白破-乙肝四联疫苗已完成临床前研究,甲-乙肝联合疫苗的开发研制也在进行。

2. 治疗性疫苗

(1)现有疫苗增加前 S 基因或替换现有铝佐剂:研究开发植物来源、细胞因子、人工合成和可生物降解的高分子聚合物等佐剂,目的在于提高细胞免疫效果,国外已有制品进行临床研究。

(2)DNA 疫苗:可以肌肉细胞内表达乙肝表面抗菌原,诱导细胞免疫应答,同时具有长期表达抗原,可减少加强免疫及成本低,储存方便的特点。

(3)增大剂量酵母疫苗(每支 10μg)的生产:我国现阶段生产和使用的酵母乙肝疫苗均为每支 5μg,正在进行 10μg 疫苗的临床考核。此外,还应结合临床(血液透析、肾移植等)和实际需要,生产不同剂量的乙肝疫苗。

3. 对现有疫苗生产线的生产能力进一步开发,以及研制高表达量的新一代重组乙肝疫苗,以降低成本,提高疫苗的覆盖率。

4. 加强疫苗保护机制和免疫持久性的研究。

【用法用量】

①本疫苗注射时要充分摇匀。②注射部位为上臂三角肌肌内。③新生儿第 1 针在出生后 24h 内注射,1 个月及 6 个月后注射第 2、3 针;其他人群免疫程序为第 0、1、6 个月,剂量均为每支 5μg。

【注意事项】

所有的孕妇在早期产前检查时应常规检

测乙型肝炎表面抗原（HBsAg）。乙型肝炎表面抗原阳性的孕妇应在妊娠后期再查乙型肝炎 e 抗原（HBeAg）。如果乙型肝炎表面抗原为阳性，在分娩前就要准备好乙肝疫苗。同时要问清楚婴儿出生后能否在 24h 内进行疫苗注射，第 2 针和第 3 针在什么地方注射等问题。

乙型肝炎表面抗原（HBsAg）和乙型肝炎 e 抗原（HBeAg）双阳性母亲的婴儿，如无异常，应在出生后 6～12h 内肌内注射 1 支高效价乙肝免疫球蛋白，出生后 1 个月再注射 1 支高效价乙肝免疫球蛋白（≥100U/ml）。2、3、6 月龄时各注射 1 支 20μg 的乙肝疫苗。

乙型肝炎表面抗原（HBsAg）阳性而乙型肝炎 e 抗原（HBeAg）阴性母亲所生新生儿，应在 0（出生后 24h 内）、1、6 月龄分别以 10μg、10μg、10μg 的剂量接种乙肝疫苗。在不具备检查乙型肝炎 e 抗原（HBeAg）条件的地区，对乙型肝炎表面抗原（HBsAg）阳性母亲的新生儿，均应按双阳性者接种疫苗。

不具备检查乙型肝炎表面抗原（HBsAg）条件的地区，应对所有新生儿在 0、1、6 月龄分别以 10μg、10μg、10μg 的剂量接种疫苗。

【注射疫苗前的准备事项】

①疫苗注射前应充分摇匀。②疫苗瓶破裂或疫苗中有摇不散块状物时不能使用。③应备有肾上腺素，以防偶有过敏反应发生时使用。接受注射者在注射后应在现场观察至少 30min。④严禁冻结。

【不良反应】

①常见不良反应：注射局部疼痛，红肿或中、低度发热，一般不需要特殊处理，可自行缓解，必要时可对症治疗。②罕见不良反应：过敏性休克、脱髓鞘、过敏性皮疹、血小板减少性紫癜、神经系统疾病、急性肾小球肾炎和肝肾疾病。发生率为 1/600 000。

【禁忌】

①发热、急性或慢性严重疾病患者。

②对疫苗中的任何成分，如辅料、甲醛和酵母成分过敏者。③以往接种重组乙型肝炎疫苗后出现过敏者。

【制剂规格】

酵母乙型肝炎疫苗 0.5ml:5μg；CHO 乙型肝炎疫苗 1ml:10μg。内包材为西林瓶和安瓿，0.5ml×3 西林瓶（安瓿）/盒。

（七）拉米夫定（贺普丁，Lamivudine）

【药理作用】

拉米夫定为核苷类似物，可在细胞内磷酸化，成为拉米夫定三磷酸盐（L-TP），并以环腺苷磷酸形式通过乙型肝炎病毒（HBV）多聚酶嵌入到病毒 DNA 中，导致 DNA 链合成中止。拉米夫定三磷酸盐是哺乳动物 α、β 和 γ-DNA 多聚酶的弱抑制药。在体外试验中，拉米夫定三磷酸盐在肝细胞中的半衰期为 17～19h。拉米夫定为一种抗病毒药，在多种实验细胞系及感染动物模型上均表现出对乙型肝炎病毒的抑制作用。但其中有两种动物模型（小鸭和黑猩猩）在停止本品治疗后的 4d 和 14d 内分别出现乙型肝炎病毒的血清 DNA 水平回升。长期使用拉米夫定，可导致 HBV 对其敏感性降低。病毒株基因型分析显示，此种变化与 HBV 聚合酶催化反应区 YMDD 序列 552 位点上的蛋氨酸被缬氨酸或异亮氨酸取代及 528 位点上的亮氨酸被蛋氨酸取代有关。在体外，含 YMDD 变异的 HBV 重组体的复制能力低于野生型 HBV。目前尚不清楚 HBV 的其他变异是否与其对拉米夫定的体外敏感性下降有关。

【药动学】

拉米夫定可被胃肠道良好吸收，正常情况下成人口服拉米夫定后生物利用度为 80%～85%。口服给药后，最大血药浓度（C_{max}）的平均达峰时间（T_{max}）约为 1h。以每日 1 次，每次 100mg 的治疗剂量给予拉米夫定，其最大血药浓度 C_{max} 为 1.1～1.5mg/ml（4.8 ～ 6.5mmol/L），谷值血药浓度为 0.015 ～ 0.020mg/ml （ 0.065 ～

0.087mmol/L）。拉米夫定与食物同时服用可延迟 T_{max} 并降低 C_{max}（最大至 47%），但不会改变其生物利用度（按药时曲线下面积计算），因此，饭前和饭后服用该品均可。

分布：静脉给药研究结果表明，拉米夫定平均分布容积为 1.3L/kg，在治疗剂量范围内药代动力学呈线性，并且与白蛋白的血浆蛋白结合率较低（<36%）。有限的资料表明拉米夫定可通过中枢神经系统，进入脑脊液（CSF）中，口服拉米夫定 2～4h 后，脑脊液/血清中药物浓度的比值平均约为 0.12。

代谢：是拉米夫定清除的一个次要途径，唯一已知的拉米夫定在人体中的代谢物是转硫代谢物。由于拉米夫定的肝代谢程度低（5%～10%），且血浆蛋白结合率低，所以拉米夫定与其代谢物之间发生相互作用的可能性很小。

排泄：拉米夫定主要以原形经肾小球过滤和分泌（有机阳离子转运系统），自尿中排泄，肾清除约占其总清除的 70%，平均系统清除率为 0.3L/(h·kg)，清除半衰期为 5～7h。

特殊人群：对肾功能损伤者的研究显示肾功能不全影响拉米夫定的清除。对肌酐清除率<50ml/min 的患者应降低用药剂量。

肝功能损伤对拉米夫定的药代动力学特性无影响。在肝移植患者中的有限的研究表明，除非伴有肾功能损害，否则单纯肝功能损害对拉米夫定的药物代谢动力学特性无影响。

老年人机体正常老化伴有肾功能减退者在临床上对拉米夫定的药代动力学特性无显著影响，只有在肌酐清除率<50ml/min 时才会有所影响。

【适应证】

拉米夫定片适用于伴有丙氨酸氨基转移酶（ALT）升高和病毒活动复制的、肝功能代偿的成年慢性乙型肝炎患者的治疗。

用法用量口服：成人一次 0.1g，每日 1 次。本品应在对慢性乙型肝炎治疗有经验的医生指导下使用，推荐剂量为每次 0.1g（1 片），每日 1 次，饭前或饭后服用均可。疗程对于 HBeAg 阳性的患者，根据已有的研究资料，建议应用本品治疗至少 1 年，且在治疗后发生 HBeAg 血清转换（即 HBeAg 转阴、HBeAb 阳性），HBV DNA 转阴，ALT 正常，经过连续 2 次，至少间隔 3 个月检测确认疗效巩固，可考虑终止治疗。对于 HBeAg 阴性的患者，尚未确定合适的疗程，在发生 HBsAg 血清转换或治疗无效（HBV DNA 水平或 ALT 水平仍持续升高）者，可以考虑终止治疗。

【不良反应】

中毒和伴有脂肪变性的严重肝大，乙型肝炎的治疗后加重，胰腺炎，与药物敏感性下降和治疗反应减弱相关的变异病毒的出现。在慢性乙型肝炎患者中进行的临床研究显示，多数患者对拉米夫定有良好的耐受性。多数不良事件的发生率在拉米夫定组和安慰剂组患者中相似。最常见的不良事件有不适和乏力、呼吸道感染、头痛、腹部不适和腹痛、恶心、呕吐和腹泻。在成人进行的 3 项安慰剂对照临床试验治疗期间出现的部分不良事件发生率≥5%。

【禁忌】

对拉米夫定或制剂中其他任何成分过敏者禁用。

【注意事项】

1. 应提醒患者注意　拉米夫定不是一种可以根治乙型肝炎的药物。患者必须在有乙肝治疗经验的专科医生指导下用药，不能自行停药，并需在治疗中进行定期监测。至少应每 3 个月测一次 ALT 水平，每 6 个月测 1 次 HBV DNA 和 HBeAg。

2. HBsAg 阳性但 ALT 水平正常的患者　即使 HBeAg 和（或）HBV DNA 阳性，也不宜开始拉米夫定治疗，应定期随访观察，根据病情变化而再考虑。

3. 耐药相关性 HBV 变异株的出现　在对照性临床试验中，初始下降到检测限下之后的 HBV DNA，在拉米夫定存在下又再次出现的患者中检测到了 YMDD 突变型 HBV，这些变异株与体外试验中对拉米夫定的敏感性下降有关。在 52 周时具有 YMDD 变异 HBV 的拉米夫定治疗患者与没有 YMDD 变异迹象的拉米夫定治疗患者相比，所表现出的治疗应答下降，包括较低的 HBeAg 血清转化率和 HBeAg 消失率（不超过安慰剂给药组）、较高的阳性 HBV DNA 的再出现率，以及较高的 ALT 升高率。在对照试验中，当患者出现 YMDD 变异时，他们的 HBVDNA 和 ALT 将比自身先前的治疗时水平升高。已有报道在某些具有 YMDD 变异的患者，包括来自肝移植患者和来自其他临床试验的患者中，出现乙型肝炎恶化情况，包括死亡。在临床实践中，如果怀疑出现病毒变异株，则在拉米夫定治疗期间监测 ALT 和 HBV DNA 水平将有助于进行治疗决策。

4. 研究人群的限制　尚未在失代偿性肝病或器官移植者，小于 2 岁的儿科患者，乙肝病毒和丙肝病毒，丁型肝炎或 HIV 双重感染者或者其他未包含进入主要的Ⅲ期临床对照性研究的患者中确立拉米夫定的安全性和有效性。没有妊娠妇女和对母婴垂直传播影响的相关数据，所以应使用适当的婴儿免疫以避免新生儿感染乙肝病毒。

5. 治疗期间对患者的评价　治疗期间应由有慢性乙型肝炎治疗经验的医生对患者进行定期监测。尚未确立使用拉米夫定治疗 1 年以上的安全性和疗效。治疗期间，如持久性 ALT 重新升高、HBV DNA 水平在初期下降到检测限以下之后又随时间而上升、肝病的临床征象或症状恶化和（或）肝坏死性炎症观察结果恶化等此类事件合并出现时，可看作治疗应答消失的潜在反映。在确定是否继续使用本品进行治疗时，应考虑此类观察结果。最佳治疗期、治疗过程中出现持久

的 HBeAg 血清转化，以及治疗应答与远期结果如肝细胞性癌症或失代偿性肝硬化之间的关系尚不明确。

【药物相互作用】

由于本品的药物代谢和血浆蛋白结合率低，并主要以药物原形经肾清除，故与其他药物代谢物之间的潜在相互作用的发生率很低。拉米夫定主要是以活性有机阳离子的形式清除，在与具有相同排泄机制的药物同时使用时，特别是当该药物主要清除途径是通过有机阳离子转运系统的主动肾分泌时（如甲氧苄啶），应考虑其相互作用，其他以这种机制清除的部分药物（如雷尼替丁、西咪替丁），经研究表明与拉米夫定无相互作用。主要以活性有机阴离子形式或经肾小球滤过排出的药物与拉米夫定不发生具有显著临床意义的相互作用。拉米夫定与甲氧苄啶（160mg）/磺胺甲噁唑（800mg）同时服用后，可使拉米夫定的暴露量增加 40%，但拉米夫定并不影响甲氧苄啶/磺胺甲噁唑药代动力学特性，所以除非患者有肾功能损伤，否则无需调整拉米夫定的用药剂量。当拉米夫定与齐多夫定同时服用时，可观察到齐多夫定的 C_{max} 有适度的增加，约为 28%，但系统生物利用度（药时曲线下面积 AUC）无显著变化，齐多夫定不影响拉米夫定的药代动力学特性。同时使用拉米夫定与 α-干扰素，两者之间无药代动力学的相互作用；临床上未观察到拉米夫定与常用的免疫抑制药（如环孢素 A）之间明显的不良相互作用，但尚未对此进行正式的研究。同时使用拉米夫定和扎西他滨（Zalcitabine）时，拉米夫定可能抑制后者在细胞内的磷酸化。因此建议，不要同时使用这两种药。

【制剂规格】

片剂：0.1g×7 片×2 板/盒。

（八）阿德福韦酯（贺维力，Adefovir Dipivoxil）

阿德福韦酯是一种核酸类似物（nucleotide analog），它能够抑制乙型肝炎病毒 DNA 聚合酶的活性，因而可以抑制乙型肝炎病毒的复制与增殖。在临床试验中阿德福韦酯不但能够有效地抑制新感染的乙型肝炎病毒，而且对于拉米夫定具有抗药性的病毒突变株及另一种称为"precore mutant"的乙型肝炎病毒突变株也都有相当好的抑制作用。在亚洲地区大约 50％感染乙型肝炎的患者是感染到"precore mutant"的突变株。我国人群中慢性乙型肝炎病毒携带者有 1.2 亿，慢性肝炎患者有 3400 万。

【药动学】

据国外文献报道，阿德福韦酯是活性成分阿德福韦的前药。口服给药后，阿德福韦酯迅速地转化为阿德福韦。健康志愿者与慢性乙肝患者服用阿德福韦酯的药动学相似。口服阿德福韦酯的生物利用度约为 59％。慢性乙型肝炎患者单剂口服本品 10mg 后达到血药峰浓度（C_{max}）的中位数时间为 1.75h（范围为 0.58～4.00h）。C_{max} 的中位数为 16.70（9.66～30.56）ng/ml。AUC 0～∞的中位数为 204.40（109.75～356.05）（ng·h）/ml。

血浆阿德福韦以二房室方式消除，末端消除半衰期为 7.48±1.65h。阿德福韦在浓度范围为 0.1～20μg/ml 时体外与人血浆或血清蛋白结合≤4％。静脉注射 1.0mg/（kg·d）或 3.0mg/（kg·d）稳态分布体积分别为 392±75ml/kg 和 352±9ml/kg。口服阿德福韦酯 10mg 稳态 24h 从尿中回收阿德福韦 45％。健康中国男性受试者空腹口服单剂量 10mg 阿德福韦酯的研究结果分别为：AUC 0～t 为（224.75±69.67）（ng·h）/ml；AUC 0～∞为（251.01±75.43）（ng·h）/ml；C_{max} 为（21.24±7.87）ng/ml；T_{max} 为（1.97±0.99）h；$t_{1/2}$ 为（9.68±5.01）h。与国外研究结果相近似。轻度肾损害（肌酐清除率≥50ml/min）对阿德福韦酯的代谢影响不火。中度和重度肾损害患者（肌酐清除率＜50ml/min），或肾病末期患者需进行血液透析和调整服药间隔。中度和重度肝损害对阿德福韦酯的药代动力学影响不大，不需要调整剂量。食物不影响阿德福韦的药代动力学。

【药理作用】

阿德福韦酯在体内快速转化为阿德福韦。在浓度显著高于体内观察到的浓度时（＞4000 倍），阿德福韦对任何一种下列常见的人体 CYP450 酶都无抑制作用：CYP1A2、CYP2C9、CYP2C19、CYP2D6 和 CYP3A4。阿德福韦不是这些酶的作用底物。但是，尚不清楚阿德福韦是否诱导 CYP450 酶。根据体外试验的结果和阿德福韦的肾消除途径，阿德福韦作为抑制药或底物、由 CYP450 介导与其他药物发生相互作用的可能性很小。阿德福韦通过肾小球滤过和肾小管主动分泌的方式经肾排泄。10mg 阿德福韦酯与其他经肾小管分泌的药物或改变肾小管分泌功能的药物合用可以增加阿德福韦酯或合用药物的血清浓度。10mg 阿德福韦酯与 100mg 拉米夫定合用，两种药物的药代动力学特性都不改变。10mg 阿德福韦酯与经肾小管主动分泌的药物合用时应当慎重，因为两种药物竞争同一消除途径，可能会引起阿德福韦或合用药物的血清浓度升高。

长期治疗是慢性乙肝最大的特点，所以药物的安全性是每一个抗病毒药物首先应具备的条件。以名字阿德福韦酯胶囊为代表的阿德福韦能够广泛应用于抗病毒治疗，也得益于阿德福韦良好的药物安全性。在抗病毒治疗中，阿德福韦极少出现不良反应，对于肾功能不全的患者，建议治疗中定期复查尿常规，监测不良反应发生。

抗病毒治疗的首选方式当然是药物治疗，而对于 HBV 病毒载量特别高的患者，需要更快地抑制病毒，从这一治疗要点考量，润众恩替卡韦分散片显然是更好的药物选择，因为润众恩替卡韦分散片对病毒有更强效的抑制作用,且耐药率也低,不良反应也低,而且价格比同类药物更便宜,是乙肝患者抗病毒治疗的优选药物之一。

【用法用量】

本品用于成人(18－65 岁)患者,必须在有慢性乙型肝炎治疗经验的医生指导下使用。肾功能正常的患者:本品的推荐剂量为每日 1 次,每次 10mg,饭前或饭后口服均可。治疗的最佳疗程尚未确定。勿超过推荐剂量使用。患者应当定期监测乙型肝炎生化指标、病毒学指标和血清标志物,至少每 6 个月1 次。

肾功能损害的患者:阿德福韦经肾排泄,因此肾功能不全的患者需要调整给药间期。肌酐清除率≥50ml/min 的患者不需要调整给药间期。肌酐清除率<50ml/min 的患者的给药间期的详细调整方案如下:肌酐清除率为 20～49ml/min 者,推荐剂量 10mg,给药间期每 48 小时 1 次;肌酐清除率为10～19ml/min 者,推荐剂量 10mg,给药间期每 72 小时 1 次;血液透析的患者在透析后给予 10mg,每 7 天 1 次(推荐的给药方案来自每周 3 次高流量透析的研究结果)。①肝功能损害者不需要调整用药方案。②患者必须在有慢性乙型肝炎治疗经验的医生指导下使用该品。③成人(18～65 岁):该品的推荐剂量为每日 1 次,每次 10mg,饭前或饭后口服均可。治疗的最佳疗程尚未确定。勿超过推荐剂量使用。④患者应当定期监测乙型肝炎生化指标、病毒学指标和血清标志物,至少每 6 个月 1 次。

【适应证】

本品适用于治疗有乙型肝炎病毒活动复制证据,并伴有血清氨基酸转移酶(ALT 或AST)持续升高或肝组织学活动性病变的肝功能代偿的成年慢性乙型肝炎患者。阿德福韦酯胶囊,适应证为用于治疗乙型肝炎病毒活动复制和血清氨基酸转移酶升高的肝功能代偿的成年慢性乙型肝炎患者。

【不良反应】

国外临床研究中常见不良反应为虚弱、头痛、腹痛、恶心、(胃肠)胀气、腹泻和消化不良。国内临床研究中不良反应有恶心、腹泻、腹胀、口干、耳鸣、转氨酶升高、CPK 升高、肌酐轻微上升、总胆红素升高和视物模糊,均为轻或中度。

国内临床研究中不良反应为乏力、白细胞减少(轻度)、腹泻(轻度)、脱发(中度)、尿蛋白、肌酐升高及可逆性肝转氨酶升高。

国外临床研究中常见不良反应为虚弱、头痛、腹痛、恶心、(胃肠)胀气、腹泻和消化不良。国内临床研究中不良事件的种类以肝区不适、肝功能异常、乏力、血小板减少、头痛、红细胞下降、磷酸肌酸激酶升高、血清淀粉酶升高等居多,其中与药物相关的不良事件种类有:血小板减少、右上腹不适、肌酸激酶升高和肝功异常。

【注意事项】

1. 患者停止乙型肝炎治疗会发生肝炎急性加重,包括停止使用阿德福韦酯。因此,停止乙肝治疗的患者应密切监测肝功能,若必要,应重新进行抗乙肝治疗。

2. 对于肾功能障碍或潜在肾功能障碍风险的患者,使用阿德福韦酯长期治疗会导致肾毒性。这些患者应密切监测肾功能并适当调整剂量。

3. 使用阿德福韦酯治疗前,应对所有患者进行人类免疫缺陷病毒(HIV)抗体检查。使用抗乙肝治疗药物,如阿德福韦酯,会对慢性乙肝患者携带的未知或未治疗的 HIV 产生作用,也许会出现 HIV 耐药。

4. 单用核苷类似物或合用抗反转录病毒药物会导致乳酸性酸中毒和严重的伴有脂肪变性的肝大,包括致命事件。

5. 因为对发育中的人类胚胎的潜在危险性尚不明确,所以建议用阿德福韦酯治疗的育龄妇女要采取有效的避孕措施。

6. 阿德福韦酯在妊娠妇女中的应用没

有足够的资料。只有在潜在的受益肯定大于胎儿的风险时才能考虑在妊娠期间使用阿德福韦酯。因为对发育中的人类胚胎的潜在危险性尚不明确,所以建议用阿德福韦酯治疗的育龄妇女要采取有效的避孕措施。本品对孕妇及 HBV 母婴传播的影响未能进行研究。因此,应当遵照标准的推荐方案对婴儿实施与预防免疫,以防止新生儿感染 HBV。目前尚不知阿德福韦酯是否会分泌到人乳,哺乳期妇女使用本品应避免授乳。阿德福韦酯在 18 岁以下患者中的疗效和安全性尚未明确。本品不宜用于儿童和青少年。阿德福韦酯在 65 岁以上患者中的疗效和安全性尚未明确。

7. 患者停止乙型肝炎治疗会发生肝炎的急性加重,包括停止使用阿德福韦酯。因此,停止乙肝治疗的患者应当严密监测肝功能,若必要,应重新进行抗乙肝治疗。对于肾功能障碍或者潜在肾功能风险的患者,使用阿德福韦酯慢性治疗会导致肾毒性。这些患者必须密切监测肾功能并适当调整剂量。使用阿德福韦酯治疗前,应对所有患者进行人类免疫缺陷病毒(HIV)抗体检查。使用抗乙肝治疗药物,如阿德福韦酯治疗,会对慢性乙肝患者携带未知或为治疗的 HIV 产生作用,也许会出现 HIV 耐药。单用核苷类似物或合用抗反转录病毒药物会导致乳酸性酸中毒和严重的伴有肝脂肪变性的肝大,包括致命事件。因为对发育中的人类胚胎的潜在危险性尚不明确,所以建议用阿德福韦酯治疗的育龄妇女要采取有效的避孕措施。

【制剂规格】

片/胶囊剂:铝塑包装,10 粒/板,1 板/小盒或 3 板/小盒;7 粒/板,2 板/小盒。

(九)恩替卡韦(博路定,Entecavir)

恩替卡韦是环戊酰鸟苷类似物,抗乙肝病毒的一线药物。恩替卡韦,在已经上市和尚未上市的几种药物中,抑制病毒复制的活性最强,1 年平均可降低对数的 7 次方,几乎

是拉米夫定的 100 倍,对绝大多数病毒水平很高的患者也能在 1 年左右降至不能检出。使用恩替卡韦的早期作用更明显,头 2 周内就能使原有病毒数量降低 2 次方,对救治重症患者特别有利。对于肝移植患者可用于抑制病毒复现,可长期应用预防再感染导致的移植肝排斥。恩替卡韦对于没有用过核苷类药的初治患者,耐药变异的发生率很低,对已经产生拉米夫定耐药的患者疗效会明显降低。

【作用机制】

恩替卡韦为鸟嘌呤核苷类似物,对乙肝病毒(HBV)多聚酶具有抑制作用。它能够通过磷酸化成为具有活性的三磷酸盐,三磷酸盐在细胞内的半衰期为 15h。通过与 HBV 多聚酶的天然底物三磷酸脱氧鸟嘌呤核苷竞争,恩替卡韦三磷酸盐能抑制病毒多聚酶(反转录酶)的所有 3 种活性:①HBV 多聚酶的启动;②前基因 mRNA 反转录负链的形成;③HBV DNA 正链的合成。恩替卡韦三磷酸盐对 HBV DNA 多聚酶的抑制常数(Ki)为 0.001 2μM。恩替卡韦三磷酸盐对细胞的 α、β、δDNA 多聚酶和线粒体 γDNA 多聚酶抑制作用较弱,Ki 值为 18～160μM。

【药理作用】

在感染了野生型乙肝病毒的人类 HepG2 细胞中,恩替卡韦抑制 50% 病毒 DNA 合成所需浓度(EC50)为 0.004μM。恩替卡韦对拉米夫定耐药病毒株(rtL180M,rtM204V)的 EC50 的中位值是 0.26μM(范围 0.01～0.059μM),而恩替卡韦对在细胞培养液中生长的 1 型人类免疫缺陷(HIV)无临床相关活性(EC50>10μM)。

每天或每周 1 次使用恩替卡韦能降低北美土拨鼠的长期研究表明,每周口服 0.5mg/kg 恩替卡韦(相当于人体 1.0mg 的剂量)能将其中的 3 只土拨鼠的病毒 DNA 保持在不可测水平(病毒 DNA 水平<200copies/ml,PCR 法)长达 3 年之久。在任

何使用该药治疗长达 3 年的动物中,未发现 HBV 多聚酶发生耐药相关性的变化。

【适应证】

恩替卡韦适用于病毒复制活跃,血清转氨酶 ALT 持续升高或肝脏组织学显示有活动性病变的慢性成人乙型肝炎的治疗。Ⅱ/Ⅲ 期临床研究表明,成人每日口服 0.5mg 能有效抑制 HBV DNA 复制,疗效优于拉米夫定;Ⅲ 期临床研究表明,对发生 YMDD 变异者将剂量提高至每日 1mg 能有效抑制 HBV DNA 复制。对初治患者治疗 1 年时的耐药发生率为 0,但对已发生 YMDD 变异患者治疗 1 年时的耐药发生率为 5.8%。中国 SFDA 也已批准用于治疗慢性乙型肝炎患者。

【用法用量】

成人和 16 岁以上者口服 0.5mg,每日 1 次;拉米夫定耐药者或耐药突变者,一次 1mg,每日 1 次。空腹服用。肝功能不良者不必调整剂量。

【临床观察】

1. 恩替卡韦治疗乙肝耐药率极低 恩替卡韦片持续出色的抗病毒能力和极低的耐药率,使之成为慢性乙型肝炎重要的一线治疗药物,可以长期保护患者远离耐药困扰,强效持久地控制病情。有临床试验结果表明,108 名核苷初治的慢性乙肝患者使用博路定(恩替卡韦片)长达 5 年,93% 的患者的病毒载量降到不可测水平(<300copies/ml),在临床研究的第 5 年中,没有新的耐药情况发生,5 年累计耐药发生率为 1.2%。有 10 例存在拉米夫定耐药(其中 8 例基线时检出),但经过恩替卡韦治疗后大部分(7 例)实现 HBV DNA 阴转。未发现其他降低恩替卡韦治疗敏感性的基因置换。用恩替卡韦治疗 2 年的耐药性很低,尤其是真正由于 HBV DNA 聚合酶区发生基因变异所导致的恩替卡韦耐药发生率很低。

2. 治疗乙肝的疗效 实验证明,恩替卡韦盐能抑制病毒多聚酶(反转录酶)的所有 3 种活性:HBV 多聚酶的启动;前基因组 mRNA 逆转录负链的形成;HBV DNA 正链的合成。所以恩替昔韦是可以用于治疗乙肝的。但是,在使用恩替卡韦治疗乙肝的过程要注意对患者的肝功能情况应从临床和实验室检查等方面严密监察,并且至少随访数月。如必要,可重新恢复抗乙肝病毒的治疗。另外,对恩替卡韦或制剂中任何成分过敏者禁用。由于恩替卡韦主要通过肾清除,服用降低肾功能或竞争性通过主动肾小球分泌的药物的同时,服用恩替卡韦可能增加这两个药物的血药浓度。同时服用恩替卡韦与拉米夫定、阿德福韦、替诺福韦不会引起明显的药物相互作用。同时服用恩替卡韦与其他通过肾清除或已知影响肾功能的药物的相互作用尚未研究。患者在同时服用恩替卡韦与此类药物时要密切监测不良反应的发生。

【不良反应】

恩替卡韦常见不良反应主要包括有头痛、眩晕、疲惫和恶心,另外,少部分患者还会有失眠、嗜睡等不良反应,不过这些不良反应并不是很严重,一般可自行恢复,并不影响到恩替卡韦的治疗效果。

【禁忌】

对恩替卡韦或制剂中任何成分过敏者禁用。

【注意事项】

患者应在医生的指导下服用恩替卡韦,并告知医生任何新出现的症状及合并用药情况。应告知患者如果停药有时会出现肝的病情加重,所以应在医生的指导下改变治疗方法。

使用恩替卡韦治疗并不能降低经性接触或污染血源传播 HBV 的危险性。因此,需要采取适当的防护措施。

1. 恩替卡韦服用期间若出现明显不适症状应及时与医生联系,以便采取相应的措施。

2. 恩替卡韦服用后若出现过敏反应,要马上停止服药。

3. 恩替卡韦停药后可能会出现肝炎症状加重的情况,因此,建议乙肝患者在用药期间和停药后,都应该定期进行肝功能的检测,以及时观察、了解病情。

4. 恩替卡韦应在专业医生的指导下服用,并及时了解任何新出现的症状及合并用药情况,随便停药可能会出现肝病情加重的严重后果,即使出现耐药现象,应在专业医生的指导下改变治疗方法。

5. 提醒一点的是,服用恩替卡韦治疗,并不能降低乙肝病毒的经性接触或血液传播的危险性,仍需要采取适当的防护措施。

6. 恩替卡韦不可擅自停药,因为擅自停药后可能会出现肝炎病情急速加重的情况,要在专业医师的指导下停药。

【孕妇及哺乳期妇女用药】

恩替卡韦对妊娠妇女影响的研究尚不充分。只有当对胎儿潜在的风险利益做出充分的权衡后,方可使用恩替卡韦。如今尚无资料提示恩替卡韦能影响 HBV 的母婴传播,因此,应采取适当的干预措施以防止新生儿感染 HBV。恩替卡韦可从大鼠乳汁分泌。但人乳中是否有分泌仍不清楚,所以不推荐服用恩替卡韦的母亲哺乳。

【儿童用药】

16 岁以下儿童患者使用恩替卡韦的安全性和有效性数据尚未建立。

【老年患者用药】

由于没有足够的 65 岁及以上的老年患者参加恩替卡韦的临床研究,尚不清楚老年患者与年轻患者对恩替卡韦的反应有何不同。其他的临床试验报道也未发现老年患者与年轻患者之间的不同。恩替卡韦主要由肾排泄,在肾功能损伤的患者中,可能发生毒性反应的危险性更高。因为老年患者多数肾功能有所下降,因此应注意药物剂量的选择,并且监测肾功能。

【制剂规格】

片剂:0.5g×7 片/盒。

(十)替比夫定(素比伏,Sebivo)

替比夫定是治疗慢性乙型肝炎的核苷类似物药物。该产品已于 2006 年 10 月 25 日被美国 FDA 批准上市,并于 2007 年 2 月 14 日获中国 SFDA 批准在中国上市。素比伏作为最新的一个核苷类似物,它主要作用于 HBV DNA 聚合酶,抑制 HBV DNA 正链的形成,与其他同类药物不同,素比伏只作用于乙肝病毒,而对艾滋病病毒和其他反转录病毒无作用,是一个强大的特异性乙肝病毒抑制药。2010 年 7 月底,国家药监局(SFDA)的一份通告称替比夫定可能引起罕见的不良反应,即横纹肌溶解症。

替比夫定是美国 FDA2006 年批准上市的抗 HBV 药物,它是一种特异性、选择性的核苷类似物,具有抗 HBV 作用强、起效快和耐药率低等优点。其抗病毒作用仅次于恩替卡韦,优于拉米夫定和阿德福韦酯,其强效抗病毒作用毋庸置疑;同时,在同类核苷类抗乙肝病毒药物中,替比夫定具有最高的 HBeAg 血清转换率(2 年达到 36%)和最好的安全性,是唯一的一个妊娠 B 级核苷类抗乙肝病毒药物。

截至 2011 年 8 月 31 日,素比伏已经在 109 个国家,包括欧洲(2007 年 4 月 25 日)、美国(2006 年 10 月 25 日,商品名 Tyzeka®)、中国(2007 年 2 月 14 日)和瑞士(2006 年 8 月 21 日,全球首次上市日)获得新药批准,用于有病毒复制证据和活动性肝组织炎症证据的慢性乙型肝炎成人及青少年(≥16 岁)患者的治疗,接受替比夫定治疗的患者累计达 273 737 名。大规模临床试验数据已证实,素比伏疗效确切,且安全及耐受性良好。

【作用机制】

替比夫定为天然胸腺嘧啶脱氧核苷的自然 L-对映体,是人工合成的胸腺嘧啶脱氧核苷类抗乙肝病毒(HBV) DTA 多聚酶药物。

替比夫定在细胞激酶的作用下被磷酸化为有活性的代谢产物为腺苷,腺苷的细胞内半衰期为 14h。替比夫定 5′-腺苷通过与 HBV 中自然底物胸腺嘧啶 5′-腺苷竞争,从而抑制 HBV DNA 多聚酶的活性;通过整和到 HBV DNA 中造成乙肝病毒(HBV)DNA 链延长终止,从而抑制乙肝病毒的复制。替比夫定同时抑制乙肝病毒(HBV)DNA 第一链(EC50 value $= 1.3 \pm 1.6\mu M$)和第二链(EC50 value $= 0.2 \pm 0.2\mu M$)的合成。替比夫定 5′-腺苷浓度 $\leqslant 100\mu M$ 时不会抑制人体细胞 DNA 多聚酶,浓度 $\leqslant 10\mu M$ 时未观察到明显的细胞线粒体毒性。

【药理作用】

1. 抗病毒作用 在鸭乙型肝炎病毒感染的鸭肝细胞中和 HBV 病毒表达的人类肝细胞株 2.2.15 中观察替比夫定的抗病毒作用,结果显示:素比伏(替比夫定片)抑制 50% 病毒 DNA 复制的浓度(IC50)在两类细胞系统中为 $0.2\mu M$ 左右。在细胞培养中,替比夫定的抗病毒作用不被核苷类 HIV 反转录酶抑制药(NRTIs)去羟肌苷 Didanosin 和司他夫定(司坦夫定)抵抗,而与阿德福韦联用具有协同效果。替比夫定抗 HIV-1 病毒的作用低(EC50value $> 100\mu M$),但不抵抗阿巴卡韦、去羟肌苷、恩曲他滨、拉米夫定、司坦夫定、泰诺福韦(Tenofovir)和齐多夫定。

2. 耐药性 对一项三期全球登记试验(007 GLOBE study)中实际治疗(as-treated)的分析发现,接受替比夫定每日口服 600 mg 的患者 52 周后,血清中未发现可检测的 HBV DNA 的比例分别为 59%(252/430)和 89%(202/227)。第 52 周,接受素比伏(替比夫定片)治疗的 HBeAg 阳性和 HBeAg 阴性患者血清中 HBV DNA 水平 $\geqslant 1000$copies/ml 的比例分别为(34%)和 19/227(8%)。基因型分析发现含有可扩增 HBV 病毒 DNA 而且治疗超过 16 周的 HBeAg 阳性和 HBeAg 阴性患者中出现一

个或多个氨基酸替换和病毒学衰退(rtM204I,rtL80I/V,rtA181T,rtL180M,rtL229W/V)的比例分别是 49 /103 和 12 /12。在 46 例发生变异的患者中,其中的 34 例中 rtM204I 替换是最常发生的变异而且与病毒学反弹有关($\geqslant 1$ log10 超过最低点)。

3. 交叉耐药性 核苷类抗乙肝病毒(HBV)药物具有交叉耐药的特点。发生 rtM204I 变异或者 rtL180M/rtM204V 双变异的对拉米夫定耐药的 HBV 病毒对替比夫定抗病毒应答率(效果)降低超过 1000 倍。替比夫定对与 rtM204V 变异有关的拉米夫定耐药的病毒仍有效(效果降低 1.2 倍),表现出中度的抗病毒活性。素比伏(替比夫定片)对 rtM204V 变异的 HBV 病毒的作用还没有临床试验作参考。在细胞培养中,与阿德福韦酯耐药有关的 rtA181V 变异的病毒对替比夫定的敏感度减低 3~5 倍;与阿德福韦酯耐药有关的 N236T 变异的病毒对替比夫定仍然敏感。

【药动学】

健康志愿者与慢性乙肝患者服用素比伏(替比夫定片)的药代动力学相似。在服用 1~4h(中值为 2h)后,替比夫定最大血药浓度(C_{max})为 $3.69 \pm 1.25\mu g/ml$(mean $\pm$ SD),AUC $0 \sim \infty$ 为 26.1 ± 7.2($\mu g \cdot h$)/ml(mean $\pm$ SD),低谷血药浓度(C_{trough})为 $0.2 \sim 0.3\mu g/ml$。每日 1 次 600mg,连续给药 5~7d 后达到稳态浓度,药物半衰期为 15h。单剂 600mg 服用时,食物[高脂肪(~55g)、高能量(~950kcal)]不影响替比夫定的药代动力学。体外试验表明替比夫定与人血浆蛋白结合率低(3.3%),口服后,替比夫定在血液中被血浆和血细胞分开,并迅速在周围组织中分布。替比夫定对任何一种下列常见的人体 CYP450 酶都无抑制作用:CYP1A2、CYP2C9、CYP2C19、CYP2D6 和 CYP3A4。替比夫定不是这些酶的作用底

物。替比夫定通过被动扩散的方式以原药的形式通过肾排出，因为肾分泌是替比夫定清除的最主导途径，所以中至重度肾功能不全者或正在进行血液透析应相应调整剂量和服用方法。

【作用特点】

1. 强效快速抑制病毒，减少疾病进展的风险　全球性药物临床试验 GLOBE 结果显示，素比伏与目前一线乙肝治疗药物拉米夫定相比，降低 HBV DNA 更快更显著，治疗 1 年 HBV DNA 降低 6.5log，拉米夫定为 5.5log，素比伏强 10 倍。病毒抑制越强，将来患者发生并发症（肝硬化、肝癌）的风险越低，使用快速强效抑制病毒的素比伏，可大大延缓和阻止慢性乙肝的疾病进展。

2. 高血清学转换率，使更多患者达到治疗终点，实现停药　素比伏在核苷类似物中具有高 HBeAg 血清转换率，其治疗 2 年在基线血清转氨酶≥2 倍正常值上限的患者中，HBeAg 血清转换率可高达 36%，可以同干扰素中高血清转换率的派罗欣相媲美（32%）。发生 HBeAg 血清学转换是 HBeAg 阳性患者持久缓解的标志，意味着治疗终点的达到，经巩固治疗后可实现停药。素比伏更高的 HBeAg 血清转换率意味着更多病人可停药，从而节约大量社会医疗资源。

3. 独有 24 周预测远期疗效的治疗数据，优化疾病管理　素比伏 GLOBE 临床试验进行了 24 周 HBV DNA 值与 1 年和 2 年疗效的相关性分析，是目前唯一能提供 2 年预测数据的核苷类似物。根据患者治疗半年的 HBV DNA 抑制程度，可准确预测出其 1 年和 2 年的应答情况，从而尽早做到对治疗心中有数，同时可对少数应答欠佳的患者及时调整治疗策略，优化患者个体化治疗，提高治疗成功率。

4. 耐药率低，提高治疗成功率　素比伏治疗 1 年和 2 年耐药率均显著低于拉米夫定，可大大减少由耐药导致的治疗失败，提高

治疗成功率。

5. 具有卓越的安全性，美国 FDA 批准的唯一妊娠 B 级核苷类似物　素比伏临床前动物实验显示其是同类药物中唯一一个未显示致畸致癌致突变和线粒体毒性的药物。在美国 FDA 批准的核苷类似物中，素比伏是唯一一个妊娠 B 级的药物，在妊娠中评级更安全，而其他治疗乙肝的核苷类似物如拉米夫定、阿德福韦、恩替卡韦均为妊娠 C 级。

【适应证】

替比夫定用于有病毒复制证据及有血清转氨酶（ALT 或 AST）持续升高或肝组织活动性病变证据的慢性乙型肝炎成人患者。

本适应证基于 HBeAg 阳性和 HBeAg 阴性的代偿性慢性乙型肝炎成年患者治疗 1 年后的病毒学、血清学、生化和组织学应答的结果。

【用法用量】

患者必须在有慢性乙型肝炎治疗经验的医生指导下使用本品。成人和青少年（≥16 岁）本品的推荐剂量为每日 1 次，每次 600mg，饭前或饭后口服均可。治疗的最佳疗程尚未确定。勿超过推荐剂量使用。肾功能损伤且肌酐清除率≥50ml/min 患者，按照推荐剂量和用法服用即可；肾功能损伤且肌酐清除率＜50ml/min 患者包括进行血液透析终末期肾病（ESRD）患者，应在医生的指导下调整剂量和用法。

终末期肾病（ESRD）患者服用本品应在血液透析完后进行。

肝功能损伤患者，无须改变推荐剂量和用法。服用本品期间，应当定期监测乙型肝炎生化指标、病毒学指标和血清标志物，至少每 6 个月 1 次。

【注意事项】

①患者停止乙肝治疗会发生肝炎急性加重，包括停止使用替比夫定。因此，停止乙肝治疗的患者应密切监测肝功能，若必要，应重新进行抗乙肝治疗；②对于肾功能障碍或潜

在肾功能障碍风险的患者,使用替比夫定慢性治疗会导致肾毒性这些患者应密切监测肾功能并适当调整剂量;③单用核苷类似物或合用其他抗反转录病毒药物会导致乳酸性酸中毒和严重的伴有脂肪变性的肝大,包括致命事件;④因为对发育中的人类胚胎的危险性尚不明确,所以建议用替比夫定治疗的育龄妇女要采取有效的避孕措施。

【不良反应】

国外临床研究中常见不良反应为虚弱、头痛、腹痛、恶心、(胃肠)气胀、腹泻和消化不良。国内罕见横纹肌溶解症。

3 起不良反应事件:2010 年 7 月底,国家药监局(SFDA)一份通告,在数以百万计的乙肝患者中激起不安:他们服用的乙肝抗病毒药物——替比夫定(商品名:素比伏),可能引起罕见的不良反应——横纹肌溶解症,而这种疾病,严重的话会导致急性肾衰竭或多脏器功能衰竭,进而危及患者的生命。相比拉米夫定,替比夫定的横纹肌溶解症发生率相对高一些,所以更为人所担心。①2008 年 12 月,年仅 18 岁的安徽青年李力立,在服用替比夫定 10 个多月后,发生横纹肌溶解症而死亡,引发了一场长达 1 年多的官司。②而在李力立之前,浙江省就已有 2 人,服用替比夫定后出现横纹肌溶解而死亡。③2011 年 9 月 27 日,诺华公司接获一起来自位于上海的复旦大学附属中山医院的替比夫定严重不良事件报告。患者刘立亚为男性,30 岁,患有慢性乙型肝炎、肝癌,在 2010 年 11 月接受特殊肝段切除术前开始服用替比夫定治疗至 2011 年 9 月 15 日,同时术后 1 个月开始接受干扰素治疗(赛若金)。患者于 2011 年 9 月 29 日零点 10 分死亡。

【制剂规格】

素比伏/Sebivo(Telbivudine)薄膜衣片每片含替比夫定 600mg,素比伏(替比夫定片)为片剂,内容物为白色略带极微黄色的粉末,易溶于水(＞20mg/ml),微溶于乙醇

(0.7mg/ml)。

备选药:**替诺福韦二吡呋酯**,用于母婴乙肝传播阻断。

二、肝胆胰细菌性感染常用药

(一)抑制脆弱菌(厌氧菌)及抗原虫的硝基呋喃类药

甲硝唑(Metronidazole)

【作用特点与用途】

本品为硝基咪唑衍生物,可抑制阿米巴原虫的氧化还原反应,使原虫氮链发生断裂。体外试验证明,药物浓度为 1～2mg/L 时,溶组织阿米巴于 6～20h 即可发生形态改变,24h 内全部被杀灭,浓度为 0.2mg/L 时,72h 内可杀死溶组织阿米巴。

本品有强大的杀灭滴虫的作用,其机制未明。甲硝唑对厌氧微生物有杀灭作用,它在人体中还原时生成的代谢物也具有抗厌氧菌作用,抑制细菌的脱氧核糖核酸的合成,从而干扰细菌的生长、繁殖,最终致细菌死亡。

【药动学】

口服或直肠给药后能迅速而完全吸收,蛋白结合率＜5%,吸收后广泛分布于各组织和体液中,且能通过血-脑屏障,药物有效浓度能够出现在唾液、胎盘、胆汁、乳汁、羊水、精液、尿液、脓液和脑脊液中。有报道,药物在胎盘、乳汁、胆汁的浓度与血药浓度相似。健康人脑脊液中血药浓度为同期血药浓度的 43%。少数脑脓肿患者,每日服用 1.2～1.8g 后,脓液的药浓度(34～45mg/L)高于同期的血药浓度(11～35mg/L)。耳内感染后其脓液内的药物浓度在 8.5 mg/L 以上。口服后 1～2h 血药浓度达高峰,有效浓度能维持 12h。口服 0.25g、0.4g、0.5g、2g 后的血药浓度分别为 6mg/L、9mg/L、12mg/L、40mg/L。本品经肾排出 60%～80%,约 20% 的原形药从尿中排出,其余以代谢产物(25% 为葡萄糖醛酸结合物,14% 为其他代谢

结合物)形式由尿排出,10% 随粪便排出,14% 从皮肤排泄。用于治疗肠道和肠外阿米巴病(如阿米巴肝脓肿、胸膜阿米巴病等)。还可用于治疗阴道滴虫病、小袋虫病和皮肤利什曼病、麦地那龙线虫感染等。目前还广泛用于厌氧菌感染的治疗。如注射用甲硝唑磷酸二钠用于由厌氧菌所致的各种感染性疾病,如败血症、心内膜炎、脓胸、肺脓肿、腹腔感染、盆腔感染、妇科感染、骨和关节感染、脑膜炎、脑脓肿、皮肤软组织感染等。

【适应证】

主要用于阿米巴感染、厌氧菌感染及滴虫病等。

【用法用量】

口服。

(1)成人常用量

①肠道阿米巴病,一次 0.4～0.6g,每日 3 次,疗程为 7d;肠道外阿米巴病,一次 0.6～0.8g,每日 3 次,疗程为 20d。②贾第虫病,一次 0.4g,每日 3 次,疗程为 5～10d。③麦地那龙线虫病,一次 0.2g,每日 3 次,疗程为 7d。④小袋虫病,一次 0.2g,每日 2 次,疗程为 5d。⑤皮肤利什曼病,一次 0.2g,每日 4 次,疗程为 10d。间隔 10d 后重复 1 个疗程。⑥滴虫病,一次 0.2g,每日 4 次,疗程为 7d;可同时用栓剂,每晚 0.5g 置入阴道内,连用 7～10d。⑦厌氧菌感染,口服每日 0.6～1.2g,分 3 次服,7～10d 为 1 个疗程。

(2)小儿常用量:①阿米巴病,每日按体重 35～50mg/kg,分 3 次口服,10d 为 1 个疗程。②贾第虫病,每日按体重 15～25mg/kg,分 3 次口服,连服 10d;治疗麦地那龙线虫病、小袋虫病、滴虫病的剂量同贾第虫病。③厌氧菌感染,口服每日按体重 20～50mg/kg。静脉滴注甲硝唑注射液,一次药量为 0.4g。在 1h 内缓慢滴注,每 8 小时 1 次,7d 为 1 个疗程。

【不良反应】

15%～30% 的病例出现不良反应,以消化道反应最为常见,包括恶心、呕吐、食欲不振、腹部绞痛,一般不影响治疗;神经系统症状有头痛、眩晕,偶有感觉异常、肢体麻木、共济失调、多发性神经炎等,大剂量可致抽搐。少数病例发生荨麻疹、潮红、瘙痒、膀胱炎、排尿困难、口中金属味及白细胞减少等,均属可逆性,停药后自行恢复。

【禁忌】

有活动性中枢神经系统疾病和血液病者禁用。

【注意事项】

①对诊断的干扰:本品的代谢产物可使尿液呈深红色。②原有肝疾患者剂量应减少。出现运动失调或其他中枢神经系统症状时应停药。重复 1 个疗程之前,应做白细胞计数。厌氧菌感染合并肾衰竭者,给药间隔时间应由 8h 延长至 12h。③本品可抑制酒精代谢,用药期间应戒酒,饮酒后可能出现腹痛、呕吐、头痛等症状。

【制剂规格】

甲硝唑注射液:0.4g/100ml。片剂:0.2g。

甲硝唑磷酸二钠

【作用特点与用途及注意】

参见甲硝唑。静脉滴注:一次 0.915g,溶于 100ml 氯化钠注射液或 5% 葡萄糖注射液中,在 1h 内缓慢滴注,每 8 小时 1 次,7d 为 1 个疗程。

如为甲硝唑注射液,一次药量为 0.4g。

【制剂规格】

注射剂甲硝唑磷酸二钠:0.915g(相当于无水物为 0.862g)。

替硝唑(Tinidazole)

【作用特点与用途】

作用强于甲硝唑,而不良反应相对少且轻。用于各种厌氧菌感染:盆腔炎、腹膜炎、口腔炎、肛周脓肿、假膜性结肠炎、溃疡性牙龈炎、糖尿病坏疽。预防术后感染:结肠和直肠手术后感染,如脓毒血症等;胃肠手术后及妇科手术后各种厌氧菌感染等。

【适应证】

主要用于厌氧菌感染、阿米巴感染及滴虫病等。

【用法用量】

(1)静脉滴注:①厌氧菌感染,一次 0.8g,每日 1 次,静脉缓慢滴注,一般疗程 5～6d,或根据病情决定。②预防手术后厌氧菌感染,总量 1.6g,1 次或 2 次滴注,第一次于手术前 2～4h,第 2 次于手术期间或术后 12～24h 内滴注。

(2)口服片剂:①厌氧菌感染,一次 1g,每日 1 次,首剂量加倍,一般疗程 5～6d,或根据病情决定。②预防手术后厌氧菌感染,手术前 12h 1 次顿服 2g。③原虫感染,a. 阴道滴虫病、贾第虫病,单剂量 2g 顿服,小儿 50mg/kg 顿服,间隔 3～5d 可重复 1 次。b. 肠阿米巴病,一次 0.5g,每日 2 次,疗程为 5～10d;或一次 2g,每日 1 次,疗程为 2～3d;小儿一日 50mg/kg,顿服 3d。c. 肠外阿米巴病,一次 2g,每日 1 次,疗程为 3～5d。

【制剂规格】

替硝唑片(胶囊剂):0.1g、0.25g、0.5g;注射剂:100ml 中含替硝唑 0.4g,葡萄糖 5g。

奥硝唑(Ornidazole)

【作用特点与用途】

与左奥硝唑相同,但剂量要大 1 倍。适用于腹部感染、口腔感染、妇科感染、外科感染、胸部感染、术前预防感染和术后厌氧菌(包括败血症、脑膜炎、腹膜炎、手术后伤口感染、产后脓毒病、脓毒性流产、子宫内膜炎及敏感菌引起的其他感染)的治疗,男女泌尿生殖道毛滴虫、贾第虫感染、治疗消化系统阿米巴虫病等。

【适应证】

同替硝唑。

【用法用量】

(1)静脉滴注:每瓶(100ml,浓度为 5mg/ml)滴注时间不少于 30min。用量:①预防厌氧菌引起的感染,术前一次静脉滴注 1g 奥硝唑。②治疗厌氧菌引起的感染,首剂静脉滴注为 0.5～1g,然后每 12 小时静脉滴注 0.5g,连用 5～10d;儿童按每 12 小时滴注 10mg/kg 剂量静脉滴注,厌氧菌引起的感染如患者症状改善,建议改用口服制剂。③治疗严重阿米巴痢疾或阿米巴肝脓肿,起始剂量为 0.5～1g,然后每 12 小时静脉滴注 0.5g,用 3～6d,儿童按每日滴注 20～30mg/kg 剂量静脉滴注。

(2)口服片剂:①急性毛滴虫病,一次性服药,成人一次 1500mg(6 片),晚上顿服。儿童 25mg/(kg·d),一次顿服。慢性毛滴虫病,成人每次 500mg(2 片),每日 2 次,共 5d。性伴侣应给予同样的治疗,以避免重复感染。②阿米巴痢疾,成人及体重 35kg 以上的儿童,每次 1500mg,晚饭后顿服,连服 3d;体重 60kg 以上者,每次 1000mg(4 片),每日 2 次,饭后口服,连服 3d;体重 35kg 以下儿童,40mg/kg,一次顿服,饭后口服,连服 3d。其他阿米巴虫病:成人及体重 35kg 以上儿童,每次 500mg(2 片),每日 2 次;体重 35kg 以下儿童,25mg/kg,一次顿服,连服 5～10d。吞服或溶于少量水中服用。

(3)口服奥硝唑分散片:①防止厌氧菌感染,成人每次 500mg(2 片),每日 2 次(早晚各服 1 次,以下同),儿童每 12 小时 10mg/kg;②阿米巴虫病,成人每次 500mg(2 片),每日 2 次;儿童 25mg/(kg·d);③贾第虫病,成人每次 1.5g,每日 1 次;儿童 40mg/(kg·d);④滴虫病,成人每次 1～1.5g(4～6 片),每日 1 次;儿童 25mg/(kg·d);或遵医嘱。

【注意事项】

不良反应等相关资料参阅甲硝唑及左奥硝唑。

【制剂规格】

奥硝唑氯化钠注射液:0.5g/100ml。片剂:均 0.25g。

左奥硝唑(优诺安,Levornidazole)

【作用特点与用途】

本品为奥硝唑的左旋体,对病原微生物的作用机制和抗菌活性和消旋奥硝唑基本相同。临床用于治疗由脆弱拟杆菌、狄氏拟杆菌、卵圆拟杆菌、多形拟杆菌、普通拟杆菌、梭状芽胞杆菌、真杆菌、消化球菌和消化链球菌、幽门螺杆菌、黑色素拟杆菌、梭杆菌、二氧化碳嗜纤维菌、牙龈类杆菌等敏感厌氧菌所引起的多种感染性疾病,包括腹膜炎、腹内脓肿、肝脓肿等腹腔(部)感染;子宫内膜炎、子宫肌炎、输卵管或卵巢脓肿、盆腔软组织感染、嗜血杆菌阴道炎等盆腔感染;牙周炎、尖周炎、冠周炎、急性溃疡性牙龈炎等口腔感染;外科感染,如伤口感染、表皮脓肿、压疮溃疡感染、蜂窝织炎、气性坏疽等;胸部感染,如胸膜炎,脑部感染,如脑膜炎、脑脓肿;败血症、菌血症等严重厌氧菌感染等;也用于手术前预防感染和手术后厌氧菌感染的治疗。

【药动学】

本品单次静脉滴注 1h 给药的达峰值时间(T_{max})为 1.5～2h,半衰期($t_{1/2}$)约为 12h,血中达峰浓度及药时曲线下面积与给药剂量呈线性特征。志愿者 0.5g,每日 2 次,连用 5d 静脉滴注给药,在第 3 天(第 5 次给药)后达稳态血药浓度。多次连续给药后在体内有一定的蓄积。

【适应证】

同替硝唑。

【用法用量】

静脉滴注时间 0.5～1h。①术前、术后预防感染:成人手术前 1～2h 静脉滴注左奥硝唑 1g;术后 12h 静脉滴注 0.5g,术后 24h 静脉滴注 0.5g。②治疗厌氧菌感染:成人开始用 0.5～1g,以后每 12 小时静脉滴注 0.5g,连用 5～10d;患者症状改善后可改为口服给药每次 0.5g,每日 2 次。③小儿剂量为 20～30mg/kg,每日 2 次(静脉滴注)。④肝功能严重者,宜每日 1 次。

【不良反应与注意事项】

参见本章第二节寄生虫感染用药"奥硝唑"说明书。

【规格】

注射剂:100ml 内含左奥硝唑 0.5g,氯化钠 0.83g。

苯酰甲硝唑(Metronidazole Benzoate)

【作用特点与用途】

①泌尿生殖系统滴虫病,如阴道滴虫病等;②肠道及肠外阿米巴病,如阿米巴病及阿米巴肝脓肿等;③贾第虫病;④敏感厌氧菌所致各种感染,如菌血病、败血病、腹部手术后感染等;⑤预防由厌氧菌引起的妇科、外科术后感染等;⑥肝胆外科、传染病科、妇产科感染,滴虫性阴道炎,阿米巴痢疾,阿米巴性肝脓肿,菌血症,败血症。

【适应证】

同替硝唑。

【用法用量】

(1)口服:分散片每日 3 次,每次 0.5～1 片。

(2)胶囊剂:饭前 1 小时口服,成人及 12 岁以上儿童的用量如下。①敏感厌氧菌感染的治疗。每日 3 次,每次 0.64g,连服 7d。②作为预防用药。在术前 24h 开始服用,剂量为每次 0.64g,连服 7d。③阿米巴病。a. 肠阿米巴病,每日 3 次,每次 1.28g,连服 5d。b. 慢性阿米巴肝炎,每日 3 次,每次 0.64g,连服 5～10d。c. 阿米巴肝脓肿及其他形式的肠外阿米巴病,每日 3 次,每次 0.64g,连服 5d。④泌尿生殖系统滴虫病。每日 3 次,每次 0.32g,连服 7d;或者单次剂量 3.2g 顿服。⑤贾第虫病。每日 1 次,每次 3.2g,连服 7d。其他制剂遵医嘱。

【不良反应与注意事项】

参阅甲硝唑。

【制剂规格】

胶囊剂:0.32g;0.16g。片剂:0.5g。干混悬剂:1g(其中含苯酰甲硝唑 0.64g)。

尼莫拉唑(尼莫唑,Nimorazole)

【作用特点与用途】

本品是 5-硝基咪唑衍生物,它有抗微生物作用和类似甲硝唑的作用,抗原虫/微生物与甲硝唑相似。用于治疗细菌性阴道病、急性坏死性溃疡性牙龈炎,对阴道滴虫病、阿米巴病、梨形鞭毛虫病有效。

【用法用量】

治疗阴道滴虫病:饭后顿服 2g 或每次 0.25g,每日 2 次连服 6d,夫妻同时治疗。治疗贾第虫病:每次 0.5g,每日 2 次,连服 5d。儿童:每次 0.01g/kg,每日 2 次,连服 2d。阿米巴病用类似方案治疗。急性坏死性溃疡性牙龈炎:每次 0.5g,每日 2 次,连服 2d。肠阿米巴病:每日 0.02～0.04g/kg,分 2 次服,连服 5～10d。

【不良反应与注意事项】

参阅甲硝唑。

【制剂规格】

片/胶囊剂:500mg。

塞克硝唑(可尼,Secnidazole)

【作用特点与用途】

抗原虫/微生物与甲硝唑相似,属 5-硝基咪唑类。口服后 1.5～3h 血药浓度达峰值,生物利用度近 100%。血清药物浓度与龈缝液中药物浓度相近,极易透过牙龈组织,亦可透过胎盘屏障、进入乳汁。单次口服 72h 后尿中排量为口服量的 10%～25%;终末 $t_{1/2}$,17～29h。适应证同甲硝唑。

【用法用量】

口服:①治疗阴道毛滴虫性尿道炎、阴道炎:成人 2g(8 粒),单次口服,配偶应同时服用。②有症状急性阿米巴病,成人 2g(8 粒),儿童 30mg/kg,顿服。无症状急性阿米巴病,成人 2g(8 粒),儿童 30mg/kg;均每日 1 次,连服 3d。③肝阿米巴病,成人 1.5g(6 粒),儿童 30mg/kg;均每日 1 次,连服 5d。④贾第鞭毛虫病,儿童 30mg/kg,单次服用(顿服)。

【不良反应与注意事项】

参阅甲硝唑。

【制剂规格】

片剂、胶囊剂:0.25g×8 粒/盒。

哌硝噻唑(Piperanitrozole)

【作用特点与用途】

本品为 5-硝基噻唑类抗原虫病。对阴道、肠道滴虫和阿米巴原虫均有抑制和杀灭作用。口服吸收良好,疗效确切,不良反应少。用于阴道、肠道滴虫病、急慢性阿米巴痢疾和阿米巴肝脓肿等。

【用法用量】

口服:每次 0.1g,每日 3 次,7～10d 为 1 个疗程。原虫检查若尚未全部阴转,可连服 2 个疗程,直到治愈为止。为避免重复感染,需男女同治。遵医嘱可用于阴道。

【注意事项】

①一般无不良反应,但肝功能异常者,服用本品后可致转氨酶升高,并有肝区疼痛;②用药后个别人发生全身性紫癜及白细胞、血小板下降,停药并给予利血生、维生素 B_4 或鲨肝醇等,可迅速恢复正常。

【制剂规格】

片剂:0.1g。

(二)青霉素类

氨苄西林(氨苄青霉素安必仙,Ampicillin) 本品为白色结晶性粉末;味微苦。本品在水中微溶,在氯仿、乙醇、乙醚或不挥发油中不溶;在稀酸溶液或稀碱溶液中溶解。比旋度取本品,精密称定,加水溶解并稀释成每 1ml 中含 2.5mg 的溶液,在 60℃ 水浴上加热溶解,冷却,依法测定,按无水物计算,比旋度为 +280°～+305°。

【作用特点与用途】

该品为广谱半合成青霉素,毒性极低。抗菌谱与青霉素相似,对草绿色链球菌、溶血性链球菌、肠球菌有较强的抗菌作用。白喉杆菌、炭疽杆菌、革兰阳性厌氧球菌和杆菌对该品敏感;脑膜炎球菌、百日咳杆菌、布氏杆菌亦很敏感。大肠埃希菌、沙门菌属、痢疾杆菌、变形杆菌、流感杆菌、肺炎双球菌、淋球菌等因部分菌株产生 β-内酰胺酶,故都存在不同程度的耐药菌。其中大肠埃希菌的耐药率高达 50%～60%。肠杆菌属细菌、铜绿假单胞菌及厌氧革兰阴性杆菌对该品耐药。该品主要用于治疗由敏感的金黄色葡萄球菌、溶血性链球菌、淋球菌、脑膜炎球菌及白喉杆菌、百日咳杆菌、流感杆菌、沙门菌属、痢疾杆菌等引起的感染性疾病,如呼吸道感染(肺炎、急慢性支气管炎、百日咳等)、胃肠炎及消化道感染(肝胆感染性疾病、急慢性胃肠炎、菌痢、伤寒及副伤寒等)、泌尿道感染(淋病、尿道炎、膀胱炎等)、软组织感染和败血症、脑膜炎、心内膜炎等。抗菌谱与青霉素相似,对青霉素敏感的细菌效力较低,对草绿色链球菌的抗菌作用与青霉素相仿或略强。对白喉杆菌、破伤风杆菌和放线菌其效能基本和青霉素相同。对肠球菌及李斯特菌的作用则优于青霉素。对耐药葡萄球菌及其他能产生青霉素酶的细菌均无抗菌作用。对革兰阴性菌有效,但易产生耐药性。本品主要用于敏感菌所致的泌尿系统、呼吸系统、胆道、肠道感染及脑膜炎、心内膜炎等。包括用于伤寒、副伤寒的治疗;也用于泌尿道、呼吸道感染。

【用法用量】

成人,常规剂量。

(1)口服给药一日 2～4g,分 4 次空腹服用。肌内注射一日 2～4g,分 4 次给药。静脉给药一日 4～8g,分 2～4 次给药;重症感染者一日剂量可增至 12g。一日最高剂量为 14g。腹腔、胸腔、关节腔注射一次 0.5g。鞘内注射脑膜炎患者,一次 0.02g。直肠给药本药栓剂,一次 1 枚,每日 1 次。

(2)肾功能不全时剂量:内生肌酐清除率为 10～50ml/min 者,给药间隔时间应延长至 6～12h;内生肌酐清除率<10ml/min 者,给药间隔时间应延长至 12～24h。

(3)儿童常规剂量:口服给药一日 25mg/kg,分 2～4 次空腹服用。肌内注射一日 50～100mg/kg,分 4 次给药。静脉给药:小儿一日 100～200mg/kg,分 2～4 次给药。一日最高剂量为 300mg/kg。足月产新生儿一次 12.5～25mg/kg。在出生后第 1、2 天,每 12 小时 1 次;第 3 天至第 2 周,每 8 小时 1 次;以后每 6 小时 1 次。早产儿一次 12.5～50mg/kg,第 1 周,每 12 小时 1 次;第 1～4 周,每 8 小时 1 次;4 周以上,每 6 小时 1 次。

(4)鞘内注射脑膜炎患儿:婴幼儿(0－2 岁),5mg;儿童(2－12 岁),10mg。

【禁用慎用】

青霉素过敏者忌用。

【给药说明】

参阅青霉素钠。晚期妊娠孕妇应用氨苄西林后可使血浆中结合的雌激素浓度减少,但对不结合的雌激素和孕激素无影响。

【不良反应】

药品的不良反应与青霉素钠相仿,以过敏反应较为多见。皮疹是最常见的反应,多发生于用药后 5d,呈荨麻疹或斑丘疹,前者为青霉素过敏反应的典型皮疹,后者对氨苄西林有一定的特异性,注射给药的皮疹发生率高于口服者。传染性单核细胞增多症、巨细胞病毒感染、淋巴细胞白血病、淋巴瘤等患者应用该品时易发生皮疹,因此,药品不能用于这些患者。粒细胞和血小板减少偶见于应用氨苄西林的患者,氨苄西林相关肠炎也极为罕见。少数患者出现血清丙氨酸氨基转移酶升高。大剂量氨苄西林静脉给药可发生抽搐等神经系统毒性症状,婴儿应用氨苄西林后可出现颅内压增高,表现为囟隆起。极大量氨苄西林可能发生听力障碍,但氨苄西林的耳毒性尚未最后确定。氨苄西林所致的间质性肾炎亦有报道。氨苄西林不良反应的防治与青霉素钠同(参见后述的阿莫西林)。可引起皮疹、药物热、寒战、面部潮红或苍白、气喘、呼吸困难、心悸、胸闷、发绀、腹痛、过敏性休克等。口服后个例可出现恶心、呕吐和腹泻。少数患者可有白细胞减少,暂时性血清转氨酶升高,也可有急性腮腺肿大,全身散在出血点,肾功能异常。氨苄西林皮疹发生率为 $3.1\%\sim18\%$,常在开始治疗后 $7\sim12d$ 出现,此为过敏反应所致。斑丘疹占整个皮疹的 2/3,单核细胞增多症的患者应用该药,斑丘疹、紫癜性皮疹的发生率为 $42\%\sim100\%$,肾功能不全患者皮疹发生率也较高。

药疹的发生率与用药时间长短及剂量大小无关,而与感染病种、年龄及性别有一定关系。伤寒患者及革兰阴性杆菌败血症患者的药疹发生率最高;结缔组织病、白血病及肿瘤合并感染症者次之,肝胆及泌尿系感染者的药疹高于胃肠道及呼吸道感染者。在病毒性疾病、流行性出血热、脑炎及传染性单核细胞增多症患者的药疹发生率均明显较高。年龄 50 岁以下者较 50 岁以上者药疹发生率明显增高(17.5% vs 5.4%)($P<0.01$),女性的发生率明显高于男性,分别为 16.8% 和 7.3%($P<0.01$)。

少数患者可出现肾病,此为免疫学反应,免疫复合物及补体成分可沉积于肾小球和血管中,导致肾小球肾炎。有报道,静脉推注氨苄西林钠促使高血压病急剧恶化的病例。分析认为,氨苄西林易致过敏性间质性肾炎、肾素增高,导致继发性高血压。口服药品 1 周,约 11% 的患者发生腹泻。有 1/4 患者发生氨基转移酶升高。陈凤云报道,8 名患者因其他感染性疾病而用氨苄西林静脉滴注,用药后除均出现皮肤瘙痒及不同形状的皮疹外,并有不同程度的肝损害。其中原有肝炎的 2 例患者因病情加重而死亡。日本学者指出,药物变态反应性肝损害是由于药物对肝的直接损害,使肝细胞的部分细胞膜成分发生变化,游离的载体蛋白再与药物结合获得抗原性,从而引起变态反应性肝损害。尿路感染患者在治疗期间可出现变形杆菌、产气杆菌及白色念珠菌的二重感染。

【注意事项】

①患者每次开始应用药品前,必须先进行青霉素皮试。②对头孢菌素类药物过敏者及有哮喘、湿疹、花粉症(枯草热)、荨麻疹等过敏性疾病史者慎用。③药品与其他青霉素类药物之间有交叉过敏性。若有过敏反应产生,则应立即停用该品,并采取相应措施。④肾功能减退者应根据血浆肌酐清除率调整剂量或给药间期。⑤对怀疑为伴梅毒损害之淋病患者,在使用药品前应进行暗视野检查,并至少在 4 个月内,每月接受血清试验一次。⑥长期或大剂量应用药品者,应定期检查肝、肾、造血系统功能和检测血清钾或钠。⑦对实验室检查指标的干扰:硫酸铜法尿糖试验可呈假阳性,但葡萄糖酶试验法不受影响;可使血清丙氨酸氨基转移酶或门冬氨酸氨基转移酶测定值升高。

【药物相互作用】

庆大霉素:青霉素、羧苄西林、氨苄西林及其他青霉素类抗生素均可使庆大霉素失活。葡萄糖液(pH $3.2\sim3.5$):在酸性介质中氨苄西林易失活,降低疗效。维生素 C:可使氨苄西林失活或降效。四环素:能降低青霉素治疗肺炎、脑膜炎和猩红热的疗效。食用纤维:可降低口服氨苄西林的吸收。平衡液:其乳酸根可促进氨苄青霉素钠水解降效(30min 降到 75%)。吲哚美辛:可延长青霉素半衰期,使血药浓度升高。阿司匹林:可使青霉素血药浓度升高,延长青霉素的半衰期从 $44.5\sim72.4$min(竞争肾小管分泌)。红霉素:可降低青霉素疗效。其他药物相互作用,请咨询医师或药师。

【制剂规格】

注射粉针剂:0.5g,1g,1.5g。

阿莫西林(Amoxicillin)

【药理作用】

阿莫西林为青霉素类抗生素,对肺炎链球菌、溶血性链球菌等链球菌属、不产青霉素酶葡萄球菌、粪肠球菌等需氧革兰阳性球菌,大肠埃希菌、奇异变形杆菌、沙门菌属流感嗜血杆菌、淋病奈瑟菌等需氧革兰阴性菌的不产 β-内酰胺酶菌株及幽门螺杆菌具有良好的抗菌活性。阿莫西林通过抑制细菌细胞壁合成而发挥杀菌作用,可使细菌迅速成为球状体而溶解、破裂。

【适应证】

阿莫西林适用于敏感菌(不产 β-内酰胺酶菌株)所致的下列感染:①溶血链球菌、肺炎链球菌、葡萄球菌或流感嗜血杆菌所致中耳炎、鼻窦炎、咽炎、扁桃体炎等上呼吸道感染;②大肠埃希菌、奇异变形杆菌或粪肠球菌所致的泌尿生殖道感染;③溶血链球菌、葡萄球菌或大肠埃希菌所致的皮肤软组织感染;④溶血链球菌、肺炎链球菌、葡萄球菌或流感嗜血杆菌所致急性支气管炎、肺炎等下呼吸道感染;⑤急性单纯性淋病;⑥本品尚可用于治疗伤寒、伤寒带菌者及钩端螺旋体病;阿莫西林亦可与克拉霉素、兰索拉唑三联用药根除胃、十二指肠幽门螺杆菌,降低消化道溃疡复发率。

【用法用量】

①成人一次 0.5g,每 6～8 小时 1 次,一日剂量不超过 4g;②小儿一日剂量按体重 20～40mg/kg,每 8 小时 1 次;3 个月以下婴儿一日剂量按体重 30mg/kg,每 12 小时 1 次;③肾功能严重损害患者需调整给药剂量,其中内生肌酐清除率为 10～30ml/min 的患者每 12 小时 0.25～0.5g;内生肌酐清除率＜10ml/min 的患者每 24 小时 0.25～0.5g。

【不良反应】

①恶心、呕吐、腹泻及假膜性肠炎等胃肠道反应;②皮疹、药物热和哮喘等过敏反应;③贫血、血小板减少、嗜酸粒细胞增多等;④血清氨基转移酶可轻度增高;⑤由念珠菌或耐药菌引起的二重感染;⑥偶见兴奋、焦虑、失眠、头晕及行为异常等中枢神经系统症状。

【禁忌】

青霉素过敏及青霉素皮肤试验阳性患者禁用。

【注意事项】

①青霉素类口服药物偶可引起过敏性休克,尤多见于有青霉素或头孢菌素过敏史的患者。用药前必须详细询问药物过敏史并做青霉素皮肤试验。如发生过敏性休克,应就地抢救,予以保持气道畅通、吸氧及应用肾上腺素、糖皮质激素等治疗措施。②传染性单核细胞增多症患者应用本品易发生皮疹,应避免使用。③疗程较长患者应检查肝、肾功能和血常规。④阿莫西林可导致采用 Benedit 或 Fehling 试剂的尿糖试验出现假阳性。⑤下列情况应慎用:有哮喘、花粉症等过敏性疾病史者;老年人和肾功能严重损害时可能需调整剂量。

【药物相互作用】

丙磺舒竞争性地减少本品的肾小管分泌,两者同时应用可引起阿莫西林血浓度升高、半衰期延长;氯霉素、大环内酯类、磺胺类和四环素类药物在体外干扰阿莫西林的抗菌作用,但其临床意义不明。

【制剂规格】

胶囊剂:0.25g。

哌拉西林/他唑巴坦

【药理作用】

本品为哌拉西林钠和他唑巴坦钠组成的复方制剂。哌拉西林为广谱半合成青霉素类抗生素,他唑巴坦为 β-内酰胺酶抑制药。本品对哌拉西林敏感的细菌和产 β-内酰胺酶耐哌拉西林的下列细菌有抗菌作用。

(1)革兰阴性菌:大多数质粒介导的产和不产 β-内酰胺酶的下列细菌,如大肠埃希菌,克雷伯菌属(催产克雷伯菌、肺炎克雷伯菌),变形杆菌属(奇异变形杆菌、普通变形杆菌),沙门菌属,志贺菌属,淋病奈瑟菌,脑膜炎双球菌,莫根杆菌属,嗜血杆菌属(流感和副流感嗜血杆菌),多杀巴氏杆菌,耶尔森菌属,弯曲菌属,阴道加特纳菌。

染色体介导的产和不产 β-内酰胺酶的下列细菌:弗劳地枸橼酸菌,产异枸橼酸菌,普鲁威登斯菌属,莫根杆菌,沙雷菌属(黏质沙雷菌、液压沙雷菌),铜绿假单胞菌和其他假单胞菌属(洋葱假单胞菌、荧光假单胞菌),嗜麦芽假单胞菌,不动杆菌属。

(2)革兰阳性菌:产和不产 β-内酰胺酶的下列细菌:链球菌属(肺炎链球菌、酿脓链球菌、牛链球菌、无乳链球菌、绿色链球菌、C 族和 G 族链球菌),肠球菌属(粪肠球菌、屎肠球菌),金黄色葡萄球菌(不包括 MRSA),腐生葡萄球菌,表皮葡萄球菌(凝固酶阴性葡萄球菌),棒状杆菌属,单核细胞增多性李斯德杆菌,奴卡菌属。

(3)厌氧菌:产和不产 β-内酰胺酶的下列细菌,如拟杆菌属(二路拟杆菌、二向拟杆菌、多毛拟杆菌、产黑色素拟杆菌、口腔拟杆菌),脆弱拟杆菌属(脆弱拟杆菌、普通拟杆菌、卵圆拟杆菌、多形拟杆菌、单形拟杆菌、不解糖拟杆菌),消化链球菌属,梭状芽胞杆菌属(难辨梭菌、产气荚膜杆菌)、韦荣球菌属,放线菌属。

【药动学】

本品静脉滴注后,血浆中哌拉西林和他唑巴坦浓度很快达到峰值。滴注 30min 后,血浆哌拉西林浓度与给予同剂量哌拉西林的血浆浓度相等,静脉滴注 2.25g、3.375g 及 4.5g 哌拉西林钠他唑巴坦钠 30min 时,血浆哌拉西林峰浓度(C_{max})分别为 134mg/L、242mg/L 和 298mg/L,他唑巴坦峰浓度(C_{max})分别为 15mg/L、24mg/L、24mg/L。健康受试者接受单剂量或多剂量哌拉西林钠他唑巴坦钠后,哌拉西林和他唑巴坦的血消除半衰期($t_{1/2}$)范围为 0.7～1.2h,不受剂量和给药时间的影响。哌拉西林在体内被代谢成微小的具有生物活性的去乙基代谢物,他唑巴坦则被代谢成无药理及抗菌活性的产物,哌拉西林与他唑巴坦均由肾排泄。68％哌拉西林迅速以原形自尿中排出;他唑巴坦

及其代谢物主要经由肾排泄,其中 80％为原形。哌拉西林、他唑巴坦、去乙基哌拉西林也可通过胆汁分泌。约 30％哌拉西林和他唑巴坦与血浆蛋白结合,其结合率不受其他化合物的影响;血浆蛋白与他唑巴坦代谢物的结合可忽略不计。哌拉西林与他唑巴坦广泛分布于组织及体液中,包括胃肠道黏膜,胆囊,肺,女性生殖器官(子宫、卵巢、输卵管),体液,胆汁。组织中药物浓度为血浆浓度的 50％～100％。与其他青霉素类药物一样,脑膜非炎性病变时,脑脊液中哌拉西林、他唑巴坦浓度很低。肾功能损害患者的哌拉西林和他唑巴坦血消除半衰期随着肌酐清除率的下降而延长。当肌酐清除率低于 20ml/min 时,哌拉西林的血消除半衰期为正常人的 2 倍,而他唑巴坦的血消除半衰期为正常人的 4 倍。血液透析可去除 30％～40％的哌拉西林他唑巴坦,另外 5％的他唑巴坦以代谢物被透析去除。腹膜透析可去除 6％哌拉西林和 21％的他唑巴坦,高达 16％的他唑巴坦以代谢物形式去除。与正常人相比,肝硬化患者的哌拉西林和他唑巴坦的血消除半衰期分别延长 25％和 18％,但无须调整剂量。

【适应证】

1. 由耐哌拉西林、产 β-内酰胺酶的大肠埃希菌和拟杆菌属(脆弱拟杆菌、卵形拟杆菌、多形拟杆菌或普通拟杆菌)所致的阑尾炎(伴发穿孔或脓肿)和腹膜炎。

2. 由耐哌拉西林、产 β-内酰胺酶的金黄色葡萄球菌所致的非复杂性和复杂性皮肤及软组织感染,包括蜂窝织炎、皮肤脓肿、缺血性或糖尿病性足部感染。

3. 由耐哌拉西林、产 β-内酰胺酶的大肠埃希菌所致的产后子宫内膜炎或盆腔炎性疾病。

4. 由耐哌拉西林、产 β-内酰胺酶的流感嗜血杆菌所致的社区获得性肺炎(仅限中度)。

5. 由耐哌拉西林、产 β-内酰胺酶的金黄

色葡萄球菌所致的中至重度医院获得性肺炎（医院内肺炎）。

【用法用量】

将适量本品用 20ml 稀释液（氯化钠注射液或灭菌注射用水）充分溶解后，立即加入 250ml 液体（5％葡萄糖注射液或氯化钠注射液）中，静脉滴注，每次至少 30min，疗程为 7～10d。医院获得性肺炎疗程为 7～14d。并可根据病情及细菌学检查结果进行调整。对于正常肾功能（肌酐清除率＞90ml/min）成人及 12 岁以上儿童，一次 3.375g（含哌拉西林 3g 和他唑巴坦 0.375g）静脉滴注，每 6 小时 1 次。治疗医院内肺炎时，起始剂量为一次 3.375g，每 4 小时 1 次，同时合并使用氨基糖苷类药物；如果未分离出铜绿假单胞菌，可根据感染程度及病情考虑停用氨基糖苷类药物。对于肾功能不全患者，推荐的用量如下。肌酐清除率（ml/min）推荐用量 40～90：一次 3.375g，每 6 小时 1 次，一日总量 12g/1.5g；20～40：一次 2.25g，每 6 小时 1 次，一日总量 8g/1.0g；＜20：对于血液透析患者，一次最大剂量为 2.25g，每 8 小时 1 次，并在每次血液透析后可追加 0.75g。

【不良反应】

本品常见不良反应有：①皮肤反应，如皮疹、瘙痒等；②消化道反应，如腹泻、恶心、呕吐等；过敏反应；③局部反应，如注射局部刺激反应、疼痛、静脉炎、血栓性静脉炎和水肿等；④其他反应，如血小板减少、胰腺炎、发热、发热伴有嗜酸粒细胞增多、腹泻或转氨酶升高等。这些反应发生在本品和氨基糖苷类药物联合治疗时。此外，本品尚可见下列不良反应有腹泻、便秘、恶心、呕吐、腹痛、消化不良等；斑丘疹、疱疹、荨麻疹、湿疹、瘙痒等；烦躁、头晕、焦虑等；其他反应，如鼻炎、呼吸困难等。

【注意事项】

1. 在使用本品前，应详细询问患者对青霉素类药物、头孢菌素类药物、β-内酰胺酶抑制药有无过敏史。治疗中，若发生过敏反应，应立即停药，并给予适当处理，包括吸氧、静脉应用糖皮质激素等。

2. 治疗期间，若患者出现腹泻症状，应考虑是否有假膜性肠炎发生。若诊断确立，应采取相应治疗措施，包括维持水、电解质平衡、补充蛋白等。

3. 本品含钠，需要控制盐摄入量的患者使用本品时，应定期检查血清电解质水平；对于同时接受细胞毒药物或利尿药治疗的患者，要警惕发生低血钾症的可能。

4. 当治疗由绿脓假单胞菌引起的医院内肺炎时，应与氨基糖苷类药物联合使用。

5. 孕妇、哺乳期妇女慎用。

6. 应定期检查造血功能，特别是对疗程≥21d 的患者。

7. 12 岁以下儿童使用本品的安全有效性尚不清楚。

8. 现有的临床研究资料表明本品对于医院内下呼吸道感染及复杂性尿路感染的疗效不佳。

9. 本品不能与其他药物在注射器或输液瓶中混合。本品与其他抗生素同用时，必须分开给药。本品不得与只含碳酸氢钠的溶液混合，不得加入血液制品及水解蛋白液。

10. 特别警告：在开始哌拉西林/他唑巴坦治疗之前，应该仔细询问既往对青霉素、头孢菌素和其他过敏原引起的过敏反应史。已有报道，接受青霉素类（包括哌拉西林/他唑巴坦）治疗者可发生严重、偶可致死的过敏［过敏性/过敏性样（包括休克）］反应。这些反应更可能发生于既往对多种过敏原过敏的患者。严重过敏反应需要中止抗生素治疗，并可能需要应用肾上腺素及采取其他紧急措施，如给予吸氧、静脉用类固醇皮质激素、气道处理（包括气管插管）等治疗。

11. 几乎所有抗菌药物，包括哌拉西林/他唑巴坦，都有发生假膜性结肠炎的报道。任何抗生素诱导的假膜性肠炎可能表现为轻度至危及生命的严重、持续性腹泻。假膜性肠炎症状可在抗菌治疗期间或抗菌治疗之后出现。因此,使用抗菌药物后发生腹泻的患者应当注意考虑这一诊断。

12. 抗菌药物治疗改变了结肠的正常菌群,可能使梭菌过度生长。研究表明艰难梭菌产生的一种毒素是引起"抗生素相关结肠炎"的主要原因之一。假膜性结肠炎被确诊后,应当开始采取治疗措施。轻度患者只需停用抗生素即可,中至重度患者需要考虑保持体液和电解质平衡,补充蛋白质,使用临床上对艰难梭菌结肠炎有效的抗菌药物治疗。

【禁忌】

禁用于对任何 β-内酰胺类抗生素(包括青霉素类和头孢菌素类)或 β-内酰胺酶抑制药过敏的患者。

【药物相互作用】

1. 氨基糖苷类。体外试验中,本品与氨基糖苷类药物同用,可以灭活氨基糖苷类药物。

2. 当本品与妥布霉素同用时,由于哌拉西林/他唑巴坦可能使妥布霉素失活,使妥布霉素的曲线下面积、肾清除率及尿中排泄将分别下降 11%、32%和38%。严重肾功能不全患者如血透患者,联合应用妥布霉素与哌拉西林时,前者的药代动力学将会发生变化。

3. 本品与丙磺舒联合应用,可以使哌拉西林半衰期延长 21%,他唑巴坦半衰期延长 71%。

4. 本品与万古霉素联合应用时,药代动力学不受影响。

5. 皮下注射肝素、口服抗凝药物或其他可能影响血液凝固与血小板功能的药物时,应考虑监测凝血功能。

【制剂规格】

注射用粉针剂:2.25g、3.375g 和 4.5g。

(三)第一代头孢菌素

头孢唑林(头孢菌素Ⅴ,Cefazolin) 该药是为半合成第一代头孢菌素,抗菌作用与头孢噻吩、头孢噻啶基本相同,对革兰阳性菌如金葡菌、溶血性链球菌、肺炎球菌、白喉杆菌及梭状芽胞杆菌等有较强的作用。

【药理作用与用途】

本品为半合成第一代头孢菌素,抗菌作用与头孢噻吩、头孢噻啶基本相同。

对革兰阳性菌如金黄色葡萄球菌、溶血性链球菌、肺炎球菌、白喉杆菌及梭状芽胞杆菌等有较强的作用。对革兰阴性菌的作用也较强,特别对克雷伯肺炎杆菌有效。对大肠埃希菌、奇异变形杆菌及伤寒杆菌也有效。但对铜绿假单胞菌则无效。本品在第一代头孢菌素中具有明显的优越性。其特点是耐酶、高效、低毒,对革兰阳性菌及阴性菌一般均有效,临床适应证非常广泛。临床主要用于敏感菌所致的呼吸道感染、泌尿生殖系、胆囊炎、肝脓肿、心内膜炎、败血症及软组织及耳部感染等。由于本品对大肠埃希菌作用较强,且大部以原形药从肾排出,故对肾盂肾炎及尿路感染疗效好。

【用法用量】

一般肌内注射或静脉注射,成人,每次 0.5g,每日 2～4 次;儿童,每日 20～100mg/kg,分 2～4 次。五水头孢唑林钠可静脉缓慢推注、静脉滴注或肌内注射。肌内注射:临用前加灭菌注射用水或氯化钠注射液溶解后使用。静脉注射:临用前加适量注射用水完全溶解后于 3～5min 静脉缓慢推注。静脉滴注:加适量注射用水溶解后,再用氯化钠或葡萄糖注射液 100ml 稀释后静脉滴注。

成人常用剂量:一次 0.5～1g,每日 2～4 次,严重感染可增加至一日 6g,分 2～4 次静脉给予。儿童常用剂量:一日 50～100mg/kg,分 2～3 次静脉缓慢推注,静脉滴注或肌内注射。肾功能减退者的肌酐清除率＞50ml/min 时,仍可按正常剂量给药。肌酐清除率为 20～50ml/min 时,每 8 小时 0.5g;肌酐清除率为 11～34ml/min 时,每 12

小时 0.25g；肌酐清除率＜10ml/min 时，每 18～24 小时 0.25g。所有不同程度肾功能减退者的首次剂量为 0.5g。小儿肾功能减退者应用头孢唑林时，先给予 12.5mg/kg，继以维持量，肌酐清除率在 70ml/min 以上时，仍可按正常剂量给予；肌酐清除率为 40～70ml/min 时，每 12 小时按体重 12.5～30mg/kg；肌酐清除率为 20～40ml/min 时，每 12 小时按体重 3.1～12.5mg/kg；肌酐清除率为 5～20ml/min 时，每 24 小时按体重 2.5～10mg/kg。本品用于预防外科手术后感染时，一般为术前 0.5～1 小时肌内注射或静脉给药 1g，手术时间超过 6h 者术中加用 0.5～1g，术后每 6～8 小时 0.5～1g，至手术后 24h 止。

【不良反应】

毒性较低，对造血系统、肝、肾毒性小；肌内注射局部有轻度疼痛。可有过敏性皮疹、药热、恶心、呕吐、腹泻等；与青霉素有交叉过敏反应。静脉注射发生的血栓性静脉炎和肌内注射区疼痛均较头孢噻吩少而轻。药疹发生率为 1.1%，嗜酸粒细胞增高的发生率为 1.7%，单独以药物热为表现的过敏反应仅偶有报道。本品在实验动物中可产生肾小管损害。本品与氨基糖苷类抗生素合用是否能增加后者的肾毒性尚不能肯定。临床上本品无肝损害现象，但个别患者可出现暂时性血清氨基转移酶、碱性磷酸酶升高。肾功能减退患者应用高剂量（每日 12g）的头孢唑林时可出现脑病反应。白色念珠菌二重感染偶见。据报道，有人用头孢唑林钠 4g 静脉滴注半小时后患者出现心慌、面色苍白、烦躁不安，紧急给予地塞米松针 10mg 静脉注射，喝温茶水，半小时后明显好转。

【注意事项】

不可和氨基糖苷类抗生素混合同时注射，以免降效；肝肾功能不全者慎用；对青霉素过敏的患者慎用；供肌内注射用的粉针剂内含利多卡因，不可注入静脉。

【药物相互作用】

1. 本品与下列药物有配伍禁忌：硫酸阿米卡星、庆大霉素、卡那霉素、妥布霉素、新霉素、盐酸金霉素、盐酸四环素、盐酸土霉素、黏菌素甲磺酸钠、硫酸多黏菌素 B、葡萄糖酸红霉素、乳糖酸红霉素、林可霉素、磺胺异噁唑、氨茶碱、可溶性巴比妥类、氯化钙、葡萄糖酸钙、盐酸苯海拉明和其他抗组胺药、利多卡因、去甲肾上腺素、间羟胺、哌甲酯、琥珀胆碱等。偶亦可能与下列药品发生配伍禁忌：青霉素、甲氧西林、琥珀酸氢化可的松钠、苯妥英钠、丙氯拉嗪（Prochlorperazine）、B 族维生素和维生素 C、水解蛋白。

2. 呋塞米、依他尼酸、布美他尼等强利尿药，卡氮芥、链佐星（Streptozocin）等抗肿瘤药及氨基糖苷类抗生素与本品合用有增加肾毒性的可能。

3. 棒酸等 β-内酰胺酶抑制药可增强本品对某些因产生 β-内酰胺酶而对之耐药的革兰阴性杆菌的抗菌活性。

【药物过量】

本品无特效拮抗药，药物过量时主要给予对症治疗和大量饮水及补液等。

【禁忌】

对头孢菌素过敏者及有青霉素过敏性休克或即刻反应史者禁用本品。

【制剂规格】

粉针剂：0.2g，0.5g，1.0g。

（四）第二代头孢菌素

头孢替胺（Cefotiam）

【药理作用】

1. **抗菌作用**　对革兰阴性菌和阳性菌都有广泛的抗菌作用。尤其对大肠埃希菌、克雷伯杆菌属、奇异变形杆菌、流感杆菌等，显示了更强的抗菌活性。对肠道菌属、枸橼酸杆菌属、吲哚阳性的普通变形杆菌、雷特格变形杆菌、摩根变形杆菌也显示了良好的抗菌活性。本品的抗菌作用为杀菌性。

2. **作用机制**　本品的抗菌作用机制是

阻碍细菌细胞壁的合成。本品对革兰阴性菌有较强的抗菌活性是因为它对细菌细胞外膜有良好的通透性和对β-内酰胺酶比较稳定及对青霉素结合蛋白1B和3亲和性高，从而增强了对细胞壁黏肽交叉联结的抑制作用所致。

【药动学】

30min静脉滴注本品1g和2g，血药峰浓度分别为75mg/L和148mg/L；静脉推注本品0.5g后，5min的血药浓度为51mg/L，本品的血清半衰期为0.6～1.1h。静脉注射给药后，本品可广泛分布于体内各组织，血液、肾组织及胆汁中浓度较高。静脉滴注2g后，2h平均胆汁中药物浓度为702mg/L，静脉推注0.5g后，肾组织中浓度超过100mg/kg。

药物在体内可分布至扁桃体、痰液、肺组织、胸腔积液、胆囊壁、腹水、肾组织、膀胱壁、前列腺、盆腔渗出液、羊水等，乳汁中有微量分布，但本品难以透过血-脑屏障。本品在体内无积蓄作用，主要以原形经肾排泄，其次为胆汁排泄，血清蛋白结合率约为8%。1次静脉滴注或静脉注射0.5g、1g和2g后，至6h后，尿中排出给药量的60%～75%。静脉推注0.5g后，尿药浓度在给药后0～2h、2～4h和4～6h，分别达到2000mg/L、350mg/L和66mg/L。小儿1次静脉给药10mg/kg、20mg/kg或40mg/kg后，6h内尿中排泄情况与成人大致相仿。

【适应证】

主要用于对本品敏感的葡萄球菌属、链球菌属(肠球菌除外)、肺炎球菌、流感杆菌、大肠埃希菌、克雷伯杆菌属、肠道菌属、枸橼酸杆菌属、奇异变形杆菌、普通变形杆菌、雷特格变形杆菌、摩根变形杆菌等所致下列感染：败血症，术后感染，烧伤感染，皮下脓肿，痈，疖，疖肿，骨髓炎，化脓性关节炎，扁桃体炎(扁桃体周围炎、扁桃体周围脓肿)，支气管炎，支气管扩张合并感染，肺炎，肺化脓症，脓胸，胆管炎，胆囊炎，腹膜炎，肾盂肾炎，膀胱炎，尿路炎，前列腺炎，脑脊髓膜炎，子宫内膜炎，盆腔炎，子宫旁组织炎，附件炎，前庭大腺炎，中耳炎，鼻旁窦炎。

【用法用量】

通常，成人每日0.5～2g，分2～4次；小儿每日40～80mg/kg，分3～4次，静脉注射。本品可随年龄和症状的不同适当增减，对成人败血症一日量可增至4g，对小儿败血症、脑脊髓膜炎等重症和难治性感染，一日量可增至160mg/kg。静脉注射时，可用生理盐水或葡萄糖注射溶液溶解后使用。此外也可将本品的一次用量0.25～2g添加到葡萄糖液、电解质液或氨基酸等输液中于30min至2h内静脉滴注，对小儿则可参看前面所述给药量，添加到补液中后于30min至1h内静脉滴注。本品含有缓冲剂无水碳酸钠，溶解时因发生CO_2，故将瓶内制成了负压。溶解1g时，可向瓶内注入约5ml溶解液使其溶解。1g注射液用本品如用作静脉滴注用，可加入100ml溶解液使其溶解。静注时，一般是将1g稀释至20ml后注射。静脉滴注时，不可用注射用水稀释，因不能成等渗溶液。溶解本品时，请详细读本品所附之溶解法说明书。

【不良反应】

①休克：偶有发生休克症状，因而给药后应注意观察，若发生感觉不适，口内感觉异常、喘鸣、眩晕、排便感、耳鸣、出汗等症状，应停止给药；②过敏性反应：若出现皮疹、荨麻疹、红斑、瘙痒、发热、淋巴腺肿大、关节痛等过敏性反应时应停止给药并做适当处置；③肾：偶尔出现急性肾衰竭等严重肾障碍，因而应定期实行检查，充分观察，出现异常情况时，应中止给药，并做适当处置；④血液：有时出现红细胞减少，粒细胞减少，嗜酸性粒细胞增高，血小板减少，偶尔出现溶血性贫血；⑤肝：有时出现SGOT、SGPT、碱性磷酸酶增高，偶尔出现胆红素、乳酸脱氢酶、γ-谷酰

转肽酶增高;⑥消化系统:偶尔出现假膜性结肠炎等伴随带血便症状的严重结肠炎;⑦若因应用本品而出现腹痛或多次腹泻时应立即停药并做适当处置;本品有时可引起恶心、腹泻,偶也出现呕吐、食欲缺乏、腹痛等症状;⑧呼吸系统:偶尔发生伴随发热、咳嗽、呼吸困难、胸部 X 线异常、嗜酸性粒细胞增高等症状的间质性肺炎,若出现上述症状,应停药并采取注射肾上腺皮质激素等适当处置;⑨中枢神经系统:对肾衰竭患者大剂量给药时有时可出现痉挛等神经症状;⑩菌群交替现象:偶有出现口腔炎、念珠菌症、维生素缺乏症;偶有出现维生素 K 缺乏症(低凝血酶原血症、出血倾向等),B 族维生素缺乏症(舌炎、口腔炎、食欲缺乏、神经炎等);⑪其他:偶有引起头晕、头痛、倦怠感、麻木感;⑫本剂注射液配制时会发生接触性麻疹。配制时,如果在手上可发生肿、痒,在身体上可发红、全身性发疹,伴有腹痛、恶心、呕吐,以后应避免接触本产品。

【注意事项】

1. 下列患者应慎重用药　对青霉素类抗生素有过敏既往史者;本人或父母兄弟有易引起支气管哮喘、皮疹、荨麻疹等变态反应性疾病体质者;严重肾功能障碍者;经口摄取不良的患者或采取非经口营养的患者,高龄者,全身状态不佳者因可能出现维生素 K 缺乏症,要充分进行观察。

2. 一般注意事项　由于有发生休克的可能性,给药前应详细问诊,最好在注射前做皮肤敏感试验;应事先做好发生休克时急救处置的准备,另应让用药患者保持安静状态,充分观察。

3. 对临床化验值的影响　除检尿糖试条外,用班氏试剂,弗林试验检查尿糖有时出现假阳性反应;有时可使直接库姆斯试验出现阳性,应注意。

4. 用药时的注意事项　只可用于静脉内注射;为了避免大剂量静脉给药时偶尔引起的血管痛,血栓性静脉炎,应充分注意注射液的配制、注射部位、注射法等,并尽量减慢注射速度;溶解后的药液应迅速使用,若必须贮存亦应在 8h 内用完,此时微黄色的药液可能随着时间的延长而加深。

5. 其他　本品给药期间,最好定期做肝功能、肾功能、血象等检查。

【妇女/儿童/老年人用药】

本药用于孕妇时是否安全的问题尚未确定,因而对孕妇或可能已妊娠的妇女,在治疗上只有认为受益大于危险性时才可给药。本品用于早产儿和新生儿是否安全的问题尚未确定。老年患者用药剂量应按其肾功能减退情况酌情减量,对高龄患者应调整给药剂量和给药间隔时间,预防不良反应的发生。

【禁忌】

对本品有休克既往史者;对本品或对头孢类抗生素有过敏既往史者。

【药物相互作用】

与本品类似的化合物(别种头孢类抗生素)与呋塞米等利尿药并用可增强肾毒性,因而本品与呋塞米等利尿药并用时应注意检查肾功能。

【制剂规格】

注射用粉针剂:每瓶 0.5g,每瓶 1g,每盒10 瓶,每盒 1 瓶。

(五)第三代头孢菌素

头孢他啶(复达欣,Ceftazidime,Fortum,CAZ)

【药理作用】

头孢他啶为第三代头孢菌素类抗生素,与第一、二代头孢菌素相比,其抗菌谱进一步扩大,对 β-内酰胺酶高度稳定。该品对革兰阳性菌的作用与第一代头孢菌素近似或较弱;其中葡萄球菌、链球菌 A 和 B 群、肺炎链球菌对该品敏感。该品对革兰阴性菌的作用较强,对大肠埃希菌、肠杆菌属、克雷伯杆菌、枸橼酸杆菌、奇异变形杆菌、普通变形杆菌、流感嗜血杆菌(包括耐氨苄青霉素菌株)、脑膜炎球菌等有良好的抗菌作用。该品对假单胞菌的作用超过其他 β-内酰胺类和氨基糖苷类抗生素。肠球菌、耐甲氧西林的葡萄球菌、李斯特菌、螺旋杆菌、难辨梭状芽胞杆菌和脆弱拟杆菌(大部分菌株)对该品耐药。抗菌活力较强,抗菌谱较广,对革兰阳性或阴性菌均具有较强作用。对革兰阳性菌、阴性菌产生的 β-内酰胺酶具有高度的稳定性,该品对铜绿假单胞菌、大肠埃希菌、克雷伯杆菌、变形杆菌、肠球菌、沙门菌、志贺菌、淋病奈瑟菌、脑膜炎奈瑟菌、金黄色葡萄球菌、溶血性链球菌、肺炎球菌及产气杆菌等具有强的抗菌活性,特别是对于铜绿假单胞菌作用最强抗生素。

【作用机制】

头孢他啶的抗菌作用机制为影响细菌细胞壁的合成。与其他第三代头孢菌素类药相似,该品能抑制转肽酶在细胞壁合成的最后一步交叉连接中的转肽作用,使交叉连接不能形成,从而影响细胞壁合成,导致敏感细菌溶菌死亡。

【药动学】

1. 头孢他啶口服不吸收,静脉或肌内注射该品后迅速广泛分布于体内组织及体液中,可分布到内脏组织、皮肤和肌肉、骨、关节、痰液、腹水、胸腔积液、羊水、脐带血、胆汁、子宫附件、心肌中;易透过胎盘屏障进入胎盘,亦能分布至房水、乳汁。该品难以通过正常的血-脑屏障,当脑膜受损或发炎时,可透过受损脑膜进入脑脊液中。

2. 该品在体内几乎不发生代谢生物转换,主要以呈高度活性的原形药物随尿液排泄。给药 24h 内近 $80\% \sim 90\%$ 的剂量随尿液排泄,另有少于 1% 的剂量可通过胆汁排泄。故尿液中浓度很高,肠道浓度极微。正常人反复给药未见蓄积作用,但肾功能不全者、新生儿、早产儿药物排泄时间延长,药物可在体内蓄积。

3. 该品的血药浓度与剂量有关,血清蛋白结合率为 $10\% \sim 17\%$。肌内注射、静脉注射、静脉滴注的血浆半衰期均为 2h。肾功能不全或新生儿血浆半衰期较健康成人延长 $2 \sim 2.5$ 倍。

4. 健康成人肌内注射该品 0.5g 或 1g 后,$1 \sim 1.2h$ 血药浓度达血药峰浓度,分别为 22.6mg/L 和 38.3mg/L。静脉注射和静脉滴注该品 1.0g 后的血药峰浓度分别为 120.5mg/L 和 105.7mg/L。

【适应证】

用于敏感菌所致的下列感染:①呼吸道感染,如肺炎、支气管炎、肺脓肿、肺囊性纤维病变、感染性支气管扩张等。该品也可用于治疗囊肿纤维化患者合并假单孢菌属肺感染。②泌尿、生殖系统感染,如急性或慢性肾盂肾炎、尿道炎、子宫附件炎、盆腔炎等。③腹内感染,如胆囊炎、胆管炎、腹膜炎等。④皮肤及皮肤软组织感染,如蜂窝织炎、严重烧伤或创伤感染。⑤严重耳鼻喉感染,如中耳炎、恶性外耳炎、鼻窦炎等。⑥骨、关节感染,如骨炎、骨髓炎、脓毒性关节炎等。⑦其他严重感染,如败血症、脑膜炎等。⑧手术前预防感染。

【用法用量】

静脉注射或静脉滴注。剂量依感染的严重程度、微生物敏感性及患者机体状态而定。成人肌内注射:①轻至中度感染,每次剂量 $0.5 \sim 1g$,每 12 小时 1 次。溶于 $0.5\% \sim 1\%$ 利多卡因溶剂 $2 \sim 4ml$ 中做深部肌内注射。②重度感染并伴有免疫功能缺陷者(包括中性粒细胞减少者),每次剂量可酌情递增至 2g,每 $8 \sim 12$ 小时 1 次。③单纯性尿路感染,每 12 小时 $0.25 \sim 0.5g$。④复杂性尿路感染,每 $8 \sim 12$ 小时 500mg。⑤骨、关节感染,每 12 小时 2g。⑥单纯性肺炎和皮肤软组织感染,每 8 小时 $0.5 \sim 1g$。静脉给药:①轻至中度感染,每次 $0.5 \sim 1g$,每 12 小时 1 次。②重度感染并伴有免疫功能缺陷者(包括中性粒细胞减少者),每次剂量可酌情递增至

2g,每 8～12 小时 1 次。③单纯性尿路感染,每 12 小时 0.25～0.5g。④复杂性尿路感染,每 8～12 小时 500mg。⑤骨、关节感染,每 12 小时 2g。⑥单纯性肺炎和皮肤软组织感染,每 8 小时 0.5～1g。⑦前列腺手术前预防用药,在麻醉诱导期给予 1g,并在移走导管时给予第 2 次剂量。⑧囊肿纤维化患者,囊肿纤维化患者合并假单胞菌属肺感染但其肾功能正常时,应给予大剂量的头孢他啶。每日按 100～150ma/kg,分成 3 次给药。

老年人剂量:治疗 65 岁以上老年感染时的给药量可减少至正常量的 1/2～2/3,每日剂量不超过 3g。

透析时剂量:正在进行血液透析的患者,建议用 1g 的负荷量,每次血液透析后再加用 1g。对在进行腹膜透析的患者可用 1g 的负荷量,接着每 12 小时给 0.5g。

儿童静脉给药:①新生儿(出生体重＞2kg),日龄不超过 7d 者,每 8 小时 30mg/kg,超过 7d 者,每 8 小时 50mg/kg。②儿童,每日剂量 50～150mg/kg;分 3 次用药,每日极量为 6g。

儿童:2 个月以上婴幼儿常用剂量为一日 30～100mg/kg,分 2～3 次静脉滴注。对新生儿至 2 个月婴儿临床经验有限。

肾功能损害患者:因头孢他啶主要经肾排泄,对肾功能损害患者应减量使用,可根据肌酐清除率来计算合适的给药剂量。透析后患者应重复适当维持剂量。

配制方法:5ml 注射用水加入 0.5g 装瓶中或 10ml 注射用水加入 1g 或 2g 装瓶中,使完全溶解后,于 3～5min 静脉缓慢推注。也可将上述溶解后的药液(含 1～2g)用 5% 葡萄糖或生理盐水 100ml 稀释后静脉滴注 20～30min。

【不良反应】

过敏反应,主要是红斑及荨麻疹、瘙痒、药物热,偶有血管性水肿、气喘和低血压;恶心、呕吐及腹泻等胃肠道反应;血清丙氨酸氨基转移酶可轻度升高;局部肌内注射部位可引起疼痛,静脉注射可引起静脉炎或血栓性静脉炎;少有头痛、眩晕感觉失常等神经系统反应;对头孢菌素类抗生素有过敏的患者禁用。

【药物相互作用】

①该品与下列药物有配伍禁忌:硫酸阿米卡星、庆大霉素、卡那霉素、妥布霉素、新霉素、盐酸金霉素、盐酸四环素、盐酸土霉素、黏菌素甲磺酸钠、硫酸多黏菌素 B、葡萄糖酸红霉素、乳糖酸红霉素、林可霉素、磺胺异噁唑、氨茶碱、可溶性巴比妥类、氯化钙、葡萄糖酸钙、盐酸苯海拉明和其他抗组胺药、利多卡因、去甲肾上腺素、间羟胺、哌甲酯、琥珀胆碱等。偶亦可能与下列药物发生配伍禁忌:青霉素、甲氧西林、琥珀酸氢化可的松、苯妥英钠、丙氯拉嗪、B 族维生素和维生素 C,水解蛋白。②在碳酸氢钠溶液中的稳定性较在其他溶液中为差。③该品不可与氨基糖苷类抗生素在同一容器中给药。与万古霉素混合可发生沉淀。④该品与氨基糖苷类抗生素或呋塞米等强利尿药合用时需严密观察肾功能情况,以避免肾损害的发生。

【注意事项】

(1)交叉过敏:患者对一种头孢菌素或头霉素(Cephamycin)过敏者对其他头孢菌素或头霉素也可能过敏。对青霉素类、青霉素衍生物或青霉胺过敏者也可能对头孢菌素或头霉素过敏。

(2)禁忌证:①对该品或其他头孢菌素类药物过敏的患者禁用。②有黄疸的新生儿或有黄疸严重倾向的新生儿禁用。

(3)慎用:①对青霉素类抗生素药过敏的患者慎用。②孕妇、早产儿、新生儿的用药安全性尚未确定,故孕妇、哺乳期妇女应慎用。③严重肝衰竭伴肾功能不全者慎用。④高度过敏性体质、高龄体弱患者慎用。

(4)对诊断的影响:使用该品时,应用碱性酒石酸铜试液进行尿糖试验可呈假阳性;

直接抗人球蛋白试验(Coombs 试验)约 5% 患者可呈阳性反应;少数患者用药后偶有丙氨酸氨基转移酶、天门冬氨酸氨基转移酶、乳酸脱氢酶和碱性磷酸酯酶值升高;尿素氮、肌酸、肌酐升高;中性粒细胞减少,嗜酸细胞增多等。

(5)长期用药时应常规监测肝、肾功能和血象。

(6)有肝、肾功能损害和(或)胆道阻塞患者使用该品时应进行血药浓度监测。

【不良反应】

该品的不良反应轻而少见(发生率约 2.5%),并且该品不影响凝血酶原合成,亦无其他凝血机制障碍发生。①过敏反应:以皮疹、荨麻疹、红斑、药物热、支气管痉挛和血清病等过敏反应多见,少见过敏性休克症状。②消化道反应:少数患者有恶心、呕吐、食欲缺乏、腹痛、腹泻、胀气、味觉障碍等胃肠道症状,偶见假膜性肠炎。③血液学改变:少数患者用药后可出现中性粒细胞减少、嗜酸粒细胞增多。④肝毒性:少数患者用药后可出现一过性肝酶升高。⑤肾毒性:少数患者用药后偶可出现尿素氮、肌酸、肌酐升高。⑥中枢神经反应:用药后偶见头痛、眩晕、感觉异常等中枢神经反应的症状;少见癫痫发作。⑦二重感染:少数患者长期应用该品可导致耐药菌的大量繁殖,引起菌群失调,发生二重感染。偶见念珠菌病(包括鹅口疮、阴道炎等)。⑧少数患者长期应用该品可能引起维生素 K、B 族维生素缺乏。⑨应用该品期间饮酒或接受含酒精药物者可出现双硫仑样(disulfiram)反应(患者面部潮红、头痛、眩晕、腹痛、胃痛、恶心、呕吐、气促、心率加快、血压降低、嗜睡、幻觉等)。⑩肌内注射时,注射部位可能引起硬结、疼痛;静脉给药时,如剂量过大或速度过快可产生血管灼热感、血管疼痛,严重者可致血栓性静脉炎。

【制剂规格】

注射用粉针剂:0.5g,1g。

头孢噻肟(头孢氨噻肟、先锋噻肟,Cefo-taxime)

【作用特点与用途】

本品为第三代半合成头孢菌素,抗菌谱比头孢呋肟更广,对革兰阴性菌的作用更强,但对阳性球菌不如第一代与第二代头孢菌素。对铜绿假单胞菌与厌氧菌仅有低度抗菌作用。抗菌谱包括嗜血性流感杆菌、大肠埃希菌、沙门杆菌、克雷伯产气杆菌属及奇异变形杆菌、奈瑟菌属、葡萄球菌、肺炎球菌、链球菌等。抗菌机制是抑制细菌细胞壁的合成。临床上主要用于各种敏感菌的感染,如呼吸道、五官、腹腔、胆道、脑膜炎、淋病、泌尿系统感染、皮肤软组织感染、创伤及术后感染、败血症等。

【用法用量】

1. 肌内注射或静脉注射 成人,中等度感染,每次 1g,每 12 小时 1 次;严重感染 8～12g/d,分 3～4 次;儿童每日 100～150mg/kg,分 2～4 次;新生儿每日 50mg/kg,分 2～4 次。本品亦可供静脉滴注,宜用 1～2g 溶于生理盐水或葡萄糖注射液中稀释,在 20～60min 内滴注完毕。

2. 肌内注射 成人一次 0.5～1g,每日 3～4 次。静脉滴注(药典规定静脉滴注一日 2～3g):临床常用每次 1～2g,每日 3～4 次,必要时每 4 小时 1 次。小儿:每日 50～100mg/kg(体重),分 3～4 次给药。

【不良反应】

对青霉素有时有交叉变态反应,对青霉素过敏者、孕妇(尤其 3 个月以内的孕妇)应慎用;对严重肾功能损害者,剂量应相应减小,不能合用强利尿药;有时患者有皮疹、头晕、耳鸣、发热、腹泻、呕吐、全身不适等症状;肌内注射部位有疼痛感;个别患者有嗜酸性粒细胞增多,白细胞减少;SGOT 和 SGPT 升高。

【注意事项】

婴幼儿不能肌内注射。对青霉素过敏及

严重肾功能不全者慎用。长期用药可致二重感染,如念珠菌病、假膜性肠炎等,应予以警惕。

【药物相互作用】

参见头孢他啶。

【制剂规格】

注射剂:0.5g(50 万 U);1g (100 万 U)。

(六)第四代头孢菌素及其他头孢菌素

头孢匹罗（Cefpirome）　头孢匹罗为半合成第四代头孢菌素,具广谱抗菌活性,对葡萄球菌、耐青霉素的肺炎球菌及肠球菌均有效。对铜绿假单胞菌的效果与头孢他啶相似,对很多耐抗生素的病原菌均有良好疗效。

【抗菌作用】

体外抗菌作用:对好气菌和厌氧的革兰阳性和阴性菌具有广泛的抗菌作用。对葡萄球菌、链球菌、粪肠球菌、消化链球菌属等革兰阴性菌和布兰汉球菌、大肠菌、枸橼酸杆菌属、克雷伯菌属、肠杆菌属、沙雷菌属、变形菌属、摩根菌属、普罗威斯登菌属、假膜胞菌属,流感嗜血杆菌,不动杆菌属、拟杆菌属等革兰阴性菌均有抗菌作用。

体内抗菌作用:对患全身感染症、呼吸道感染、尿路感染和脑脊髓膜炎的小鼠和患子宫内感染症或肾盂肾炎的大鼠及感染防卫能力低下的、患全身感染或呼吸道感染症的小鼠均显示有优越的治疗效果。

【作用机制】

本药为第四代头孢菌素。作用机制与其他头孢菌素类药物类似,主要是迅速穿透细菌的细胞壁并与细菌细胞 1 个或多个青霉素结合蛋白(PBPs)结合,阻断细胞壁多聚体肽聚糖的合成从而起抗菌作用。此药的作用特点有:①抗菌作用受 β-内酰胺酶(尤其是Ⅰ类 β-内酰胺酶)影响小,对产该酶的革兰阴性杆菌抗菌作用较第三代头孢菌素强;②对金黄色葡萄球菌(耐甲氧西林菌株除外)菌活性比第三代头孢菌素强。

【药动学】

(1)血中药物浓度:健康成年男子静脉注射或 60min 静脉滴注,血中药物浓度变化有剂量、依赖关系。60min 内给 3 名高龄患者静脉滴注 0.5g,结果与健康成人比较,发现主消失相半衰期延长(2.1～5.8h),AUC 增加[140～389(μg·h)/ml]。

(2)体液和组织中移行:药物能良好地向痰液、胆汁、腹腔内渗出液、创伤渗出液、妇女性器官、前列腺和脊髓液等处移行。

(3)蛋白结合率:在健康成人体内试验中,血浆蛋白结合率为 8.2%～11.7%。

(4)在肾功能损害患者体内药物动态:肾功能障碍患者,由于肾功能低下,发现血中药物浓度升高,半衰期延长和尿中药物排泄率低下,因此肾功能障碍患者,使用本剂时,给药量和给药期间作适当调整是必要的。

(5)口服几乎不吸收:肌内注射后血药峰浓度为 1.1～1.6h 到达,心、肺、肾等组织器官中浓度较高,大部分以原形经肾排出。肌内注射生物利用度＞90%。单次静脉注射 1g 血药浓度峰值可达 80～90mg/ml。分布广泛,表观分布容积为 14～19L。血浆蛋白结合率为 5%～10%,且呈剂量依赖件。半衰期为 1.8～2.2h。肾功能障碍时,需调整剂量。

【作用特点】

头孢匹罗为第四代广谱、高效头孢菌素类新药,对多种 β-内酰胺酶稳定,抗菌谱广。对葡萄球菌、耐青霉素的肺炎球菌及肠球菌均有效。对铜绿假单胞菌的效果与头孢他啶相似,且对很多耐抗生素的病原菌均有良好疗效。对铜绿假单胞菌的作用较强,与头孢他啶(Ceftazidime)相似,对氨基苷类耐药的铜绿假单胞菌亦有效。对肠杆菌科各属细菌作用与头孢噻肟钠(Cefotaxime sodium)相似或较之略强,对流感杆菌和淋球菌及其耐药者有较高敏感性。对多数革兰阳性菌如金黄色葡萄球菌等亦有效。但对脆弱杆菌类作用较弱,耐甲氧西林钠的金黄色葡萄球菌多数对本品耐药。其抗菌活性和细菌清除率均优于头孢他啶。头孢匹罗不良反应较少,耐受性较好。

【适应证】

适用于对本品敏感的葡萄球菌、链球菌、粪肠球菌属、消化链球菌属、布兰汉球菌属、大肠菌属、枸橼酸杆菌属、克雷伯菌属、肠杆菌属、沙雷菌属、变形菌属、摩根菌属、普罗威登斯菌属、假单胞菌、流感嗜血杆菌、不动杆菌属和拟杆菌属等引起的以下感染:败血症、感染性心内膜炎、淋巴管(结)炎、肛门周围脓肿、外伤和手术创伤等(浅表性)二次感染;咽喉炎、急性支气管炎、扁桃体炎、支气管扩张(感染时)、慢性呼吸道疾病的二次感染,肺炎、肺脓肿、脓胸;肾盂肾炎、膀胱炎、前列腺炎、胆囊炎、胆管炎、肝脓肿;腹膜炎、骨盆腹膜炎、直肠子宫凹陷脓肿、子宫内感染、子宫旁结缔组织炎、前庭大腺炎和脑脊髓膜炎。

【注意事项】

交叉过敏:与其他头孢菌素类药有交叉过敏。对青霉素类、青霉素衍生物、青霉胺过敏者也可能对此药过敏。禁忌证:对此药或其他头孢菌素类药过敏者禁用。慎用:①青霉素过敏者;②肾功能不全者;③有慢性胃肠道病史者。对儿童的影响:<12 岁者不推荐使用。对妊娠与哺乳的影响:应权衡利弊,此药可通过胎盘和乳汁。对检验结果的影响:①直接抗人球蛋白试验(Coombs 试验)呈阳性反应;②假阳性糖尿(非酶法测定时);③强肌酐样反应(苦味酸盐法)。

【不良反应】

在头孢菌素治疗期间可能观察到以下不良反应。①超敏反应:过敏性皮肤反应;荨麻疹、瘙痒、药物热;有可能发生严重的急性过敏反应;血管性水肿、支气管痉挛,需要紧急处理。如同其他头孢菌素,多形性红斑、Stevens-Johnson 综合征、毒性上皮坏死溶解等大疱性反应的个例亦有报道。②对胃肠道的影响:恶心、呕吐、腹泻;罕见病例中可有假膜性结肠炎。③对肝功能的影响:血清肝酶[如谷草转氨酶(GOT),谷丙转氨酶(GPT)]、碱性磷酸酶、γ-GT、乳酸脱氢酶(LDH)和(或)胆红素升高。这些实验室检查异常(亦可由感染引起)很少超过正常值上限的 2 倍并造成肝损伤症状,通常为胆汁淤积且常没有症状。④对肾功能的影响:可有血清肌酐及尿素的轻度增高,但大多数情况下无须因此中止治疗。在其他头孢菌素治疗期间曾观察到个别病例发生间质性肾炎,罕见急性肾衰竭的发生。⑤血液成分改变:血小板减少;嗜酸粒细胞增多;极少见溶血性贫血。如同其他 β-内酰胺抗生素,头孢匹罗治疗期间有可能发生中性粒细胞减少及更少见的中性粒细胞缺乏,特别是治疗时间长时。对于疗程长于 10d 的患者应监测血象。局部反应:静脉壁炎性刺激及注射部位疼痛。神经系统影响:曾报道有极少数病例发生惊厥。如同其他头孢菌素,在大剂量治疗时特别是在肾功能不全患者中可发生可逆性的脑病。⑥双重感染:头孢匹罗如同其他头孢菌素,特别是长期应用时有可能导致包括念珠菌(moniliasis)在内的非敏感病原菌的过度生长。反复评估患者状况非常关键。如发生继发性感染,则需采取相应的措施。⑦其他:注射后味觉和(或)嗅觉异常、头痛、发热及皮疹等过敏反应、腹泻等胃肠功能紊乱、轻微可逆的化验改变等与第一代头孢菌素类似。

【药物相互作用】

与氨基糖苷类合用可起协同作用,但肾毒性也协同;丙磺舒等可延缓药物排泄,使血药浓度增加;与强力尿药合用可增加肾毒性;与伤寒疫苗等合用可降低疫苗的免疫效应,可能是此药的抗菌作用使然。

【禁忌】

对本品过敏者禁用。

【制剂规格】

硫酸头孢匹罗粉针剂:0.5g,1g。

头孢吡肟(Cefepime)

【药理作用】

头孢吡肟是新的第四代注射用头孢菌素。该品对甲氧西林敏感的金黄色葡萄球菌、凝固酶阴性葡萄球菌、肺炎球菌、溶血性链球菌等均有良好抗菌作用,但甲氧西林耐药葡萄球菌、肠球菌属常耐药。该品对多数肠杆菌科细菌的作用与头孢噻肟相似或略优,但对弗劳地枸橼酸杆菌、产气肠杆菌、阴沟肠杆菌、沙雷菌属等的作用优于头孢噻肟和头孢他啶。流感杆菌、淋球菌、摩拉卡他菌等(产酶和不产酶株)对该品高度敏感。

【作用特点与用途】

该品为第四代半合成头孢菌素。抗菌谱与抗菌活性与第三代头孢菌素相似,但抗菌谱有了进一步扩大。对革兰阳性菌、阴性菌包括肠杆菌属、铜绿假单胞菌、嗜血杆菌属、奈瑟淋球菌属、葡萄球菌及链球菌(除肠球菌外)都有较强抗菌活性。对 β-内酰胺酶稳定,临床主要用于各种严重感染如呼吸道感染、泌尿系统感染、胆道感染、败血症等。

【药动学】

正常人肌内注射 1g 后 1～1.6h 血药浓度到达高峰,平均为 32.4mg/L;静脉滴注 2g(30min 滴完)后血药峰浓度可达 133mg/L,血清消除半减期 2h,血浆蛋白结合率低(<5%)。分布容积 18～22L。1 次静脉滴注 2g 后体内组织和体液中的药物浓度可持续超过其对敏感细菌最低抑菌浓度(MIC),达 10～12h。该品在体内少量代谢,静脉给药后尿中排出原形药的 85%～95%。该品主要经肾小球滤过排出,其肾清除率 86～116ml/min。在乳汁中仅有微量。本药 0.25～2g 静脉单剂量输注,呈线性药代动力学,头孢吡肟的平均血浆消除半衰期为(2.0±0.3)h,机体总消除率为(120.0±8.0)ml/min。肌内给药,头孢吡肟可完全被吸收,血药浓度达峰时间(T$_{max}$)约为 1.5h,在 0.5～2.0g 剂量范围内,药代动力学呈线性。健康成年男性志愿者接受临床剂量的头孢吡肟连续 9d 未见积蓄。头孢吡肟与血清蛋白的结合率约为 20%,且与药物血浓度无关。头孢吡肟平均稳态分布容积为 18.0±2.0L,在尿液、胆汁、腹膜液、水疱液、气管黏膜、痰液、前列腺液、阑尾、胆囊中均能达到治疗浓度,并可通过炎性血-脑屏障。头孢吡肟主要经肾分泌排出。在体内有少量亦可经转化为 N-甲基吡咯烷(NMP)最后代谢为 N-甲基吡咯烷氧化物(NMP-N 氧化物)。头孢吡肟和其代谢产物主要经肾排泄,尿液中头孢吡肟原形为摄入量的 85%,NMP 不足 1%,NMP 氧化物约为 6.8%,头孢吡肟异构体约为 2.5%。亦有少量头孢吡肟可自人体乳腺分泌排出。

静脉滴注 2 月龄至 11 岁单剂量静脉注射头孢吡肟,机体总消除率和稳态分布容积分别为(3.3＋1.0)ml/(min · kg)体重和 0.3±0.1L/kg 体重,尿液中头孢吡肟原形为给药量的 60.4%±30.4%,平均肾消除率为(2.0±1.1)ml/(min · kg)体重。按体重校正,药物消除率和分布容积在儿童性别和年龄间无差异。50mg/kg 体重,12h 一次给药,未见药物蓄积,而每 8 小时 1 次给药,稳态时的 C$_{max}$、AUC 和半衰期约增加 15%。儿童 50mg/kg 体重静脉注射的 AUC 与成人 2g 静脉给药的暴露量相当。肌内注射的绝对生物利用度为 82.3%±15%。65 岁和 65 岁以上的老年人给予头孢吡肟,药物总消除率下降。

肾功能不全患者中头孢吡肟的总清除率与肾肌酐消除率相关。需接受血透的患者中,头孢吡肟的平均消除半衰期为(13.5±2.7)h,需持续腹膜透析的患者中,半衰期为(19.0±2.0)h。因此肾功能不全患者使用该品应注意调整剂量和(或)给药间期。

肝功能不全头孢吡肟药代动力学无改变,这些患者无须调整剂量。

【适应证】

临床上已用于治疗各种细菌性感染5464 例,其中资料齐全可评价疗效者 2834例,包括下呼吸道感染、尿路感染、皮肤软组织感染、骨髓炎、败血症及其他严重全身感染,剂量每 12 小时 1～2g,均获良好疗效。与对照药组(头孢噻肟、头孢他啶、哌拉西林、庆大霉素等)相比,其临床疗效和细菌清除率均无显著差异。适用于 G^+ 及 G^- 菌感染如金黄色葡萄球菌、链球菌及铜绿假单胞菌、克雷伯菌、流感嗜血杆菌引起的肺炎、菌血症、败血症等。

【用法用量】

成人每 12 小时 1～2g,肌内注射或静脉滴注。肾功能减退者调整剂量:肌酐清除率＞0.501ml/($1.73m^2 \cdot s$)者不需减量;$0.2672～0.501ml/(1.73m^2 \cdot s)$者 1～2g,每日 1 次;$0.1837～0.2505ml/(1.73m^2 \cdot s)$者剂量减半,每日 1 次;＜$0.1837ml/(1.73m^2 \cdot s)$者,1/4 正常用量,每日 1 次。血液透析患者于每次血透后才给药。腹透患者应改为每 48 小时给药1 次。

【不良反应】

不良反应少而轻,在 2834 例中出现不良反应者占 8%～14%。主要为腹泻(2.1%)、头痛(1.7%)、皮疹(1.6%)、恶心(1.4%)、呕吐(0.9%)及瘙痒、便秘、眩晕等,因反应而需停药者占 2%。偶有发热、口腔及阴道念珠菌感染、假膜性肠炎、局部痛或静脉炎。

【禁忌】

对头孢菌素类有过敏性休克者不用。该品可用于乳妇。

【注意事项】

使用该品前,应该确定患者是否有头孢吡肟、其他头孢菌素类药物,青霉素或其他β-内酰胺类抗生素过敏史。对于任何有过敏,特别是药物过敏史的患者应谨慎。

广谱抗菌药可诱发假膜性肠炎。在用该品治疗期间患者出现腹泻时应考虑假膜性肠炎发生的可能性。对轻度肠炎病例,仅停用药物即可;中至重度病例需进行特殊治疗。有胃肠道疾病,尤其是肠炎患者应谨慎处方头孢吡肟。头孢吡肟与其他头孢菌素类抗生素类似,头孢吡肟可能会引起凝血酶原活性下降。对于存在引起凝血酶原活性下降危险因素的患者,如肝、肾功能不全,营养不良以及延长抗菌治疗的患者应监测凝血酶原时间,必要时给予外源性维生素 K。

该品所含精氨酸在所用剂量为最大推荐剂量的 33 倍时会引起葡萄糖代谢紊乱和一过性血钾升高。较低剂量时精氨酸的影响尚不明确。

对肾功能不全(肌酐消除率≤60ml/min)的患者,应根据肾功能调整该品剂量或给药间歇时间。

该品与氨基糖苷类药物或强效利尿药合用时,应加强临床观察,并监测肾功能,避免引发氨基糖苷类药物的肾毒性或耳毒性作用。

【妊娠期给药】

虽然动物生殖毒性实验和致畸实验表明头孢吡肟无致畸和胚胎毒性,但尚无该品用于孕妇和分娩时妇女的足够和有良好对照的临床资料。因此,该品用于孕妇应谨慎。头孢吡肟在人乳汁中有极少量排出(浓度约为0.5μg/ml)。头孢吡肟用于哺乳期妇女应谨慎。

【老年人用药】

肾功能正常的老年患者使用一般推荐剂量,其疗效和安全性与其他成年患者相似;肾功能不全老年患者使用该品,应根据肾功能调整给药计划。

【药物相互作用】

和多数 β-内酰胺类抗生素一样,由于药物的相互作用,头孢吡肟溶液不可加至甲硝唑、万古霉素、庆大霉素、妥布霉素或硫酸奈替米星、氨茶碱溶液中。头孢吡肟浓度超过40mg/ml 时,不可加至氨苄西林溶液中。如有与头孢吡肟合用的指征,这些抗生素应与头孢吡肟分开使用。头孢吡肟可引起尿糖试验假阳性反应。建议使用该品治疗期间，使用葡萄糖氧化酶反应检测方法。

【制剂规格】

注射剂粉针剂：每瓶 500mg，每瓶 1.0g。

头孢克定（Cefclidin）

【药理作用】

头孢克定为第四代头孢菌素，革兰阴性杆菌对本品高度敏感，对铜绿假单胞菌的作用较头孢他啶强 4～16 倍，对其他假单胞菌也具良好抗菌作用。对大多数肠杆菌科细菌的抗菌活性较第三代头孢菌素强，某些耐第三代头孢菌素的枸橼酸杆菌属、肠球菌属及葡萄糖非发酵菌对本品也敏感；对多种 β-内酰胺酶稳定；对细菌细胞壁的穿透性增强。

【用法用量】

静脉滴注：成人 2g/d，严重感染可用至 4g/d，分 2 次给予，溶于 0.9％氯化钠或 5％葡萄糖注射液 100～250ml 中静脉滴注。如果不确定，请参考药品随带的说明书或向医生询问。

【禁忌】

禁用于对头孢米诺或氧头孢烯类抗生素有过敏反应的患者。

【不良反应】

发生率为 3.8％，以皮疹、药物热、瘙痒等过敏反应为多见。血清 AST 或 ALT 轻度升高及嗜酸粒细胞增多等实验室检查异常，发生率为 15,4％。

【注意事项】

本品可能引起休克，使用前应仔细问诊，如欲使用，应进行皮试。做好休克急救准备，给药后注意观察。

【药物相互作用】

本品与氨茶碱、磷酸吡哆醛配伍会降低效价或着色，故不得配伍；与呋喃硫胺、硫辛酸、氢化可的松琥珀酸钠及腺苷钴胺配伍后时间稍长会变色，故配伍后应尽快使用；与利尿药（呋喃苯胺酸等）合用有可能增加肾毒

性，应谨慎使用。动物实验证实，本品影响酒精代谢，使血中乙醛浓度上升，显示双硫仑样作用，故用药期间或用药后应禁酒。

【制剂规格】

粉针剂：禁用于对头孢米诺或氧头孢烯类抗生素有过敏反应的患者。

头孢噻利（Cefoselis）

【药理作用】

本品是新型第四代注射用头孢菌素，其作用机制为阻碍细菌细胞壁的合成，其作用点随菌种而变化。对金黄色葡萄球菌（S. aureus）显示与 PBP1、PBP2 及 PBP3 有高的亲和性，对大肠埃希菌（E. coli）显示按 PBP3、1b、1a、4 的顺序具有亲和性。对各种细菌产生的 β-内酰胺酶稳定且亲和性低，对β-内酰胺酶产生菌有抗菌力。

本品抗菌谱广，包括革兰阳性菌和革兰阴性菌。尤其是革兰阳性菌中包括葡萄球菌属（对 MRSA 疗效差）、肺炎球菌、链球菌、革兰阴性菌中包括假单胞菌属、大肠菌、克雷伯菌、肠杆菌属、沙雷菌属、变形杆菌属、摩根菌属、普罗威登斯菌属，除对流感菌有强抗菌作用外，对厌氧革兰阳性菌消化链球菌属、厌氧革兰阴性类杆菌属也具抗菌力。

动物实验表明，本品对大鼠、小鼠的全身感染症，皮下脓疡，上行性肾盂肾炎及子宫内感染症等有高的治疗效果。

【药动学】

（1）国外试验结果

①血浆浓度：健康成人 8 例，分别 1h 恒速静脉给药 0.5g、1.0g、2.0g，给药完毕血浆浓度达到峰值，分别为 31.9mg/ml、60mg/ml、121mg/ml，各给药组血浆浓度清除半衰期约为 2.8h。肾功能障碍者，1h 恒速静脉给药 0.5g 血浆浓度半衰期随肾功能低下而延长。

②组织分布：本品可分布于痰液、胸腔积液、前列腺液、胆汁、腹腔液、创伤浸出液、水泡液、骨盆死腔、关节液、前房水、泪液等体液

中,同时可良好地分布于前列腺、胆囊、女性生殖器、骨骼、耳鼻喉及口腔等组织器官。

③代谢:尿中未检测出代谢产物。

④排泄:主要由肾排泄,健康成人 6 例,分别 1h 恒速静脉给药 0.5g、1.0g、2.0g,尿中排泄率均为 99% 以上(0～24h);尿中最高浓度分别为 1350mg/ml,3280mg/ml,3370mg/ml(0～2h)。

(2)国内试验结果:10 名健康志愿者分两次静脉滴注 0.5g、2.0g 的注射用硫酸头孢噻利,两个剂量组给药间隔时间为 7d。用 HPLC 法检测服药后 0～12h 内系列时间点头孢噻利的血药浓度,以内标法定量。计算药动学参数。结果:两剂量组的药动学参数峰浓度(C_{max})分别为(39.5±6.4)μg/ml 及(144.5±23.8)μg/ml;达峰时间(T_{max})分别为(1.0±0.0)h 及(1.0±0.2)h;头孢噻利在体内药代动力学呈二房室特征,低、高两个剂量组的 V 分别为(2.7±0.6)L 及(2.3±0.4)L;清除率(Cl)分别为(5.9±0.9)L/h 及(5.3±0.8)L/h;半衰期($t_{1/2\alpha}$)分别为(0.9±0.5)h 及(0.2±0.1)h;消除相半衰期($t_{1/2\beta}$)分别为(2.2±0.2)h 及(2.3±0.2)h;曲线下面积(AUC 0-t)分别为(88.7±12.4)μg/(ml·h)及(386.8±55.9)μg/(ml·h);曲线下面积(AUC 0～∞)分别为(91.0+11.9)μg/(ml·h)及(388.0±55.8)μg/(ml·h)。静脉滴注头孢噻利两个剂量组的峰浓度(C_{max})及曲线下面积(AUC)均随给药剂量的增加而增加;半衰期($t_{1/2\beta}$)无差异,与国外文献报道接近。

【适应证】

本品适用于由葡萄球菌属、链球菌、肺炎球菌、消化链球菌属、大肠埃希菌、克雷伯菌属、肠杆菌属、沙雷菌属、变形杆菌属、摩根菌属、普罗威登斯菌属、假单胞菌属、流感菌、类杆菌属等对头孢噻利敏感菌引起的中度以上症状的下列感染症:败血症;丹毒、蜂窝织炎、淋巴管(节)炎;肛门周围脓肿、外伤、烫伤、手术创伤等外在性二次感染;骨髓炎、关节炎;扁桃腺周围脓肿、慢性支气管炎、支气管扩张(感染时)、慢性呼吸器官疾病的二次感染;肺炎、肺化脓症;肾盂肾炎、复杂性膀胱炎、前列腺炎;胆囊炎、胆管炎;腹膜炎;骨盆腹膜炎;子宫附件炎、子宫内感染、子宫旁结合织炎、前庭大腺炎;角膜溃疡;中耳炎、鼻旁窦炎腭炎、腭骨周围蜂窝织炎。

【用法用量】

通常,成人用量为硫酸头孢噻利每日 1～2g,分 2 次使用,30min 至 1h 内静脉注射。根据年龄、症状适量增减,对重症、难治愈的感染可增量至一日 4g。1h 以上静脉注射。本品用生理盐水、葡萄糖注射液及补液溶解使用。不得使用注射用水溶解(溶液不等渗)。

【不良反应】

(1)休克:因曾发现休克现象(频度不明),必须十分留意观察,如有不快感、口内异常感、喘鸣、眩晕、便意、耳鸣、发汗、恶心、呕吐、呼吸困难、末梢发冷、荨麻疹、血压降低等现象应终止用药。发生休克时应立即给予肾上腺素维持血压,必要时为确保气管的通畅,可采取给予类固醇、抗组胺药等合适的措施。

(2)过敏性症状:因曾发现过敏性症状[呼吸困难、全身潮红、血管水肿、荨麻疹等(频度不明)],必须十分留意观察,如有异常时应终止用药。当发现有过敏性症状时,如有必要,为确保气管的通畅,可采取给予肾上腺、类固醇、抗组胺药等合适的措施。

(3)痉挛、意识障碍:因曾发现痉挛、意识障碍等中枢神经症状(频度不明),如发现类似症状应终止用药,并采取合适的处置。尤其对肾功能障碍患者易于发生,用药时需十分注意(排除标准需加入中枢神经系统异常和肾功能异常)。Ohtaki K.、Matsubara K.、Fujimaru S. 等报道,头孢噻利诱发癫痫的原因可能是由于对 γ-氨基丁酸(GABA)受体的阻断,而不是刺激谷氨酸的释放。

(4)肾功能不全:因曾发现急性肾功能不

全等重症肾障碍（频度不明），临床时需定期进行检查，并注意观察，如发现异常应终止用药，并采取合适的处置。

（5）血液疾病：因曾发现血小板减少（频度不明），临床时需定期进行检查，并注意观察，如发现异常应终止用药，并采取合适的处置（排除标准加入血小板异常）。

（6）大肠炎：因其他的头孢类抗生素曾报道发生假膜性大肠炎等伴随血便的重症大肠炎，当发现腹痛、反复下痢时应终止用药，并采取合适的处置。

（7）皮肤疾病：因其他的头孢类抗生素曾报道发生皮肤-黏膜-眼症候群（Stevens-Johnson 综合征），中毒性表皮坏死症（Lyell 综合征），临床需十分注意观察，当发现有发热、头痛、关节痛、皮肤、黏膜有红斑、水疱、皮肤紧张感、灼热感、疼痛等时，应终止用药，并采取合适的处置。

（8）间质性肺炎、PIE 症候群：因其他的头孢类抗生素曾报道发生伴随发热、咳嗽、呼吸困难、胸部 X 线异常，嗜酸细胞增加等的间质性肺炎、PIE 综合征等，当发现有上述症状时应终止用药，并采取给予肾上腺皮质激素制剂等合适的处置。间质性肺炎（interstitial lung disease，ILD）是以弥散性肺实质、肺泡炎和间质纤维化为病理基本改变，以活动性呼吸困难、X 线胸片显示弥漫阴影、限制性通气障碍、弥散功能（DLCO）降低和低氧血症为临床表现的不同类疾病群构成的临床病理实体的总称。PIE 肺嗜酸粒细胞浸润症（或称 eosinophilic lung diseases），是一组以循环或组织中嗜酸粒细胞增高为特征的疾病。

（9）维生素缺乏症：维生素 K 缺乏症（如凝血酶原缺乏症、有出血倾向等），维生素 B 缺乏症（如舌溃疡、口腔炎、食欲缺乏、神经炎等）。

（10）其他：全身倦怠感，头痛，呼吸困难，末梢冷感，低血压，恶心，呕吐等。

【禁忌】

对本制剂的成分有过敏史的患者；含透析患者在内的肾功能不全患者，因易发生重度痉挛、意识障碍等的中枢神经症状，应禁止使用；对高龄患者，因随年龄的增长，易发生肾功能降低和体重减轻，且造成持续高血药浓度，导致重度痉挛、意识障碍等的中枢神经症状，所以原则上禁止使用；含透析患者在内的肾功能不全的患者排除标准添加：皮试阳性、肾功能异常。入选受试者年龄为 18－45 岁，排除高龄人员。

【注意事项】

（1）第一相试验中，急速注射时（0.5g/5min），发生过有过敏样休克的例子，推测可能是由于静脉注射速度过快导致，应避免急速静脉注射或短时间的静脉滴注，1 次 0.5～1g 应在 30min 至 1h，1 次 2g 时应在 1h 以上静脉滴注（采用输液泵恒速静脉滴注，滴速不得过快）。

（2）对肾功能障碍的患者，由于易产生持续高血药浓度，从而导致痉挛，意识障碍等中枢神经症状，应根据肾功能障碍的程度减小剂量，加大给药间隔时间（详见【药动学】）。

（3）用本制剂时，为防止产生耐药性，原则在确定敏感性后，在疾病治疗上必需的最小期限内使用。

（4）在明确由耐甲氧苯青霉素葡萄球菌（MRSA）引起的感染时，应迅速使用万古霉素等对 MRSA 作用强的药物（本品对 MRSA 疗效较差）。

（5）在使用本制剂后检查出有对本制剂敏感性低的病菌，当临床症状无明显改善时，应迅速更换使用对其抗菌力强的药物。

（6）因有可能发生休克，需仔细的问诊。同时，希望在给药前进行皮内试验。

（7）包括皮内试验在内，应事先做好急救措施的准备。同时，给药后应使患者保持安静状态，仔细观察。

（8）对以下患者需慎重给药：①对青霉素

有既往过敏史的患者;②本人或父母、兄弟中有支气管哮喘、出疹、荨麻疹等易过敏体质的患者;③肾功能障碍的患者;④有中枢神经障碍的既往史或痉挛的患者(因易产生痉挛,意识障碍等的中枢神经症状);⑤经口摄食不良或不经口维持营养的患者,全身症状严重的患者(因可能表现出维生素 K 缺乏症的症状,临床需仔细观察)。

【孕妇及哺乳期妇女用药】

孕妇:对于孕妇及有可能受孕的妇女,仅当诊断使用后的疗效大于其不良反应的危险性时使用(对于妊娠中的用药安全性无法确保);哺乳期:期望避免哺乳期的妇女使用本制剂,不得不使用时,应避免哺乳(动物实验中有向大鼠乳汁分布的报道)。

【儿童用药】

尚未明确本品对儿童用药的安全性。

【老年人用药】

高龄患者,因随年龄的增长,易发生肾功能降低和体重减轻,导致保持持续高血药浓度、重度痉挛、意识障碍等的中枢神经症状。因此原则上不使用,不得不使用时,需对肾功能十分留意,初始采用低用量(每次 0.5g),谨慎用药。

【制剂规格】

粉针剂:0.5g,1g。

头孢咪唑(先锋霉素 18,Cefpimizole)

【药理作用】

该品对革兰阳性菌及部分阴性菌有抗菌活性,对革兰阳性球菌的作用尤强。体外抗菌活性试验表明,对肺炎球菌、化脓性链球菌、金黄色葡萄球菌(MSSA 菌株)、表皮葡萄球菌(MSSE 菌株)和卡他布兰汉菌有较强的抗菌活性,对肺炎链球菌 MIC90 为 0.25μg/ml,对化脓性链球菌 MIC90 为 0.5μg/ml,对其他 3 种细菌的 MIC90 均小于 8.0μg/ml,对流感嗜血杆菌亦有较强的抗菌活性,MIC90 为 2.0μg/ml。对肠球菌亦显示有很强的体外抗菌活性,MIC90 为

2.0pg/ml。对草绿色链球菌、溶血性链球菌、非溶血性链球菌、白喉杆菌、产气荚膜杆菌、破伤风杆菌和炭疽杆菌均有良好抗菌作用。对金黄色葡萄球菌(MRSA 菌株)、表皮葡萄球菌(MRSE 菌株)的体外抗菌活性不如万古霉素。该品作用机制为抑制敏感菌的细胞壁合成,而产生杀菌作用。毒理:该品小鼠静脉注射的 LD50 为 (1.02 ± 0.04)g/kg,腹腔注射的 LD50 为 (1.26 ± 0.23)g/kg。生殖毒性试验中,实验组小鼠的胎仔死亡率明显高于对照组($P<0.01$)。

【药动学】

该品口服不吸收,静脉滴注 1.0g 后,血药峰浓度(C_{max})为 (68.93 ± 6.86)mg/L,血消除半衰期($t_{1/2\beta}$)为 (1.19 ± 0.12)h,血药浓度-时间曲线下面积(AUC)为 (94.7 ± 9.8)mg/(L·h),12h 尿药累计排泄率为 $93.1\%\pm3.2\%$。肌内注射 1.0g 后,血药峰浓度(C_{max})为 (35.12 ± 4.34)mg/L,达峰时间(T_{max})为 (0.78 ± 0.08)h,半衰期为 (1.38 ± 0.21)h,血药浓度-时间曲线下面积(AUC)为 (85.3 ± 8.0)mg/(L·h),12 小时尿中药累计排泄率为 $84.2\%\pm5.9\%$。与静脉滴注相比,其绝对生物利用度为 $90.3\%\pm6.4\%$。该品注射后在体内组织分布广泛,以胆汁、肝、肺等处含量为高,不透过血-脑屏障。在机体内几乎不代谢,主要从尿中排出,12h 尿中排出给药量的 90% 以上。肾功能减退患者,肌内注射后血清半衰期延长至 13.2h,约为正常半衰期的 10 倍,24h 尿中仅排出给药量的 3.2%,血液透析可排出给药量的 20%～30%。

【适应证】

用于敏感菌所引起呼吸系统、肝胆系统、五官、尿路感染及心内膜炎、败血症。

【用法用量】

该品口服不吸收。肌内注射:一次 0.5～1.0g,一日 4 次;小儿按体重一日 50～100mg/kg,分 3～4 次给药。静脉注射:

一次 1g,一日 2～4 次;小儿按体重一日 50～100mg/kg,分 2～4 次给药。临用前加灭菌注射用水或氯化钠注射液适量溶解。

【注意事项】

(1)交叉过敏反应,应用该品前需详细询问头孢菌素类及青霉素类的药物过敏史,对一种头孢菌素或头霉素(Cephamycin)过敏者对其他头孢菌素或头霉素也可能过敏。对青霉素类、青霉素衍生物或青霉胺过敏者也可能对头孢菌素或头霉素过敏。对青霉素过敏患者应用头孢菌素时发生过敏反应者达 5%～7%;如做免疫反应测定时,则对青霉素过敏患者对头孢菌素过敏者达 20%。

(2)对青霉素过敏患者应用该品时应根据患者情况充分权衡利弊后决定。有青霉素过敏性休克或即刻反应者,不宜再选用头孢菌素类。

(3)有胃肠道疾病史者,特别是溃疡性结肠炎、局限性肠炎或抗生素相关性结肠炎(头孢菌素类很少产生假膜性结肠炎)者应慎用。

(4)肾功能减退患者应用该品需适当减量。

(5)对诊断的干扰。应用该品的患者抗球蛋白(Coombs)试验可出现阳性;孕妇产前应用该品,此阳性反应也可出现于新生儿。

【孕妇及哺乳期妇女用药】

妊娠早期应慎用。哺乳期妇女应用头孢菌素类虽尚未见发生问题的报道,其应用仍需权衡利弊。

【老年人用药】

老年患者肾功能减退,应用时需适当减量。

【制剂规格】

注射用头孢硫脒:每瓶 0.5g,每瓶 1g。

(七)碳青霉烯类

亚胺培南/西司他丁(泰能,Imipenem/Cilastatin,Tienam®)　该药为一种非常广谱的抗生素,适用于多种病原体所致和需氧/厌氧菌引起的混合感染,全面治疗各种中度及重度感染;以及在病原菌未确定前的早期治疗。注射用亚胺培南/西司他丁钠为复方制剂,其组分为亚胺培南和西司他丁钠。亚胺培南是一种最新型的 β-内酰胺抗生素亚胺硫霉素(亚胺培南);西司他丁钠是一种特异性酶抑制药,它能阻断亚胺培南在肾内的代谢,从而提高泌尿道中亚胺培南原形药物的浓度。因此亚胺培南和西司他丁同时给药可使尿和血浆中都能达到具有抗菌作用的亚胺培南浓度。

【药理作用】

本品具有第一代头孢菌素强大的抗革兰阳性菌的作用特点,又具有第三代头孢菌素对阴性杆菌产生的广谱 β-内酰胺酶的高度稳定性,对阴性杆菌,包括耐药阴性杆菌有极强的抗菌活性,对 β-内酰胺类抗生素产生耐药性的铜绿假单胞菌(绿脓杆菌)、金黄色葡萄球菌、粪链球菌、脆弱拟杆菌等,对本品也高度敏感。西司他丁无抗菌作用,但在体内可抑制肾细胞分泌的脱氢肽酶,使亚胺培南免受水解破坏。用于各类敏感菌所致的感染。

亚胺培南/西司他丁钠治疗重症下呼吸道感染临床有效率达 93%;治疗癌症患者并发重症感染总有效率达 75.4%;院内不动杆菌、肠球菌属、弗氏枸橼酸杆菌仍然十分敏感。

革兰阳性需氧菌:芽胞杆菌属、粪肠球菌、猪丹毒丝菌、单核细胞增多性李斯特菌、奴卡菌属、小球菌属、金黄色葡萄球菌(包括产生青霉素酶菌株)、表皮葡萄球菌(包括产生青霉素酶菌株)、腐生性葡萄球菌、无乳链球菌、链球菌 C 族、链球菌 G 族、肺炎链球菌、酿脓链球菌、甲型溶血性链球菌(包括 A 群溶血性链球菌及 B 群溶血性链球菌)。屎肠球菌及对甲氧西林耐药的葡萄球菌对本品不敏感。

其他:分枝杆菌、包皮垢分枝杆菌。体外试验表明,亚胺培南与氨基糖苷类抗生素对抗某些分离的铜绿假单胞菌有协同作用。

本品是一种广谱的 β-内酰胺类抗生素。以静脉滴注剂型供应。本品含有两种成分：①亚胺培南，是一种最新型的 β-内酰胺抗生素——亚胺培南；②西司他丁钠，是一种特异性酶抑制药，它能阻断亚胺培南在肾内的代谢，从而提高泌尿道中亚胺培南原形药物的浓度。注射用亚胺培南与西司他丁钠的重量比为 1:1。

本品的广谱杀菌作用是由于其具有强大的抑制细菌细胞壁合成的能力。可杀灭绝大部分革兰阳性和革兰阴性的需氧和厌氧病原菌。

本品除与新一代头孢菌素类和青霉素类一样具有对革兰阴性细菌广谱的抗菌活性外，对革兰阳性细菌也有强效杀灭能力；而此种特性只有在较早期窄谱的 β-内酰胺类抗生素才具有。本品的抗菌谱包括铜绿假单胞菌、金黄色葡萄球菌、粪肠球菌和脆弱拟杆菌在内的不同种类的病原体，而这些病原体通常易对其他抗生素产生耐药性。

本品有对抗细菌产生的 β-内酰胺酶的降解能力，使其能对大部分病原体，如铜绿假单胞菌、沙雷杆菌属和肠杆菌属等具有明显的抗菌作用；而这些病原体对大多数 β-内酰胺类抗生素具有天然耐药性。

本品的抗菌谱比其他任何已研究过的抗生素更广泛，实际上包括了所有在临床上有意义的病原菌。本品在体外的抗菌范围包括：革兰阴性需氧菌：无色杆菌属、不动杆菌属（以前称小小赫尔菌属）、嗜水气单胞菌、产碱杆菌属、支气管博代杆菌、支气管败血症博代杆菌、博代百日咳杆菌、马耳他布氏杆菌、类鼻疽伯克霍尔德菌（以前称类鼻疽假单胞菌）、施氏伯克霍尔德菌（以前称施氏假单细胞菌）、弯曲杆菌属、嗜二氧化碳噬细胞菌属、枸橼酸细菌属、弗氏枸橼酸菌、克氏枸橼酸菌（以前称多样性枸橼酸菌）、分外埃肯杆菌族、肠杆菌属、产气杆菌、军团肠杆菌、阴沟肠杆菌、大肠杆菌、阴道加德诺菌属、杜克嗜血杆

菌、感嗜血杆菌（包括产 β-内酰胺酶菌株）、副流感嗜血杆菌、蜂房哈夫尼菌、克雷伯杆菌属、奥克西托克雷伯杆菌、臭鼻克雷伯杆菌、肺炎杆菌、莫拉菌属、摩氏摩根菌（以前称摩氏变形菌）、淋病奈瑟球菌（包括产生青霉素酶菌株）、脑膜炎奈瑟球菌、巴斯德菌属、多杀巴氏杆菌、类志贺邻单胞菌、变形杆菌属、奇异变形杆菌、普通变形杆菌、普罗威登斯菌属、产碱普罗威登斯菌属、雷氏普罗威登斯菌（以前称雷氏变形菌）、斯氏普罗威登斯菌、假单胞菌属、铜绿假单胞菌、荧光假单胞菌、恶臭假单胞菌、沙门菌属、伤寒沙门菌、沙雷菌属、变斑沙雷菌（以前称液化沙雷菌）、黏质沙雷菌、志贺菌属、耶尔森菌属（以前称巴斯德杆菌）、小肠结肠炎耶尔森菌、假结核耶尔森菌。

嗜麦芽寡养单胞菌（以前称嗜麦芽窄食单胞菌、嗜麦芽假单胞菌）和一些洋葱伯克霍尔德菌（以前称洋葱假单胞菌）一般对本品不敏感。

【药动学】

静脉输注泰能 250mg、500mg、1000mg，20min 后西司他丁的血药峰浓度范围分别为 $21\sim26\mu g/ml$、$21\sim55\mu g/ml$、$56\sim88\mu g/ml$，对应的平均血药峰浓度分别为 $22\mu g/ml$、$42\mu g/ml$ 和 $72\mu g/ml$。西司他丁在血浆半衰期约为 1h。胃肠外给药 10h 后 70%～80% 给药剂量的西司他丁在尿中完整回收。此后，尿中没有再检测出西司他丁。约 10% 给药剂量的西司他丁最后成为 N-乙酰基代谢物。这种 N-乙酰基代谢物抑制脱氢肽酶活性与其母体药物相当。因此当西司他丁从血液中消除后，肾中脱氢肽酶-1 的活性很快就恢复到正常水平。

泰能和二丙苯磺胺同时给药后的西司他丁血浆浓度和半衰期比单独给药要高 1 倍。但是对西司他丁在尿中的回收率没有影响。

西司他丁与人血清蛋白的结合率约为 40%。给健康受试者静脉输注泰能 250mg、

500mg、1000mg,20min 后亚胺培南的血药峰浓度范围分别为 12～20μg/ml,21～58μg/ml,41～83μg/ml,对应的平均血药峰浓度分别为 17μg/ml、39μg/ml 和 66μg/ml。4～6h 内亚胺培南血浆浓度下降到 1μg/ml 以下或更低。

亚胺培南的血浆半衰期是 1h。在 10h 内,约 70% 的亚胺培南在尿中以原药形式重吸收,随后在尿中就检测不到药物排泄。在给予健康受试者 500mg 剂量的泰能 8h 后,亚胺培南的尿中浓度超过 10μg/ml。亚胺培南的剩余部分(不具抗菌活性的亚胺培南代谢物)在尿中回收,通过粪便排泄清除的亚胺

培南基本为零。参照泰能的用药方式,肾功能正常患者每 6 小时给予亚胺培南一次没有观测到其在血浆或尿中蓄积。泰能和二丙苯磺胺同时给药可少许增加亚胺培南的血浆水平和血浆半衰期。泰能和二丙苯磺胺联合用药使具有抗菌活性(未代谢的)的亚胺培南尿中回收率减少到给药剂量的约 60%。单独给药时,亚胺培南在肾中通过脱氢肽酶-1 代谢。对于每个个体,尿中亚胺培南回收率从 5%～40%,在多个试验中,则其平均回收率范围是从 15%～20%。亚胺培南与人血清蛋白的结合率约为 20%。见表 12-2。

表 12-2　静脉输注 1g 泰能后亚胺培南的组织和体液浓度

取样部位		组织内的含量(μg/ml 或 μg/g)	取样时间(h)
玻璃体		3.4	3.5
房水		2.99	2.0
肺组织		5.6	1.0
痰		2.1	1.0
胸膜		22.0	1.0
腹膜		23.9	2.0
胆汁		5.3	2.25
脑脊液	正常	1.0	4.0
	炎性	2.6	2.0
前列腺液		0.2	1.0～1.5
前列腺组织		5.3	1.0～2.75
输卵管		13.6	1.0
子宫内膜		11.1	1.0
子宫肌层		5.0	1.0
骨骼		2.6	1.0
组织间液		16.4	1.0
皮肤		4.4	1.0
筋膜		4.4	1.0

【适应证】

特别适用于多种病原体所致和需氧/厌氧菌引起的混合感染,以及在病原菌未确定

前的早期治疗。本品适用于由敏感细菌所引起的下列感染:腹腔内感染、下呼吸道感染、妇科感染、败血症、泌尿生殖道感染、骨关节

感染、皮肤软组织感染、心内膜炎严重肺部或血液感染患者,致病菌不详的患者(如 ICU 患者),高度耐药致病菌感染可能性的患者(是指住院超过 5～7d),其他原因已接受过抗生素治疗的患者。本品适用于治疗由敏感的需氧菌/厌氧菌株所引起的混合感染。这些混合感染主要与粪便、阴道、皮肤及口腔的菌株污染有关。脆弱拟杆菌是这些混合感染中最常见的厌氧菌,它们通常对氨基糖苷类、头孢菌素类和青霉素类抗生素耐药,而对本品敏感。已经证明本品对许多耐头孢菌素类的细菌,包括需氧和厌氧的革兰阳性及革兰阴性细菌所引起的感染仍具有强效的抗菌活性;这些细菌耐药的头孢菌素类抗生素包括头孢唑林、头孢哌酮、头孢噻吩、头孢西丁、头孢噻肟、拉氧头孢(羟羧氧酰胺菌素)、头孢孟多、头孢他啶和头孢曲松。同样,许多由耐氨基糖苷类抗生素(如庆大霉素、阿米卡星、妥布霉素)或青霉素类(氨苄西林、羧苄西林、青霉素、替卡西林、哌拉西林、阿洛西林、美洛西林)的细菌引起的感染,使用本品仍有效。本品不适用于脑膜炎的治疗。预防:对那些已经污染或具有潜在污染性外科手术的患者,或术后感染一旦发生将会特别严重的患者,本品适用于预防这样的术后感染。

【用法用量】

静脉滴注:推荐剂量是以亚胺培南的使用量表示,也表示同等剂量的西司他丁。本品的每天总剂量根据感染的类型和严重程度而定;并按照病原菌的敏感性、患者的肾功能和体重,考虑将一天的总剂量等量分次给予患者。治疗:肾功能正常的成年患者的剂量安排。

表 12-3 列出的剂量是根据患者的肾功能正常 [肌酐清除率 > 70ml/(min·1.73m^2)] 和体重≥70kg 而定的。肌酐清除率≤70ml/(min·1.73m^2)(表 12-4)和(或)体重<70kg 的患者必须减少剂量。对体重很轻和(或)中度至严重肾功能不全的患者来说,减低本品剂量尤为重要。

对大多数感染的推荐治疗剂量为每日 1～2g,分 3～4 次滴注。对中度感染也可用每次 1g,每日 2 次的方案。对不敏感病原菌引起的感染,本品静脉滴注的剂量最多可以增至每日 4g,或每日 50mg/kg 体重,两者中择较低剂量使用。

当每次本品静脉滴注的剂量低于或等于 500mg 时,静脉滴注时间应不少于 20～30min,如剂量大于 500mg 时,静脉滴注时间应不少于 40～60min。如患者在滴注时出现恶心症状,可减慢滴注速度。

表 12-3　肾功能正常和体重≥70kg* 的成年患者使用本品静脉滴注的剂量安排

感染程度	剂量(亚胺培南)	给药间隔时间	每日总剂量
轻度	250mg	6h	1.0g
中度	500mg	8h	1.5g
	1000mg	12h	2.0g
严重的敏感细菌感染	500mg	6h	2.0g
由不太敏感的病原菌所引起的严重和(或)威胁生命的感染(主要为某些铜绿假单胞菌株)	1000mg	8h	3.0g
	1000mg	6h	4.0g

* 对体重<70kg 的患者,给药剂量需进一步按比例降低

常用于免疫力低下的移植患者、肿瘤化疗患者及年老体衰患者的轻度感染。由于本品有高度的抗菌作用，推荐的每日最高总剂量不超过每日 50mg/kg 体重或每日 4g，并择较低剂量使用。然而，在治疗肾功能正常的囊性纤维化患者情况下，本品的剂量可用至每日 90mg/kg 体重，分次给药，但每日不超过 4g。

本品作为单一用药，已成功治疗了免疫力低下癌症患者的已确定或可疑的感染如脓毒症。

治疗：对治疗肾功能损害的成年患者，可用下列步骤来决定本品的减少剂量。

（1）根据感染的特征，从表 12-3 中选定每日总剂量。

（2）根据表 12-3 的每日总剂量和患者肌酐清除率范围，再从表 12-4 中选择合适的剂量（滴注时间可参阅上述的治疗：肾功能正常的成年患者的剂量安排）。

当患者的肌酐清除率为 6～20ml/(min·1.73m^2)时，使用 500mg 剂量，引起癫痫的危险性可能增加。若患者的肌酐清除率≤5ml/(min·1.73m^2)时，除非患者在 48h 内进行血液透析，否则不应给予本品静脉滴注。

表 12-4　肾功能损害和体重≥70kg* 成年患者使用本品静脉滴注的剂量降低安排（详见说明）

表 12-2 所示的每日总剂量	肌酐清除率 ml/(min·1.73m^2)		
	41～70	21～40	6～20
1.0g	200mg/8h	250mg/12h	250mg/12h
1.5g	250mg/6h	250mg/8h	250mg/12h
2.0g	500mg/8h	250mg/6h	250mg/12h
3.0g	500mg/6h	500mg/8h	500mg/12h
4.0g	750mg/8h	500mg/6h	500mg/12h

对体重<70kg 的患者，给药剂量需进一步按比例降低

血液透析：对治疗肌酐清除率≤5ml/(min·1.73m^2)且正在进行血液透析的患者，可使用对肌酐清除率 620ml/(min·1.73m^2)患者的推荐剂量（参阅治疗：肾功能损害成年患者的剂量安排）。亚胺培南和西司他丁在血液透析时从循环中清除。患者在血液透析后应予以本品静脉滴注，并于血液透析后以每 12 小时间隔使用 1 次。尤其是患有中枢神经系统疾病的透析患者，应注意监护；对进行血液透析的患者，只有在使用本品静脉滴注治疗的益处大于诱发癫痫发作的危险性时，才推荐使用（详见【注意事项】）。目前尚无足够资料推荐本品静脉滴注用于腹膜透析的患者。由于老年患者的肾功能情况不能单靠血清尿素氮或肌酐浓度来精确判断，因此可通过测定肌酐清除率来作为这些患者给药剂量的指导。

预防：成人剂量安排如下。

为预防成人的手术后感染，可在诱导麻醉时给予本品静脉滴注 1000mg，3h 后再给予 1000mg。对预防高危性（如结肠直肠）外科手术的感染，可在诱导后 8h 和 16h 分别再给予 500mg 静脉滴注。

对肌酐清除率≤70ml/(min·1.73m^2)患者的推荐预防剂量尚无足够的资料。

治疗：儿科剂量的安排（3 个月或较大者）儿童和婴儿推荐的剂量安排如下。

（1）儿童体重≥40kg，可按成人剂量给予。

（2）儿童和婴儿体重<40kg 者，可按 15mg/kg，每 6 小时 1 次给药。每日总剂量不超过 2g。

对 3 个月以内的婴儿或肾功能损害的儿

科患儿(血清肌酐>2mg/dl),尚无足够的临床资料作为推荐依据。本品不推荐用于治疗脑膜炎。若怀疑患有脑膜炎者,应选用其他合适的抗生素。对患脓毒症的儿童,只要能排除脑膜炎的可能,仍然可以使用本品。

静脉滴注溶液的配制:供静脉输注用的本品静脉滴注剂为瓶装无菌粉末,有两种包装:一种为 120ml 玻璃瓶装(输液瓶);另一种为 20ml 玻璃瓶装(非输液瓶)。每瓶均含 500mg 亚胺培南和 500mg 等量的西司他丁。

静脉输注用的本品以碳酸氢钠为缓冲剂,使其溶液的 pH 在 6.5～8.5,若按说明来配制和使用,则 pH 并无明显变化。静脉输注用的本品每瓶含钠 37.5mg(1.6mEq)。

120ml 玻璃瓶(输液瓶):本品 120ml 玻璃瓶(输液瓶)包装中的无菌粉末应按表 12-5 所示方法进行配制,并振摇至溶液澄清。从无色至黄色的颜色改变并不影响本品的药效。

20ml 玻璃瓶(非输液瓶):本品 20ml 玻璃瓶(非输液瓶)包装中的无菌粉末应按以下方法进行配制。

表 12-5 静脉滴注用的本品输注液的配制(详见说明书)

本品静脉滴注的 剂量(亚胺培南)	加入稀释液的容量	本品静脉滴注液 的剂量(亚胺培南)
500mg	100ml	5mg/ml

瓶中的内容物必须先配制成混悬液,再转移至 100ml 合适的输注液中。

推荐的步骤为从装有 100ml 稀释液(见本品输注液的稳定性)的输注容器中取出 10ml,加入本品 20ml 瓶中,摇匀。将混悬液转移至输注容器中。

注意:混悬液不能直接用于输液。

重复上述步骤一次保证 20ml 玻璃瓶中的内容物完全转移至输注溶液中。充分振摇输注容器直至溶液澄清。

本品输注液的稳定性:干粉剂需在室温下(E.P.=15～25℃)贮存。

表 12-6 为选用不同滴注溶液配制成本品静脉滴注液,分别在室温或冷藏条件下的稳定期限。

注意:静脉滴注用的本品化学特性与乳酸盐不相容,因此使用的稀释液不能含有乳酸盐;但可经正在进行乳酸盐滴注的静脉输液系统中给药。

本品静脉滴注不能与其他抗生素混合或直接加入其他抗生素中使用。

表 12-6 静脉滴注本品输注液配制后的稳定性(详见说明书)

稀释液	稳定期限室温(25℃)	冷藏(4℃)
等渗氯化钠溶液	4h	24h
5%葡萄糖溶液	4h	24h
10%葡萄糖溶液	4h	24h
5%葡萄糖和 0.9%氯化钠溶液	4h	24h
5%葡萄糖和 0.45%氯化钠溶液	4h	24h
5%葡萄糖和 0.225%氯化钠溶液	4h	24h
5%葡萄糖和 0.15%氯化钾溶液	4h	24h
5%和 10%甘露醇	4h	24h

【不良反应】

一般来说,本品的耐受性良好。临床对照研究显示,本品的耐受性与头孢唑林、头孢噻吩和头孢噻肟一样良好。不良反应大多轻微而短暂,很少需要停药,极少出现严重的不良反应。最常见的不良反应是一些局部反应。以下为临床研究和上市后经验报道的不良反应。

局部反应:红斑、局部疼痛和硬结,血栓性静脉炎。

过敏反应皮肤:皮疹、瘙痒、荨麻疹、多形性红斑、约翰逊综合征、血管性水肿、中毒性表皮坏死(罕见)、表皮脱落性皮炎(罕见)、念珠菌病、包括药物热及过敏反应。

胃肠道反应:恶心、呕吐、腹泻、牙齿和(或)舌色斑;与使用其他所有广谱抗生素一样,已有报道本品可引起假膜性结肠炎。

血液:嗜酸细胞增多症、白细胞减少症、中性白细胞减少症,包括粒细胞缺乏症,血小板减少症、血小板增多症、血红蛋白降低和全血细胞减少症,以及凝血酶原时间延长均有报道。部分患者可能出现直接 Coombs 试验阳性反应。

肝功能:血清转氨酶、胆红素和(或)血清碱性磷酸酶升高;肝衰竭(罕见),肝炎(罕见)和暴发性肝炎(极罕见)。

肾功能:少尿/无尿、多尿、急性肾衰竭(罕见)。由于这些患者通常已有导致肾前性氮质血症或肾功能损害的因素,因此难以评估本品对肾功能改变的作用。已观察到本品可引起血清肌酐和血尿素氮升高的现象;尿液变色的情况是无害的,不应与血尿混淆。

神经系统/精神疾病:与其他 β-内酰胺抗生素一样,已有报道本品可引起中枢神经系统的不良反应,如肌阵挛、精神障碍,包括幻觉、错乱状态或癫痫发作、感觉异常和脑病亦有报道。

特殊感觉:听觉丧失,味觉异常。

粒细胞减少的患者:与无粒细胞减少症的患者相比,在粒细胞减少的患者中使用本品静脉滴注更常出现药物相关性的恶心和(或)呕吐症状。

【注意事项】

一些临床和实验室资料表明,本品与其他 β-内酰胺类抗生素、青霉素类和头孢菌素类抗生素有部分交叉过敏反应。已报道,大多数 β-内酰胺抗生素可引起严重的反应(包括过敏性反应)。因此,在使用本品前,应详细询问患者过去有无对 β-内酰胺抗生素的过敏史。若在使用本品时出现过敏反应,应立即停药并做相应处理。

事实上,已有报道几乎所有抗生素都可引起假膜性结肠炎,其严重程度由轻度至危及生命不等。因此,对曾患过胃肠道疾病尤其是结肠炎的患者,均需小心使用抗生素。对在使用抗生素过程中出现腹泻的患者,应考虑诊断假膜性结肠炎的可能。有研究显示,梭状芽孢杆菌所产生的毒素是在使用抗生素期间引起结肠炎的主要原因,但也应予以考虑其他原因。

中枢神经系统:本品与其他 β-内酰胺类抗生素一样,可产生中枢神经系统的不良反应,如肌肉阵挛、精神错乱或癫痫发作,尤其当使用剂量超过了根据体重和肾功能状态所推荐的剂量时。但这些不良反应大多发生于已有中枢神经系统疾病的患者(如脑损害或有癫痫病史)和(或)肾功能损害者,因为这些患者会发生药物蓄积。因此,需严格按照推荐剂量安排使用,尤其上述患者(详见【用法用量】)。已有癫痫发作的患者,应继续使用抗惊厥药来治疗。

如发生病灶性震颤、肌阵挛或癫痫时,应做神经病学检查评价;如原来未进行抗惊厥治疗,应给予治疗。如中枢神经系统症状持续存在,应减少本品的剂量或停药。

肌酐清除率≤5ml/(min·1.73m^2)的患者不应使用本品,除非在 48h 内进行血液透析。血液透析患者亦仅在使用本品的益处大于癫痫发作的危险性时才可考虑。

【孕妇及哺乳期妇女用药】

在妊娠妇女使用本品方面,尚未有足够及良好对照的研究资料,只有考虑在对胎儿益处大于潜在危险的情况下,才能在妊娠期间给药。哺乳期妇女在人乳中可测出亚胺培南,如确定有必要对哺乳期妇女使用本品时,患者需停止授乳。

【儿童用药】

目前尚无足够的临床资料可推荐本品用于 3 个月以下的婴儿或肾功能损害(血清肌酐＞2mg/dl)的儿科患儿(请参阅【用法用量】中的儿科剂量的安排)。

【老年人用药】

本品不需根据年龄调整用药剂量。由于老年患者更易患有肾功能衰退,应慎重选择用药剂量。监测患者的肾功能可能是有效途径。对肾功能损害患者进行用药剂量调整是必要的(请参阅【用法用量】中相关内容。治疗:肾功能损害成年患者的剂量安排)。

【药物相互作用】

已有使用 Ganciclovir 和本品静脉滴注于患者引起癫痫发作的报道。对于这种情况除非其益处大于危险,否则不应伴随使用。也可参阅【用法用量】下的本品输注液的稳定性。

有文献表明,合并碳青霉烯类用药,包括亚胺培南,患者接受丙戊酸或双丙戊酸钠会导致丙戊酸浓度降低。因为药物相互作用,丙戊酸浓度会低于治疗范围,因此癫痫发作的风险增加。尽管药物相互作用的机制尚不明确,体外和动物研究数据表明,碳青霉烯类药物会抑制丙戊酸葡糖苷酸代谢(VPA-g)成丙戊酸的水解,降低丙戊酸的血清浓度。

【禁忌】

本品禁用于对本品任何成分过敏的患者。

【制剂规格】

亚胺培南 500mg 和西司他丁钠(以 $C_{16}H_{26}N_2O_5S$ 计)500mg/瓶,1 瓶/盒。

备选药:卡芦莫南(阿莫苏林,Carumonam),美罗培南(倍能,Meropenem),厄他培南(怡万之,Ertapenem),多尼培南(Doripenem),比阿培南(安信,Biapenem),头孢唑喃(Cefuzonam)。

(八)氨基糖苷类

阿米卡星(丁胺卡那霉素,Amikacin Sulfate)

【药理作用】

硫酸阿米卡星是一种氨基糖苷类抗生素。该品对多数肠杆菌科细菌,如大肠埃希菌、克雷伯菌属、肠杆菌属、变形杆菌属、志贺菌属、沙门菌属、枸橼酸杆菌属、沙雷菌属等均具有良好作用,对铜绿假单胞菌及部分其他假单胞菌、不动杆菌属、产碱杆菌属等亦有良好作用;对脑膜炎球菌、淋球菌、流感杆菌、耶尔森菌属、胎儿弯曲菌、结核杆菌及某些分枝杆菌属亦具较好抗菌作用,其抗菌活性较庆大霉素略低。该品最突出的优点是对许多肠道革兰阴性杆菌所产生的氨基糖苷类钝化酶稳定,不会为此类酶钝化而失去抗菌活性。在目前所分离到的 12 种钝化酶中,该品仅可为 AAC(6′)所钝化,此外 AAD(4′)和 APH(3′)-Ⅲ 偶可导致细菌对该品中度耐药。临床分离的肠杆菌科细菌中对庆大霉素、妥布霉素和奈替米星等氨基糖苷类耐药者 60%～70%对该品仍敏感。近年来,革兰阴性杆菌中对阿米卡星耐药菌株亦有增多。革兰阳性球菌中该品除对葡萄球菌属中甲氧西林敏感株有良好抗菌作用外,肺炎链球菌、各组链球菌及肠球菌属对之大多耐药。该品对厌氧菌无效。该品作用机制为作用于细菌核糖体的 30S 亚单位,抑制细菌合成蛋白质。阿米卡星与半合成青霉素类或头孢菌素类合用常可获协同抗菌作用。

【药动学】

肌内注射后迅速被吸收。主要分布于细胞外液,正常婴儿脑脊液中浓度可达同时期血药浓度的 10%～20%,当脑膜有炎症时,则可达同期血药浓度的 50%,但在心脏心耳组织、心包液、肌肉、脂肪和间质液内的浓度很低;5%～15% 的药量重新分布到各种组织,可在肾脏皮质细胞和内耳液中积蓄。穿过胎盘,尿中浓度高,滑膜液中可达治疗浓度。支气管分泌物、胆汁及房水中浓度低,腹水中浓度很难预测。分布容积为 0.21L/kg,蛋白结合率低,在肾皮质中可与组织结合。肌内注射后血药浓度于 0.75～1.5h 达峰值,一次肌内注射 250mg、375mg 与 500mg 后,平均峰浓度分别为 12μg/ml、16μg/ml 与 21μg/ml,6h 尿药浓度分别为 560μg/ml、700μg/ml 及 830μg/ml。静滴后 15～30min 达峰值,一次静滴 500mg,30min 滴完时的平均血药峰浓度为 38μg/ml。发热患者血药浓度减低。$t_{1/2}$ 成人为 2～2.5h,无尿患者中 $t_{1/2}$ 可长达 30h,烧伤患者为 1～1.5h;胎儿为 3.7h,新生儿为 4～8h(与出生时体重和年龄成反比)。本品在体内不代谢。主要经肾小球滤过排出,9h 内排出 84%～92%;一次肌注 0.5g,尿药浓度可高达 800μg/ml 以上,24h 内排出 94%～98%,10～20d 内完全排泄。血液透析与腹膜透析可自血液中清除相当量的药物,从而使半衰期显著缩短。

【适应证】

临床主要用于对庆大霉素,卡那霉素耐药的革兰阴性杆菌如大肠埃希菌、变形杆菌和铜绿假单胞菌引起的各种感染。①本品适用于铜绿假单胞菌及其他假单胞菌属、大肠埃希菌、变形杆菌(吲哚阳性和吲哚阴性)、普鲁威登斯菌、克雷伯菌、肠杆菌、沙雷菌属、不动杆菌属与葡萄球菌属等所致的菌血症、细菌性心内膜炎、败血症(包括新生儿脓毒症)、呼吸道感染、骨关节感染、中枢神经系统感染(包括脑膜炎)、皮肤软组织感染、胆道感染、腹腔感染(包括腹膜炎)、烧伤、手术后感染(包括血管外科手术后感染)及复发性尿路感染等。②阿米卡星不宜用于单纯性尿路感染初治病例,除非致病菌对其他毒性较低的抗菌药均不敏感。③阿米卡星对大部分氨基糖苷类钝化酶稳定,故适用于治疗革兰阴性杆菌中卡那霉素、庆大霉素或妥布霉素耐药菌株,尤其如普鲁威登斯菌属、黏质沙雷菌和铜绿假单胞菌所致感染:菌血症、败血症、心内膜炎、尿路感染、皮肤及软组织感染、皮肤科、肾病内科、心血管内科、传染病科感染。

【用法用量】

①成人:肌内注射或静脉滴注。单纯性尿路感染对常用抗菌药耐药者每 12 小时 0.2g;用于其他全身感染每 12 小时 7.5mg/kg,或每 24 小时 15mg/kg。成人一日不超过 1.5g,疗程不超过 10d。②小儿:肌内注射或静脉滴注。首剂按体重 10mg/kg,继以每 12 小时 7.5mg/kg,或每 24 小时 15mg/kg。③肾功能减退患者:肌酐清除率 50～90ml/min 者每 12 小时给予正常剂量(7.5mg/kg)的 60%～90%;肌酐清除率 10～50ml/min 者每 24～48 小时用 7.5mg/kg 的 20%～30%。

【给药说明】

(1)应监测血药浓度,尤其是新生儿、老年人和肾功能减退的患者,本品的有效治疗浓度范围为 15～25μg/ml,应避免高峰血药浓度持续在 35μg/ml 以上和谷浓度超过 5μg/ml。

(2)不能测定血药浓度时,应根据测得的肌酐清除率调整剂量。

(3)给予首次饱和量(7.5mg/kg)后,有肾功能不全、前庭功能或听力减退的患者所用维持量酌减,即剂量不变,延长给药间期;或给药间期不变,每次剂量减少或停用本品。其维持量可按下式计算。①延长给药间期(h),每次用量不变(7.5mg/kg),给药间期=患者血肌酐值(mg/100ml)×9;②减少每次给药量,每 12 小时用药 1 次:每次剂量=患者肌酐清除率(ml/min)×7.5(mg/kg)/正常人肌酐清除率（ml/min）。由于阿米卡星在体内不代谢,主要经尿排出,因此肾功能减退的患者可能引起药物积聚达中毒浓度。

（4）患者应给予足够的水分,以减少肾小管损害。

（5）烧伤患者中本品的半衰期较短（1～1.5h）,因此可能需用 5～75mg/kg,每 6小时 1 次。

（6）长期用药可能导致耐药菌过度生长。

（7）配制静脉用药时,每 500mg 加入氯化钠注射液,5%葡萄糖注射液或其他灭菌稀释液 100～200ml,上述溶液用于成人病例应在 30～60min 内,婴儿患者于 1～2h 内缓慢输入,并相应减少稀释液量。本品不可直接静脉推注,以免产生神经肌肉阻滞和呼吸抑制作用。本品干扰正常菌群,长期应用可导致非敏感菌过度生长。

【禁忌】

对阿米卡星或其他氨基糖苷类过敏的患者禁用。

【不良反应】

①患者可发生听力减退、耳鸣或耳部饱满感;少数患者亦可发生眩晕、步履不稳等症状。听力减退一般于停药后症状不再加重,但个别在停药后可能继续发展至耳聋。②本品有一定肾毒性,患者可出现血尿,排尿次数减少或尿量减少、血尿素氮、血肌酐值增高等。大多系可逆性,停药后即见减轻,但亦有个别报道出现肾衰竭。③软弱无力、嗜睡、呼吸困难等神经肌肉阻滞作用少见。④其他不良反应有头痛、麻木、针刺感染、震颤、抽搐、关节痛、药物热、嗜酸粒细胞增多、肝功能异常、视物模糊等。

【注意事项】

（1）交叉过敏,对一种氨基糖苷类过敏的患者可能对其他氨基糖苷也过敏。

（2）在用药过程中应注意进行下列检查:①尿常规和肾功能测定,以防止出现严重肾毒性反应。②听力检查或听电图检查,尤其

注意高频听力损害,这对老年患者尤为重要。

（3）疗程中有条件时应监测血药浓度,尤其新生儿、老年和肾功能减退患者。每 12 小时给药 7.5mg/kg 者血药峰浓度应保持在 15～30mg/ml,谷浓度 5～10mg/ml;一日 1次给药 15mg/kg 者血药峰浓度应维持在 56～64mg/ml,谷浓度应为 1mg/ml。

（4）下列情况应慎用本品:①失水,可使血药浓度增高,易产生毒性反应。②第Ⅷ对脑神经损害,因本品可导致前庭神经和听神经损害。③重症肌无力或帕金森症,因本症可引起神经肌肉阻滞作用,导致骨骼肌软弱。④肾功能损害者,因本品具有肾毒性。

（5）对诊断的干扰:本品可使丙氨酸氨基转移酶（ALT）、门冬氨酸氨基转移酶（AST）、血清胆红素浓度及乳酸脱氢酶浓度的测定值增高;血钙、镁、钾、钠浓度的测定值可能降低。

（6）氨基糖苷类与内酰胺类（头孢菌素类与青霉素类）混合时可导致相互失活。本品与上述抗生素联合应用时必须分瓶滴注。阿米卡星亦不宜与其他药物同瓶滴注。

（7）应给予患者足够的水分,以减少肾小管损害。

（8）配制静脉用药时,每 500mg 加入氯化钠注射液或 5%葡萄糖注射液或其他灭菌稀释液 100～200ml。成人应在 30～60min内缓慢滴注,婴儿患者稀释的液量相应减少。

【药物相互作用】

阿米卡星与羧苄西林以足量合用时,对铜绿假单胞菌的某些敏感菌株有协同作用（但不可在同一静脉输液瓶中混合后应用）。氨基糖苷类药物相互作用:①与强利尿药（如呋塞米、依他尼酸等）联用可加强耳毒性。②与其他有耳毒性的药物（如红霉素等）联合应用,耳中毒的可能加强。③与头孢菌素类联合应用,可致肾毒性加强。右旋糖酐可加强本类药物的肾毒性。④与肌肉松弛药或具有此种作用的药物（如地西泮等）联合应用可

致神经-肌肉阻滞作用的加强。新斯的明或其他抗胆碱酯酶药均可拮抗神经-肌肉阻滞作用。⑤本类药物与碱性药(如碳酸氢钠、氨茶碱等)联合应用,抗菌效能可增强,但同时毒性也相应增强,必须慎重。⑥青霉素类对某些链球菌的抗菌作用可因氨基糖苷类的联用而得到加强,如目前公认草绿色链球菌性心内膜炎和肠球菌感染在应用青霉素的同时可加用链霉素(或其他氨基糖苷类)。但对其他细菌是否有增效作用并未肯定,甚至有两种药物联用而致治疗失败的报道。因此,这两类药物的联合必须遵循其适应证不要随意使用。

【制剂规格】

1ml:0.1g(10 万 U);2ml:0.25g(25 万 U)。

妥布霉素(Tobramycin)

【药理作用】

本品对革兰阴性菌特别是对铜绿假单胞菌具有高效。其作用比庆大霉素强 2～4 倍,对庆大霉素中度耐药的绿脓杆菌对本品仍然敏感。本品的抗菌谱、作用与庆大霉素相似,对细菌的作用机制也是抑制蛋白质的合成(参阅硫酸链霉素)。

【动力学】

肌内注射后吸收迅速而完全。局部冲洗或局部应用后亦可经身体表面吸收一定量。吸收后主要分布于细胞外液;其中 5%～15%再分布到组织中,在肾皮质细胞中积蓄,本品可穿过胎盘。分布容积为 0.26L/kg。尿液中药物浓度高,肌内注射 1mg/kg 后尿中浓度可达 75～100μg/ml。滑膜液内可达有效浓度,在支气管分泌液、脑脊液、胆汁、粪便、乳汁、房水中浓度低。肌内注射 1mg/kg 后血药浓度可达 4μg/ml;静脉滴注上述剂量 1h,其血药浓度与肌注相似。$t_{1/2}$ 为 1.9～2.2h,蛋白结合率很低。本品在体内不代谢,经肾小球滤过排出。24h 内排出给药量的 85%～93%。本品可经血液透析或腹膜透析清除。

【适应证】

本品适用于铜绿假单胞菌、变形杆菌(吲哚阳性和阴性)、大肠埃希菌、克雷伯菌属、肠杆菌属、沙雷菌属及葡萄球菌(包括耐青霉素 G 与耐甲氧西林菌株)所致的新生儿脓毒症、败血症、中枢神经系统感染(包括脑膜炎)、泌尿生殖系统感染、肺部感染、胆道感染、腹腔感染(及腹膜炎)、骨骼感染、皮肤、软组织感染(包括烧伤)、急性与慢性中耳炎、鼻窦炎等。本品用于铜绿假单胞菌脑膜炎或脑室炎时可同时鞘内注射给药;用于支气管及肺部感染时可同时气溶吸入本品作为辅助治疗。妥布霉素对多数 D 组链球菌感染无效。用于结膜炎、角膜炎等眼部细菌感染,特别是对庆大霉素耐药的革兰阴性杆菌感染,如严重的铜绿假单胞菌感染有效。

【用法用量】

(1)成人常用量肌内注射或静脉滴注,一次按体重 1～1.7mg/kg,每 8 小时 1 次,疗程 7～10d。危重感染患者可增加至每日 8mg/kg,分次静脉滴注,但病情好转后应尽早减量。

(2)小儿常用量肌内注射或静脉滴注,按体重,出生 0～7d 者 2mg/kg,每 12 小时 1 次;婴儿及儿童 2mg/kg,每 8 小时 1 次。参阅硫酸庆大霉素。①肌酐清除率在 70ml/min 以下者其维持剂量需根据测得的肌酐清除率进行调整。②妥布霉素注射液必须经充分稀释后静脉滴注,可将每次用量加入 50～200ml 5%葡萄糖注射液或氯化钠注射液稀释成浓度为 1mg/ml(0.1%)的溶液,在 30～60min 内滴完(滴注时间不可少于 20min),小儿用药时稀释的液量应相应减少。③本品不宜皮下注射,因可引起疼痛。一般认为,本品的血药峰浓度超过 12μg/ml 和谷浓度超过 2μg/ml 时易出现毒性反应。1 个疗程不超过 7～10d。滴眼,每次 1～2 滴,每 2 小时 1 次。涂眼,适量涂结膜囊内,每日 2 次,或临睡前涂 1 次。

【不良反应】

参阅硫酸庆大霉素。本品对听神经和肾有一定毒性,可引起肾损害,本品对肾脏的毒性较庆大霉素为少见,仅约 1% 的患者有肾功能失常的征候,如管型尿、少尿、蛋白尿或血清肌酐浓度升高等。肾功能不全者,应进行血药浓度监测。可引起胃肠道反应,如恶心、呕吐、食欲缺乏、腹胀、腹泻、还可有肝损害、转氨酶升高、血小板减低、白细胞减低、粒细胞减低、皮疹、静脉炎等。少数患者血象改变,剂量大时可有神经毒性、二重感染、中毒性精神病均可发生。大剂量、麻醉、胸腔及腹腔内应用,均有神经肌肉阻滞的危险性,过敏反应的发生率低,与庆大霉素相似,最常见的是荨麻疹、嗜酸粒细胞增多及丘斑疹。

【禁忌】

对肾功能不全者,应进行血药监测。

【相互作用】

参阅硫酸链霉素。氨基糖苷类药物相互作用如下。

(1)与强利尿药(如呋塞米、依他尼酸等)联用可加强耳毒性。

(2)与其他有耳毒性的药物(如红霉素等)联合应用,耳中毒的可能加强。

(3)与头孢菌素类联合应用,可致肾毒性加强。右旋糖酐可加强本类药物的肾毒性。

(4)与肌肉松弛药或具有此种作用的药物(如地西泮等)联合应用可致神经-肌肉阻滞作用的加强。新斯的明或其他抗胆碱酯酶药均可拮抗神经-肌肉阻滞作用。

(5)本类药物与碱性药(如碳酸氢钠、氨茶碱等)联合应用,抗菌效能可增强,但同时毒性也相应增强,必须慎重。

(6)青霉素类对某些链球菌的抗菌作用可因氨基糖苷类的联用而得到加强,如目前公认草绿色链球菌性心内膜炎和肠球菌感染在应用青霉素的同时可加用链霉素(或其他氨基糖苷类)。但对其他细菌是否有增效作用并未肯定,甚至有两种药物联用而致治疗失败的报道,因此,这两类药物的联合必须遵循其适应证不要随意使用。

【制剂规格】

按妥布霉素计。硫酸妥布霉素注射液:①1ml:10mg;②1ml:40mg;③2ml:80mg。

注射用硫酸妥布霉素 1～2g 肌内注射或静脉滴注,一日每千克体重 3～5mg,分 2～3 次给药;新生儿一日每千克体重 4mg,分 2 次给药,一般用药 7～10d;滴眼剂:0.3%;眼膏剂:0.3%。

依替米星(Etimicin)

本品为一种新的半合成水溶性抗生素,属氨基糖苷类,其作用于肠杆菌、克雷伯肺炎杆菌、沙雷菌属、奇异变形杆菌、沙门菌属、嗜血流感杆菌及葡萄菌属等有较高的抗菌活性,对部分庆大霉素、小诺霉素(小诺米星)和头孢唑林耐药的金黄色葡萄球菌、大肠埃希菌和克雷伯肺炎杆菌,其体外 MIC 值仍在本品治疗剂量的血药浓度范围内。对产生青霉素酶的部分葡萄球菌和部分低水平甲氧西林耐药的葡萄球菌(MRSA)亦有一定抗菌活性。

【作用机制】

①抑制 70S 始动复合物的形成;②选择性与 30S 亚基上靶蛋白 A 位结合,造成 A 位扭曲,从而使 mRNA 上的密码错误;③阻碍终止因子 R 与蛋白 A 位结合,造成菌体内蛋白耗竭;④细胞膜的蛋白合成也受到抑制,最终导致细菌死亡。

【药动学】

健康成人一次静脉滴注 0.1g、0.15g 和 0.2g 硫酸依替米星后血清药物浓度分别为 11.30mg/L、14.6mg/L、19.79mg/L。血消除半衰期($t_{1/2\beta}$)约为 1.5h,24h 内原形在尿中的排泄量约为 80%。健康成人每日足量给药 1 次,连续给药 7d,血中也无明显的蓄积作用,该品与血清蛋白的结合率为 25% 左右。

【适应证】

适用于对其敏感的大肠埃希菌、克雷伯肺炎杆菌、沙雷杆菌属、枸橼酸杆菌、肠杆菌属、不动杆菌属、变形杆菌属、流感嗜血杆菌、铜绿假单胞菌和葡萄球菌等引起的各种感染。临床研究显示该品对以下感染有较好的疗效：①呼吸科，急性咽炎、急性化脓性扁桃体炎、急性支气管炎、肺炎等；②骨科，手术前后的感染等；③急诊科，急性细菌感染等；烧伤科，创面感染等；④泌尿外科，尿路感染、盆腔炎、淋病等；⑤肝胆科，胆囊炎、手术期感染等；⑥消化科，急性菌痢、急性肠炎、伤寒（包括沙门菌感染）、胆系感染、腹腔感染等；⑦普外科，急性化脓性阑尾炎、伤口感染等；⑧血液科，菌血症或者败血症；⑨肿瘤科，肿瘤化疗后感染等。

【用法用量】

静脉滴注。成人推荐剂量：对于肾功能正常泌尿系统感染或全身性感染的患者，每日 2 次，每次 0.1～0.15g，稀释于 100ml 或 250ml 的氯化钠注射液或 5% 葡萄糖注射液中，静脉滴注 1h。一般疗程 5～10d，或 200～300mg 溶于 5% 葡萄糖注射液或氯化钠注射液 100ml 或 250ml 中静脉滴注 1h，每日 1 次。疗程 5～10d，病情严重或败血症者可适当延长疗程，必要时可与 β-内酰胺类或其他抗生素联合应用。对于肾功能不良者，原则上不用，必要时应调整剂量，并应监测血清中依替米星的浓度。

【注意事项】

(1)对该品及其他氨基糖苷类抗生素过敏者禁用。

(2)用该品治疗过程中仍应密切观察肾功能和第Ⅷ对脑神经功能的变化，尤其是已明确或怀疑有肾功能减退者、大面积烧伤者、老年患者或脱水患者。

(3)该品应避免与其他具有潜在耳、肾毒性如多黏菌素、其他氨基糖苷类等抗生素、强利尿酸及呋塞米（速尿）等联合使用，以免增加肾毒性和耳毒性。

(4)可能发生神经肌肉阻断现象，因此对接受麻醉药、琥珀胆碱、筒箭毒碱或大量输入枸橼酸抗凝药的血液患者应特别注意，一旦出现神经肌肉阻滞现象应停用该品，静脉内给予钙盐进行治疗。

(5)肾功能受损的患者，不宜使用该品。必要时应调整剂量，并应监测血清中硫酸依替米星的浓度，此外血清肌酐水平及肌酐消除率也是最适合观察肾功能程度的指标。调整剂量时可采用下述两个方案中的一种：①改变给药次数，调整剂量的一种方法是延长两次常规给药的间隔时间。由于血清肌酐水平与硫酸依替米星血消除半衰期$(t_{1/2\beta})$高度相关，因此，实验室检查可提供调整给药间隔的指标。两次给药的间隔时间（小时）大致等于血清肌酐水平（mg/100ml）乘以 8；例如，一个体重 60kg 的患者，血清肌酐水平为 3.0mg/100ml，该患者使用硫酸依替米星的治疗方案应为：每次剂量为 2mg/kg×60kg 即 120mg，二次间隔时间按血清肌酐水平 3.0(mg/100ml)×8 计算，即 24h。②改变治疗剂量：在具有肾功能不全的严重全身感染者，可增加硫酸依替米星的给药次数，但应减少治疗剂量。对这类患者应当测定血清硫酸依替米星浓度。推荐的方法：在给予常规的首次剂量后，改为每 8 小时给药方法是把常规推荐的剂量除以血清肌酐水平；例如，一个体重 60kg 的患者，首次剂量 120mg，血清肌酐浓度 3.0mg/100ml，该患者使用硫酸依替米星的治疗方案为一次剂量为(120÷3)，即 40mg，每 8 小时 1 次。如果已知肌酐清除率，则每间隔 8h 所使用的维持剂量可以用以下计算公式：维持剂量＝（患者的 CCr÷正常的 CCr）×常规的维持剂量[CCr＝肌酐清除率(ml/min · 1.73m²)]上述推荐的剂量计算方法仅用于血清硫酸依替米星水平不能监测时。由于在感染过程中，肾功能随时可发生变化，因此硫酸依替米星的使用剂量也应随时给予调整。

（6）在使用该品治疗过程中应密切观察肾功能和第Ⅷ对脑神经功能的变化，并尽可能进行血药浓度检测，尤其是已明确或怀疑有肾功能减退或衰竭患者、大面积烧伤患者、新生儿、早产儿、婴幼儿和老年患者、休克、心力衰竭、腹水、严重脱水患者及肾功能在短期内有较大波动者。

（7）该品属氨基糖苷类抗生素，可能发生神经肌肉阻滞现象。因此对接受麻醉药、琥珀胆碱、筒箭毒碱或大量输入枸橼酸抗凝药的血液患者应特别注意，一旦出现神经肌肉阻滞现象应停用该品，静脉内给予钙盐进行治疗。该品属氨基糖苷类抗生素，儿童慎用。孕妇使用该品前必须充分权衡利弊。哺乳期妇女在用药期间需暂时停止哺乳。由于生理性肾功能的衰退，该品剂量与用药间期需调整。

【不良反应】

该品系半合成氨基糖苷类抗生素，其不良反应为耳、肾的不良反应，发生率和严重程度与奈替米星相似。个别病例可见尿素氮（BUN）、肌酐（S-Cr）或丙氨酸氨基转移酶（ALT）、门冬氨酸氨基转移酶（AST）、碱性磷酸酶（ALP）等肝肾功能指标轻度升高，但停药后即恢复正常。依替米星该品的耳毒性和前庭毒性主要发生于肾功能不全的患者、剂量过大或过量的患者，表现为眩晕、耳鸣等，个别患者电测听力下降，程度均较轻。其他罕见的反应有恶心、皮疹、静脉炎、心悸、胸闷及皮肤瘙痒等。

【禁忌】

对该品及其他氨基糖苷类抗生素过敏者禁用。

【药物相互作用】

该品应当避免与其他具有潜在耳、肾毒性药物如多黏菌素、其他氨基糖苷类等抗生素、强利尿酸及呋塞米（速尿）等联合使用，以免增加肾毒性和耳毒性。

【制剂规格】

制剂按 $C_{21}H_{43}N_5O_7$ 计：①1ml：50mg（5万 U）；②2ml：0.1g（10 万 U）。小容量注射剂：1ml：50mg；2ml：100mg；4ml：0.2g。

冻干粉针剂：50 mg（5 万 U）/瓶；0.1g（10 万 U）/瓶；0.15g（15 万 U）/瓶；0.3g（30万 U）/瓶。

大容量注射剂：100ml：依替米星 0.1g（10 万 U）与氯化钠 0.9g。

250ml：依替米星 0.15g（15 万 U）与氯化钠 2.25g。

100ml：依替米星 0.3g（30 万 U）与氯化钠 0.9g。

100ml：依替米星 0.15g（15 万 U）与氯化钠 0.9g。

100ml：硫酸依替米星 0.2g（20 万 U）（按依替米星计）与氯化钠 0.9g。

50ml：硫酸依替米星 0.05g（5 万 U）（按依替米星计）与氯化钠 0.45g。

硫酸西梭米星（西梭米星，Sisomycin）

【药理毒理】

本品属氨基糖苷类抗生素。抗菌谱与庆大霉素相似。对金黄色葡萄球菌和大肠埃希菌、克雷伯杆菌、变形杆菌、肠杆菌属、铜绿假单胞菌、痢疾杆菌等革兰阴性菌有效。对铜绿假单胞菌的抗菌作用较庆大霉素强，与妥布霉素相近。对沙雷杆菌的作用低于庆大霉素，但高于妥布霉素。本品的作用机制是与细菌核糖体 30S 亚单位结合，抑制细菌蛋白质的合成。

【药动学】

本品的体内过程与庆大霉素相近。正常人单次静脉给药 1mg/kg 后血药峰浓度 C_{max} 约为 7.4mg/L，血消除半衰期（$t_{1/2\beta}$）约为 2h，肾功能减退者半衰期相应延长。24h 内自尿排出给药量的 75% 左右。与其他氨基糖苷类抗生素相仿，本品可在肾中积聚，肾皮质中浓度较髓质高，尿毒症患者经 8h 血液透析后血药浓度可降低约 50%。

【适应证】

本品适用于革兰阴性菌（包括铜绿假单胞菌）、葡萄球菌和其他敏感菌所致的下列感染：呼吸系统感染、泌尿生殖系统感染、胆道感染、皮肤和软组织感染、感染性腹泻及败血症等。本品用于上述严重感染时宜与青霉素或头孢菌素等联合应用。

【用法用量】

肌内注射或静脉滴注。①肾功能正常者：成人轻度感染，一日 0.1mg；重度感染，一日 0.15g。均分 2～3 次给药。小儿按体重一日 2～3 mg/kg，分 2～3 次给药。疗程均不超过 7～10d。有条件时应进行血药浓度监测。②肾功能减退者：肾功能减退患者应用本品时，应根据肾功能调整剂量。有条件者应同时监测血药浓度，以调整剂量。

【不良反应】

①常见听力减退，耳鸣或耳部饱满感（耳毒性），血尿，蛋白尿，管型尿，排尿次数显著减少或尿量减少，食欲缺乏，极度口渴（肾毒性），步履不稳，眩晕（耳毒性，影响前庭），恶心或呕吐（耳毒性，影响前庭，肾毒性）。②少见视力减退（视神经炎）、呼吸困难、嗜睡、极度软弱无力（神经肌肉阻滞）、皮疹等过敏反应、血象变化、肝功能改变、消化道反应和注射部位疼痛、硬结、静脉炎等。③极少见过敏性休克。

【禁忌证】

①对本品或其他氨基糖苷类及杆菌肽过敏者、本人或家族中有人因使用链霉素引起耳聋或其他耳聋者禁用。②肾衰竭者禁用。

【注意事项】

①肾功能不全、肝功能异常、前庭功能或听力减退、失水、重症肌无力或帕金森症者及老年患者慎用。②用药时间一般不宜超过 10d，若必须继续用药时，应对听觉器官和肾功能进行严密监护。③交叉过敏，对一种氨基糖苷类抗生素如链霉素、庆大霉素过敏的患者，可能对本品过敏。④有条件时在疗程中应监测血药浓度（本品血药峰浓度超过 10mg/L，谷浓度超过 2mg/L 时易出现毒性反应），并据此调整剂量，不能测定血药浓度时，应根据测得的肌酐清除率调整剂量，尤其对肾功能减退者、早产儿、新生儿、婴幼儿或老年人、休克、心力衰竭、腹水或严重失水等患者。⑤本品不能静脉注射，以免产生神经肌肉阻滞和呼吸抑制作用。⑥长期应用本品可能导致耐药菌过度生长。⑦应给患者补充足够的水分，以减少肾小管损害。

【孕妇及哺乳期妇女用药】

①本品可透过血-胎盘屏障，在羊水中达到一定浓度，可能对胎儿的第Ⅷ对脑神经造成损害，故孕妇禁用。②哺乳期妇女慎用，应用本品期间暂停哺乳。

【儿童用药】

早产儿、新生儿、婴幼儿慎用本品。若使用本品，应根据血药浓度或肌酐清除率调整剂量。

【老年患者用药】

老年患者应用本品后可产生各种毒性反应，因此在疗程中监测肾功能极为重要。肾功能正常者用药后亦可能产生听力减退。此外，老年患者应采用较小剂量或延长给药间隔，以与其年龄、肾功能和第Ⅷ对脑神经的功能相适应。

【药物相互作用】

（1）本品与其他氨基糖苷类同用或先后连续局部或全身应用，可增加耳毒性、肾毒性及神经肌肉阻滞作用。可能发生听力减退，停药后仍可能进展至耳聋；听力损害可能恢复或呈永久性。神经肌肉阻滞作用可导致骨骼肌软弱无力、呼吸抑制或呼吸麻痹（呼吸暂停），用抗胆碱酯酶药或钙盐有助于阻滞作用恢复。

（2）本品与神经肌肉阻滞药合用，可加重神经肌肉阻滞作用，导致肌肉软弱、呼吸抑制或呼吸麻痹（呼吸暂停）。与代血浆类药如右旋糖酐、海藻酸钠，利尿药如依他尼酸、呋塞米及卷曲霉素、顺铂、万古霉素等合用,或先后连续局部或全身应用,可增加耳毒性与肾毒性,可能发生听力损害,且停药后仍可能发展至耳聋,听力损害可能恢复或呈永久性。

(3)本品与头孢噻吩局部或全身合用可能增加肾毒性。

(4)本品与多黏菌素类合用,或先后连续局部或全身应用,因可增加肾毒性和神经肌肉阻滞作用,后者可导致骨骼肌软弱无力、呼吸抑制或呼吸麻痹(呼吸暂停)。

(5)本品不宜与其他肾毒性或耳毒性药物合用或先后应用,以免加重肾毒性或耳毒性。

(6)本品不宜与两性霉素 B、头孢噻吩钠、呋喃妥因钠、磺胺嘧啶钠和四环素等(以上均为注射液)联合应用,因可发生配伍禁忌。

(7)本品与 β-内酰胺类(头胞菌素类或青霉素类)合用常可获得协同作用。

(8)本品与 β-内酰胺类(头胞菌素类或青霉素类)混合可导致相互失活,需联合应用时必须分瓶滴注。

【药物过量】

长期或大剂量使用本品可引起蛋白尿、管型尿、不可逆听力减退及神经肌肉阻滞作用等。由于缺少特异性拮抗药,主要用对症疗法和支持疗法。腹膜透析或血液透析可帮助本品从血液中清除。

【制剂规格】

硫酸西梭米星注射液:1ml:5 万 U;22ml:10 万 U。

备选药:奈替米星(立克菌星,Netimicin),异帕米星(卡拉霉素 B,Isepamicin)。

(九)大环内酯类

阿奇霉素

阿奇霉素为半合成的十五元环大环内酯类抗生素。白色或类白色结晶性粉末;无臭味苦;微有引湿性。本品在甲醇、丙酮、氯仿、无水乙醇或稀盐酸中易溶,在水中几乎不溶。

比旋度取本品,精密称定,加无水乙醇溶解并稀释制成每 1ml 含 20mg 的溶液,依法测定比旋度应为 $-45°\sim-49°$。

【药理作用】

阿奇霉素为氮杂内酯类抗生素,其作用机制是通过与敏感微生物的 50S 核糖体的亚单位蛋白质结合,从而干扰其蛋白质的合成(不影响核酸的合成)。体外试验和临床研究均表明,阿奇霉素对以下多种致病菌有效:①革兰阳性需氧微生物,金黄色葡萄球菌、酿脓链球菌、肺炎链球菌、溶血性链球菌;②革兰阴性需氧微生物,流感嗜血杆菌、卡他摩拉菌;③其他微生物,沙眼衣原体。

阿奇红霉素对于耐红霉素的革兰阳性菌有交叉耐药性。大多数粪链球菌(肠球菌)及耐甲氧西林的葡萄球菌对阿奇霉素有耐药性。

体外试验和临床研究已证实,阿奇霉素可预防和治疗鸟胞内分枝杆菌复合体(由鸟胞内分枝杆菌和胞内分枝杆菌组成)引起的疾病。细菌产生的 β-内酰胺酶不影响阿奇霉素的活性。对以下微生物已有体外研究结果,但是其临床意义尚不清楚,包括链球菌属(C、F、G),草绿色链球菌,百日咳杆菌,空肠弯曲杆菌,杜克嗜血杆菌,嗜肺性军团菌,双路普雷活菌,产气荚膜梭菌,消化链球菌属,包柔螺旋体,肺炎支原体,梅毒螺旋体,解脲支原体等。

【药动学】

口服后迅速吸收,生物利用度为 37%。单剂口服 0.5g 后,达峰时间为 2.5~2.6h,血药峰浓度(C_{max})为 0.4~0.45mg/L。该品在体内分布广泛,在各组织内浓度可达同期血浓度的 10~100 倍,在巨噬细胞及成纤维细胞内浓度高,前者能将阿奇霉素转运至炎症部位。

该品单剂给药后的血消除半衰期($t_{1/2\beta}$)为 35~48h,给药量的 50% 以上以原形经胆道排出,给药后 72h 内约 4.5% 以原形经尿排出。该品的血清蛋白结合率随血药浓度的增加而减低,当血药浓度为 $0.02\mu g/ml$ 时,血清蛋白结合率为 15%;当血药浓度为 $2\mu g/ml$ 时,血清蛋白结合率为 7%。

轻至中度肾功能不全患者(肾小球滤过率为 $10\sim80ml/min$)药代参数无明显变化,严重肾功能不全者(肾小球滤过率 $<10ml/min$)与正常者有显著差异,全身暴露量增加 33%。

【适应证】

化脓性链球菌引起的急性咽炎、急性扁桃体炎;敏感细菌引起的鼻窦炎、中耳炎、急性支气管炎、慢性支气管炎急性发作;肺炎链球菌、流感嗜血杆菌及肺炎支原体所致的肺炎;沙眼衣原体及非多种耐药淋病奈瑟菌所致的尿道炎和宫颈炎;敏感细菌引起的皮肤软组织感染。

【用法用量】

成人用量:①沙眼衣原体或敏感淋病奈瑟菌所致性传播疾病,仅需单次口服该品 1.0g。②对其他感染的治疗。第 1 天,0.5g 顿服,第 $2\sim5$ 天,一日 0.25g 顿服;或一日 0.5g 顿服,连服 3d。小儿用量:①治疗中耳炎、肺炎,第 1 天,按体重 10mg/kg 顿服(一日最大量不超过 0.5g),第 $2\sim5$ 天,每日按体重 5mg/kg 顿服(一日最大量不得超过 0.25g)或按以下方法给药。②治疗小儿咽炎、扁桃体炎,一日按体重 12mg/kg 顿服(一日最大量不超过 0.5g),连用 5d,或遵医嘱。

体重(kg)	首日(g)	第 $2\sim5$ 日(g)
$15\sim25$	0.2	0.1
$26\sim35$	0.3	0.15
$36\sim45$	0.4	0.2

【注意事项】

①进食可影响阿奇霉素的吸收,故需在饭前 1h 或饭后 2h 口服。②轻度肾功能不全患者(肌酐清除率 $>40ml/min$)不需做剂量调整,但阿奇霉素对较严重肾功能不全患者

中的使用尚无资料,给这些患者使用阿奇霉素时应慎重。③由于肝胆系统是阿奇霉素排泄的主要途径,肝功能不全者慎用,严重肝病患者不应使用。用药期间定期随访肝功能。④用药期间如果发生过敏反应(如血管神经性水肿、皮肤反应、Stevens-Johnson 综合征及毒性表皮坏死等),应立即停药,并采取适当措施。⑤治疗期间,若患者出现腹泻症状,应考虑假膜性肠炎发生。如果诊断确立,应采取相应治疗措施,包括维持水、电解质平衡及补充蛋白质等。⑥使用该品期间,如出现任何不良事件和(或)不良反应,请咨询医生。⑦同时使用其他药品,请告知医生。⑧请放置于儿童不能够触及的地方。⑨2013 年 3 月 12 日,美国 FDA 发布警告,阿奇霉素可导致心电活动异常,引起致命性心律失常。Q-T 间期延长、低血钾或低血镁、心动过缓、正在使用抗心律失常药物的风险更高,该研究发表在医学权威杂志《新英格兰杂志》(*N Engl J Med*,2012,366:1881-1890)。

【不良反应】

该品一般耐受性良好,不良反应发生率较低,多为轻至中度可逆性反应。

(1)常见不良反应有:①胃肠道反应,腹泻、恶心、腹痛、稀便、呕吐等;②皮肤反应,皮疹、瘙痒等;③其他反应,如厌食、阴道炎、头晕或呼吸困难等。

(2)临床中还观察到下列 $<1\%$ 的不良反应:①消化系统,消化不良、胃肠胀气、黏膜炎、口腔念珠菌病、胃炎等;②神经系统,头痛、嗜睡等;③过敏反应,支气管痉挛等;④其他反应,味觉异常等。

(3)上市后口服制剂还观察到以下不良反应,其与该品相关尚不清楚:①过敏反应,关节痛、血管神经性水肿、荨麻疹、光过敏;②心血管系统,心律失常、室性心动过速;③胃肠道,极少见的假膜性肠炎、舌染色;④泌尿生殖系统,间质性肾炎、急性肾衰竭;⑤造血系统,血小板减少;⑥肝胆系统,曾有

报道阿奇霉素引起肝炎和胆汁淤积性黄疸等,偶尔引起肝坏死和肝衰竭,但罕有致死者,因果关系尚未确定;⑦精神神经系统,攻击性反应、神经质、焦虑不安、忧虑、头痛、嗜睡、头晕、眩晕、惊厥、多动;⑧皮肤/附属组织,罕见的严重皮肤反应如多形性红斑、Ste-vens-Johnson综合征及毒性表皮溶解坏死等曾有报道;⑨感觉器官,有报道大环内酯类抗生素能损害患者的听力。有些患者服用阿奇霉素后曾出现听力损害包括听力丧失、耳鸣和(或)耳聋。根据调查研究表明,这种现象与患者持续大剂量使用该品有关,通过对这些患者的随诊,发现大多数患者的听力可恢复。罕有阿奇霉素引起味觉变化的报道。

(4)实验室检查异常:血清ALT、AST、肌酐、LDH、胆红素及碱性磷酸酶升高,白细胞、中性粒细胞及血小板计数减少。

可引发心脏病:美国食品和药物管理局2013年3月12日发布警告说,广泛使用的抗生素阿奇霉素有引发心脏病的风险。

美药管局当天在一份声明中警告说,"希舒美"等阿奇霉素药品有可能引发心脏电活动异常变化,或导致潜在致命的心律失常。某些特定疾病如血钾水平过低等的患者,以及正在服用异常心律治疗药物的患者使用阿奇霉素出现上述风险的概率尤其高。

对阿奇霉素、红霉素或其他任何一种大环内酯类药物过敏者禁用。

【特殊人群】

动物实验显示该品对胎儿无影响,但在人类孕妇中应用尚缺乏经验,故在孕妇中应用需充分权衡利弊。尚无资料显示该品是否可分泌至母乳中,故哺乳期妇女应用需谨慎考虑。

治疗小于6个月小儿中耳炎、社区获得性肺炎及小于2岁小儿咽炎或扁桃体炎的疗效与安全性尚未确定。

【药物相互作用】

抗酸药:在探讨抗酸药与阿奇霉素同时给药的药动学研究中,阿奇霉素的峰浓度大约降低了25%,未见对总生物利用度的影响。对服用阿奇霉素又需要服用抗酸药的患者,不应同一时间服用这些药物。

地高辛:曾有报告,某些大环内酯类抗生素影响一些患者的地高辛肠内代谢。因此,对同时服用阿奇霉素和地高辛的患者,应注意其地高辛血药浓度有升高的可能性。

齐多夫定:单剂量1000mg和多剂量1200mg或600mg的阿奇霉素对齐多夫定或其葡萄糖醛酸代谢物的血浆药代动力学或尿排泄几乎没有影响。然而口服阿奇霉素可以增加外周血单核细胞中的磷酸化齐多夫定的浓度,后者是临床活性代谢产物。这些发现的临床意义尚不清楚,但对患者来说可能是有益的。

麦角碱:由于理论上存在有麦角中毒的可能性,故不主张阿奇霉素与麦角类衍生物同时使用。

已进行了阿奇霉素与下列主要通过肝内细胞色素P450系统代谢的药物之间的药代动力学研究。

阿托伐他汀:每日同时服用阿托伐他汀10mg与阿奇霉素500mg,对阿托伐他汀的血药浓度没有影响(HMGCOA-reductasein-hibitionassay)(3羟基-3-甲基-戊二酰辅酶A还原酶抑制分析)。

香豆素类口服抗凝药:在健康志愿者进行的药代动力学研究中,阿奇霉素并不影响口服单剂量15mg的华法林的抗凝作用。在阿奇霉素上市后,有报道同时应用阿奇霉素和香豆素类口服抗凝药可使抗凝作用增强。虽然因果关系尚未确定,但是对同时使用香豆素类口服抗凝药的患者,应注意经常监测凝血酶原时间。

环孢素:在健康志愿者中进行药代动力学研究,每日口服阿奇霉素500mg,连续3d后再口服环孢素单剂量10mg/kg,环孢素的峰浓度和5h药时曲线下面积显著增加。故两者同时使用时必须慎重。如必须同时使用,应监测环孢素的血药浓度,以便相应调整剂量。

氟康唑:同时应用单体氟康唑 800mg 与单剂阿奇霉素 1200mg,未见氟康唑的药代动力学有明显改变,阿奇霉素的总暴露量和半衰期也无改变,血药峰浓度则降低 18%,但无显著临床意义。

【制剂规格】

注射剂:0.15g,0.2g,0.5g。

(十)克林霉素(氯林可霉素,Chlorodeoxylincomycin)

【药理作用】

本品属林可霉素类抗生素,为林可霉素的衍生物,抗菌谱与林可霉素相同,抗菌活性较林可霉素强 4～8 倍。对革兰阳性菌如葡萄球菌属(包括耐青霉素株)、链球菌属、白喉杆菌、炭疽杆菌等有较高抗菌活性。对革兰阴性厌氧菌也有良好抗菌活性,拟杆菌属包括脆弱拟杆菌、梭杆菌属、消化球菌、消化链球菌、产气荚膜杆菌等大多对本品高度敏感。革兰阴性需氧菌包括流感嗜血杆菌、奈瑟菌属及支原体属均对本品耐药。本品与青霉素、氯霉素、头孢菌素类和四环素类之间无交叉耐药,与大环内酯类有部分交叉耐药,与林可霉素有完全交叉耐药性。

【药动学】

本品肌内注射后血药浓度达峰时间(T_{max}),成人约为 3h,儿童约为 1h。静脉注射本品 300mg,10min 血药浓度为 7mg/L。表观分布容积(Vd)约为 94L。本品的蛋白结合率高,为 92%～94%。本品体内分布广泛,可进入唾液、痰、呼吸系统、胸腔积液、胆汁、前列腺、肝、膀胱、阑尾、精液、软组织、骨和关节等,也可透过胎盘,但不易进入脑脊液中。在骨组织,胆汁及尿液中可达高浓度。

本品在肝代谢,部分代谢物可保留抗菌活性。代谢物由胆汁和尿液排泄。约 10% 给药量以活性成分由尿排出,其余以不具活性的代谢产物排出。血消除半衰期($t_{1/2\beta}$)约为 3h,肝、肾功能不全者 $t_{1/2\beta}$ 可略有延长。血液透析及腹膜透析不能清除本品。

【作用机制】

本品的作用机制是与细菌核糖体 50S 亚基结合,阻止肽链的延长,从而抑制细菌细胞的蛋白质合成。本品系抑菌药,但在高浓度时,对某些细菌也具有杀菌作用。

【适应证】

盐酸克林霉素注射液,适应证为本品适用于链球菌属,葡萄球菌属及厌氧菌(包括脆弱拟杆菌、产气荚膜杆菌、放线菌等)所致的中至重度感染,如吸入性肺炎、脓胸、肺脓肿、骨髓炎、腹腔感染、盆腔感染及败血症等。

【用法用量】

口服盐酸盐,成人重症感染,一次口服 150～300mg,必要时至 450mg,每 6 小时 1 次。儿童重症一日 8～16mg/kg,必要时可至 20mg/kg,分 3～4 次用。棕榈酸脂盐酸盐,供儿童使用,重症感染一日 8～12mg/kg,极严重可增至一日 20～25mg/kg,分 3～4 次给药;磷酸脂注射剂,静脉滴注或肌内注射,成人革兰阳性需氧菌感染,一日 0.6～1.2mg,厌氧菌感染一日 1.2～2.7g,极严重感染可用至一日 4.8g,分 2～4 次使用。儿童 1 月龄以上,重症感染一日 15～25mg/kg,极严重感染可按 25～40mg/kg,分 3～4 次使用。肌内注射一次不超过 0.6g,超过此量应静脉给药。

克林霉素注射液肌内注射或静脉滴注。成人:一日 0.6～0.2g,分 2～4 次应用;严重感染一日 1.2～2.7g;分 2～4 次静脉滴注。4 周及 4 周以上小儿:一日 15～36mg/kg,分 3～4 次应用;严重感染一日 25～40mg/kg,分 3～4 次应用。肌内注射的容量 1 次不能超过 0.6g,超过此容量应改为静脉给药。静脉给药速度不宜过快,0.6g 的本品应加入不少于 100ml 的输液中,至少滴注 20min。1h

内输入的药量不能超过 1.2g,或遵医嘱。

【注意事项】

(1)下列情况应慎用:胃肠道疾病或有既往史者,特别是患溃疡性结肠炎,局限性肠炎或抗生素相关肠炎(本品可引起假膜性肠炎);肝功能减退;肾功能严重减退;有哮喘或其他过敏史者。

(2)对本品过敏时有可能对其他克林霉素类也过敏。

(3)对实验室检查指标的干扰:服药后血清丙氨酸氨基转移酶和门冬氨酸氨基转移酶可有增高。

(4)用药期间需密切注意大便次数,如出现排便次数增多,应注意假膜性肠炎的可能,需及时停药并做适当处理。轻症患者停药后即可能恢复;中至重症患者需补充水、电解质和蛋白质。如经上述处理无效,则应口服甲硝唑 250~500mg,一日 3 次。如复发,可再次口服甲硝唑,仍无效时可改用万古霉素(或者去甲万古霉素)口服,一次 125~500mg,每 6 小时 1 次,疗程为 5~10d。

(5)为防止急性风湿热的发生,用本品治疗溶血性链球菌感染时,疗程至少为 10d。

(6)本品偶尔会导致不敏感微生物的过度繁殖或引起二重感染,一旦发生二重感染,应立即停药并采取相应措施。

(7)疗程长者,需定期检测肝、肾功能和血常规。

(8)严重肾功能减退和(或)严重肝功能减退,伴有严重代谢异常者,采用高剂量时进行血药浓度监测。

(9)本品不能透过血-脑屏障,故不能用于脑膜炎。

(10)不同细菌对本品的敏感性可有相当大的差异,故药敏试验有重要意义。

(11)使用本品期间,如出现任何不良事件或不良反应,请咨询医生。

(12)同时使用其他药品,请告知医生。

(13)请放置于儿童不能够触及的地方。

【孕妇及哺乳期妇女用药】

动物实验显示本品对胎儿无影响,但应用于孕妇尚缺乏经验,且本品可透过胎盘,故孕妇慎用;本品可分泌至母乳中,故哺乳期妇女慎用,使用本品时暂停哺乳。

【儿童用药】

出生 4 周以内的婴儿禁用本品。其他小儿服用本品时应注意观察重要器官的功能。

【老年人用药】

患有严重基础疾病的老年人易发生腹泻或假膜性肠炎等不良反应,用药时需密切观察。

【不良反应】

①胃肠道反应:常见有恶心、呕吐、腹痛、腹泻等;严重者有腹绞痛,腹部压痛,严重腹泻(水样或脓血样),伴有发热、异常口渴和疲乏。腹泻、肠炎和假膜性肠炎可发生在用药初期,也可发生在停药后数周。②血液系统:偶可发生白细胞减少,中性粒细胞减少,嗜酸粒细胞增多和血小板减少等;罕见再生障碍性贫血。③过敏反应:可见皮疹、瘙痒等,偶见荨麻疹、血管神经性水肿和血清病反应等,罕见剥脱性皮炎、疱疹性皮炎、多形性红斑和 Steven-Johnson 综合征。④肝、肾功能异常,如血清氨基转移酶升高、黄疸等。⑤静脉滴注可能引起静脉炎;肌内注射局部可能出现疼痛、硬结和无菌性脓肿。⑥其他,如耳鸣、眩晕、念珠菌感染等。

国内报道有使用本品可能引起肾功能损害和血尿,另有极少数严重病例出现的不良反应包括呼吸困难、过敏性休克、急性肾衰竭、过敏性紫癜、抽搐、肝功能异常、胸闷、心悸、寒战、高热、头晕、低血压、耳鸣、听力下降等。

【禁忌】

对本品中任何成分和克林霉素类过敏者禁用。

【药物相互作用】

①本品可增强吸入性麻醉药的神经肌肉

阻断现象,导致骨骼肌软弱和呼吸抑制或麻痹(呼吸暂停),在手术中或术后使用时应注意,以抗胆碱酯酶药物或钙盐治疗可望有效。②本品与抗蠕动止泻药,含白陶土止泻药合用,在疗程中甚至在疗程后数周有引起伴严重水样腹泻的假膜性肠炎可能。因可使结肠内毒素延迟排出,从而导致腹泻延长和加剧,故本品不宜与抗蠕动止泻药合用。与含白陶土止泻药合用时,本品的吸收将显著减少,故两者不宜同时服用,需间隔一定时间(至少2h)。③本品具神经肌肉阻断作用,可增强神经肌肉阻断药的作用,两者应避免合用。本品与抗肌无力药合用时将导致后者对骨骼肌的效果减弱,为控制重症肌无力的症状,在合用时抗肌无力药的剂量应予调整。④氯霉素或红霉素在靶位上均可置换本品,或阻抑本品与细菌核糖体 50S 亚基的结合,体外试验显示本品与红霉素具拮抗作用,故本品不宜与氯霉素或红霉素合用。⑤与阿片类镇痛药合用时,本品的呼吸抑制作用与阿片类的中枢呼吸抑制作用可因相加而有导致呼吸抑制延长或引起呼吸麻痹(呼吸暂停)的可能,故必须对患者进行密切观察或监护。⑥本品不宜加入组分复杂的输液中,以免发生配伍禁忌。

【制剂规格】

盐酸克林霉素胶囊:每胶囊 75mg(活性);150mg(活性)。磷酸克林霉素注射液:每支 150mg(2ml)。克林霉素注射液以克林霉素计:① 2ml:0.6g;② 2ml:0.3g;③ 2ml:0.15g。

(十一)酰胺醇类

氯霉素(Chloramphenicol)

【药理作用】

氯霉素类抗生素可作用于细菌核糖核蛋白体的 50S 亚基,而阻挠蛋白质的合成,属抑菌性广谱抗生素。

细菌细胞的 70S 核糖体是合成蛋白质的主要细胞成分,它包括 50S 和 30S 两个亚基。

氯霉素通过可逆地与 50S 亚基结合,阻断转肽酰酶的作用,干扰带有氨基酸的胺基酰-tRNA 终端与 50S 亚基结合,从而使新肽链的形成受阻,抑制蛋白质合成。由于氯霉素还可与人体线粒体的 70S 结合,因而也可抑制人体线粒体的蛋白合成,对人体产生毒性。因为氯霉素对 70S 核糖体的结合是可逆的,故被认为是抑菌性抗生素,但在高药物浓度时对某些细菌亦可产生杀菌作用,对流感杆菌甚至在较低浓度时即可产生杀菌作用。

氯霉素对革兰阳性、阴性细菌均有抑制作用,且对后者的作用较强。其中对伤寒杆菌、流感杆菌、副流感杆菌和百日咳杆菌的作用比其他抗生素强,对立克次体感染如斑疹伤寒也有效,但对革兰阳性球菌的作用不及青霉素和四环素。抗菌作用机制是与核蛋白体 50S 亚基结合,抑制肽酰基转移酶,从而抑制蛋白质合成。

各种细菌都能对氯霉素发生耐药性,其中以大肠埃希菌、痢疾杆菌、变形杆菌等较为多见,伤寒杆菌及葡萄球菌较少见。细菌对氯霉素产生耐药性比较慢,可能是通过基因的逐步突变而产生的,但可自动消失。细菌也可以通过 R 因子的转移而获得耐药性,获得 R 因子的细菌能产生氯霉素乙酰转移酶(acetyltransferase)使氯霉素灭活。为广谱抑菌剂。通过脂溶性可弥散进入细菌细胞内,主要作用于细菌 70S 核糖体的 50S 亚基,抑制转肽酶,使肽链的增长受阻,抑制了肽链的形成,从而阻止蛋白质的合成。高浓度时或对本品高度敏感的细菌也呈杀菌作用。

氯霉素一般对革兰阴性菌作用较革兰阳性菌强。敏感菌有肠杆菌科细菌(如大肠埃希菌、产气肠杆菌、克雷伯菌、沙门菌等)及炭疽杆菌、肺炎球菌、链球菌、李斯特菌、葡萄球菌等。衣原体、钩端螺旋体、立克次体也对本品敏感。本品对厌氧菌如破伤风梭菌、产气荚膜杆菌、放线菌及乳酸杆菌、梭杆菌等也有相当作用。但对铜绿假单胞菌、结核杆菌、病毒、真菌等均无效。

细菌对氯霉素有发展缓慢的耐药性,主要产生乙酰转移酶。通过质粒传递而获得。某些细菌的一些菌株(铜绿假单胞菌、变形杆菌、克雷伯杆菌等)也因改变了细菌胞壁通透性,使氯霉素不能进入菌体而耐药。

【作用机制】

氯霉素自肠道上部吸收,一次口服 1.0g 后 2h 左右血中药物浓度可达到峰值(为 10～13mg/L)。血浆 $t_{1/2}$ 平均为 2.5h,6～8h 后仍然维持有效血药浓度。氯霉素广泛分布于各组织和体液中,脑脊液中的浓度较其他抗生素为高。氯霉素的溶解和吸收均与制剂的颗粒大小及晶型有关。肌内注射吸收较慢,血浓度较低,仅为口服同剂量的 50%～70%,但维持时间较长。注射用氯霉素为琥珀酸钠盐,水中溶解度大,在组织内水解产生氯霉素。

氯霉素在体内代谢大部分是与葡萄糖醛酸相结合,其原形药及代谢物迅速经尿排出,口服量 5%～15% 的有效原形药经肾小球过滤而排入尿中,并能达到有效抗菌浓度,可用于治疗泌尿系统感染。肾功能不良者使用时应减量。

【药动学】

本品静脉给药后广泛分布于全身组织和体液,在肝、肾组织中浓度较高,其余依次为肺、脾、心肌、肠和脑组织。可透过血-脑屏障进入脑脊液中,脑膜无炎症时,脑脊液药物浓度为血药浓度的 21%～50%,脑膜有炎症时,可达血药浓度的 45%～89%,新生儿及婴儿患者可达 50%～99%。也可透过胎盘屏障进入胎儿循环,胎儿血药浓度可达母体血药浓度的 30%～80%。还可透过血-眼屏障进入房水、玻璃体液,并可达治疗浓度。尚可分泌至乳汁、唾液、腹水、胸腔积液及滑膜液中。

表观分布容积(Vd)为 0.6～1L/kg。蛋白结合率为 50%～60%。血消除半衰期($t_{1/2\beta}$)成人为 1.5～3.5h,肾功能损害者为 3～4h,严重肝功能损害者血消除半衰期($t_{1/2\beta}$)延长(4.6～11.6h),出生 2 周内新生儿血消除半衰期($t_{1/2\beta}$)为 24h,2～4 周者为 12h,大于 1 个月的婴幼儿为 4h。在肝内游离药物的 90% 与葡萄糖醛酸结合为无活性的氯霉素单葡萄糖醛酸酯。在 24h 内 5%～10% 以原形由肾小球滤过排泄,80% 以无活性的代谢产物由肾小管分泌排泄。透析对本品的清除无明显影响。

【适应证】

(1)伤寒和其他沙门菌属感染,为敏感菌株所致伤寒、副伤寒的选用药物,由沙门菌属感染的胃肠炎一般不宜应用本品,如病情严重,有合并败血症可能时仍可选用。

(2)耐氨苄西林的 B 型流感嗜血杆菌脑膜炎或对青霉素过敏患者的肺炎链球菌、脑膜炎奈瑟菌脑膜炎、敏感的革兰阴性杆菌脑膜炎,本品可作为选用药物之一。

(3)脑脓肿,尤其是耳源性,常为需氧菌和厌氧菌混合感染。

(4)严重厌氧菌感染,如脆弱拟杆菌所致感染,尤其适用于病变累及中枢神经系统者,可与氨基糖苷类抗生素联合应用治疗腹腔感染和盆腔感染,以控制同时存在的需氧和厌氧菌感染。

(5)无其他低毒性抗菌药可替代时治疗敏感细菌所致的各种严重感染,如由流感嗜血杆菌、沙门菌属及其他革兰阴性杆菌所致败血症及肺部感染等,常与氨基糖苷类联合。

(6)立克次体感染,可用于 Q 热、落基山斑点热、地方性斑疹伤寒等的治疗。

【用法用量】

稀释后静脉滴注。成人一日 2～3g,分 2 次给予;小儿按体重一日 25～50mg/kg,分 3～4 次给予;新生儿一日不超过 25mg/kg,分 4 次给予。口服 1.5～3g/d,每日 4 次;氯霉素肌内注射、静脉注射或静脉滴注 0.5g 或

1g,每 12 小时 1 次。

琥珀氯霉素(Chloramphenicol sodium succinate)注射剂:0.69g(相当氯霉素 0.5g),成人 1~2g/d,分 2~4 次肌内注射或静脉滴注,儿童每日 25~50mg/kg,分 2 次静脉滴注。

【注意事项】

(1)由于可能发生不可逆性骨髓抑制,本品应避免重复疗程使用。

(2)肝、肾功能损害患者宜避免使用本品,如必须使用时需减量应用,有条件时进行血药浓度监测,使其峰浓度在 25mg/L 以下,谷峰浓度在 5mg/L 以下。如血药浓度超过此范围,可增加引起骨髓抑制的危险。

(3)在治疗过程中应定期检查周围血象,长程治疗者尚需查网织细胞计数,必要时做骨髓检查,以便及时发现与剂量有关的可逆性骨髓抑制,但全血象检查不能预测通常在治疗完成后发生的再生障碍性贫血。

(4)对诊断的干扰:采用硫酸铜法测定尿糖时,应用氯霉素患者可产生假阳性反应。

【孕妇及哺乳期妇女用药】

由于氯霉素可透过胎盘屏障,对早产儿和足月产新生儿均可能引起毒性反应,发生"灰婴综合征",因此在妊娠期,尤其是妊娠末期或分娩期不宜应用本品。本品自乳汁分泌,有引致哺乳婴儿发生不良反应的可能,包括严重的骨髓抑制反应,因此本品不宜用于哺乳期妇女,必须应用时应暂停哺乳。

【老年患者用药】

老年患者组织器官大多退化,功能减退,自身免疫功能亦降低,氯霉素可致严重不良反应,故老年患者应慎用。

【不良反应】

主要不良反应是抑制骨髓造血功能。症状有:一是可逆的各类血细胞减少,其中粒细胞首先下降,这一反应与剂量和疗程有关。一旦发现,应及时停药,可以恢复;二是不可逆的再生障碍性贫血,虽然少见,但死亡率

高。此反应属于变态反应与剂量疗程无直接关系。可能与氯霉素抑制骨髓造血细胞内线粒体中的与细菌相同的 70S 核蛋白体有关。为了防止造血系统的毒性反应,应避免滥用,应用时应勤查血象,氯霉素也可产生胃肠道反应和二重感染。此外,少数患者可出现皮疹及血管神经性水肿等过敏反应,但都比较轻微。新生儿与早产儿剂量过大可发生循环衰竭(灰婴综合征),这是由于他们的肝发育不全,排泄能力差,使氯霉素的代谢、解毒过程受限制,导致药物在体内蓄积。因此,早产儿及出生两周以下新生儿应避免使用。

【药物相互作用】

配伍注意:本品注射剂,遇强碱性及强酸性溶液,易被破坏失效。

(1)大环内酯类和林可霉素类抗生素的抗菌作用机制与氯霉素相似,可替代或阻止氯霉素与细菌核糖体的 50S 亚基相结合,故两者同用可发生拮抗而不宜联合应用。

(2)氯霉素是抑制细菌蛋白质合成的抑菌剂,对青霉素类杀菌剂的杀菌效果有干扰作用,应避免两类药物同用。

(3)氯霉素能拮抗维生素 B_6,使机体对维生素 B_6 的需要量增加,亦能拮抗维生素 B_{12} 的造血作用。

(4)氯霉素对肝微粒体的药物代谢酶有抑制作用,能影响其他药物的药效,如显著延长动物的戊巴比妥钠麻醉时间等。

(5)本品与某些抑制骨髓的药物如秋水仙碱、保泰松和青霉胺等同用,可增加毒性。

【制剂规格】

注射剂:0.5g(按 $C_{11}H_{12}Cl_2N_2O_5$ 计)。

(十二)抗分枝杆菌类

利福平(Rifampicin Injection)

【药理作用】

利福平抑制敏感细胞中 DNA 依赖的 RNA 聚合酶活性,尤其抑制细菌 RNA 聚合酶,但不抑制哺乳动物的酶。已证明,在治疗浓度利福平对细胞内和细胞外的结核分枝杆

菌均具有杀菌活性。

【适应证】

利福平注射液适应证:本品用于不能耐受口服给药治疗的急症患者,如手术后的、昏迷的、胃肠道吸收功能损害的患者。结核病:本品与其他抗结核药联合使用,用于治疗各种类型结核,包括初治、进展期的、慢性的及耐药病例。本品对大多数非典型的分枝杆菌菌株也有效。其他感染:本品可以治疗难治性军团菌属及重症耐甲氧西林葡萄球菌感染。为预防被感染机体出现耐药性,本品应与适应相应感染的其他抗生素联合使用。

【用法用量】

以无菌操作法用 5% 葡萄糖注射液或 0.9% 氯化钠注射液 500ml 稀释本品后静脉滴注,建议输注时间超过 2~3h,但应在 4h 内滴完。配制后的溶液需在 4h 之内使用。本品不能与其他药物混合在一起以免发生沉淀,与其他静脉注射药物合并治疗时需要通过不同部分注射。

【注意事项】

药物使用注意事项利福平仅用于静脉输注,不能肌内注射或者皮下注射。本品不宜与其他药物混合使用,以免药物析出。配制后的溶液需在 4h 之内使用。

【不良反应】

试验表明,利福平对动物和人的肝酶有诱导作用,会降低如抗凝血药、皮质类固醇、强心苷药物、口服避孕药、口服降糖药的药物活性。如果同时使用本品,特别在刚开始使用或停药时,调整这些药物的剂量是必要的。在隔较长时间之后,重新使用本品时应严密监测肾功能和血细胞计数。

【禁忌】

对利福平过敏的患者禁用本品,其他详见说明书。

【制剂规格】

注射剂:5ml:0.3g(以利福平计)。

备选药:异烟肼、吡嗪酰胺、乙胺丁醇及其复方制剂。

(十三)喹诺酮类

环丙沙星(Ciprofloxacin)

【药理作用】

环丙沙星为合成的第三代喹诺酮类抗菌药物,具广谱抗菌活性,杀菌效果好,几乎对所有细菌的抗菌活性均较诺氟沙星及依诺沙星强 2~4 倍,对肠杆菌、铜绿假单胞菌、流感嗜血杆菌、淋球菌、链球菌、军团菌、金黄色葡萄球菌具有抗菌作用。

环丙沙星抗菌谱广、抗菌能力强。该品抑制细菌 DNA 解旋酶,阻止细菌复制,所以快速降低细菌繁殖。是杀菌型抗菌药。环丙沙星作用方式特殊,除喹诺酮类外,与其他任何抗生素不同。因此,环丙沙星对青霉素类、头孢菌素类、氨基糖苷类和四环素类耐药菌株均显较高抗菌能力。体外试验证明环丙沙星与 β-内酰胺类,氨基糖苷类抗生素联合应用可产生相加作用或无影响,动物体内实验、药物的协同作用也经常出现,特别在白细胞减少的动物。

体外研究表明,环丙沙星对下列病原体敏感:大肠埃希菌、志贺菌、沙门菌、枸橼酸杆菌、克雷伯菌、肠杆菌、沙雷菌、蜂房哈夫尼亚菌、迟钝爱德华菌、变形杆菌(吲哚阳性和吲哚阴性)、普罗威登斯菌、摩尔根菌、耶尔森菌、弧菌、气单胞菌、类志贺邻单胞菌、出血败血性巴斯德菌、嗜血杆菌、空肠弯曲菌、铜绿假单胞菌、军团菌、奈瑟菌、摩拉菌、马尔他布氏菌、葡萄球菌、李斯特菌、棒状杆菌、衣原体属。

下列细菌敏感性变异大:不动杆菌、鞘膜加德纳菌、黄杆菌、产碱杆菌、无乳链球菌、屎链球菌、肺炎链球菌、酿脓链球菌、草绿色链球菌、支原体、结核分枝杆菌、偶发分枝杆菌。环丙沙星对链球菌属的抗菌作用不及青霉素类抗生素。

下列细菌耐药:溶脲脲原体、屎链球菌、星形奴卡菌除了少数例外,厌氧菌的敏感性从中度敏感(如消化球菌与消化链球菌)到耐药(拟杆菌)。环丙沙星对梅毒螺旋体无效。可与环丙沙星联合使用的药物有:假单胞菌属阿洛西林,头孢他啶。链球菌属美洛西林,阿洛西林,其他高效 β-内酰胺类抗生素。葡萄球菌属β-内酰胺类抗生素,特别是异噁唑青霉素,万古霉素。厌氧菌属甲硝唑,克林霉素。

吸收、分布、消除:健康人口服盐酸环丙沙星 0.25g 或 0.5g,1~2h 后 C_{max} 分别为 1.5μg/ml 和 2.5μg/ml,半衰期约为 4h,该品主要分布于胆汁、黏液、唾液、骨及前列腺中,但在脑脊髓中浓度较低,该品可在肝部分被代谢,并经肾排泄于尿中。可在尿中保持较高药物浓度。

【药动学】

口服该品 250mg 和 500mg 后,高峰血药浓度分别为 1.45mg/L 和 2.56mg/L,生物利用度为 49%～70%。静脉滴注该品 100mg 后,高峰血药浓度为 2.53 ± 1.03mg/L。该药吸收后在体内广泛分布,在水泡液、前列腺、肺和泌尿生殖道组织、痰液中均可达有效药物水平。该品的消除半减期为 3.3～4.9h,自尿中以药物原形排出给药量的 29%～44%(口服)和 45%～60%(静脉滴注),部分以代谢物形式自尿中排出。胆汁中药物浓度远高于血药浓度,自粪中约排出给药量的 15%～25%。

【适应证】

环丙沙星的临床用途较诺氟沙星为广,除尿路感染、肠道感染、淋病等外,尚可用以治疗由流感杆菌、大肠埃希菌、肺炎杆菌、奇异变形杆菌、普通变形杆菌、普罗威登斯菌、摩根杆菌、铜绿假单胞菌、阴沟肠杆菌、弗劳地枸橼酸杆菌、葡萄球菌属(包括耐甲氧西林株)等引起的骨和关节感染、皮肤软组织感染和肺炎、败血症等。该品口服制剂的适应证同诺氟沙星;静脉给药可用于较重感染的治疗,如肠杆菌科细菌败血症、肺部感染、腹腔、胆道感染等。

严重感染可与其他具协同作用的抗菌药物联合应用。用于由环丙沙星敏感菌类引起的所有非合并及合并症感染。包括:①呼吸道感染,环丙沙星可应用在克雷伯杆菌属,肠杆菌,变形杆菌属,假单胞菌属,嗜血杆菌属,布兰汉菌属,军团菌和葡萄球菌引起的肺炎。环丙沙星一般不作为治疗非住院患者脑炎球菌性脑炎的首选药物。② 中耳感染(中耳炎),鼻窦感染(鼻窦炎),特别是由于包括假单胞菌的革兰阴性菌或葡萄球菌所引起的感染;包括眼部感染,肾和(或)尿道感染,性腺器官感染:(包括子宫附件炎、淋病和前列腺炎),腔感染(肠道感染、胆道感染),腹膜炎,皮肤与软组织感染,骨与关节感染,败血症,菌血症。③免疫系统低下(免疫抑制或白细胞减少)患者的感染或感染的预防。免疫抑制患者进行选择性肠道净化。

【用法用量】

(1)成人的每日用量(以环丙沙星计,下同)为 0.5～1.5g,分 2 次口服。静脉滴注每日 0.2～0.6g,但速度不宜过快;分 2 次滴注,每次时间约 1h。

(2)骨、关节感染,一日 1.0～1.5g,分 2～3 次服,疗程 4～6 周或更长。

(3)肺炎和皮肤软组织感染,每日 1～1.5g,分 2 次服,疗程 7～14d。

(4)注射用乳酸环丙沙星用于肠道感染每日 1g,分 2 次服,疗程 5～7d。伤寒每日 1.5g,分 2 次服,疗程为 10～14d。

(5)尿路感染,每日 0.5～1g,分 2 次服,疗程 7～14d;重症或复杂性病例疗程需适当延长。严重病例可静脉滴注给药,每日 0.4～0.6g,分 2 次静脉滴注。

(6)淋病,单次口服 0.25～0.5g。

【注意事项】

①该品宜空腹服用,食物虽可延迟其吸收,但总吸收量(生物利用度)未见减少,故也可于餐后服用,以减少胃肠道反应;服用时宜同时饮水 250ml;②结晶尿曾有报道,患者的

尿 pH 在 7 以上时尤易发生,故应避免同用碱化剂。每日进水量必须充足,以使每日尿量保持在 1200～1500ml 以上;告诫:环丙沙星过期不能使用。放置儿童不能触及的地方。18 岁以下未成年人忌用。

【不良反应】

主要为胃肠道反应(3％～4％)、中枢神经系统症状(2％)、过敏反应(0.5％～1.0％)和实验室检测异常(3％～4％),偶可导致癫痫,甚至惊厥(过量易于发生)。不良反应大多轻微,故很少影响治疗的继续进行。见于诺氟沙星的结晶尿、关节痛或僵直、光敏感、视力障碍等也偶可发生于该品疗程中。可引起轻度胃肠道刺激或不适,恶心,烧灼感,食欲缺乏,有轻度神经系统反应,眩晕,嗜睡,头痛,不安,停药后症状消失(恢复正常)。过敏反应,皮疹,瘙痒,颜面或皮肤潮红,结膜充血。还可引起短暂性氨基转移酶升高,体液潴留等。个别病例可引起肝损害。停药后症状消失(恢复正常)。可引起肾损害,尿素氮升高,肾功能不全者慎用。也有白细胞及血小板减少,嗜酸粒细胞增多,口腔溃疡。过敏时引起上呼吸道黏膜充血,喉头水肿,窒息,皮肤血管炎,关节及肌肉痛,严重者可危及生命。胃肠道反应,恶心、腹泻、呕吐、消化不良、腹痛、腹胀、厌食。治疗中或治疗后如发现严重长期腹泻,必须向医生咨询,因为这可能引起严重的肠道疾病(假膜性肠炎),需要及时治疗。这种情况一旦发生必须停止使用环丙沙星,并给予适当的治疗(万古霉素口服 4×250mg/d),禁用抑制肠蠕动药。

神经系统:头晕、头痛、疲劳、激动、震颤。

少见的有:失眠、外周痛觉异常、出汗、步态不稳、惊厥、颅内压升高、焦虑、夜梦、精神错乱、抑郁、幻觉也有发生,个别患者出现精神反应。一些患者初次用药可能发生这些不良反应,这时可立即停止服用环丙沙星并通知医生。

感觉器官:感觉器官不良反应少见,有时可见味觉受损,视觉紊乱(双视、色视),耳鸣听觉的暂时损伤,特别是在高频率环境中更易出现。

高度过敏反应:一些病例初次用药可发生过敏反应,在这种情况下,停止用药,并立即通知医生。

皮肤反应:如皮疹、瘙痒、药物热。

少见的不良反应:皮肤点状出血(瘀点)水疱的形成,伴随出血(血疱)和有结痂的小结节(丘疹),提示有血管炎。

Stevens-Johnson 及 Lyell 综合征:间质性肾炎、肝炎、肝坏死,很少导致危及生命的肝衰竭,有些患者初次给药可发生过敏性的反应(如面部、血管性和喉头水肿;呼吸困难,导致危及生命的休克);这些情况一旦发生,应立即停药并给予处理(休克治疗)。

心血管系统:心动过速,少见的有潮红、偏头痛、晕厥。

其他不良反应:关节痛,少见的有体弱、肌肉痛、腱鞘炎、光敏感、短暂的肾功能损害,包括短暂的肾衰竭。在使用环丙沙星期间,偶见跟腱炎,因此,一旦出现跟腱炎症状(疼痛与肿胀),立即停药并通知医生。长期使用环丙沙星可引起由耐药菌或酵母样真菌导致的双重感染。

对血液与血液成分的影响:嗜酸性细胞增多、白细胞减少、颗粒性细胞减少、贫血、血小板减少,偶见的有白细胞增多、血小板增多、溶血性贫血、凝血酶原值改变。

对实验室参数的影响及尿沉淀:转氨酶,碱性磷酸酶可能暂时增高,胆汁淤滞性黄疸,特别是以往有肝损害的患者更易出现这些不良反应。血清中尿素氮、肌酐或胆红素暂时升高,个别患者出现高血糖,结晶尿或血尿现象。

局部反应:静脉炎或血栓性静脉炎。

其他:即使严格按医生要求服药,环丙沙星可影响患者驾驶或操作机器的反应能力,尤其是同时饮酒的患者。

【药物相互作用】

（1）尿碱化药可减少该品在尿中的溶解度，导致结晶尿和肾毒性。

（2）含铝或镁的制酸药可减少该品口服的吸收，建议避免合用。不能避免时应在服该品前 2h，或服药后 6h 服用。

（3）该品与茶碱类合用时可能由于与细胞色素 P450 结合部位的竞争性抑制，导致茶碱类的肝消除明显减少，血消除半衰期（$t_{1/2}$）延长，血药浓度升高，出现茶碱中毒症状，如恶心、呕吐、震颤、不安、激动、抽搐、心悸等，故合用时应测定茶碱类血药浓度和调整剂量。

（4）环孢素与该品合用时，其血药浓度升高，必须监测环孢素血药浓度，并调整剂量。

（5）该品与抗凝药华法林同用时可增强后者的抗凝作用，合用时应严密监测患者的凝血酶原时间。

（6）丙磺舒可减少该品自肾小管分泌约 50％，合用时可因该品血浓度增高而产生毒性。

（7）该品干扰咖啡因的代谢，从而导致咖啡因消除减少，血消除半衰期（$t_{1/2}$）延长，并可能产生中枢神经系统毒性。

（8）去羟肌苷（DDI）药可减少该品的口服吸收，因其制剂所含的铝及镁，可与该品螯合，故不宜合用。

【禁忌】

（1）对该品及喹诺酮类药过敏的患者禁用。

（2）该品不宜用于儿童、孕妇和哺乳妇女。

（3）肾功能减退时宜减量（肌酐清除率<20ml/min 时剂量减半）肝功能减退者需权衡利弊。

（4）有癫痫或中枢神经系统疾病既往史者慎用。肾功能减退患者应用该品时应根据肾功能损害程度减量给药。诺氟沙星等氟喹诺酮类药物的作用机制为抑制 DNA 的合成，在幼鼠中发现该类药物对软骨的损害，故此类药物不宜用于小儿、孕妇，哺乳妇女应用时需暂停哺乳，因药物可分泌至乳汁中。原有癫痫等中枢神经疾病患者，应避免应用该品等氟喹诺酮类，因易发生严重中枢神经系统反应。严重肾功能减退者亦宜避免应用，因可发生抽搐等不良反应。严重动脉硬化及癫痫患者慎用。已知对环丙沙星或其他喹诺酮类过敏的患者禁用。儿童、青少年、孕妇或哺乳期妇女禁用，因为还没有药物用于这些人的经验，动物实验表明，环丙沙星可能对发育期关节软骨有损害，但无致畸性的报道。癫痫患者和患有中枢神经系统疾病的患者用环丙沙星应特别小心，只能认为利大于弊才可考虑用药，因为可能引起患者的中枢系统不良反应。

【制剂规格】

① 片剂：0.25g，0.5g，0.75g。② 针剂：0.1g/50ml，0.2g/100ml。③滴眼剂：3％，8ml。

左氧氟沙星（Levofloxacin）

喹诺酮类药物中的一种，具有广谱抗菌作用，抗菌作用强，对多数肠杆菌科细菌，如大肠埃希菌、克雷伯菌属、变形杆菌属、沙门菌属、志贺菌属和流感嗜血杆菌、嗜肺军团菌、淋病奈瑟菌等革兰阴性菌有较强的抗菌活性。对金黄色葡萄球菌、肺炎链球菌、化脓性链球菌等革兰阳性菌和肺炎支原体、肺炎衣原体也有抗菌作用，但对厌氧菌和肠球菌的作用较差。

【作用机制】

左氧氟沙星注射液本品为氧氟沙星的左旋体，其体外抗菌活性约为氧氟沙星的 2 倍。其作用机制是通过抑制细菌 DNA 旋转酶的活性，阻止细菌 DNA 的合成和复制而导致细菌死亡。

【药动学】

口服后吸收完全，相对生物利用度接近 100％。单剂量空腹口服 0.1g 和 0.2g 后，血药峰浓度（C_{max}）分别达 1.36mg/L 和

3.06mg/L,达峰时间(T_{max})约为1h。血消除半衰期($t_{1/2\beta}$)为5.1～7.1h。蛋白结合率为30%～40%。本品吸收后广泛分布至各组织、体液,在扁桃体、前列腺组织、痰液、泪液、妇女生殖道组织、皮肤和唾液等组织和体液中的浓度与血药浓度之比在1.1～2.1。本品主要以原形自肾排泄,在体内代谢甚少。口服48h内尿中排出量为给药量的80%～90%。本品以原形自粪便中排出少量,给药后72h内累积排出量少于给药量的4%。

健康志愿者口服本品50～200mg后,平均血药峰浓度为0.57～2.04mg/L,于给药后0.8～2.4h到达。口服者的生物利用度接近100%。口服后药物迅速吸收并分布至全身,在各组织和体液中达有效浓度。血清消除半减期4～7h。主要经肾排泄,单次给药后24h内约可排出给药量的80%～85%健康成人一次口服给药后,血清中浓度随给药量而不同,T_{max}约0.92～1.48h,C_{max}及AUC也有明显的剂量依赖性。未见有由连续给药而引起血清浓度的蓄积性。本品在体内几乎不代谢,用药后至48h为止,用药量中约85%的未变化体从尿中排泄而出。健康成人一次性口服给药后,尿中浓度随给药量变化而变化。体液、组织内浓度与血清浓度相关,显示良好的分布性。口服给药后显示了迅速而高浓度的分布,几乎超过所有致病菌的MIC90。同时,本品也可良好地分布于中性白细胞。

【适应证】

适用于敏感菌引起的:泌尿生殖系统感染,包括单纯性、复杂性尿路感染、细菌性前列腺炎、淋病奈瑟菌尿道炎;呼吸道感染,包括敏感革兰阴性杆菌所致支气管感染急性发作及肺部感染;胃肠道感染,由志贺菌属、沙门菌属、产肠毒素大肠埃希菌、亲水气单胞菌、副溶血弧菌等所致;伤寒,骨和关节感染;皮肤软组织感染;败血症等全身感染;慢性支

气管炎。该药治疗呼吸道感染、泌尿生殖系感染和皮肤软组织感染等取得良好疗效。其中治疗急、慢性下呼吸道感染的有效率和细菌清除率达80%～100%,对嗜血流感杆菌、卡他摩拉菌、金黄色葡萄球菌和肺炎球菌的清除率高,而对铜绿假单胞菌的清除较差。对复杂性和单纯性尿路感染的有效率和细菌清除率亦为80%～100%。治疗皮肤软组织感染的有效率为80%～91%、对甲氧西林敏感葡萄球菌的清除率接近90%。治疗妇产科、耳、鼻、喉科等感染的有效率亦在90%左右。

临床用于葡萄球菌属、肺炎球菌、化脓性链球菌、溶血性链球菌、肠球菌属、消化性链球菌属、淋球菌、布拉汉卡他菌、痤疮丙酸杆菌、大肠埃希菌、枸橼酸菌属、沙门菌属(除外伤寒杆菌和副伤寒菌)、志贺菌属、克雷伯杆菌属、肠菌属、沙雷菌属、变形杆菌属、霍乱弧菌、铜绿假单胞菌、流感嗜血杆菌、不动杆菌属、弯曲杆菌属、沙眼衣原体之中,对本剂敏感菌所引起的以下感染。

(1)肺炎、慢性支气管炎、弥漫性细支气管炎、支气管扩张症(感染时)、慢性呼吸系统疾病的继发性感染。

(2)咽喉炎,扁桃体炎(扁桃体周围炎、扁桃体周围脓肿),急性支气管炎,肾盂肾炎,膀胱炎,前列腺炎,副睾丸炎,淋球菌性尿道炎,非淋球菌性尿道炎。

(3)宫内感染、宫颈炎、子宫附件炎、前庭大腺炎。

(4)毛囊炎(包括脓疱性痤疮)、疖、疖肿症、痈传染性脓疱病、丹毒、蜂窝织炎、淋巴管(结)炎、化脓性甲周炎(包括坏疽)、皮下脓肿、汗腺炎、集簇性痤疮、感染性粉瘤、肛门周围脓肿。

(5)乳腺炎、外伤、烫伤及手术伤口等(表浅性)继发性感染。

(6)胆囊炎、胆管炎。

(7)外耳道炎、中耳炎、鼻旁窦炎、化脓性

唾液腺炎。

（8）眼睑炎、麦粒肿（眼睑炎）、泪囊炎、结膜炎、睑板腺炎。

（9）细菌性血痢、感染性肠炎、沙门菌肠炎、霍乱。

（10）牙周组织炎、牙冠周围炎、颌炎。

【用法用量】

左氧氟沙星滴眼液口服。成人常用量如下。

（1）支气管感染、肺部感染：一次 0.2g，一日 2 次，或一次 0.1g，一日 3 次，疗程 7～14d。

（2）急性单纯性下尿路感染：一次 0.1g，一日 2 次，疗程 5～7d；复杂性尿路感染：一次 0.2g，一日 2 次，或一次 0.1g，一日 3 次，疗程 10～14d。

（3）细菌性前列腺炎：一次 0.2g，一日 2 次，疗程 6 周。成人常用量为一日 0.3～0.4g，分 2～3 次服用，如感染较重或感染病原体敏感性较差者，如铜绿假单胞菌等假单胞菌属细菌感染的治疗剂量也可增至一日 0.6g，分 3 次服。

孕妇用药：孕妇及哺乳期妇女用药注意，动物实验未证实喹诺酮类药物有致畸作用，但对孕妇用药进行的研究尚无明确结论。鉴于本药可引起未成年动物关节病变，故孕妇禁用，哺乳期妇女应用本品时应暂停哺乳。①对妊娠期的安全性尚未确立，故对孕妇或可能妊娠的妇女不可用药。②因氧氟沙星会向母乳中移动，故哺乳中妇女不要用药。必须用药时，应避免哺乳。

儿童用药：该品在婴幼儿及 18 岁以下青少年的安全性尚未确定。但本品用于数种幼龄动物时，可致关节病变。因此不宜用于 18 岁以下的小儿及青少年。

老年患者用药：老年患者常有肾功能减退，因本品部分经肾排出，需减量应用。

【不良反应】

（1）胃肠道反应：腹部不适或疼痛、腹泻、恶心或呕吐。

（2）中枢神经系统反应：可有头晕、头痛、嗜睡或失眠。

（3）过敏反应：皮疹、皮肤瘙痒，偶可发生渗出性多形性红斑及血管神经性水肿。光敏反应较少见。

（4）偶可发生：①癫痫发作、精神异常、烦躁不安、意识混乱、幻觉、震颤。②血尿、发热、皮疹等间质性肾炎表现。③静脉炎。④结晶尿，多见于高剂量应用时。⑤关节疼痛。

（5）少数患者可发生血清氨基转移酶升高、血尿素氮增高及周围血象白细胞降低，多属轻度，并呈一过性。

患者对本品耐受性良好。对 918 例患者观察中，出现消化道反应者占 1.2%，主要表现为腹部不适、纳差和腹泻等；中枢神经系统反应如失眠、头痛、头晕等占 0.8%；约有 2.4% 的患者出现一过性血清转氨酶升高、嗜酸粒细胞增多或白细胞计数减少。不良反应均轻微，与氧氟沙星相比，本品的不良反应较为少见。

在 3649 例中所报道的不良反应占 2.77%（101 例）。主要的不良反应有胃及腹部不适感、腹泻、软便、嗳气、恶心等消化系统症状占 2.22%（81 例），发疹、红斑、瘙痒等过敏症状占 0.47%（17 例），失眠、头痛、头重、头晕等精神症状占 0.60%（22 例），全身疲乏、恶寒、热感、体温下降等全身症状占 0.14%（5 例），其他有肩关节或背痛、呼吸困难、心悸、味觉异常等症状占 0.27%（10 例）。临床检验值的变化主要为 GPT 升高 1.9%（46/2439 例）和 GOT 升高 1.4%（34/2442 例），以及嗜酸性粒细胞增多 1.4%（28/2063 例）等。偶有休克、中毒性表皮坏死症、皮肤-黏膜-眼综合征、痉挛、急性肾功能不全、黄疸、间质性肺炎、伴有假膜性大肠炎等血便的重症大肠炎及横纹肌溶解症等严重不良反应。

严重不良反应:偶有下列严重不良反应的发生,故应在充分观察及确认有异常的情况下停止用药,并给予适当处置。①休克、过敏反应性症状(初期症状:红斑、恶寒、呼吸困难等)。②中毒性表皮坏死症(Lyell 综合征),皮肤-黏膜-眼综合征(Stevens-Johnson 综合征)。③痉挛。④急性肾功能不全。⑤黄疸(初期症状:恶心、呕吐、食欲缺乏、倦怠感、瘙痒等)。⑥无粒白细胞症(初期症状:发热、咽喉痛、倦怠感等)。⑦间质性肺炎(症状:发热、咳嗽、呼吸困难、胸部 X 线异常、嗜酸粒细胞增多等)(处置方法:副肾上腺皮质激素用药等)。⑧伴有假膜性大肠炎等血便的重症大肠炎(症状:腹痛、频繁性腹泻等)。⑨横纹肌溶解症(可伴有急剧性肾功能恶化)(症状:肌肉痛、无力感、CPK 升高、血及尿中的肌红蛋白升高等)。⑩低血糖(易出现于糖尿病患者、肾功能障碍的患者)。⑪跟腱炎、肌腱断裂等肌腱障碍。⑫错乱等精神症状。

在国外发生的严重不良反应:在国外报道偶有下列其他新喹诺酮类抗菌药的严重不良反应发生,故应充分观察及确认有异常的情况下停止用药,并给予适当处置。①溶血性贫血;②过敏性血管炎;③抑郁症。

其他的不良反应:①过敏症偶有水肿、荨麻疹、热感、光过敏症,有时出现皮疹、瘙痒或红斑等症状,当出现这些症状时应停止用药。②精神神经系统偶有震颤、麻木感、视觉异常、耳鸣、幻觉、嗜睡,有时会出现失眠、头晕、头痛等症状。③肾有时出现血中尿素氮(BUN)上升的现象。④肝有时会出现 GOT、GPT、Al-P、γ-GPT 上升现象。⑤血液有时会出现贫血、白细胞减少、血小板减少和嗜酸性粒细胞增加等现象。因此,应注意观察,出现异常时应立即停止用药。消化器官有时会出现恶心、呕吐、腹部不适、腹泻、食欲缺乏、腹痛、消化不良等症状。偶有口腔炎、舌炎、口渴、腹部膨胀感、便秘等症状的出现。其他偶有倦怠感、发热、关节痛、动悸、味觉异常等出现。

【药物相互作用】

参见环丙沙星。

【制剂规格】

片剂、胶囊剂:0.1g,0.2g;注射剂:0.15g,0.2g。

莫西沙星(Moxifloxacin)

【作用特点与用途】

莫西沙星为人工合成的喹诺酮类抗菌药,是一类较新的合成抗菌药。具有抗菌性强、抗菌谱广、不易产生耐药并对常见耐药菌有效、半衰期长、不良反应少等优点。莫西沙星对革兰阴性菌、革兰阳性菌、支原体、衣原体及脊髓炎病毒等均具有良好的抗菌活性。本品口服吸收良好,且不易产生耐药性。临床上用于治疗呼吸系统感染、生殖系统感染、皮肤软组织感染等。治疗患有上呼吸道和下呼吸道感染的成人,如急性鼻窦炎、慢性支气管炎急性发作、社区获得性肺炎及皮肤和软组织感染。

【用法用量】

推荐一次 400mg(1 片),一日 1 次。成人服用方法:片剂用一杯水送下,服用时间不受饮食影响。治疗时间应根据症状的严重程度或临床反应决定。治疗上呼吸道和下呼吸道感染时可按照下列方法:慢性气管炎急性发作,5d;社区获得性肺炎,10d;急性鼻窦炎,7d;治疗皮肤和软组织感染的推荐治疗时间为 7d;莫西沙星 400mg 在临床试验中最多用过 14d 疗程;老年人不必调整用药剂量。

【注意与禁忌】

儿童和青少年禁用;肝功能损伤的患者不必调整莫西沙星的剂量;任何程度的肾功能受损的患者均不必调整莫西沙星的剂量[包括肌酐清除率≤30ml(min · 1.73m²)]。目前缺乏透析患者的药代动力学数据。

【药物过量】

关于过量的研究资料非常有限,单次最大剂量 800mg 和每日 600mg 多次口服,连用 10d 在健康志愿者身上未发现有任何明确不良反应。一旦服用过量莫西沙星时,应根据患者状况采取适当支持措施。

【不良反应】

常见不良反应为恶心、腹泻、眩晕、头痛、腹痛、呕吐;肝酶升高;光敏性皮炎低于左氧氟沙星。

【评价】

欧洲药品管理局(EMEA)在完成了莫西沙星安全性评估后得出结论,认为应限制性使用含莫西沙星的药品,在治疗急性细菌性鼻窦炎、慢性支气管炎的急性发作和社区获得性肺炎时,只有当其他抗菌药都无法使用或治疗无效时,才能使用莫西沙星。EMEA还建议加强莫西沙星口服制剂产品的警告。

莫西沙星是氟喹诺酮类抗菌药,其口服制剂是按照欧盟成员国审批程序批准的,已上市近十年,用于治疗急性细菌性鼻窦炎、慢性支气管炎的急性发作和社区获得性肺炎,一些成员国还将莫西沙星用于轻至中度盆腔炎的治疗。

在德国药品管理当局对口服莫西沙星产品进行了安全性评估(包括 7 例肝损害导致患者死亡的疑似病例)后,英国药品管理当局对莫西沙星的效益/风险提出质疑,并要求EMEA 人用医疗产品委员会(CHMP)给出评价意见(见《药物警戒快讯》2008 年第 5 期)。

根据英国提出的要求,EMEA 按照相关程序启动了对莫西沙星的评估工作。此次评估主要是出于对莫西沙星肝安全性的考虑,评估的适应证集中在急性细菌性鼻窦炎、慢性支气管炎急性发作和社区获得性肺炎,评估的资料包括上市公司提供的临床试验、观察性研究数据、公开发表的文献和企业收到的不良反应自发报道。莫西沙星的注射剂型未在此次评估范围之内。

在 2008 年 7 月的会议上,CHMP 得出结论,认为口服莫西沙星的效益仍大于风险。

然而,因为安全性原因,主要是考虑到肝损害不良事件的增加,CHMP 建议限制性使用该产品。对于急性细菌性鼻窦炎和慢性支气管炎急性发作,莫西沙星只能用于其他抗菌药无法使用或治疗无效的情况;对于社区获得性肺炎,莫西沙星只能在其他抗菌药无法使用的情况下给予。

【注意事项】

有喹诺酮过敏史患者禁用,可诱发癫痫的发作。

【禁忌】

儿童、少年、妊娠和哺乳期的妇女(参见环丙沙星)。

【药物相互作用】

详见环丙沙星。

【制剂规格】

片剂:0.2g;注射剂:0.2g。

(十四)磺胺类

复方磺胺甲噁唑(复方新诺明)

【作用特点与用途】

本品为白色片,对非产酶金黄色葡萄球菌、化脓性链球菌、肺炎链球菌、大肠埃希菌、克雷伯菌属、沙门菌属、变形杆菌属、摩根菌属、志贺菌属等肠杆菌科细菌、淋球菌、脑膜炎奈瑟菌、流感嗜血杆菌均具有良好抗菌作用,尤其是对大肠埃希菌、流感嗜血杆菌、金黄色葡萄球菌的抗菌作用较 SMZ 单药明显增强。此外,在体外对沙眼衣原体、星形奴卡菌、原虫、弓形虫等亦具良好抗微生物活性。

【用法用量】

(1)成人常用量:治疗细菌性感染,一次甲氧苄啶 160mg 和磺胺甲噁唑 800mg,每 12 小时服用 1 次。治疗卡氏肺孢子虫肺炎一次甲氧苄啶 3.75～5mg/kg,磺胺甲噁唑 18.75～25mg/kg,每 6 小时服用 1 次。成人预防用药:初予甲氧苄啶 160mg 和磺胺甲噁唑 800mg,一日 2 次,继以相同剂量一日服 1 次,或 1 周服 3 次。

(2)小儿常用量:2 个月以下婴儿禁用。

治疗细菌感染,2个月以上体重 40kg 以下的婴幼儿按体重口服一次 SMZ 20～30mg/kg 及 TMP 4～6mg/kg,每 12 小时 1 次;体重 ≥40kg 的小儿剂量同成人常用量。治疗寄生虫感染如卡氏肺孢子虫肺炎,按体重一次口服 SMZ 18.75～25mg/kg 及 TMP 3.75～5mg/kg,每 6 小时 1 次。慢性支气管炎急性发作的疗程至少 10～14d;尿路感染的疗程 7～10d;细菌性痢疾的疗程为 5～7d;儿童急性中耳炎的疗程为 10d;卡氏肺孢子虫肺炎的疗程为 14～21d。由于本品可与胆红素竞争在血浆蛋白上的结合部位,而新生儿的乙酰转移酶系统未发育完善,磺胺游离血浓度增高,以致增加了核黄疸发生的危险性,因此该类药物在新生儿及 2 个月以下婴儿的应用属禁忌。儿童处于生长发育期,肝肾功能还不完善,用药量应酌减。

(3)孕妇及哺乳期妇女用药:①本品可穿过血-胎盘屏障至胎儿体内,动物实验发现有致畸作用。人类中研究缺乏充足资料,孕妇宜避免应用。②本品可自乳汁中分泌,乳汁中浓度约可达母体血药浓度的 50%～100%,药物可能对婴儿产生影响。本品在葡萄糖-6-磷酸脱氢酶缺乏的新生儿中应用有导致溶血性贫血发生的可能。鉴于上述原因,哺乳期妇女不宜应用本品。

(4)老年患者用药:老年患者应用本品时发生严重不良反应的机会增加:如严重皮疹等皮肤过敏反应及骨髓抑制、白细胞减少和血小板减少等血液系统异常,同时应用利尿药者更易发生。因此,老年患者宜避免使用,确有指征时需权衡利弊后决定。

【注意事项】

(1)因不易清除细菌,下列疾病不宜选用本品做治疗或预防用药:①中耳炎的预防或长程治疗;②A 组溶血性链球菌扁桃体和咽炎。

(2)交叉过敏反应。对一种磺胺药呈现过敏的患者对其他磺胺药也可能过敏。

(3)肝损害。可发生黄疸、肝功能减退,严重者可发生急性肝坏死,故有肝功能损害患者宜避免应用。

(4)肾损害。可发生结晶尿、血尿和管型尿,故服用本品期间应多饮水,保持高尿流量,如应用本品疗程长、剂量大时,除多饮水外,宜同服碳酸氢钠,以防止此不良反应。失水、休克和老年患者应用本品易致肾损害,应慎用或避免应用本品。肾功能减退患者不宜应用本品。

(5)对呋塞米、砜类、噻嗪类利尿药、磺脲类、碳酸酐酶抑制药呈现过敏的患者,对磺胺药亦可过敏。

(6)下列情况应慎用:缺乏葡萄糖-6-磷酸脱氢酶、血卟啉症、叶酸缺乏性血液系统疾病、失水、艾滋病、休克和老年患者。

(7)用药期间需注意检查:①全血象检查,对疗程长、服用剂量大、老年人、营养不良及服用抗癫痫药的患者尤为重要。②治疗中应定期尿液检查(每 2～3 天查尿常规 1 次),以发现长疗程或高剂量治疗时可能发生的结晶尿。③肝、肾功能检查。

(8)严重感染者应测定血药浓度,对大多数感染疾病患者游离磺胺浓度达 50～150μg/ml(严重感染 120～150μg/ml)可有效。总磺胺血浓度不应超过 200μg/ml,如超过此浓度,不良反应发生率增高。

(9)不可任意加大剂量、增加用药次数或延长疗程,以防蓄积中毒。

(10)由于本品能抑制大肠埃希菌的生长,妨碍 B 族维生素在肠内的合成,故使用本品超过 1 周以上者,应同时给予维生素 B 以预防其缺乏。

(11)如因服用本品引起叶酸缺乏时,可同时服用叶酸制剂,后者并不干扰 TMP 的抗菌活性,因细菌并不能利用已合成的叶酸。如有骨髓抑制征象发生,应立即停用本品,并给予叶酸 3～6mg 肌内注射,一日 1 次,使用 2d 或根据需要用药至造血功能恢复正常,对长期、过量使用本品者可给予高剂量叶酸并延长疗程。由于本品可与胆红素竞争在血浆蛋白上的结合部位,而新生儿的乙酰转移酶系统未发育完善,磺胺游离血浓度增高,以致增加了核黄疸发生的危险性,因此该类药物在新生儿及 2 个月以下婴儿的应用属于禁忌。儿童处于生长发育期,肝肾功能还不完善,用药量应酌减。

【不良反应】

(1)过敏反应较为常见,可表现为药疹,严重者可发生渗出性多形红斑、剥脱性皮炎和大疱表皮松解萎缩性皮炎等;也有表现为光敏反应、药物热、关节及肌肉疼痛、发热等血清病样反应。偶见过敏性休克。

(2)中性粒细胞减少或缺乏症、血小板减少症及再生障碍性贫血。患者可表现为咽痛、发热、苍白和出血倾向。

(3)溶血性贫血及血红蛋白尿。这在缺乏葡萄糖-6-磷酸脱氢酶的患者应用磺胺药后易于发生,在新生儿和小儿中较成人为多见。

(4)高胆红素血症和新生儿核黄疸。由于本品与胆红素竞争蛋白结合部位,可致游离胆红素增高。新生儿肝功能不完善,对胆红素处理差,故较易发生高胆红素血症和新生儿黄疸,偶可发生核黄疸。

(5)肝损害。可发生黄疸、肝功能减退,严重者可发生急性肝坏死。

(6)肾损害。可发生结晶尿、血尿和管型尿;偶有患者发生间质性肾炎或肾小管坏死的严重不良反应。

(7)恶心、呕吐、胃纳减退、腹泻、头痛、乏力等,一般症状轻微。偶有患者发生艰难梭菌肠炎,此时需停药。

(8)甲状腺肿大及功能减退偶有发生。

(9)中枢神经系统毒性反应偶可发生,表现为精神错乱、定向力障碍、幻觉、欣快感或抑郁感。

(10)偶可发生无菌性脑膜炎,有头痛、颈项强直、恶心等表现。本品所致的严重不良反应虽少见,但累及各器官并可致命,如渗出性多形红斑、剥脱性皮炎、大疱表皮松解萎缩性皮炎、暴发性肝坏死、粒细胞缺乏症、再生障碍性贫血等血液系统异常。艾滋病患者的上述不良反应较非艾滋病患者为多见。

【禁忌】

①对 SMZ 和 TMP 过敏者禁用。②由于本品阻止叶酸的代谢,加重巨幼红细胞性贫血患者叶酸盐的缺乏,所以该病患者禁用本品。③孕妇及哺乳期妇女禁用本品。④小于 2 个月的婴儿禁用本品。⑤重度肝肾功能损害者禁用本品。

【药物相互作用】

(1)合用尿碱化药可增加本品在碱性尿中的溶解度,使排泄增多。

(2)不能与对氨基苯甲酸合用,对氨基苯甲酸可代替本品被细菌摄取,两者相互拮抗。

(3)下列药物与本品同用时,本品可取代这些药物的蛋白结合部位,或抑制其代谢,以致药物作用时间延长或发生毒性反应,因此当这些药物与本品同时应用,或在应用本品之后使用时需调整其剂量。此类药物包括口服抗凝药、口服降血糖药、氨甲蝶呤、苯妥英钠和硫喷妥钠。

(4)与骨髓抑制药合用可能增强此类药物对造血系统的不良反应。如白细胞、血小板减少等,如确有指征需两药同用时,应严密观察可能发生的毒性反应。

(5)与避孕药(雌激素类)长时间合用可导致避孕的可靠性减少,并增加经期外出血的机会。

(6)与溶栓药物合用时,可能增大其潜在的毒性作用。

(7)与肝毒性药物合用时,可能引起肝毒性发生率的增高。对此类患者尤其是用药时间较长及以往有肝病史者应监测肝功能。

(8)与光敏药物合用时,可能发生光敏作用的相加。

（9）接受本品治疗者对维生素 K 的需要量增加。

（10）不宜与乌洛托品合用，因乌洛托品在酸性尿中可分解产生甲醛，后者可与本品形成不溶性沉淀物。使发生结晶尿的危险性增加。

（11）本品可取代保泰松的血浆蛋白结合部位，当两者同用时可增强保泰松的作用。

（12）磺吡酮与本品合用时可减少后者自肾小管的分泌，其血药浓度持久升高易产生毒性，因此在应用磺吡酮期间或在应用其治疗后可能需要调整本品的剂量。当磺吡酮疗程较长时，对本品的血药浓度宜进行监测，有助于剂量的调整，保证安全用药。

（13）本品中的 TMP 可抑制华法林的代谢而增强其抗凝作用。

（14）本品中的 TMP 与环孢素合用可增加肾毒性。

（15）利福平与本品合用时，可明显使本品中的 TMP 清除增加和血清半衰期缩短。

（16）不宜与抗肿瘤药、2,4-二氨基嘧啶类药物合用，也不宜在应用其他叶酸拮抗药治疗的疗程之间应用本品，因为有产生骨髓再生不良或巨幼红细胞贫血的可能。

（17）不宜与氨苯砜合用，因氨苯砜与本品中的 TMP 合用两者血药浓度均可升高，氨苯砜浓度的升高使不良反应增多且加重，尤其是高铁血红蛋白血症的发生。

（18）避免与青霉素类药物合用，因为本品有可能干扰此类药物的杀菌作用。

【制剂规格】

每片含活性成分磺胺甲噁唑 0.4g 和甲氧苄啶 0.08g。

备选药：磺胺嘧啶、磺胺多辛，参阅说明书，遵医嘱。

（十五）新型抗菌药

磷霉素（Fosfomycin）

【药理作用】

本品抗菌谱广，对葡萄球菌属、大肠埃希菌、沙雷菌属和志贺菌属等均有较高抗菌活性，对铜绿假单胞菌、变形杆菌属、产气杆菌、肺炎杆菌、链球菌和部分厌氧菌也有一定抗菌作用，但均较青霉素类和头孢菌素类为差。细菌对本品和其他抗生素间不产生交叉耐药性。磷霉素的体内作用较体外作用为强。其作用机制为抑制细菌细胞壁的早期合成而导致细菌死亡。

【作用机制】

其作用机制是抑制细菌细胞壁的合成，是一种有希望不产生交叉耐药性的抗生素。能与一种细菌细胞壁合成酶相结合，阻碍细菌利用有关物质合成细胞壁的第一步反应，从而起杀菌作用。

【药动学】

本品和血浆蛋白不结合，半衰期为 $1.5\sim2.0h$，进入体内后组织分布广，以肾组织中浓度为最高，其次为心、肺、肝等组织，在胎儿循环、胆汁、乳汁、骨髓、脓液、脑、眼房水及支气管分泌物中也有相当浓度；本品也可透过血-脑屏障，炎症时脑脊液浓度可达同时期血药浓度的 50% 以上。口服本品后约各有 1/3 自尿、粪中排泄，肌内注射或静脉滴注本品后 24h 内 90% 由尿中排出。血液透析能清除 70%～80% 的药物，故血透后宜加用 1 次全量。口服磷霉素钙后 30%～40% 可自胃肠道吸收。正常人口服本品 0.5g、1.0g 和 2.0g 后 2～4h 血药浓度达峰值，血药峰值分别为 $3.5\mu g/ml$、$5.3\mu g/ml$ 和 $7.0\mu g/ml$，其吸收不受食物的影响。每 6 小时口服磷霉素钙 0.5g，稳态血药浓度可达 $6\sim8\mu g/ml$。肌内注射磷霉素钠 1h 后血药浓度可达峰值，肌内注射 0.5g 和 1g，血药峰浓度分别为 $17\mu g/ml$ 和 $28\mu g/ml$，每 6 小时肌内注射 1g 的稳态血药浓度为 $30\sim40\mu g/ml$。静脉注射磷霉素钠 0.5g 和 1g 的血药峰浓度各为 $28\mu g/ml$ 和 $46\mu g/ml$，1h 后即下降 50% 左右。每 6 小时静脉注射 0.5g，其稳态血药浓度为 $36\mu g/ml$。静滴 4g，半小时内滴完，血

药峰浓度可达 $195\mu g/ml$，24h 内静脉滴注 12g，稳态血药浓度可达 $60\mu g/ml$ 左右。磷霉素分子量小，不与血浆蛋白结合，$t_{1/2}$ 为 $1.5\sim2h$，肾功能减退时略有延长，但对血药浓度无明显影响。磷霉素吸收后广泛分布于各组织和体液中，表观分布容积为 22L/kg。组织中浓度以肾为最高，其次为心、肺、肝等。在胎儿循环、胆汁、乳汁、骨髓和脓液中的浓度分别为母体血药浓度或血药浓度的 $70\%\sim98\%$、20%、7%、$7\%\sim28\%$ 和 11%。本品也可透过血-脑屏障进入脑脊液中，炎症时可达血药浓度的 50% 以上。磷霉素也可进入胸腹腔、支气管分泌物和眼房水中。口服磷霉素钙后约 1/3 于 24h 自尿中排出，1/3 在 72h 内随粪便排出。静脉注射或肌内注射磷霉素钠后 24h 内约 90% 自尿中排泄。血液透析后 $70\%\sim80\%$ 的药物可被清除，术后需加用一全量。

【适应证】

主要用于敏感的革兰阴性菌引起的尿路、皮肤及软组织、肠道等部位感染。磷霉素钙口服适用于敏感菌（金黄色葡萄球菌、大肠埃希菌、沙雷菌属、志贺菌属、铜绿假单胞菌、肺炎杆菌、产气杆菌等）所致的皮肤软组织感染、尿路感染和肠道感染（包括细菌性痢疾等）。磷霉素钠注射的适应证为敏感菌所致的呼吸道感染、败血症、腹膜炎、脑膜炎、骨髓炎等。剂量需较大，且常需与其他抗生素如β-内酰胺类或氨基糖苷类合用。磷霉素也可与万古霉素等合用，以治疗耐甲氧西林金黄色葡萄球菌（MRSA）感染。口服磷霉素钙盐适用于敏感菌所致轻至中度感染，如皮肤软组织感染、尿路感染及肠道感染等。静脉给药可用于肺部感染、腹膜炎、败血症及骨髓炎等较重感染，严重病例宜与β-内酰胺类或氨基糖苷类联合应用。

【用法用量】

（1）磷霉素钙：口服，成人每日 $2\sim4g$（以磷霉素酸基计，下同）；小儿每日按体重 $50\sim100mg/kg$，分 $3\sim4$ 次服用。

（2）磷霉素钠、肌内注射，成人每日 $2\sim8g$；小儿每日按体重 $50\sim200mg/kg$，分 $3\sim4$ 次给药。

（3）磷霉素钠：静脉注射或静脉滴注，成人每日 $4\sim12g$，严重感染可加至 16g；小儿每日按体重 $100\sim300mg/kg$，分 $3\sim4$ 次给药。

【禁忌】

孕妇慎用。磷霉素钠的含钠量约为 25%，心、肾功能不全及高血压等患者慎用。

【注意事项】

磷霉素在体外试验中对二磷酸腺苷（ADP）介导的血浆血小板凝聚有抑制作用，剂量加大时更强，但临床应用中尚未见因应用本品而引起出血的报道。磷霉素钙胶囊供口服，因仅部分吸收且血药浓度较低，故只适用于轻症感染如尿路和肠道感染、皮肤感染等；较大量采用时宜在疗程中测肝功能 $1\sim2$ 次；肌内注射磷霉素钠由于疼痛较剧，常需加用局麻药，临床上一般不应用肌内注射给药。

本品与β-内酰胺类、氨基糖苷类等抗生素联用时常呈协同作用，并可减少或延迟细菌耐药性的产生。

磷霉素在体外对二磷酸腺苷（ADP）介导的血小板凝集有抑制作用，剂量加大时更为显著，但临床应用中尚未见引起出血的报道。孕妇慎用。

磷霉素钠的含钠量约为 25%，以 1g 药物计，含钠约为 11mmol，对于心、肾功能不全及高血压等患者应慎用。

本品与一些金属盐可生成不溶性沉淀，勿与钙、镁等盐相配伍。

【不良反应】

本品有 $10\%\sim17\%$ 可发生不良反应，可致皮疹、嗜酸粒细胞增多、血氨基转移酶升高等反应。口服可致轻度的胃肠道反应如恶心、胃纳减退、中上腹不适、稀便或轻度腹泻等，一般不影响继续用药；偶可发生皮疹、嗜酸粒细胞增多、丙氨酸氨基转移酶升高等,未见肾、血液系统等的毒性反应。肌内注射局部疼痛和硬结;静脉给药过快可致血栓性静脉炎、心悸等。

本品使用相对安全,有肝、肾功能减退者不需调整剂量。口服可能有恶心、纳减、中上腹不适或稀便、轻泻等轻度胃肠道反应,一般不影响治疗。偶发皮疹、嗜酸粒细胞增多或一过性转氨酶升高。临床应用3000多例,未发现肾或血液系统的毒性反应。

对于心、肾功能不全及高血压等患者慎用。本品毒性虽较轻,但仍可致皮疹、嗜酸粒细胞增多、血氨基转移酶升高等反应。

【药物相互作用】

(1)磷霉素的体外抗菌活性易受培养基中葡萄糖和(或)磷酸盐的干扰而减弱,加入少量葡萄糖-6-磷酸盐(G-6-P)则可增强本品的作用。

(2)磷霉素与β-内酰胺类、氨基糖苷等抗生素合用常呈协同作用,并同时减少或延迟细菌耐药性的产生。严重感染时除应用较大剂量外,尚需与上述抗生素合用,用于金黄色葡萄球菌感染宜与红霉素、利福平等合用(最好有体外联合药敏测定作为参考)。

(3)本品与一些金属盐可生成不溶性沉淀,勿与钙、镁等盐相配伍。

【制剂规格】

磷霉素钙胶囊:每胶囊0.1g,0.5g。注射用磷霉素钠:每瓶1g,4g。

达托霉素(克必信,Daptomycin) 达托霉素是由Lilly(礼来)公司最初研究,Cubist制药公司开发的环脂肽类抗生素。因应患者对新型耐药抗生素的迫切需求,2003年年底,美国食品与药物管理局(FDA)经过快速审理程序批准注射用达托霉素(Daptomycin,商品名Cubicin),达托霉素是继万古霉素之后第二代糖肽类抗生素药,是自链霉菌发酵液中提取得到的一个环酯肽类物质,它不仅具有新颖的化学结构,且其作用模式也

与任一已获准上市的抗生素不同,作为万古霉素的有效替代者,近年来中国制药企业对达托霉素产品的仿制已经取得了实质性的进展,海正药业年产5吨达托霉素原料药的项目正在建设中,浙江医药目前已经具备2吨/年的产能。但上述企业取得SFDA生产批文尚需时日,目前国内达托霉素产品依赖进口得以满足。

【药理作用】

达托霉素作用机制与其他抗生素不同,它通过扰乱细胞膜对氨基酸的转运,从而阻碍细菌细胞壁肽聚糖的生物合成,改变细胞质膜的性质;另外,它还能通过破坏细菌的细胞膜,使其内容物外泄而达到杀菌的目的,因此细菌对达托霉素产生耐药性可能会比较困难。

【药动学】

血清蛋白结合率约92%。达托霉素具有高的肾清除率,24h尿排出60%。2/3的药物以完整的状态被排泄。没有发现结构性或毒性的代谢。达托霉素在体内不能透过血-脑屏障。健康受试者静脉滴注达托霉素4~12mg/kg后,稳态最大反应浓度为57.8~183.7μg/L,半衰期为7.7~8.1h。

【适应证】

金黄色葡萄球菌(包括甲氧西林敏感和甲氧西林耐药)导致的伴发右侧感染性心内膜炎的血流感染(菌血症)。如果确定或怀疑的病原体包括革兰阴性菌或厌氧菌,则临床上可采用联合抗菌治疗。

在患有由金黄色葡萄球菌引起的左侧感染性心内膜炎的患者中,尚未证实克必信的有效性。在金黄色葡萄球菌血流感染的患者中进行的克必信临床试验,包含来自左侧感染性心内膜炎患者的资料;在这些患者中,疗效不佳(见临床研究)。在人工瓣膜心内膜炎或脑膜炎患者中,尚未对克必信进行评价。

若患者患有持续性或复发性金黄色葡萄球菌感染,或临床疗效欠佳,应该重复进行血

培养。如果金黄色葡萄球菌的血培养为阳性，则应采用标准操作规程进行该菌株的MIC 药敏试验，并且应进行诊断性评估，以排除罕见的感染病灶存在（详见【注意事项】）。

应获得适当的标本进行微生物学检查，以便分离和鉴定引起感染的病原体，并测定其对达托霉素的敏感性。当等待试验结果时，可以采用经验性治疗。根据微生物学检查结果，应对抗菌治疗进行调整。

为了延缓耐药性的发展，并维持本药和其他抗菌药的疗效，克必信应仅用来治疗被确定或强烈怀疑由敏感菌引起的感染。在获得培养和药敏结果后，应考虑选择或调整抗菌治疗。缺乏这些资料的情况下，当地的流行病学和敏感性趋势有助于经验性治疗的抗菌药物选择。

【用法用量】

（1）金黄色葡萄球菌（包括甲氧西林敏感和甲氧西林耐药）导致的伴发右侧感染性心内膜炎的血流感染（菌血症）：将 6mg/kg 本药溶解在 0.9% 氯化钠注射液中，以 30min 的时程滴注，每 24 小时 1 次，至少 2～6 周。疗程应根据主管医生的实际诊断而定。使用本药超过 28d 的安全数据很有限。在 3 期研究中，共有 14 名患者接受了超过 28d 的克必信治疗，其中 8 人治疗超过了 6 周。在 1 期及 2 期临床研究中，当本药给药次数大于每日 1 次时，时常出现 CPK 升高。因此，本药的给药次数不得超过每日 1 次。

（2）肾功能受损患者：由于达托霉素主要通过肾消除，建议对肌酐清除率＜ 30ml/min 的患者，包括接受血液透析或连续不卧床腹膜透析（CAPD）的患者进行剂量调整如下。推荐的剂量方案为 CLCR≥30ml/min 的患者每 24 小时给予 6 mg/kg；对 CLCR＜30ml/min 的患者，包括接受血液透析或 CAPD 的患者，每 48 小时给予 6mg/kg。对肾功能不全的患者，应增加对肾功能

和 CPK 进行监测的频率。如有可能，在血液透析日完成血液透析后，再给予本药。

（3）成年患者的注射用达托霉素推荐剂量：肌酐清除率（CLCR）≥30ml/min 的患者，每 24 小时 6mg/kg；肌酐清除率（CLCR）＜ 30ml/min，包括血液透析或 CAPD 的患者，每 48 小时 6mg/kg。

药物的配制：本药装在一次性使用的小瓶内，每瓶含 0.5g 达托霉素无菌冻干粉。0.5 g 克必信的内容物必须采用无菌操作技术按以下步骤进行溶解。

注意：为了避免产生泡沫，在溶解时、溶解后避免剧烈搅动或晃动瓶子。去掉瓶上的聚丙烯瓶盖，暴露胶塞的中间部分。通过胶塞中部缓缓将 10ml 0.9% 氯化钠注射液注入克必信瓶中，请注意将注射器针头靠在瓶壁上。轻轻转动瓶子，确保药品全部浸入。将本品静置 10min。轻轻转动或晃动瓶子数分钟，直到溶液完全溶解。溶解后的克必信再用 0.9% 氯化钠注射液进一步稀释用于 30min 的静脉滴注给药。

由于在产品中未含防腐剂或抑菌剂，配制静脉给药终溶液时必须采用无菌操作技术。稳定性研究显示，溶解的溶液以小瓶保存时，室温下 12h 内稳定，而在 2～8℃（36～46℉）冰箱中保存时，48h 内稳定。稀释后的溶液以输液袋保存时，室温下 12h 内稳定，如果在冰箱中保存时，48h 内稳定。在室温下（在小瓶中及输液袋中）总保存时间不超过 12h；在冰箱中总保存时间（在小瓶中及输液袋中）不超过 48h。小瓶装克必信仅供一次性使用。注射剂在给药前需目测检查有无颗粒状物质。

本药与其他静脉给药药物的相容性数据有限，所以不得在克必信单次使用小瓶中加入添加剂或其他药物或通过同一输液管进行给药。如果采用同一输液管连续输注几种不同的药物，应在输注克必信前后以合适的溶液冲洗输液管。

可联合使用的静脉给药溶液:本药可与0.9％氯化钠注射液或乳酸盐化林格注射液联合使用。本药不得与含右旋糖酐的稀释液联合使用。

【注意事项】

抗生素的使用可能会促进不敏感性菌的选择。如果在治疗过程中发生二次感染,应采取适当的措施。在未确认或强烈怀疑为细菌感染的情况下,使用本药不能为患者带来益处,反而会增加耐药菌发展的危险。

【不良反应】

最常见的不良反应包括便秘,注射点的局部反应,恶心、头痛、腹泻与呕吐。胃肠道的反应是由于药物对肠道菌群的影响。另外,健康志愿者接受该药多剂量静脉给药后出现一过性肌无力、肌痛及 CPK 升高,不良反应在中止用药后自行消失或部分逆转。在任何剂量下,达托霉素均与神经毒性无关。

【禁忌】

已知对达托霉素和辅料有过敏反应的患者禁用。本药不适用于治疗肺炎。

【药物相互作用】

达托霉素对细胞色素 P450 酶(CYP450)相关的代谢几乎无影响。达托霉素无预期地和 CYP450 酶相关的药物相互作用。

华法林:克必信(6mg/kg,每 24 小时 1次,用药 5d)与华法林(单次口服 25mg)同时用药对各自本身的药代动力学均无明显影响,并且不引起 INR 的明显改变。由于克必信与华法林伴随用药的经验有限。因此,对于接受克必信与华法林治疗的患者,在其开始使用克必信治疗后的最初几天,应对他们的抗凝活性进行监测(见临床药理学药物相互作用)。

HMG-CoA 还原酶抑制药:HMG-CoA还原酶抑制药可能引起肌病,表现为与 CPK水平升高相关的肌痛和肌无力。在设有安慰剂对照的 1 期临床试验中,10 名正接受稳定的辛伐他汀治疗的健康受试者同时接受克必信治疗(4mg/kg,每 24 小时 1 次,用药 14d),没有骨骼肌肌病的报道。在 3 期金黄色葡萄球菌菌血症/心内膜炎试验中,之前或伴随使用 HMG-CoA 还原酶抑制药的 22 名患者接受克必信治疗,其中有 5 名的 CPK 水平升高>500U/L。由于 HMG-CoA 还原酶抑制药与克必信伴随用药在患者中的经验有限,因此,对于正接受克必信治疗的患者,应考虑暂时停止使用 HMG-CoA 还原酶抑制药(见不良反应上市后经验)。

药物:实验室检查相互作用:研究已经发现,当某些重组促凝血酶原激酶药物用于该试验时,达托霉素的临床相关血浆水平可引起明显的浓度依赖性的假的凝血酶原时间(PT)延长及国际标准化比例(INR)升高。由于达托霉素与重组促凝血酶原激酶药物间的相互作用,可能会导致一种错误的 PT/INR 升高的结果,而采用以下方法可能会使这种错误的可能性最小化,即在接近达托霉素波谷血浆浓度时采样进行 PT 或 INR 测试。但是,即使是波谷浓度的达托霉素也有可能引起相互作用。

对于正接受克必信治疗的患者,如果出现异常高的 PT/INR 结果,建议医生采取以下措施。

要求恰好在下一克必信剂量前(即在波谷浓度时)采样,重复 PT/INR 的评价。如果在波谷浓度时采样的 PT/INR 值仍然远远高于预期的值,则应考虑使用其他方法对PT/INR 进行评价。对其他原因引起的异常升高的 PT/INR 结果进行评价。

【制剂规格】

粉针剂:0.25g,0.5g。

替考拉宁(泰可霉素,壁霉素,Teicoplanin for Injection)

【药理作用】

本品对厌氧的及需氧的革兰阳性菌均有抗菌活性。敏感菌有金黄色葡萄球菌和凝固酶阴性葡萄球菌(包括对甲氧西林敏感及耐药菌),链球菌,肠球菌,单核细胞增多性李斯特菌,细球菌,JK组棒状杆菌和革兰阳性厌氧菌,后者包括难辨梭状芽孢杆菌和消化球菌。其活性谱范围同万古霉素相似。由于替考拉宁独特的作用机制,很少出现耐替考拉宁的菌株。所以对青霉素类及头孢菌素类、大环内酯类、四环素和氯霉素、氨基糖苷类和利福平耐药的革兰阳性菌,仍对替考拉宁敏感。

【作用机制】

本品抑制细胞壁合成的途径与万古霉素一样,干扰肽聚糖中新的部分的合成过程,通过肽聚糖亚单位中的氨基酰-D-丙氨酰-D-丙氨酸部分结合而起效应。促使细胞壁的整合和牢固遭损坏,故细胞生长停止,最后死亡。

【药动学】

替考拉宁在口服时不会被吸收。在肌内注射后的生物利用度为94%。对人静脉注射后其血清浓度显示出两相的分布(一相快速的分布紧接着是一相较慢的分布),其半衰期分别为0.3h和3h左右。该相分布跟随一个缓慢的排泄,其半衰期为70～100h。单剂量:给予健康人静脉注射3mg/kg或6mg/kg 5min后,其血清浓度分别为53.4mg/L和111.8mg/L。24h后血清残留浓度分别为2.1mg/L和4.2mg/L。

重复剂量:给予健康者每12小时400mg 30min静脉注射,连续5d后,第1次和第2次静注后的血清残留浓度平均分别为(5.6 ± 0.7)mg/L和(9.4 ± 1.5)mg/L。继续静脉注射后的第12小时的血清浓度均超过10mg/L。给予中性粒细胞减少的患者第1次的治疗是每12小时静脉注射400mg;第2次静脉注射后24h后的残留浓度为(10.8 ± 5.7)mg/L。给予健康者6次肌内注射,每次200mg,前三次肌内注射间隔12h,随后3次为每24小时1次,最后一次肌内注射后的24h,其残留浓度为6.1mg/L。血清

蛋白结合:与白蛋白的结合为90%～95%。

组织扩散:在稳态期时,明显的分布量变化为0.6～1.2L/kg。注射放射标记替考拉宁后,分布很迅速地在组织(尤其是皮肤和骨)起作用,随后在肾、支气管、肺和肾上腺达到很高的浓度。替考拉宁似乎可以进入白细胞及提高其抗菌活性。替考拉宁不进入红细胞、脑脊液和脂肪。单剂量给予人400mg静脉注射后,其组织浓度为:①松质骨,注射0.5h和24h后的浓度分别为10.8μg/g和7.1 pg/g。②密质骨,注射0.5h和24h后的浓度分别为6.1μg/g和4.9μg/g。③发炎滑液,注射6h和24h后的浓度分别为4mg/L和1.4mg/L。④肺组织,注射30min和60min后的浓度分别为7.9μg/g和4.5μg/g。⑤胸膜液,注射6h后达到高峰,其平均浓度为2.8mg/L。⑥腹膜液,注射的1h后浓度就达到27.9mg/L。生物转化,无任何替考拉宁代谢产物被鉴别出来。超过80%所给予的量在16d内原型从尿液中排出。

排出:肾功能正常的患者,几乎全部所给予的替考拉宁量原形从尿液中排出。最终排除半衰期为70～100h。肾功能不全的患者,替考拉宁的排除要比肾功能正常的患者慢。它存在着一个最终排除半衰期和肌酐清除率的相关性;老年人替考拉宁排除的改变只不过是和年龄相关的肾功能衰退的一种反映。

【适应证】

可用于治疗各种严重的革兰阳性菌感染,包括不能用青霉素类和头孢菌素类其他抗生素者。本品可用于不能用青霉素类及头孢菌素类抗生素治疗或用上述抗生素治疗失败的严重葡萄球菌感染,或对其他抗生素耐药的葡萄球菌感染。已证明替考拉宁对下列感染有效:皮肤和软组织感染,泌尿道感染,呼吸道感染,骨和关节感染,败血症,心内膜炎及持续不卧床腹膜透析相关性腹膜炎。在

骨科手术具有革兰阳性菌感染的高危因素时,本品也可作预防用。

【用法用量】

本品既可以静脉注射也可以肌内注射。可以快速静脉注射,注射时间为 3~5min,或缓慢静脉滴注,滴注时间不少于 30min。一般每日给药 1 次,但第 1 天可以给药 2 次。对敏感菌所致感染的大多数患者,给药后 48~72h 会出现疗效反应,疗程长短则依据感染的类型、严重程度和患者的临床反应而定。心内膜炎和骨髓炎的疗程则推荐为 3 周或更长时间。则可获得剂量为 200mg 或 400mg 的替考拉宁(基于药瓶的标示量)。瓶中不含任何防腐剂。

【配制方法】

①含替考拉宁的小瓶。②含无菌注射用水的安瓿。③用注射器从安瓿中抽取全部注射用水。④轻轻向上推盖,就可取下彩色塑料瓶盖。⑤慢慢将全部注射用水沿瓶壁注入小瓶中,约有 0.2ml 的水将会留在注射器中。⑥用双手轻轻滚动小瓶直至药粉完全溶解。注意避免产生泡沫。要保证所有药粉,特别是瓶塞附近的药粉都完全溶解。⑦慢慢从小瓶中抽出替考拉宁溶液,为了吸取更多的溶液,要将注射针头插在瓶塞中央。⑧如此细心制备的替考拉宁注射液浓度应为 100mg/1.5ml。振摇会产生泡沫,以至不能获得足够的药液,然而如果替考拉宁完全溶解,泡沫不会改变 100mg/1.5ml 的药液浓度。如果出现泡沫,可将溶液静置 15min,待其消泡。非常重要的是要正确的配制溶液,并用注射器小心抽出;配制不小心将会导致给药剂量低于 50%。⑨配制好的溶液为 pH 7.5 的等渗液。⑩配制好的溶液可直接注射。也可用下述溶剂稀释药粉:0.9%氯化钠注射液;复方乳酸钠溶液(林格-乳酸溶液,哈特曼溶液);5%葡萄糖溶液;0.18%氯化钠和 4%葡萄糖注射液;含 1.36%或 3.86%葡萄糖的腹膜透析液。

【配伍禁忌】

替考拉宁和氨基糖苷类两种溶液直接混合是不相容的,因此注射前不能混合;制备好的本品溶液在 4℃条件下保存。贮存时间如果超过 24h,建议不要再使用;监测替考拉宁血药浓度可使治疗更完善。治疗严重感染时,本品血药浓度不应小于 10mg/L 目前可用的检测方法是微生物学方法和 HPLC 分析。

【注意事项】

他格适与万古霉素可能有交叉过敏反应,故对万古霉素过敏者慎用。但用万古霉素曾发生"红人综合征"者非本品禁忌证。

以前曾报道过用替考拉宁引起血小板减少,特别是那些投药高于常规用药量者建议治疗期间进行血液检查 2 次,并进行肝功能和肾功能的检测。

曾有替考拉宁关于听力、血液学、肝和肾毒性方面的报道。应当对听力、血液学、肝和肾功能进行检测,特别是肾功能不全,接受长期治疗的,以及用本品期间同时和相继使用可能有听神经毒性和(或)肾毒性的其他药物,如氨基糖苷类、多黏菌素、两性霉素 B、环孢素、顺铂、呋塞米和依他尼酸。然而,上述药物与本品联合应用时,并未证实有协同毒性。

肾功能受损者应调整剂量(参见剂量)。

使用替考拉宁,特别是长期使用,在与其他抗生素联合使用时,可能会导致不敏感菌的过度生长。再三考虑患者病情的需要是很必要的。如果在治疗期间发生二重感染,应进行适当的调整。

【不良反应】

人们对他格适耐受性良好,不良反应一般轻微且短暂,很少需要中断治疗,严重不良反应罕见,已报道主要有以下不良反应:局部反应,红斑、局部疼痛、血栓性静脉炎,可能会引起肌内注射部位脓肿。

变态反应:皮疹、瘙痒、发热、僵直、支气管痉挛、过敏反应,过敏性休克荨麻疹,血管神经性水肿,极少报道发生剥脱性皮炎,中毒性表皮溶解坏死、多形性红斑,包括 Stevents-Johnson 综合征。

另外,罕有报道在先前无替考拉宁暴露史者输注时可发生输液相关事件,如红斑或上身潮红。这类事件在降低输液速率和(或)降低药物浓度后,重新与药物接触时没有再出现。

胃肠道症状:恶心、呕吐、腹泻。

血液学:罕见可逆的粒细胞缺乏、白细胞减少、中性粒细胞减少、血小板减少、嗜酸粒细胞增多。

肝功能:血清转氨酶和(或)血清碱性磷酸酶增高。

肾功能:血清肌酐升高,肾衰竭。

中枢神经系统:头晕,头痛,心室内注射时癫痫发作。

听觉及前庭功能:听力丧失,耳鸣和前庭功能紊乱。

其他:二重感染(不敏感菌生长过度)。

【禁忌】

对替考拉宁有过敏史者不可使用本品。

【药物相互作用】

为了避免与其他任何药物之间发生相互作用,请告知您的医师现行的任何治疗。由于存在加重不良反应的潜在可能,对正在接受肾毒性或耳毒性药物(如氨基糖苷类、两性霉素 B、环孢素、呋塞米)治疗的患者,应小心使用替考拉宁。

【制剂规格】

注射剂:0.2g。

夫西地酸钠(夫西地酸钠,褐霉素钠,梭链孢酸钠,甾酸霉素,Fusidate Sodium)　为白色结晶性粉末,溶剂为无色的澄明液体。主要成分为夫西地酸钠,其化学名称为:16α-乙酰氧基-3β,11β-二羟基-4β,8β,14α-三甲基-18-去甲-5β,10α-胆甾-(17Z)-17(20),24-二烯-21-酸钠,夫西地酸钠通过抑制细菌的蛋白质合成而产生杀菌作用,对一系列革

兰阳性细菌有强大的抗菌作用。葡萄球菌包括对青霉素、甲氧西林和其他抗生素耐药的菌株,均对本品高度敏感。夫西地酸钠与临床使用的其他抗菌药物之间无交叉耐药性。

【药理作用】

为一种具有甾体骨架的抗生素主要对革兰阳性菌及奈瑟球菌、结核杆菌后抗菌作用。夫西地酸钠通过抑制细菌的蛋白质合成而产生杀菌作用,对一系列革兰阳性细菌有强大的抗菌作用。葡萄球菌包括对青霉素、甲氧西林和其他抗生素耐药的菌株,均对本品高度敏感。夫西地酸钠与临床使用的其他抗菌药物之间无交叉耐药性。

【药效学】

本品对一系列革兰阳性菌有强大抗菌作用,对头孢类,青霉素类耐药的菌种均有强大抗菌作用,夫西地酸钠与临床使用的其他抗菌药物之间无交叉耐药性。夫西地酸钠可与耐青霉素酶的青霉素、头孢菌素类、红霉素、氨基糖苷类、林可霉素、利福平和万古霉素联合使用,并可获得相加或协同作用的效果。本品主治各种敏感细菌,尤其葡萄球菌引起的感染,如骨髓炎,败血症,心内膜炎,脑膜炎,反复感染的囊性纤维化,肺炎,皮肤及软组织感染,外科及创伤性感染等。

【药动学】

夫西地酸钠有极好的组织渗透能力,在机体内分布广泛。临床上尤为重要的是,本品不但在血液供应丰富的组织中有高浓度。即使在血管分布较少的组织中也同样具有高浓度。已知在脓液、痰液、软组织、心脏、骨组织、滑液、死骨片、烧伤痂、脑脓肿和眼内,夫西地酸钠的浓度均超过其对葡萄球菌的最小抑菌浓度($0.03\sim0.16\mu g/ml$)。夫西地酸钠在肝代谢,主要由胆汁排出,几乎不经肾排泄。

【作用特点】

夫西地酸钠毒性极低,与临床使用的其他抗菌药物之间无交叉过敏性,因此可用于治疗对其他抗生素禁忌的患者,如对青霉素

或其他抗生素过敏者。对因严重或深部感染而需长时间用药时，建议夫西地酸钠与其他抗葡萄球菌药物联用以减少耐药性的产生。夫西地酸钠可与耐青霉素酶的青霉素类、头孢菌素类、红霉素、氨基糖苷类、林可霉素、利福平或万古霉素联合使用，并可获得相加或协同作用的效果。

【适应证】

用于葡萄球菌感染，对耐其他抗生素的菌株，尤为适宜。常用于皮肤，骨组织及关节等部位感染及心内膜炎等。本品主要用于葡萄球菌引起的各种感染如肺炎、骨髓炎、心内膜炎、败血症、皮肤软组织感染等。静脉给药适用于严重病例和耐药菌株感染，亦可用于耐甲氧西林葡萄球菌感染，但由于细菌对本品易产生耐药性，故一般不作为严重感染的首选药物，且应与其他抗菌药联合使用。本品口服治疗难辨梭菌所致假膜性肠炎，亦且良好疗效。为一种具有甾体骨架的抗生素主要对革兰阳性菌及奈瑟球菌、结核杆菌有抗菌作用。用于敏感菌所致的周围感染。

【用法用量】

成人：每次 500mg（1 瓶），每日 3 次。成人每日总量不得超过 2g。儿童及婴儿：20mg/（kg·d），分 3 次给药。将本品注射用粉针 1 瓶（500mg）溶于 10ml 所附的无菌缓冲溶液中，然后用氯化钠注射液或 5% 葡萄糖注射液稀释至 250～500ml 静脉输注。若葡萄糖注射液过酸，溶液会呈乳状，始出现此情况即不能使用。每瓶的输注时间不应少于 2～4h。本品应输入血流良好，直径较大的静脉，或中心静脉插管输入，以减少发生静脉痉挛及血栓性静脉炎的危险。静脉输注液配好后应在 24h 内用完。

未经稀释的夫西地酸钠溶液不得直接静脉注射。为避免局部组织损伤，本品亦不得肌内注射或皮下注射。

根据夫西地酸钠的代谢和排泄特点，肾功能不全及血液透析患者使用本品无须调整剂量，而本品的透析清除量也不高。

【注意事项】

由于夫西地酸钠的代谢和排泄特性，当长期大剂量用药或夫西地酸钠联合其他排出途径相似的药物（如林可霉素或利福平）时，对肝功能不全和胆道异常的患者应定期检查肝功能。

在体外试验中，夫西地酸钠可在白蛋白结合位点上取代胆红素，这种取代作用的临床意义尚不清楚。新生儿使用本品后亦未发现核黄疸，但早产儿、黄疸、酸中毒及严重病弱的新生儿使用本品时需留意这一因素。

【禁忌】

对夫西地酸钠过敏者不能使用本品。

【特殊人群】

孕妇及哺乳期妇女用药：动物实验及多年的临床经验表明，本品没有致畸作用。由于夫西地酸钠可通过胎盘，理论上又有导致核黄疸的危险，因此妊娠的后 3 个月应避免使用。母乳中的夫西地酸钠浓度低至可忽略不计，因此哺乳母亲可使用本品。儿童用药：可以使用。

【不良反应】

静脉注射本品可能会导致血栓性静脉炎和静脉痉挛。每日用药 1.5～3g 时有可逆性转氨酶增高的报道。曾有报道个别患者用药后出现可逆性黄疸，这主要见于大剂量静脉给药，尤其是严重的金黄色葡萄球菌性菌血症的患者。若黄疸持续不退，需停用本药，则血清胆红素会恢复正常。过敏反应的报道十分罕见。

【药物相互作用与配伍禁忌】

本品可增加香豆素类药物的抗凝血作用。夫西地酸钠静脉注射剂不能与卡那霉素、庆大霉素、万古霉素、头孢噻啶或羟苄西林混合。本品亦不可与全血、氨基酸溶液或含钙溶液混合。当溶液的 pH 低于 7.4 时，本品会沉淀。

【药物过量】

成人每日总量不得超过 2g。

【制剂规格】

片剂、胶囊剂:0.125g;注射剂:0.5g。

三、寄生虫感染用药

(一)抗原虫药

甲硝唑(Metronidazole)

【作用特点与用途】

本品为硝基咪唑衍生物,可抑制阿米巴原虫的氧化还原反应,使原虫氮链发生断裂。体外试验证明,药物浓度为 1～2mg/L 时,溶组织阿米巴于 6～20h 即可发生形态改变,24h 内全部被杀灭,浓度为 0.2mg/L 时,72h 内可杀死溶组织阿米巴。本品有强大的杀灭滴虫的作用,其机制未明。甲硝唑对厌氧微生物有杀灭作用,它在人体中还原时生成的代谢物也具有抗厌氧菌作用,抑制细菌的脱氧核糖核酸的合成,从而干扰细菌的生长、繁殖,最终致细菌死亡。

【药动学】

口服或直肠给药后能迅速而完全吸收,蛋白结合率<5%,吸收后广泛分布于各组织和体液中,且能通过血-脑屏障,药物有效浓度能够出现在唾液、胎盘、胆汁、乳汁、羊水、精液、尿液、脓液和脑脊液中。有报道,药物在胎盘、乳汁、胆汁的浓度与血药浓度相似。健康人脑脊液中血药浓度为同期血药浓度的 43%。少数脑脓肿患者,每日服用 1.2～1.8g 后,脓液的药浓度(34～45mg/L)高于同期的血药浓度(11～35mg/L)。耳内感染后其脓液内的药物浓度在 8.5mg/L 以上。口服后 1～2h 血药浓度达高峰,有效浓度能维持 12h。口服 0.25g、0.4g、0.5g、2g 后的血药浓度分别为 6mg/L、9mg/L、12mg/L、40mg/L。本品经肾排出 60%～80%,约20%的原形药从尿中排出,其余以代谢产物(25%为葡萄糖醛酸结合物,14%为其他代谢结合物)形式由尿排出,10% 随粪便排出,

14%从皮肤排泄。用于治疗肠道和肠外阿米巴病(如阿米巴肝脓肿、胸膜阿米巴病等)。还可用于治疗阴道滴虫病、小袋虫病和皮肤利什曼病、麦地那龙线虫感染等。目前还广泛用于厌氧菌感染的治疗。如注射用甲硝唑磷酸二钠用于由厌氧菌所致的各种感染性疾病,如败血症、心内膜炎、脓胸、肺脓肿、腹腔感染、盆腔感染、妇科感染、骨和关节感染、脑膜炎、脑脓肿、皮肤软组织感染等。

【用法用量】　口服。

(1)成人常用量:①肠道阿米巴病,一次 0.4～0.6g,一日 3 次,疗程 7d;肠道外阿米巴病,一次 0.6～0.8g,一日 3 次,疗程 20d。②贾第虫病,一次 0.4g,一日 3 次,疗程 5～10d。③麦地那龙线虫病,一次 0.2g,每日 3 次,疗程 7d。④小袋虫病,一次 0.2g,一日 2 次,疗程 5d。⑤皮肤利什曼病,一次 0.2g,一日 4 次,疗程 10d。间隔 10d 后重复 1 个疗程。⑥滴虫病,一次 0.2g,一日 4 次,疗程 7d;可同时用栓剂,每晚 0.5g 置入阴道内,连用 7～10d。⑦厌氧菌感染,口服每日 0.6～1.2g,分 3 次服,7～10d 为 1 个疗程。

(2)小儿常用量:①阿米巴病,每日按体重 35～50mg/kg,分 3 次口服,10d 为 1 个疗程。②贾第虫病,每日按体重 15～25mg/kg,分 3 次口服,连服 10d;治疗麦地那龙线虫病、小袋虫病、滴虫病的剂量同贾第虫病。③厌氧菌感染,口服每日按体重 20～50mg/kg。静脉滴注甲硝唑注射液,一次药量为 0.4g。在 1h 内缓慢滴注,每 8 小时 1 次,7d 为 1 个疗程。

【不良反应】

15%～30%的病例出现不良反应,以消化道反应最为常见,包括恶心、呕吐、食欲缺乏、腹部绞痛,一般不影响治疗;神经系统症状有头痛、眩晕,偶有感觉异常、肢体麻木、共济失调、多发性神经炎等,大剂量可致抽搐。少数病例发生荨麻疹、潮红、瘙痒、膀胱炎、排尿困难、口中金属味及白细胞减少等,均属可

逆性,停药后自行恢复。

【禁忌】

有活动性中枢神经系统疾病和血液病者禁用。

【注意事项】

①对诊断的干扰:本品的代谢产物可使尿液呈深红色。②原有肝疾病患者剂量应减少。出现运动失调或其他中枢神经系统症状时应停药。重复1个疗程之前,应做白细胞计数。厌氧菌感染合并肾衰竭者,给药间隔时间应由8h延长至12h。③本品可抑制酒精代谢,用药期间应戒酒,饮酒后可能出现腹痛、呕吐、头痛等症状。

【孕妇及哺乳期妇女用药】

孕妇及哺乳期妇女禁用。

【药物相互作用】

本品能增强华法林等抗凝药物的作用。与土霉素合用可干扰甲硝唑清除阴道滴虫的作用。

【药物过量】

大剂量可致抽搐。

【制剂规格】

甲硝唑注射液:0.4g/100ml;片剂:0.2g。

甲硝唑磷酸二钠

【作用特点与用途及注意事项】

参见甲硝唑。静脉滴注:一次0.915g,溶于100ml氯化钠注射液或5%葡萄糖注射液中,在1h内缓慢滴注,每8小时1次,7d为1个疗程。如为甲硝唑注射液,一次药量为0.4g。

【制剂规格】

注射剂甲硝唑磷酸二钠:0.915g(相当于无水物为0.862g)。

替硝唑(Tinidazole)

【作用特点与用途】

作用强于甲硝唑而不良反应相对少且轻。用于各种厌氧菌感染:盆腔炎、腹膜炎、口腔炎、肛周脓肿、假膜性结肠炎、溃疡性牙龈炎、糖尿病坏疽。预防术后感染:结肠和直肠手术后感染,如脓毒血症等;胃肠手术后及妇科手术后各种厌氧菌感染等。

【用法用量】

静脉滴注:①厌氧菌感染,每次0.8g,每日1次,静脉缓慢滴注,一般疗程5~6d,或根据病情决定。②预防手术后厌氧菌感染,总量1.6g,1次或2次滴注,第1次于手术前2~4h,第2次于手术期间或术后12~24h内滴注。口服片剂:①厌氧菌感染,每次1g,每日1次,首剂量加倍,一般疗程5~6d,或根据病情决定。②预防手术后厌氧菌感染,手术前12h 1次顿服2g。③原虫感染,a.阴道滴虫病、贾第虫病,单剂量2g顿服,小儿50mg/kg顿服,间隔3~5d可重复1次。b.肠阿米巴病,每次0.5g,每日2次,疗程5~10d;或每次2g,每日1次,疗程2~3d;小儿每日50mg/kg,顿服3d。c.肠外阿米巴病,每次2g,每日1次,疗程3~5d。

【制剂规格】

片剂、胶囊剂:0.1g,0.2g,0.5g;注射剂:10ml中含替硝唑0.4g,葡萄糖5g。

奥硝唑(Ormidazole)

【作用特点与用途】

与左奥硝唑相同,但剂量要大1倍。适用于腹部感染、口腔感染、妇科感染、外科感染、胸部感染、手术前预防感染和手术后厌氧菌(包括败血症、脑膜炎、腹膜炎、手术后伤口感染、产后脓毒病、脓毒性流产、子宫内膜炎及敏感菌引起的其他感染)的治疗,男女泌尿生殖道毛滴虫、贾第虫感染、治疗消化系统阿米巴虫病等。

【用法用量】

静脉滴注:每瓶(100ml,浓度为5mg/ml)滴注时间不少于30min。用量:①预防厌氧菌引起的感染,术前一次静脉滴注1g奥硝唑。②治疗厌氧菌引起的感染,首剂静脉滴注为0.5~1g,然后每12小时静脉滴注0.5g,连用5~10d;儿童按每12小时滴注10mg/kg剂量静脉滴注,厌氧菌引起的感染如患者症状改善,建议改用口服制剂。③治疗严重阿米巴痢疾或阿米巴肝脓肿,起始剂量为 0.5～1g,然后每 12 小时静脉滴注 0.5g,用 3～6d,儿童按每日 20～30mg/kg 剂量静脉滴注。口服片剂:①急性毛滴虫病,一次性服药,成人一次 1500mg(6 片),晚上顿服。儿童 25mg/(kg·d),一次顿服。慢性毛滴虫病:成人每次 500mg(2 片),每日 2 次,共 5d。性伴侣应给予同样的治疗,以避免重复感染。②阿米巴痢疾,成人及体重 35kg 以上的儿童,每次 1500mg,晚饭后顿服,连服 3d;体重 60kg 以上者,每次 1000mg(4 片),每日 2 次,饭后口服,连服 3d;体重 35kg 以下儿童,40mg/kg,一次顿服,饭后口服,连服 3d。其他阿米巴虫病:成人及体重 35kg 以上儿童,每次 500mg(2 片),每日 2 次;体重 35kg 以下儿童,25mg/kg,一次顿服,连服 5～10d。吞服或溶于少量水中服用。口服奥硝唑分散片:①防止厌氧菌感染,成人每次 500mg(2 片),每日 2 次(早晚各服 1 次,以下同);儿童每 12 小时 10mg/kg;②阿米巴虫病,成人每次 500mg(2 片),每日 2 次;儿童 25mg/(kg·d);③贾第虫病,成人每次 1.5g,每日 1 次;儿童 40mg/(kg·d);④毛滴虫病,成人每次 1～1.5g(4～6 片),每日 1 次;儿童 25mg/(kg·d);或遵医嘱。

【注意事项】

不良反应等相关资料参阅甲硝唑及左奥硝唑。

【制剂规格】

奥硝唑氯化钠注射液:0.5g/100ml;片剂:均 0.25g。

左奥硝唑(优诺安,Levornidazole)

【作用特点与用途】

本品为奥硝唑的左旋体,对病原微生物的作用机制和抗菌活性和消旋奥硝唑基本相同。临床用于治疗由脆弱拟杆菌、狄氏拟杆菌、卵圆拟杆菌、多形拟杆菌、普通拟杆菌、梭状芽胞杆菌、真杆菌、消化球菌和消化链球菌、幽门螺杆菌、黑色素拟杆菌、梭杆菌、二氧化碳噬纤维菌、牙龈类杆菌等敏感厌氧菌所引起的多种感染性疾病,包括腹膜炎、腹内脓肿、肝脓肿等腹腔(部)感染;子宫内膜炎、子宫肌炎、输卵管或卵巢脓肿、盆腔软组织感染、嗜血杆菌阴道炎等盆腔感染;牙周炎、尖周炎、冠周炎、急性溃疡性牙龈炎等口腔感染;外科感染,如伤口感染、表皮脓肿、压疮溃疡感染、蜂窝织炎、气性坏疽等;胸部感染,如胸膜炎;脑部感染,如脑膜炎、脑脓肿;败血症、菌血症等严重厌氧菌感染等;也用于手术前预防感染和手术后厌氧菌感染的治疗。

【药动学】

本品单次静脉滴注 1h 给药的达峰值时间(T_{max})为 1.5～2h,半衰期($t_{1/2}$)约为 12h,血中达峰浓度及药时曲线下面积与给药剂量呈线性特征。志愿者 0.5g,每日 2 次,连用 5d 静脉滴注给药,在第 3 天(第 5 次给药)后达稳态血药浓度。多次连续给药后在体内有一定的蓄积。

【用法用量】

静脉滴注时间 0.5～1h。①术前、术后预防感染:成人手术前 1～2h 静脉滴注左奥硝唑 1g;术后 12h 静脉滴注 0.5g,术后 24h 静脉滴注 0.5g。②治疗厌氧菌感染:成人开始用 0.5～1g,以后每 12 小时静脉滴注 0.5g,连用 5～10d;患者症状改善后可改为口服给药每次 0.5g,每日 2 次。③小儿剂量为 20～30mg/kg,每日 2 次(静脉滴注)。④肝功能严重者,宜每日 1 次。

【不良反应与注意事项】

参见"奥硝唑"。

【制剂规格】

注射剂:100ml 内含左奥硝唑 0.5g,氯化钠 0.83g。

苯酰甲硝唑(Metronidazole Benzoate)

【作用特点与用途】

①泌尿生殖系统滴虫病,如阴道滴虫病等;②肠道及肠外阿米巴病,如阿米巴病及阿

米巴肝脓肿等;③贾第虫病;④敏感厌氧菌所致各种感染,如菌血症、败血症、腹部手术后感染等;⑤预防有厌氧菌引起的妇科、外科术后感染等;⑥肝胆外科,传染病科,妇产科感染,滴虫性阴道炎,阿米巴痢疾,阿米巴性肝脓肿,菌血症,败血症。

【用法用量】

口服:分散片每日 3 次,每次 0.5～1 片。或胶囊剂:饭前 1h 口服,成人及 12 岁以上儿童的用量如下:①敏感厌氧菌感染的治疗,每日 3 次,每次 0.64g,连服 7d。②作为预防用药,在术前 24h 开始服用,剂量为每次 0.64g,连服 7d。③阿米巴病,a. 肠阿米巴病,每日 3 次,每次 1.28g,连服 5d。b. 慢性阿米巴肝炎,每日 3 次,每次 0.64g,连服 5～10d。c. 阿米巴肝脓肿及其他形式的肠外阿米巴病,每日 3 次,每次 0.64g,连服 5d。④泌尿生殖系统滴虫病,每日 3 次,每次 0.32g,连服 7d;或者单次剂量 3.2g 顿服。⑤贾第虫病,每日 1 次,每次 3.2g,连服 7d。其他制剂遵医嘱。

【不良反应与注意事项】

参阅甲硝唑。

【制剂规格】

胶囊剂:0.32g,0.16g;片剂:0.5g;干混悬剂:1g:苯酰甲硝唑 0.64g。

尼莫拉唑(尼莫唑,Nimorazole)

【作用特点与用途】

本品是 5-硝基咪唑衍生物,它有抗微生物作用和类似甲硝唑的作用,抗原虫/微生物与甲硝唑相似。用于治疗细菌性阴道病、急性坏死性溃疡性牙龈炎,对阴道滴虫病、阿米巴病、梨形鞭毛虫病有效。

【用法用量】

治疗阴道滴虫病:饭后顿服 2g 或 0.25g,每日 2 次连服 6d,夫妻同时治疗。治疗贾第虫病:每次 0.5g,每日 2 次,连服 5d。儿童:每次 0.01g/kg,每日 2 次,连服 2d。阿米巴病用类似方案治疗。急性坏死性溃疡性龈炎:每次

0.5g,每日 2 次,连服 2d。肠阿米巴病:每日 0.02～0.04g/kg,分 2 次服,连服 5～10d。

【不良反应与注意事项】

参阅甲硝唑。

【制剂规格】

片/胶囊剂:500mg。

塞克硝唑(可尼,Secnidazole)

【作用特点与用途】

抗原虫/微生物与甲硝唑相似,属 5-硝基咪唑类。口服后 1.5～3h 血药浓度达峰值,生物利用度近 100%。血清药物浓度与龈缝液中药物浓度相近,极易透过牙龈组织,亦可透过胎盘屏障、进入乳汁。单次口服 72h 后尿中排量为口服量的 10%～25%;终末 $t_{1/2}$ 17～29h。适应证同甲硝唑。

【用法用量】

口服:①治疗阴道毛滴虫性尿道炎、阴道炎;成人 2g(8 粒),单次口服,配偶应同时服用。②有症状急性阿米巴病,成人 2g(8 粒),儿童 30mg/kg,顿服。无症状急性阿米巴病,成人 2g(8 粒),儿童 30mg/kg;均每日 1 次,连服 3d。③肝阿米巴病,成人 1.5g(6 粒),儿童 30mg/kg;均每日 1 次,连服 5d。④贾第鞭毛虫病,儿童 30mg/kg,单次服用(顿服)。

【不良反应与注意事项】

参阅甲硝唑。

【制剂规格】

片剂,胶囊剂:0.25g×8 粒/盒。

哌硝噻唑(Piperanitrozole)

【作用特点与用途】

本品为 5-硝基噻唑类抗原虫病。对阴道、肠道滴虫和阿米巴原虫均有抑制和杀灭作用。口服吸收良好,疗效确切,不良反应少。用于阴道、肠道滴虫病,急、慢性阿米巴痢疾和阿米巴肝脓肿等。

【用法用量】

口服:每次 0.1g,每日 3 次,7～10d 为 1 个疗程。原虫检查若尚未全部阴转,可连服

2 个疗程,直到治愈为止。为避免重复感染,需男女同治。遵医嘱可用于阴道。

【注意事项】

①一般无不良反应,但肝功能异常者,服用本品后可致转氨酶升高,并有肝区疼痛;②用药后个别人发生全身性紫癜及白细胞、血小板下降,停药并给予利血生、维生素 B$_4$ 或鲨肝醇等,可迅速恢复正常。

【制剂规格】

片剂:0.1g。

胆蛔宁(Danhuining)

【作用特点与用途】

抗蛔虫药,用于胆道蛔虫病。

【用法用量】

成人口服每次 6 片,每日 2 次,连服 2d。小儿 4－6 岁,每次 2 片;7－11 岁,每次 3 片;12－14 岁,每次 4 片;可连服 2d。

【不良反应与注意事项】

①适用于胆绞痛缓解期服用,忌与碱性药物合用;②溃疡病、严重肝肾疾病及对本品组成成分过敏者慎用;③不良反应可出现头晕、嗜睡、多汗、上腹不适,偶有恶心、呕吐、肌肉颤动等。

【制剂规格】

片剂:每片内含精制敌百虫 28mg,阿司匹林 200mg。

双氯酚(Dichlorophen)

双氯酚主要用于各种绦虫感染的治疗。成人口服每次 2～3g;儿童口服每次 1～2g,均每日 3 次,连服 2～3d,早晨空腹时服用。可有消化道反应、皮疹,大剂量可出现黄疸。

【制剂规格】

片剂:0.5g。

替克洛占(二苯胺醚,Teclozan)

【作用特点与用途】

抗阿米巴药,能杀灭阿米巴原虫。用于组织阿米巴原虫病。

【用法用量】

口服:每次 100mg,每日 3 次,5d 为 1 个疗程。

【不良反应与注意事项】

可有头痛、恶心、呕吐、腹泻、便秘等可耐受的反应。

【制剂规格】

片剂:100mg。

克立法胺(克痢酰胺,氯硝法胺,Clefamide)

【作用特点与用途】

为二氯乙酰胺衍生物,口服吸收少,肠内药物浓度高。对阿米巴包囊虫病和肠内阿米巴病均有效。用于无症状阿米巴包囊虫病、肠内阿米巴病。

【用法用量】

口服:每次 0.5g,每日 3 次,连用 10d。儿童酌减。

【制剂规格】

片剂:0.25g。

喷他脒(喷他脒丁、戊烷脒、Pentami-dine)

【作用特点与用途】

本品为抗原虫药,能杀灭卡氏肺孢子虫;抑制锥虫的胸腺嘧啶合成酶;引起热带利什曼原虫运动核、线粒体、核糖蛋白体的形态学变化,墨西哥利什曼原虫接触本品后亦可出现线粒体分裂,膜和崎断裂成碎片,并抑制无鞭毛体,使之不能转变成前鞭毛体。此外本品尚具有一定抗菌作用,可抑制金黄色葡萄球菌的蛋白合成,干扰氨基酸的转运。原虫较人体组织摄取、浓集更多的药物,有选择性抗原虫作用。用于黑热病和黏膜皮肤利什曼病、卡氏肺孢子虫肺炎、冈比亚锥虫病。

【用法用量】

①对五价锑剂无效的黑热病和黏膜皮肤利什曼病:每次 4mg/kg,每日 1 次共 14d。

②卡氏肺孢子虫肺炎:4mg/(kg·d),连用 9～14d,若伴有艾滋病,可适当延长疗程。雾化吸入已广泛用于艾滋病患者卡氏肺孢子虫肺炎预防复发,支气管和肺泡中本品浓度

为同剂量静注的 5～6 倍,不良反应甚微;预防卡氏肺孢子虫肺炎成人剂量为 300mg,每月 1 次,雾化吸入。③冈比亚锥虫病:4mg/(kg·d),疗程 10d。

【不良反应与注意事项】

①静注者即刻反应可见血压下降、心动过速、颜面潮红、瘙痒、口中异味、幻觉、昏厥等;②注射部位局部反应;③全身反应常见肾毒性(23%),白细胞和粒细胞减少(14%),贫血(4%),低血糖(8%),耐糖不良(5%),可逆性心脏毒性(23%),肝功能异常(11%)等。少见皮疹、药物热、低钙血症、血小板减少等。

【制剂规格】

注射剂:0.2g,0.3g。

乙酰胂胺(Acetarsol)

【作用特点与用途】

对阴道滴虫及阿米巴原虫均有抑制作用。先以稀消毒液冲洗净阴道,然后将含以乙酰胂胺为主药的滴维净片置于阴道穹隆部,次晨坐浴。局部可有轻微刺激,月经期间忌用,用药期间禁性交。

【制剂规格】

滴维净片:每片含乙酰胂胺 0.25g,硼酸 0.03g。

(二)抗吸虫病药

吸虫病有血吸虫病、肺吸虫病、肝吸虫病等。本书在"抗血吸虫病药"的基础上,特增加抗肺吸虫、抗肝吸虫病药等。

呋喃丙胺(Furapromide)

【作用特点与用途】

本品为硝基呋喃类非锑剂口服抗血吸虫病药。有干扰血吸虫糖代谢的作用,使其体肌及吸盘功能丧失,随血流进入肝而被包围消灭。对急性血吸虫病患者有特异性退热作用,但单用疗效较差。主要用于日本血吸虫病,也可用于姜片虫病和华支睾吸虫病。

【体内过程】

口服吸收快,经肠吸收后入肝,大部分迅速被代谢,代谢物和原药由尿排出,15min 即可从尿液中检出黄色呋喃丙胺及其代谢物,4～6h 排出量最多,12h 从尿中排泄殆尽。

【用法用量】

口服。①血吸虫病:60mg/(kg·d),最大剂量≤3g/d,分 3 次服,10d 为 1 个疗程。②姜片虫病:1～2gd,分 2 次服,连服 3d。③华支睾吸虫病:首日服 1g,第 2 天服 2g,第 3 天后 3g/d,分次服,连服 14～20d。饭后服,多饮水可减轻胃肠道反应。

【不良反应与注意事项】

①治疗剂量内心肝肾损伤不明显。②可有食欲缺乏、恶心、呕吐等胃肠道症状;偶见便血、腓肠肌痉挛等。③少见精神症状,如记忆力减退、情绪失常、行为异常。④有上消化道出血史、精神病史、癫痫病史、慢性肾炎、黄疸及肝功能减退者禁用。

【制剂规格】

片剂:0.125g。

酒石酸锑钾(Potassium Antimonyl Tartrate)

主要用于患者体质较好的慢性血吸虫病、晚期血吸虫病腹水消退且全身症状已好转、急性血吸虫病退热后的患者治疗。临床 20d 疗法:总剂量为 25mg/kg,分 20 次,每日静脉注射 1 次,注射 6d 后休息 1 次(日)。注射液用 5%葡萄糖注射液稀释。成人总剂量不超过 1.5g,女性不超过 1.3g。3d 疗法:总剂量为 12mg/kg,分成 6 次注射,每日注射 2 次(2 次间隔≥5h),注射液用葡萄糖注射液 20ml 稀释,至少用 10min 缓慢注射完毕。注射后卧床休息 2h,治疗完毕后需休息 3～5d。

【制剂规格】

注射液:0.1g/10ml。

次没食子酸锑钠(锑-273,Sodium Antimonyl Subgallate)

主要用于治疗慢性早期血吸虫病。治疗后大便虫卵转阴率在 70%以上。临床 10d 疗法:中速片的总量按 0.35g/kg;15d 疗效按 0.4g/kg(体重超过 50kg 者仍按 50kg

计）；小儿及老年人应权衡利弊并调整剂量。由于中速片对胃肠刺激性大，故开始时先服适应片，适应片含少量锑-273，可轻微刺激胃肠道使其适应。在正式疗程开始前 1 天睡前及治疗当日早饭后，分别服适应片 20mg（2 片）及 40mg（4 片）（其药量不计算在中速片的总量内）。中速片宜在饭后 3h 基本空腹时服，并只用少量温开水送服，以便保持药物较大有效浓度起效，宜早晚饭后 2～3h 服，且晚饭后服比早饭后服多 1～2 片，此时饮水量不限，缓释需遵医嘱。

【制剂规格】

适应片：0.12g（含锑-273 为 10mg）。中速片：0.3g（含锑-273 为 0.2g）。缓释片：0.4g（含锑-273 为 0.2g）。

六氯对二甲苯（血防 846，血防乳干粉，Hexachloroparaxylene）　广谱抗寄生虫药。临床用于华支睾吸虫病、肺吸虫病、姜片虫病、阿米巴原虫、疟原虫、绦虫、钩虫、蛔虫、蛲虫感染，且均呈杀灭作用。目前临床主要用于吸虫病。①体质较好的血吸虫病慢性患者，有肝脾大但无明显压痛者，肝功能较好的晚期血吸虫病患者，口服滴丸每日 1 次，100mg/（kg·d）连服 7d。或服乳干粉每日 1 次，50mg/（kg·d）连服 7d。或服片剂按80mg/（kg·d），每晚临睡前服，连服 10d 为1 个疗程，总剂量 50g。体重超过 50kg 者均按 50kg 计算。1 个疗程为 6～12d。②姜片虫病：服片剂，50mg/kg，每晚 1 次顿服，服1～2d。便秘患者给予轻泻药。

【制剂规格】

滴丸：为含油的 40% 滴丸；片剂：0.25g；乳干粉：21g/100g。

奥沙尼奎（羟氯喹，羟氨喹，Oxamniquine）

本品为四氢喹啉衍生物，是用于治疗曼氏血吸虫病的主要药物，对曼氏血吸虫成虫及各期幼虫均有效。经奥沙尼奎作用后，雄虫最早出现实质组织疏松，并移行和滞留于

肝内；雌虫则出现卵巢和卵黄腺退化，且残存的雌虫返回肠系膜静脉后不再排卵。口服治疗曼氏血吸虫病剂量为 250mg/d，分 3 次服；或每次 80mg，每日 3 次。

【制剂规格】

片剂：80mg；糖浆剂：0.5g/ml。

美曲膦酯（敌百虫，Metrifonate，Dipterex）

本品为胆碱酯酶有机磷抑制药。能抑制虫体内胆碱酯酶活性，使释放的乙酰胆碱不能及时分解破坏而大量蓄积，进而使虫体中毒，是有效的杀虫药。临床配合呋喃丙胺治疗日本血吸虫，可提高疗效，减轻不良反应。治疗日本血吸虫用肛栓剂量：0.2g 或 0.15g，连续肛塞 3d 同时服呋喃丙胺，或成人肌内注射 150mg（3mg/kg），以注射用水稀释，于服呋喃丙胺疗程第 2、4、6 天各注射 1 次，共3 次。

【制剂规格】

栓剂：150mg，200mg；粉针剂：100mg。

硫氯酚（别丁，Bithionol）

本品对肺吸虫囊蚴有明显杀灭作用。临床用于肺吸虫病、牛肉绦虫病、姜片虫病。口服：①治疗吸虫病，50～60mg/（kg·d），分 3 次服，隔日给药，疗程总量 30～45g。②治疗姜片虫病，睡前服 1 次 2～3g 即可。③治疗牛肉绦虫病，总剂量 50mg/kg，分 2 次服（间隔 30min），服完第 2 次后的 2～4h 服泻药（使绦虫头及节片排出体外）。

【制剂规格】

片剂、胶囊剂：0.25g，0.5g。

吡喹酮（Praziquantel，Pyquiton）

【作用特点与用途】

本品为新型广谱抗寄生虫药。对日本血吸虫及绦虫、华支睾吸虫、肺吸虫、曼氏血吸虫及埃及血吸虫等均有杀灭作用。低浓度的吡喹酮（5ng/ml）可刺激血吸虫使其活动加强；较高浓度（1μg/ml）时虫体挛缩。本品对虫的糖代谢有明显的抑制作用。影响虫对葡

萄糖的摄入,促进虫体内糖原的分解,使糖原明显减少或消失。口服后约 80% 自消化道迅速吸收,达峰浓度时间为 0.5～1h。体内分布以肝、肾及脂肪组织含量最高。在体内转化和排泄较快,主要经肝代谢,$t_{1/2}$ 为 1～1.5h。本品治疗血吸虫病的特点为剂量小(约为老药剂量的 1/10)、疗程短(由以往用药的 10～20d 缩短为 1～2d)、不良反应轻,并有较高的近期效果,在体内无蓄积作用。口服 1 次,4d 内排泄 80%,而 70% 在 24h 内随尿中排出。血吸虫病患者经本品治疗后半年粪检虫卵转阴率为 97.7%～99.4%。由于本品对尾蚴及毛蚴也有杀灭作用,故适应证较广。用于各种血吸虫病及预防尾蚴、毛蚴感染。尚可用于绦虫、华支睾吸虫、肺吸虫及其夹杂症、脑囊虫病等。

【用法用量】

口服:用于晚期和慢性血吸虫病,在轻感染区用 40mg/kg 顿服;中度感染区用总量 50mg/kg,1d 内 2 次分服;在重感染区用总量 70mg/kg,1d 内 2 次分服。对急性血吸虫病用总量 120mg/kg,4～6 次分服。皮肤涂搽 1% 吡喹酮,12h 内对血吸虫有可靠的防护作用。治疗脑囊虫病:20mg/(kg·d),体重＞60kg 者以 60kg 计,分 3 次服,9d 为 1 个疗程,总量为 180mg/kg,疗程间隔 3～4 个月。用于治疗其他各种蠕虫病的剂量和用法,应遵医嘱。

【不良反应】

①在服首剂 1h 后可出现头晕、头痛、乏力、腹痛、关节酸痛、腰痛酸胀、腹胀、恶心、腹泻、失眠、多汗、肌束震颤及期前收缩等,一般不需处理。于停药数小时至 1～2d 内即消失。②成年患者服药后大多心率减慢,儿童则多数心率增快。③偶见心电图改变(房性或室性期前收缩、T 波压低等)、转氨酶升高及中毒性肝炎等。④可诱发精神失常及消化

道出血;脑疝及过敏反应(皮疹、哮喘)等亦有所见。

【注意事项】

严重心、肝、肾病及有精神病史者慎用。

【制剂规格】

片剂:0.2g。

硝硫氰胺(硝硫氰酯,硝硫苯酯,Nithiocyanamine,Nitroscanate)

【作用特点与用途】

硝硫氰胺与硝硫氰酯,经各种动物实验与毒性试验,均证明有明显抗血吸虫作用,毒性较低。作用机制是干扰虫体三羧酸循环代谢,使虫体缺乏能量供应,最后导致虫体死亡。用于血吸虫病。

【用法用量】

口服:①硝硫氰胺治疗急性血吸虫病总剂量 10mg/kg,5 次分服,每日 1 次;慢性剂量 7mg/kg,分 3 次服用,每日 1 次;治疗钩虫病总剂量 0.2g,分 2 次服。②硝硫氰酯总剂量按 26mg/kg 计(以 60kg 体重为限),等量分为 3 剂,每日 1 剂,疗程为 3d,装胶囊或用糯米纸包裹于晚饭后 0.5h 服用。

【不良反应】

主要不良反应有头晕、头痛、眩晕、步态不稳、腹胀、腹泻、恶心及呕吐等,一般服药第 2 天出现,1 周左右消失。少数病例有轻度黄疸,个别有心悸和期前收缩、皮疹和肌肉酸痛等。不良反应与硝硫氰胺大致相似但较轻。

【禁忌证】

精神患者禁用,有功能眩晕史者忌用。孕妇及哺乳期妇女禁用。

【注意事项】

肝炎患者、转氨酶升高者、大便多次孵化阴性者不宜用。

【制剂规格】

微粉胶囊剂:50mg。

第三节　保肝利胆解毒药

(一)腺苷蛋氨酸(思美泰)

注射用腺苷蛋氨酸(思美泰)属注射剂,是医保类药品。可用于治疗肝硬化前和肝硬化所致肝内胆汁郁积,妊娠期肝内胆汁郁积。

【作用特点与应用】

本品用于肝硬化前和肝硬化所致肝内胆汁郁积。妊娠期肝内胆汁郁积。临床双盲、多中心试验及 Meta 分析结果证实,该药对各种原因引起的肝内胆汁淤积都有作用,可缓解瘙痒、提高生活质量和改善生化指标,有明显疗效。

【用法及用量】

初始治疗:500～1000mg/d,1 次静脉滴注或分 2 次肌内或静脉注射,共 2～4 周。维持治疗:500～1000mg/d,一日 3 次,口服,共用 4 周。

【不良反应】

可见上腹部不适。对本药敏感的患者偶可出现昼夜节律紊乱。

【制剂规格】

注射粉剂 500mg×5 瓶;肠溶片 500mg×10 片。

(二)甘草酸二铵(甘利欣,喜心生,Di-ammonium Glycyrrhizinate for Injection)

本品主要成分为甘草酸二铵,其化学名称为:20β 羧基-11-氧代正齐墩果烷-12-烯-3β 基-2-O-β-D-葡萄吡喃糖苷醛酸基-α-D-葡萄吡喃糖苷醛酸二铵盐。

【作用特点与用途】

药理毒理:本品是中药甘草有效成分的第三代提取物,具有一定的抗炎、保护肝细胞膜及改善肝功能的作用。药理实验证明,小鼠口服能减轻因四氯化碳、硫代乙酰胺和 D-氨基半乳酸引起的血清丙氨酸氨基转移酶(ALT)及天冬氨酸氨基转移酶(AST)升高,还能明显减轻 D-氨基半乳酸对肝脏的损伤和改善免疫因子对肝的慢性损伤。

【药动学】

静脉注射后约有 92% 以上的药物与血浆蛋白结合,平均滞留时间为 8h;在体内以肺、肝、肾分布最高,其他组织分布很低,主要通过胆汁从粪便中排出,部分从呼吸道以二氧化碳形式排出,尿中排出为少量。

【适应证】

本品适用于伴有丙氨酸氨基转移酶(ALT)升高的急、慢性病毒性肝炎。

【用法用量】

静脉滴注,一次 0.15g(一次 1 瓶),用注射用水溶解后,再以 10% 葡萄糖注射液 250ml 稀释后缓慢滴注,一日 1 次。需增量时,每日最大用量为 2 瓶(0.3g)。

【不良反应】

①消化系统:可出现纳差、恶心、呕吐、腹胀;②心脑血管系统:可出现头痛、头晕、胸闷、心悸及血压增高;③其他:皮肤瘙痒、荨麻疹、口干和水肿。以上症状一般较轻,不影响治疗。

【禁忌】

严重低钾血症、高钠血症、高血压、心力衰竭、肾衰竭患者禁用。

【注意事项】

本品未经稀释不得进行注射;治疗过程中应定期检测血压,血清钾、钠浓度,如出现高血压、血钠潴留、低血钾等情况应停药或适当减量。孕妇不宜使用。新生儿、婴幼儿的剂量和不良反应尚未确立,暂不用。

【药物相互作用】

与利尿酸、呋塞米、乙噻嗪、三氯甲噻嗪等利尿药并用时,其利尿作用可增强本品所含甘草酸二铵的排钾作用,而导致血清钾值的下降,应特别注意观察血清钾值的测定。

【制剂规格】

粉针剂:0.15g。

(三)甘草甜素(甘草酸,甘草皂苷,强力宁,Glycyrrhizin,Glycyrrhizic Acid CAS)

分子式 $C_{42}H_{62}O_{16}$;分子量 822.93Da。甘草甜素是甘草甜味的有效成分,是一种非常有前景的纯天然甜味剂,它具有甜度高(甜度为蔗糖的 80~300 倍)、低热量、安全无毒和较强的医疗保健功效,是高血压、肥胖症、糖尿病、心脏病患者使用的最理想甜味剂,它可以弥补蔗糖精等甜味剂诱发上述疾病的弊端。

复方甘草甜素(美能,日本美能发源制药公司)是以甘草中的活性物质——甘草甜素为主要成分的强力肝细胞膜保护剂,具有抗炎、调节免疫和保护肝细胞的作用,在国外作为慢性肝炎的有效药物在临床上已应用多年,取得良好疗效。同时,在治疗湿疹、皮肤炎、荨麻疹等炎症反应、过敏反应及病毒感染等疾病方面也有深入研究,并获得了较好的疗效。

【药理作用与用途】

本品作为药物,具有抗炎、抗变态反应;可促进胆色素代谢,降低转氨酶,同时具有抗炎、抗过敏及保护膜结构等作用。用于急、慢性肝炎,肝中毒及早期肝硬化。

①抗炎症作用:a. 抗过敏作用,甘草甜素具有抑制兔的局部过敏坏死反应(arthus phenomenon)及抑制施瓦茨曼现象(Shwartzman phenomenon)等抗过敏作用。对皮质激素,有增强激素的抑制应激反应作用,拮抗激素的抗肉芽形成和胸腺萎缩作用。对激素的渗出作用无影响。b. 对花生四烯酸代谢酶的阻碍作用,甘草甜素可以直接与花生四烯酸代谢途径的启动酶——磷脂酶 A2(phospholipase A2)结合及与作用于花生四烯酸使其产生炎性介质的脂氧合酶(lipoxygenase)结合,选择性地阻碍这些酶的磷酸化而抑制其活化。

②免疫调节作用:甘草甜素在体外试验(in vitro)具有以下免疫调节作用。a. 对 T 细胞活化的调节作用;b. 对干扰素的诱导作用;c. 活化 NK 细胞作用;d. 促进胸腺外 T 淋巴细胞分化作用。

③对实验性肝细胞损伤的抑制作用:在 in vitro 初代培养的大白鼠肝细胞系,甘草甜素有抑制由四氯化碳所致的肝细胞损伤作用。

④抑制病毒增殖和对病毒的灭活作用:在小白鼠 MHV(小白鼠肝炎病毒)感染实验中,给予甘草甜素可延长其生存日数。在兔的牛痘病毒(vaccinia virus)发痘阻止实验中,有阻止发痘作用;在体外试验系,也观察到了抑制疱疹病毒等的增殖作用,以及对病毒的灭活作用。

⑤甘氨酸及盐酸半胱氨酸:可以抑制或减轻由于大量长期使用甘草甜素可能出现的电解质代谢异常所致的假性醛固酮症状。

⑥非临床毒理研究:a. 急性毒性,用 SD 系 SPF 大白鼠(每组雌雄各 5 只),静脉内 1 次给药(给药量分别为每千克体重 13ml、32.5ml、65ml),全部雌雄大白鼠没有 1 例死亡,因此考虑致死量要在每千克体重 65ml 以上。b. LD50 = 4.50~4.89ml(每千克 225~244.5ml)(小白鼠腹腔内给药)。c. 致畸形作用,在大白鼠交配前及交配期间静注该品,其试验结果为,未发现该品对交配能力、受胎能力及妊娠末期的胎儿发育状况、骨骼形成、外表和内脏有任何影响。

(四)复方甘草甜素(甘草酸甘)注射液

用于治疗慢性肝病,改善肝功能异常。可用于治疗湿疹、皮肤炎、荨麻疹。

【药动学】

人体内药代动力学血中浓度:正常人静脉注射该品 40ml(含甘草甜素 80mg)时,血中甘草甜素浓度在给药 10h 后迅速下降,以后呈逐渐减少。甘草甜素加水分解物甘草次酸在给药后 6h 出现,24h 达高峰,48h 后几乎完全消失。尿中排泄:正常人静脉注射该品时,尿中甘草甜素含量随时间逐渐减少,

27h 的排泄量为给药量的 1.2％。6h 后尿中出现甘草酸，并在 22～27h 后达高峰值。给小白鼠静脉注射 3H 甘草甜素，10min 后摘取脏器，可以见到所有的脏器都含有甘草甜素。分布最多的脏器是：肝，为 3H 注射量的 73％，其次分布顺序为肾、肺、心脏、肾上腺。

【适应证】

用于急性、慢性、迁延性肝炎引起的肝功能异常；对中毒性肝炎、外伤性肝炎及癌症有一定的辅助治疗作用；还可用于食物中毒、药物中毒、药物过敏等。

【用法用量】

口服：每次 150ml，每日 2 次。静脉滴注：每次 40～80ml，每日 1 次。慢性肝病可每日 1 次，40～60ml 静脉注射或静脉滴注。可依年龄、症状适当增减，增量时用药剂量限度为每日 100ml。复方甘草甜素（甘草酸苷）注射液用于成人通常每日 1 次，5～20ml 静脉注射。可依年龄、症状适当增减。慢性肝病可每日 1 次，40～60ml 静脉注射或静脉滴注。可依年龄、症状适当增减，增量时用药剂量限度为每日 100ml。

【禁忌】

对本剂既往有过敏史患者，醛固酮症患者，肌病患者，低钾血症患者（可加重低钾血症和高血压症）。

【不良反应】

可有水肿、胸闷、口干、低血钾、轻度血压升高、头痛等。主要不良反应有：①休克、过敏性休克（发生频率不明）：有时可能出现休克、过敏性休克（血压下降，意识不清，呼吸困难，心肺衰竭，潮红，颜面水肿等），因此要充分注意观察，一旦发现异常时，应立即停药，并给予适当处置。②过敏样症状（anaphylaxis-like symptom）（发生频率不明）：有时可能出现过敏样症状（呼吸困难，潮红，颜面水肿等），因此要充分注意观察，一旦发现异常时，应立即停药，并给予适当处置。③假性醛固酮症（pseudoaldosteronism）（发生频率不明）：增大药量或长期连续使用，可出现重度低钾血症，增加低钾血症发生率，血压上升、钠及液体潴留、水肿、体重增加等假性醛固酮增多症。在用药过程中，要充分注意观察（如测定血清钾值等），发现异常情况，应停止给药。另外，可出现由于低钾血症导致的乏力感、肌力低下等症状。在增大用药剂量时，可增加血清钾下降，血压升高的发生；体液、电解质、血清钾低下，血压升高，水肿，全身倦怠，肌肉痛；其他皮疹，皮肤异样感，头痛，发热感。

【注意事项】

应监测血钾和血压的变化；对高龄患者应慎重给药（高龄患者低钾血症发生率高参照老年患者用药）；为防止休克的出现，问诊要充分；事先准备急救设施，以便发生休克时能及时抢救；给药后，需保持患者安静，并密切观察患者状态；与含甘草制剂并用时，容易出现假性醛固酮增多症；静脉内给药时，应注意观察患者的状态，尽量缓慢速度给药用酒精棉消毒安瓿切口后，再切瓶口；有报道口服甘草酸及含有甘草制剂时，可出现横纹肌溶解症；孕妇及哺乳期妇女，应在权衡治疗利大于弊后慎重给药；高龄者有易发低血钾不良反应倾向，因此需在密切观察基础上，慎重给药。

【药物相互作用】

襻利尿药、利尿酸、呋塞米等噻嗪类及降压利尿药三氯甲噻嗪、氯噻酮等，可能出现低钾血症（乏力感、肌力低下）需充分注意观察血清钾值。利尿药可增强该制剂中所含的甘草酸的排钾作用，而使血清钾进一步低下。

【制剂规格】

甘草甜素片 75mg×30 片；注射剂：复方甘草甜素（美能）每支（20ml），其组分为：甘草甜素（Glycyrrhizin）40mg（甘草酸单铵盐 Monoammonium Glycyrrhizinate 53mg），甘氨酸（Aminoacetic Acid）400mg，盐酸半胱氨酸（Cysteine Hydrochloride）20mg，作为添加

物,含有亚硫酸钠 16mg 和适量氨水。

(五)多烯磷脂酰胆碱(易善复,肝得健,Polyene Phosphatidyl choline

【药理作用】

当患肝疾病时,肝的代谢活力受到严重损伤。多烯磷脂酰胆碱注射液可提供高剂量容易吸收利用的高能多烯磷脂酰胆碱,这些多烯磷脂酰胆碱在化学结构上与重要的内源性磷脂一致,而且在功能上优于后者。它们主要进入肝细胞,并以完整的分子与肝细胞膜及细胞器膜相结合,另外,这些磷脂分子尚可分泌入胆汁。因此多烯磷脂酰胆碱注射液具有以下生理功能:通过直接影响膜结构使受损的肝功能和酶活力恢复正常;调节肝的能量平衡;促进肝组织再生;将中性脂肪和胆固醇转化成容易代谢的形式;稳定胆汁。

【药动学】

口服给药,90%以上的多烯磷脂酰胆碱在小肠被吸收。大部分被磷脂酶 A 分解为 1-酰基-溶血磷脂胆碱,50%在肠黏膜立即再次酰化为多聚不饱和磷脂酰胆碱。此多聚不饱和磷脂酰胆碱通过淋巴循环进入血液,主要通过同高密度脂蛋白结合到达肝。口服给药 6～24h 后磷脂酰胆碱的平均血药浓度达 20%。胆碱的半衰期是 66h,不饱和脂肪酸的半衰期是 32h。用 ^3H 和 ^{14}C 同位素标记,人体药代动力学研究发现,口服给药在粪便中的排泄率不超过 5%。

【适应证】

①胶囊剂:用于各种类型的肝病,如肝炎,慢性肝炎,肝坏死,肝硬化,肝昏迷(包括前驱期肝昏迷);脂肪肝(也见于糖尿病患者);胆汁阻塞;中毒;预防胆结石复发。②注射剂:用于各种类型的肝病,如肝炎,慢性肝炎,肝坏死,肝硬化,肝昏迷(包括前驱期肝昏迷);脂肪肝(也见于糖尿病患者);胆汁阻塞;中毒;预防胆结石复发;手术前后的治疗,尤其是肝胆手术;妊娠中毒,包括呕吐;银屑病,神经性皮炎,放射综合征。③所有类型的急

性和慢性肝病;预防胆结石复发;妊娠导致的肝损害(妊娠中毒);银屑病;放射综合征。

【用法用量】

①胶囊剂:成人,开始每次 2 粒(456mg),每日 3 次,最大服用量不得超过 6 粒/日(1368mg)。一段时间后,剂量可减至每次 1 粒(228mg),每日 3 次,维持剂量。应餐后用足量液体整粒吞服。儿童,用量酌减。②多烯磷脂酰胆碱注射液每安瓿 5ml 既可静脉注射也可静脉输注。静脉注射:除了医生处方外,成人和青少年一般每日缓慢静注 1～2 安瓿,严重病例每日注射 2～4 安瓿。一次可同时注射 2 安瓿的量。只可使用澄清的溶液,不可与其他任何注射液混合注射。静脉输注:除了医生处方外,严重病例每天输注 2～4 安瓿。如果需要,每天剂量可增加至 6～8 安瓿。严禁用电解质溶液(生理氯化钠溶液,林格液等)稀释。若要配制静脉输液,只能用不含电解质的葡萄糖溶液稀释(如 5%/10%葡萄糖溶液;5%木糖醇溶液)。若用其他输液配制,混合液 pH 不得低于 7.5,配制好的溶液在输注过程中保持澄清,只可使用澄清的溶液。在进行静脉注射或静脉输注治疗时,建议尽早用口服多烯磷脂酰胆碱胶囊进行治疗。

【不良反应】

大剂量应用胶囊时偶尔会出现腹泻。极少数患者可能对本品中所含的苯甲醇产生过敏反应。

【禁忌】

过敏者禁用。注射剂由于本品中含有苯甲醇,新生儿和早产儿禁用。严禁用电解质溶液(生理氯化钠溶液、林格液等)稀释。若要配制静脉输液。

【注意事项】

①胶囊:如果忘记了一次剂量,可在下次服用时将剂量加倍。然而,如果忘服了一整天的剂量,就不要再补服已漏服的胶囊,而应接着服第 2 天的剂量。②注射剂:只可使用

澄清的溶液,缓慢静脉注射,制剂中含有苯甲醇(见不良反应和禁忌)。保存温度不应超过8℃。本品应放置在儿童不能触及的地方。

【药物相互作用】

迄今为止无药物相互作用的报道。本品严禁用电解质溶液稀释(见【用法用量】)。

【制剂规格】

注射剂每安瓿含多烯磷脂酰胆碱232.5mg[天然多烯磷脂酰胆碱,含有大量的不饱和脂肪酸,主要为亚油酸(约占70%)、亚麻酸和油酸]。分子式:$C_{44}H_{82}O_9PN$,分子量800Da(平均分子重量);多烯磷脂酰胆碱胶囊,每粒胶囊含多烯磷脂酰胆碱[天然多烯磷脂酰胆碱,带有大量的不饱和脂肪酸基,主要为亚油酸(约占70%),亚麻酸和油酸]228mg。

还原型谷胱甘肽(阿拓莫兰,泰特,古拉定,绿汀诺)

注射用还原型谷胱甘肽钠的活性成分为还原型谷胱甘肽。辅料为氢氧化钠。化学名称:N-(N-L-γ-谷氨酰基-L-半胱氨酰基)甘氨酸。化学结构分子式为 $C_{10}H_{17}N_3O_6S$,分子量为307.32Da。

谷胱甘肽广泛存在于动、植物中,在生物体内有着重要的作用。在面包酵母、小麦胚芽和动物肝中的含量很高,达 100～1000mg/100g,在人体血液中含 26～34mg/100g,鸡血中含 58～73mg/100g,猪血中含 10～15mg/100g,在西红柿、菠萝、黄瓜中含量也较高(12～33mg/100g),而在甘薯、绿豆芽、洋葱、香菇中含量较低(0.06～0.7mg/100g)。添加谷胱甘肽可起到意想不到的作用:加入面制品中,可起到还原作用。不仅使制造面包的时间缩短至原来的1/2或1/3,劳动条件大幅度改善,并起到食品营养的强化作用及其他功能;将其加入到酸奶和婴幼儿食品中,相当于维生素 C,可起到稳定剂的作用;将其拌到鱼糕中,可防止色泽加深;加到肉制品和干酪等食品中,具有强化风味的效果。

【药理与药效学】

(1)主要药理作用:可促进糖、脂肪及蛋白质代谢,加速自由基排泄,保护肝的合成、解毒、灭活激素等功能,故有重要的保肝作用。由于谷胱甘肽本身的解毒和抗氧化能力,使得谷胱甘肽的保肝护肝作用很强,临床上应用还原型谷胱甘肽作为保肝的重要药物成分。

(2)机体新陈代谢产生的过多自由基会损伤生物膜,侵袭生命大分子,加快机体衰老,并诱发肿瘤或动脉粥样硬化的产生。谷胱甘肽在人体内的生化防御体系起重要作用,具有多方面的生理功能。它的主要生理作用是能够清除掉人体内的自由基,作为体内一种重要的抗氧化剂,保护许多蛋白质和酶等分子中的巯基。GSH 的结构中含有一个活泼的巯基-SH,易被氧化脱氢,这一特异结构使其成为体内主要的自由基清除剂。例如当细胞内生成少量 H_2O_2 时,GSH 在谷胱甘肽过氧化物酶的作用下,把 H_2O_2 还原成 H_2O,其自身被氧化为 GSSG,GSSG 由存在于肝和红细胞中的谷胱甘肽还原酶作用下,接受 H 还原成 GSH,使体内自由基的清除反应能够持续进行。

(3)谷胱甘肽(glutathione-GSH)是由谷氨酸、半胱氨酸和甘氨酸结合,含有巯基的三肽,具有抗氧化作用和整合解毒作用。半胱氨酸上的巯基为谷胱甘肽活性基团(故谷胱甘肽常简写为 G-SH),易与某些药物(如对乙酰氨基酚)、毒素(如自由基、碘乙酸、芥子气,铅、汞、砷等重金属)等结合,而具有整合解毒作用。故谷胱甘肽(尤其是肝细胞内的谷胱甘肽)能参与生物转化作用,从而把机体内有害的毒物转化为无害的物质,排泄出体外。谷胱甘肽还能帮助保持正常的免疫系统的功能。

谷胱甘肽有还原型(G-SH)和氧化型(G-S-S-G)两种形式,在生理条件下以还原型谷胱甘肽占绝大多数。谷胱甘肽还原酶催化两型间的互变。该酶的辅酶为磷酸糖旁路代谢提供的 NADPH。

谷胱甘肽不仅能消除人体自由基，还可以提高人体免疫力。谷胱甘肽能维护健康，抗衰老，在老年人迟缓化的细胞上所发挥的功效比年轻人大。

谷胱甘肽还可以保护血红蛋白不受过氧化氢氧化、自由基等氧化从而使它持续正常发挥运输氧的能力。红细胞中部分血红蛋白在过氧化氢等氧化剂的作用下，其中二价铁氧化为三价铁，使血红蛋白转变为高铁血红蛋白，从而失去了带氧能力。还原型谷胱甘肽既能直接与过氧化氢等氧化剂结合，生成水和氧化型谷胱甘肽，也能够将高铁血红蛋白还原为血红蛋白。人体红细胞中谷胱甘肽的含量很多，这对保护红细胞膜上蛋白质的巯基处于还原状态，防止溶血具有重要意义。

谷胱甘肽保护酶分子中-SH 基，有利于酶活性的发挥，并且能恢复已被破坏的酶分子中-SH 基的活性功能，使酶重新恢复活性。谷胱甘肽还可以抑制乙醇侵害肝所产生的脂肪肝。

谷胱甘肽对于放射线、放射性药物所引起的白细胞减少等症状，有强有力的保护作用。谷胱甘肽能与进入人体的有毒化合物、重金属离子或致癌物质等相结合，并促进其排出体外，起到中和解毒作用。

谷胱甘肽具有广谱解毒作用，不仅可用于药物，更可作为功能性食品的基料，在延缓衰老、增强免疫力、抗肿瘤等功能性食品广泛应用。

【适应证】

①化疗患者，包括用顺氯铵铂、环磷酰胺、阿霉素、柔红霉素、博来霉素化疗，尤其是大剂量化疗时；②放射治疗患者；③各种低氧血症，如急性贫血、成人呼吸窘迫综合征、败血症等；④肝疾病，包括病毒性、药物毒性、酒精毒性及其他化学物质毒性引起的肝损害、脂肪肝、中毒和病毒性肝炎等辅助治疗；⑤亦

可用于有机磷、胺基或硝基化合物中毒的辅助治疗；⑥伴有丙氨酸氨基转移酶（ALT）升高（ALT≥2ULN，或 ALT/ALP≥5）的药物性肝病患者；⑦目前，已人工研制开发出了谷胱甘肽药物，广泛应用于临床，除利用其巯基以螯合重金属、氟化物、芥子气等毒素中毒外，还用在肝炎、溶血性疾病及角膜炎、白内障和视网膜疾病等，作为治疗或辅助治疗的药物。近年来，西方科学家，尤其是日本学者发现谷胱甘肽具有抑制艾滋病毒的功能；⑧最新研究还表明，GSH 能够纠正乙酰胆碱、胆碱酯酶的不平衡，起到抗过敏作用，还可防止皮肤老化及色素沉着，减少黑色素的形成，改善皮肤抗氧化能力并使皮肤产生光泽，另外，GSH 在治疗眼角膜病及改善性功能方面也有很好的作用。

【用法用量】

静脉滴注 0.6～1.2g，每日 1 次（是治疗重症药物性肝损害的首选药物）；疗程为 4～8 周；或遵医嘱。临床有人建议：①给药途径：a. 静脉注射，将之溶解于注射用水后，加入 100ml、250～500ml 生理盐水或 5% 葡萄糖注射液中静脉滴注，或加入少于 20ml 的生理盐水中缓慢静脉注射；b. 肌内注射给药，将之溶解于注射用水后肌内注射。产品必须完全溶于溶解液，溶解液需澄清无色。②用量：a. 化疗患者，给化疗药物前 15min 内将 1.5g/ml 本品溶解于 100ml 生理盐水或 5% 葡萄糖注射液中，于 15min 内静脉输注，第 2～5 天每天肌内注射本品 600mg。使用环磷酰胺（CTX）时，为预防泌尿系统损害，建议在 CTX 注射完后立即静脉注射本品，于 15min 内输注完毕；用顺氯铵铂化疗时，建议本品的用量不宜超过 35mg/mg 顺铂，以免影响化疗效果。b. 肝疾病，肌内注射或静脉滴注。轻症：每日 1～2 次，每次 0.3～0.6g 肌内注射或静脉滴注。重症：每日 1～2 次，每次 0.6～1.2g 肌内注射或静脉滴注。可根据患者年龄和症状调整剂量。c.

其他疾病,如低氧血症,可将 $1.5g/m^2$ 本品溶解于 100ml 生理盐水或 5% 葡萄糖注射液中静脉输注,病情好转后每天肌内注射 300～600mg 维持。③疗程:肝疾病一般 30d 为 1 个疗程,其他情况根据病情决定。一般肌内或静脉注射,每次 323～646mg,每日 1～2 次。口服药见药品说明书,或遵医嘱。

【孕妇用药】

尽管试验研究发现,肌内或静脉注射每次 323～646mg,每日 1～2 次。没有证据表明谷胱甘肽对胚胎有毒性作用,但孕妇只有在必要情况和医疗监护下才能使用此药。

【注意事项】

对该品过敏者禁用,不得与维生素 B_{12}、甲萘醌、泛酸钙、乳清酸、抗组胺制剂、磺胺药及四环素等合用。

【药物相互作用】

本品不得与维生素 B_{12}、甲萘醌、泛酸钙、乳清酸、抗组胺制剂、磺胺药及四环素等混合使用。

【不良反应】

少见恶心、呕吐和头痛,罕见皮疹发生,停药后皮疹会消失。

【制剂规格】

注射剂:0.1g;0.6g;0.9g;1.2g。还原型谷胱甘肽片 0.1g×36 片。

(六)葡醛内酯(维福佳、肝泰乐)

本品进入机体后可与含有羟基或羧基的毒物结合,形成低毒或无毒结合物由尿排出,有保护肝及解毒作用。另外,葡萄糖醛酸可使肝糖原含量增加,脂肪储量减少。适用于急、慢性肝炎的辅助治疗。辅料为微晶纤维素和硬脂酸镁。用于急、慢性肝炎的辅助治疗。口服,成人一次 2～4 片(或口服 200mg),一日 3 次。5 岁以下小儿一次 1 片;5 岁以上一次 2 片,一日 3 次,或遵医嘱。或成人静脉注射,一日 1 次 400～600mg;疗程应根据病情而定。　片剂:50mg,100mg;注射

剂:0.1g。

(七)双环醇

双环醇为联苯结构衍生物。动物实验结果发现:双环醇对四氯化碳、D-氨基半乳糖、扑热息痛引起的小鼠急性肝损伤的氨基转移酶升高、小鼠免疫型肝炎的氨基转移酶升高又降低作用,肝组织病理形态学损害有不同程度的减轻。体外试验结果显示双环醇对肝癌细胞转染人乙肝病毒的 2.2.15 细胞株具有抑制 HBeAg、HBV DNA、HBsAg 分泌的作用。

【用法与用量】

成人,口服 25mg,一日 1 次(不宜与联苯双酯同时应用);必要时可增至 50mg(2 片),每日 3 次,最少服用 6 个月或遵医嘱,应逐渐减量。

【不良反应】

服用本药后,个别患者可能出现的不良反应均为轻度或中度,一般无须停药或短暂停药或对症治疗即可缓解。

1416 例临床研究中未见严重不良反应,偶见(发生率<0.5%)头晕、皮疹、腹胀、睡眠障碍及血红蛋白和白细胞计数异常、总胆红素和转氨酶升高、血小板下降,另有极个别(发生率<0.1%)患者出现头痛、恶心、胃部不适、一过性血糖血肌酐升高。可视具体临床情况而采取相应措施。①在用药期间应密切观察患者临床症状、体征和肝功能变化,疗程结束后也应加强随访。②有肝功能失代偿,如胆红素明显升高,低白蛋白血症,肝硬化腹水,食管静脉曲张出血,肝性脑病和严重心、脑、肾器质性病变及骨髓抑制的患者,谨遵医嘱。　片剂:25mg。

(八)硫普罗宁

【药理作用】

硫普罗宁是一种与青霉胺性质相似的含巯基药物,具有保护肝组织及细胞的作用。动物实验显示,硫普罗宁能够通过提供巯基,防止四氯化碳、乙硫氨酸、对乙酰氨基酚等造

成的肝损害,并对慢性肝损伤的三酰甘油的蓄积有抑制作用。硫普罗宁可以使肝细胞线粒体中 ATP 酶的活性降低,从而保护肝线粒体结构,改善肝功能。此外,硫普罗宁还可以通过巯基与自由基的可逆结合,消除自由基。故临床用于药物性肝病。

【药动学】

给大鼠口服硫普罗宁(MPC),自尿中排泄量较低(0.015%),静脉注射后尿中排泄量则明显增高(22.35%)。静脉注射后血中水平高,且至 30min 均可检出。

【用法用量】

口服 60min 血浆达高峰,直至 120min 可检出。在人体口服、肌内注射后,尿中排泄量相近(肌内注射为 10%～12%,口服 15.47%),但肌内注射后排泄时间延长,需 8～24h,血浆水平也较口服为高。

【适应证】

①用于改善各类急慢性肝炎的肝功能。②用于脂肪肝、酒精肝、药物性肝损伤的治疗及重金属的解毒。③可降低放化疗的毒副反应,并可预防放化疗所致的外周白细胞减少和二次肿瘤的发生。④对老年性早期白内障和玻璃体混浊有显著的治疗作用。

【用法用量】

口服:0.1～0.2g,一日 3 次。或静脉滴注,一次 0.2g,一日 1 次,连续 4 周。配制方法:临用前溶于 5%～10% 的葡萄糖注射液或生理盐水 250～500ml 中,按常规静脉滴注。

【不良反应】

①过敏反应,在硫普罗宁注射剂型上市后收集的 1560 例不良反应病例报道中,严重不良反应病例报道 115 例,主要表现为过敏性休克的 79 例(死亡 1 例)。其他不良反应还有皮疹、瘙痒、恶心、呕吐、发热、寒战、头晕、心慌、胸闷、下腺腮腺肿大、喉水肿、呼吸困难、过敏样反应等。②本药可能引起青霉胺所具有的所有不良反应,但其不良反应

的发生频率较青霉胺低。③血液系统,少见粒细胞缺乏症,偶见血小板减少。如果外周白细胞计数降到 $3.5 \times 10^6/ml$ 以下,或者血小板计数降到 $10 \times 10^6/ml$ 以下,建议停药。④泌尿系统,可出现蛋白尿,发生率约为 10%,停药后通常很快即可完全恢复。另有个案报道本药可引起尿液变色。⑤消化系统,可出现味觉减退、味觉异常、恶心、呕吐、腹痛、腹泻、食欲缺乏、胃胀气、口腔溃疡等。另有报道可出现胆汁淤积、肝功能检测指标(如丙氨酸氨基转移酶、天门冬氨酸氨基转移酶、总胆红素、碱性磷酸酶等)上升,如出现异常应停用本品,或进行相应治疗。⑥皮肤反应,是本药最常见的不良反应,发生率为 10%～32%,表现为皮疹、皮肤瘙痒、皮肤发红、荨麻疹、皮肤皱纹、天疱疮、皮肤眼睛黄染等,其中皮肤皱纹通常仅在长期治疗后发生。⑦呼吸系统,据报道,本药可引起肺炎、肺出血和支气管痉挛。另有个案报道可出现呼吸困难或呼吸窘迫及闭塞性细支气管炎。⑧肌肉骨骼,有个案报道使用本药治疗可引起肌无力。⑨长期、大量应用,罕见蛋白尿或肾病综合征。⑩其他,罕见胰岛素性自体免疫综合征,出现疲劳感和肢体麻木应停用。

【禁忌】

①对本品成分过敏的患者。②重症肝炎并伴有高度黄疸、顽固性腹水、消化道出血等并发症的肝病患者。③肾功能不全合并糖尿病者。④孕妇及哺乳妇女。⑤儿童。⑥急性重症铅、汞中毒患者。⑦既往使用本药时发生过粒细胞缺乏症、再生障碍性贫血、血小板减少或其他严重不良反应者。⑧本药不应与具有氧化作用的药物合用。

【注意事项】

①出现过敏反应的患者应停用本药。②以下患者慎用:老年患者;有哮喘病史的患者;既往曾使用过青霉胺或使用青霉胺时发生过严重不良反应的患者。对于曾出现过青

霉胺毒性的患者,使用本药应从较小的剂量开始。③用药前后及用药时应定期进行下列检查以监测本药的毒性作用:外周血细胞计数、血小板计数、血红蛋白量、血浆白蛋白量、肝功能、24h 尿蛋白。此外,治疗中每 3 个月或 6 个月应检查 1 次尿常规。④当用药过量时,短时间内可引起血压下降,呼吸加快,此时应立即停药,同时应监测生命体征并予以支持对症处理。

【孕妇用药】

妊娠期妇女禁用本药。(FDA)对本药的妊娠安全性分级为 C 级。本药可通过乳汁分泌,有使乳儿发生严重不良反应的潜在危险,故哺乳期妇女禁用。

【制剂规格】

肠溶片 0.1g×12 片。冻干粉针剂:0.1g,0.2g。

(九)二巯基丙醇(二筑丙醇,巴尔,Dimercaprolum/ BAL,Dicapotol)

本品分子中有 2 个活性巯基,与金属的亲和力大,能夺取已与组织中酶系统结合的金属,形成不易分解的无毒化合物,从尿中排出,而恢复酶系统的活性,故有解毒功效。在治疗金属中毒时,必须反复给予足量的本品,使游离的金属全部与二巯丙醇相结合,直至排出为止。最早为路易氏气的解毒剂,现主要于砷、汞、铅及锑等中毒。临床也由于慢性铅中毒性肝损害。

【用法与用量】

肌内注射:每次 2.5～5mg/kg,开始 2d 每 4～6 小时 1 次,第 3 天每 6～8 小时 1 次,以后每日 1～2 次,7～14d 为 1 个疗程;小儿剂量同成人。

【注意事项】

①肝、肾功能减退者慎用。②有收缩小动脉作用,可引起血压上升、心跳加快,并有恶心、呕吐、腹痛、头痛、咽喉有烧灼感、不安、流涎、视物模糊、手部发麻和疼痛及肾损害等。多次注射可引起过敏反应。

(十)门冬氨酸钾镁

门冬氨酸作为体内草酰乙酸的前体,在三羧酸循环中起重要作用,并参与鸟氨酸循环,使氨和二氧化碳结合生成脲素。对细胞亲和力强,可作为钾、镁离子的载体,助其进入细胞内,提高细胞内钾、镁的浓度,加速肝细胞三羧酸循环,对改善肝功能、降低血清胆红素浓度有一定作用。经肾代谢排出体外。本品为糖类盐类与酸碱平衡调节药,电解质补充药。用于低钾血症,低钾及洋地黄中毒引起的心律失常,病毒性肝炎,肝硬化和肝性脑病的治疗。有降低胆红素、退黄作用,同时降低血中氨和二氧化碳的含量。用于低钾血症、低钾及洋地黄中毒引起的心律失常,病毒性肝炎,肝硬化合肝性脑病的治疗。

【用法与用量】

静脉滴注一次 10～20ml,加入 5% 或 10% 葡萄糖注射液 500ml 中缓慢滴注,一日 1 次。口服片剂或口服液应遵医嘱。高血钾、高血镁、肾功能不全及房室传导阻滞者慎用。

(十一)门冬氨酸钾镁木糖醇注射液

本品为电解质补充药,可用于低钾血症,洋地黄中毒引起的心律失常(主要是室性心律失常)及心肌炎后遗症、充血性心力衰竭、心肌梗死的辅助治疗。缓慢静脉滴注,每日 1 次,每次 250ml。注射剂:每 250ml 内含门冬氨酸 1.7g,钾 0.228g,镁 84mg,木糖醇 12.5g。

备选药:①保肝利胆药,熊去氧胆酸胶囊(优思弗)、天晴甘平、甘草酸二铵、甘草酸二钾、甘草甜素(甘草酸,甘草皂苷)、异干草酸镁、水飞蓟宾、托尼奈酸(肝胆能)、乳果糖、三磷酸腺苷(ATP)、注射用辅酶 A、双环醇(百塞诺,Bicycloi)。②微小血循环改善剂,己酮可可碱、美他多辛、丹参及其复方制剂、注射用丹参多酚酸盐(百通美、多普赛)、丹参酮ⅡA 磺酸钠。③脂肪肝辅助用药,二甲双胍、辛伐他汀、氯贝丁酯(安妥明)。

第四节　胆石症辅助用西药

(一)曲匹布通(Trepibutone)

【药理作用】

本品具有选择性松弛胆道平滑肌并直接抑制胆道奥狄括约肌的作用,可使胆道括约肌松弛,使它能降低胆总管与十二指肠汇合部位的通过阻力;本品能降低胆囊、胆管内压、促进胆汁和胰液的排出而改善食欲、消除腹胀。本品还具有解痉镇痛及利胆的作用。

【用法用量】

口服,一次 1 片,一日 3 次。饭后服用。疗程为 2~4 周。

【禁忌证】

对本品过敏者禁用;孕妇禁用。

【注意事项】

完全性胆道梗阻、急性胰腺炎者慎用。

【制剂规格】

片剂:40mg。

(二)左卡尼汀(Levocarnitine Oral Solution)

【药理作用】

左卡尼汀是哺乳动物能量代谢中需要的体内天然物质,其主要功能是促进脂类代谢。在缺氧、缺血时,脂酰-CoA 堆积,线粒体内的长链脂酰卡尼汀也堆积,游离卡尼汀因大量消耗而减低。缺血缺氧导致 ATP 水平下降,细胞膜和亚细胞膜通透性升高,堆积的脂酰-CoA 可致膜结构改变,膜相崩解而导致细胞死亡。另外,缺氧时以糖无氧酵解为主,脂肪酸等堆积导致酸中毒,离子紊乱,细胞自溶死亡。足够量的游离卡尼汀可使堆积的脂酰-CoA 进入线粒体内,减少其对腺嘌呤核苷酸转位酶的抑制,使氧化磷酸化得以顺利进行。左卡尼汀是肌肉细胞尤其是心肌细胞的主要能量来源,脑、肾等许多组织器官亦主要靠脂肪酸氧化供能。卡尼汀还能增加 NADH 细胞色素 C 还原酶、细胞色素氧化酶的活性、加速 ATP 的产生,参与某些药物的解毒作用。对于各种组织缺血缺氧,左卡尼汀通过增加能量产生而提高组织器官的供能。

【药动学】

按 20mg/kg 的剂量,在 3min 内缓慢静脉注射后,血浆左卡尼汀符合二室模型。单次静脉管给药,在 0~24h 内,大约 76% 的左卡尼汀经尿排出。不计内源性左尼汀,血浆左卡尼汀的平均分布半衰期为 0.585h,平均终末清除半衰期为 17.4h,总的人体清除率平均为 4.0L/h,本品不与血浆蛋白或蛋白结合,主要代谢产物为三甲胺-N-氧化物和 3H-γ-丁酸甜菜碱,有 58%~65% 由尿和粪排泄。

【适应证】

为适用于胆结石、肾结石病伴有慢性肾衰竭长期血液透析患者因继发性肉碱缺乏产生的一系列并发症状,临床表现如心肌病、骨骼肌病、心律失常、高脂血症,以及低血压和透析中肌痉挛等。

【用法与用量】

每次血液透析后推荐起始剂量是 10~20mg/kg,溶于 5~10ml 注射水中,2~3min 1 次静脉推注,血浆左卡尼汀波谷浓度低于正常(40~50μmol/L)立即开始治疗,在治疗第 3 或第 4 周时调整剂量(如在血透后 5mg/kg)。

【禁忌证】

对本品过敏者禁用。

【不良反应】

主要为一过性的恶心和呕吐,身体出现特殊气味、恶心和胃炎不常发生,由于引起这些反应的病理复杂,很难估测这些反应的发生率。口服或静脉注射左卡尼汀引起癫痫发作,不论先前是否有癫痫病史,先前有癫痫发作的患者,可诱发癫痫或使癫痫加重。在一项慢性血透患者双盲、安慰剂对照试验中,出现的不良反应(不考虑因果关系,仅报道发生率≥5％的反应)主要有:①全身系统,胸痛、感冒症状、头痛、注射部位反应、疼痛等。②心血管系统,心血管异常、高血压、低血压、心动过速等。③消化系统,腹泻、消化不良、恶心、呕吐等。④内分泌系统,甲状腺异常等。⑤血液淋巴系统,贫血等。⑥代谢系统,高钙血症、高钾血症、血容量增多症等。⑦神经系统,头晕、失眠、压抑等。⑧呼吸系统,咳嗽、咽喉炎、鼻炎等。⑨皮肤,瘙痒、皮症。⑩泌尿系统,肾功能异常等。

【注意事项】

①在肠胃外治疗前,建议先测定血浆左卡尼汀水平,并建议每周和每月监测,监测内容包括血液生化,生命体征,血浆左卡尼汀浓度(血浆游离左卡尼汀水平为 35 ～ 60mmol/L)和全身状况。输液药品在使用前务必仔细观察有无异常和变色。本品在 0.9％氯化钠注射液或乳酸盐林格注射液 250～4200mg/500ml,放置在室温 25℃ 于 PVC 塑料袋中 24h 内稳定。药代动力学和临床研究表明,用左卡尼汀治疗血液透析的终末期肾疾病(ESRD)患者,可以提高血浆中左卡尼汀的浓度。②接受丙戊酸的患者需增加左卡尼汀的用量。③哺乳期是否可用此药或停用,需权衡对母亲的利弊。

【制剂规格】

注射剂:5ml:1g。

第五节　胰腺炎用药

(一)甲磺酸加贝酯(加贝酯,Gabexate)

【药理毒理】

加贝酯是一种非肽类蛋白的抑制药,可抑制胰蛋白酶、激肽释放酶、纤维蛋白溶酶、凝血酶等蛋白酶的活性,从而制止这些酶所造成的病理生理变化。在动物实验性急性胰腺炎,可抑制活化的胰蛋白酶、减轻胰腺损伤,同时血清淀粉酶、脂肪酶活性和尿素氮升高情况也明显改善。

【药动学】

大鼠静脉注射本品标记化合物 30min 后肝、肾内含放射度为给药放射度的 27.3％ 和 17.3％。给家兔静脉注射 30s 时达到最大血浓度,2min 后消失,兔血中生物半衰期约为 0.4min。静脉注射给药 24h,体内放射度几乎完全消失。尿中代谢产物主要为胍基乙酸。用 RP-HPLC 法测定人体血液中本品的半衰期为(66.8±3)s。分解产物为对羟基苯甲酸乙酯。

【适应证】

用于急性轻型(水肿型)胰腺炎的治疗,也可用于急性出血坏死型胰腺炎的辅助治疗。

【用法与用量】

本药仅供静脉滴注使用,每次 100mg,治疗开始 3d 每日用量 300mg,症状减轻后改为 100mg/d,疗程为 6～10d,先以 5ml 注射用水注入盛有加贝酯冻干粉针瓶内,待溶解后即移注于 5％葡萄糖或林格液 500ml 中,供静脉滴注用。滴注速度不宜过快,应控制 1mg/(kg·h)以内,不宜超过 2.5mg/(kg·h)。

【不良反应】

少数病例滴注本药后可能出现注射血管局部疼痛、皮肤发红等刺激症状及轻度浅表静脉炎。偶有皮疹、颜面潮红及过敏症状,极个别病例可能发生胸闷、呼吸困难和血压下降等过敏性休克现象。

【禁忌证】

对多种药物过敏史者禁用,儿童禁用。

【注意事项】

①本品使用过程中,应注意观察,谨防过

敏,一旦发现应及时停药或抢救。②勿将药液注入血管外。③多次使用应更换注射部位。④药液应新鲜配制,随配使用。

【孕妇及哺乳期妇女用药】

妊娠妇女禁用,哺乳期妇女用药尚不明确。

【制剂规格】

注射剂:每瓶100mg。

(二)生长抑素(Somatostatin)

本品属下丘脑激素。生长抑素可以抑制生长激素、促甲状腺激素、胰岛素、胰高血糖素的分泌等。

【药理作用】

①可以抑制生长激素、甲状腺刺激激素、胰岛素、胰高血糖素的分泌。②可以抑制由试验餐和5肽胃泌素刺激的胃酸分泌,可抑制胃蛋白酶、胃泌素的释放。③可以显著减少内脏血流,降低门静脉压力,降低侧支循环的血流和压力,减少肝脏血流量。④减少胰腺的内外分泌及胃小肠和胆囊的分泌,降低酶活性,对胰腺细胞有保护作用。⑤抑制胰高血糖素的分泌。⑥可影响胃肠道吸收和营养功能。

【适应证】

适用于肝硬化门静脉高压所致的食管静脉出血;消化性溃疡应激性溃疡、糜烂性胃炎所致的上消化道出血;预防和治疗急性胰腺炎及其并发症;胰、胆、肠瘘的辅助治疗;其他,如肢端肥大症、胃泌素瘤、胰岛素瘤及血管活性肠肽瘤。

【用量用法】

①上消化道大出血,主要是食管静脉曲张出血,开始先静脉滴注250μg(3～5min内),继以250μg/h静脉滴注,止血后应连续给药48～72h。②胰、胆、肠瘘,250μg/h静脉滴注,直至瘘管闭合,闭合后继用1～3d。③急性胰腺炎,250μg/h,连续72～120h;预防胰腺手术并发症连续用5d;对行ERCP检查者应于术前2～3h就开始使用本品。

【不良反应】

①少数患者产生眩晕、耳鸣、面色发红。②注射本品的速度超过50μg/min时,则会产生恶心、呕吐。

【注意事项】

①禁用于对本品过敏者,以及妊娠和哺乳期妇女。②给药开始时可引起暂时性血糖下降,对于胰岛素依赖性糖尿病患者应每3～4小时查血糖1次。③本品可以延长环己巴比妥的催眠作用时间,加剧戊烯四唑的作用,不宜同时使用。④应单独给药,本品不宜与其他药物配伍给药。⑤动脉性出血不属于生长抑素的适应证。

【制剂规格】

粉针剂:250μg,3mg。

(三)奥曲肽(Octreotide)

本品属下丘脑激素,临床应用制剂则是一种人工合成的八肽环状化合物,具有与天然内源性生长抑素类似的作用,但作用较强且持久,半衰期较天然抑素长30倍。本品有多种生理活性,如抑制生长激素、促甲状腺素、胃肠道和胰内分泌激素的病理性分泌过多,对胃酸、胰酶、胰高血糖素和胰岛素的分泌也有抑制作用。本品能降低胃运动和胆囊排空,抑制胆囊排空,抑制缩胆囊素-胰酶泌素的分泌,减少胰腺分泌,对胰腺实质细胞膜有直接保护作用。本品可抑制胃肠蠕动,减少内脏血流量和降低门静脉压力,减少肠道过度分泌,并可增强肠道对水和Na^+的吸收。

【药动学】

静脉注射本品25～200μg,$t_{1/2\alpha}$为9～14min,$t_{1/2\beta}$为72～98min,并随剂量而异。皮下注射后(50～40μg)迅速吸收,T_{max}为0.5～1h,$t_{1/2}$为90～120min;本品Vd为6L,CL为160ml/min,血浆蛋白结合率为65%。

【作用用途】

由于本品具多种生理活性,故应用范围

广泛。临床主要用于以下几方面：①门静脉高压引起的食管静脉曲张出血；②应激性溃疡及消化道出血；③重型胰腺炎；④缓解由胃、肠及胰内分泌系统肿瘤所引起的症状；⑤突眼性甲状腺肿和肢端肥大症；⑥胃肠道瘘管。

【用法与用量】

治疗门静脉高压引起的食管静脉曲张出血：0.1mg 静脉注射，以后 0.5mg，每 2 小时 1 次静脉滴注。或皮下注射 0.1mg，每 8 小时 1 次；应激性溃疡及消化道出血：0.1mg 皮下注射，每日 3 次；重型胰腺炎：0.1mg 皮下注射，每日 4 次，疗程为 3～7d；胃肠道瘘管利消化道内分泌系统肿瘤的辅助治疗：皮下注射 0.1mg，每日 3 次；疗程为 10～14d；突眼性甲状腺肿和肢端肥大症：皮下注射 0.1mg，每日 3 次；肢端肥大症疗程为 10～14d。

【注意事项】

对本品过敏者禁用，孕妇、哺乳期妇女和儿童禁用。肾、胰腺功能异常和胆石症患者慎用；少数患者长期治疗有形成胆石的报道，故在治疗前和治疗后应每 6～12 个月进行胆囊超声检查 1 次；对胰岛素瘤患者，本品可能加重低血糖程度，并延长其时间，应注意观察；本品可减少环孢素的吸收，延缓对西咪替丁（甲氰咪胍）的吸收；主要不良反应有注射部位疼痛或针刺感，一般可于 15min 后缓解。消化道不良反应有厌食、恶心、呕吐、腹泻、腹部痉挛疼痛等，偶见高血糖、胆石、糖耐受异常和肝功能有异常等。

【药物相互作用】

与环孢素合用，可减少小肠对后者的吸收；与甲氰咪胍并用，可延缓后者的吸收。

【制剂规格】

注射液：每支 0.1mg（1ml）。

(四)乌司他丁(Urinastatin)

【药理作用】

本品是从健康成年男性新鲜尿液中分离提纯出来的一种糖蛋白，由 143 个氨基酸组成，相对分子质量约为 67 000Da。本品属蛋白酶抑制药，对胰蛋白酶、α-糜蛋白酶等丝氨酸蛋白酶及粒细胞弹性蛋白酶、透明质酸酶、巯基酶、纤溶酶等多种酶有抑制作用。另具有稳定溶酶体膜，抑制溶酶体酶的释放，抑制心肌抑制因子（MDF）产生，清除氧自由基及抑制炎症介质释放的作用。本品还可改善手术刺激引起的免疫功能下降、蛋白代谢异常和肾功能降低，防止手术刺激引起的对内脏器官与细胞的损伤及改善休克时的循环状态等。

【药动学】

小鼠腹腔、静脉注射 375 万 U/kg（2000mg/kg）未见动物死亡，提示本品 LD50＞375 万 U/kg，大鼠及家犬的长期毒性试验均未见明显毒性反应，大鼠试验对生育、生殖能力、胎儿发育无影响。药代动力学乌司他丁静注后血浆浓度迅速下降，主要分布在肾、肝和胰腺。几乎从所有组织中消除，生物半衰期约为 24min，消除半衰期约为 40min。给药 6h 后以低分子代谢物从尿中排泄，排泄量 24%。连续给药 7d 未见蓄积。

【适应证】

适应证急性胰腺炎（包括外伤性、术后及内镜逆行性胰胆管造影术后的急性胰腺炎），慢性复发性胰腺炎的急性恶化期，急性循环衰竭（出血性休克、细菌性休克、外伤性休克、烧伤性休克）；本品也广泛用于胸外科手术、消化系统手术、肿瘤手术、器官移植、器官切除手术及 CPB 手术；本品还用于治疗与预防肿瘤化疗产生的肾功能障碍。

【用法用量】

初始剂量为每次 25 000～500 000U，每日 1～3 次，溶于 500ml 输液中静脉滴注，每次滴注时间为 1～2h。症状改善后为维持量，每次 25 000U，每日 1～3 次。急性循环不全，每次 10 000U，每日 1～3 次，溶于 500ml 液体中静脉滴注，滴注时间为 1～2h；

或每次 1000U,溶于 2ml 液体中,缓慢静脉注射,每日 1～3 次。可根据病情酌情适当增减。

【禁忌证】

对乌司他丁过敏者禁用。

【不良反应】

较常见的不良反应有粒细胞减少、腹泻、皮肤发红及瘙痒感、血管疼痛、丙氨酸氨基转移酶和冬氨酸氨基转移酶升高等;偶见恶心、呕吐、腹泻;血管疼痛、发红、瘙痒感、皮疹等;过敏,出现过敏应立即停药,并适当处理。

【注意事项】

有药物过敏史、对食品过敏者或过敏体质患者慎用;本品用于急性循环衰竭时,应注意不能代替一般的休克疗法(输液、吸氧、外科处理、抗生素等),休克症状改善后即终止给药;本品溶解后应迅速使用;妊娠中给药的安全性未得到证明,动物实验(鼠)显示药物在乳汁中有分布。因此,对孕妇和可能妊娠妇女应根据病情需要慎用。哺乳妇女如必须使用应避免哺乳;儿童用药的安全性尚未确定;老年患者用药应适当减量。

【药物相互作用】

乌司他丁应避免与甲磺酸加贝酯制剂或球蛋白制剂混注。

【制剂规格】

注射剂:①1ml:5 万 U;②2ml:10 万 U。

第 13 章

糖尿病常用药物

第一节　常用口服降糖药

口服降糖药按临床药理学分类,可分为促胰岛素释放(分泌)药、胰岛素增敏药、α-糖苷酶抑制药和口服中草药、中成药 4 大类。其中促胰岛素释放(分泌)药又包括磺酰脲类、格列奈类(餐时血糖调节药);胰岛素增敏药包括双胍类和噻唑烷二酮类等。在 4 类口服抗糖尿病药物中,促胰岛素分泌药可引起低血糖反应,又称之为口服降糖药;而胰岛素增敏药和 α-糖苷酶抑制药一般不引起低血糖反应,被称为抗高血糖药物。以中药地黄、天花粉、葛根、黄芪等为主要成分的中成药或方剂具有滋补肾阴、生津止渴、益气降糖的功效,对糖尿病有辅助治疗作用是举世公认的。

促胰岛素释放(分泌)药——磺酰脲类:具有共同的药理作用、适应证、不良反应、注意事项、药物相互作用,但与降糖作用强度、持续时间、代谢方式等方面有区别,某些品种还具有特殊的药理作用和适应证。

主要药理作用:对多数 2 型糖尿病患者有效。能刺激胰岛 B 细胞释放(分泌)胰岛素;部分品种还有胰外作用,如增加葡萄糖转运蛋白在肌细胞、脂肪细胞表达以减轻胰岛素抵抗。

适应证:适用于经饮食控制及体育锻炼 2~3 个月疗程不满意的轻至中度 2 型糖尿病患者,其胰岛 B 细胞有一定分泌胰岛素的功能,无急性并发症(感染、创伤、急性心肌梗死、酮症酸中毒、高糖高渗性昏迷等),非妊娠期,无严重并发症。

主要不良反应:①低血压反应。②消化道反应,如可见轻度恶心、呕吐,上腹灼热感、食欲缺乏、腹泻、口中有金属味等,症状程度与剂量有关;部分患者出现食欲增进,体重增加。③过敏反应,如皮疹,偶有发生剥脱性皮炎者;血液学异常少见,包括白细胞减少,粒细胞缺乏症,贫血,血小板减少症等。④偶见肝、肾功能损害,如黄疸、临床检查值异常等。

禁忌证:①孕妇禁用。②哺乳期妇女禁用。③1 型糖尿病患者。④2 型糖尿病患者伴有严重并发症如酮症酸中毒、昏迷、严重烧伤(创伤)、感染、大手术等应激情况。⑤肝、肾功能不全者。⑥对磺胺过敏者。⑦白细胞减少者。

注意事项:①体质虚弱、高热、恶心和呕吐、肺功能或肾功能异常的老年人、有肾上腺皮质功能或垂体前叶功能减退,尤其是未经激素替代治疗者,发生严重低血糖反应的可能性增大。②用药期间应定期测血糖、尿糖、尿酮体、尿蛋白和肝肾功能、血象,并进行眼科检查。

药物相互作用:①合用下列药物,可增加低血糖发生率:丙磺舒、别嘌醇;乙醇、H_2 受体阻滞药(西咪替丁、雷尼替丁等);氯霉素、咪康唑;抗凝药;水杨酸盐,贝特类降脂药物;单胺氧化酶抑制药、奎尼丁;β 受体阻滞药等。②与下列药物可升高血糖,糖皮质激素雌激素、噻嗪类利尿药、苯妥英钠、利福平、β受体阻滞药。

给药说明:①饮食控制是药物降糖的前提。②餐前服药效果好,且可减轻(少)胃肠反应。③若漏服一次药,应尽快补上,如已接近下次服药时间,不要加倍用药。④在医生或临床药师指导下进行食物治疗和体育锻炼,做到降糖药应用个体化。临床常用口服降糖药简介如下。

一、双胍类

可加强胰岛素的敏感性及其他一些效应。

1. 盐酸二甲双胍　亦称为二甲双胍。适用于 2 型糖尿病,包括 10 岁以上少年 2 型糖尿病;肥胖和伴有高胰岛素血症者,服用本品不但有降血糖作用,还有减轻体重和高胰岛素血症的效果。可与磺酰脲类合用。亦可用于 10 岁以上不伴酮症或酮症酸中毒的 1 型糖尿病。与胰岛素注射联合治疗,可减少胰岛素剂量。禁用于孕妇、乳母、2 型糖尿病伴有严重并发症、合并症者及静脉肾盂造影、动脉造影前 2~3d;酗酒者;严重心脏病患者;维生素 B$_{12}$、叶酸和缺铁性贫血者;全身状况较差者。一般成人开始服每次 0.25g,每日 2~3 次,以后根据疗效逐渐加重,最大剂量不超过 2g/d。餐前即可服食。服用前应仔细看说明书,或咨询医师。片剂:每次 0.25g;每次 0.5g;每次 0.85g。

2. 盐酸苯乙双胍　现已少用,从略。

二、磺酰脲类

1. 格列本脲(优降糖)　常用于轻中型、稳定型成人糖尿病;对苯甲苯磺丁脲(D860)无效者可改用本品。开始口服 2.5mg,轻症者 1.25mg,早餐前或早餐及午餐前各 1 次,以后每隔 1 周调整用量,通常 5~10mg/d,最大用量不超过 15mg/d,片剂:每片 2.5mg。

2. 格列齐特(达美康)　普通片剂开始口服 80mg,早餐前或早餐前及午餐前(或晚餐前)各服 1 次;也可以 40mg,每日 3 次,三餐前服。1 周后按疗效调整用量,需要时逐步增加。一般 1 日剂量 80~240 mg,最大剂量不超过 320mg/d。

缓释片每日 1 次,宜早餐前服 30mg(1片),必要时可酌情增至 60mg、90mg、120mg,最大剂量为 120mg/d。调整或增加剂量的时间间隔,以 1~4 周为宜。片剂:每片 80mg;缓释片:每片 30mg。

3. 格列吡嗪　普通片(胶囊)剂,一般开始于早餐或早餐及午餐前(或晚餐前)服普通片(胶囊)剂各 1 次;也可以 1.25mg,三餐前各服 1 次;必要时 7d 后递增 2.5mg/d。多数患者 5~15mg/d,最大剂量不超过 20~30mg/d,片(胶囊)剂:每片(粒)2.5mg;每片(粒)5mg。格列吡嗪控释片,开始口服 5mg,每日 1 次(早餐时,也可其他认为方便时),以后可酌情调整剂量。多数患者 10mg/d 即可,部分患者 15mg/d,最大剂量 20mg/d,控释片:每片 5mg。

4. 格列喹酮　口服,开始 30mg,早餐前后或早餐前及午餐前(或晚餐前)各 1 次;也可 15mg,每日 3 次,三餐前服。1 周后酌情调整剂量。一般 90~120mg/d,最大剂量不超过 180mg/d。片剂:每片 30mg。

5. 格列苯脲　成人开始用量 1mg/d,以后每隔 1~2 周酌情调整剂量。一般 1~4mg/d,最大剂量 6mg/d。片剂:每片 1mg、每片 2mg、每片 3mg。

此外,磺酸脲类降糖药尚有格列波脲、甲苯横丁脲、氯磺丙脲等,限于篇幅,不一一赘述。

三、α-糖苷酶抑制药

α-糖苷酶抑制药是由细菌(放线菌属、链

球菌属)中提取的一系列具有抑制 α-糖苷酶活性的物质,能延缓肠道碳水化合物(糖类)的消化和吸收,降低餐后高血糖达到治疗糖尿病的目的。

1. 阿卡波糖　适用于:①经饮食控制、体育锻炼 2～3 个月,血糖仍不能满意控制的 2 型糖尿病,且无急性并发症者;可单用,或合用其他降糖药;②对血糖甚不稳定的 1 型糖尿病患者,与胰岛素合用,可减少胰岛素用量;③糖耐量减低者长期服用可减少发展成 2 型糖尿病的危险性。患者餐前即刻吞服或与第一口主食一起咀嚼服用。起始每次 25mg,每日 2～3 次。以后逐渐增加至每次 50mg,必要时增加到每次 0.1g,每日 3 次。1 日量不宜超过 0.3g。服药过程中如腹胀较重,可减量,以后再逐渐增加,孕期和 18 岁以下患者忌用本品。片剂:每片 50mg,每片 100mg。

2. 伏格列波糖　适应证同阿卡波糖。本品不应单独用于 1 型糖尿病;有严重酮症酸中毒、感染的 2 型糖尿病患者、对本品过敏者及手术前后的患者均禁用。本品在医师或药师指导下,成人与餐前服每日 0.2mg,每日 3 次。片剂:每片 0.2mg。

3. 米格列醇(米格尼醇)　本品相对分子质量比阿卡波糖小,吸收完全。作用机制同阿卡波糖,尚有抑制体内天然存在的抗胰岛素分子如胰高血糖素,增强胰岛素的作用。适用于 2 型糖尿病。个体化用药,最大剂量每次 100mg,每日 3 次,与每餐第一口主食同服。一般每次 25mg,酌情增至每次 50mg。应辅以饮食和体育疗法控制血糖水平;必要时尚可增加 1 种磺酰脲类降糖药。片剂:每片 25mg,每片 100mg。

4. α-糖苷酶抑制药的不良反应　①常见腹胀、肠鸣音亢进、排气增多,偶有腹泻、腹痛、腹鸣、稀便、食欲缺乏;②过敏反应,偶有皮疹、瘙痒、红斑、皮疹、荨麻疹等;③罕见有黄疸合并肝功能损害,如肝酶值升高(ALT、AST、LDH、γ-GT)等;④神经系统反应,如头痛、困倦、眩晕、颜面等处水肿等。

5. 注意事项　①本类药一般不引起低血糖,但与其他降糖药合用则有可能引起低血糖反应。当发生低血糖反应时,只能口服或静脉注射葡萄糖治疗;而摄入蔗糖和果糖无效。②有肝肾损害,有胃肠道疾病伴有吸收或消化功能障碍者慎用。③儿童、孕妇、哺乳期妇女忌用,老年人慎用。

6. 药物相互作用　①α-糖苷酶抑制药与磺酰脲类降糖药、二甲双胍或胰岛素合用时,可能发生低血糖,故需考虑适当地减少上述治疗 2 型糖尿病药物的用量。②本类药物应避免与抗酸药,考来烯胺,肠道吸附剂(如思密达、活性炭等),消化酶制品等同时服用,因为这些药品可降低本品的降糖作用。

四、噻唑啉(烷)二酮类(亦称胰岛素增敏剂)

可提高骨骼肌、肝、脂肪组织细胞对胰岛素的敏感性而直接减轻胰岛素抵抗,故又称之为除双胍类之外的胰岛素抵抗治疗药,亦是一类较新的口服降糖药。本类可明显降低空腹和餐后血糖及胰岛素和 C 肽水平。

1. 吡格列酮　适用于 2 型糖尿病,既可单独应用,又可与磺酰脲类或双胍类合用。成人患者每日 1 次,每次 15～45mg(1～3 片)。片剂:每片 15mg。然而本品在欧美已撤市,国内亦应慎用。

2. 罗格列酮　适用于 2 型糖尿病,既可单独应用,又可与磺酰脲类或双胍类合用。单独用药,初始用量为 4mg/d,分 1 次或 2 次口服;12 周后如空腹血糖下降不满意,剂量可加至 8mg/d,单次或分 2 次口服。若与二甲双胍类合用,初始量 4mg/d,单次或分 2 次服;酌情于 12 周后增至 4～8mg/d,分 1～2 次服用。若与磺酰脲类合用,本品剂量酌减,宜 2～4mg/d,分 1～2 次服用。片剂:每片 2mg,每片 4mg;每片 8mg。

3. 噻唑烷二酮类禁忌证 ①对本类过敏者;②心功能不全者、儿童、孕妇及哺乳期妇女均禁用。

4. 不良反应与注意事项 ①低血糖反应率低于 2%;②对肝有影响,但比磺酸脲类、二甲双胍少而轻;③少数患者在服用本类药物后发生水肿、贫血的机会在 1.7% ~ 7.5%;④服用本类药物期间,患者发生上呼吸道感染(9.9%)、外伤(7.6%)、头痛(5.9%),与安慰剂组、磺酰脲类及二甲双胍类组上述不良事件发生率相仿。

5. 药物相互作用 ①本类药可降低避孕药血浆浓度约 30%,并可影响硝苯地平的药效;②本类药物不影响格列苯脲(优降糖)、二甲双胍、阿卡波糖等的降糖效果;③本类药物不影响地高辛、华法林、乙醇、雷尼替丁等在体内的代谢和临床治疗。

五、非磺酰脲类促胰岛素分泌药

俗称"格列奈类"餐时血糖调节药。其化学结构为非磺酰脲类,临床常见的有以下 3 种。

瑞格列奈(浮来迪、诺和龙)

【作用特点与用途】

本品为苯甲酸衍生物,能模拟生理性的餐后胰岛素分泌,有效缓解糖尿病患者餐后胰岛素供给量和代谢需求量之间的最大矛盾。餐时服用,不进餐不服用;极少发生低血糖;起效快,持续时间短;轻中度肾功能不全患者亦可使用;没有或极少引起体重增加。其作用机制为:作用于 B 细胞,促进胰岛素分泌,与磺脲类有以下不同点:①在细胞上的结合点不同。②不引起胰岛素的直接细胞分泌作用。③不进入细胞内。④不抑制细胞内胰岛素原的合成,也不通过细胞钾通道之外的途径刺激胰岛素释放,且从不改变脉冲频率的模式增加胰岛素分泌的脉冲量(包括基础分泌量)。本品是目前唯一的血浆葡萄糖依赖性胰岛素促进剂,在血糖低浓度时不刺

激胰岛素分泌,不过多加强胰岛素分泌细胞的负担;这是由于其原发和直接作用于 ATP-敏感的 K^+ 通道,引起细胞质中 Ca^{2+} 浓度升高,而不是直接引起 Ca^{2+} 重新分布。本品经胃肠道吸收快,导致血浆药物浓度迅速升高,服药 1h 达血药浓度峰值,$t_{1/2} \beta$ 为 1h,4~6h 内被清除。人血浆蛋白结合率达 98% 以上。几乎全部被代谢,代谢物几无降血糖作用。主要经胆汁排泄,尿中排泄低于 8%,粪中原型药物排泄少于 1%。用于饮食控制,降低体重及运动锻炼不能控制血糖的 2 型糖尿病患者。与二甲双胍合用对控制血糖有协同作用。

【用法用量】

餐前 15min 服用,30min 内即出现促胰岛素分泌反应。剂量以个人血糖水平而定。推荐起始剂量为 0.5mg,按需要每周或每 2 周调整 1 次。接受其他口服降血糖药治疗的患者直接换用本品,其推荐起始剂量为 1mg。本药最大单次剂量为 4mg,最大剂量不应超过 16mg/d。如果与二甲双胍合用,应减少本药的剂量。建议在糖尿病专科医师指导下服用。

【禁忌证】

对本品过敏者、1 型糖尿病患者、C 肽阴性糖尿病患者、糖尿病酮症酸中毒患者、孕妇、12 岁以下儿童、严重肝肾功能不全的患者;与 CYP3A4 抑制药合并治疗时禁止服用。

【不良反应】

可能出现低血糖,视觉异常,胃肠道反应,肝功能指标升高,皮肤过敏反应。尚可见头痛(9%)、背痛(6%)、上呼吸道感染(10%)、鼻炎(7%)、支气管炎(7%)。

【注意事项】

①孕妇、哺乳期妇女、18 岁以下或 75 岁以上患者尚无安全性用药资料;②服药时应注意低血糖问题;③与二甲双胍合用会增加发生低血糖的危险性,如果合用药后仍发生

持续高血糖,则不能再用口服降糖药控制血糖,应改用胰岛素治疗;④在发生应激反应时,如发热、外伤、感染或手术,可能会出现高血糖。

【药物相互作用】

本品的降血糖作用可被柳酸类(阿司匹林)、磺胺类、β肾上腺素能阻滞药增强;相反,噻嗪类利尿药、类固醇类和口服避孕药可能引起高血糖。

【制剂规格】

片剂:0.5mg,双铝包装。

那格列奈

【作用特点与用途】

本品为苯丙氨酸衍生物,能促进早期胰岛素释放,控制餐时胰岛素峰值水平。对胰岛素细胞作用快,持续时间短。打破进餐时高血糖恢复到正常水平,本品作用立即停止。本品尚能降低糖化血红蛋白浓度,减少糖尿病并发症发生。本品可增加胰岛素分泌,但对糖原合成无影响。直接作用于 B 细胞,抑制其浆膜中 ATP 敏感的 K^+ 通道活性,激活胰岛 B 细胞浆膜上 L 型钙通道,增加胰岛素释放。本品在胃肠吸收快,0.5～1.5h 血药浓度达峰值;静脉注射 $t_{1/2}$ 为 93.7min,血中药物消除可因肝脏切除而延长,但肾切除对本品的清除无影响。

以餐前 10min 给药疗效最佳。用于 2 型糖尿病。

【用法用量】

餐前 10min 口服 30～90mg,每日 3 次。若治疗不理想,可另外再服 120mg。餐前 30min 或进餐时给药可能引起低血糖。应遵医嘱,且仔细阅读药品说明书。

【临床评价】

本品主要刺激早期胰岛素释放,帕吉林既增加餐时胰岛素水平,也增加空腹胰岛素水平;本品降低空腹血糖的能力明显不如帕吉林,但餐时血糖水平下降幅度超过帕吉林50%。本品降血糖效率可通过与二甲双胍类口服联用,呈协同降糖作用。

【不良反应】

偶见低血糖反应如空腹感、冷汗、心悸、乏力等(0.8%～1.8%);消化道反应如腹胀、腹痛(0.8%);肝受损如转氨酶上升(1.3%)。血清乳酸、尿酸和血清钾上升(3.0%)等。另有少数患者可出现皮肤瘙痒等过敏反应,体重增加。

【注意事项】

①肝、肾功能不全者,缺血性心肌垂体功能障碍等应慎用;②本品对儿童、孕妇、哺乳期妇女患者的影响未见报道;③定期检查血糖、肝功能等。

【制剂规格】

片剂:30mg,90mg,180mg。

米格列奈钙

【作用特点与用途】

与胰岛 B 细胞膜上磺酰脲受体结合,抑制胰岛 B 细胞膜上 ATP 敏感的 K^+ 通道,造成细胞去极化,细胞内 Ca^+ 浓度升高,从而促进胰岛素分泌,降低血糖。用于改善 2 型糖尿病患者餐后高血糖症。

【用法用量】

餐前 5min 内服,起始剂量 10mg,每日 3 次;常用剂量 20mg,可酌情调整剂量。可与二甲双胍等联用。或遵医嘱。

【不良反应与注意事项】

参阅瑞格列奈、那格列奈。

【制剂规格】

片剂:5mg,10mg。

六、钠-葡萄糖协同转运蛋白-2 (SGLT-2)抑制药

卡格列净(Canagliflozin)

【作用特点与用途】

为钠-葡萄糖协同转运蛋白-2(SGLT-2)抑制药。可通过抑制 SGLT-2 的活性且特异性阻断对葡萄糖重吸收,并由尿排出多余的葡萄糖而降低血糖浓度,同时没有体重增加

和低血糖风险。国外对 2 型糖尿病 H6A1c 约<7.5％的初始患者可作为一线用药；对初始 HbA1c>7.5％者宜与二甲双胍等联用作为二线用药降 HbA1c 占 0.5％～1％以上。

【用法用量】

口服。个体化最低起始量每次 2.5～10mg。可与二甲双胍等联用。

【不良反应与注意事项】

有诱发尿路感染的风险。可致脱水、低血容量和低血压等。

【制剂规格】

片剂：2.5mg,5mg,10mg。

达格列净（安达唐、Dapagliflozin、Farxiga)

【药理毒理】

达格列净通过抑制钠-葡萄糖转运蛋白2(SGLT2)-肾内的一种使葡萄糖被重新吸收到血液中的蛋白质而发挥作用。这使得多余的葡萄糖通过尿液被排出体外,从而在不增加胰岛素分泌的情况下改善血糖控制。使用这种药物要求患者的肾功能正常,中至重度肾功能不全患者禁用该药。本品单用或与二甲双胍、吡格列酮、格列苯脲、胰岛素等药物联合使用,可以显著降低 2 型糖尿病患者的 HbA1c 和空腹血糖,不良反应发生率与安慰药相似,低血糖风险低,可减轻体重。达格列净的疗效与二肽基肽酶抑制药等数种新型降糖药物相当,而且可轻度降低血压和体重。该药有 5mg 和 10mg 两种片剂可供选择,可单独使用或与包括胰岛素在内的其他糖尿病药物联用。

【药动学】

在健康受试者中,达格列净口服后快速吸收,达峰时间 T_{max} 为 1～2h,蛋白结合率为 91％,口服生物利用度约为 78％,血浆终末半衰期为 12.9h。口服后,药物主要在肝脏经尿苷二磷酸葡萄糖苷酸基转移酶 1A9 (UGT1A9)代谢为无活性的代谢物,较小部分经 P450 酶代谢,对 P450 酶没有抑制或诱

导作用。药物原型和相关代谢物 75％经尿排泄,21％经粪便排泄。本品与高脂食物同时服用与空腹服用相比,T_{max} 延长 1 倍,但是吸收程度没有影响,因此可与食物同服。肾功能对达格列净的药动学有较大影响,合并轻、中度或重度肾功能不全的糖尿病患者口服达格列净 20mg/d,共 7d,该药的平均系统暴露较肾功能正常的糖尿病患者分别高 32％、60％和 87％。在肾功能正常、轻度不全、中度不全和重度不全的糖尿病患者中,药物达稳态时 24h 的尿糖排泄量依次为 85g、52g、18g、11g。Kasichayanula 等研究了肝功能不全对达格列净的药动学影响。轻、中度和严重肝功能不全的受试者单次口服达格列净 10mg,各组 C_{max} 分别较肝功能正常者低 12％、高 12％和高 40％,各组 AUC 分别较肝功能正常者高 3％、36％和 67％。

【适应证】

适用在有 2 型糖尿病成人中作为辅助饮食和运动改善血糖控制。

【用法用量】

①推荐起始剂量是每日 1 次,早晨服用,不受进食限制。②在耐受本品需要附加血糖控制患者中剂量可增加至 10mg,每日 1 次。③开始用本品前评估肾功能。如 eGFR 低于 60ml/(min·1.73 m^2)不要用本品。④终止用本品,如 eGFR 下降持续低于 60ml/(min·1.73m^2)。

【不良反应】

最常见不良反应(5％或更高发生率)是女性生殖器真菌感染,鼻咽炎和泌尿道感染。

【禁忌证】

①对本品有严重超敏反应史；②严重肾受损,肾病终末期或透析患者。

【注意事项】

①低血压：开始用本品前,应评估血容量状态和老年人,在有肾受损或低收缩压患者,正在用利尿药患者中纠正低血容量者,治疗期间应监视体征和症状。②肾功能受损者,

治疗期间应监视其肾功能。③低血糖患者，本品联用胰岛素或一种胰岛素促分泌素患者，考虑较低剂量胰岛素或胰岛素促分泌素以减低低血糖风险。④生殖器真菌感染，如适用监视和治疗。⑤LDL-C 增高，每标准医护监视和治疗。⑥膀胱癌，在临床试验中观察到膀胱癌不平衡。有活动性膀胱癌患者中不应使用本品和有膀胱癌既往史患者中应谨慎使用。⑦大血管病变结局，没有临床研究确定用本品或任何其他抗糖尿病药物减低大血管风险结论性证据。⑧儿童尚不明确。⑨老年患者用药，与减低血管内容量相关不良反应发生率较高。⑩孕妇及哺乳期妇女用药，在妊娠妇女中没有适当和对照良好研究。妊娠期间只有潜在获益胜过对胎儿潜在风险才使用。

【药物相互作用】

本品主要在肝经 UGT1A9 代谢，是 P-糖蛋白的底物，研究证实达格列净的药动学特征并未被二甲双胍、吡格列酮、西格列汀、格列苯脲、伏格列波糖、辛伐他汀、缬沙坦、华法林、地高辛等改变，达格列净对上述药物的血药浓度不产生具有临床意义的影响。利福平可以降低达格列净 22% 的体内暴露量，甲芬那酸可以增加 51% 的体内暴露量，但是对 24h 尿糖排泄无临床意义的影响。

【制剂规格】

本品为黄色、双凸、菱形薄膜衣片，一面刻有"10"另一面刻有"1428"；5mg，10mg；14 片/盒。

备选药：恩格列净。

七、胰淀粉样多肽类似物

普兰林肽

【作用特点与用途】

为人工合成胰淀粉样多肽类似物，是将人淀粉素的 25、28、29 位上的氨基酸替换成脯氨酸制剂，为美国 1、2 型糖尿病患者辅助治疗药。皮下注射绝对生物利用度

30%～40%，主要由肾排泄，消除 $t_{1/2}$ 48min。

【用法用量】

餐前皮下注射。①1 型糖尿病初始量 $15\mu g$，每日 3 次；隔 3～7d 可增加 $15\mu g$，最大剂量为 $60\mu g$，每日 3 次。②2 型糖尿病初始量 $60\mu g$，每日 3 次；隔 3～7d 后可渐增至最大剂量 $120\mu g$，每日 3 次。由于 pH 不同，不推荐与预混胰岛素（如诺和灵 R 等）混合注射。

【不良反应与注意事项】

可有胃肠道反应，如恶心、厌食、呕吐等，多为一过性。与其他降糖药合用有低血糖风险。

八、二肽基肽酶-4（DPP-4）竞争性抑制药

沙格列汀（安立泽、Saxagliptin）

【作用特点与用途】

二肽基肽酶-4（DPP-4）竞争性抑制药是一类基于肠促胰素降糖药物，通过抑制人体自身肠促胰素的降解，提高内源性肠促胰素水平。该药一方面可以促进胰岛（腺）B 细胞分泌胰岛素，使葡萄糖吸收合成增加，另一方面促使胰腺 A 细胞减少胰高血糖素释放，使得葡萄糖输出减少，从而达到降糖目的。该药具有单药和联合二甲双胍治疗双适应证的口服肠促胰素类降糖药，用于治疗成人 2 型糖尿病。

【用法用量】

每日只需 1 次用药。需凭医生处方购买，遵医嘱。

【制剂规格】

薄膜衣片：2.5mg，5mg，7 片、10 片或 14 片盒装。

利格列汀（Linaglinptin）

【作用特点与用途】

二肽基肽酶-4（DPP-4）抑制药。通过抑制 DPP-4，减少 GLP-1 的降解，增加 GLP-1 的血浆浓度，从而改善餐血糖控制；尚可抑制

GLP,垂体腺苷酸环化酶激活多肽和胃泌素释放肽等参与调节血糖的其他肽类的降解。口服吸收快,达峰时间为 1.3～1.5h,终末半衰期约为 130h;约 80% 经粪便排泄,仅约 5% 从尿液排泄。国外已作为 2 型糖尿病的一线降血糖口服用药。由于价格昂贵,2015 年 ADA 指南中仅当单药治疗效果不达标,如将 HbA1c-4≥9%,则联合两种口服降糖药,如二甲双胍联合其他降糖药物,如利格列汀等 DPP-4 抑制药等作为二线降血糖药;可与胰岛素制剂等联用。

【用法用量】

口服;5～10mg,口服单用或联用其他降血糖药,参阅说明书遵医嘱用。本品联用利拉鲁肽的起始剂量 0.6mg/d,至少 1 周后可增至 1.2mg/d,增至 1.8mg/d 时多能获益。

【不良反应与注意事项】

参阅沙格列汀、西格列汀、阿格列汀等 DPP-4 抑制药。

【制剂规格】

片剂;5mg,10mg。

维格列汀(Vildagliptin)

【作用特点与用途】

DPP-4 抑制药。口服吸收快,生物利用度 85%,血药达峰值时间为 1～2h,血浆半衰期 1.5～4.5h,蛋白结合率 4%～17%,约 55% 经肝水解(氰基水解)灭活,主要代谢物由尿排泄,尿中原型物占 18%～22%。

【作用特点与用途】

类似沙格列汀等 DPP-4 抑制药。

阿格列汀(尼欣那,赛诺菲,Alogliptin,Nesina,Sanofi)

【作用特点与用途】

本品为二肽基肽酶-4(DPP-4)抑制药,可作为饮食控制和运动的辅助治疗,用于改善 2 型糖尿病患者的血糖控制,单药治疗在 1 项 26 周双盲安慰剂对照研究中,共有 329 名患者平均基线糖化血红蛋白(AIC)=8%,随即接受本品 12.5mg,25mg 及安慰剂每日 1 次治疗。在第 26 周,与安慰剂相比,本品 25mg 治疗组使 AIC 和空腹血浆葡萄糖(FPG)较基线发生统计学显著改善。共有 8% 本品 25mg 治疗患者和 30% 安慰剂治疗患者需要接受血糖补救治疗。单剂口服达峰时间为 1～2h,平均消除半衰期的 21h,药时曲线个体间变异系数为 17%,生物利用度约 100%。

【用法用量】

本品推荐剂量 25mg,每日 1 次。若二甲双胍单药控制血糖不达标,可合用本品在饮食和运动基础上改善 2 型糖尿病患者的血糖水平。本品可与食物同时或分开服用。本品亦可与格列本脲、格列吡嗪、吡格列酮等降糖药个体化合用,但应注意防止低血糖。

【不良反应】

与安慰剂组、活性对照组和本品治疗组的 14 项临床研究中,统计学无显著差异的不良反应有鼻咽炎、头痛、上呼吸道感染、胰腺炎、过敏反应、低血糖等。

【药物相互作用】

①本品与降糖药如格列苯脲等磺酰脲类;速效胰岛素促分泌剂如那格列奈、米格列奈钙等;α-葡萄糖苷酶抑制药如格列波糖、阿卡波糖、米格列醇;噻唑烷二酮类如吡格列酮;CLP-1 类似物利拉鲁肽、艾塞那肽和胰岛素合用时,均有可能诱发低血糖反应,应及时对症处理。②可增强或减弱降糖药的降糖作用药物有 β 受体阻滞药、水杨酸类药(阿司匹林)、单胺氧化酶抑制药、贝特类降脂药和华法林等可使降糖作用增强;减弱降糖药作用的药物有肾上腺素、肾上腺皮质激素、甲状腺激素等。

【制剂规格】

薄膜衣片:25mg×10 片。

西格列汀(捷诺维,西他列汀,Sitagli-otin)

【作用特点与用途】

本品为一种高选择性二肽酶(DPP-4)抑

制药。既有葡萄糖依赖的促胰岛素分泌,又能使胰高血糖受到抑制血糖水平。口服两格列汀 100mg,2h 内可持续一直 80% 以上的 DPP-4 活性,且可达治疗目标,而服 200mg 者并不优于服 100mg 的效果。口服达峰时间为 1~4h,$t_{1/2}$ 约 12.4h;生物利用度 87%,血浆蛋白结合率 38%,79% 以上原形由尿中排出。临床用于 1 型糖尿病。

【用法用量】

口服,每次 100mg,每日 1 次,可与或不与食物同服。对于肾功能损害者内生肌酐清除率为 30~50ml/min 时,只需 50mg/d;若内生肌酐清除率<30ml/min,宜为 25mg/d。

【不良反应】

可致肝酶升高,诱发上呼吸道感染,鼻炎,腹泻、恶心;急性胰腺炎;头痛;急性肾衰竭;严重过敏性反应(血管性水肿、剥脱性皮炎、Stevens-Johnson 综合征)虽罕见,但应及时停药,对症处理。

【注意事项】

①与磺酰脲类口服降糖药联用时应酌情减量。②应严密监测肾功能,警惕严重过敏反应,及时对症处理。③与地高辛联用时,地高辛的血浆浓度会略有升高,分开分别 8h 以上服用可能更好。④服药前应仔细阅读药品说明书。

【制剂规格】

片剂:100mg。

九、类胰岛素肽(GLP-1)受体激动药

利拉鲁肽(诺和力,Liraglutide,Victoza)

【作用特点与用途】

本品通过基因重组技术,利用酵母生产的人胰岛素样-1(GLP-1)类似物。分子成分为 $C_{172}H_{265}N_{43}O_{51}$,分子量为 3751.20Da。内含抑菌剂苯酚(0.55g/100ml)、pH 调节剂(pH 8.15)等。临床用于成人 2 型糖尿病患者控制血糖;单用二甲双胍或磺脲类药物最大可耐受剂量治疗后血糖水平仍控制不佳的

患者,与二甲双胍或磺脲类降糖药联合应用。

【用法用量】

本品起始剂量为 0.6mg/d,至少于 1 周后应增至 1.2mg/d,预计一些患者在将剂量从 1.2mg/d 增加至 1.8mg/d 时受益。推荐剂量不超过 1.8mg/d。可与二甲双胍联用且不改变原先用二甲双胍的剂量。若与磺脲类降糖药联用,应当个体化减少磺脲类降糖药的剂量,以降低低血糖的风险。

【不良反应与注意事项】

①常见不良反应为胃肠道不适,如恶心、呕吐、腹泻很常见,便秘、腹痛和消化不良也常见;尚可能引起低血糖、厌食、食欲缺乏、头痛,呼吸道感染,注射部位疼痛、红肿;少见肾衰竭、肾功能损害。罕见胰腺炎、甲状腺事件。②本品不得用于 1 型糖尿病患者或用于治疗糖尿病酮症酸中毒;本品并非胰岛素替代物。本品不得用于甲状腺髓样癌(MTC)既往史或家族史患者及 2 型多发性内分泌肿瘤综合征患者(MEN₂)。③用药前仔细阅读药品说明书。可引起低血糖、罕见胰腺炎,无确切证据甲状腺细胞癌发生的相关性;目前尚观察到相关的心血管事件,且已观察到免疫原性并产生艾塞那肽抗体的现象。

【制剂规格】

预填充注射笔 18mg/3ml×1 支。

阿必鲁肽(阿比鲁肽,Albiglutide,Tanzeun)

【作用特点与用途】

为 GLP-1 受体激动药,也是一种重组融合蛋白。能促进胰岛素分泌及生物合成;可抑制胰高血糖素分泌;并改善外周组织对胰岛素的敏感性,其降糖作用具有葡萄糖浓度依赖性;还可以促进胰岛细胞增殖、再生和分化,抑制其凋亡,从而改善糖尿病患者的胰岛功能;可降低体重及降血压等。用于降血糖,可在其他降糖药无效时选用或联用而见效。

【用法用量】

在腹部,大腿或上臂皮下注射,开始

30mg 皮下每周 1 次,必要时可增至每周 50mg;若丢失 1 剂,丢失剂量 3d 内给予丢失剂量。

【不良反应与注意事项】

参阅"利拉鲁肽"。

【制剂规格】

注射剂:20mg,30mg。

度拉鲁肽(Dulaglutide)

利拉鲁肽同类降血糖药。每周 1 次在腹部、大腿或上臂皮下注射,开始时皮下注射每周 0.75mg,可酌情增至每周 1.5mg;如 1 剂被丢失在 3d 内给予丢失剂量。其不良反应与注意请参阅"利拉鲁肽"。

艾塞那肽

利拉鲁肽同类降血糖药。用于其他降血糖药无效时选用或联用本品。起始剂量 5μg,在患者腹部、大腿或上臂皮下注射给药,在早、晚餐前 1h(或每日 2 顿主餐前,给药间隔约 6h 或更长),每日 2 次。其他不良反应与注意事项参阅"利拉鲁肽"。

第二节 胰岛素制剂

2004 年版《国家基本医疗保险和工伤保险药品目录》中甲类有动物源性胰岛素,乙类有重组人胰岛素、甘精胰岛素、门冬胰岛素和赖脯胰岛素共 5 种注射剂,由于生产厂家不同,大约有 30 家不同的商品名称和品种。

一、按作用时间分类的胰岛素注射剂

临床因静脉滴注或不同皮下注射部位后吸收情况不同,患者循环中胰岛素抗体浓度和个体反应不同而产生很大的差异。

1. **短效胰岛素制剂** 中性胰岛素注射液,含普通(正规)胰岛素,中性人胰岛素、单组分人胰岛素、重组人胰岛素等短效制剂。不管是经色皮层分离提纯的高纯度猪、牛、羊胰岛素中性溶液,还是通过 DNA 重组技术制造的中性单组分人胰岛素中性溶液,其 pH 均为 7.0～7.8,皮下注射时间为 0.25～0.5h,药物在血中高峰浓度时间为 0.5～1.5h,有效作用时间 3～4h,维持时间 4～6h。一般为餐前 15～30min 皮下注射给药。剂量由医生确定,通常每日 3 次以上。普通注射剂:400U/10ml;笔芯剂:300U/100ml。

2. **中效胰岛素制剂** 低精蛋白锌胰岛素(NPH),由胰岛素和适量的硫酸鱼精蛋白、氯化锌组合配制成的中性灭菌白色混悬液,无凝块。pH 为 7.1～7.4。每 100U 胰岛素混悬液内含硫酸鱼精蛋白 0.3～0.6mg,含锌折合氯化锌不超过 0.04mg。皮下注射后 2～4h 开始作用,介于短效胰岛素和长效鱼精蛋白锌胰岛素之间,较少发生夜间低血糖反应,低血糖反应多发生于午后,需注意。一般用于中、轻度糖尿病;治疗重症糖尿病需与短效胰岛素合用。可于晚上或早上各注射 1 次,由小剂量开始,用量视病情而定。单用于早餐前 0.5～1h 皮下注射,每日 1 次,开始给予 8U,然后酌情调整,合用正规胰岛素,比例为 1:3,或根据病情组合。

3. **长效胰岛素制剂** (鱼)精蛋白锌胰岛素注射液(精锌胰岛素,慢胰岛素,PZI),为含有鱼精蛋白与氯化锌的猪、牛、羊胰岛素灭菌混悬液;呈白色或类白色,振摇后应能均匀分散。皮下注射后缓慢而均匀地被吸收,于 4～6h 开始作用,峰值时间 10～16h,作用时间 18～20h,持续时间 20～24h,个别患者可持续达 24～36h。适用于轻型和中型糖尿病,一般每 2～4g 尿糖用本品 1U,每日用量为 10～20U。亦可与正规胰岛素合用于重度成年型、青年型糖尿病患者,与正规胰岛素的用量比为(1:2)～(1:4)。

二、预混胰岛素制剂(笔芯制剂)

目前临床常用的有 30R(70/30,即中效

NPH 占 70%，短效 RI 占 30%），50R（50/50，即中效 NPH 和短效 RI 各占一半）两类，商品名有诺和灵、优泌林、甘舒霖等，厂家预混比例精确，误差小，方便临床患者自用。

1. 混合人胰岛素 30R（70/30，30/70，优泌林 70/30，诺和灵 30R 笔芯） 皮下注射后半小时起效，2～12h 可达血药浓度峰值，药效持续 16～18h。临床医师视病情指导给药。

2. 混合人胰岛素 50R（50/50，诺和灵 50R，甘舒霖 50R） 含正规人胰岛素（短效）和中效人胰岛素，为 DNA 基因重组制品。本品经皮下注射后半小时起效，2～8h 可达最高效应，持续有效达 24h。主要在肝肾内灭活，经谷胱甘肽转氨酶还原二硫键，再由蛋白水解酶水解成短肽或氨基酸，也可被肾胰岛素酶直接水解，严重肝肾功能不全者会影响其灭活，需在专科医师或临床药师指导下用药。

三、新型胰岛素制剂

1. 甘精胰岛素（格拉胰岛素，长秀霖） 系 DNA 重组产品，为长效胰岛素类似物。本品与人胰岛素不同之处是在肽链 A21 位上甘氨酸替代了门冬酰胺，而且在 B 链 C-末端上增加了两个精氨酸。pH 接近 4，酸性的本品在皮下组织中形成微沉淀物，随后小量而缓慢地释放，维持 24h 内血药浓度相对稳定，不出现明显峰值。用于成人和 6 岁以上儿童，睡前每日皮下注射 1 次；当以本品每日 1 次替换其他同类产品每日 2 次时，每 1 周应减少本品用量 20%，以免引起低血糖反应。

2. 重组人胰岛素 本品通过 DNA 重组技术制造的中性单组分人胰岛素的中性溶液，pH 为 7.0～7.8，经分离提纯而成。它与天然的人胰岛素相同，可减少变态反应的发生，避免脂肪萎缩及避免产生抗胰岛素作用。给药后半小时开始作用，2.5～5h 达最大作用，持续 8h 左右消失。适用于对其他胰岛素引起变态反应、脂肪萎缩和抗胰岛素的患者。皮下、肌内或静脉注射；其剂量根据病情来确定，一般每日 3 次，给药后 20min 需进餐。应警惕过量会引起低血糖反应；患者以常规牛胰岛素为主的胰岛素改用本品时，须减少用量。注射剂：400U/10ml。

3. 门冬胰岛素 系速效的人胰岛素类似物，有利于控制餐后迅速升高的血糖水平。经皮下注射后 10～20min 起效，40min 达峰值，作用持续 3～5h。适应于 1 型糖尿病，特别是生活无规律，外出活动较多的用胰岛素治疗的糖尿病患者。本品为笔芯剂，每支 300U/10ml。

4. 赖脯胰岛素（优泌乐） 本品为速效人胰岛素的类似物，加速了皮下注射后的吸收，有利于控制进餐后迅速升高的血糖水平。临床应用与门冬胰岛素相同。餐时将本品经皮下注射后，15～20min 起效，30～60min 达峰值，峰值比人正规胰岛素更高，作用持续 4～5h。本品为笔芯剂，每支 300U/10ml（简称 25R）。

5. 半慢胰岛素锌混悬液 作用同正规胰岛素，但皮下注射后 60min 才开始起效，高峰在用药后 4～6h，持续达 12～16h。因不能静脉注射，故不能用于糖尿病酸中毒、非酮症高渗性昏迷的患者。一般皮下注射每日 2 次；餐前半小时给药，自小剂量开始，根据病情调整用量；本品为中性。可与其他胰岛素锌混悬液任意混合，各保持其作用特点。注射剂每支 400U，800U，1000U；均为每支 10ml。

6. 慢胰岛素锌混悬液 为 30% 无定形的半慢胰岛素和 70% 结晶性极慢胰岛素锌粒子组成的混悬液。作用同低精蛋白胰岛素。作用在皮下注射 2～3h 开始，高峰在 8～12h，持续 18～24h。不能静脉注射。用前摇匀，自小剂量开始，每日 1～2 次于餐前 0.5h 皮下注射，根据病情调整用量。注射剂每支 400U，800U，1000U；均为每支 10ml。

7. 特慢胰岛素锌混悬液　作用同精蛋白锌胰岛素。皮下注射后 5～7h 作用开始,高峰在 16～18h,持续 30～36h。因作用出现慢,有时可加用正规胰岛素(短效胰岛素)。用前摇匀,一般每日 1 次,餐前 0.5h 调整用量,按病情给药。注射剂每支 400U,800U,1000U;均为每支 10ml。

8. 珠蛋白锌胰岛素　本品为胰岛素、珠蛋白(从牛血红蛋白中获得)和氯化锌组合而成的灭菌澄明溶液。皮下注射后 2～4h 开始作用,高峰在 6～20h,持续 12～18h。临床应用同低精蛋白锌胰岛素,忌与其他胰岛素制剂混合应用。注射剂:400U/10ml。

四、药物相互作用

已知有许多药物会影响糖代谢。因此,医生应该询问了解患者当前服用的所有药物,并考虑可能会发生的药物相互作用。①可能会减少胰岛素需要量的药物:口服降糖药(OHA)、单胺氧化酶抑制药(MAOI)、非选择性 β 受体阻滞药,血管紧张素转化酶(ACE)抑制药,水杨酸盐和酒精。②可能会增加胰岛素需要量的药物:口服避孕药、噻嗪类、糖皮质激素类、甲状腺激素和 β-拟交感神经类药物,生长激素和达那唑。③β-受体阻滞药会掩盖低血糖症的症状和延缓其恢复的时间。④奥曲肽和兰瑞肽既可减少也能增加胰岛素的需要量。⑤酒精可以加剧和延长胰岛素导致的低血糖作用。

五、配伍禁忌

胰岛素中通常只能加入已知的与其相容的药物。胰岛素混悬液不能加到输注液体中。

第三节　中药类降血糖药

1. 麦冬　性平、味甘,归心、肺、胃经,系百合科多年生沿阶草属植物麦门冬的干燥块根。《神农本草经》注载:"主心腹,结气伤中伤饱,胃络脉绝,羸瘦短气。久服轻身,不老不饥。"具有生津养阴、清热润燥、除烦消渴的功效,临床用于热病伤津、心烦口渴、肺燥干咳等症。现代药理研究表明,麦冬具有明确的降血糖作用,其中麦冬多糖 MDG-1 对糖尿病小鼠模型有明确的降糖作用。

2. 天花粉　味甘,微苦,性微寒,归肺胃经,是葫芦科植物栝楼的干燥块根,又称栝楼根、蒌根。《神农本草经》注载:"主消渴,身热,烦满,大热,补虚安中续绝伤。"具有清热生津、消肿排脓的功效,用于治疗热病烦渴、肺热燥咳、内热消渴、疮疡肿毒。临床上常用的消渴方如玉泉丸、玉液汤、玉女煎等均将天花粉作为主药。现代研究证实,天花粉多糖具有降血糖的活性,凝集素为天花粉降糖的主要有效部位。

3. 人参　性平、味甘、微苦、微温,归脾、肺、心经,为五加科植物的干燥根及根茎。《本草纲目》注载:"治男妇一切虚症"。具有大补元气、补脾益肺、生津、安神、益智等功效。现代研究表明,人参通过调节机体的免疫功能,减轻自身免疫反应的损害,减少了胰岛细胞的损伤,并使损伤的胰岛细胞得到一定程度的恢复,从而降低了血清自身抗体水平,增加了 C 肽的分泌,进而降低了模型小鼠的血糖水平,人参二醇组皂普可显著降低糖尿病大鼠血糖,改善血脂代谢紊乱,提高肝及外周组织胰岛素敏感性,改善胰岛素抵抗,人参皂苷 Rgl 在一定的剂量范围内能降低糖尿病小鼠的血糖,显著提高 SOD 的活力。

4. 黄连　味苦、性寒,归心、肝、胃、大肠经,为毛茛科植物,根茎为中药要药,被记载于各朝代重要医药典籍之中。《本草经百种录》注载:"凡药能去湿者必增热,能除热者,必不能去湿,惟黄连能以苦燥湿,以寒除热,一举两得,莫神于此。"中医学认为其具性寒、味苦,有清热、燥湿、解毒、泻火等功效。其根茎具有降低血糖的特性,已有动物实验和临床研究表明,作为异喹啉类生物碱小檗碱能够改善高血糖症和改进胰岛素耐受性。黄连生物碱特别是小檗碱通过降低糖尿病大鼠空腹血糖、糖化血红蛋白比值和血清三酰甘油和胆固醇水平,提高糖尿病大鼠血浆胰岛素水平,提高坐骨神经感觉和运动传导速度,缩短动作电位潜伏期,调节自由基代谢紊乱,减轻脂质过氧化反应抑制多元醇代谢通路中活性和改善血液高黏状态增加坐骨神经营养因子的表达而改善糖尿病大鼠周围神经功能和结构,保护糖尿病周围神经的病变。

5. 生地黄　味甘、苦,性微寒,归心、肝、肾经,为玄参科植物地黄的干燥块根。《本经逢原》记载:"干地黄,内专凉血滋阴,外润皮肤荣泽,病人虚而有热者宜加用之。"能清热凉血,养阴生津。生地黄治疗糖尿病不仅历史悠久,而且十分常用。治疗糖尿病的中成药的组方中也大多含有地黄。因此,生地黄被称为中药治疗消渴病四大"圣药"之一。现代药理研究证实,生地黄水提液通过上调 2-DM 大鼠胰岛素原基因 mRNA 和蛋白表达,改善胰岛 B 细胞功能,以及通过抑制脂肪组织抵抗素基因的表达,降低血胰岛素抵抗水平,改善脂代谢紊乱,从而降低 2-DM 大鼠血糖。

6. 黄芪　味甘,性微温,归心、肺、脾、肾经,为豆科植物膜荚黄芪和蒙古黄芪的干燥根。始载于《神农本草经》,具有补气固表、利尿排毒、排脓、敛疮生肌的作用。现代研究表明,黄芪可作用于糖尿病肾病发生、发展的多个环节。黄芪多糖干预后可使糖尿病大鼠血浆和肾皮质 NPY 含量减少,下调肾皮质 NPYmRNA 和 Y_2R 蛋白的表达。黄芪注射液对糖尿病大鼠的肾有保护作用,其机制可能与恢复肾组织 BMP-7 表达,降低肾组织 CTGF 过度表达有关。黄芪中 α-葡萄糖苷酶

抑制剂为可逆、非竞争性抑制,可降低正小鼠血糖值,并且以 80mg/kg 的剂量时血糖值最低,还可显著提高小鼠糖耐量。

7. 五味子　味酸,性温,归肺、心、肾经,是木兰科植物五味子的干燥成熟果实。《神农本草经》注载:"主益气,咳逆上气,劳伤羸瘦,补不足,强阴,益男子精。"具有收敛固涩、益气生津、补肾宁心的功效,临床用于治疗久嗽虚喘、梦遗滑精、遗尿尿频、久泻不止、自汗盗汗、津伤口渴、气短脉虚、内热消渴、心悸失眠等证。现代药理研究证实,五味子醇提取物和水提取物可明显提高糖尿病小鼠血清胰岛素水平、降低血糖,改善糖尿病症状;从五味子中获得的 α-葡萄糖苷酶抑制药可显著降低正常小鼠及四氧嘧啶糖尿病小鼠的血糖水平,对正常小鼠注射肾上腺素引起的高血糖也有降低作用。五味子油可以改善 2 型糖尿病大鼠胰岛素抵抗,减轻胰岛 B 细胞的损伤,增加 B 细胞数量,改善 B 细胞的功能缺陷,提高胰岛素的分泌量,增加胰岛素和 PDX-lmRNA 表达,从而产生降血糖作用。

8. 黄芩　味苦,性寒,归肺、心、肝、胆、大肠经,为唇形科多年生草本植物黄芩的干燥根。《神农本草经》注载:"主诸热黄疸,肠澼,泄利,逐水,下血闭,(治)恶疮,疽蚀,火疡。"有清热燥湿、泻火解毒、止血、安胎的功效,有通过黄芩苷干预糖尿病大鼠 8 周后研究发现,黄芩苷治疗后,肾细胞凋亡减少,Bax 表达量和 Bax/Bcl-2 明显降低,而 Bcl-2 明显增加,同时降低尿量、24h 尿蛋白定量,说明黄芩苷可能通过调节降低 Bax/Bcl-2 的比抑制糖尿病肾细胞凋亡,减少尿蛋白含量,从而起到保护肾的作用。

9. 熟地黄　味甘,性温,归肝、肾经,为生地黄块根的炮制加工品(酒炖或酒蒸法)。《本草从新》注载:"滋肾水,封填骨髓,利血脉,补益真阴聪耳明目,黑发乌须。"功擅补血滋阴,益精填髓,为滋补肝肾阴血之要药。现代研究表明,熟地有改善血虚大鼠外周血象、

改善痴呆模型鼠记忆、降糖、降脂、抗氧化等药理作用。熟地黄水提物含药血清可上调血管上皮细胞红细胞生成素（EPO）表达，对血管内皮细胞有显著的促增殖作用。熟地黄均有补气血养阴、扶正，维持机体内环境平衡，提高机体免疫功能，双向调节血糖的作用。

10. 葛根　味甘、辛，性平，归脾、胃、肺、膀胱经，来源于豆科植物野葛的根。《本草经疏》注载："葛根，解散阳明温病热邪之要药也，故主消渴，身大热，热壅胸膈作呕吐。"具有解肌退热，生津，透疹，升阳止泻作用。中医学运用葛根素治疗糖尿病历史悠久，现代研究表明，葛根素具有对抗高糖引起的血管收缩功能下降的作用，其机制可能是通过诱导 HO-1 活性增加实现的。有研究探讨葛根素对糖尿病大鼠心肌细胞凋亡及相关蛋白表达的影响。结果显示，葛根素可以改善糖尿病大鼠空腹血糖和心肌细胞凋亡指数（AI）其机制可能与调节 Bcl-2、Caspase 3 和 Cyt-C 水平有关；另外，合理补充葛根素能有效清除自由基，降低血糖，还有研究证实葛根黄酮除具有明显降血糖作用外还对糖尿病并发症有一定的预防和治疗效果。

除上述介绍的品种外，具降血糖作用的中药和食物还有西洋参、党参、太子参、银耳、天冬、沙参、玉竹、百合、黑芝麻、黄精、刺五加、芦荟、芦根、夏枯草、白术、冬虫夏草、杜仲、白芍、石斛、燕窝、玄参、茯苓、泽泻、苍术、玉米须、荔枝核、五倍子、丹参、淫羊藿、莲子、菊花、薏苡仁、山茱萸、桑叶、桑白皮、当归、何首乌、番石榴等。

第四节　降血糖用中成药

糖尿病治疗中，一些中药配对使用相得益彰，常可提高疗效，取得良好的治疗效果，临床常用的降血糖药对有苍术配玄参，黄芪配山药常用于降血糖，此外还有生石膏、知母配人参、天花粉配生地黄、乌梅配五味子、丹参配葛根等，临床均可酌情选用。

1. 消渴丸（片）　主要成分由葛根、地黄、黄芪、天花粉、玉米须、南五味子、山药、格列本脲组成。能滋肾补阴，益气生津。用于气阴两虚所致消渴病，症见多饮、多尿、多食、消瘦、体倦乏力、眠差、腰痛；2 型糖尿病见上述证候者。成人患者服用每次 1.25～2.5g（每瓶 5～10 丸），每日 3 次，饭后温开水送服。或遵医嘱。丸剂：每 10 丸重 2.5g（含格列本脲 2.5mg）；每瓶 30g；片剂：每片 0.25g。

2. 消渴灵胶囊（片）　主要成分由地黄 208g，五味子 16g，麦冬 104g，牡丹皮 16g，黄芪 104g，黄连 10g，茯苓 18g，红参 10g，天花粉 104g，石膏 52 个，枸杞子 104g 组成。能益气养阴，清热泻火，生津止渴，有一定降糖作用。用于气阴两虚所致的消渴病，症见多饮、多食、多尿、消瘦、气短乏力；成年 2 型、中型轻型、中型糖尿病见上述症候者。本品主要用于 2 型糖尿病，但对 1 型糖尿病亦有辅助疗效。口服片剂 1 次 8 片，每日 3 次，或胶囊剂一次 8 粒，每日 3 次。温开水送服。胶囊剂：0.36g；片剂：0.36g（素片）或 0.37g（薄膜衣片）×8 片/袋；9 袋/盒。

3. 消渴平片　主要成分由人参 15g，黄连 15g，天花粉 375g，天冬 38g，黄芪 375g，丹参 112g，枸杞子 90g，沙苑子 112g，葛根 112g，知母 75g，五倍子 38g，五味子 38g 组成。能益气养阴，清热泻火。用于阴虚燥热、气阴两虚所致的消渴病，症见口渴喜饮、多食、多尿、消瘦、气短、乏力、手足心热；2 型糖尿病见上述症候者。口服：每次 6～8 片，每日 3 次。或遵医嘱。孕妇慎用。片剂：0.34g，0.55g。

4. 消渴安胶囊　主要成分由地黄、知母、黄连、地骨皮、枸杞子等组成。能清热生津,益气养阴,活血化瘀。用于阴虚烦热兼气虚血瘀所致的消渴病,症见口渴多饮、多食易饥、五心烦热、大便秘结、倦怠乏力、自汗;2型糖尿病见上述症候者。成人患者口服 3粒/次,每日 3 次,或遵医嘱。胶囊剂:每粒 0.4g。

5. 参精止渴丸(降糖丸)　主要成分由葛根、南五味子、山药、黄芪、地黄、天花粉、格列本脲组成。益气养阴,生津止渴。用于气阴两亏,内热津伤所致的消渴,症见少气乏力、口干多饮、形体消瘦;2 型糖尿病见上述症候者,包括多因素体虚弱,或过食肥腻,或过用温补之品,或情志刺激,或房事不节,肺胃燥热,气阴两亏所致的易肌多饮的消渴症。成人患者 1 次口服 10g,每日 2～3 次。丸剂:每 100 丸重 7g。

6. 降糖舒胶囊　主要成分由人参、枸杞子、黄芪、刺五加、黄精、益智仁、牡蛎、地黄、熟地黄、葛根、丹参、荔枝核、知母、生石膏、芡实、山药、玄参、五味子、麦冬、乌药、天花粉、枳壳组成。益气养阴,生津止渴。用于气阴两虚所致的消渴症。消渴,多因禀赋阴虚,或过食滋腻,或过用温燥之品,或情志抑郁化火,或房事劳伤,内热炽盛,耗气伤津所致,症见口渴多饮、多食善饥、小便频多、形体消瘦、体倦乏力;2 型糖尿病见上述症候者。成人患者口服 4～6 粒,每日 3 次。胶囊剂:每粒 0.3g。

7. 降糖宁胶囊　主要成分人参、山药、生石膏、知母、黄芪、天花粉、茯苓、麦冬、生地黄、地骨皮、玉米须、山茱萸、甘草。处方中所有药物均有明显的降血糖作用。其中人参提取物能刺激胰岛组织分泌胰岛素,使胰岛 B 细胞对葡萄糖的应激反应更趋敏感。同时尚能修复受损的胰岛 B 细胞。因此,在治疗 2 型糖尿病中本品与西药降糖药有显著不同,呈现出良好的优越性。本品能益气,养阴,生津。降糖宁胶囊能有效地增加葡萄糖的转运,加速葡萄糖的氧化和酵解,促进糖原的合成和贮存,抑制糖原分解和异生而降低血糖,并对糖尿病引起的反复感染、排尿困难、上体肥胖、皮肤瘙痒、周围神经炎肌腱反射减弱或消失有很好的效果。用于糖尿病属气阴两虚者。口服,一次 4～6 粒,每日 3 次。胶囊剂:每粒装 0.4g。

8. 降糖甲片　主要成分由黄芪、黄精(酒炙)、地黄、太子参、天花粉组成。能补中益气,养阴生津。用于气阴两虚型消渴症、非胰岛素依赖型糖尿病(2 型糖尿病);症见口渴,多饮,多食,多尿,消瘦,乏力。每次 6 片,每日 3 次。肠溶衣片:0.31g,每片含黄芪甲苷($C_{41}H_{68}O_{14}$)不得少于 0.15mg。

9. 振源胶囊　人参果总皂苷为其有效成分。能益气通脉,宁心安神,生津止渴。本品用于胸痹、心悸、不寐,消渴气虚证,症见胸痛、胸闷、心悸不安,失眠健忘,口渴多饮,气短乏力;冠心病,心绞痛,心律失常,神经衰弱,2 型糖尿病见上述证候者。口服,一次 1～2 粒,每日 3 次。忌与五灵脂,藜芦同服。胶囊剂:0.25g×12 片×4 板。

10. 玉泉丸(胶囊、散、颗粒)　主要成分由葛根、天花粉、地黄、麦冬、五味子、甘草组成。能养阴生津,止渴除烦,益气和中。用于降血糖,其降糖作用与胰岛素 1.02U/kg 的降糖作用相似,作用时间也与西药无明显差异。用于 2 型糖尿病,症见全身乏力,肌肉消瘦,口渴多饮等消渴症。凡属肺、胃、肾阴亏者均可应用。并可防治并发眼底病变、周围神经病变、心血管病、肾病、坏疽等。口服:丸剂,成人,60 粒/次,每日 4 次;7 岁以上小儿服成人量的 1/2,温开水送服;3—7 岁服成人量的 1/3;1 个月为 1 个疗程。胶囊剂,1～2粒/次,每日 3 次。颗粒剂,1 袋/次,每日 3次。散剂,每次 9～15g,每日 1～3 次。浓缩丸,10 粒重 1.5g,300 粒/瓶。

11. 十味玉泉胶囊(丸)　主要成分由天花粉、葛根、麦冬、人参、黄芪、地黄、五味子、甘草、乌梅、茯苓组成。本品能益气养阴,生津止渴。用于气阴两虚所致的消渴症。消渴为多,素体燥热,或过食辛辣,或过用温热之品,或情志过急,燥热内盛,肺胃伤阴,阴伤及气,气阴两虚所致;症见乏力、口渴喜饮、易饥烦热,或口干舌燥、神疲体倦、多食易饥;2型糖尿病见上述症候者。成人患者口服4粒,每日4次,或遵医嘱。胶囊剂:100粒/瓶;浓缩丸:10粒重1.5g,300粒/瓶。

12. 降糖胶囊　主要成分由人参、知母、三颗针、干姜、五味子、人参茎叶皂苷组成。本品能清热生津、滋阴润燥。用于阴虚燥热所致的消渴病,症见多饮、多食、多尿、消瘦、体倦乏力,五心烦热;2型糖尿病见上述症候者。成人患者1次口服4~6粒,每日3次。胶囊剂:每粒0.3g。

13. 糖尿灵片　主要成分由天花粉、葛根、生地黄、麦冬、五味子、甘草、糯米(炒黄)、南瓜粉组成。本品能滋阴清热,生津止渴。用于阴虚燥热所致的消渴病,症见口渴、多饮、多食、多尿、五心烦热;或消谷易饥、尿多尿频、疲乏无力,形体消瘦、盗汗、失眠;2型糖尿病见上述症候者。口服:4~6片/次,每日3次。片剂:每片0.3g。

14. 参芪降糖胶囊(颗粒、片)　主要成分由人参茎叶皂苷、五味子、黄芪、山药、生地黄、覆盆子、麦冬、茯苓、天花粉、泽泻、枸杞子组成。本品能益气补阴,健脾补肾。用于气阴两虚所致的消渴病,证见咽干口燥、倦怠乏力、口渴多饮,多食多尿、消瘦;2型糖尿病见上述症候者。成人患者口服胶囊剂:3粒/次,每日3次,1次用量最多达到8粒,每日3次;片剂:3~8片/次,每日3次,均1个月为1个疗程。

15. 金芪降糖片(颗粒、胶囊)　主要成分由黄连、黄芪、金银花组成。本品能清热泻火,补中益气。药理试验表明,本品有改善糖代谢作用,可降血糖。改善糖耐量,促进肝糖原合成,缓解高血糖引起的三多症状。对实验动物的胰岛素抗性,有明显改善作用,增强机体对内源、外源性胰岛素作用的敏感性。可纠正脂质代谢异常,降低血清三酰甘油及缓解脂肪肝。此外,本品有增强机体免疫(包括体液免疫及细胞免疫)的功能。用于内热兼气虚所致的消渴病,症见口渴喜饮、易饥多食、气短乏力、口干舌燥;或多因素体热盛(过食肥甘厚腻、过用温补之品、长期精神刺激、房事过度、肺胃燥热、阴津亏损、阴伤及气、气阴两伤等)所致消渴症诸症;2型糖尿病轻、中度见上述症候者。成人患者饭前0.5h口服,7~10片/次,每日3次,2个月为1个疗程,或遵医嘱。片剂:每片0.42g。其他制剂参见说明书,遵医嘱。

16. 糖尿乐胶囊　主要成分由天花粉、红参、山药、黄芪、地黄、枸杞子、知母、山茱萸、葛根、五味子、天冬、茯苓、鸡内金组成。糖尿乐胶囊中含有枸杞子,其中,枸杞子(叶)对人胃腺癌KATo-Ⅲ细胞,枸杞果柄(叶)对人宫颈癌Hela细胞均有明显抑制作用,其作用机制主要表现在抑制细胞DNA合成,干扰细胞分裂,细胞再殖能力下降。那么糖尿乐胶囊还有什么成分?作用分别怎样?本品能益气养阴,生津止渴。用于气阴两虚所致的消渴症,症见多食、多饮、多尿、消瘦、四肢无力;2型糖尿病见上述症候者。成人患者口服3~4粒/次,每日3次。胶囊剂:每粒0.3g。

17. 消糖灵胶囊　主要成分由人参、黄连、黄芪、天花粉、白芍、丹参、沙苑子、枸杞子、知母、杜仲、五味子、格列本脲组成。本品能益气养阴,清热泻火。用于阴虚燥热,气阴两虚所致的消渴病,症见口渴喜饮、体倦乏力、多食、多尿、消瘦;2型糖尿病见上述证候者。成人患者口服:3粒/次,每日2次,或遵医嘱。甲状腺功能亢进、高热、恶心和呕吐、体质虚弱、老年人慎用。胶囊剂:0.4g×12粒×2板。

18. 养阴降糖片　主要成分由黄芪250g,党参110g,葛根145g,枸杞子110g,玄参 145g,玉竹 110g,地黄 180g,知母 110g,牡丹皮 110g,川芎 145g,虎杖 180g,五味子 70g 组成。以上 12 味,取黄芪 125g 粉碎成细粉,过筛;剩余的黄芪与党参等 11 味加水煎煮 2 次,每次 2h,合并煎液,滤过,滤液浓缩至 770ml,加乙醇,使含醇量为 60%,混匀,静置 12h,取上清液滤过,滤液浓缩成稠膏,加入黄芪细粉,制成颗粒,干燥,压制成 1000 片,包糖衣,即得。本品能养阴益气,清热活血。用于气阴两虚兼气虚血瘀所致的消渴病,症见口渴多饮、多食易饥、体倦乏力、尿多频数、形体消瘦、五心烦热;2 型糖尿病见上述证候者。成人患者口服 8 片/次,每日 3 次,或遵医嘱。片剂:每片 0.3g;每片 0.4g;每片 0.5g。

19. 芪蛭降糖胶囊　主要成分由黄芪、地黄、黄精、水蛭组成。能益气养阴,活血化瘀。用于气阴两虚兼气虚血瘀所致的消渴病,症见口渴多饮、多食易饥、体疲乏力、尿多尿频、自汗盗汗、面色晦暗、肢体麻木、气短心悸;2 型糖尿病见上述证候者。成人患者口服每次 5 粒,每日 3 次,疗程为 3 个月。或遵医嘱。胶囊剂:每粒 0.5g。

20. 津力达颗粒　主要成分由人参、黄精、苍术(炒)、苦参、麦冬、地黄、制何首乌、山茱萸、茯苓、佩兰、黄连、知母、淫羊藿(炙)、丹参、葛根、荔枝核、地骨皮等组成。本品能益气养阴,健脾生津。用于 2 型糖尿病气阴两虚证,症见口渴多饮,消谷易饥,尿多,形体渐瘦,倦怠乏力,五心烦热,便秘等。开水冲服,每次 1 袋(9g),每日 3 次,8 周为 1 个疗程,或遵医嘱。对已经使用西药的患者,可合并使用本品,并根据血糖水平而调整降血糖西药的用法用量。颗粒剂:每盒 9g,每盒 9 袋。

21. 木丹颗粒　主要成分由黄芪、延胡索(醋制)、三七、赤芍、丹参、川芎、红花、苏木、鸡血藤组成。本品能益气活血,通经止痛。用于治疗糖尿病性周围神经病变属气虚络阻症,临床表现为四肢末梢及躯干部麻木、疼痛及感觉异常;或见肌肤甲错,面色晦暗,倦怠乏力,神疲懒言、自汗等。饭后半小时用温开水冲服,每次 1 袋,每日 3 次,4 周为 1 个疗程,可连服用 2 个疗程。

22. 芪明颗粒　主要成分为黄芪、葛根、地黄、枸杞子、决明子、茺蔚子、蒲黄、水蛭。本品能益气生津、滋养肝肾、通络明目。药理作用:非临床药效学试验结果显示,本品能升高链尿佐菌素诱导的糖尿病模型大鼠的体重,降低 HbA1c 和血糖水平,降低全血黏度、血浆黏度、全血还原黏度、红细胞刚性指数、红细胞集聚指数和纤维蛋白原含量;能降低链尿佐菌素诱导的糖尿病模型大鼠视网膜毛细血管基底膜厚度,减轻视网膜血管病变程度,降低视网膜毛细血管内皮细胞与周细胞的比值;降低链尿佐菌素诱导的糖尿病模型大鼠视网膜组织葡萄糖、山梨醇、果糖的含量;升高链尿佐菌素诱导的糖尿病模型大鼠闪光视网膜电图 a 波和 b 波的振幅,缩短 b 波峰潜时,升高视网膜震荡电位的振幅并缩短峰潜时。用于 2 型糖尿病视网膜病变单纯型。开水冲服。一次 1 袋,每日 3 次。疗程为 3～6 个月。个别患者用药后出现胃脘不适等。注意:服用本药期间仍需服用基础降糖药物,以便有效的控制血糖;服用本品期间应忌食辛辣油腻食物;脾胃虚寒者,出现湿阻胸闷、胃肠胀满、食少便溏者,或痰多者不宜使用;个别患者服药后出现的轻度升高,尚不能完全排除与本品有关;服药期间出现胃脘不适、大便稀溏者,可停药观察;与大剂量养阴生津、活血化瘀中药合用,或与大剂量扩张血管药物合用,应咨询有关医师。颗粒剂:4.5g×15 袋,铝塑复盒膜袋装。

23. 参芪降糖胶囊(颗粒、片)　主要成分由人参茎叶皂苷、五味子、黄芪、山药、生地黄、覆盆子、麦冬、茯苓、天花粉、泽泻、枸杞子组成。本品能益气补阴,健脾补肾。用于气阴两虚所致的消渴病,症见咽干口燥、倦怠乏力、口渴多饮,多食多尿、消瘦;2 型糖尿病见上述症候者。成人患者口服胶囊剂:3 粒/次,每日 3 次,1 次用量最多达到 8 粒,每日 3 次;片剂:3～8 片/次,每日 3 次,均 1 个月为 1 个疗程。

24. 参芪消渴胶囊 主要成分由人参、黄芪、白术、山药、玉竹、熟地黄、麦冬、牛膝、茯苓、泽泻等 13 味组成。益气养阴,生津止渴。用于消渴病气阴两虚症;症见口渴喜饮,自汗盗汗,倦怠乏力,五心烦热;2 型糖尿病见上述证候者。口服:每次 6 粒;每日 3 次。胶囊剂:0.44g,每粒含五味子醇甲($C_{24}H_{32}O_7$)不得少于 0.55mg。

25. 固本丸 主要成分由熟地黄 100g,党参 100g,地黄 100g,天冬 100g,麦冬 100g 组成。固本丸具有益气固表,补益脾肾,燥湿化痰之功效。可用于老年糖尿病伴有慢性支气管炎、咳嗽咯痰、气喘等。用法用量:每服 9g,每日 2 次,连服 4 周,停药 10d,再继续服药。或一次 10～12 丸,每日 3 次。注意:忌油腻食物;凡脾胃虚弱,呕吐泄泻,腹胀便溏、咳嗽痰多者慎用;感冒患者不宜服用。高血压、糖尿病患者应在医师指导下服用;固本丸宜饭前服用;按照用法用量服用,小儿、孕妇、高血压、糖尿病患者应在医师指导下服用;服药 2 周或服药期间症状无改善,或症状加重,或出现新的严重症状,应立即停药并去医院就诊;对固本丸过敏者禁用,过敏体质者慎用;固本丸性状发生改变时禁止使用;儿童必须在成人监护下使用;请将本品放在儿童不能接触的地方;如正在使用其他药品,使用本品前请咨询医师或药师。丸剂:每 12 丸相当于总药材 3g。

26. 生脉饮(片) 主要成分由人参 100g,麦冬 200g,五味子 100g 组成。主治温病热伤气阴,倦怠气短懒言,口渴多汗脉虚;或气阴不足,亡津失水,心悸气短,脉微虚汗;或肺虚久咳,干咳少痰或无痰,咽干舌燥,舌红而干,脉虚细者。西医诊为中暑、急性感染性发热性疾病、流行性乙型脑炎、感染性休

克、慢性气管炎、慢性咽炎均可用此药。方中人参甘平,益气复脉,生津止渴,振兴元气,为主药。麦冬甘寒,益胃生津,清心除烦,润肺养阴,为辅药。五味子酸温,敛肺益气,生津止渴,固表止汗,宁心安神。三药合用,一补一清一敛,共奏益气复脉、养阴生津、润肺止咳之功。生脉饮是中国古代的著名药方,组成有人参、麦冬、五味子三味药物。其中,人参是主药,能大补元气,麦冬可养阴清热,五味子为敛汗生津,后两味起辅助作用,三药合用,一补、一清、一敛,共同发挥益气生津,敛阴止汗的作用。几千年来,经过历代医学家的实践检验,在临床上广泛应用。如今又以先进的医药科学技术和方法,把生脉饮制成针剂,供静脉滴注和肌内注射使用。此药的冲剂分颗粒型和块型两种,颗粒型每小包 10g,块型每块 10g,用开水冲服,成人每次 1 包或 1 块,每日 3 次,儿童酌减。口服液剂每支 10ml,每次 1 支,日服 3 次。暑热病邪热炽盛,气阴未伤及表邪未解而干咳者,不宜使用。可辅助用于糖尿病,但需遵医嘱。生脉饮,忌油腻食物;凡脾胃虚弱,呕吐泄泻,腹胀便溏、咳嗽痰多者慎用;感冒患者不宜服用;如用生脉饮同时不宜服用藜芦、五灵脂、皂荚或其制剂;不宜喝茶和吃萝卜,以免影响药效。生脉饮宜饭前服用;按照用法用量服用,小儿、孕妇、高血压、糖尿病患者应用在医师指导下服用;服药 2 周或服药期间症状无改善,或症状加重,或出现新的严重症状,应立即停药去医院就诊;药品形状发生改变时禁止服用;儿童必须在成人监护下使用;请将生脉饮放在儿童不能接触的地方;如正在使用其他药品,使用生脉饮前请咨询医师或药师。

27. 养心生脉颗粒 主要成分由人参、麦冬、丹参、五味子、龙眼肉、枸杞子、赤芍、牛膝、郁金、木香、佛手、茯苓、泽泻、甘草组成。本品能益气养阴、活血祛瘀。药理作用:犬冠状动脉结扎致急性心肌缺血模型实验表明,本品可改善犬急性心肌缺血和心肌梗死,降

低心肌耗氧量,增加冠状动脉流量。可用于糖尿病气虚阴亏血瘀所致的胸痹心痛,症见胸闷、胸痛、心悸、气短,乏力,口干咽燥;冠心病、心绞痛见上述症候者。口服,一次 1 袋,每日 3 次。温开水冲服。孕妇慎用。个别患者服药后出现口干咽燥;食欲缺乏、上腹不适。颗粒剂:每袋装 14g。

28. 天芪降糖胶囊　主要成分由黄芪、天花粉、女贞子、石斛、人参、地骨皮、黄连(酒蒸)、山茱萸、墨旱莲、五倍子组成。本品能益气养阴,清热生津。用于 2 型糖尿病气阴两虚证,症见:倦怠乏力,口渴喜饮,五心烦热,自汗、盗汗,气短懒言,心悸失眠。主要药效学实验结果表明,本品可以降低四氧嘧啶所致高血糖大鼠、小鼠及链脲佐菌素所致高血糖大鼠的血糖;降低四氧嘧啶高血糖大鼠血清三酰甘油、总胆固醇含量及降低全血黏度。用法用量:口服。一次 5 粒,每日 3 次,8 周为 1 个疗程,或遵医嘱。孕妇禁服。定期复查血糖。颗粒剂:每粒装 0.32g。

29. 心通颗粒(口服液)　本品主要成分为黄芪、党参、麦冬、何首乌、淫羊藿、野葛、当归、丹参、皂角刺、海藻、昆布、牡蛎等。本品能益气养阴,软坚化痰。用于 2 型糖尿病气阴两虚、痰瘀伴交阻型胸痹,症见心痛,心悸,胸闷气短,心烦乏力,脉沉细、弦滑、结代及冠心病心绞痛见上述症状者。服用后反酸者,可于饭后服用;孕妇禁用。偶见轻微胃肠道反应。开水冲服,一次 1～2 袋,每日 2～3 次。颗粒剂:每袋装 5.3g。

30. 渴络欣胶囊　主要成分由黄芪、女贞子、水蛭、大黄、太子参、枸杞子组成。本品能益气养阴,活血化瘀。用于糖尿病肾病属气阴两虚兼夹血瘀证,症见咽干口燥,倦怠乏力,多食易饥,气短懒言,五心烦热,肢体疼痛,尿混或浑浊。口服。一次 4 粒,每日 3 次,疗程为 8 周。个别患者偶见腹痛、腹泻。故慢性腹泻者慎用。

31. 渴乐宁胶囊　主要成分由黄芪、黄精(酒制)、地黄、太子参、天花粉组成。本品能益气养阴,生津止渴。用于气阴两虚所致的消渴症,症见口渴多饮,五心烦热,乏力多汗,心慌气短;2 型糖尿病见上述证候者。口服:每次 4 粒,每日 3 次。3 个月为 1 个疗程。胶囊剂:0.45g。

32. 六味地黄丸(胶囊、颗粒、口服液、片)　主要成分由熟地黄、酒萸肉、牡丹皮、山药、茯苓、泽泻及辅料精制大豆油组成。本品能滋阴补肾,有一定增强免疫功能、降血糖、降血脂、抗肿瘤作用及增强机体非特异性抵抗力等多种药理作用。用于肾阴亏损,头晕耳鸣,腰膝酸软,骨蒸潮热,盗汗遗精;2 型糖尿病(消渴病)、高血压、神经性耳聋、性功能障碍,复发性口疮、口燥咽干见上述证候者。口服:胶囊剂,每次 8 粒;或颗粒剂,每次 5g;或口服液,每次 10ml;或片剂,每次 8 片;或软胶囊,每次 3 粒;或水蜜丸,每次 6g;或蜜丸,每次 9g;或浓缩丸,每次 8g;均每日 2～3 次。胶囊剂:0.3g;颗粒剂:5g;口服液:10ml;浓缩丸:每 8 丸相当于原药材 3g;大蜜丸:9g;软胶囊:0.38g。

33. 桂附地黄丸(胶囊)　主要成分由肉桂、附子(制)、熟地黄、山茱萸(制)、牡丹皮、山药、茯苓、泽泻。辅料为蜂蜜组成。能温补肾阳。用于肾阳不足,腰膝酸软,肢体水肿,小便不利或反多,痰饮喘咳,消渴。口服:水蜜丸,每次 6g;小蜜丸,每次 9g;大蜜丸,每次 1 丸;大蜜丸:9g;胶囊剂:0.34g。

34. 玉蓝降糖胶囊　主要成分由蓝花参、假万寿竹根、牛蒡子、桑叶、半枝莲、青葙子、黄芩组成。能养阴生津,滋脾补肾,益气降糖。用于非胰岛素依赖型糖尿病及并发症。口服:每次 3 粒,每日 2～3 次,1 个疗程 4 周,可用 3～5 个疗程或遵医嘱。胶囊剂:0.3g,每盒 45 粒。

35. 糖脉康颗粒　主要成分由黄芪、生地黄、赤芍、丹参、牛膝、麦冬、黄精等 11 味药组成。本品能养阴清热,活血化瘀,益气固肾。主治非胰岛素型糖尿病。用于气阴两虚血瘀所致的口渴喜饮,倦怠乏力,气短懒言,盗汗,五心烦热,胸中闷痛肢体麻木或刺痛,便秘;非胰岛素依赖型糖尿病及并发症见上述证候者。口服:每次 1 袋,每日 3 次。颗粒剂:每盒 5g×10 袋,铝塑。

36. 甘露消渴胶囊 主要成分由人参、白术、茯苓、仙人掌、甘草组成。本品能滋阴补肾,健脾生津。治消渴证。用于非胰岛素依赖型糖尿病。口服:每次 4～5 粒,每日 3 次,或遵医嘱。胶囊剂:0.3g。

37. 益津降糖口服液 主要成分由人参、白术(炒)、茯苓、仙人掌、甘草组成。本品能益气生津,清热润燥,活血解毒。有降血糖、降血脂、降乳酸的作用,主治消渴证。用于非胰岛素依赖型糖尿病及气阴两虚,阴虚燥热及高血糖、高脂血症。口服:每次 20ml,每日 3 次,饭前 30min 用温开水送服。口服液:10ml,每盒 10 支。

38. 桑枝颗粒 主要成分由桑枝组成。本品能养阴生津,活血通络。用于降低餐后血糖峰值,预防、改善糖尿病并发症及阴虚内热、淤血阻络所致的消渴证(非胰岛素依赖型轻、中型糖尿病);症见口渴喜饮,五心烦热,肢体麻木或刺痛;可调节糖代谢。饭时口服:每次 1 袋(3g),每日 3 次,或遵医嘱。颗粒剂:3g,每盒 10 袋,20 袋。

39. 甲亢灵片(颗粒) 主要成分由墨旱莲、山药、丹参、龙骨(煅)、夏枯草、牡蛎壳(煅)等组成。本品能平肝潜阳,软坚散结。治甲亢。用于阴虚阳亢型甲状腺功能亢进症的糖尿病患者,症见心悸,汗多,烦躁易怒,咽干等症。口服:片剂每次 2 片,或颗粒剂,开水冲服,每次 1 袋,均每日 3 次。片剂:每片含原生药 8g。颗粒剂:9g,每盒 18 袋。

40. 十枣丸 主要成分由甘遂、京大戟、芫花、大枣(墨枣)组成。攻逐水饮。临床用于水饮积滞,腹水肿胀,胁下疼痛,喘逆气急。温开水或米汤送服:每次 3g,每日 1～2 次。

小蜜丸:每 50 粒重 3g。

41. 舟车丸 主要成分由黑丑、甘遂、芫花、大戟、大黄、青皮、陈皮、木香、槟榔、轻粉组成。能行气利水。主治腹水、实水证。用于急慢性肾炎、腹膜炎、肝硬化、血吸虫病晚期腹水等见腹部肿胀,四肢水肿,胸腹胀满,停饮喘急,大便秘结,小便短少,全身水肿,喘促,便秘者。口服:每次 1.5～3g,每日 1～2 次;或遵医嘱。水丸:每袋 3g。

42. 臌症丸 主要成分由皂矾(醋制)、甘遂、大枣(去核炒)、木香等组成。本品能利水消肿,除湿健脾。有泻下、利尿、抗菌消炎、护肝强体作用,主治臌症之胸腹胀满,四肢水肿,大便秘结,小便短赤。用于急性胃炎、胃肠综合征、肝硬化腹水等症见上述者。饭前服:每次 10 粒,每日 3 次;儿童酌减。糖衣水丸:每 10 粒重 1.3g。

附:糖尿病脉络膜视网膜病变、视力疲劳辅助用化瘀明目类中成药

1. 明珠口服液 由何首乌(制)、枸杞子、益母草、当归、白芍、赤芍、红花、决明子、珍珠母、夏枯草、菊花、车前子、茯苓、冬瓜子、甘草组成。能滋肝补肾,养血活血,渗湿明目。用于糖尿病肝肾阴虚所致的视力下降、视物变色或变形;中心性浆液性脉络膜视网膜病变见上述证候者。口服:一次 10ml,每日 3 次。疗程为 1 个月。风热、肝大实证者不宜服;孕妇慎用;忌食烧烤、辛辣厚味;忌烟酒;防感冒、疲劳;宜配合静养。口服液:每小瓶装 10ml。

2. 复方血栓通胶囊 由三七、黄芪、丹参、玄参组成。能活血化瘀,益气养阴。用于治疗糖尿病血瘀兼气阴两虚证的视网膜静脉瘀阻或阻塞,症见视物模糊,视力下降或视觉异常,眼底瘀血征象,神疲乏力,咽干口干等;以及血瘀兼气阴两虚的稳定性劳累型心绞痛(胸痹),症见胸闷痛、心悸、心慌、气短乏力、心烦口干,视物缥缈或视瞻昏暗等。口服:一次 3 粒,每日 3 次,或遵医嘱。有出血征象者

停药或忌用。胶囊剂:0.5g。

3. 丹红化瘀口服液　由丹参、当归、川芎、桃仁、红花、柴胡、枳壳组成。本品能活血化瘀,行气活血;对眼底出血可促进吸收,抑制血栓形成,改善血液流变性及眼底微循环;提高免疫功能,增强巨噬细胞的吞噬功能。临床试用于糖尿病视网膜静脉瘀阻或阻塞,症见视物模糊,视力下降或视觉异常,眼底瘀血征象,神疲乏力,咽干口干等。口服:一次10～20ml,每日 3 次;摇匀服用。气虚体弱者或阴虚体质者不宜单独服用;患有其他疾病者应综合治疗;治疗期间应密切观察眼底及其他相关检查,以防病变发生发展;忌辛辣食物和烟酒。口服液:每支 10ml。

中成药类降糖药注意事项:①部分中成药,如消渴丸(片、颗粒、胶囊)、消渴片、消糖灵胶囊等含有西药类降糖药,下列情况应禁用:1 型糖尿病患者,2 型糖尿病患者伴有酮症酸中毒、昏迷、严重烧伤、感染、严重外伤、重大手术者;孕妇、乳母;肝、肾功能不全者;白细胞减少、粒细胞缺乏、血小板减少等患者;对磺胺类药物过敏者均禁用。②属阴阳两虚消渴者慎用。③在专科医师指导下进行饮食治疗(体育锻炼),服药期间忌食肥甘厚味、辛辣之品、控制饮食、注意合理的饮食结构;忌烟酒。④体质虚弱、高热、老年患者、有肾上腺皮质功能减退或垂体前叶功能减退者慎用。⑤用药期间应定期测血糖、尿糖、尿酮体、尿蛋白,肝、肾功能和血象,并进行眼科检查。⑥注意早期防止各种并发症,如糖尿病脑病、糖尿病心脏病、糖尿病肾病、以防病情恶化。⑦避免长期神经紧张。

第五节　治疗糖尿病其他相关用药

1. 胰高糖素　又称胰高血糖素、升血糖素。主要用于低血糖症,在一时不能口服或静脉注射葡萄糖时特别有用。然而在低血糖发生时,仍应首选葡萄糖。近年来应用于心源性休克。用于低血糖时,肌内注射、皮下注射或静脉注射:每次 0.5～1.0mg,5min 左右即可见效;如 20min 仍不见效,则应尽快使用葡萄糖。用于心源性休克,连续静脉输注,1～12mg/h。注射剂:每支 1mg/1ml。

2. 依帕司他(唐林,伊衡,Epalrestat)本品是一种可逆性的醛糖还原酶非竞争性抑制药,对醛糖还原酶具有选择性抑制作用。适用于糖尿病性神经病变。成人通常剂量每次 50mg,每日 3 次,于饭前口服。其不良反应:过敏:偶见红斑、水疱、皮疹、瘙痒。肝:偶见胆红素、AST、ALT、γ-GTP 升高,黄疸。消化系统:偶见腹泻、恶心、呕吐、腹痛、食欲缺乏、腹部胀满感、胃部不适。肾:偶见肌酐升高。血液系统:血小板下降。其他:极少见眩晕、头晕、颈痛、乏力、嗜睡、水肿、四肢痛

感、麻木、脱毛。对本品过敏者禁用。注意事项:服用本品后,尿液可能出现褐红色,此为正常现象,因此在有些检测项目中可能会受到影响;有过敏体质史者慎用;如一旦出现过敏表现,应立即停药,并进行适当处理;连续服用 12 周仍无效的患者应考虑改换其他疗法。目前尚无孕妇使用的安全性资料,本品可通过乳汁排泄,因此哺乳期妇女应避免使用本品。尚无儿童使用本品的安全性经验。老年患者如有生理功能的改变,使用本品时应考虑适当减量。片剂:50mg;胶囊:50mg。

糖尿病肾病用降压药

以下药物可酌情选用控制高血压。

1. 血管紧张素转化酶抑制药(阻滞药、ACEI)　如卡托普利、依那普利、赖诺普利、福辛普利、咪达普利、地拉普利等。限于篇幅,仅简介代表性药物 2 种。

(1)贝拉普利(苯那普利,洛丁新):本品为强效、长效血管紧张素转化酶抑制药,其降压效果与卡托普利、依那普利相似。用于治

疗高血压,可单独应用或其他降压药如利尿药合用;用于治疗心力衰竭,可单独应用或与强心利尿药同用。成人降压常用量口服10mg,每日1次,维持量20～40mg/d,可分1～2次服用;肾功能不良或有水、钠缺失者开始用5mg/d,每日1次。心力衰竭,起始用5mg/d,每日1次,维持量可用5～10mg/d。片剂:5mg;10mg。

(2)福辛普利(磷诺普利,蒙诺):临床用于治疗高血压或心力衰竭,可单独应用或与其他药物如利尿降压药合用,肝、肾功能不全及老年患者一般无须减量。成人降压常用量口服10mg,每日1次,剂量调整范围20～40mg/d,每日1～2次;最大剂量80mg/d;心力衰竭口服10mg,每日1次;可耐受渐增至20～40mg/d,但不超过40mg,每日1次。片剂:每片10mg。

2. 血管紧张素Ⅱ受体阻滞药(阻滞药、拮抗药、ARB) 为新开发的一类降压药物。血管紧张素Ⅱ通过其与细胞膜上特异性受体结合而发挥降压作用。已用于临床的本类药物有氯沙坦(洛沙坦),缬沙坦(代文、维沙坦),依贝沙坦(厄贝沙坦、安博维),坎地沙坦(康得沙坦),替米沙坦(美卡素),依普沙坦,奥美沙坦等。其作用机制相同,简介几种如下(国家基本医疗保险和工伤保险药品目录中将本类药物限制用于高血压二线用药、心肌衰竭、急性心肌梗死)。

(1)氯沙坦钾:用于治疗高血压,可单独应用或与其他降压药如利尿药合用,发挥降压,减轻(低)心脏负荷,保护肾作用(能增加肾血流量和肾小球滤过率,增加尿量,促进尿钠、尿酸排出,显著降低蛋白尿,并明显延迟终末期肾病的进程)。每日服药1次无体内蓄积性,在治疗3～6周时(后)降压疗效达高峰,作用保持24h,对心率无影响。本品停药不引起血压反跳。本品35%经肾清除,60%经粪便排出。成人口服常用量50mg/d;维持量25～100mg,每日1次;肝功能不良或有水、钠缺失者开始用较小剂量。片剂:50mg×7片/盒。尚有"氯沙坦钾氢氯噻嗪"系复合制剂。

(2)厄贝沙坦:作用同氯沙坦钾(洛沙坦),其效果比后者强3～8倍,甚至10倍。成人用于治疗原发性高血压,初始和维持剂量150mg/d,每日1次。调整剂量范围75～150mg/d。片剂:每片75mg;每片150mg;每片300mg。

(3)坎地沙坦(坎地沙坦酯):为一种脂类前药,作用同氯沙坦,但本品32mg/d的疗效优于前者100mg/d。成人用于高血压,可单独应用或其他降压药如利尿药合用;心力衰竭。口服常用量4～8mg,每日1次,宜从小剂量开始,调整范围4～12mg/d。严重肾肝功能不全者首剂量宜从2mg/d开始。片剂:每片2mg;每片4mg;每片8mg。

(4)替米沙坦:为特异性非肽类血管紧张素Ⅱ受体(ATⅡ)拮抗药。作用同氯沙坦。成人用于原发性高血压40～80mg,每日1次。片剂:每片40mg;每片80mg。